E. LANCEREAUX

MEMBRE DE L'ACADÉMIE DE MÉDECINE

# TRAITÉ DES MALADIES DU FOIE ET DU PANCRÉAS

PARIS

OCTAVE DOIN, ÉDITEUR

8, PLACE DE L'ODÉON, 8

1899

TRAITÉ

DES

# MALADIES DU FOIE

ET

# DU PANCRÉAS

# PRINCIPAUX TRAVAUX DU MÊME AUTEUR

**Des Affections nerveuses syphilitiques,** ouvrage couronné par l'Académie de médecine. Paris, 1861. En collaboration avec le docteur Léon Gros.

**De la Thrombose et de l'Embolie cérébrales, etc.** Paris, 1862. Travail couronné par l'Académie des sciences.

**Des Hémorragies méningées, etc.** Paris, 1863.

**De l'Amaurose liée à la dégénérescence des nerfs optiques dans les cas d'altération des hémisphères cérébraux.** Paris, 1864.

**Mémoires d'Anatomie pathologique.** Paris, 1863.

**De la Polyurie (diabète insipide).** Paris, 1869.

**De la Maladie expérimentale comparée à la Maladie spontanée.** Paris, 1872.

Articles : **Alcoolisme, Artérite, Veines caves, Maladie de Bright** et **Reins** (Pathologie), dans *Dictionnaire encyclopédique des Sciences médicales.*

**Traité historique et pratique de la Syphilis.** Grand in-8. Ouvrage couronné par l'Académie des sciences (prix Montyon). Première édition avec planches. Paris, 1866. — 2e édition. Paris, 1873.

**Distribution géographique de la Phthisie pulmonaire.** Paris, 1877.

**De l'Alcoolisme et de ses conséquences au point de vue de l'état physique, intellectuel et moral des populations.** Paris, 1878.

**Paralysies toxiques et Syphilis cérébrale** (Leçons cliniques recueillies par L. Gautier, de Genève. Paris, 1882).

**Traité de l'Herpétisme.** Paris, 1883.

**Atlas d'Anatomie pathologique,** grand in-4, 1 volume de texte et 1 volume de planches, ce dernier en collaboration avec P. Lackerbauer. Paris, 1871. Ouvrage couronné par l'Institut de France.

**Traité d'Anatomie pathologique,** grand in-8. Tome I : *Anatomie pathologique générale,* 1 volume avec 267 figures dans le texte. Paris, 1875-1877. — Tome II. *Anatomie pathologique spéciale. Anatomie pathologique des systèmes : système lymphatique et système sanguin.* 1 volume in-8, avec 173 figures dans le texte. Paris, 1879-1881. — Tome III. *Anatomie pathologique du système locomoteur, des appareils de l'innervation, des organes des sens et des glandes vasculaires sanguines,* avec 131 figures. Paris, 1885.

**Leçons de clinique médicale,** faites à l'hôpital de la Pitié, recueillies par les Drs Lapierre et Delpeuch. Paris, 1883.

**Leçons de clinique médicale,** faites à l'hôpital de la Pitié (années 1886-1890). Paris, 1890.

**Leçons de clinique médicale,** faites à la Pitié et à l'Hôtel-Dieu (années 1879-1893), 2e édition (2 volumes). Paris, 1892, et Paris, 1894.

# TRAITÉ

DES

# MALADIES DU FOIE

ET

# DU PANCRÉAS

PAR

**E. LANCEREAUX**

MEMBRE DE L'ACADÉMIE DE MÉDECINE
PROFESSEUR AGRÉGÉ A LA FACULTÉ DE MÉDECINE DE PARIS
MÉDECIN DES HOPITAUX, ETC.

**AVEC 132 FIGURES DANS LE TEXTE**

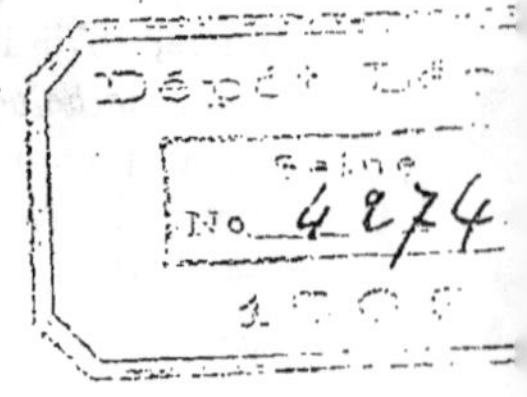


PARIS
OCTAVE DOIN, ÉDITEUR
8, PLACE DE L'ODÉON, 8

1899

# PRÉFACE

Faire reposer l'étude des affections du foie et du pancréas tout à la fois sur l'anatomie pathologique et sur l'étiologie, telle est l'idée dominante de ce travail. Effectivement, à l'exception des lésions de nature traumatique, il n'y a en pathologie que des maladies générales, subordonnées à des agents pathogènes divers qui, tout en imprégnant l'organisme entier, localisent leurs effets d'une façon spéciale sur l'un des tissus qui le composent, d'où la possibilité de types pathologiques distincts, constants et définitifs. C'est là une vérité que nous tenons à inscrire en tête de cet ouvrage, dont le titre est le fait de l'insuffisance des connaissances étiologiques actuelles et de la difficulté de rattacher, dès maintenant, à des maladies nettement définies tous les états pathologiques du foie et du pancréas.

Associés au point de vue embryologique, anatomique et physiologique, le foie et le pancréas le sont aussi au point de vue pathologique, et la récente découverte d'un diabète consécutif à l'insuffisance fonctionnelle du pancréas, venant jeter un jour nouveau sur les relations qui unissent ces deux organes glandulaires, nous a conduit à grouper dans un même travail l'étude de leurs affections.

Semblables en cela à tous les organes glandulaires, le foie et le pancréas sont composés de deux tissus principaux, l'un épithélial, l'autre conjonctivo-vasculaire, qui, en raison de la diversité de leurs fonctions et de la spécialité d'action des agents étiologiques, deviennent la base de la division naturelle de leurs désordres pathologiques. En présence d'une altération du foie ou du pancréas, le rôle du clinicien est donc de rechercher tout d'abord, par l'étude des troubles fonctionnels, le siège élémentaire de la localisation anatomique, et de pousser ensuite jusqu'au déterminisme étiologique, qui donne la notion de la marche et des chances plus ou moins grandes de guérison de l'affection.

Ce travail est nécessaire si l'on veut arriver à constituer des types naturels, sans quoi, on s'expose à créer des entités purement artificielles, ainsi que cela a été fait pour les cirrhoses hépatiques, dont l'étude a été obscurcie par les nombreux travaux de ces derniers temps. Il n'est pas possible, en effet, de fixer un type morbide sur de simples caractères physiques, il faut de plus la connaissance de l'évolution et aussi celle de la cause qui, dans certains cas, a besoin, pour être nettement déterminée, du secours de l'expérimentation. L'observation clinique nous ayant depuis longtemps appris que l'abus du vin, plutôt que celui des boissons distillées, engendrait une cirrhose spéciale, la question se posa à notre esprit de savoir quelle était dans le vin, boisson complexe, la substance capable de faire naître ce désordre. La clinique ne pouvant résoudre ce dernier point, force nous fut d'en appeler à l'expérimentation, et celle-ci nous démontra, ce que la clinique ne faisait qu'entrevoir, que les sulfates contenus dans le vin étaient la principale cause de la cirrhose et qu'il fallait éviter de plâtrer les vins ou le faire dans de minimes proportions. Ainsi l'expérimentation, dans certains cas, doit venir en aide à l'observation clinique. Elle peut encore la contrôler ; nous en avons un exemple dans l'extirpation du pancréas, qui, pratiquée en 1889, est venue confirmer le fait, cliniquement établi par nous dès l'année 1877, d'un diabète par destruction de la glande pancréatique.

L'étude pathologique des organes repose donc à la fois sur l'observation clinique et sur l'expérimentation, mais à la condition que l'observation précède l'expérimentation, sans quoi celle-ci risque de faire fausse route et parvient difficilement à des résultats durables, comme on peut le voir par un certain nombre de travaux récents. En s'appuyant sur ces deux procédés, l'observation et l'expérimentation, la pathologie deviendra, aussi bien que la physique et la chimie, une science précise et positive; c'est dans cet esprit qu'a été conçu et exécuté ce travail sur les maladies du foie et du pancréas.

En le terminant, je ne puis trop remercier mon interne, si distingué et si dévoué, le Dr Paulesco, de l'aide qu'il m'a prêtée dans la rédaction de la plupart des observations qui s'y trouvent contenues.

E. LANCEREAUX.

Paris, le 30 octobre 1898.

# MALADIES DU FOIE
# ET DU PANCRÉAS

## INTRODUCTION

### A L'ÉTUDE PATHOLOGIQUE DE L'APPAREIL HÉPATO-PANCRÉATIQUE

Le foie et le pancréas, désignés avec raison sous le nom de viscères, sont des organes associés tant au point de vue de la digestion que de la nutrition générale.

Réunis en une seule glande chez les Invertébrés, ces organes, distincts chez l'homme, n'unissent pas moins le produit de leur sécrétion externe à leur arrivée dans l'intestin grêle, et l'action commune qui semble résulter de cette disposition a été vérifiée par la physiologie expérimentale.

Toutefois, cette sécrétion, contrairement à ce que l'on sait depuis longtemps, n'est pas la plus importante de leurs fonctions. Cl. Bernard, mettant en évidence la formation du sucre par le foie, a démontré, par cela même, que cette glande, en dehors de sa sécrétion externe, jouissait de la propriété de former des produits (matière glycogène et sucre) qui passaient dans le sang et servaient ensuite à la nutrition générale. Le fait clinique d'une glycosurie spéciale, consécutive à la destruction du pancréas, établi par nous dès l'année 1877, et les recherches expérimentales qui l'ont suivi, ont eu pour effet de prouver que le pancréas, comme le foie, déversait certains produits dans le sang et que l'absence de ces produits était précisement la cause de cette glycosurie. En conséquence, ces viscères sont également pourvus d'une double sécrétion : l'une externe, l'autre interne, et, fait digne de remarque, chacune d'elles concourt à un but commun, de telle sorte que les rapports fonctionnels les plus intimes existent entre eux. Si nous ajoutons qu'ils ont une même origine embryonnaire, une structure assez semblable, il sera facile de comprendre que leur histoire pathologique ne peut être séparée, et qu'il y a tout intérêt à grouper, dans un même ouvrage, l'étude de leurs affections, non pas tant pour en faire ressortir les analogies et les différences, que pour montrer comment le désordre matériel ou simplement fonctionnel de l'une de ces glandes parvient à modifier le fonctionnement de l'autre.

L'étude pathologique de l'appareil hépato-pancréatique a forcément pour base la connaissance intime de son état physiologique, puisque, sans cette connaissance, il est tout aussi impossible de se rendre compte de ses désordres matériels que de ses troubles simplement fonctionnels. C'est pourquoi il nous a paru utile de présenter, au seuil de cette étude, un exposé succinct des notions scientifiques acquises sur le développement, la structure et le fonctionnement de cet appareil.

# CHAPITRE PREMIER

## APERÇU RAPIDE SUR LE FOIE ET LE PANCRÉAS

### Formation, développement et évolution anatomique de ces glandes.

Formés, en ce qui concerne leurs éléments sécrétoires, aux dépens de bourgeons provenant du feuillet interne du blastoderme déjà différencié en épithélium intestinal, le foie et le pancréas empruntent au feuillet moyen leur charpente conjonctive et les vaisseaux qui leur apportent les matériaux de nutrition et de sécrétion.

Ces organes proviennent ainsi de deux parties originellement distinctes, et ce fait, que démontrent tout à la fois l'étude embryogénique et l'étude histologique, a une importance pathologique telle que, plus tard, il nous servira de base pour la classification de leurs altérations.

Envisagés dans la série animale, le foie et le pancréas offrent des différences sensibles qu'il est intéressant de connaître parce qu'elles tendent à donner une juste idée de leur association fonctionnelle. Effectivement, chez les Invertébrés qui possèdent un véritable foie (Crustacés, Mollusques), cet organe naît immédiatement en arrière de l'estomac, aux dépens de l'épithélium intestinal, et la glande qui en résulte, représentée chez l'adulte par une série de cæcums distincts, ou par un organe massif simple ou double, sécrète un liquide qui possède non seulement la couleur et quelques-uns des matériaux de la bile, mais aussi les propriétés digestives du suc pancréatique (Hoppe-Seyler, Frédéricq, etc.), et, par conséquent, il est, comme on l'a fait remarquer depuis longtemps, non un simple foie, mais un véritable *hépato-pancréas;* chez ceux où il n'existe pas, ce seraient les cellules mêmes du revêtement intestinal de la région qui, d'après Leydig, posséderaient cette double fonction.

Le foie et le pancréas, bien que généralement séparés chez les vertébrés adultes, n'offrent pas moins des rapports embryogéniques intimes. Gegenbaur et Hertwig ont particulièrement insisté sur ce fait qu'à une certaine période du développement, chez les Vertébrés en général, la cavité abdominale est divisée dans sa partie supérieure en deux moitiés droite et gauche équivalentes, par une cloison antéro-postérieure complète. L'intestin, logé dans le dédoublement de cette cloison, possède alors non seulement un mésentère dorsal, mais aussi un mésentère ventral. On voit bientôt, aux dépens de l'épithélium de cet intestin, chez l'embryon humain de quatre millimètres de longueur (d'après His), naître, en face l'un de l'autre, deux diverticules ou groupes de diverticules : l'un, dorsal, s'engage dans le mésentère dorsal pour former l'ébauche principale du pancréas; l'autre, né de la paroi ventrale, s'engage dans le mésentère ventral pour former l'ébauche du foie. Celui-ci s'accroît entre les deux feuillets de ce mésentère qui lui fournit son enveloppe séreuse, et dont il ne restera plus tard que deux fragments : le ligament suspenseur du foie et le petit épiploon.

Le diverticule hépatique, simple dans certaines classes de vertébrés, est double chez les mammifères. Les deux diverticules hépatiques primitifs s'engagent dans l'épaisseur du mésentère ventral, l'un à droite et en arrière, l'autre à gauche et en avant de la veine omphalo-mésentérique, se rejoignent au delà et envoient bientôt de nombreux bourgeons qui donnent naissance à des tubes pleins, dits *cylindres* ou *cordons de Remak,* lesquels, se ramifiant et s'anastomosant entre eux, vont former le parenchyme hépatique. Les canaux hépatiques proviennent des deux bourgeons primitifs qui se confondent à leur origine en un tronçon commun, dont l'allongement forme le canal cholédoque; la vésicule biliaire, chez le poulet, est une dilatation secondaire du canal droit ou postérieur.

Dans la troisième semaine le foie est développé, il contient un réseau de cylindres hépatiques épithéliaux (His); et, dans la quatrième il a une forme déjà reconnaissable. Durant le second mois, il s'élargit, et pendant le troisième, il acquiert un volume tel qu'il remplit une grande partie de la cavité abdominale. Plus tard, tout en restant très volumineux, il ne s'accroît plus dans les mêmes proportions que les autres organes. Ce fait est surtout appréciable pour le lobe gauche qui reste plus petit que le lobe droit; néanmoins, à la fin de la vie fœtale, le poids du foie est, par rapport à celui du corps, de 1 à 8, tandis que chez l'adulte il est dans la proportion de 1 à 36. A la naissance, le lobe gauche du foie occupe encore tout l'hypochondre gauche, mais ensuite, il diminue rapidement de volume et de poids, ce qui résulte de l'arrêt brusque de l'afflux sanguin provenant de la veine ombilicale. N'oublions pas que ces données, sur lesquelles repose la docimasie hépatique, n'ont qu'une valeur médiocre à cause des différences de poids considérables présentées par le foie du fœtus.

Le bourgeon pancréatique dorsal est simple (Rathke, Remak); il apparaît, en même temps que l'ébauche hépatique ou peu après, au plafond de la région duodénale. Il se développe de façon à former une sorte de poche réunie, à sa partie antérieure seulement, à l'intestin, par un pédicule creux qui est le rudiment du canal pancréatique dorsal. Du diverticule primitif naissent une série de bourgeons, d'abord pleins, qui se ramifient et se creusent ensuite, pour former les canaux excréteurs et les cavités sécrétantes [1]. Tout d'abord contenu dans les parois mésodermiques de l'intestin, puis, situé entre les deux lames du mésogastre et du méso-duodénum, le pancréas, dirigé d'avant en arrière, se couche ensuite transversalement dans la cavité abdominale, lorsque l'estomac vient à changer de position, puis un peu plus tard, vers le cinquième mois, chez l'homme, il s'accole à la paroi postérieure de l'abdomen où il n'est plus revêtu qu'en avant par la séreuse et devient ainsi extra-péritonéal.

Cette description ancienne du développement du pancréas, d'après laquelle toute la glande semble dériver de l'ébauche primitive dorsale, explique mal la présence d'un double canal chez l'homme et de conduits multiples chez quelques animaux. Dès l'année 1867 pourtant, Goette trouve chez le poulet, à partir du sixième jour, outre l'ébauche dorsale déjà bien développée, une sorte de pancréas accessoire situé plus près de l'intestin. Mathias Duval, dans son *Atlas d'embryologie* du poulet, signale également un second bourgeon ou pancréas droit au septième jour. Phisalix en 1888, Zimmerman en 1889 aperçoivent sur l'embryon humain deux pancréas dont le plus petit possède un canal se terminant en commun avec le cholédoque; mais c'est l'étude du développement des Vertébrés inférieurs qui a permis de préciser nos connaissances sur la matière. En 1875, Goette, étudiant le déve-

1. Comme dans le foie, ces tubes s'anastomosent chez l'embryon, mais par places seulement.

loppement du *Bombinator igneus*, décrit trois ébauches pancréatiques : une dorsale, et deux ventrales nées aux côtés droit et gauche du conduit hépatique primitif, simples diverticules de la paroi même du conduit hépatique, immédiatement en amont de son embouchure dans le duodénum. L'ébauche ventrale droite croît dans la direction de la dorsale, s'unit à elle et lui fournit son canal excréteur définitif, le canal pancréatique dorsal s'atrophiant et disparaissant. Cette observation, faite chez un seul animal et dans un groupe de Vertébrés où les canaux du pancréas offrent de grandes variétés, attira tout d'abord assez peu l'attention et fut considérée comme un fait isolé ; elle n'est pas moins la base sur laquelle reposent les connaissances actuelles.

Gœppert (1891) retrouvant ce mode de développement chez le triton, chez l'axolotl, chez la grenouille et le crapaud, crut pouvoir l'étendre à tous les Amphibiens et expliquer ainsi les diverses variétés que présentent les conduits excréteurs chez ces animaux. Depuis cette époque, une série de travaux ont permis de généraliser ces données et de les étendre successivement à toutes les classes de vertébrés. Ainsi, tandis que l'ébauche dorsale par sa croissance s'étend surtout à droite, en face ou presque en face, s'ouvre dans la paroi ventrale du duodénum un large conduit hépatique primitif. Sur ce conduit, à son point d'abouchement même, se forment deux diverticules latéraux à parois épaisses, l'un à son côté droit, dit pancréas ventral droit, l'autre à son côté gauche, dit pancréas ventral gauche. Ces formations peuvent apparaître immédiatement après l'ébauche dorsale ou être beaucoup plus tardives.

Pendant ce temps, le foie, d'abord ventral, tend à se déplacer vers la droite et entraîne avec lui son canal excréteur qui vient finalement déboucher au côté droit de l'intestin. De cette façon, les deux pancréas, que l'on continue à appeler ventraux à cause de leur lieu d'origine, sont en réalité passés à droite. Les deux ébauches ventrales se fusionnent ensemble et avec le pancréas dorsal, et de là, résulte une glande unique qui possède deux conduits excréteurs, un dorsal ou de Santorini, et un ventral formé par la réunion en un tronc commun des deux canaux issus des pancréas ventraux droit et gauche. Ce dernier est le canal de Wirsung qui débouche dans l'intestin au voisinage immédiat du canal cholédoque et possède un court tronçon commun avec lui.

Ainsi formé de trois parties primitivement séparées, le pancréas, glande relativement complexe, offre un développement qui rend compte de la présence de deux conduits excréteurs, chez l'homme, et de l'union de l'un d'eux au canal cholédoque. Le canal pancréatique, de provenance dorsale, s'étend d'un bout à l'autre de la glande. Parti du cholédoque, le ventral vient se souder à lui par son extrémité et le partager en deux segments. Le segment d'amont s'élargit et, continué par le canal ventral, forme le canal de Wirsung; le segment d'aval se rétrécit et garde seul chez l'adulte, d'après la nomenclature actuelle, le nom de *canal de Santorini* ou de canal accessoire. Ce dernier, tendant à s'atrophier de son point d'abouchement vers sa source, semble n'être qu'une branche récurrente du premier; mais que la réunion des deux glandes primitives n'ait pas lieu, que les deux canaux ne se soudent pas, que malgré la soudure le canal dorsal reste prédominant, ou bien enfin, que l'un des deux s'atrophie, il se produira par arrêt de développement des dispositions variées, anormales chez l'homme, normales chez telle ou telle espèce animale, qui s'expliquent facilement aujourd'hui. Il est à remarquer, d'ailleurs, que des trois portions soudées pour constituer la glande définitive, deux proviennent du conduit hépatique primitif, c'est-à-dire de la substance même du foie embryonnaire.

Quelques auteurs (Kupffer, Laguesse[1]) ont trouvé, chez certains poissons où les bourgeons ventraux semblaient manquer, l'existence de ces bourgeons, et constaté qu'ils contribuaient à former le foie, en restant séparés du pancréas dorsal (squales), ou même après s'être soudées à ce dernier (lamproie). Donc, si les cellules constitutives des bourgeons primitifs peuvent évoluer indifféremment de façon à former la substance du foie ou celle du pancréas, il y a forcément une étroite parenté, des rapports génétiques des plus intimes entre ces organes, de telle sorte que l'embryogénie, l'anatomie comparée, comme d'ailleurs la physiologie et la clinique, s'accordent à nous les faire considérer comme deux parties d'un même tout : l'*appareil hépato-pancréatique*.

A partir de la naissance, le foie et le pancréas se développent peu à peu, avec l'organisme tout entier, et acquièrent leur volume maximum à la fin de la période de croissance. Ils restent ensuite stationnaires pendant un certain temps, puis, au fur et à mesure de la diminution apportée par l'âge dans les combustions de l'organisme, ils subissent des changements notables en vertu desquels ils perdent de leur volume et de leur poids. Leur structure se modifie, la trame conjonctive et les parois des vaisseaux s'épaississent, les éléments épithéliaux subissent une sorte de dégéné-

1. Laguesse, Structure et développement du pancréas. (*Journal de l'Anatomie et de la Physiologie*, XXX, 591.)

rescence granulo-graisseuse, ou bien s'infiltrent de substances albuminoïde, calcaire, etc.

Cette évolution, progressive d'une part, régressive de l'autre, n'est pas sans influence sur les désordres matériels de ces organes qui, comme nous le verrons plus loin, sont plus fréquents dans la période de développement qu'à tout autre âge de la vie.

Les modifications granulo-graisseuse ou albuminoïde, subies par les épithéliums dans la vieillesse, présentent l'image de toute une série de lésions apparaissant dans certaines circonstances, et principalement lorsqu'il existe des entraves aux combustions organiques. C'est de cette façon que les boissons alcooliques et beaucoup d'autres substances qui ont la propriété de diminuer ces combustions et l'exhalation de l'acide carbonique, contribuent, lorsqu'elles sont prises avec excès, à engendrer des désordres pathologiques qui ont des analogies avec ceux produits par la vieillesse.

# CHAPITRE II

## ANATOMIE ET PHYSIOLOGIE DE L'APPAREIL HÉPATO-PANCRÉATIQUE

### Art. I. — Anatomie topographique et méthode d'exploration du foie et du pancréas.

#### I. — LE FOIE

**Anatomie topographique.** — Située dans l'hypochondre droit, la glande hépatique, plus volumineuse à son extrémité droite qu'à son extrémité gauche, a la forme d'un segment d'ovoïde. Elle remplit l'excavation du diaphragme qui la sépare de la base du poumon droit et du cœur, repose sur l'estomac et les intestins, se trouve recouverte, à l'exception d'une partie de son lobe gauche, par les arcs des côtes, touche la paroi abdominale, uniquement à la partie supérieure de l'épigastre, et ne dépasse pas, dans l'hypochondre droit, le bord inférieur des cartilages costaux chez un sujet étendu sur un plan horizontal. En rapport immédiat avec le diaphragme auquel elle adhère par son bord postérieur, et appendue à la veine cave, comme le cœur aux gros vaisseaux, cette glande libre en avant, se termine par un bord tranchant beaucoup moins épais que le bord postérieur obtus. Le diaphragme, dont il suit les mouvements, et auquel le fixe des replis péritonéaux ou ligaments hépatiques, le coussinet gastro-intestinal sur lequel il repose, la veine cave à laquelle il est appendu, et enfin la tension abdominale, tels sont les moyens de fixité du foie. Sa surface lisse prend, dans quelques cas, l'empreinte des plis saillants que peuvent former les faisceaux diaphragmatiques et présente ainsi des dépressions similaires à ces plis.

La situation, le volume et le poids du foie varient, chez un même individu, avec l'âge, le climat, la région, les mouvements d'inspiration et d'expiration, et surtout la plus ou moins forte réplétion des vaisseaux. Les moyennes de dimensions, obtenues par Sappey, sur des sujets adultes, ont été : pour la dimension transversale 28 centimètres, pour l'antéro-postérieure 20 centimètres, et pour la verticale 6 à 8 centimètres. Sappey obtint en outre, comme moyenne de poids, le chiffre de 1451 grammes, qu'il considère comme un poids cadavérique, car, après avoir injecté de liquide les vaisseaux sanguins, il arriva à un poids moyen de 1937 grammes, qui est le poids du foie physiologique, c'est-à-dire le poids que possède le foie pendant la vie. Ces différences paraissent bien expliquer le désaccord qui existe parmi les anatomistes sur le poids réel du foie ; quant à la densité de cet organe, elle varie de 1,0467 à 1,0853.

Envisagé d'une façon absolue le volume du foie augmente progressivement depuis la période embryonnaire jusqu'à l'époque du complet accroissement ; toutefois, si on vient à comparer la masse de cet organe au poids général du corps, il est facile de reconnaître qu'elle est plus élevée chez le fœtus qu'à tout autre âge de la vie. Huschke a trouvé que le poids du foie comparé à celui du corps, envisagé comme 1 est à 1 chez un embryon humain de trente jours, est de 1 à 3 chez un embryon de cinq mois, de 1 à 18 ou 20 vers le septième et huitième mois. Déjà, Meckel avait constaté que, chez le fœtus à terme, le poids du foie constitue le 1/16 ou le 1/20 du poids du corps, tandis que chez l'adulte il n'en forme que 1/35, bien que susceptible de variations considérables, suivant l'état de maigreur ou d'obésité. Les dimensions du foie chez le fœtus sont un indice de l'importance du rôle que joue cet organe dans la formation du sang, le développement et l'accroissement des tissus ; il rend compte, en tout cas, de la situation du bord inférieur de cet organe au-dessous de l'ombilic pendant les premiers mois de la vie intra-utérine, un peu au-dessus au moment de la naissance, et plus tard au niveau du rebord costal.

Dans la vieillesse, par contre, le poids du foie décroît plus vite que celui du reste de l'organisme ; le parenchyme hépatique, à cet égard, se comporte à l'inverse du cœur, car, tandis que ce dernier, d'après Bizot, augmente progressivement jusqu'à l'âge le plus avancé, la masse du foie diminue d'une façon sensible et progressive.

Le volume et le poids du foie augmentent pendant la deuxième période de la digestion, tant à cause de l'hyperémie qui accompagne le travail digestif que du dépôt abondant de matériaux qui s'opère au sein des cellules hépatiques, et ce fait doit entrer en ligne de compte dans le déterminisme du volume de cette glande. L'abstinence, au contraire, diminue sensiblement ce volume. Effectivement, Bidder et Schmidt ont trouvé, sur des chats, mis en expérience trois heures après le repas, le poids du foie par rapport à celui du corps comme 1 : 30 ; 12 et 15 heures plus tard, comme 1 : 25 ; au bout de 24 et 48 heures, 1 : 31, et enfin, après sept jours de jeûne, comme 1 : 37. Frerichs prétend avoir obtenu des résultats semblables chez le lapin, et il en déduit qu'une diète sévère doit être conseillée dans le traitement des hyperémies chroniques du foie ; mais cette proposition n'est juste que si elle vise les hyperémies actives ou névropathiques.

L'influence du régime sur la masse hépatique est des plus manifestes. Une alimentation, riche en matières grasses ou féculentes, a, pour conséquence, la formation dans le foie de dépôts graisseux et glycogéniques qui peuvent en augmenter notablement la masse. Lereboullet, chez des oies nourries avec du maïs pendant deux semaines, a trouvé le poids du foie à celui du corps comme 1 est à 26 ou même à 18 ; après quatre semaines comme 1 est à 12 ou même à 8. Les faits de ce genre mériteraient donc une étude sérieuse ; néanmoins, tels qu'ils sont, ils peuvent déjà servir de guide au médecin pour le régime à conseiller au cours de certaines affections du parenchyme hépatique et des voies biliaires (lithiase).

Des influences multiples parviennent à modifier l'état anatomique du foie, et si nous ne possédons aucune donnée précise à ce sujet, il ne faut pas moins reconnaître que, la plupart du temps, ces influences sont extérieures, et tiennent plus au milieu qu'à l'état constitutionnel des individus. Les boissons alcooliques jouent dans l'espèce un rôle important ; prises avec excès par des individus dont la vie est sédentaire, elles produisent ordinairement une augmentation de volume avec stéatose des cellules, et, dans tous les cas, elles irritent le foie et le prédisposent à des lésions diverses, parmi lesquelles la cirrhose tient le premier rang.

L'influence exercée par le climat n'est pas moins grande. Le foie est beaucoup plus exposé à s'altérer dans les contrées chaudes que dans les climats froids ou tempérés. C'est le contraire qui arrive pour les poumons, de telle sorte que ces deux organes ont entre eux une sorte d'antagonisme pathologique.

**Méthode d'exploration.** — La connaissance exacte de la forme, du volume et des rapports du foie avec les autres organes est une condition nécessaire au déterminisme des états pathologiques de cette glande, c'est pourquoi le diagnostic précis des affections hépatiques n'existe en réalité que depuis le jour où ces connaissances furent définitivement acquises et fertilisées par des méthodes rigoureuses d'exploration.

Le mouvement imprimé par Laënnec à l'examen clinique des organes thoraciques ne fut pas long à se généraliser, et l'on comprit bientôt les avantages que l'on pouvait en tirer pour les recherches des lésions matérielles des viscères de l'abdomen. Piorry[1] dès l'année 1831 indiquait les principales règles à suivre dans l'exploration plessimétrique du foie et de la vésicule biliaire. D'autres auteurs se sont occupés, depuis lors, de l'examen physique de cet organe, mais cet examen étant loin d'être toujours pratiqué selon les règles, il nous paraît nécessaire d'en rappeler les principaux points, et d'indiquer le mode d'exploration qui nous a toujours avantageusement servi.

*Percussion.* — Le malade étant placé sur un plan légèrement incliné, sinon horizontal, la percussion doit être exécutée de haut en bas suivant les trois lignes médiane, mammaire et axillaire. Le foie, coiffé par le diaphragme et la base du poumon droit, reposant sur l'estomac et sur l'intestin, il est facile de comprendre que la percussion, digitale ou plessimétrique, ne peut être pratiquée partout de la même façon. A la partie supérieure, là où le foie se trouve recouvert par une lame de poumon, *la percussion doit être forte et perpendiculaire*, puisqu'il s'agit d'obtenir le son de l'organe profond; mais au fur et à mesure que l'on descend, il convient de diminuer la force de percussion, et lorsque le foie dépasse le rebord costal, les doigts doivent être dirigés obliquement et *la percussion se faire en dédolant* et pour ainsi dire *horizontalement*. C'est en effet le son de l'organe le plus superficiel que l'on cherche, et si on oublie de remplir cette condition, il devient difficile, sinon impossible, de déterminer exactement le bord antéro-inférieur du foie.

La limite supérieure de cet organe ne donne pas lieu à une matité réelle, mais à un son voilé et à une diminution de l'élasticité sous le doigt percuté; au contraire, la percussion horizontale fournit un son mat au niveau de la partie moyenne de l'organe et à sa partie inférieure. En procédant de la sorte, on arrive

1. PIORRY, *Du procédé opératoire à suivre dans l'exploration des organes par la percussion médiale*. Paris, 1831, p. 134.

à reconnaître, chez les individus sains, que les limites supérieures du foie sont à peu près fixes. En rapport direct avec la paroi thoracique sur la ligne médiane, au point où la base de l'appendice xyphoïde s'unit avec le sternum, cet organe a pour limite supérieure, au niveau de la ligne mammaire, l'endroit où cette ligne coupe la cinquième côte et se trouve à un ou deux travers de doigt au-dessous du mamelon; sur la ligne axillaire, cette limite correspond à la septième côte, et près de la colonne vertébrale à la dixième; plus rarement, c'est dans le quatrième espace, et même au niveau de la quatrième côte, que se constate la limite supérieure de la matité hépatique. La délimitation du bord supérieur du foie au niveau de la ligne médiane est plus difficile à obtenir à cause des rapports de cet organe avec le cœur; mais, si du point où commence, à droite, l'obscurité du son du cœur, on tire une ligne allant gagner la pointe de cet organe, on finit par avoir à peu près la limite supérieure du foie qui se confond avec la partie inférieure du cœur, et dépasse à gauche la ligne médiane de 7 centimètres.

Les limites inférieures du foie sont moins constantes que les supérieures, tant à cause des formes congénitales diverses présentées par cet organe, que des allongements ou des déplacements qu'il subit quelquefois à la suite d'une compression exercée par le corset, d'une déviation de la colonne vertébrale à gauche, ou encore d'une conformation défectueuse de la partie inférieure du thorax. Cette dernière circonstance abaisse forcément le foie et, comme je l'ai vu, elle peut conduire à diagnostiquer une hypertrophie ou une lésion matérielle de cet organe. L'allongement produit par le corset peut aussi induire en erreur le praticien qui n'a pas le soin de combiner la palpation avec la percussion. Quant aux déviations de forme, elles portent plus spécialement sur un seul lobe et sont plus faciles à reconnaître, ainsi que nous le dirons plus loin.

Le foie, en somme, dépasse peu ou pas le rebord costal au niveau de la ligne mammaire, il n'y arrive pas toujours sur la ligne axillaire, tandis que sur la ligne médiane il est ordinairement situé un peu au-dessus d'une ligne tirée entre l'ombilic et la pointe de l'appendice xiphoïde.

Ces rapports concernent surtout l'homme adulte; chez la femme, la limite supérieure est à peu près la même, mais, inférieurement, la glande hépatique est souvent un peu saillante à cause de la hauteur moins grande du thorax. Cette différence est plus marquée chez le jeune enfant, au niveau du lobe gauche surtout, relativement plus volumineux que chez l'adulte. Telles sont les données sur lesquelles doit s'appuyer le médecin qui tient à déterminer exactement le volume du foie et à faire un diagnostic précis des affections de cet organe.

*Palpation.* — La palpation du foie pratiquée suivant les règles n'est pas moins importante. A cet effet, le malade doit être étendu sur le dos et couché sur un plan horizontal, les genoux écartés et les jambes fléchies sur les cuisses, afin de mettre les muscles de l'abdomen dans le plus complet relâchement; le médecin, placé à sa droite, applique la main à plat sur la région du ventre, au-dessous de l'ombilic et invite le patient à faire de profondes inspirations; puis, au moment de chaque expiration, il déprime fortement la paroi abdominale et fait glisser la main de bas en haut jusqu'à ce qu'il rencontre le bord antéro-inférieur ou tranchant du foie. Il lui est alors facile de suivre ce bord dans toute sa longueur, de se rendre compte de son épaisseur, de sa dureté, de ses inégalités et de ses déformations. Cette opération terminée, et les limites de ce bord tracées, il reste à explorer la surface convexe de l'organe, ce que l'on fait en tenant la main toujours à plat et en déprimant la paroi abdominale pendant les fortes expirations. De cette façon, il est possible d'arriver à sentir les frottements s'il en existe, les dépressions, les nodosités cancéreuses et autres, jusqu'aux granulations de la cirrhose, et même, avec une certaine habitude, à reconnaître le plus ou moins de dureté ou de mollesse du parenchyme hépatique.

Toutefois comme, chez les personnes obèses surtout, il n'est pas toujours facile à l'aide de la palpation de se faire une idée exacte de l'état du foie, il y a lieu de recourir en même temps à la percussion, car il faut savoir que l'exploration du foie est seulement complète lorsque ces deux modes d'examen auront été simultanément appliqués. Mentionnons encore une dernière méthode d'exploration suivant laquelle l'une des mains, placée en arrière, l'autre en avant, imprime à l'organe un choc qui se transmet avec plus ou moins de netteté. Cette transmission permet de se rendre compte de la mobilité du foie, et par conséquent des adhérences qu'il peut contracter soit avec les organes, soit avec des néoplasmes voisins. Il est enfin un dernier procédé désigné par Glénard sous le nom de procédé du pouce, et qui consiste à serrer la région lombaire avec les quatre derniers doigts de la main gauche, tandis que le pouce est relevé en avant, et que la main droite déprime la paroi antérieure de l'abdomen; si l'on vient, pendant un mouvement d'inspiration, à tourner en haut la pulpe du pouce, il est possible de la sentir coiffée par un organe, et si on le ramène d'arrière en avant et de bas en haut, d'atteindre une crête qui n'est que le bord libre du foie.

L'inspection de la région hépatique n'est pas à dédaigner, c'est même par elle que doit débuter l'exploration physique de la glande; la voussure de cette région, une saillie plus ou moins volumineuse, mettent immédiatement sur la trace d'une lésion du foie ou de la paroi qui le recouvre. De même le développement du réseau veineux sous-cutané de la région supérieure de l'abdomen doit, à ce point de vue, attirer l'attention du médecin, comme aussi les pulsations qui résultent d'une expansion systolique dans l'insuffisance tricuspide, et l'exomphale, en cas d'ascite. L'auscultation ne fournit que des données très restreintes, dont les principales consistent dans des bruits de frottement ou de frémissement, s'il existe de la péri-hépatite, ou encore de cliquetis, dans certains cas de calculs de la vésicule.

## II. — LE PANCRÉAS

**Anatomie topographique.** — Annexé à la première portion de l'intestin, dans la cavité de laquelle il déverse le produit de sa sécrétion externe, le pancréas est une glande allongée, comparée, à cause de sa forme, à un marteau transversalement dirigé de gauche à droite et dont la tête se trouve comprise dans la courbe formée par le duodénum. Il occupe ainsi la partie supérieure de la cavité abdominale, repose au-devant des deux premières vertèbres lombaires, parfois de la douzième dorsale ou de la troisième lombaire, sépare l'aorte et la veine cave inférieure.

Situé en arrière de l'estomac, entre la rate à laquelle il correspond par son extrémité gauche et le duodénum qui circonscrit son extrémité droite, le pancréas, d'une longueur de 15 à 20 centimètres, d'une largeur de 3 à 5 centimètres et d'une épaisseur de 10 à 15 millimètres, est de forme irrégulière, renflé à son extrémité droite ou tête, et effilé à son extrémité gauche ou queue. Son axe est un peu oblique de droite à gauche, de bas en haut et d'avant en arrière; aussi, tandis que sa queue, profondément enfoncée dans l'hypochondre gauche, est inaccessible à la palpation abdominale, sa tête, au contraire, située plus bas, presque sur la ligne médiane, refoulée en avant par la colonne vertébrale, peut être sentie par les doigts.

Le volume de cette glande, loin d'être constant, varie avec l'âge, le sexe, la taille, l'état de digestion ou d'abstinence, comme aussi avec beaucoup d'autres circonstances. Son poids, aussi variable que son volume, est évalué par Sappey à 70 grammes chez l'homme, à 60 grammes chez la femme. Sa coloration diffère chez les individus à jeun ou en état de digestion, elle est toujours plus ou moins rouge à la suite des repas, plutôt pâle dans leur intervalle.

**Méthode d'exploration.** — Inaccessible par sa partie postérieure, à cause de la colonne vertébrale, le pancréas ne peut être exploré qu'à travers la paroi abdominale antérieure. La projection de son grand axe sur cette paroi serait représentée par une ligne qui, passant à trois ou quatre travers de doigt au-dessus de l'ombilic, se dirigerait obliquement en haut et à gauche pour aller se perdre sous le rebord costal. Mais, comme la situation de l'ombilic est assez variable, il est un point de repère plus précis pour découvrir la tête du pancréas : c'est l'intersection, avec la ligne médiane, d'un plan qui passerait par les extrémités antérieures des huitième et neuvième côtes. Malgré tout, l'exploration du pancréas offre des difficultés, en raison de la situation profonde de la glande; les circonstances qui mettent obstacle à cet examen sont l'épaississement de la paroi abdominale par une abondante couche adipeuse, un estomac rempli d'aliments, le météorisme gastro-intestinal et la contraction involontaire des muscles droits, au moindre attouchement de la peau, ainsi qu'il arrive chez les personnes nerveuses, intoxiquées par des boissons avec essences et aussi chez quelques autres.

Certains organes peuvent exagérer les difficultés de cette exploration : tel est le foie, augmenté de volume au point de couvrir complètement la face antérieure du pancréas, tel est aussi l'estomac, lorsque sa petite courbure, se trouvant abaissée, laisse à découvert la face antérieure du corps du pancréas, car alors, s'il vient à se distendre, il subit, par suite de la fixité de ses deux extrémités, une sorte de torsion d'après laquelle la grande courbure se porte en avant et vers le haut de façon à rendre toute exploration impossible. Rappelons, enfin, qu'au niveau de la tête et à droite du pancréas, se trouve le côlon transverse dont le contenu induré peut induire en erreur, et qu'en outre le grand épiploon présente parfois des épaississements inflammatoires, une surcharge adipeuse bien propres à gêner l'examen physique du pancréas.

Chez les personnes maigres dont la paroi abdominale est souple et lâche, la palpation du pancréas est généralement praticable. Le patient doit être étendu sur le dos, les genoux fléchis de façon à relâcher les muscles de la paroi abdominale antérieure ;

on l'engage à respirer longuement et, avec la main appliquée à plat un peu au-dessus de l'ombilic, sur la région de l'épigastre, on déprime la paroi au moment de l'expiration et on cherche le pancréas qui se reconnaît à sa direction transversale et à son siège, puis on s'assure de sa consistance, de son volume, et, de cette façon, il est quelquefois possible de diagnostiquer les lésions inflammatoires ou néoplasiques dont cet organe peut être affecté. S'il s'agit de délimiter un kyste, un néoplasme ou même d'autres lésions du pancréas, il y a lieu d'employer simultanément la percussion et la palpation, sans oublier toutefois que les ganglions lymphatiques situés dans le voisinage de cette glande, fréquemment tuméfiés et indurés, sont susceptibles d'être confondus avec elle. D'une consistance relativement ferme, le pancréas, en raison de son siège qui correspond à la petite courbure de l'estomac, donne quelquefois enfin le change pour une tumeur de cet organe.

La région de l'épigastre est de toutes celles de l'abdomen la plus difficile à explorer, tant à cause de la difficulté à refouler en arrière la paroi abdominale, que de la profondeur et de la multiplicité des organes qui s'y rencontrent; aussi convient-il de procéder à cet examen dans l'état de vacuité de l'estomac qui permet de déprimer cette paroi et d'arriver jusqu'aux organes situés en avant de la colonne vertébrale.

C'est dans ces conditions seulement que la percussion est possible, et, encore, est-elle d'un faible secours, à moins qu'il ne s'agisse de délimiter une tumeur pancréatique. Elle doit être assez forte et perpendiculaire à la direction du pancréas, et cela, aussi bien à la partie supérieure qu'à la partie inférieure de cette glande recouverte par l'estomac et qui se distingue uniquement par des nuances de son.

## Art. 2. — Histologie et physiologie de l'appareil hépato-pancréatique.

### § I. — HISTOLOGIE DU FOIE ET DU PANCRÉAS

#### I. — LE FOIE

Nés d'une invagination de l'épithélium intestinal, le foie et le pancréas sont des glandes semblables à celles du tube digestif, c'est-à-dire des glandes en tubes. Telle est, du reste, la forme primitive du pancréas, et, s'il n'en est pas de même de celle du foie, c'est qu'indépendamment de la sécrétion biliaire, cet organe a une autre mission, celle de préparer les substances nécessaires à la nutrition des tissus.

Les anciens n'avaient que des connaissances fort incomplètes de la structure du foie ; c'est à partir de l'année 1833 où Kiernan [1] publia ses recherches sur le mode de distribution des vaisseaux sanguins à l'intérieur de la glande hépatique, et sur leurs rapports avec ses éléments propres, que l'on commença à se faire une juste idée de sa composition anatomique. A cette même époque, d'ailleurs, l'application du microscope à l'étude des tissus vivants vint nous renseigner sur la nature des parties élémentaires qui les constituent. De nombreux travaux, publiés depuis lors, ont eu pour but de mettre en lumière la structure du foie ; ils se trouvent résumés avec indications bibliographiques dans le savant traité d'histologie de Kölliker [2].

Malgré la multiplicité de ses fonctions, le foie possède une composition élémentaire des plus simples ; il est formé de deux parties, l'une sécrétoire, l'autre excrétoire.

**Portion sécrétoire.** — La partie sécrétoire renferme deux ordres de tissus : l'un épithélial, de provenance endodermique, est destiné à la formation des produits d'élaboration glandulaire ; l'autre, conjonctivo-vasculaire et de provenance mésodermique a pour mission de charrier les sucs nécessaires à cette fonction et à la nutrition de l'organe. Ces tissus ayant entre eux un agencement spécial, favorable à l'accomplissement de leur fonction, seront examinés d'abord isolément et ensuite conjointement dans leur disposition réciproque.

*a.* Le tissu épithélial est celui qui apparaît le premier chez l'embryon ; né du feuillet interne du blastoderme, il est l'essence même du foie, la partie qui le caractérise aussi bien anatomiquement que physiologiquement. Ses éléments, d'un diamètre en moyenne de $0^m,016$ (Henle) à $0^m,018$ (Kölliker), sont de petits blocs d'une substance molle, granuleuse, possédant un noyau arrondi de $0^m,009$, pourvu d'un nucléole ; quelquefois, chez les jeunes sujets surtout, on trouve deux ou plusieurs noyaux, mais sans qu'il soit possible d'y observer la moindre trace de scission. Vus au microscope, à l'état d'isolement, ces éléments sont polygonaux avec quatre, cinq ou six pans ; sur des sections très minces, chacun

1. Kiernan, The anatomy and physiology of the liver (*Philosophical Transactions*, 1833, p. 711, avec pl.).

2. A. Kölliker, *Éléments d'histologie humaine*, traduction française par le docteur Marc Sée. Paris, 1868, p. 580.

d'eux se trouve en contact avec plusieurs autres et aussi avec des capillaires sanguins. C'est pourquoi ils ont une forme ordinairement polyédrique et variable qui peut devenir anguleuse, aplatie par suite de compression, ou encore ovoïde, sphérique en s'infiltrant de substances diverses, particulièrement de substances grasses.

La masse protoplasmique, granuleuse et demi liquide de ces éléments renferme, en l'absence de toute altération morbide, trois ordres de granulations : 1° des granulations grisâtres, à bords pâles, remplissant presque toutes les cellules et constituées, selon toute vraisemblance, par la matière glycogène, puisque, chez l'animal récemment tué, elles se colorent en rouge brun sous l'influence d'une solution d'iode iodurée; 2° des granulations brillantes, à bords sombres, relativement abondantes pendant la lactation, au moment de la digestion, et que dissout l'éther et colore en noir l'acide osmique, comme il fait de la graisse; 3° des granulations pigmentaires qui se comportent avec les réactifs à la façon de la matière colorante biliaire.

La composition chimique de ces cellules a été peu étudiée; cependant il est reconnu que, privées de sang, elles possèdent une réaction alcaline au moment de leur extraction, et qu'abandonnées à elles-mêmes, à la température ordinaire, elles subissent une altération et deviennent neutres ou même acides[1]. Ces éléments sains, broyés et filtrés, donnent beaucoup d'albumine, de la globuline, du glycogène et des traces de sucre. La substance qui donne au foie sa réaction acide possède une partie des propriétés de l'acide lactique.

*b*. Le tissu conjontif se prolonge, de la capsule de Glisson dans la profondeur de la glande, sous forme de faisceaux accompagnant les vaisseaux. Des fibrilles détachées de ces parties s'accolent les unes à la paroi des capillaires de façon à constituer sur certains points une sorte de membrane adventice, tandis que les autres forment entre ces vaisseaux un tissu réticulé qui sert de charpente et de soutien aux cellules hépatiques. Ce tissu, dont l'existence peut être démontrée à l'état normal, en traitant par le pinceau des préparations durcies, prend quelquefois, à l'état pathologique, dans certaines formes de cirrhose du moins, une extension considérable au point d'étouffer tous les éléments glandulaires.

*c*. *Vaisseaux*. — Les vaisseaux du foie sont : 1° la veine porte,

1. P. Plo'sz, Uber die eiweissartigen Substanzen der Leberzelle (*Archiv d. gesamm. Physiologie*, 1873, t. VII, p. 371, et *Rev. des sc. méd.*, t. II, p. 584).

formée par tous les troncs veineux provenant de l'estomac, des intestins, du pancréas, de la rate, des ganglions mésentériques et dont les branches capillaires se continuent avec les veines sus-hépatiques; ce système est destiné à la fonction; 2° l'artère hépatique ou vaisseau nourricier du foie; 3° les vaisseaux lymphatiques.

Wepfer et Malpighi ont été les premiers à reconnaître que le foie est composé de portions similaires, résultant du mode de distribution des vaisseaux sanguins, et désignées sous le nom de lobules, d'acini, d'*insulæ hepatis*. Néanmoins, c'est à Kiernan que nous sommes redevables d'une étude véritablement scientifique touchant la structure lobulaire du foie. Sur une coupe mince examinée au microscope, les lobules se présentent sous la forme de petits territoires polygonaux, juxtaposés, virtuellement séparés par du tissu conjonctif et laissant entre eux, au niveau de leurs angles, des surfaces triangulaires ou espaces portes, dans lesquels se voient des sections d'une artériole, d'une branche de la veine porte, des vaisseaux lymphatiques, des nerfs, et enfin des conduits biliaires. Vaisseaux et nerfs cheminent jusqu'au lobule, entourés d'une certaine quantité de tissu conjonctif qui leur fournit une sorte de gaine commune; et, à partir de ce point, les vaisseaux se résolvent en capillaires sanguins qui pénètrent à l'intérieur du lobule, constituent pour ainsi dire sa charpente, et s'anastomosent entre eux, formant un réseau dans les mailles duquel les cellules glandulaires se trouvent disposées, comme si elles tapissaient des tubes anastomosés. Ces capillaires se dirigent comme les rayons d'une roue vers le centre du lobule où ils aboutissent à un tronc veineux commun ou veine intra-lobulaire. Les veines ainsi formées se réunissent les unes aux autres pour constituer des troncs de plus en plus volumineux, qui se dirigent vers le bord postérieur du foie et finalement se déversent dans la veine cave inférieure. Ainsi la veine porte ou vaisseau fonctionnel du foie communique avec la veine cave par les capillaires des lobules, mais elle offre avec ce vaisseau d'autres communications établies le long du ligament suspenseur et décrites par Sappey sous le nom de veines portes accessoires. Ces communications ont une grande importance dans la pathologie des cirrhoses où le courant sanguin, entravé dans le foie, dilate les branches anastomotiques et parvient quand même au cœur, par un chemin détourné. Des anastomoses moins importantes existent au niveau du rectum, entre les veines hémorroïdales supérieures (branches de la mésaraïque) et les hémorroïdales moyennes et inférieures (branches de l'hypogastrique); de même, au niveau du cardia, les veines œsophagiennes (branches des azygos) s'anastomosent avec les veinules de l'estomac et leurs dilatations, connues sous le nom de varices œsophagiennes, ont été considérées à tort, suivant nous, comme jouant un rôle principal dans la production des hématémèses chez les cirrhotiques.

L'artère hépatique, branche du tronc cœliaque, gagne le hile du foie comme la veine porte, et là, se divise en deux branches desquelles émanent des rameaux qui accompagnent les divisions de cette veine. Leurs dernières ramifications se résolvent en capillaires qui s'anastomosent avec les capillaires de la veine porte, et, de cette façon seulement, le sang de l'artère hépatique, destiné surtout à la nutrition du foie, peut, dans certaines circonstances, concourir à la fonction de cette glande.

Étudiés avec soin par Sappey, les vaisseaux lymphatiques du foie sont nombreux et constituent un réseau superficiel, situé au-dessous du péritoine, et un réseau profond qui accompagne les branches de la veine porte; ces deux ordres de vaisseaux communiquent ensemble. Mac. Gillavry réussit chez le chien à injecter les lymphatiques des lobules, et constata que ces vaisseaux, formant des gaines ou manchons autour de tous les capillaires sanguins, ont un rapport immédiat avec les cellules hépatiques et constituent les origines du système lymphatique du foie. Par leur réunion, ils forment des troncs de plus en plus volumineux, qui accompagnent les artères et les branches de la veine porte, et aboutissent aux ganglions du hile; d'autres, suivant les veines sus-hépatiques, pénètrent dans le thorax et gagnent les ganglions situés dans les médiastins. Un certain nombre enfin, situés sous la capsule de Glisson s'insinuent entre les feuillets péritonéaux, dits les ligaments du foie, et vont se perdre dans les ganglions correspondants.

*d. Nerfs.* — Les nerfs du foie ont deux origines : le pneumogastrique et le plexus solaire; ils se divisent en ramifications multiples qui cheminent le long de l'artère hépatique qu'elles enlacent de leur réseau, et accessoirement le long des branches de la veine porte.

Les branches du pneumogastrique proviennent en grande partie du nerf spinal, comme celles du cœur, de l'estomac, et du pancréas, en sorte qu'une incitation émanée du bulbe peut se transmettre simultanément au muscle cardiaque, à l'estomac, aux glandes hépatique et pancréatique; réciproquement, une impression sensitive partie de l'un de ces organes peut agir sur les autres par acte réflexe. Les branches qui proviennent du plexus solaire sont plus nombreuses et également susceptibles de produire des actes réflexes.

La terminaison des filets nerveux dans la glande hépatique n'est pas bien connue; on sait toutefois que ces filets accompagnent les vaisseaux jusqu'à leurs derniers ramuscules interlobulaires, et à partir de là, il existerait, selon M. Nesterowski, un réseau terminal aboutissant aux capillaires, sans connexion intime avec les cellules glandulaires, opinion conforme à celle de Cl. Bernard pour qui l'action des nerfs s'exercerait spécialement sur les vaisseaux. Par contre, Pflüger est d'avis que les nerfs du foie se comportent comme ceux des autres glandes, et vont s'aboucher directement dans le protoplasma des cellules parenchymateuses.

**Portion excrétoire.** — Le foie, en tant que glande excrétoire ou biliaire[1] comprend :

1° Les capillaires biliaires, système réticulé de petits canaux cylindriques dont la lumière ne dépasse pas 1 à 2 $\mu$ et dont les parois sont formées par les cellules glandulaires, proprement dites, sécrétant la bile;

2° Les canalicules biliaires interlobulaires tapissées d'un épithélium à forme cubique et ne renfermant aucune glande;

3° Les conduits biliaires intra-hépatiques de moyen et gros calibre pourvus d'une tunique fibroïde et musculaire, de glandules spéciales, et revêtus à l'intérieur d'un épithélium cylindrique;

4° Les conduits biliaires extra-hépatiques qui ont une structure identique à celle des conduits intra-glandulaires. A ces canaux se trouve annexée la vésicule du fiel dont le conduit, ou canal cystique, se déverse dans le canal cholédoque.

Les capillaires biliaires, vus sur la coupe d'un lobule, apparais-

1. Sabourin n'envisageant le foie qu'en tant qu'organe sécréteur de la bile, sans tenir compte de sa fonction la plus importante, celle de modificateur du sang, a donné de la composition du foie une théorie nécessairement incomplète. S'appuyant sur des recherches anatomo-pathologiques, il tend à admettre que l'acinus hépatique est composé d'un tube épithélial, contourné et anastomosé, dont les sinuosités et les anastomoses laissent entre elles des mailles qui contiennent les capillaires sanguins du lobule. A la base de l'acinus, le tube se continue à plein canal avec l'une des dernières ramifications des voies biliaires, et cette continuité n'est marquée que par le changement de forme et de nature des épithéliums. Chaque acinus a la forme d'une pyramide, de telle sorte que le lobule hépatique classique se trouve composé en réalité de segments glandulaires dont les sommets se réunissent au niveau de la veine centrale, tandis que les bases sont en rapport avec les espaces et les fissures portes, où elles rencontrent leurs canaux excréteurs. Les interstices que laissent entre elles les faces de juxtaposition de ces segments glandulaires seraient occupés par les divisions principales de la veine centrale du lobule hépatique.

sent sous l'aspect d'une ligne très fine, qui sépare deux cellules et qui occupe à peu près le milieu de l'espace compris entre deux capillaires sanguins; mais si le plan de la coupe est perpendiculaire à leur direction ils se montrent sous la forme de petits pertuis, entourés de deux ou trois cellules, et situés vers le milieu de l'espace compris entre les sections des capillaires sanguins environnants; dans certains cas de rétention biliaire prolongée, on rencontre quelquefois au sein des lobules de petits calculs rameux, véritables moules des capillaires biliaires.

Les tubes biliaires sécréteurs s'anastomosent entre eux, et finalement s'abouchent dans le réseau des canaux excréteurs situés dans les espaces et les fissures qui séparent les lobules ou canaux interlobulaires. Ceux-ci accompagnent les ramifications de la veine porte et s'unissent en constituant des troncs de plus en plus volumineux, au nombre de deux à leur sortie du foie. Ces troncs s'abouchent dans le sillon transverse pour former le canal hépatique; l'union de ce dernier avec le canal cystique donne lieu au canal cholédoque, qui va s'ouvrir dans le duodénum au niveau de l'ampoule de Water.

Le canalicule excréteur diffère du *tube sécréteur* par la nature de son épithélium de revêtement qui est constitué par des cellules petites, cubiques, à protoplasma clair, peu abondant, avec un noyau ovalaire et granuleux. A mesure que les conduits biliaires augmentent de calibre, leurs cellules épithéliales tendent à devenir cylindriques et à se rapprocher de celles de l'intestin grêle. En même temps, la paroi propre, fibreuse, s'épaissit et sur les conduits d'un certain calibre, on observe non seulement des fibres musculaires lisses, formant un véritable *muscularis mucosæ*, mais aussi des diverticules épithéliaux, qui sont considérés comme des glandes muqueuses. Inutile de dire que les conduits biliaires extra-hépatiques ont une structure à peu près identique, si ce n'est qu'ils renferment une grande quantité de fibres lisses et jouissent ainsi de la propriété d'être contractiles[1], ce qui nous donne la clé des vives souffrances produites par la présence à leur intérieur des calculs biliaires, et connues sous le nom de *coliques hépatiques*. L'existence d'un sphincter, à l'embouchure du canal cholédoque, nous permet enfin de comprendre la formation de l'ictère spasmodique.

1. LABORDE, L'excitabilité des canaux biliaires, *Compt. rend. de la Soc. de Biologie*, Paris, 1884, 378.

## II. — LE PANCRÉAS

Le pancréas, comme le foie, est formé d'éléments épithéliaux et d'un stroma conjonctivo-vasculaire, dont l'union constitue une multitude de lobules qui se décomposent en acini. Ceux-ci se présentent sous la forme de sacs allongés, tubulaires et tapissés par une couche unique de cellules sécrétoires, dont le produit se déverse dans une ramification ultime de l'appareil excréteur. De l'union de ces petits canaux résultent des conduits de plus en plus volumineux, aboutissant à deux gros canaux collecteurs.

Le plus important de ces canaux, connu sous le nom de canal de Wirsung, s'étend d'une extrémité à l'autre de la glande, en suivant son grand axe, pour s'accoler au canal cholédoque, perforer avec lui les tuniques intestinales, et s'ouvrir dans l'ampoule de Water. Le moins important ou canal de Santorini se détache au niveau de la tête du pancréas, pour se faire jour isolément dans le duodénum par un petit orifice situé à deux ou trois centimètres au-dessus de l'ampoule de Water. Développé au sein d'un des bourgeons d'origine du pancréas, il ne manque pas d'une certaine importance en pathologie, puisqu'il peut au besoin suppléer le canal de Wirsung oblitéré par un calcul ou par un néoplasme.

Les cellules glandulaires constituent les acini pancréatiques; volumineuses et prismatiques, elles possèdent un gros noyau rond, transparent pourvu d'un ou plusieurs nucléoles. Leur protoplasma présente, du moins chez le lapin, deux zones dont une, externe, transparente, est semée de stries très fines (Heidenhain), et l'autre, interne, granuleuse, opaque, fait saillie dans la cavité de l'acinus. Cette zone qui, pendant la digestion diminue de volume, pour reprendre ses dimensions pendant l'état de repos de la glande, porte à penser que la cellule pancréatique, dans l'intervalle des repas, fabrique ses principes actifs et les emmagasine sous forme de fines granulations réfringentes, pour ensuite les déverser dans les conduits excréteurs pendant la période de la digestion. Il existe enfin dans certains acini et appliquées contre les cellules sécrétoires des cellules plus petites formées d'un protoplasma transparent avec noyau ovoïde et granuleux, désignées sous le nom de cellules *centro-acineuses,* celles-ci, dont la fonction est peu connue, sont généralement considérées comme un prolongement de l'épithélium des canaux excréteurs dans l'intérieur de l'acinus.

Les canaux excréteurs font suite à l'acinus; ils ont une paroi propre plus ou moins épaisse, formée de faisceaux conjonctifs et tapissée, dans les petits canalicules par une seule rangée de cellules épithéliales cubiques et dans les conduits plus volumineux de cellules cylindriques. Ces épithéliums, non sans analogie avec ceux des voies biliaires, se trouvent constitués par un protoplasma peu granuleux, pourvu d'un noyau ovoïde. La paroi propre des canaux pancréatiques ne possède pas de fibres musculaires lisses, à l'exception du canal de Wirsung, où il s'en trouve de très déliées, formant une sorte de *muscularis mucosæ* rudimentaire.

Un tissu conjonctif, relativement lâche, enveloppe le pancréas auquel une capsule propre fait défaut, contrairement à ce qui a lieu pour le foie, la rate et les reins; il envoie dans son épaisseur des prolongements plus ou moins épais au sein desquels sont contenus les vaisseaux, les nerfs et les conduits excréteurs, puis il pénètre entre les lobules, forme, dans l'intervalle des acini, de minces cloisons parcourues de nombreux capillaires, circonscrivant ainsi des espaces polyédriques, qui rappellent, par leur ensemble, une ruche d'abeilles.

L'aorte, par ses branches, le tronc cœliaque et l'artère mésentérique supérieure, fournit au pancréas le sang nécessaire à sa nutrition et à son fonctionnement. Les dernières ramifications artérielles se résolvent en capillaires qui forment des mailles serrées autour des acini, et desquelles partent des veines qui s'accolent pour la plupart aux artères correspondantes.

Le sang veineux se rend dans la veine porte et traverse le foie avant d'arriver au cœur et aux poumons. Ce fait capital nous donne la clé d'une fonction du pancréas qui, en dehors de sa sécrétion externe déversée dans l'intestin, fabrique une substance ou ferment qui se mélange au sang de la veine porte, se rend au foie et semble aider la cellule hépatique à accomplir ses importantes fonctions.

Les nerfs du pancréas proviennent du plexus solaire; ils sont accolés aux artères et forment à leur surface des plexus secondaires, mais, à l'intérieur de la glande, ils quittent les artères et se portent sur les acini glandulaires, où ils s'étalent en riches plexus. Heidenhain prétend avoir trouvé des cellules ganglionnaires sur le trajet des filets nerveux dont le mode de terminaison est inconnu, mais qui, selon toute probabilité, sont destinés aux vaisseaux et aux éléments glandulaires.

Les lymphatiques naissent d'un fin réseau au pourtour des acini; ils accompagnent les vaisseaux sanguins et, arrivés à la surface de la glande, ils se jettent dans les nombreux ganglions qui entourent le pancréas.

Comparé à un ganglion lymphatique et désigné par Renaut sous le nom d'organe *lympho-glandulaire*, le pancréas présenterait dans sa composition, selon cet auteur, des cellules sécrétoires, et des cellules centro-acineuses représentant les points nodaux du tissu réticulé; si cette manière de voir est difficilement soutenable, il n'est pas moins vrai que certains lobules laissent voir des corpuscules que Renaut a désignés sous le nom de *points folliculaires* et dont la signification morphologique et physiologique nous est totalement inconnue. Leurs dimensions offrent en moyenne une étendue égale à celle de quatre à cinq acini glandulaires; leur forme est ronde ou légèrement ovoïde, et ils sont séparés des acini voisins par une cloison conjonctive fort mince. Ils sont formés par un réseau de capillaires serré, dans les mailles duquel se voient des cellules épithéliales tassées les unes contre les autres et disposées sans ordre apparent; ces cellules, dont le protoplasma est granuleux, les noyaux ronds et grenus, diffèrent sensiblement des cellules qui tapissent les acini; aussi certains auteurs ont-ils de la tendance à leur faire jouer un rôle dans la sécrétion interne du pancréas, mais cette hypothèse, pour être séduisante, n'a pas moins besoin d'une démonstration avant d'être acceptée définitivement.

## § II. — PHYSIOLOGIE DU FOIE ET DU PANCRÉAS

Inutile de dire qu'étant donné son volume, le foie, par ses fonctions, joue un rôle des plus importants dans l'économie vivante. Sa situation, entre les organes digestifs et l'appareil respiratoire, indique qu'il doit contribuer à l'achèvement de la digestion et préparer l'acte de la respiration. Dans ce rôle la glande hépatique n'est pas seule en jeu, d'autres organes lui sont associés : 1° le tube gastro-intestinal, qui prépare les aliments pour l'absorption; 2° le pancréas, qui les modifie en vue de l'assimilation; 3° la rate, qui met le sang à même de subir l'action du foie et ensuite celle des poumons. De là trois grandes fonctions : *la digestion, l'assimilation, la sanguification.*

Indépendamment de ces fonctions, le foie, placé entre le milieu extérieur avec lequel il communique par l'intestin et le milieu intérieur représenté par le sang, est un organe de défense pour l'être vivant, une sorte de sentinelle avancée, destinée à arrêter un certain nombre de substances nuisibles, à transformer et à éliminer d'autres substances également dangereuses; c'est là une dernière fonction qui vient s'ajouter aux précédentes : *la fonction toxilytique*.

### Rôle de l'hépato-pancréas dans les phénomènes de la digestion.

La transformation de l'épithélium digestif pendant la vie embryonnaire, pour constituer le foie et le pancréas, ne s'est pas faite en vue d'une fonction nouvelle, mais bien pour compléter et perfectionner la fonction digestive. Ces glandes, en effet, déversent, dans le tube digestif, leurs produits de sécrétion externe destinés à agir sur les différentes catégories d'aliments pour les rendre absorbables, tandis que leurs produits de sécrétion interne font subir à ces mêmes substances des modifications destinées à les rendre assimilables.

Les produits de sécrétion externe de l'hépato-pancréas parviennent dans l'intestin au même moment et sous la même influence que le passage des aliments dans le duodénum; ils sont formés de deux liquides : la bile et le suc pancréatique. Malgré la différence de leur composition chimique, ces produits ne concourent pas moins à un même but, après leur mélange au niveau de l'ampoule de Water, véritable canal excréteur de l'hépato-pancréas. Ils exercent, en effet, leur action sur les trois catégories d'aliments : albuminoïdes, graisses et hydrates de carbone, qu'ils modifient et transforment de façon à les préparer à l'absorption par les parois intestinales.

#### I. — LA BILE

**Caractères physiques.** — Recueillie pendant la vie, la bile de l'homme est un liquide jaunâtre, un peu filant, sans aucun élément figuré, à réaction neutre ou alcaline, d'une densité d'environ 1,015, d'une saveur amère et d'une odeur caractéristique. Après la mort, et dans certaines conditions pathologiques, la bile offre un aspect différent; elle est d'un brun sombre ou verdâtre, plus ou moins épaisse et filante, à réaction neutre ou même acide, s'il existe de la putréfaction, et contient des débris de cellules épithéliales, des gouttelettes huileuses et des bactéries.

**Composition chimique.** — La bile normale renferme, pour 100 parties, 85 parties d'eau et 15 parties de résidu sec, lequel se compose de :

*A*. Substances minérales formées de chlorures, phosphates et carbonates de potassium, de sodium, de calcium et d'une faible quantité de fer.

*B*. Substances organiques, environ 13 pour 100, dont les plus importantes sont : les sels biliaires, les pigments biliaires et une substance ternaire, la cholestérine.

*Sels biliaires*. — Les sels, au nombre de deux, le glycocholate et le taurocholate de soude, constituent, par leurs acides, les éléments caractéristiques de la bile; bouillis avec une base ou avec un acide minéral étendu, ils fixent de l'eau et se dédoublent en un acide ternaire, l'acide cholalique, et une substance sulfurée, la taurine pour l'acide taurocholique, le glycocolle pour l'acide glycocholique.

L'acide cholalique possède une réaction spéciale, dite de Pettenkoffer, qui permet de déceler sa présence et celle de ses dérivés dans les liquides qui les contiennent, l'urine par exemple. Cette réaction consiste à verser peu à peu, sur 3 centimètres cubes environ d'urine, dans un tube à essai, 2 centimètres cubes d'acide sulfurique, puis à ajouter au mélange une goutte de sirop de sucre, et à chauffer légèrement. En présence des acides biliaires, la liqueur prend une couleur rouge pourpre foncé, qui, pour être caractéristique, doit présenter à l'examen spectroscopique une bande d'absorption au niveau du violet. Introduits dans le sang, les acides biliaires paraissent agir, tout à la fois, sur le système nerveux du cœur et sur les éléments figurés du sang.

*Pigments biliaires*. — La teinte jaunâtre de la bile est l'effet d'un pigment spécial de couleur orangée, la *bilirubine*, substance qui a la propriété de se combiner avec des bases, de façon à former des sels : ainsi, certains calculs sont constitués par du bilirubinate de chaux. Sous l'influence des agents réducteurs et de la putréfaction, la bilirubine se transforme en hydrobilirubine, substance analogue à la matière colorante des urines ou *urobiline* et à la matière colorante des fèces ou *stercobiline*. En présence de l'oxygène, la bilirubine se change en une substance de couleur verte, la biliverdine, qui, comme la bilirubine, est transformée sous l'influence des agents réducteurs en hydrobilirubine ou urobiline.

Les oxydants énergiques, comme l'acide nitrique nitreux, mis au contact des pigments biliaires (bilirubine et biliverdine), donnent naissance à une réaction colorante caractéristique (GMELIN), laquelle permet de déceler la présence de ces pigments dans les liquides qui les contiennent, et en particulier dans l'urine. A cet effet, après avoir versé dans un verre à expérience une certaine quantité de ce liquide, on ajoute lentement, en le faisant couler le long de ses parois, de l'acide nitrique nitreux. Cet acide, étant plus lourd, gagne le fond, et à la ligne de séparation des deux liquides, par suite d'une oxydation plus ou moins complète de ces pigments, il se produit une zone formée par les colorations suivantes allant de haut en bas : vert, bleu, violet, rouge et jaune.

La bile contient encore des substances azotées, du mucus, qui lui donne sa viscosité et que sécrètent les glandes de la vésicule et des parois des conduits biliaires, des traces d'urée et de lécithine, et enfin quelques substances ternaires dont la plus importante est la cholestérine.

*Cholestérine.* — Considérée par les chimistes comme un alcool, la cholestérine n'est pas une substance caractéristique de la bile, à la façon des sels et des pigments biliaires. Elle se rencontre dans les centres nerveux, la rate, le jaune d'œuf et jusque dans le règne végétal, et fait partie de la plupart des calculs biliaires de l'homme. Son origine nous est toujours inconnue, vu l'insuffisance de preuves apportées en faveur de l'opinion qui en fait un produit de désassimilation du système nerveux (FLINT).

**Sécrétion et excrétion biliaires.** — Schiff a montré par des expériences probantes que c'est à l'aide du sang de la veine porte que le foie fabrique la bile, l'artère hépatique n'ayant d'autre fonction que de servir à la nutrition de cet organe. Heidenhain, de son côté, a prouvé que la ligature de la veine cave pratiquée au-dessous du foie ne supprime pas la sécrétion biliaire et que l'augmentation de la tension sanguine n'exerce aucune action sur la formation de la bile ; ainsi, ce produit n'est pas l'effet d'une simple filtration, il est manifestement formé par le foie.

Cependant, le mécanisme de cette formation est des plus obscurs, dans l'ignorance où nous sommes de la nature des substances à l'aide desquelles les cellules hépatiques fabriquent ce liquide. Aussi, s'il y a des raisons d'attribuer la formation des sels biliaires à un dédoublement des substances albuminoïdes, et celle de la cholestérine à une transformation des matières grasses, il faut reconnaître qu'aucune preuve certaine ne vient appuyer cette manière de voir. L'idée que le pigment biliaire est un dérivé de l'hémoglobine du sang, bien que vraisemblable, ne repose pas sur des faits nettement établis ; d'ailleurs, le mécanisme de l'action du foie sur la formation de ce pigment nous échappe, et l'hypothèse d'après laquelle il se produirait, dans les capillaires du foie, une destruction des globules rouges avec absorption de l'hémoglobine par les cellules hépatiques, et transformation en présence de la matière glycogène, puis élimination sous forme de bilirubine, n'est pas absolument prouvée.

Le foie humain sécrète et excrète par vingt-quatre heures en moyenne de 500 à 1000 centimètres cubes de bile, que diverses circonstances peuvent faire varier. L'inanition diminue la sécrétion biliaire, tandis qu'une alimentation abondante et surtout une alimentation azotée l'augmente. Un régime composé seulement d'hydrates de carbone et de graisses la diminue sensiblement; les boissons la modifient par la proportion d'eau qu'elles introduisent. Cette sécrétion, qui atteint son maximum environ sept heures après le repas (Cl. Bernard), est soumise à l'influence du système nerveux, laquelle s'exerce par l'intermédiaire des vaisseaux sanguins. Si on sectionne la moelle, au niveau du cou, la quantité de bile augmente, et si on excite le bout central, elle diminue; un effet semblable se produit par l'excitation du sciatique ou de tout autre nerf sensitif. Suivant Arthaud et Butte, l'excitation du bout central du pneumogastrique détermine une augmentation de la sécrétion biliaire, tandis que l'excitation du bout périphérique du même nerf amène sa diminution, comme aussi l'excitation des splanchniques.

Contrairement à la sécrétion de la bile, qui est continue, l'excrétion en est intermittente. Formé au niveau des lobules hépatiques, ce produit progresse dans les conduits biliaires sous l'influence de la *vis à tergo*, et trouvant, dans l'intervalle des repas, l'orifice d'embouchure du canal cholédoque fermé par un sphincter (Oddi), il dilate le canal cystique et pénètre dans la vésicule. Quand la digestion stomacale est terminée et que le chyme passe dans le duodénum, il se produit une contraction réflexe de la vésicule qui déverse son contenu dans l'intestin.

Les modifications qu'éprouve la bile déversée dans l'intestin sont peu connues. Toutefois, on sait que la cholestérine se retrouve en nature dans les fèces, et la biliverdine, à la suite de quelques changements, forme la *stercobiline*, qui colore les excréments; il est inadmissible qu'une partie du pigment soit ensuite résorbée par le foie pour s'éliminer par les reins, sous forme d'urobiline. Quant aux sels biliaires, ils sont tellement modifiés dans l'intestin que leurs éléments ne se retrouvent plus dans les fèces, si ce n'est, toutefois, sous la forme d'une substance non azotée, la *dyslysine*, qui paraît résulter d'une déshydratation de l'acide cholalique.

**Action physiologique de la bile.** — La présence de ce liquide dans l'intestin du fœtus, à une époque où il n'y a pas encore d'aliments, porte à croire qu'il n'a aucune action dans la digestion; cependant, le fait que la bile est déversée dans l'intestin au moment du passage des substances alimentaires et celui non moins démonstratif de l'amaigrissement progressif et de la mort, malgré un appétit vorace des animaux dont la bile ne parvient plus dans l'intestin, prouvent bien que ce produit joue un rôle manifeste dans la digestion. L'action exercée par la bile sur les hydrates de carbone et les albuminoïdes reste toujours à déterminer, en dépit de l'opinion suivant laquelle sa suppression ne troublerait en rien la digestion de ces substances. La coagulation *in vitro* des substances albuminoïdes par la bile a conduit à penser que ce liquide précipite les peptones résultant de la digestion stomacale et les prépare pour la digestion pancréatique; mais les expériences de Dastre démontrent que la bile introduite dans l'estomac n'entrave nullement la digestion des albuminoïdes, et ne précipite pas les peptones déjà formées.

L'expérience et la clinique ayant appris que l'arrêt de l'afflux de la bile dans l'intestin est suivi du passage dans les fèces de la plus grande partie des matières grasses de l'alimentation, certains auteurs ont prétendu que ce produit exerçait une action sur la digestion de ces matières, tandis que d'autres lui accordent simplement de favoriser d'une façon mécanique leur absorption. L'entente n'est donc pas faite sur ce point, mais la tendance actuelle est de considérer la bile comme un complément du suc pancréatique, du moins en ce qui concerne la digestion des graisses.

La bile alcaline neutralise, en tout cas, le chyme qui sort de l'estomac, et provoque des mouvements intestinaux qui favorisent l'absorption intestinale (Kuss et Duval); elle joue le rôle de désinfectant en empêchant ou du moins en diminuant les fermentations de l'intestin. Ces actions ne manquent pas d'une certaine importance; elles permettent de se rendre compte du danger d'infection du foie dans les cas d'altération du liquide biliaire, de sa diminution ou d'un obstacle à son arrivée dans l'intestin.

## II. — LE SUC PANCRÉATIQUE

Ce liquide, presque incolore et un peu filant, d'une densité de 1,010 à 1,030, offre une réaction alcaline et une saveur légèrement salée. Il renferme, pour 100 parties :

| | |
|---|---|
| Eau. . . . . . . . . . . . . . . . . . . . . . . . . . . . . | 90 |
| Matières minérales formées de chlorures, phosphates et carbonates de potassium, sodium, calcium et magnésium. . | 1 à 2 |
| Substances organiques : ferments pancréatiques et matières albuminoïdes. . . . . . . . . . . . . . . . . . . . . . . | 8 à 7 |

Ces dernières substances rendent le suc pancréatique coagulable par la chaleur et par les acides minéraux; mais les ferments sont les parties véritablement importantes, car c'est à eux que le suc pancréatique doit ses propriétés digestives.

**Sécrétion et excrétion du suc pancréatique.** — La sécrétion externe du suc pancréatique est intermittente, et le pancréas n'entre en activité qu'au moment où les aliments arrivent dans l'estomac, en sorte que le produit de sa sécrétion n'est déversé dans l'intestin qu'à la fin de la digestion stomacale. En dehors de la digestion, la sécrétion externe du pancréas est tarie et sans doute remplacée par la sécrétion interne. La relation qui existe, d'une part entre la présence des aliments à la surface de la membrane muqueuse de l'estomac et la sécrétion du suc pancréatique, d'autre part entre la présence des produits de la digestion stomacale à la surface de la membrane muqueuse duodénale et l'excrétion de ce suc, montre jusqu'à l'évidence que le système nerveux dirige et règle la fonction pancréatique. Ces faits d'ailleurs ont conduit à admettre, à l'instar de ce qui se passe dans d'autres glandes, l'existence de centres réflexes qui présideraient à la sécrétion et à l'excrétion, et dont les voies centripètes, selon toute probabilité, partiraient de l'estomac et du duodénum, tandis que les influences centrifuges seraient de deux sortes, les unes vaso-motrices, les autres sécrétoires. Il est démontré, en tout cas, que la sécrétion pancréatique est augmentée par l'irritation du bulbe, diminuée ou arrêtée par l'excitation du bout central du pneumo-gastrique, par celle du sciatique ou de la peau ; suivant quelques auteurs, la section des nerfs qui accompagnent les vaisseaux du pancréas produirait une sécrétion continue, paralytique. La pilocarpine et l'atropine auraient, enfin, sur la sécrétion pancréatique, une action identique à celle qu'exercent ces substances sur la sécrétion salivaire, c'est-à-dire que la première stimulerait et exagérerait cette sécrétion, tandis que la seconde la diminuerait ou l'arrêterait.

Action physiologique du suc pancréatique. — Déversé dans l'intestin au point où commencent les organes d'absorption, le suc pancréatique est appelé à compléter et à finir l'œuvre des autres sucs digestifs; aussi agit-il sur les trois grandes classes d'aliments :

Il transforme en peptones les substances albuminoïdes;

Il transforme en sucre l'amidon ;

Il émulsionne et saponifie les graisses.

La question de savoir si le pancréas sécrète un seul ou plusieurs ferments agissant, chacun d'une façon différente, sur les divers aliments a été posée, mais de nouvelles recherches sont nécessaires pour sa solution définitive, malgré les affirmations de plusieurs physiologistes qui prétendent avoir isolé trois ferments distincts, fabriqués par le pancréas.

Les substances amylacées provenant de l'alimentation et qui ont échappé à l'action de la salive sont transformées par le suc pancréatique en sucre ou plutôt en un mélange de maltose et de dextrine et deviennent ainsi absorbables par les villosités intestinales, d'où elles passeront dans le sang de la veine-porte.

Les aliments gras parvenus dans le duodénum, sans avoir éprouvé de changements appréciables, subissent l'action du suc pancréatique et du liquide biliaire réunis, lesquels émulsionnent les graisses neutres et préparent leur absorption par les lymphatiques intestinaux. Une faible partie de ces aliments est en outre dédoublée, par hydratation, en glycérine et acides gras, et passe dans le sang. Le suc pancréatique et la bile étant les seuls liquides digestifs dont l'action s'exerce sur les substances grasses, il est facile de comprendre, en clinique, la signification de la présence des graisses dans les matières fécales.

Les substances albuminoïdes sont ramollies, dissoutes et transformées en peptones par le suc pancréatique ou, suivant certains physiologistes, par un ferment spécial contenu dans ce suc, la trypsine. Les conditions favorables à cette digestion sont la température du corps : 35°-40°, et un milieu alcalin; mais, contrairement à ce qui a lieu pour la pepsine, cette action peut s'exercer dans un milieu neutre et même faiblement acide ; toutefois si l'acidité devient excessive (acide minéral ou acide organique), la digestion pancréatique se trouve entravée. La bile qui, pour certains auteurs, arrête la digestion stomacale, favorise au contraire l'action du suc pancréatique.

En conséquence, l'hépato-pancréas, par ses produits de sécrétion externe, la bile et le suc pancréatique, agit sur les trois catégories d'aliments : albuminoïdes, graisses et hydrates de carbone, les transforme et les approprie à l'absorption par les parois intestinales.

### Rôle de l'hépato-pancréas en vue des phénomènes de l'assimilation.

Préparés par l'action des sucs digestifs, les aliments sont absorbés par les parois intestinales, puis certains d'entre eux, comme les graisses, n'ayant pas besoin de nouvelles préparations pour devenir assimilables, pénètrent dans les lymphatiques, et sont directement déversés dans le sang; d'autres, comme les albuminoïdes et les hydrates de carbone, incomplètement élaborés, passent dans le sang de la veine porte, et arrivent au foie qui, de concert avec le pancréas, leur fait subir de nouvelles transformations en vue de l'assimilation.

#### 1° ACTION SUR LES SUBSTANCES HYDROCARBONÉES

Parvenues au foie, sous forme d'un sucre diffusible, les substances hydrocarbonées, à leur passage à travers cette glande, sont transformées en une substance non diffusible, analogue à l'amidon; extraite pour la première fois par Cl. Bernard des cellules hépatiques où elle se trouve emmaganisée, cette substance a été désignée par ce physiologiste sous le nom de *glycogène*.

Rencontré de très bonne heure au sein de tous les ti sus de l'embryon, le glycogène se localise dans le foie vers le milieu de la vie intra-utérine. Sa quantité normale, dans cette glande, oscille entre 3 et 4 p. 100 de son poids; elle augmente avec le repas, atteint son maximum au bout de quelques heures, et diminue ensuite. Elle varie avec l'alimentation : très élevée quand celle-ci est riche en matières hydrocarbonées, beaucoup moins lorsqu'elle se compose de substances albuminoïdes, elle est relativement faible si les aliments sont formés de matières grasses, et peut se réduire à zéro pendant l'abstinence.

Cette substance disparaît sous l'influence de certaines fièvres, de l'asphyxie, de l'agonie, etc., comme aussi par le fait de l'altération des cellules hépatiques, et c'est sans doute à cette circonstance qu'elle doit de manquer dans les empoisonnements par l'arsenic et le phosphore, ainsi que l'ont vu Laskowsky et Luchsinger.

Tandis que d'un côté, pour arriver jusqu'au foie, les matières hydrocarbonées ont dû subir une opération analytique dont le résultat a été leur transformation en glycose, d'un autre côté, pour être emmagasiné par la cellule hépatique, ce glycose est appelé à subir une opération inverse ou synthétique : cette fois, en effet, c'est une substance amylacée ou glycogène qui va se former aux dépens du sucre et des peptones. Les opérations de ce genre, rares ou plutôt méconnues chez l'animal, s'observent plus souvent chez les végétaux, car on voit des graines (petits pois, etc.) dans lesquelles le sucre finit par se transformer en amidon.

Le mécanisme de cette synthèse chimique reste ignoré, mais il y a des raisons de croire que la cellule hépatique n'est pas seule à la produire et qu'elle est aidée en cela par la cellule pancréatique (sécrétion interne). Dès l'année 1877, j'ai démontré, cliniquement, qu'un diabète grave et rapidement mortel succédait à la destruction du pancréas[1]. A partir de l'année 1889, plusieurs physiologistes[2], guidés par la connaissance de ce fait, pratiquèrent l'ablation totale de cette glande chez le chien et d'autres animaux, et cette opération se trouvant suivie du même phénomène, l'influence du pancréas sur la glycogénie et la glycosurie reçut sa sanction expérimentale. La séparation de cet organe de l'intestin, et sa greffe sous la peau de l'abdomen, permit plus tard de reconnaître que cett influence s'exerçait, non par le produit de sécrétion externe, mais bien par le produit de sécrétion interne, puisque tant qu'il existe un fragment de pancréas sous la peau, il n'y a pas de glycosurie, et que celle-ci survient dès qu'on enlève la greffe[3].

Ces faits une fois établis, il restait à rechercher le mode d'action du produit de sécrétion interne du pancréas dans la glyco-

1. E. Lancereaux, Notes et réflexions à propos de deux cas de diabète sucré avec altération du pancréas (*Bulletin de l'Académ. de médecine*, Paris, 1877, p. 1215; *Ibid.*, année 1888, p. 588). Le diabète maigre, ses symptômes, son évolution, son traitement, etc. (*Un. méd.*, 31 janvier et 7 février 1880). — Le même, Trois types diabétiques, etc. (*Bull. méd.*, 1890, 457, 525). — Rapport au Congrès méd. de Lyon, 1894.

2. Von Mering et Minkowski, Diabetes mellitus nach total Pancreas-extirpation (*Labor. de cliniq. méd.*, Strasbourg, 1889 et *Centralblatt f. klin. Med.*, 1890, XIV, 335). Lépine. Soc. des sc. méd. de Lyon oct. 1889, et *Lyon méd.*, 308 et 493. — Hédon, *Arch. de méd. expérimentale*, 1890. — De Dominicis, *Gaz. hebd. de méd. et de chirurgie*, 1890, 605. — Gley, *Soc. de Biologie*, 11 et 25 avril 1891. — Thiroloix. Diabète pancréatique, Thèse de Paris, 1892.

3. Lancereaux et Thiroloix, Communication à l'Académie des sciences, 12 septembre 1892.

génie. Cette action s'exerce-t-elle dans le sang ou bien directement sur la cellule hépatique, ou enfin indirectement, par l'intermédiaire du système nerveux? C'est par cet intermédiaire que Chauveau et Kaufmann[1] ont cherché d'abord à l'expliquer, en s'appuyant sur des expériences très ingénieuses; mais Kaufmann, plus tard, ayant sectionné tous les nerfs du hile du foie, a vu la glycosurie succéder encore à l'extirpation du pancréas, et en a conclu que le système nerveux ne joue, dans l'espèce, qu'un rôle accessoire

C'est donc sur le sang ou sur la cellule hépatique qu'agit le produit de sécrétion interne du pancréas? dans la première hypothèse, les cellules hépatiques ne feraient qu'emmagasiner la matière glycogène formée au sein de la veine porte; dans la seconde, ces éléments aidés ou non du pancréas, seraient les agents de la transformation du glycose en glycogène et de la fixation de cette dernière substance. En réalité, la solution de ces questions nous fait toujours défaut. Néanmoins, voyons ce qui se passe en pareil cas. Absorbées par les branches de la veine porte, les matières alimentaires se trouvent mises en rapport direct avec le produit de sécrétion interne du pancréas qu'y déversent les veines pancréatiques, et, dans ces conditions, il est naturel de se demander si ce produit ne jouit pas de la propriété d'opérer la synthèse que nous cherchons, c'est-à-dire de transformer ces substances en matière glycogène. Il deviendrait facile alors de comprendre comment, à la suite de l'extirpation du pancréas, cette transformation ne pouvant avoir lieu, le glycose, contenu dans le sang de la veine porte, passe directement dans le sang de la circulation générale et engendre l'hyperglycémie. Le pancréas aurait ainsi deux fonctions opposées : par l'une, il transformerait l'amidon en sucre dans l'intestin; par l'autre, le sucre en matière glycogène dans le sang de la veine porte. Les recherches expérimentales que nous avons entreprises sur la matière, depuis un certain temps, ne sont pas encore suffisamment avancées pour pouvoir donner une solution définitive à cette question, sur laquelle nous aurons à revenir plus loin.

1. CHAUVEAU et KAUFMANN, *Compt. rend. de l'Académie des sciences*, mars 1893 et *Société de Biologie*, même année.

### 2° ACTION SUR LES SUBSTANCES ALBUMINOÏDES

Transformées en peptones par l'action des sucs digestifs ces substances sont absorbées par les parois de l'intestin, mais, comme le sang de la veine porte ne contient pas de peptones, on admet d'ordinaire qu'en traversant les parois intestinales ces substances ont été changées en une nouvelle albumine, qui est transportée jusque dans le foie; il est reconnu aujourd'hui qu'elles sont, en partie du moins, transformées par le foie en matière glycogène, car cette matière se rencontre chez les animaux que l'on soumet à un régime exclusivement azoté, et la proportion de sucre du sang n'est pas changée.

L'albumine de l'œuf, injectée dans la veine jugulaire d'un animal, est, comme on sait, éliminée par l'urine, tandis que cette même substance injectée dans une des branches de la veine porte, est assimilée, ainsi que l'a constaté Claude Bernard, et ne se retrouve plus dans les urines. En conséquence, la glande hépatique exerce une action manifeste sur les substances albuminoïdes provenant de l'alimentation; c'est pourquoi certains auteurs ont été conduits à admettre, à côté de la fonction glycogénique, l'existence d'une fonction uropoiétique de ce même organe.

Du fait que dans les affections qui s'accompagnent d'altération ou de destruction des cellules hépatiques : ictère grave, cirrhose, etc., la quantité d'urée diminue notablement dans les urines et se trouve remplacée par des substances azotées, moins parfaitement élaborées, comme la leucine, la tyrosine, l'ammoniaque, etc., on a conclu que le foie fabrique normalement l'urée. L'expérimentation sembla confirmer cette conclusion, en ce sens que des substances azotées, comme la leucine, la tyrosine, le glycocolle, l'ammoniaque, injectées dans le sang de la veine porte, furent retrouvées dans les urines sous forme d'urée. Cependant, si légitime que puisse paraître cette manière de voir, il nous est difficile de l'adopter, et cela pour plusieurs raisons. D'abord la transformation expérimentale, par le foie, en urée, des produits désignés sous le nom de leucine, tyrosine, etc., ne prouve rien, attendu que jamais à l'état normal on ne trouve ces substances dans le sang de la veine porte. Ensuite, l'urée étant un produit excrémentitiel, il est inadmissible que le rôle du foie soit de transformer les aliments en produits de cette nature, avant même qu'ils aient servi à la nutrition de l'organisme. Et, si on objecte que le sang des veines sus-hépatiques contient relativement plus d'urée que le sang de la veine porte, nous répondrons que le foie se nourrit comme tout autre organe, et que les déchets qui en résultent sont en raison directe de son volume et de l'importance de sa fonction.

L'acide urique, substance appartenant à la même série chimique que l'urée, avec cette différence qu'elle est moins oxydée, serait également un produit de désassimilation sur la genèse duquel le foie exercerait une influence spéciale. Des auteurs fort recommandables, parmi lesquels nous citerons Murchison, Charcot, etc., pensent que le rôle du foie est des plus importants dans la formation de l'acide urique et, par cela même, dans la genèse de la goutte. Ils appuient leur manière de voir sur un petit nombre de preuves dont la principale est la présence de l'acide urique dans le foie, non pas en proportion minime, comme dans le sang, mais en proportion notable, ainsi que l'ont établi les recherches de Cloetta, Sherer et Stokvis. Cette preuve, aussi bien que toutes les autres apportées à l'appui de cette théorie, sont malheureusement peu convaincantes et tellement insuffisantes que Murchison rapporte à la petitesse originelle et à l'insuffisance du fonctionnement du foie l'accumulation d'acide urique dans le sang et l'infiltration uratique des tissus, tandis que Charcot attribue ces mêmes phénomènes à une sorte de tuméfaction et d'hypérémie hépatique, qui précéderait parfois les accès de goutte. D'ailleurs, inspirées par une théorie fausse de la genèse de la goutte par l'acide urique, ces opinions restent sans valeur et ne méritent que l'oubli.

Par contre, tout porte à admettre que le foie modifie les substances albuminoïdes provenant de l'alimentation et contenues dans le sang de la veine porte, ainsi que les substances hydrocarbonées, de façon à les rendre assimilables par les divers tissus, et que ce sont ces tissus qui les transforment en urée. Si le foie est lésé, ces albumines, n'étant plus suffisamment élaborées, sont imparfaitement assimilables, la nutrition se fait d'une façon incomplète, et ses déchets sont constitués par des substances incomplètement oxydées : acide urique, leucine, tyrosine, créatine, etc., qui se rencontrent dans les urines du malade à la place de l'urée. Cette manière de voir, en tout cas, est d'accord avec les faits cliniques ; il resterait à déterminer la nature des transformations imprimées par le foie aux substances albuminoïdes pour en faciliter l'assimilation, et les rapports de ces substances avec le sang et les tissus.

### 3° ACTION SUR LES SUBSTANCES GRASSES

Bien que destiné à préparer l'assimilation des substances digestives, le foie n'a qu'une action minime sur les graisses de l'alimentation, puisque ces substances, après avoir subi dans l'intestin, l'action du suc pancréatique uni à la bile, sont absorbées par les chylifères intestinaux et pénètrent dans le sang, sans traverser le foie.

Cependant une partie des graisses ingérées sont dédoublées dans l'intestin en glycérine et acides gras, puis, absorbées par les radicules de la veine porte, et vraisemblablement alors la glycérine s'unit aux acides gras et reforme de la graisse, bien que les preuves fassent encore défaut. Il est admis néanmoins, par certains auteurs, que cette substance peut être transformée en glycogène, et même directement en sucre (Seegen). Le foie, en tout cas, joue un rôle dans l'adipogénie, car, si on tue un animal pendant la digestion, on trouve dans les cellules de cet organe des gouttelettes de graisse. Celles-ci proviennent-elles directement des substances grasses ingérées ou d'une transformation en graisse de certains autres aliments, par exemple, les hydrates de carbone? Frerichs, nourrissant des chiens avec de l'huile de foie de morue, constata une surcharge adipeuse des cellules hépatiques; chez des chiens alimentés à l'aide de substances azotées, Cl. Bernard ne trouva pas de graisse dans le foie, tandis que cette substance y était abondante avec une nourriture exclusivement composée d'hydrates de carbone.

Si ces recherches ne tranchent pas entièrement la question, elles mettent sur la voie de sa solution. L'interprétation de la présence des graisses dans le foie pendant la digestion et de *la surcharge adipeuse physiologique* observée, chez la femme, pendant la lactation, ne sont pas moins obscures. On ne peut en dire autant des adiposes rencontrées dans certains états pathologiques. L'adipose du buveur, et surtout du buveur d'alcool, caractérisée par une accumulation de graisse non seulement dans le foie, mais aussi sous la peau du ventre, dans les épiploons, le mésentère, sous le péricarde, etc., et attribuée par nous[1] à la diminution des combustions, est en effet caractérisée, chez le buveur comme chez l'emphysémateux, par la diminution de l'exhalation d'acide carbonique. Quant à l'adipose observée chez certains tuber-

1. Voy. art. « Alcoolisme », *Dict. encycloped. des sc. méd.*, t. II, p. 675, Paris, 1865.

culeux, elle est à rapprocher de la dégénérescence amyloïde avec laquelle elle coïncide fréquemment.

Cliniquement, il y a une différence notable entre ces surcharges adipeuses et les stéatoses qui résultent de la transformation en graisse du protoplasma des cellules hépatiques; aussi, tandis que l'infiltration adipeuse, pour ainsi dire latente, se traduit uniquement par une augmentation de volume de l'organe, quelquefois par un peu de diarrhée, une teinte pâle et mate de la peau, la dégénération des cellules glandulaires du foie se révèle par le redoutable syndrome de l'insuffisance hépatique.

Quelques auteurs ont pensé que la graisse emmagasinée par le foie pouvait se transformer en cholestérine, mais le fait n'est pas prouvé et il est plus vraisemblable qu'elle est reprise par les lymphatiques de cette glande et va rejoindre la graisse venue de l'intestin.

### 4° INFLUENCE DU SYSTÈME NERVEUX SUR LES FONCTIONS DE L'APPAREIL HÉPATO-PANCRÉATIQUE

L'action de ce système sur l'appareil hépato-pancréatique chargé de la préparation de l'assimilation nutritive est forcément d'une grande importance. Par malheur, toutes les recherches entreprises sur la matière ont porté spécialement sur la glycogénie et la glycosurie, aucune étude sérieuse n'a été faite sur ce qu'on pourrait appeler l'*albuminogénie* et l'*adipogénie*.

Cl. Bernard le premier, par une expérience célèbre, connue sous le nom de *piqûre du 4e ventricule*, démontra qu'il existait, dans le bulbe, un centre nerveux qui règle le fonctionnement du foie, en ce qui concerne la glycogénie, et serait un centre vasomoteur plutôt que sécrétoire. Plus tard, de nouvelles recherches le conduisirent à reconnaître que ce centre se trouvait activé par des incitations parties de la surface pulmonaire, c'est-à-dire du pneumogastrique, et qui avaient la moelle épinière et le grand sympathique pour voies centrifuges. Quand nos recherches cliniques, confirmées plus tard par l'expérimentation, eurent démontré le rôle important joué par le pancréas dans la genèse du diabète, Chauveau et Kaufmann [1] reprirent la question, et arrivèrent à la conclusion que l'appareil hépato-pancréatique possédait, à l'exemple de toutes les glandes, deux centres nerveux dont l'un exciterait son fonctionnement, tandis que l'autre le modérerait.

1. Chauveau et Kaufmann, *Compt. rend. de l'Acad. des sciences*, 1893.

*Le centre excito-sécréteur* du foie siégerait dans la partie supérieure de la moelle épinière, son *centre fréno-sécréteur* dans le bulbe, non loin du centre excito-sécréteur du pancréas.

Le produit de la sécrétion interne du pancréas, déversé dans le sang, aurait la propriété d'exciter le centre fréno-sécréteur du foie et de modérer en même temps le centre excito-sécréteur du même organe, de telle sorte que ce produit disparaissant, il survient une hyperglycémie. D'après Morat et Dufourt[1] chacun de ces deux centres hépatiques transmettrait son action par des voies spéciales : le grand sympathique pour le centre excito-sécréteur, le pneumogastrique pour le centre fréno-sécréteur, et partant il y aurait une certaine analogie entre l'innervation du cœur et celle de l'appareil hépato-pancréatique. Ces données, qu'il n'est pas encore possible d'accepter définitivement, ne méritent pas moins d'être prises en très sérieuse considération, car, si elles étaient confirmées, elles rendraient parfaitement compte de l'influence des émotions et des désordres nerveux sur la production du diabète, en dehors d'une altération appréciable du pancréas.

## Rôle du foie et de la rate, ou appareil hépato-splénique, dans les phénomènes de sanguification, ou fonction hémopoiétique.

De même que l'action du pancréas s'ajoute à celle du foie pour l'accomplissement des fonctions digestives et assimilatrices, de même, la rate vient en aide au foie lorsqu'il s'agit de la fonction hémopoiétique. Soupçonné par Galien, le rôle du foie sur le sang est loin d'être nettement déterminé, et si nous avons quelque connaissance de l'action de cet organe sur la composition du sérum sanguin, nous savons moins celle qu'il exerce sur la constitution des éléments figurés du sang, hématies et leucocytes.

Quelques auteurs, il est vrai, attribuent au foie un rôle important dans la formation des globules rouges, mais il en est d'autres qui le considèrent comme l'organe dans lequel s'accomplit la destruction de ces mêmes éléments, et aucun d'eux n'apporte de preuves sérieuses à l'appui de sa manière de voir. L'opinion que le foie serait chez le fœtus l'organe formateur des éléments figurés du sang n'est pas mieux démontrée. Cependant, si on s'en rapportait aux recherches les plus récentes, on serait conduit à admettre qu'il s'opère, dans le foie, une destruction des globules

1. Morat et Dufourt, *Arch. physiologie norm. et pathol.*, Paris, 1894, 371.

rouges. Gréhant a démontré la diminution de l'hémoglobine dans le sang des veines sus-hépatiques, comparé à celui de la veine porte, Malassez a mis hors de doute la diminution du nombre des globules rouges dans le sang qui sort du foie, et la concordance de ces données avec la formation de la matière colorante de la bile aux dépens de la matière colorante du sang est des plus suggestives.

Ces auteurs, toutefois, ont eu le tort de ne tenir aucun compte de la fonction splénique, et du reste, ceux qui ont étudié la rate, en tant qu'organe formateur ou destructeur des globules rouges et des globules blancs, ont de même par trop négligé l'influence du foie. A notre avis, ces deux organes jouent, vis-à-vis des éléments figurés du sang, un rôle analogue à celui de l'hépato-pancréas par rapport au sérum; ils sont associés en vue d'une même fonction, la sanguification. Cette fonction peut déjà recevoir quelques éclaircissements de la pathologie qui a projeté, tout d'abord, une vive lumière sur le rôle du pancréas dans la glycogénie et la glycosurie.

La rate, dont l'artère est excessive pour son volume, joue nécessairement un rôle important sur la composition du sang, et ce n'est pas en vain que ce liquide est ramené au foie par la veine splénique, en même temps que le sang de l'intestin, soumis lui-même à l'action des organes lymphoïdes du tube digestif.

Les modifications, qui résultent de cette double action et de celle du foie, ont pour but de rendre le sang propre à l'accomplissement de la grande fonction respiratoire, et c'est pour cela qu'à sa sortie du foie ce liquide est projeté dans les poumons. Une connexion fonctionnelle, incontestable, existe donc entre ces différents organes, et cette connexion n'est pas seulement physiologique, elle est encore pathologique, du moins en ce qui concerne le foie et la rate.

Ces organes, en effet, presque toujours simultanément altérés, présentent un symptôme fréquent sinon constant, l'*hémorrhagie*. La pathologie nous fournit de nombreux exemples de ce fait; la fréquence des hémorrhagies dans les hépatites épithéliales où le foie et la rate sont simultanément atteints, est bien connue; il en est de même de ce symptôme dans les cirrhoses et dans beaucoup d'autres affections hépatiques. La chlorose, que caractérisent la diminution de l'hémoglobine et la déformation des globules rouges, est accompagnée, comme je l'ai toujours constaté, de la tuméfaction de la rate et du foie : aussi le rôle fonctionnel de ces organes par rapport aux hématies ne peut être douteux. Ces points une fois acquis, il reste au physiologiste à déterminer, par l'analyse expérimentale, la nature des modifications subies par le liquide sanguin dans son passage à travers la rate et le foie.

En attendant, il y a lieu d'admettre que ces deux organes exercent sur les éléments figurés du sang une action connexe en vue de la respiration, de la même façon que le pancréas et le foie modifient le sérum en vue de l'assimilation nutritive.

Le système nerveux, dont l'action sur la fonction glycogénique est considérable, n'est pas moins important à la fonction de sanguification, si nous nous en rapportons à l'observation clinique qui nous a permis de constater, à plusieurs reprises, des anémies et des hémorrhagies quelquefois mortelles à la suite de vives commotions cérébrales [1].

### Rôle du foie dans les intoxications, ou fonction toxilytique.

Alimenté par le sang de la veine porte qui renferme un grand nombre de substances venues du dehors, le foie a pour fonction la sélection et l'élaboration de ces substances; il transforme les unes, arrête ou détruit les autres de façon à les rendre inoffensives. Un certain nombre de poisons métalliques, l'arsenic, le fer, le cuivre, le plomb, etc., sont ainsi arrêtés à leur passage dans le foie et en partie éliminés par la bile, tandis que d'autres substances, les sels de potasse et de soude, traversent librement cette glande.

L'action du foie s'exerce de la même façon sur les poisons organiques qu'elle modifie ou détruit, et l'existence de cette fonction, soupçonnée par Heger, a été démontrée ensuite par Schiff [2], puis, par Schiff et Lautenbach, Roger [3], etc.

Partant de ce fait que la ligature de la veine porte détermine chez l'animal un état semblable à l'état narcotique produit par la morphine, Schiff et Lautenbach pensèrent que cet état pouvait être l'effet d'un poison qui n'était plus détruit par le foie, et pour vérifier leur hypothèse, ils injectèrent à des animaux le sang d'autres animaux auxquels ils avaient pratiqué la ligature de la veine porte; ils arrivèrent à reconnaître ainsi que le sang veineux

1. Lancereaux, *Traité d'anatomie pathologique*, Paris, 1875-1877, I, 558-568.
2. Schiff, Sur une nouvelle fonction du foie et effet de la ligature de la veine porte (*Arch. des sciences phys. et natur.*, t. LVIII, n° 231, mars 1877, Genève).
3. G. H. Roger, *Le foie et les intoxications*, Thèse de Paris, 1887.

d'un chien en santé, injecté dans les voies lymphatiques d'une grenouille, est sans danger, tandis que celui d'un chien mort après la ligature de la veine porte, amène la mort au bout de trois heures. Il restait à déterminer si le foie qui détruit les substances toxiques, formées dans l'organisme, ne jouissait pas du même privilège à l'égard de certains poisons. Alors, il fut constaté que la dose de nicotine nécessaire pour tuer un gros chien, après injection dans le sang, introduite dans l'intestin grêle, ou encore injectée dans les veines mésentériques, ne produit que peu de symptômes d'empoisonnement, et que ceux-ci disparaissent rapidement, puisque, au bout d'un quart d'heure, l'animal se trouve rétabli. Une dose double ne réussit pas à tuer l'animal, lorsque le poison traverse le foie, avant d'entrer dans la circulation générale, tandis qu'un chien dont la veine porte a été liée succombe à une injection cinq fois moindre. Roger, reprenant cette étude, constata que la strychnine, la quinine, la vératrine, l'atropine. l'hyosciamine, la morphine, subissent dans le foie des modifications analogues, et que la moitié environ de la quantité de ces poisons y est arrêtée, de telle sorte qu'une dose de morphine en injection hypodermique impressionne l'organisme deux fois plus que la même dose introduite par le tube digestif; il en est de même du curare, si dangereux lorsqu'il pénètre directement dans la circulation générale, et qui, ingéré par l'estomac, exige une dose trois fois plus considérable pour tuer le même poids d'animal.

Le foie, malgré tout, n'agit pas indistinctement sur tous les poisons, il laisse passer librement la digitaline, n'agit ni sur l'acétone, ni sur la glycérine et n'a qu'une influence modérée sur l'alcool et l'éther éthylique. Bouchard[1] a montré qu'il arrête le naphthol β et reste sans action sur le naphthol α, en sorte qu'il s'agit bien d'une action élective du foie, comparable à celle du rein. Ces faits ne doivent pas échapper au clinicien; ils lui donnent la clé d'un grand nombre de phénomènes pathologiques.

L'intestin, comme nous le savons, renferme un certain nombre de substances toxiques, les unes d'origine alimentaire, les autres d'origine digestive (peptones) ou encore d'origine microbienne; dans quelques circonstances pathologiques, la quantité de ces poisons augmente dans des proportions considérables, et parfois même il s'y ajoute encore les substances médicamenteuses prescrites au malade. Or, toutes ces substances absorbées par la veine porte, parviennent jusque dans le foie qui en neutra-

1. Ch. Bouchard, *Leçons sur les auto-intoxications*, Paris, 1887, p. 15 et suiv.

lise un certain nombre, en laisse passer d'autres sans modification appréciable. Mais que ces poisons, par trop violents, viennent à détruire la cellule hépatique, ou que cette cellule, altérée par une cause antérieure, ne soit plus en état d'agir sur eux, alors, des symptômes d'intoxication apparaissent d'autant plus facilement que, dans ces conditions, l'excrétion urinaire est généralement diminuée. Or, s'il en est ainsi, le devoir du médecin, qui prescrit un médicament dangereux, doit être de s'assurer toujours de l'état anatomique et fonctionnel du foie.

On a prétendu, sans preuves, que les substances excrémentitielles de l'organisme étaient modifiées par le foie, avant d'être éliminées par les urines, et qu'ainsi, l'artère hépatique servait non seulement à la nutrition, mais encore à la fonction toxilytique de cette glande. Cette fonction serait enfin, pour quelques auteurs, dans un rapport direct avec la richesse en glycogène de la cellule hépatique, de telle sorte que le foie cesserait d'agir sur les poisons, quand il ne contient plus cette substance (fièvre, inanition). On a même cherché à prouver que le glycogène, par une action chimique particulière, neutralisait les substances toxiques, mais il nous semble plus vraisemblable d'admettre que la cellule hépatique, venant à s'altérer, devient incapable d'emmagasiner la matière glycogène et en même temps de modifier les poisons.

Le rôle du foie, en somme, consiste non seulement à modifier les produits de la digestion, mais encore à opérer une sorte de triage et de sélection des substances que lui apporte la veine porte, de façon à laisser la voie libre à celles qui sont utiles à l'organisme, et à arrêter, modifier, et même éliminer celles qui peuvent lui être nuisibles.

## FONCTIONS DU FOIE CHEZ LE FŒTUS

L'étude fort incomplète que nous venons de faire de la fonction du foie de l'adulte nous conduit à dire quelques mots de cette fonction chez le fœtus dont les conditions d'existence sont fort différentes. Le sang qui lui vient du placenta est en effet artérialisé, riche en oxygène et en substances nutritives et renferme ainsi les principes nécessaires à la nutrition des tissus. Mais, comme une partie de ce sang va directement au cœur, tandis que l'autre partie passe par le foie, il y a lieu de se demander si cette dernière sert uniquement à la nutrition et au développement de cet organe, ou si elle ne subit pas son influence en vue de l'assimilation nutritive. Rappelons que le foie apparaît de bonne heure autour du tronc commun des veines omphalo-mésentériques qui apportent à l'embryon les principes nutritifs puisés dans le vitellus de la vésicule ombilicale, et que, dès la fin du premier mois, il acquiert un volume relativement considérable, puisqu'il occupe la presque totalité de la cavité abdominale, et que son poids est à celui du fœtus comme 1/1. Vers la fin du troisième mois, la veine allantoïdienne ou ombilicale, qui remplace les veines omphalo-mésentériques, envoie au foie une branche volumineuse, et le sang qui y pénètre en sort par les veines sus-hépatiques et se jette dans la veine cave inférieure. Or, dès ce moment, l'intestin renferme du méconium qui présente, à partir du duodénum, une couleur jaunâtre et contient les principaux éléments de la bile. Ce produit augmente progressivement de telle sorte qu'au sixième mois il remplit tout l'intestin grêle, mais, en même temps, le foie continue à se développer, moins que le fœtus toutefois, car son poids à la naissance comparé à celui du corps est seulement de 1/18; la circulation placentaire se trouvant alors interrompue, les vaisseaux des viscères abdominaux acquièrent un développement considérable et vont constituer la future veine porte.

Au milieu de ces transformations, le foie est, fait digne de remarque, toujours placé sur le trajet du sang qui renferme les principes nutritifs, et partant, il y a lieu de croire, étant donné son volume, qu'il les modifie de façon à les rendre assimilables, et que sa fonction ne diffère pas chez le fœtus et chez l'adulte : ses occupations ne changent pas, mais seulement ses fournisseurs. On admet, en outre, qu'à cet âge de la vie le foie joue un rôle dans ce que nous avons appelé la sanguification ; c'est au moins l'opinion émise par Kölliker[1]. « Le foie du fœtus, dit cet auteur, est sans nul doute un organe d'une grande importance physiologique, ce que prouve avant tout sa grande vascularisation. Son rôle d'organe sécrétant la bile est alors subordonné à celui d'organe faisant subir au sang des modifications chimiques et morphologiques spéciales ».

1. A. Kölliker, *Embryologie*, trad. française, Paris, 1882, p. 934.

# DEUXIÈME PARTIE

## LES AFFECTIONS DU FOIE

---

## LIVRE I

### ÉTUDE GÉNÉRALE

#### Étiologie et Pathogénie.

##### I. — INFLUENCES PHYSIOLOGIQUES : AGE, SEXE, MENSTRUATION, GROSSESSE ET MÉNOPAUSE

*Age.* — Le foie, comme tous les organes, subit aux différents âges de la vie des modifications en vertu desquelles ses fonctions augmentent ou diminuent, aussi bien que son aptitude morbide, en sorte que chaque phase de la vie a pour ainsi dire des affections propres. Dans la jeunesse les lésions du foie sont relativement rares, exceptionnelles même ; celles que l'on observe, alors, portent plus particulièrement sur le tissu conjonctif (scléroses ou néoplasies conjonctives). Dans l'âge adulte, elles sont plus communes et intéressent isolément ou simultanément les différentes parties de la glande : stroma conjonctif et éléments épithéliaux. La vieillesse est, par contre, l'âge des concrétions biliaires, des formations épithéliales (cancer), et par conséquent les néoplasies diffèrent manifestement aux âges extrêmes de la vie.

*Sexe.* — Le sexe n'exerce qu'une action indirecte sur l'état pathologique du foie, car si la cirrhose est plus fréquente chez l'homme que chez la femme, c'est uniquement parce qu'il s'adonne plus que cette dernière aux excès de vin, et si les calculs biliaires sont plus communs chez celle-ci, la cause en est dans son genre de vie qui est plus sédentaire que celui de l'homme.

*Grossesse, ménopause.* — Le foie, cependant, n'est pas sans ressentir quelque peu l'influence des grands mouvements physiologiques, il s'infiltre de graisse dans le cours de la grossesse, principalement au moment de la lactation, et cette circonstance permet de se rendre compte de la fréquence relative de l'hépatite épithéliale (ictère grave) au cours de la parturition [1]. La graisse, dont le dépôt se montre surtout dans les cellules du centre du lobule, disparaît en général avec la cessation de l'état puerpéral. Il est vraisemblable qu'à chaque époque menstruelle le foie est le siège de modifications fonctionnelles, passagères, qui passent le plus souvent inaperçues, mais qui n'échapperaient pas, sans doute, si on se donnait la peine de suivre attentivement le fonctionnement régulier de cet organe. Vers l'époque de la ménopause, il est sujet aux affections calculeuses et aux accidents qui en sont la conséquence. Aussi cette phase de l'existence, qui est encore celle du développement du cancer, est-elle redoutable au point de vue des affections hépatiques.

## II. — INFLUENCES HYGIÉNIQUES, RÉGIME ALIMENTAIRE, BOISSONS, EXERCICE MUSCULAIRE

Le régime a sur la glande hépatique une action tout à la fois générale et locale. Son action générale ne diffère pas de celle qu'il peut exercer sur tout autre organe parenchymateux; son action locale est l'effet de sa situation sur le trajet suivi par les substances provenant de la digestion. C'est pourquoi ces substances, soit par leur qualité, soit par leur quantité, peuvent être une cause de désordres qui souvent font varier les affections du foie d'un pays à un autre.

Il est de règle qu'un grand nombre de personnes consomment plus d'aliments qu'il n'est nécessaire aux besoins de l'organisme, et si une bonne partie s'en va par les fèces, il en passe quelquefois dans le sang plus qu'il ne convient pour la nutrition générale. Dans ce cas, l'excès de consommation est rejeté dans un état d'oxydation incomplète par les reins, les poumons, etc., ou bien s'accumule dans le foie, d'où un surcroît de besogne qui finit par le troubler dans son fonctionnement et l'altérer.

La nature des aliments n'est pas sans importance; les matières grasses et sucrées, ingérées même en petite quantité, auraient, suivant Murchison, la propriété de troubler la fonction du foie et

1. E. LANCEREAUX, *Atlas d'anat. pathologique*, Paris, 1871, p. 85. — Comp. A. PETIT, *De l'ictère grave pendant l'état puerpéral*, Thèse Paris, 1865.

de produire l'uricémie, mieux que ne le ferait une nourriture purement azotée, telle que la viande. Une alimentation exagérée, et principalement composée de substances féculentes, ne tarde pas à donner naissance à une stéatose hépatique, à l'exemple de ce qui se passe chez les volailles que l'on engraisse. L'usage des substances épicées, renfermant des huiles essentielles, comme le poivre de Cayenne, le piment, etc., sont suivies quelquefois de désordres d'un autre genre, de cirrhose par exemple (Lesson). Des aliments de mauvaise qualité ou falsifiés peuvent engendrer enfin des ictères, ce que nous n'avons que trop constaté pendant le siège de Paris.

Mais, ce sont surtout les excès de boisson qui ont pour effet de modifier le parenchyme hépatique : les unes, comme les alcools, en produisant un état congestif transitoire et peu à peu la stéatose des cellules, les autres, comme le vin, en irritant les extrémités capillaires de la veine porte, et en favorisant la prolifération du tissu conjonctif, d'où la formation de la lésion désignée sous le nom de *cirrhose*. L'observation nous a appris, en effet, que cette affection provenait non pas de l'abus des boissons distillées, comme on le croit généralement, mais de l'excès des boissons fermentées. Le vin, pris à jeun, en raison, sans doute, des acides et des sels qu'il renferme, comme aussi de la possibilité d'en ingérer une grande quantité, est une cause commune de cirrhose hépatique ; mais, cette affection est l'effet plus ordinaire des vins falsifiés et surtout des vins plâtrés, ce qui explique sa fréquence à Paris. Ainsi, nous ne pouvons admettre avec Murchison que l'influence nuisible des boissons alcooliques sur le foie augmente, en raison directe de la quantité de sucre et d'alcool qu'elles renferment, car il n'est pas prouvé que la bière, le champagne et les liqueurs sucrées soient pour le foie des boissons plus dangereuses que les vins du Midi et du Bordelais. Ajoutons que c'est vers le milieu de la vie, de trente à quarante-cinq ans, ou même de vingt à trente ans que surviennent les désordres hépatiques, provenant d'excès de boissons ou d'alimentation.

L'exercice musculaire, si nécessaire à l'intégrité des poumons, n'est pas moins important pour le fonctionnement régulier du foie. On sait que les habitudes sédentaires tendent à amener des troubles hépatiques et que les calculs biliaires sont plus communs chez la femme que chez l'homme occupé. Certains animaux, les bœufs par exemple, sont atteints de concrétions biliaires, sous l'influence de l'alimentation hivernale, et surtout du défaut d'exercice ; ces concrétions disparaissent l'été quand ces animaux vont pâturer et reprennent la vie au grand air. La diminution de l'apport d'oxygène, le défaut d'air, d'exercice musculaire, contribuent enfin à ralentir les processus de combustion qui se passent dans le foie et favorisent l'accumulation dans cet organe, et dans l'économie entière, de graisse et de produits non suffisamment oxydés.

La température du corps a, comme l'exercice musculaire, une action manifeste sur la glande hépatique. Plusieurs auteurs, ayant remarqué que le foie était en dégénérescence stéatosique dans la plupart des maladies avec élévation de température, ont pensé que cette altération pouvait dépendre de l'élévation de la chaleur animale. Wickham Legg[1], désireux d'avoir la preuve expérimentale de cette opinion, exposa des lapins à une température élevée qui finissait par les tuer, et trouva le foie exsangue, les acini diminués de volume et les cellules infiltrées de granulations protéiques qui dissimulaient en partie les noyaux. Semblables altérations se rencontraient dans le cœur et les reins, puis, au bout d'un certain temps, la graisse prenait la place des granulations protéiques, et il se produisait une véritable stéatose hépatique. Toutefois, s'il y a lieu de remarquer que ces animaux n'étaient pas absolument dans les conditions d'un individu atteint de fièvre par le fait de la résorption d'un poison ou de l'action d'agents microbiens, il n'est pas moins vrai que ces expériences mettent hors de doute l'action de la chaleur sur la glande hépatique. Le froid, qui a pour effet de favoriser l'absorption de l'oxygène de l'air, prédispose peu aux désordres fonctionnels et matériels du foie ; c'est pourquoi, ces désordres sont moins fréquents dans les climats froids que dans la zone tempérée et dans les contrées tropicales ; chez nous, d'ailleurs, ils sont plus communs en été qu'en hiver.

### III. — INFLUENCES CLIMATÉRIQUES ET DISTRIBUTION GÉOGRAPHIQUE

Si l'on s'en rapportait aux malades et même aux médecins, les affections du foie seraient des plus fréquentes dans notre pays. C'est là, il faut bien le dire, une erreur que contribue généralement à accréditer l'ignorance ou le charlatanisme, car ces affections, exception faite des calculs biliaires et des désordres liés aux excès de boissons, sont au contraire relativement rares dans notre climat, du moins si on les compare à la fréquence des lésions pulmonaires et rénales. Il n'en est pas de même partout ailleurs,

1. J. WICKHAM LEGG, Parenchymatous degeneration of the liver and other organs caused by raising the natural temperature of the body. *Transact. of the pathol. society of London*, London, 1873, XXIV, 266.

car il est des pays où ces affections sont beaucoup plus communes. La recherche de leur fréquence relative, dans les diverses contrées du globe, pouvant conduire à des données intéressantes sur leur étiologie est ainsi du plus grand intérêt.

Les affections du foie, celles d'origine parasitaire mises à part, sont peu répandues dans les régions boréales et dans les climats tempérés, beaucoup plus communes dans la zone tropicale. La cirrhose et la lithiase biliaire, lésions fréquemment observées en Europe, se rencontrent en Angleterre et en France comme en Allemagne et en Russie, sans qu'il soit possible d'indiquer exactement le milieu qui leur convient. Cependant, il est clair qu'elles existent là surtout où les habitants se livrent à une alimentation exagérée et à des excès de boissons. Dans le midi de la France, en Espagne, en Italie et dans la Turquie d'Europe, ces affections sont moins communes, la cirrhose surtout, en raison de la sobriété bien connue des habitants de ces contrées.

Les désordres hépatiques ont une fréquence toute particulière dans les régions vraiment chaudes, notamment dans l'Inde. Déjà frappé de ce fait, Bontius écrivait : *Nullum viscus, præter intestina, frequentius in his regionibus infestatur quam jecur*, et depuis lors, la plupart des médecins anglais[1] de l'Inde ont confirmé cette assertion. Toutefois, il est bon de faire remarquer que les observations de ces médecins se rapportent à des Européens qui n'étaient pas toujours acclimatés, et conservaient les habitudes alimentaires de leur pays; en effet, il est digne de remarquer que les désordres hépatiques sont toujours beaucoup plus rares chez les indigènes que chez les immigrés.

Fréquentes dans les îles de la Sonde et aux Philippines, les affections du foie sont relativement rares dans les provinces du sud de la Chine, au Japon, dans les îles de l'Océan Pacifique y compris l'Australie. Elles se trouvent, par contre, très répandues dans les régions tropicales de l'Arabie, sur le littoral de la Mer Rouge[2], dans la Haute Égypte, sur la côte orientale de l'Afrique et des îles qui s'y rencontrent, telles que Madagascar, les îles Comores, la Réunion, etc. Beaucoup moins communs au cap de Bonne-Espérance et à l'ouest du sud de l'Afrique, les désordres pathologiques du foie sévissent avec intensité à l'embouchure du Congo, sur la côte de Benin et dans la Sénégambie où, suivant Thévenot[3],

1. V. A. Hirsch, *Handbuch d. historisch-geographischen Pathologie*, Erlangen, 1862-1864, t. II, p. 301.
2. Aubert Roche, *Annales d'hygiène publique et de médecine légale*, t. XXXVIII, p. 21.
3. J.-P.-F. Thévenot, *Traité des maladies des Européens*, etc. Paris, 1840.

L'hépatite est plus fréquente et plus grave que partout ailleurs. Quoique plus rares en Algérie, les affections hépatiques ne s'y rencontrent pas moins communément; elles y ont été signalées par les médecins militaires français qui les considèrent comme plus fréquentes dans la province d'Oran que dans la province de Constantine.

En Amérique, comme en Europe, les contrées chaudes sont les plus exposées aux affections hépatiques. Relativement rares dans le nord des États-Unis, ces affections sont déjà plus communes dans le sud de ces mêmes États; elles ont leur maximum de fréquence dans les Antilles; mais il importe de faire remarquer, avec la plupart des médecins qui ont observé dans ces îles, que les affections primitives du foie y sont relativement rares et que celles qui dominent sont la conséquence de la dysenterie ou du paludisme. Suivant Dutroulau [1], l'hépatite y reconnaîtrait les mêmes foyers endémiques que la dysenterie et resterait toujours en rapport de fréquence et de gravité avec elle; sa fréquence à Saint-Pierre est à celle de la dysenterie comme 1 est à 8 ou 9, et ses décès sont à ceux de cette maladie, comme 1 est à 5 environ.

Dans les Guyanes et au Brésil [2], les hépatites sont de même rarement primitives et se rattachent, le plus souvent, sinon à la dysenterie du moins au paludisme. Elles existent à l'état d'affections endémiques dans le Vénézuéla, le Pérou et le Chili où les abcès du foie, suivant Lafargue [3], auraient une fréquence égale à celle de la tuberculose en France.

La conclusion générale à tirer de tous ces faits est que la fréquence des désordres hépatiques varie, pour ainsi dire, avec chaque pays. L'échinocoque du foie, très fréquent en Islande à cause des habitudes qu'ont les habitants de cette île de vivre avec leurs animaux, l'est beaucoup moins dans les autres contrées de l'Europe, tandis que la cirrhose, effet d'excès de boissons, y est des plus communes. L'hépatite suppurée, relativement rare chez nous, est fréquente dans la plupart des contrées tropicales où règne la dysenterie, mais par contre, le cancer du foie et les calculs biliaires, assez communs parmi les Européens, s'y rencontrent peu.

1. A. F. Dutroulau, *Gaz. des hôpit.*, 1885 n° 16; Mémoires de l'Acad. de méd., t. XX, et *Traité des maladies des Européens dans les pays chauds.* Paris, 1861, p. 33. Compar. Ruff de Lavison, *Chronologie des maladies de la ville de Saint-Pierre* (*Martinique*). Paris, 1869, p. 92. — P. Campet, *Traité des maladies des pays chauds*, etc. Paris, 1802. — J. Laure. *Considérations pratiques sur les maladies de la Guyane, etc.* Paris, 1859, p. 47.

2. Sigaud, *Du climat et des maladies du Brésil*, p. 322. Paris, 1844.

3. Lafargue, *Bull. de l'Acad. de méd.*, 1851, XVII, 189 et 202.

Il n'est donc pas exact de dire que les affections du foie, prises en général, soient plus communes dans tel climat que dans tel autre, mais il est juste de reconnaître qu'il y a, pour chacune de ces affections, un milieu plus spécial à son développement. Celles des pays chauds n'échappent pas à cette donnée et ce serait une erreur de croire qu'elles sont dans un rapport constant avec la température. Plusieurs auteurs, en effet, ont été frappés de la différence qui, à ce point de vue, existe entre la Guyane et le Sénégal. Laure écrit à ce sujet : « La rareté de l'hépatite suppurée à Cayenne, ainsi que sa fréquence au Sénégal, dépend de circonstances opposées dans les deux climats. A la Guyane, où le sol, couvert de forêts, est inondé pendant huit mois, une belle végétation maintient partout l'humidité; la température moyenne annuelle, de 28° C., préserve également de l'excès de chaleur et des transitions brusques; on doit à ces conditions le repos du foie et la guérison banale des dysenteries. A Saint-Louis et à Gorée, le terrain sablonneux ne conservant pas l'humidité, l'air sec et brûlant contient plus de poussière que de vapeur d'eau; la température du jour est extrême, celle de la nuit est froide à cause du rayonnement. Le foie recevant en outre le contre-coup des irritations gastro-intestinales et cutanées, l'hépatite est endémique et se mêle à toutes les maladies. » L'influence de la température n'a donc pas les inconvénients que beaucoup de médecins se plaisent à lui reconnaître. Aussi pensons-nous que : *l'homme peut vivre dans tous les climats, à la condition de savoir subordonner son hygiène aux conditions spéciales du milieu ambiant.*

Le climat n'est en réalité qu'un facteur dans la genèse des affections hépatiques, et ce facteur n'a d'autre effet que de créer au foie, principalement chez l'individu non acclimaté, une prédisposition à un désordre pathologique quelconque. Les causes de ce désordre sont multiples; elles peuvent être groupées sous trois chefs : 1° écarts de régime; 2° maladies dysentériques; 3° infection paludéenne.

L'expérience a démontré que l'abus d'une nourriture fortement azotée et carbonée était pernicieux dans les pays tropicaux. Suivant Parker, cet abus serait la principale cause des maladies et des nombreux décès que l'on relève dans la race anglo-saxonne, il rendrait compte du nombre plus considérable de décès par maladies du foie et de l'intestin, chez les Anglais que chez les autres peuples. Les excès de boissons spiritueuses ne sont pas moins dangereux et leur influence néfaste est depuis longtemps signalée par Annesley : « Among the various influences which more directly occasion the supervention of inflammatory action of the liver, there are few more energetic, than the immoderate addiction to the use of spirituous liquors and the intoxicating drinks which may be so readily obtained by the European soldier in every part of India. » Cette influence, reconnue par la plupart des médecins qui ont pratiqué dans les régions tropicales, se fait sentir jusque dans nos climats. Les boissons spiritueuses, mais bien plutôt, selon nous, les boissons fermentées, doivent être regardées, avec certitude, comme les causes les plus fréquentes de l'hépatite scléreuse. Deux sortes d'accidents se voient en effet à leur suite : tantôt, après un excès intense, survient un ictère avec désordre concomitant du tube digestif; tantôt, sous l'influence d'excès prolongés, le stroma conjonctif du foie, irrité, prolifère et engendre la lésion connue sous le nom de cirrhose.

Les maladies dysentériques ont à leur tour une grande influence sur la genèse de l'hépatite suppurée, et cette cause est telle dans certaines contrées qu'un rapport direct entre la fréquence de la dysenterie et celle de l'hépatite ne peut être contesté. Dutroulau est d'avis que la proportion des hépatites suit toujours celle des dysenteries, et que les deux affections reconnaissent pour cause originelle le même miasme infectieux; mais cette proposition est exagérée et l'interprétation qui en est donnée n'est pas exacte. Il y a des pays, en effet, où la dysenterie est endémique quoique les suppurations du foie ne soient pas extrêmement communes; nous citerons : la Chine[1], la Cochinchine[2] et Madagascar[3]; mais, malgré ces exceptions, tenant à une circonstance qu'il serait intéressant de connaître, la dysenterie ne joue pas moins un rôle considérable dans l'hépatite suppurée des pays chauds, même dans notre climat où cette affection est observée à la suite des épidémies dysentériques[4]. C'est en général peu de temps après la terminaison de la lésion intestinale qu'apparaît la suppuration du foie, et comme cette suppuration survient encore dans le cours d'une ulcération quelconque, nous sommes en droit d'en conclure que l'ulcère de l'intestin est la source de la lésion du foie, le point de départ de l'agent microphytique qui va faire suppurer le parenchyme hépatique.

1. Laure, *Histoire médicale de la marine française pendant les expéditions de Chine et de Cochinchine de 1859 à 1862.*

2. Richaud, Essai de topographie médicale de la Cochinchine française. *Archives de médecine navale*, Paris, 1864, I, 350.

3. A. Grenet, *Thèse de Paris*, 1866, et Le Roy de Méricourt, *Dict. encyclop. des sc. méd.*, Paris, 1870, sér. 2, III, 646.

4. E. Lancereaux, *De l'infection par produits septiques internes*, Mém. d'anat. pathologique, Paris, 1863; et *Gaz. méd.*, Paris, 1863, p. 28.

La malaria, qui est, chez nous, une cause de lésions hépatiques : hypérémie, mélanémie, cirrhose, etc., exerce à plus forte raison une action nuisible sur le foie dans les pays chauds; aussi sa coexistence avec ces mêmes lésions y est-elle la règle, et il n'y a pas lieu d'être surpris de l'opinion des médecins qui prétendent qu'au fond de toutes les maladies tropicales, il y a un élément palustre. Cette manière de voir est sans doute exagérée, par rapport au foie, et s'il est des pays qui semblent la justifier intégralement, par contre, il en est d'autres où la malaria ne joue qu'un rôle restreint sur la genèse des affections de cet organe. Madagascar, patrie des fièvres intermittentes, la Guyane et la Cochinchine, contrées où règne le paludisme, ne sont pas renommées pour la fréquence des affections hépatiques; cependant, si l'hépatite suppurée s'y voit peu, par contre l'hépatite scléreuse avec tuméfaction du foie y est relativement commune et cette dernière, seule, se rattache directement au paludisme, car la première est plutôt l'effet de la dysenterie.

A côté de ces influences, il nous reste à placer un dernier facteur, la race. Il est admis que les individus de couleur sont beaucoup moins que les blancs prédisposés aux affections hépatiques, et de même que ces individus contractent facilement, dans nos climats, des affections thoraciques, de même les individus de race blanche sont fréquemment atteints, sous les tropiques, de désordres hépatiques. Cependant, il est erroné de croire que les noirs soient à l'abri de l'hépatite, car cette affection existe chez les indigènes du Sénégal selon plusieurs médecins de marine, notamment Duprat[1], Berville[2] et Berchon[3]. Au rapport de ces auteurs, les affections hépatiques y seraient fréquentes, chez beaucoup de nègres, comme semblent l'attester les stigmates cutanés, effets d'un traitement chirurgical, rencontrés à la région du foie. Les Maures de cette contrée couvrent, en effet, d'une traînée de feu le point culminant de la douleur et y plongent, deux jours après, un instrument tranchant grossier. A la Guyane, les Indiens et les nègres n'échappent pas entièrement aux atteintes de l'hépatite, et si cette affection est moins fréquente chez eux que chez les Européens, c'est uniquement à cause de leur tempérance et de leur sobriété relatives; mais, s'ils commettaient les mêmes excès, ils auraient, sans aucun doute, les mêmes affections, un peu moins communes peut-être en raison de l'acclimatement.

1. Duprat, *Considérat. hygiéniques et pathol. sur le Sénégal.* Thèse de Paris, 1860.
2. Berville, *Remarque sur les maladies du Sénégal.* Thèse de Paris, 1857.
3. Berchon, *Bulletin de la Société d'anthropologie*, 1861. t. II, page 515.

En somme, des conditions multiples président à la genèse des affections hépatiques dans les différentes contrées du globe, et la chaleur n'est qu'un des éléments, le plus souvent indirect, de cette genèse qui a, pour facteurs plus spéciaux, les germes organiques, l'alimentation et les boissons. Or, ces facteurs s'adressent tout d'abord à l'organisme entier, et de là des maladies générales qui se compliquent de désordres hépatiques, lesquels peuvent devenir des manifestations prédominantes; c'est ainsi que la fièvre bilieuse et la fièvre jaune, comme les fièvres éruptives, se traduisent par des lésions sérieuses du foie.

## IV. — INFLUENCES PATHOLOGIQUES

Ces influences sont nombreuses, car les maladies générales qui, d'ordinaire, retentissent sur la plupart des grands appareils de l'organisme, n'épargnent pas le foie. Elles ont presque toutes la propriété de modifier, plus ou moins profondément, la structure de cette glande; aussi, pour avoir une idée exacte de leur influence, nous passerons successivement en revue : 1° les maladies toxiques; 2° les maladies infectieuses; 3° les maladies constitutionnelles.

*Agents toxiques.* — Les substances toxiques affectent généralement le foie, et de même que beaucoup d'autres matières, elles sont en partie emmagasinées par cette glande. Ce n'est pas toujours impunément, car quelques-unes ont une action élective et souvent funeste sur le parenchyme hépatique; ce sont celles qui localisent de préférence leurs effets sur les cellules sécrétoires.

Des quantités relativement faibles de phosphore ou d'arsenic ont la propriété d'altérer ces éléments qui se gonflent, deviennent granuleux, et finissent par être réduits à l'état de détritus informes. Certaines substances métalliques, cuivre, plomb, argent, etc., peuvent séjourner dans le foie, sans grands inconvénients, si ce n'est en modifiant légèrement, dans quelques cas, le stroma conjonctif de façon à produire un très léger degré de sclérose; mais celle-ci est plutôt le fait de l'irritation déterminée par le passage, à travers le foie, de boissons irritantes, telles que le vin, l'alcool, etc.

*Agents microphytiques.* — Les pyrexies ou maladies infectieuses, maladies à microbes, sont pour la plupart accompagnées d'altérations de la cellule hépatique, d'une analogie telle qu'on est porté à se demander si elles ne dépendent pas d'une condition commune; c'est ce qui arrive en réalité, pour les maladies les plus diverses, comme les fièvres éruptives, la dothiénentérie, la pneumonie, certaines septicémies, etc.

Ces désordres sont-ils un effet de la modification générale de l'organisme, produite par la maladie? Sont-ils le résultat d'une action directe du microbe sur la glande hépatique, ou d'un poison sécrété par lui? Ce sont là autant de questions qui sont loin d'être résolues et sur lesquelles nous aurons à revenir.

Certains agents microphytiques, toutefois, laissent intacte la cellule hépatique et s'adressent plus spécialement au tissu conjonctivo-lymphatique du foie. Tel est le virus syphilitique dont l'action sur cette glande est aujourd'hui bien connue; tels sont encore les bacilles de la morve et même du charbon. Les désordres engendrés par ce dernier, au sein du parenchyme hépatique, sont rares et peu étudiés; mais il n'en est pas de même du bacille de Koch, qui produit, dans le foie, tantôt des granulations tuberculeuses disséminés, tantôt des masses caséeuses, ayant pour siège plus spécial, les vaisseaux et les voies biliaires.

*Maladies constitutionnelles.* — L'influence exercée sur le foie par les maladies constitutionnelles, par l'herpétisme notamment, est des plus manifestes; elle se traduit, de temps à autre, par des poussées congestives donnant lieu à une tuméfaction légère de la glande et à un flux biliaire, plus ou moins abondant, avec ou sans ictère. Ce flux, que nous décrirons, à propos de l'hypérémie névropatique du foie, dont il est une conséquence, apparaît d'une façon intermittente et dure peu de temps, excepté dans quelques cas où il se continue pendant des mois ou même des années avec des interruptions d'une durée variable.

La goutte, que nous faisons rentrer dans l'herpétisme [1], exercerait sur le foie, suivant quelques auteurs, une action qui nous semble très exagérée. Au dernier siècle, il était généralement admis que la goutte pouvait remonter vers le foie comme vers le cœur et l'estomac, mais aucun fait précis ne venait appuyer cette manière de voir. Scudamore et plus tard Gairdner, Galtier-Boissière, etc., signalèrent l'existence d'une tuméfaction douloureuse du foie au début des accès de goutte. Cette hypérémie hépatique n'ayant été constatée que par un petit nombre d'observateurs, on est en droit de se demander s'il ne s'agissait pas d'un désordre hépatique reconnaissant une tout autre cause, comme par exemple, un excès de table, l'abus prolongé du vin, la présence de calculs, etc. La lithiase biliaire est d'ailleurs un accident qui, comme la gravelle urinaire, a presque toujours été attribué à la goutte, et cela malgré l'absence de preuves démonstratives. L'exa-

1. E. LANCEREAUX, *Leçons de cliniq. méd.*, années 1879-1891, Paris, 1892, p. 342.

men cadavérique est cependant peu favorable à cette manière de voir, car dans le plus grand nombre des cas de calculs hépatiques où j'ai examiné les articulations, il n'existait aucun dépôt uratique et inversement. Un fait qui, du reste, n'est contesté par personne, c'est que le foie est plutôt diminué qu'augmenté de volume dans le saturnisme chronique; néanmoins, cette maladie est, comme on le sait, fréquemment accompagnée des lésions articulaires de la goutte.

## V. — INFLUENCE DES ORGANES SUR LE FOIE ET RÉCIPROQUEMENT

La solidarité physiologique qui unit les organes entre eux est telle que l'un ne peut être modifié dans sa fonction sans qu'il en résulte un désordre quelconque pour les autres. Le foie est soumis à cette loi générale, et, de même que sa fonction est quelquefois troublée par l'altération d'autres organes, de même les désordres dont il est le siège ne manquent pas de retentir sur la plupart des appareils de l'économie. Les viscères qui font partie de l'appareil digestif sont naturellement ceux qui méritent d'être examinés d'abord à ce point de vue.

Pancréas. — Le pancréas, dont une lésion profonde exerce sur le foie une influence telle que, dans certaines circonstances, elle annihile une de ses principales fonctions, la glycémie, joue ainsi un rôle important dans la pathologie hépatique. A son tour le foie, dont le canal excréteur se réunit au canal pancréatique, parvient quelquefois à troubler le fonctionnement du pancréas, de même que l'épithéliome de la tête du pancréas, par l'obstacle apporté à l'écoulement de la bile dans l'intestin, devient l'occasion d'un désordre hépatique des plus sérieux.

Rate. — La rate, dont le sang se rend au foie, présente avec cette glande des rapports fonctionnels, et ceux-ci indiquent forcément des affinités pathologiques; aussi ces deux organes sont-ils simultanément affectés, dans bien des cas, tantôt parce que la même cause les a modifiés l'un et l'autre, comme dans le paludisme, la leucémie, la tuberculose, la syphilis, etc., tantôt parce que l'état pathologique du foie a retenti sur celui de la rate. Dans ce dernier fait, cet organe, secondairement altéré, est le siège d'une hypérémie stasique, résultant de la gêne apportée à la circulation porte. La rate est alors plus ou moins fortement tuméfiée et l'augmentation de son volume offre une grande importance pour le déterminisme de la lésion hépatique. Aussi, de même que le diagnostic des affections cardiaques est complété par l'examen du foie, de même celui des affections de la glande hépatique exige, pour être complet, l'exploration de la rate.

Estomac et intestins. — Émanation de l'appareil digestif, le foie a des affinités d'autant plus intimes avec cet appareil que son principal vaisseau lui apporte tout le sang qui en provient. L'estomac, l'intestin et le foie sont d'ailleurs des organes physiologiquement connexes; aussi n'y a-t-il pas lieu d'être surpris si les désordres des premiers peuvent influencer le dernier et réciproquement. Toute modification un peu profonde de l'estomac ou de l'intestin retentit nécessairement sur le foie, l'observation journalière le démontre. La plupart des gastrites épithéliales (embarras gastrique) s'accompagnent d'ictère, les dyspepsies ont pour effet presque constant un trouble de la sécrétion biliaire, les diarrhées chroniques retentissent tellement sur le foie que, suivant Frerichs, elles seraient le point de départ d'une atrophie de cet organe, les ulcères de l'intestin sont le point de départ d'abcès du foie, et il a été admis une cirrhose par auto-intoxication d'origine intestinale[1].

Dans tous ces cas, la propagation du désordre a lieu par continuité de tissus, par l'intermédiaire du système nerveux, et surtout par résorption de produits intestinaux. C'est la veine porte qui, dans ce dernier cas, sert de trait d'union entre les affections du tube digestif et celles du foie, en puisant dans l'intestin des produits de fermentation, tels que des acides butyrique, lactique, benzoïque, des substances chimiques diverses, des microbes, etc., qu'elle transporte ensuite jusque dans le parenchyme de la glande hépatique. Dès l'année 1863, je faisais remarquer, après Budd, que des produits de résorption intestinale, au niveau des ulcères dysentériques et autres, pouvaient être la cause d'abcès hépatiques et j'apportais des preuves à l'appui de cette manière de voir De nombreuses observations ont, depuis lors, mis ce fait hors de toute contestation, bien que l'on ne soit pas toujours d'accord sur la nature de l'agent pathogène qui d'ailleurs n'est pas unique. L'influence exercée par les agents microbiens n'est du reste pas plus nettement déterminée, malgré les travaux de Hanot et Boix[2]. Indépendamment de la veine porte, le canal cholédoque met le foie en rapport avec l'intestin, et toutes les fois que la bile est retenue ou perd ses propriétés antiseptiques, les voies biliaires et le foie sont exposés à une infection par des bacilles intestinaux.

1. Emile Boix, le foie des dyspeptiques, *thèse inaugurale*, Paris, 1893.
2. V. Hanot, Rapport au Congrès de Bordeaux, Paris, 1895.

Toute excitation du tube digestif retentit d'ailleurs sur le foie ; la présence des aliments dans l'estomac, ou même un corps étranger quelconque, ainsi que l'ont démontré les expériences de Spallanzani font affluer la bile dans le duodénum. Le contact de l'air sur les intestins, l'injection d'eau dans le tube digestif, suivant Röhrig [1], conduisent au même résultat ; et, si nous faisons remarquer en outre que les nerfs vaso-moteurs de l'intestin ont une origine peu différente de ceux qui se distribuent au foie, il sera facile de concevoir que la plupart des troubles gastriques ou entériques soient accompagnés de désordres hépatiques. Quant à ces derniers, ils troublent fréquemment les fonctions digestives, mais ces troubles faisant partie de la symptomatologie des affections hépatiques seront étudiés plus loin.

Reins. — Les désordres des reins n'ont pas d'influence manifeste sur l'état fonctionnel ou anatomique du foie. Cet organe, en effet, est le plus souvent intact dans le cours des maladies des organes urinaires, et lorsque les reins et le foie sont modifiés simultanément, comme dans l'empoisonnement par le phosphore, l'ictère grave, la dégénérescence amyloïde ou kystique, la leucémie, etc., c'est par suite de l'action simultanée d'une même cause.

Les désordres du foie peuvent, par contre, modifier l'état matériel ou simplement fonctionnel des reins, dont le rôle, toujours si nécessaire, est surtout important dans les affections d'un organe tel que le foie qui a, pour mission, d'arrêter ou de détruire les poisons ; il est facile de comprendre que les poisons n'étant plus détruits, le danger d'une altération des reins sera, par cela même, beaucoup augmenté. Dans l'ictère prolongé, ces organes revêtent une teinte jaunâtre, les épithéliums des canalicules urinaires s'incrustent de la matière colorante de la bile, deviennent granuleux, mais ils laissent rarement l'albumine passer dans les urines.

Certaines affections hépatiques, notamment le cancer du foie, la cirrhose, les rétentions biliaires, déterminent assez souvent une diminution de la sécrétion urinaire ou même de l'anurie avec ses conséquences graves et des accidents urémiques. C'est là un fait que nous avons constaté trop souvent pour pouvoir le mettre en doute, aussi avons-nous soin de faire conserver les urines dans toutes les affections hépatiques un peu graves.

Centres nerveux. — Le système nerveux, en raison de l'action physiologique qu'il exerce sur le foie, joue un rôle important dans la pathologie de cet organe. Nous savons, depuis les importantes

1. Röhrig, Experim. Untersuch. über die Physiolog. der Gallenabsonderung (*Medizin. Jahrb.*, 1873, p. 240).

recherches de Cl. Bernard sur la glycosurie, que la simple irritation du plancher du 4e ventricule a pour effet l'exagération de la quantité de glycose contenue normalement dans le sang, et par cela même, le passage de cette substance dans l'urine. Les désordres pathologiques de cette région sont suivis des mêmes phénomènes, ainsi que l'ont démontré bon nombre d'observations. En conséquence, l'influence de certaines lésions matérielles de l'encéphale et même de la moelle épinière sur le fonctionnement du foie ne saurait être mise en doute. De son côté, la glande hépatique réagit sur les fonctions cérébrales, et l'on sait généralement que la tristesse, l'hypochondrie et même la folie, selon quelques auteurs, accompagnent les affections chroniques de foie, et que la destruction des cellules hépatiques est suivie de délire, de convulsions et de coma.

Cœur. — L'action exercée par le centre circulatoire sur le foie n'est pas moins évidente. La situation de cette glande par rapport au cœur, sa grande vascularité, et ses relations intimes avec la veine cave et l'oreillette droite, expliquent parfaitement la fréquence et la gravité des complications hépatiques dans les affections cardiaques. Ces complications ont, pour principal caractère, l'augmentation de volume du foie, qui dépasse le rebord costal, devient douloureux, s'indure et se rétracte. En même temps, les fonctions digestives se troublent, l'appétit diminue, le dégoût survient et les sclérotiques revêtent une teinte subictérique. La condition pathogénique de ces désordres est des plus simples; ils proviennent de la stase du sang dans le cœur droit, que celle-ci soit l'effet d'une insuffisance tricuspide, d'un rétrécissement de l'artère pulmonaire ou d'un rétrécissement mitral. Les veines sus-hépatiques venant se déverser à la partie supérieure de la veine cave, le foie est l'organe sur lequel se portent, tout d'abord, les manifestations de la stase du sang dans le cœur droit, et, comme la gravité des affections cardiaques se subordonne, dans la plupart des cas, à cette stase, il en résulte que l'*exploration du foie est de la plus grande importance pour le diagnostic et le pronostic des affections du cœur*[1]. C'est cette exploration, et non pas la recherche de la plus ou moins grande intensité des bruits anormaux du cœur, qui permet de reconnaître le désordre de cet organe et de se faire une juste idée de son état matériel et fonctionnel. Aussi ne manquons-nous jamais d'examiner le foie avec grand soin dans toute affection cardiaque déterminée ou simplement soupçonnée.

1. E. Lancereaux, *Leçons de cliniq. médicale*, années 1879-1893, Paris, 1894, p. 214.

Le système circulatoire subit à son tour l'action des désordres hépatiques. Le ralentissement du pouls, dans certains ictères, est un fait aujourd'hui bien connu et accepté de tous. Quant à l'influence attribuée au foie sur la production des lésions organiques du cœur, elle est tout au moins contestable; la coexistence de bruits cardiaques anormaux et d'une cirrhose alcoolique n'implique pas nécessairement le fait d'une relation causale entre la lésion du foie et l'état du cœur, attendu que ce dernier peut fort bien se trouver modifié avec le foie, sous l'influence d'une même circonstance étiologique, ainsi qu'il arrive dans l'œnolisme, par exemple, où la cirrhose du foie est presque toujours accompagnée de stéatose du cœur.

Poumons. — La solidarité existant entre les poumons et le foie, pour être moins intime que celle qui unit le cœur à cette glande, n'est pas moins réelle. L'état de l'hématose pulmonaire retentit d'une façon indubitable sur les fonctions hépatiques; aussi, tout obstacle prolongé à la respiration est-il une cause de congestion et de désordre pour le foie. Le phénomène de l'effort, qui a pour conséquence une stase veineuse, non seulement dans le système de la veine cave supérieure, mais encore dans celui de la veine cave inférieure et des veines sus-hépatiques, détermine une hypérémie passagère du foie. Les bronchites chroniques, l'emphysème, l'asthme, la tuberculose pulmonaire, les déviations thoraciques qui gênent le jeu des poumons, etc., produisent des effets semblables, et entretiennent, dans la glande hépatique, une stase sanguine qui se traduit par de la douleur à la percussion, un accroissement de volume, et souvent aussi par la teinte subictérique des conjonctives.

Les poumons et le foie auraient, en outre, pour quelques auteurs, un rôle physiologique connexe et seraient destinés à se suppléer réciproquement, mais cette sorte de balancement fonctionnel, en vertu duquel l'activité du foie s'exagérerait au fur et à mesure de la diminution de l'énergie respiratoire, ne paraît pas reposer sur des bases certaines; nous ne connaissons pas jusqu'ici l'organe appelé à suppléer le foie.

### Anatomie et physiologie pathologiques.

Si certaines affections du foie sont purement dynamiques, il ne faut pas moins reconnaître que le plus grand nombre se lient à des désordres matériels, lesquels résultent non pas, comme on le croit trop généralement, d'une modification localisée, sans ordre, aux divers éléments du parenchyme hépatique, mais bien de changements opérés suivant des lois déterminées. Toujours, en effet, l'agent pathogène vise un seul et même élément, sans toucher aux autres : tantôt les épithéliums glandulaires de provenance endodermique, tantôt le stroma conjonctif de provenance mésodermique, comme si, malgré une solidarité réciproque, chacun de ces tissus possédait une vie propre. Dans d'autres cas, le point de départ de l'altération hépatique est dans les voies biliaires, en sorte que les agents pathogènes ont pour ainsi dire la propriété de disséquer les différents tissus qui composent le foie ; c'est l'application de la loi générale ainsi formulée dans notre *Atlas d'anatomie pathologique :* toute cause morbifique fait subir à l'organisme des modifications spéciales que celui-ci traduit par des lésions constantes et identiques. Si, parfois, deux tissus sont simultanément atteints, l'altération de l'un est la conséquence du désordre de l'autre, c'est ce qui arrive pour les cellules hépatiques dans la cirrhose avancée ; ou bien, elle est concomitante, comme dans la cirrhose graisseuse où l'infiltration des cellules hépatiques provient non d'une irritation locale, mais de la diminution des combustions déterminées par les excès d'alcool.

Les altérations des cellules hépatiques dominent toute la pathologie du foie, elles sont primitives ou secondaires. Les altérations primitives sont de deux ordres : les unes actives, pour ainsi dire, les autres passives. Les premières consistent en une modification caractérisée par la présence d'une sorte d'exsudat albumino-fibrineux qui gonfle la cellule hépatique, la déforme, la rend trouble, granuleuse et voile son noyau, lequel devient vésiculeux et perd de sa puissance colorante. Parvenu à ce degré d'altération, cet élément peut revenir à l'état normal par la transformation graisseuse et la résorption de l'exsudat, ou bien périr par la destruction du noyau et la nécrose de la cellule qui forme un magma granuleux, semé de gouttelettes graisseuses. Le stroma conjonctivo-vasculaire est peu ou pas altéré, mais d'autres organes, la rate, et surtout les reins présentent habituellement des lésions épithéliales semblables à celles des cellules hépatiques.

Le foie dans la plupart de ces états augmente tout d'abord de volume et s'atrophie ensuite, lorsque les cellules glandulaires viennent à se détruire ; il est ordinairement coloré, jaunâtre ou verdâtre, parfois ridé et un peu mou.

Les altérations passives des cellules du foie consistent dans une sorte d'emmagasinement de substances grasses, albumineuses ou pigmentaires. Connue sous le nom de *stéatose*, l'infiltration des cellules hépatiques par des substances grasses tient à la présence, au sein de ces éléments, de granulations ou gouttelettes graisseuses, fortement réfringentes, solubles dans l'éther, et qui refoulent à la périphérie le protoplasma et le noyau, toujours sensibles à l'action des substances colorantes. Ces cellules, tuméfiées et arrondies, font saillir les lobules et contribuent à donner au foie un aspect granulé. Cet organe acquiert un volume plus considérable en épaisseur, quelquefois aussi en largeur, tandis qu'il perd de sa densité au point d'être parfois plus léger que l'eau.

L'infiltration, désignée tout d'abord sous le nom de dégénérescence amyloïde à cause de la coloration rouge et violette que subit le parenchyme altéré, sous l'influence de l'eau iodée, est en réalité produite, ainsi que l'ont démontré des recherches chimiques sérieuses, par une substance qui rentre dans le groupe des matières albuminoïdes; aussi la dénomination de *leucomatose* (λεύκομα, albumine) nous a-t-elle paru préférable. Les cellules hépatiques, affectées le plus souvent après les vaisseaux, augmentent de volume et deviennent globuleuses; d'aspect grisâtre, vitreux, elles sont translucides, élastiques, résistantes à la façon de la cire, difficiles à dilacérer; soumises à l'action de l'eau iodée, elles revêtent une jolie couleur rouge brun, qui passe au violet, lorsqu'on vient à ajouter une faible quantité d'acide sulfurique. Le noyau cellulaire, effacé et pour ainsi dire étouffé, devient alors méconnaissable.

L'altération pigmentaire, que nous avons appelée *chromatose*, est pour le foie, comme pour la plupart des organes, un état presque physiologique, du moins au cours de la vieillesse, où il devient fréquent et tend à se montrer dans la plupart des tissus. Les cellules hépatiques, tout en s'atrophiant, s'infiltrent de granulations noirâtres, d'où la coloration ardoisée présentée par certains foies de vieillards. Le siège unique du pigment est, dans quelques cas, la cellule hépatique, d'autres fois, la paroi des vaisseaux et le tissu conjonctif ambiant. Deux sortes de granulations pigmentaires se rencontrent; elles proviennent les unes de la bile, les autres du sang. L'infiltration de pigment biliaire donne une teinte grisâtre ou verdâtre aux cellules hépatiques, qui habituellement sont tantôt atrophiées, tantôt et plus rarement stéatosées, par suite d'un désordre nutritif concomitant. L'infiltration due au pigment sanguin est constituée par de fines granulations d'un brun noirâtre ou vert jaune, suivant la modification plus ou moins avancée subie par l'hémoglobine du corpuscule sanguin, elle n'intéresse souvent qu'une partie du foie, et donne à cette glande une teinte jaune vineuse, une coloration ardoisée ou noire. Effet de la destruction des globules sanguins et de l'extravasation de la matière colorante à travers la paroi des vaisseaux, cette dernière lésion est produite par tous les agents, celui du paludisme en particulier, qui ont la propriété de modifier l'hémoglobine.

Les altérations du tissu conjonctif ne peuvent être séparées de celles des petits vaisseaux qui ont la même provenance embryonnaire; les modifications que subissent ces parties sont variables. Elles consistent tantôt en une extravasation de leucocytes qui produit la suppuration du foie ou *hépatite suppurative*, tantôt en une sorte de végétation des éléments conjonctifs qui tend à former un tissu nouveau, semblable à un tissu de cicatrice, ou *hépatite proliférative*. Par sa présence, ce tissu, comme d'ailleurs le pus, a pour effet de comprimer les lobules, de les isoler et d'étouffer les cellules qu'il altère à son tour.

Ces différents processus sont soumis à des influences diverses, et suivant que l'agent microphytique se rend au foie par le système artériel ou par le système veineux, il se produit des foyers de suppuration ordinairement distincts. De même les substances qui président à la formation d'un tissu de sclérose ou cicatriciel, donnent naissance à des désordres variables qui se localisent d'une façon plus spéciale, les uns aux branches de la veine porte, les autres aux artérioles hépatiques, ou encore aux vaisseaux lymphatiques.

La dualité des altérations du foie n'est pas moins manifeste lorsqu'il s'agit des néoplasies de cette glande. Celles-ci forment deux groupes distincts, ayant pour point de départ : les unes le stroma conjonctif (lymphome, fibrome, angiome, etc.), les autres, les éléments épithéliaux (épithéliomes), et, si du tissu conjonctif existe dans ces derniers, ce n'est jamais primitivement, mais bien par suite de la végétation épithéliale, ainsi que cela se passe au cours du développement physiologique où tout bourgeonnement épithélial entraîne forcément un bourgeonnement conjonctif. Par conséquent, il y a lieu de reconnaître dans le foie, comme dans tout organe glandulaire, deux parties distinctes dès la période embryonnaire, et qui, malgré une intime solidarité, se comportent différemment au point de vue des désordres pathologiques. En effet, subissant, chacune à leur façon, l'action des agents morbigènes, elles s'altèrent isolément, et si elles sont simultanément affectées, ce n'est pas sous la même influence, mais bien parce que l'altération de l'une a amené la modification de l'autre.

Les voies excrétoires de la bile peuvent être, à leur tour, le point de départ d'altérations hépatiques; c'est ce qui arrive communément lorsqu'un calcul biliaire se trouve arrêté dans le canal cholédoque. La présence de ce corps étranger n'a pas seulement pour effet une irritation locale de la membrane muqueuse de ce canal, elle produit encore, par suite de l'obstacle apporté à l'écoulement de la bile, des désordres du parenchyme hépatique. Ces désordres varient nécessairement suivant les conditions spéciales de siège, de volume, etc. du calcul, et consistent, tantôt en une simple altération granulo-graisseuse des cellules glandulaires, tantôt en une hépatite scléreuse disséminée, tantôt, enfin, en une suppuration plus ou moins étendue du foie résultant de la pénétration de microbes intestinaux dans les conduits de la bile.

Les voies biliaires ont aussi leurs néoplasies propres, attendu que l'une des formes du cancer hépatique, l'épithéliome cylindrique primitif, a, pour point de départ, la couche épithéliale qui les tapisse. En somme, la glande hépatique, au point de vue anatomo-pathologique, comme du reste, au point de vue symptomatique, se divise naturellement en trois parties : une partie sécrétoire et une partie excrétoire, l'une et l'autre réunies par un stroma conjonctivo-vasculaire. Or, chacune de ces parties étant, dans le principe, isolément affectée, le siège du désordre hépatique pourra être déterminé par l'analyse rigoureuse des phénomènes observés.

Les désordres qui résultent de l'altération et de la destruction des cellules hépatiques ont, en effet, une physionomie particulière : ictère jaune pâle, ordinairement peu intense, faible quantité de bile dans les urines, sans décoloration absolue des fèces, hémorrhagies plus ou moins abondantes, agitation, délire et coma, tels sont ses principaux traits. Les phénomènes qui se rattachent à l'altération du stroma conjonctivo-vasculaire, à peine accusés lorsque cette altération est peu étendue, se révèlent, en cas contraire, par des troubles circulatoires dans le domaine de la veine porte : dilatation des veines mammaires et épigastriques et, plus tard, des veines sous-cutanées abdominales, ascite plus ou moins prononcée et, en même temps, météorisme, dyspepsie et maigreur.

Les symptômes, propres aux altérations des voies biliaires, étant surtout l'effet de l'obstacle apporté au cours de la bile, consistent en un ictère prononcé avec décoloration des matières fécales, passage des pigments biliaires dans les urines, troubles de la fonction digestive, puis amaigrissement, et, lorsqu'il y a suppuration, frissons multiples avec fièvre rémittente. Mais, que les cellules hépatiques viennent à s'altérer secondairement, on voit apparaître des hémorrhagies et les phénomènes ataxo-adynamiques propres à la destruction de ces éléments.

Tous ces désordres méritent une description détaillée, mais de plus, il importe, au point de vue de la symptomatologie générale des affections du foie, de faire connaître, à côté de ceux qui relèvent directement de l'altération de cette glande, ceux qui se rattachent aux modifications concomitantes des autres appareils.

## I. — ICTÈRE

Le mot ictère ou jaunisse a été appliqué à la dénomination de toute coloration jaune de la peau, mais aujourd'hui, il ne sert qu'à désigner la présence de la bile ou tout au moins de ses matières colorantes[1], dans le sang, dans les tissus, enfin dans les urines.

*Caractères.* — Contenue dans le sang, la bile colore ce liquide, mais cette coloration est uniquement appréciable dans le sérum, qui revêt une teinte jaunâtre. Le sang, circulant à travers tous les tissus, y dépose la matière colorante biliaire, et ceux-ci s'imprègnent de cette substance. Les organes parenchymateux, les téguments, sont sujets à ce changement de coloration qui atteint le fœtus dans le sein maternel. Quelques tissus, pourtant, font exception à la règle, le tissu nerveux est de ce nombre, car la teinte jaune, qu'il présente à la coupe, est surtout due à l'exsudation du sérum ictérique par les extrémités des vaisseaux sectionnés. Le pigment biliaire paraît respecter également les humeurs de l'œil, et si quelques observateurs mentionnent la teinte jaune de cet organe, c'est par exception.

L'intensité de l'ictère varie avec les différents tissus de l'économie. Les membranes tégumentaires sont diversement colorées ; la

1. Les matières colorantes de la bile sont : la bilirubine ($C^{32}H^{36}Az^4O^6$), dérivée de l'hémoglobine par une transformation de celle-ci en hématine ($C^{34}H^{34}Az^4FeO^6$) ; 2° la biliverdine ($C^{34}H^{36}Az^4O^8$) produit de la bilirubine; 3° l'urobiline ($C^{32}H^{40}Az^4O^7$), identique à l'hydrobilirubine ; 4° les dérivés de la bilirubine, la bilifuscine, la biliprasine, la bilicyanine.

sclérotique et les conjonctives, membranes particulièrement sensibles à l'action du pigment biliaire à cause de leur couleur blanche, revêtent, dès le début, une teinte jaunâtre qui, en général, met sur la voie de la jaunisse. Une concentration plus considérable de pigment biliaire est nécessaire à la coloration de la peau dont les cellules de Malpighi s'imprègnent de pigment. Ce tégument devient d'un jaune soufre ou jaune limon qui tend, plus tard, à devenir verdâtre ou noirâtre, et ces teintes se manifestent tout d'abord dans les points où l'épiderme est mince et la sécrétion abondante, comme les ailes du nez, les commissures labiales, le front et le cou. Dans quelques cas, l'ictère apparaît sur le trajet des voies lymphatiques, ainsi qu'il m'a été donné de l'observer, à plusieurs reprises, et particulièrement chez un homme où la coloration se montra, sous forme de traînées jaunes, sur le trajet des vaisseaux lymphatiques des cuisses, et s'étendit peu à peu dans le sens du courant de la lymphe, pour gagner ensuite toute l'étendue du tégument.

La coloration de la peau varie selon la cause et la durée de l'ictère; lorsqu'il existe une obstruction des voies biliaires, elle s'accentue rapidement et acquiert une grande intensité; mais si ces voies demeurent partiellement libres, elle reste faible, même avec un pronostic grave. La teinte ictérique est plus foncée chez les personnes âgées et maigres que chez les individus jeunes, ayant le teint clair et de l'embonpoint. Chez la même personne, elle peut varier d'un jour à l'autre, suivant le régime, la quantité de bile sécrétée par le foie, l'activité des intestins et des reins; en tout cas, elle persiste toujours pendant quelque temps après la cessation d'action de la cause qui l'a produite.

De même que les parenchymes organiques, les liquides de sécrétion sont colorés par la bile. L'urine, produit d'excrétion par excellence, peu abondante et de densité élevée, prend tout d'abord une couleur jaune safran, brun verdâtre ou noir brunâtre, suivant la quantité de pigment biliaire qui s'y rencontre; elle se colore avant les conjonctives et le derme; aussi, dans certains cas de rétention passagère, toute la matière colorante biliaire contenue dans le sang et les tissus peut s'éliminer par l'urine avant que la jaunisse ait gagné la peau. La sueur, qui de son côté sert à l'élimination du pigment biliaire, revêt également une teinte jaune, ayant la possibilité de colorer faiblement le linge des malades. Les larmes sont parfois aussi colorées en jaune, et on a rapporté des cas où la sécrétion lactée était elle-même imprégnée de la matière colorante biliaire. Contrairement aux membranes muqueuses, tapissées d'un épithélium pavimenteux, et qui ont la propriété d'éliminer le pigment biliaire, les membranes muqueuses, pourvues d'un épithélium cylindrique, sont peu colorées par ce pigment, si ce n'est lorsqu'elles viennent à s'enflammer, cas dans lequel les matériaux de la bile se retrouvent dans l'exsudat. Pareil phénomène se passe à la suite de l'application d'un vésicatoire.

L'ictère, quel qu'en soit le point de départ, a une marche continue et progressive, mais, au bout d'un certain temps, sa teinte, passe du jaune au vert et même au noir. Sa durée varie avec la cause qui lui donne naissance, comme aussi avec la persistance de cette cause. Très courte dans certains cas de colique hépatique, la jaunisse peut être fort longue quand un calcul vient à s'enchatonner au sein du canal cholédoque, dans l'épithéliome et les rétrécissements des voies biliaires, etc. ; aussi, pour avoir une idée de la durée d'un ictère, il importe d'être fixé sur la nature du désordre qui l'a engendré.

La matière biliaire n'a d'autre effet, dès l'abord, que de colorer les tissus et les humeurs de l'organisme ; mais, au bout d'un certain temps, elle les irrite et les altère. Ce sont les cellules hépatiques qui sont primitivement modifiées, du moins dans l'ictère par rétention biliaire, et cette modification, qui sera étudiée plus loin, est parfois des plus sérieuses. Les éléments musculaires et nerveux restent sans changement appréciable ; par contre, les épithéliums glandulaires, ceux des reins en particulier, chargés de l'élimination de la bile, subissent des changements d'autant plus importants à connaître qu'un désordre fonctionnel de ces organes rend l'élimination de la bile plus difficile, et contribue à aggraver la situation du malade. Les épithéliums des tubes urinifères sont infiltrés de particules de pigment, et parfois, de granulations et de gouttelettes graisseuses, ou même partiellement détruits, et des cylindres jaunâtres obstruent la lumière de ces conduits. Ces modifications se lient manifestement à la présence de la bile, car Moebius a constaté, à la suite d'injections de ce produit dans le sang, la présence du pigment et des acides biliaires dans les urines, et, conséquemment, l'albuminurie qui se manifeste dans les ictères anciens est le fait de l'action de la bile sur les épithéliums du rein. Un autre effet est, sans aucun doute, l'altération des globules sanguins qui a pour conséquence des hémorrhagies multiples.

Bien qu'elle paraisse épargner les éléments nerveux, la bile n'est pas moins, par sa présence dans le sang, l'occasion de désordres multiples de l'innervation. Le *prurit* est, parmi ces désordres, l'un des plus constants; il se rencontre dans un cinquième des cas environ, tourmente les malades, surtout la nuit, et cesse souvent, au bout de quelques jours, lors même que l'intensité de l'ictère augmente. La plupart du temps, la peau ne présente d'autre désordre que les traînées produites par le grattage; mais plus tard, il s'y ajoute une éruption papuleuse, ou même ortiée, qu'il m'a été donné de constater dans plusieurs cas. Plus rares sont les anomalies de perception du goût et de la vue, quoique les malades, atteints d'ictère, aient parfois dans la bouche des sensations d'amertume et accusent, exceptionnellement, une illusion du sens de la vue, la *xanthopsie* ou vue jaune. Ce phénomène, déjà connu des anciens, a été attribué à la teinte jaune de la cornée et de l'humeur aqueuse, mais on tend aujourd'hui à le considérer comme une simple anomalie de l'innervation oculaire, comparable à la *nyctalopie* et à l'*héméralopie*, qui coexistent fréquemment avec l'ictère et se rencontrent de préférence chez les individus atteints de cirrhose paludique.

Le ralentissement des mouvements du cœur, phénomène relativement commun, du moins dans certaines formes d'ictère, l'ictère catarrhal par exemple, est un autre phénomène dû à un trouble de l'innervation et attribué à la présence des sels biliaires dans le sang. Le nombre des contractions cardiaques tombe à quarante ou cinquante par minute, ou encore plus bas. Ce désordre se continue pendant plusieurs semaines, avant de disparaître; mais survienne un état aigu quelconque, il cesse subitement pour faire place à une fréquence modérée. Son défaut de constance tend à montrer qu'il est l'effet, non seulement d'une action des éléments de la bile sur le système nerveux, mais encore de l'état d'impressionnabilité plus ou moins grande de ce système. L'asthme est un phénomène qu'il est possible d'en rapprocher.

Les fonctions de l'estomac deviennent paresseuses, l'appétit diminue, il survient de l'anémie et de la maigreur; l'intestin, privé de bile, se météorise par suite des fermentations qui s'y produisent, aussi les fèces deviennent-elles d'une fétidité repoussante. Elles sont pâteuses, grisâtres ou blanches, riches en matières grasses et leur degré de coloration permet de se rendre compte jusqu'à un certain point du degré d'obstruction des voies biliaires; mais il n'en est pas toujours ainsi, car on a décrit sous le nom de polycholie un ictère qui existe avec des fèces colorées.

*Diagnostic.* — L'ictère, quoique facile à reconnaître, peut se confondre avec la coloration particulière que prend la peau dans les maladies cancéreuse, paludéenne, saturnine, etc., parvenues à leur période ultime. Certains ictères anciens avec coloration presque noire de la peau peuvent, à la rigueur, être pris pour de la mélanodermie, comme je l'ai vu chez un paludique ayant des gencives ardoisées et un ictère datant de plusieurs années. Il suffit d'un examen attentif des urines pour déceler la présence de la bile dans les urines et éviter l'erreur.

Plusieurs réactifs servent à dévoiler l'existence de la bile au sein de ce produit en agissant, les uns sur la matière colorante, les autres sur les sels biliaires. En tête des premiers, il faut citer l'acide nitrique qui, versé dans un verre à expérience renfermant de l'urine, donne à ce liquide des colorations diverses bien connues (Gmelin), puis l'acétate de plomb qui produit, dans ce même liquide, un précipité jaunâtre, et enfin le réactif de Heller qui consiste à ajouter à l'urine quelques gouttes d'albumine et à y verser ensuite de l'acide nitrique; si l'urine contient de la bile, l'albumine se précipite en flocons entraînant avec elle la matière colorante bleu verdâtre. Le moyen généralement usité pour reconnaître la présence des acides biliaires est le réactif de Pettenkofer. L'urine est tout d'abord débarrassée de l'albumine qu'elle peut renfermer, après quoi, on en prend de 4 à 5 centimètres cubes et dans cette quantité on verse goutte à goutte les deux tiers d'acide sulfurique complètement exempt d'acide sulfureux, puis on ajoute un très petit morceau de sucre ou bien quelques gouttes de sirop, et il se produit, au bout d'une ou deux minutes, une coloration violette; si on opère de façon à ne pas mélanger les deux liquides, une teinte pourpre se manifeste au point de contact de l'acide et de l'urine (Gubler).

*Pathogénie.* — Les conditions de la genèse de l'ictère ont été longuement discutées par des observateurs du plus haut mérite. Budd, Bamberger, etc., ont cru devoir rattacher ce phénomène à l'insuffisance de la sécrétion de la bile, mais ils avaient trop oublié que, dans certaines lésions hépatiques où la vésicule biliaire ne renferme qu'une faible quantité d'un liquide grisâtre, muqueux, indiquant une sécrétion près d'être tarie, les téguments sont simplement décolorés et que l'urine, soigneusement examinée, ne présente pas la moindre trace de bile. Müller, Kunde[1], Moleschott[2], Lehmann n'ayant trouvé aucun des principes biliaires dans le sang, la lymphe et l'urine de grenouilles qu'ils avaient conservées vivantes pendant plusieurs jours, après leur avoir

1. Kunde, *Disc. inaug.*, Berlin, 1850.
2. Moleschott, *Arch. f. Physiologie*, t. I, p. 479.

enlevé le foie, ont été conduits à admettre que la bile est formée par le foie et n'est que le produit de la sécrétion de cette glande. Ce premier point une fois établi, l'ictère est forcément l'effet ou bien d'un obstacle au cours de la bile vers l'intestin ou bien d'une altération des cellules hépatiques. Dans ce dernier cas la bile est résorbée au sein du lobule par les lymphatiques qui, comme l'a montré M. Gillavry, forment une sorte de manchon autour des capillaires sanguins et sont ainsi en rapport avec les travées des cellules hépatiques; dans le premier cas, au contraire, son absorption s'opère à l'intérieur des voies biliaires, comme cela semble résulter des expériences de Heidenhain qui, après avoir injecté du sulfate d'indigo dans le canal cholédoque d'un chien, vit se produire, au bout de quelques heures, une coloration bleue de la peau, des membranes muqueuses et séreuses de cet animal. Quelle que soit la cause de l'extravasation, la bile passe rapidement dans le sang qui la transporte aux différentes parties du corps, puis, la matière colorante, filtrant à travers les parois des capillaires, est presque aussitôt résorbée par les lymphatiques, ainsi que l'ont montré plusieurs expérimentateurs, et d'ailleurs comme j'ai pu le constater, chez un homme de soixante ans, atteint d'un épithéliome glandulaire du foie où les troncs lymphatiques de la cuisse présentèrent, non pas instantanément, mais progressivement de bas en haut, des traînées linéaires d'un beau jaune, bien avant que la peau ait revêtu cette même coloration[1].

Indépendamment de ces deux types ictériques, la plupart des affections du foie se traduisent par une teinte jaune bronzée de la peau qui n'est pas une véritable jaunisse, attendu que les urines ne contiennent point de bilirubine. Cette teinte se remarque dans la plupart des congestions actives et passives du foie, et surtout dans les premières périodes de la cirrhose paludique; elle n'existe pas au pourtour de la cornée, mais seulement dans les culs-de-sac de la conjonctive. Les urines, d'un jaune rougeâtre, plus ou moins foncées, ne donnent pas, si on vient à les traiter par l'acide nitrique, la teinte verte caractéristique du pigment biliaire, mais, à la limite des deux liquides, apparaît une zone colorée en rouge acajou foncé. C'est l'état désigné par Gubler sous le nom d'ictère hémaphéique, et par d'autres auteurs sous celui d'ictère hématique ou hématogène et attribué à une destruction exagérée des glo-

1. E. Lancereaux, De l'hépato-adénome, Mém. de la Société de biologie, 1867, p. 181, et *Gazette médic. de Paris*, 1863, p. 646, 706, 736.

bules rouges, avec accumulation de pigment dans le sang. La nature de la substance qui colore ainsi les téguments et les urines est peu connue; ce serait pour Hayem l'urobiline et un pigment rouge brun qui en dérive. Ce résultat est conforme à notre observation, mais, nous sommes en complet désaccord, avec cet auteur, lorsqu'il considère ce prétendu ictère comme étant fonction d'altération des cellules hépatiques, tandis que l'ictère vrai impliquerait l'intégrité de ces mêmes éléments. Dans les cirrhoses paludique et œnolique, en effet, il est commun de constater l'existence de l'hémaphéisme à la période moyenne de leur évolution, alors que les cellules du foie sont peu ou pas altérées, tandis que plus tard, lorsque la matière colorante biliaire existe dans l'urine, les phénomènes de l'insuffisance hépatique, indices d'un désordre profond de ces mêmes cellules, ne tardent pas à apparaître.

L'ictère ne donne lieu à aucune indication thérapeutique spéciale; son traitement dépend des conditions pathogéniques qui président à son développement. Toutefois, il importe de régulariser les fonctions intestinales, troublées par l'arrêt de l'excrétion biliaire, et de chercher à éliminer autant que possible la masse des matières colorantes qui s'accumulent dans le sang, c'est-à-dire de surveiller attentivement la fonction des reins et de l'activer s'il est nécessaire.

## II. — GLYCOSURIE ET GLYCOGÉNIE

L'opinion de quelques auteurs qui n'hésitent pas à attribuer à un désordre hépatique, non seulement le diabète, mais encore la goutte, est certainement erronée; cependant, dans certaines affections avancées du foie, lorsque cet organe ne peut plus emmagasiner et transformer le sucre qu'il reçoit des voies digestives, il arrive que ce sucre le traverse sans être modifié, et arrive par le sang jusqu'aux reins qui l'éliminent. Cette glycosurie pour ainsi dire physiologique est peu abondante, intermittente et subordonnée en grande partie à l'alimentation du malade. Pour la découvrir, il suffit, à l'exemple de Colrat et de Lépine, de faire ingérer une certaine quantité de sucre à des cirrhotiques avancés, d'examiner ensuite l'urine pour y retrouver ce sucre non utilisé par les cellules du foie. Cette donnée n'est pas à négliger, attendu qu'elle peut servir à reconnaître le degré d'altération de certaines affections hépatiques.

Le foie, dont le rôle est de fournir à l'organisme le sucre nécessaire à la nutrition des tissus, devient forcément, lorsqu'il s'altère, une cause de troubles nutritifs variés. Les auteurs qui, avec Murchison, se sont efforcés d'attribuer à un désordre hépatique certains cas d'obésité, en vertu de la transformation de la matière glycogène en matière grasse, n'ont donné de ce fait aucune démonstration sérieuse, pas plus que ceux qui ont essayé d'y rattacher le diabète gras ou constitutionnel. Par contre, la maigreur, phénomène commun au cours des affections du foie, se montre dans la plupart des lésions qui ont pour effet d'entraver la circulation de la veine porte ou l'excrétion biliaire. Très rapide dans la cirrhose du buveur, du moins à une certaine période où elle n'a d'égale que celle de la tuberculose, elle constitue à bon droit un signe des plus importants. Dans les cas d'obstruction du canal cholédoque, l'émaciation, pour être moindre, finit cependant par devenir considérable et même excessive, comme chez une malade de la ville, observée par moi, pendant plusieurs mois. Cette dame, âgée de soixante-cinq ans, était tellement amaigrie que sa graisse et ses muscles avaient, pour ainsi dire, totalement disparu. Elle se nourrissait de quelques potages et d'un peu de lait; sa faiblesse était arrivée à un tel degré que je m'attendais à la voir succomber d'un instant à l'autre, quand, à la suite d'un purgatif, tenté en dernier ressort, le calcul passa dans l'intestin, le cours de la bile se rétablit, et l'embonpoint ordinaire ne tarda pas à reparaître.

Que l'absence de bile dans l'intestin, en s'opposant à l'absorption des matières grasses et des peptones, contribue à amener l'amaigrissement, la chose est certaine, mais il faut ajouter, depuis les expériences de Wickham Legg sur la ligature du canal cholédoque que, même alors, l'émaciation est encore aidée par le trouble de la fonction glycogénique, qui est pour nous, depuis longtemps, la grande et principale cause des troubles nutritifs observés dans le cours des affections hépatiques.

### III. — TROUBLES GASTRO-INTESTINAUX

Intimement lié au tube digestif dont il est une sorte d'appendice, le foie est, pour ainsi dire, l'organe de la seconde digestion, et, comme tel, les désordres qui lui sont propres retentissent fatalement sur la première. L'appétit est fréquemment diminué ou même totalement annulé, si surtout la bile fait défaut dans l'intestin; puis, à l'inappétence s'ajoutent le dégoût, la répugnance pour certaines substances, en particulier pour les graisses, et par suite, une dyspepsie avec flatulence et météorisme. Liés à la diminution plus ou moins complète de la sécrétion biliaire, et aux fermentations qui en sont la conséquence, ces symptômes se montrent à la suite de l'oblitération du canal cholédoque et dans la plupart des cirrhoses avec modification de cette sécrétion. Le météorisme, dont le siège principal est à la région sus-ombilicale, est surtout produit par la distension gazeuse de l'estomac et de l'intestin grêle. La constipation et la diarrhée sont des phénomènes ordinairement concomitants et de même provenance. La constipation, liée à la diminution de la bile, est opiniâtre, parfois douloureuse, avec dépression morale notable; les fèces sont moulées, très pâles ou décolorées, et lorsqu'elles séjournent par trop longtemps dans les intestins, elles prennent la forme de boules noirâtres et deviennent ovillées. La diarrhée, par contre, habituellement due à une augmentation de la sécrétion biliaire, est précédée de tranchées, de nausées ou même de vomissements; les évacuations alvines sont abondantes, colorées par la bile, jaunâtres, fortement projetées à cause des contractions intestinales excitées par la bile. Dans d'autres cas, les garde-robes sont muqueuses, grisâtres, d'apparence terreuse ou argileuse, c'est lorsque, à la suite de la diminution de la sécrétion biliaire, il s'est produit, dans l'intestin, des fermentations avec production de gaz qui ont irrité la membrane de ce canal et amené le flux diarrhéique; les garde-robes, d'une fétidité excessive, exhalent alors une odeur putride, et renferment du mucus et des cellules épithéliales desquamées.

Les nausées et les vomissements, phénomènes beaucoup plus rares, sont encore observés dans le cours des désordres hépatiques. La nausée est parfois le simple effet de l'amertume de la bouche, et Monneret[1] a fait remarquer que le goût pénible dont la base de la langue est le siège, dans le cancer du foie, devient l'origine de vomituritions persistantes. Les vomissements, en général peu abondants, sont tantôt bilieux, tantôt alimentaires et muqueux, selon qu'ils ont une origine réflexe, comme dans les crises de colique hépatique, les abcès ou les tumeurs de la face postérieure du foie, ou une origine directe, comme dans les cas de lésion simultanée de cette glande et de l'estomac (cirrhose du buveur) ou de compression de ce dernier organe par une tumeur ou toute autre cause.

1. Monneret, Mémoire sur le cancer du foie (*Arch. génér. de méd.*, 1855, série 5, t. I, p. 526).

## IV. — DÉSORDRES SPLÉNIQUES

Par le simple fait qu'elle déverse tout le sang qui la traverse dans la veine porte, la rate a nécessairement des rapports intimes avec le foie aussi bien dans l'état pathologique que dans l'état physiologique. Toute gêne circulatoire, placée sur le trajet de la veine porte ou de ses branches de division intra-hépatique, est, pour peu qu'elle se prolonge, la cause forcée d'une hypérémie passive de cet organe. Ainsi, toutes les lésions hépatiques qui entravent la circulation de la veine porte gênent fatalement la circulation de la veine splénique et produisent une augmentation de volume de la rate. Celle-ci, absolument passive, aboutit à l'induration et à une diminution de volume, comme dans les affections cardiaques, et de cette façon, elle peut venir en aide au diagnostic de certaines affections hépatiques, aussi l'examen de la rate ne doit-il être négligé dans aucune de ces affections.

Indépendamment de cette modification, la rate, dont la physiologie nous est peu connue, mais qui, pour des raisons importantes, mélange son sang à celui de la veine porte, est fréquemment altérée avec la glande hépatique, et sous l'influence des mêmes causes. Le lymphome, la dégénérescence amyloïde du foie coïncident habituellement avec ces mêmes désordres dans la rate; les hépatites syphilitique et paludique sont toujours accompagnées de lésions concomitantes de ce même organe. Cette coexistence, loin d'être accidentelle, ainsi qu'on pourrait le croire, s'observe, comme j'ai pu le constater, dans la plupart des affections du parenchyme hépatique, au début même de la cirrhose alcoolique, plusieurs années avant l'ascite. Elle ne fait jamais défaut dans les cas où le système lymphatique est en jeu, aussi la rencontrons-nous dans les maladies infectieuses : fièvre jaune, fièvre typhoïde, etc., qui ont, pour caractères généraux, de localiser leurs effets à ce système. Par conséquent, deux ordres de rapports unissent les altérations du foie et celles de la rate : tantôt la lésion hépatique, par l'obstacle qu'elle apporte à la circulation de la veine porte, détermine une augmentation de volume de la rate que caractérise une simple stase sanguine; tantôt la lésion splénique, de même nature que la lésion hépatique, se développe sous la même influence et l'une et l'autre varient avec la nature de la maladie principale. Enfin, l'altération du foie et celle de la rate peuvent être absolument indépendantes, comme chez un homme atteint de tuméfaction avec induration de la glande hépatique et de la rate où je diagnostiquai une cirrhose paludique, d'autant mieux qu'il s'agissait d'un sujet ayant séjourné dans les colonies. Plus tard, m'étant aperçu de l'existence de nodosités fermes et ligneuses au palper de la surface hépatique, je dus changer mon diagnostic. Il s'agissait, en effet, d'une rate palustre et d'un cancer du duodénum et du foie. Semblable erreur fut encore commise chez un paludique qui, avec une rate volumineuse, présentait un foie tuméfié et ferme à la suite d'une rétention biliaire provoquée par la présence d'un calcul situé à l'extrémité du canal cholédoque. Les faits de ce genre indiquent suffisamment le peu de valeur des statistiques qui chercheraient à établir la fréquence relative de la concomitance des affections de la rate et du foie.

### V. — DÉSORDRES URINAIRES : ALBUMINURIE, URÉMIE ET URICÉMIE

Dans les affections du foie, avec ictère ancien, les cellules épithéliales des tubes urinifères, infiltrées de pigment biliaire se modifient quelquefois au point de rendre les urines albumineuses. Effet de l'irritation pigmentaire et de la nécessité où se trouve le rein d'éliminer une plus forte proportion de substances excrémentitielles, cette albuminurie est généralement passagère et sans gravité. Elle se voit encore dans le cours d'autres affections hépatiques, auxquelles elle a été attribuée sans preuves, et dont elle est indépendante, excepté lorsque le rein se trouve lésé simultanément avec le foie.

Des changements importants, dans l'excrétion de l'urée et de l'acide urique, sont le fait de la plupart des affections du foie. La détermination du chiffre moyen de l'urée, éliminée dans les vingt-quatre heures, est chose peu facile, attendu que ce chiffre peut varier non seulement avec l'alimentation des individus, le climat, l'exercice musculaire, mais encore avec certaines dispositions personnelles, de telle sorte qu'il ne peut être rigoureusement fixé. Évalué d'une façon approximative dans notre climat et avec nos habitudes, ce chiffre oscille entre 23 et 30 grammes (Ch. Robin). Il est exceptionnel de voir ce taux augmenter dans les affections du foie; la diminution en est plutôt la règle, du moins lorsque ces affections se localisent, tout d'abord ou tardivement, à l'élément glandulaire, comme dans les hépatites épithéliales, certaines cirrhoses, le cancer hépatique, les suppurations étendues du foie; aussi, un examen sérieux de l'urine dans les affections de cet organe, est-il de toute nécessité. Une diminution notable de l'urée est non seulement le signe d'une altération des cellules hépatiques, mais encore une cause d'anurie et, comme telle, elle prédispose aux accidents d'intoxication urinaire relativement communs dans le cours des affections hépatiques.

Ce que nous disons de l'urée est applicable à l'acide urique dont la présence a été constatée dans le foie. Cette substance, due à la désassimilation de la matière azotée, appartient à la même série chimique que l'urée, avec cette différence qu'elle est moins oxydée et moins soluble. La quantité rendue dans les vingt-quatre heures, au cours des affections graves du foie, est relativement faible et ne dépasse guère 50 centigrammes. Cette donnée, rapprochée de l'excès de ce même acide dans la goutte, a conduit plusieurs auteurs à penser que le foie pouvait jouer un rôle essentiel dans la pathogénie de cette maladie. Mais, cette manière de voir, en présence de la rareté des affections du foie chez les goutteux, est inacceptable, car les quelques faits de tuméfaction hépatique relatés par Scudamore et Galtier-Boissière, au début des accès de goutte, ne peuvent entraîner la conviction. Il faut se garder d'exagérer l'importance des fonctions du foie dans la genèse des maladies; la proposition de Murchison : *gout, like diabetes, is the result of a fonctionnal dérangement of the liver*, est par trop osée, suivant nous, et n'est nullement démontrée. Jamais, en effet, nous n'avons vu le foie se tuméfier dans la goutte et s'il vient à s'hypertrophier dans le diabète c'est à la suite d'une exagération fonctionnelle. Au reste, l'existence normale de l'acide urique dans le foie (Meissner) ne peut être donnée comme une preuve péremptoire du rôle attribué à cet organe, dans la genèse de la goutte, attendu qu'on le trouve toujours associé aux produits de désassimilation azotée : hypoxanthine, xanthine, leucine, etc.

## VI. — DÉSORDRES CIRCULATOIRES : ASCITE; HÉMORRHAGIES ET FIÈVRE

Le cœur n'est pas absolument à l'abri des excitations qui lui viennent du foie; comme ce dernier, il est sujet à deux sortes de désordres, les uns mécaniques, les autres réflexes. Les premiers, qui se manifestent par une oppression plus ou moins vive et par des palpitations de faible intensité, proviennent tantôt de l'augmentation de volume du foie qui, en refoulant le diaphragme, amène le déplacement du cœur, tantôt du météorisme intestinal et stomacal, qui agit de la même façon. Les seconds, plus difficiles à établir, se traduisent par des palpitations fonctionnelles et, selon Potain, par des signes d'insuffisance tricuspide. De même que cet auteur, il m'est arrivé depuis longtemps de constater l'existence de souffles cardiaques, au cours des affections du foie; mais, vu l'inconstance et la variété de ces souffles, j'ai cru devoir les rattacher à des lésions concomitantes du myocarde, et en particulier à la stéatose.

Ascite. — Les altérations du foie, et particulièrement celles qui intéressent le tronc de la veine porte ou ses branches, ont pour effet de produire une gêne circulatoire avec hypérémie stasique de la plupart des viscères abdominaux et, par suite, une transsudation séreuse dans la cavité péritonéale. Cette transsudation, connue sous le nom d'*ascite*, se reconnaît à l'augmentation de volume et à la forme bombée de l'abdomen, à la pénétration du liquide dans les sacs herniaires, et enfin, aux signes fournis par la palpation et la percussion. Celle-ci doit être méthodiquement pratiquée suivant *trois lignes* partant de l'appendice xyphoïde, l'une médiane gagnant le pubis, les deux autres latérales se dirigeant vers les épines iliaques antérieures et supérieures. Le liquide contenu dans la cavité abdominale, étant libre, tend à gagner les parties déclives, la ligne de niveau, passant par les points de délimitation de la sonorité et de la matité, représente forcément une *courbe à concavité supérieure*, et se déplace, lorsque le malade change de position. C'est le contraire qui a lieu lorsqu'il existe une tumeur abdominale où la courbe est à convexité supérieure et encore une péritonite membraneuse où le déplacement n'a pas lieu. La palpation se pratique en appliquant la main gauche sur l'abdomen, et en le frappant sur le point diamétralement opposé avec l'indicateur, il se produit alors un déplacement du liquide avec sensation de choc. D'ailleurs, une circulation collatérale, qui ne manque pas de s'établir, dans ces conditions, a pour siège les veines superficielles de la région supérieure de l'abdomen, et plus tard seulement, celle des veines de la région sous-ombilicale.

La cirrhose alcoolique, avec retrait du foie, est l'une des causes les plus fréquentes de l'ascite, car, à moins de communication directe entre le tronc de la veine porte et celui de la veine cave, ce symptôme ne fait jamais défaut. Les cirrhoses syphilitique et paludique, en raison d'une localisation anatomique différente, produisent rarement des épanchements séreux, aussi l'ascite qui leur fait cortège est-elle presque toujours le fait d'une cause accessoire. C'était le cas d'une de mes malades, atteinte tout à la fois d'une dilatation des veines superficielles de la région supérieure de l'abdomen, et d'une ascite considérable avec ictère où nous avions été amené à diagnostiquer une cirrhose de buveur; il fut reconnu, en effet, que l'ascite était sous la dépendance du retrait de fausses membranes épaisses enveloppant le foie tout entier (périhépatite), et rétrécissant le calibre de la veine porte dont il gênait la circulation. Cet organe, incisé, renfermait des dépôts gommeux et des cicatrices qui mettaient hors de doute l'origine spécifique de ces désordres.

L'ascite est fréquemment tributaire du cancer glandulaire du foie quand surtout le néoplasme vient à pénétrer dans les branches de la veine porte, comme aussi de toute autre tumeur venant mettre obstacle à la circulation de ce vaisseau; mais, dans cette condition, elle est en général peu considérable, contrairement à ce qui a lieu dans la pyléphlébite adhésive où l'épanchement est des plus abondants. Cet épanchement n'était pas moindre dans un cas de kyste hydatique avec phlébite consécutive, non plus de la veine porte, mais bien des veines sus-hépatiques qui nous conduisit à abandonner à tort le diagnostic de kyste hydatique pour celui de cancer hépatique.

L'ascite des affections hépatiques a pour caractère de rester localisée au péritoine, de se produire sans être précédée d'œdème des membres inférieurs, et, en cela, elle se distingue de l'ascite des affections cardiaques. Absolument passive, dans la plupart des cas, cette ascite s'accompagne parfois d'irritation des feuillets péritonéaux et de fausses membranes, avec ou sans tuberculose péritonéale concomitante, ou encore, de nodules cancéreux généralisés au péritoine. Il est facile de comprendre que le diagnostic est, dans ces cas, des plus difficiles, puisque les signes de l'ascite se trouvent voilés par ceux de la péritonite. Une ponction devient nécessaire pour l'éclaircir, mais il faut admettre en principe que tout liquide abdominal, se déplaçant peu ou pas, indique autre chose qu'une simple lésion hépatique. D'ailleurs, la composition du liquide ascitique, son mélange avec le sang ou sa matière colorante, peuvent venir en aide au clinicien (Méhu).

La dilatation des veines sous-cutanées de l'abdomen constitue enfin, un signe précieux de diagnostic, puisque sa présence est un indice à peu près certain d'altération du foie, tandis que son absence met en quelque sorte cet organe hors de cause. L'évolution de cette dilatation n'a pas moins d'importance, car, tandis que son début par les veines de la région sus-ombilicale met en évidence un obstacle circulatoire du côté de la veine porte, celui qui a lieu au niveau des veines sous-ombilicales signifie que l'obstacle se trouve sur le trajet de la veine cave.

Hémorrhagies. — Les hémorrhagies liées aux modifications du sang de provenance hépatique sont de tradition ancienne. Galien insistait sur l'épistaxis de la narine droite, comme symptôme d'un état morbide du foie, et, au commencement de ce siècle, Portal considérait le mélæna comme l'indice fréquent d'un trouble hépatique. Plus récemment, Monneret[1] exagérait l'influence des lésions hépatiques sur la production des hémorrhagies qui comptaient, selon lui, parmi les symptômes les plus sérieux de la pathologie du foie, et pouvaient servir à mesurer la gravité des affections de cet organe. En effet, toutes les affections du foie ne s'accompagnent pas d'hémorrhagie ; mais, nous l'avons fait remarquer depuis longtemps dans nos leçons, celles-là seulement qui modifient ou détruisent les cellules parenchymateuses et s'accompagnent de lésions spléniques. Les lésions du stroma (cirrhose, leucomatose, etc.), celles des voies biliaires (ictère par rétention) ne présentent, en général, aucun phénomène hémorrhagique à leur début, mais seulement à une phase avancée de leur évolution, lorsque les cellules glandulaires ont pris part à l'altération ; par contre, les désordres primitivement localisés à ces éléments (hépatites épithéliales) comptent les pertes de sang parmi leurs premiers symptômes. L'apparition d'hémorrhagies au cours d'une affection hépatique a donc une signification sémiologique importante, puisqu'elle nous met à même de savoir que les cellules du foie sont plus ou moins fortement touchées.

Les hémorrhagies d'origine hépatique ont un siège variable qui est le plus souvent la surface d'une membrane tégumentaire. Les épistaxis sont les plus fréquentes, viennent ensuite l'hématémèse, le mélæna, le purpura, l'ecchymose cutanée ou sous-cutanée, plus rarement l'hémoptysie et aussi l'hématurie dont la valeur pronostique est toujours sérieuse. Un simple coup d'œil, jeté sur ces hémorrhagies, suffit à montrer qu'elles se rattachent à une autre cause que la stase dans le domaine de la veine porte, car, même dans la cirrhose où cette stase est à son maximum d'intensité, ce ne sont pas les organes dépendants de cette veine qui sont le siège habituel de l'hémorrhagie, mais plutôt les fosses nasales, ainsi que le fait observer le docteur Chautemps[2]. Aussi cet accident est-il surtout subordonné aux modifications que les altérations du foie font subir au liquide sanguin.

1. Monneret, Des hémorrhagies produites par les maladies du foie (*Arch. gén. de méd.*, Paris, 1854, t. I, p. 641). — Comp. Lees (C.), Liver affections and hemorrhagic in causal relation (*Dublin Quarterly Journ. of med. science*, novembre 1854).

2. Chautemps, Des hémorrhagies dans la cirrhose du foie. *Thèse de Paris*, 1875.

Quelle est la fonction spécialement troublée et par quel mécanisme se produit l'écoulement sanguin? Étant donné l'action du foie et de la rate sur la composition du sang, il semble naturel de rattacher, à une modification de ce liquide, les hémorrhagies survenant au cours des altérations de ces organes. Par malheur, aucune analyse chimique n'a été fournie à l'appui de cette manière de voir, et d'autres explications ont été cherchées. A la suite d'expériences démontrant qu'une faible quantité de toxines microbiennes, introduites dans le sang d'un animal, est capable de déterminer en très peu de temps des hémorrhagies gastro-intestinales, Gauthier[1] a été conduit à faire de la surcharge du sang en produits toxiques, dans la cirrhose du foie, la condition essentielle des hémorrhagies gastro-intestinales, et à rapporter ces symptômes à l'intervention de deux facteurs : lésions intestinales provoquées par l'élimination des toxines; vaso-dilatation du système porte par irritation directe ou réflexe des centres nerveux. Si ingénieuse que soit cette explication, il n'est pas douteux que de nouvelles recherches ne soient encore nécessaires pour éclairer définitivement ce sujet.

Ces hémorrhagies ont pour caractères de débuter par le nez, de se répéter à des intervalles de temps plus ou moins rapprochés selon le degré de gravité de l'altération des cellules hépatiques; puis, au bout d'un certain temps et parfois très rapidement, elles se manifestent en de nombreux endroits au point de simuler l'hémophilie, comme j'ai pu le voir dans plusieurs cas où il existait, pour toute lésion, une simple cirrhose du foie avec tuméfaction de la rate. Dans ces conditions, pour arriver à un diagnostic certain, il est nécessaire de tenir compte des caractères et de l'évolution des hémorrhagies. Leur début, dans l'hémophilie, a généralement lieu dès le jeune âge, leur répétition est fréquente; elles se montrent plus tardivement lorsque le foie est lésé, sont moins communes et moins régulières. La marche, dans ce dernier cas, est croissante et progressive, ce qui n'a pas lieu dans le premier; la tuméfaction du foie et tout signe d'altération de cette glande méritent enfin d'être pris en sérieuse considération.

Par cela même qu'elles se lient à l'altération des cellules hépatiques, les hémorrhagies ont une valeur pronostique des plus importantes. Leur apparition, dans la période avancée des cirrhoses, est ordinairement un signe redoutable, précurseur d'une fin prochaine. Au début de ces affections, elles sont l'indice de la partici-

1. Aimé Gauthier, Des hémorrhagies gastro-intestinales dans les cirrhoses du foie. *Thèse de Lyon*, année 1895-1896.

pation des cellules glandulaires au processus pathologique. Dans les hépatites épithéliales, les taches ecchymotiques ou purpuriques des téguments, la stomatorrhagie, les hémorrhagies viscérales et surtout l'hématurie sont du plus fâcheux augure. Au contraire, les épistaxis, même répétées, qui accompagnent certains ictères et notamment l'ictère dit catarrhal, n'offrent aucune gravité. Ce fait ne doit pas échapper, il montre que les conditions dans lesquelles surviennent ces hémorrhagies, ne sont pas toujours identiques, et qu'il y a lieu à rechercher si, dans quelque cas, elles ne sont pas de simples complications subordonnées à un trouble du système nerveux. L'importance de ce déterminisme est facile à comprendre au point de vue de l'indication thérapeutique.

Fièvre. — Ce syndrome, absent dans un certain nombre d'affections du foie, les cirrhoses, les néoplasies, les kystes hydatiques, etc., se rencontre avec des caractères divers dans celles de ces affections dont l'origine est infectieuse, comme les hépatites épithéliales et surtout les hépatites suppurées.

Exceptionnellement continue, la fièvre symptomatique des affections du foie se montre sous les types rémittents et intermittents. La rémittence est le caractère le plus constant de l'état fébrile, à ce point que Monneret[1] en faisait presque le signe pathognomonique des phlegmasies d'origine hépatique. Quelle que soit la nature du désordre anatomique, les variations portent avant tout sur la durée de l'accès et la plus ou moins grande intensité de l'état fébrile. La rémission est en général matinale et dure six à sept heures, la température s'élève dans l'après-midi ou vers le soir et l'accès se termine dans le cours de la nuit avec ou sans diaphorèse.

La forme intermittente se rattache ordinairement à des lésions des voies biliaires accompagnées d'altération du parenchyme hépatique nous l'observons en ce moment chez une malade de vingt-deux ans, atteinte d'un énorme kyste hydatique suppuré, duquel s'échappe un liquide biliaire, verdâtre, depuis que la suppuration est tarie, et cela, vraisemblablement parce qu'un ou plusieurs canaux biliaires ont fini par communiquer avec la poche kystique. Cette fièvre qui s'était tout d'abord montrée dans l'après-midi et vers le soir, se manifeste, depuis quelque temps, vers quatre heures du matin, à peu près comme un accès de fièvre paludéenne, preuve que l'heure n'a qu'une valeur relative dans le déterminisme de la nature des accès de fièvre intermittente

1. Monneret, Description et valeur séméiotique de quelques symptômes des maladies du foie (*Bulletin de l'Académie de médecine*, 1850, t. XVI, p. 71).

hépatique. Disons cependant que ces accès n'ont ni la parfaite régularité, ni l'évolution définie de ceux de l'intoxication palustre, qu'ils ne déterminent pas de tuméfaction de la rate et ne cèdent pas comme ces derniers à l'action de la quinine. Ils débutent, en général, par une élévation brusque de la température qui peut monter jusqu'à 40° et 41°, avec algidité extérieure, puis vient le stade de chaleur; quant à la phase de sueur, elle fait souvent défaut, en sorte que les accès se distinguent, la plupart du temps, des accès de fièvre intermittente paludéenne.

L'état des urines est d'ailleurs très différent dans le cours de ces deux syndromes (Charcot). La concordance régulière qui existe entre la courbe de la température et celle de l'urée, dans la fièvre des marais, n'a pas lieu dans la fièvre hépatique; mais, les faits qui ont servi à établir cette différence sont peu nombreux et de nouvelles recherches confirmatives seraient nécessaires pour les accepter définitivement.

Les conditions pathogéniques de la fièvre, dans le cours des affections hépatiques, sont peu connues; il est possible de dire, toutefois, que les accès intermittents se rapportent d'une façon plus spéciale aux lésions des voies biliaires, tandis que la fièvre continue traduit de préférence l'altération du parenchyme. Il est possible de soupçonner la formation de substances pyrétogènes, mais comme personne, jusqu'ici, n'a pu indiquer la nature de ces substances, les causes réelles de la fièvre hépatique nous échappent toujours; elles sont d'ailleurs multiples, tant en raison des formes diverses de cette fièvre que des conditions pathologiques dans lesquelles elle survient, car la fièvre infectieuse qui vient tout à coup compliquer une affection ancienne du foie, cancéreuse ou autre, a une origine nettement distincte de celle qui accompagne les suppurations profondes de cet organe.

## VII. — DÉSORDRES RESPIRATOIRES : ASTHME, DYSPNÉE ET TOUX

Ces désordres ont une moindre importance que ceux des appareils digestif et circulatoire, dont la relation avec le foie est beaucoup plus intime que celle des poumons. Les connexions de ces derniers, avec la glande hépatique, ayant pour intermédiaire le système nerveux, c'est surtout par ce système que se produisent, dans le cours des affections hépatiques, les désordres respiratoires dont les principales formes sont : la dyspnée, la toux et quelquefois aussi l'asthme.

La dyspnée qui survient dans le cours des affections du foie est variable et consiste tantôt dans une fréquence plus grande des mouvements respiratoires, tantôt dans une respiration irrégulière et saccadée. Ces deux types correspondent d'ordinaire à des lésions hépatiques différentes. Le premier est l'effet habituel de l'augmentation du volume du foie qui gêne l'abaissement du diaphragme pendant l'inspiration. Cette dyspnée, purement mécanique, se rencontre toutes les fois que l'organe hépatique est notablement augmenté de volume, dans certaines formes de cirrhose et surtout dans les néoplasies et les kystes hydatiques qui ont leur siège à la convexité et au niveau du bord supérieur du foie. Subordonné à l'existence d'une irritation du diaphragme, d'une périhépatite ou d'une péritonite sous-diaphragmatique, le second type est l'effet de la gêne du diaphragme et de la douleur concomitante. Ce dernier phénomène est seul en jeu dans la congestion du foie liée à une affection cardiaque, et dans les hépatites.

La toux comme la dyspnée, est l'effet tantôt d'une lésion locale, tantôt d'un acte réflexe dont le point de départ serait dans le foie. De toutes les lésions hépatiques qui peuvent se propager à la plèvre ou aux poumons et engendrer la toux, l'abcès et le kyste hydatique sont les plus fréquentes. La toux est quelquefois peu fatigante, sèche, d'autres fois quinteuse, pénible et suivie d'expectoration. Ce symptôme indépendant d'un désordre pleuro-pulmonaire, ou toux réflexe, est plus fréquent qu'on ne le croit généralement. Budd[1], l'un des premiers, écrit à ce sujet : « L'irritation du foie, comme celle de l'estomac, a pour effet une toux courte, sèche, sympathique, de même que l'irritation de la plupart des viscères abdominaux, peut occasionner des vomissements. » Cette toux a été constatée dans plusieurs affections hépatiques chroniques, et Rendu l'a notée dans un cas d'abcès des pays chauds, avec maigreur excessive et diarrhée, pouvant simuler la phtisie. Plusieurs fois, il m'est arrivé d'observer ce phénomène, et tout dernièrement encore, chez une jeune femme de vingt-quatre ans, atteinte d'un énorme kyste hydatique suppuré du foie. Cette malade avait une toux sèche, bruyante et même un peu quinteuse, jusqu'au moment où on ponctionna son kyste avec un gros trocart ; peu de jours après cette opération, la toux avait définitivement cédé. Dans ce cas et dans celui de Rendu, où la cessation de la toux suivit l'ouverture de l'abcès hépatique dans l'intestin, il y a lieu de se demander si la pression sur le diaphragme et le refoulement de ce muscle n'ont pas été les principales causes de

1. Budd, *On diseases of the Liver, the third edition*, London, 1847, 114.

la toux; mais, comme ces causes ne peuvent être invoquées dans d'autres cas, il faut admettre que l'excitation du pneumogastrique hépatique est plutôt le point de départ du réflexe qui produit ce symptôme.

Des accès d'asthme, observés dans le cours de lésions hépatiques, ayant disparu totalement avec ces lésions, on est conduit à supposer que ce syndrome est lui-même subordonné à l'existence d'une affection du foie. Landau rapporte un fait à l'appui de cette manière de voir : celui d'une femme, sujette depuis six ans à de violents accès d'asthme, durant lesquels elle était parfois en imminence d'asphyxie, et qui, à la suite de l'opération qui la débarrassa d'une tumeur hydatique renfermant plusieurs centaines de vésicules de première et de seconde génération, n'eut plus un seul accès. La tumeur occupait le point culminant du lobe gauche du foie, et le doigt introduit dans la poche kystique permettait de sentir les battements du cœur qui avait été fortement refoulé.

### VIII. — DÉSORDRES CÉRÉBRO-SPINAUX : DOULEUR, INSOMNIE, DÉLIRE ET COMA

La douleur et l'insomnie existent communément dans le cours des affections hépatiques, le délire et le coma y sont plus rares. La douleur, observée quelquefois au cours de la dégénérescence albuminoïde, fait ordinairement défaut dans les hépatites paludique et alcoolique, dans la plupart des néoplasies, et particulièrement dans le lymphome hépatique. Ce symptôme est habituel dans l'hépatite suppurée, bien que certains abcès profonds du foie ne manifestent aucune réaction douloureuse et demeurent à l'état latent.

Les états congestifs du foie, actifs ou passifs, déterminent, au contraire, dans la région hépatique de vives douleurs spontanées et provoquées. Les calculs, et d'une façon générale toutes les lésions qui finissent par obstruer les voies biliaires, sont fréquemment accompagnés, sinon suivis de douleurs plus ou moins intenses, revenant par crises successives ; c'est là un signe important de ces affections. Les phlegmasies suppuratives du foie sont dans le même cas, surtout quand elles se localisent à la surface de l'organe et que, par suite, elles engendrent une périhépatite. Avec Murchison, nous classerons les douleurs des affections de la glande hépatique sous trois chefs : 1° les élancements aigus qui retentissent dans l'hypochondre droit, s'accompagnent quelquefois d'anesthésie de la région, d'une sensibilité très vive à la pression, et se manifestent sous forme de crises paroxystiques ; ces élancements caractérisent la colique hépatique dont le point de départ est l'obstruction des voies biliaires par un corps étranger quelconque : calcul, vésicule hydatique, etc. ; 2° la douleur, avec sentiment de pesanteur dans l'hypochondre droit, qui s'exagère sous l'influence des efforts et de la marche ; c'est la douleur qui accompagne la congestion du foie et quelques-unes des lésions phlegmasiques de ce même organe ; 3° la douleur aiguë, superficielle, très vive, parfois déchirante, exagérée par les plaintes, les cris, les mouvements de la respiration, et qui oblige le malade à immobiliser son thorax ; cette dernière est l'indice de la participation du diaphragme à la lésion hépatique.

Toutes ces variétés de douleur sont locales et directes, mais il en est d'autres qui sont éloignées et réflexes. Telle est la fameuse douleur d'épaule déjà connue de Celse et de Galien, signalée par la plupart des auteurs qui ont écrit sur les maladies du foie et étudiée avec un soin particulier par Embleton Dennys[1]. Elle a son siège ordinaire à la région supérieure et postérieure de l'épaule, au niveau du muscle deltoïde qui est comme endolori, douloureux, quand surtout il vient à se contracter. Malgré l'intégrité de l'articulation et de la peau qui la recouvre, cette douleur ne coexiste pas seulement avec la lésion hépatique, elle la précède quelquefois, et par conséquent, elle est, pour l'hépatite, l'analogue de la douleur du genou dans la coxalgie : tantôt un désordre prémonitoire, tantôt un phénomène concomitant. Plus communément observée dans l'hépatite suppurée, elle se rencontre encore dans certaines cirrhoses, dans le cancer et les congestions du foie, mais elle est loin d'avoir la valeur sémiologique que plusieurs auteurs lui ont attribuée. Elle serait facile à confondre avec une douleur assez semblable et commune dans les affections de l'estomac, si le siège de cette dernière que les malades placent entre les deux épaules ou sous l'un des scapulums, le gauche notamment, ne différait de celui de la douleur hépatique. J'ai vu, dans maintes circonstances, de simples dyspeptiques qui se croyaient atteints d'une maladie du foie à cause de la souffrance qu'ils éprouvaient dans l'épaule, et que les affirmations les plus positives ne parvenaient pas à rassurer.

Indépendamment de la douleur d'épaule, il existe d'autres

1. Embleton Dennys, On the shoulder's pain and others sympathic pains in diseases of the liver (*British medical Journal*, 22 octobre 1870).

souffrances éloignées, en particulier dans les régions rénale et sacro-coccygienne, qui paraissent se rattacher également à un désordre hépatique. Le mécanisme de ces douleurs est différemment interprété : un certain nombre de physiologistes, et parmi eux Vulpian, les considèrent comme des sensations associées dont la moelle épinière serait le siège ; en ce qui concerne la douleur de l'épaule, l'excitation provenant du foie se ferait sentir sur un centre médullaire très voisin du noyau d'origine des nerfs du moignon de l'épaule, et mettrait en jeu la sensibilité de ce centre fonctionnel. Quelques médecins ont voulu expliquer cette douleur par une névrite qui, du foie, se propagerait aux branches et aux troncs du pneumogastrique, puis au spinal ; mais cette théorie, à l'appui de laquelle viendrait le siège même de la souffrance, le point où la branche externe du spinal pénètre sous le bord du trapèze, semble peu acceptable, puis, si le pneumogastrique est le vecteur de ce trouble pathologique, comment se fait-il qu'il n'engendre pas d'autres désordres que la douleur?

La fatigue et la courbature, avec ou sans douleurs des membres, sont des symptômes fréquents dans les affections du foie, et lorsque les muscles sont altérés en même temps que la glande hépatique, comme dans l'empoisonnement par le phosphore et dans quelques autres maladies, ces symptômes coexistent avec des douleurs musculaires souvent très vives à la pression.

L'insomnie et les vertiges que Murchison attribue aux lésions hépatiques se lient plutôt aux désordres digestifs qui les accompagnent et n'ont avec le foie que des rapports indirects. De même, le délire terrifiant, les crampes et le tremblement, dans certaines cirrhoses, reconnaissent une origine alcoolique et n'ont pas, comme on pourrait le croire, une provenance hépatique. Dans quelques cas pourtant, lorsque les cellules hépatiques commencent à se désagréger, il survient des phénomènes cérébraux, avec ou sans fièvre, qui paraissent bien se rattacher à l'altération du foie.

Ces phénomènes, qui se manifestent en général à la fin des affections chroniques : la cirrhose, le cancer, etc., consistent en un délire tranquille qui est plutôt de la causerie qu'une excitation violente, et auquel le calme et la torpeur font ordinairement suite, ce qui lui donne un peu les allures du délire de l'urémie. Un délire assez semblable, mais plus accentué et presque toujours suivi de torpeur et de coma, se rencontre dans l'ictère grave et n'est sans doute que l'effet d'une altération plus rapide des éléments hépatiques ; d'autres fois, le délire est encore plus aigu et accompagné ou suivi de coma ou de convulsions. Mais, ces accidents que nous avons rapprochés de ceux de l'urémie [1], trouveront leur place un peu plus loin, lorsque nous parlerons de l'insuffisance hépatique.

### IX. — DÉSORDRES CUTANÉS : PRURIT, XANTHELASMA

La peau est, en général, sèche et grisâtre dans le cours des affections hépatiques, et lorsqu'elle devient ictérique, elle présente le plus souvent des traces de grattage. Le prurit, attribué à l'action des sels biliaires sur les papilles, s'observe surtout dans les cas d'ictère par rétention; cependant il est loin d'exister dans tous les cas de jaunisse et une prédisposition individuelle semble nécessaire à son apparition. Il envahit successivement diverses parties du corps ou se généralise d'emblée, se fait remarquer par son intensité, plus vive la nuit, par sa ténacité et l'insomnie qu'il détermine.

Les taches dites hépatiques, simples taches pigmentaires, irrégulièrement disséminées sur le visage, au niveau des joues et du front, n'ont la plupart du temps rien à faire avec les lésions du foie, malgré l'importance sémiotique que leur ont attribuée certains auteurs, et qui résulte, sans doute, de l'habitude acquise de considérer les personnes nerveuses, comme des individus bilieux. Une affection cutanée, tout à fait spéciale, signalée d'abord par Addison et W. Gull [2], puis étudiée par plusieurs auteurs anglais, notamment par Whynn Foot [3], est le *xanthelasma* ou *vitiligoïdea*. Cette affection, généralement liée à l'existence d'un ictère, se présente sous deux formes. La première de ces formes, fréquemment héréditaire et indépendante de la jaunisse, ou *vitiligoïdea plana*, est caractérisée par la présence de plaques opaques, blanches avec bords surélevés, qui ont, pour siège habituel, les paupières, la paume des mains, ou encore les gencives. La seconde, ou *vitiligoïdea tuberosa*, se voit principalement dans l'ictère et consiste en tubercules éparpillés, du volume d'une lentille ou d'un pois,

1. E. Lancereaux, *Union méd.*, 1889 et *Leçons de clin. méd.*, 1re édit. 1890, 228.

2. Addison et W. Gull, *Guy's Hospital Reports*, 1851, s, 2, t. VII, p. 265. — Pavy, *Procedings of the Royal med. and chir. Societ*, 12 juin 1866.

3. A. Whynn Foot, Xanthelasma planum associated with chronic jaundice (*the Dublin Journ. of med. sc.*, mai 1876, 473). Comparez : Murchison, *Transact. of the path. Soc. of London*, 1869, XX, 187; — le même, *Clinical lectures on diseases of the liver*, p. 292. — J. Hutchinson, *Xanthelasma palpebrarum*, etc. *Med. chirurgical Transact*, London, 1871, LIV, 171. — Moxon, *Transact. of the path. Soc. of London*, 1873, XXIV, 129; — Hilton Fagge, *ibid.*, 242. — Pye Smith, *ibid.*, 250; et XXVIII, 236. — Wickham Legg, *ibid.*, XXV, 155. — Dyce Duckworth, *St.-Bartholom hosp. Reports*, X, 59. — W.-M. Church, *Xanthelasma palpebrarum*, etc., *ibid.*, 65

assez semblables au molluscum, à part la coloration. Lisses, brillants et de teinte jaunâtre, ces tubercules, isolés ou groupés, ne laissent échapper que du sang lorsqu'on vient à les piquer. Ils sont constitués par un tissu fibreux, dur, aréolaire et vascularisé, infiltré d'un liquide opalin, contenant des corpuscules et des granules graisseux, des cristaux aciculaires, radiés, semblables aux cristaux de tyrosine, ainsi que l'a constaté Moxon sur une de ces petites tumeurs enlevée pendant la vie; ils ont leur siège habituel à la face et aux oreilles, aux avant-bras, aux épaules, aux genoux, et, comme je l'ai vu, sur la région des fesses, au voisinage de l'anus, sur le scrotum et les parties profondes de la peau, dont les parties superficielles sont épaissies.

Les affections du foie, dans lesquelles se rencontre le xanthelasma, quoique variées, ont ce caractère commun qu'elles sont accompagnées d'un ictère intense et ancien, lié soit à une cirrhose, soit à une obstruction incomplète (rétrécissement ou calcul) du canal cholédoque. La condition pathogénique de cette complication nous échappe toujours, néanmoins, il y a lieu de croire que la persistance dans la peau de la matière colorante et des autres principes de la bile exerce une influence sur sa formation, quelle que soit la nature de l'affection qui ait provoqué l'ictère.

### Évolution et modes de terminaison des affections du foie. Insuffisance hépatique.

La marche des affections du foie, toujours subordonnée à la cause et au degré d'altération des éléments histologiques, offre de nombreuses variétés. En général continue et progressive, elle est d'autrefois rémittente ou intermittente, en ce sens qu'elle procède par poussées ou par crises, sans qu'il soit possible de formuler de règle absolue à ce sujet.

Leur durée, extrêmement variable, peut osciller entre quelques jours, une semaine ou plusieurs années, elle est en grande partie subordonnée au degré d'altération des cellules glandulaires, car, tant que ces éléments ne sont pas sensiblement affectés, la maladie peut se continuer et guérir; mais s'ils sont sérieusement lésés ou détruits, la mort est pour ainsi dire certaine.

La guérison ou la mort sont les modes de terminaison habituels des affections du foie. Les procédés, employés par la nature pour ramener les éléments hépatiques à leur état normal, varient avec chacun d'eux, mais consistent, en somme, dans la transformation graisseuse du produit pathologique. Les granulations albuminoïdes, qui infiltrent les cellules épithéliales, subissent cette transformation et sont peu à peu résorbées. Quant aux éléments conjonctifs néoformés, ils s'arrêtent dans leur développement, deviennent granuleux, subissent une sorte de nécrose graisseuse qui leur permet de rentrer dans le torrent circulatoire. Beaucoup plus commun dans les formations syphilitiques que dans toute autre, ce mode de terminaison, souvent spontané, du moins lorsqu'il existe une accumulation d'éléments formant tumeur, est encore possible dans la cirrhose œnolique, à la suite d'un traitement approprié, l'iodure de potassium joint au régime lacté, par exemple.

La mort est l'effet de désordres pathologiques divers, tantôt d'une hémorrhagie, et principalement d'une hématémèse abondante, tantôt de la reproduction répétée ou trop rapide d'épanchements ascitiques, tantôt d'une complication péritonitique ou pleurale, d'une maladie intercurrente. Mais, le plus ordinairement, elle est précédée de troubles multiples portant spécialement sur le système nerveux, et dont l'ensemble constitue un *syndrome* comparable à l'asystolie, à l'urémie ou à l'ammoniémie et désigné, par nous, sous le nom d'*insuffisance hépatique*.

Insuffisance hépatique. — Ce syndrome (*acholie* de Frerichs, *cholestérémie* de A. Flint) est à la phase avancée des affections hépatiques ce que l'urémie est à la même phase des lésions rénales, c'est-à-dire l'effet d'un empoisonnement par insuffisance fonctionnelle et rétention, dans l'organisme, de substances excrémentitielles encore mal déterminées. Ce complexus, très peu connu, mérite néanmoins notre attention, tant en raison de son importance pronostique que des indications thérapeutiques qu'on peut en tirer.

Son début est tantôt lent et insidieux, tantôt brusque et des plus nets, selon la nature de la maladie générale, celle de l'affection hépatique et des circonstances occasionnelles. Il a pour localisation, plus spéciale, les centres nerveux, et consiste en courbature avec fatigue générale, délire, somnolence, coma et convulsions. Tous ces phénomènes n'apparaissent pas simultanément : la courbature, la fatigue, l'inquiétude, la tristesse, l'irritabilité du caractère se produisent tout d'abord, puis il survient de l'insomnie, de la céphalée, des plaintes, un délire d'abord tranquille, ensuite agité et bientôt suivi de somnolence, de coma, plus rarement de convulsions ou de paralysie[1].

1. Ce passage de notre Traité est, en partie, la reproduction d'une leçon insérée

La fatigue est excessive, et le patient a de la peine à se mouvoir dans son lit, la tristesse est grande, le délire commence par des paroles incohérentes, des phrases sans suite, des actes marqués au coin de la niaiserie et de l'enfantillage, une affectuosité exagérée qui passe souvent à un délire d'action. Le malade s'empare des objets qui l'entourent, en cherche qu'il ne trouve pas, perd la notion de leur présence, cherche à se lever ou se lève. Son sens moral, parfois profondément affaibli, est tel qu'il n'hésite pas à déposer des ordures dans la salle ou contre les meubles, à aller se coucher dans le lit de son voisin, car il dort peu ou pas, malgré l'absence de cauchemars terrifiants. Cet état se modère et disparaît, au bout de quelques jours, ou bien l'agitation s'accentue et un coma plus ou moins profond lui succède.

Dans quelques circonstances ce ne serait plus un simple délire que l'on observerait, mais une sorte d'aliénation mentale telle, que certains auteurs ont admis l'existence d'une *folie hépatique*, à l'instar de la folie brightique. Sans vouloir contester tous les faits sur lesquels on s'est appuyé pour faire admettre la folie hépatique, reconnaissons que le mot est mal choisi, pour ce fait que les troubles mentaux sont intimement liés à l'altération du foie, et se différencient d'ailleurs, par leur marche et par leur durée, de ceux de la folie ordinaire. S'ils s'en rapprochent, c'est uniquement par la forme du délire, mais celui-ci, subordonné à une lésion profonde du foie, est toujours facile à reconnaître.

La torpeur et la somnolence, qui se manifestent dans le cours des affections hépatiques, n'ont souvent qu'une durée transitoire; le coma, parfois aussi, survient et disparaît au bout de quelques jours, à la suite d'un traitement ou même spontanément, sous l'influence d'une crise de diarrhée ou de vomissements, bien qu'il soit le plus souvent un phénomène terminal. Ce symptôme succède au délire ou se manifeste d'emblée à la suite de malaise, d'insomnie et de fatigue générale; il est isolé ou accompagné de contracture ou de paralysie, et en cela il ressemble au coma urémique, avec cette différence qu'il est plus grave. Les réflexes sont diminués ou normaux plutôt qu'exagérés; il y a de la mydriase plutôt que du myosis et de l'urobilinurie plutôt que de l'albuminurie.

dans l'*Union médicale*, 2 juillet 1889, puis dans la première édit. de nos *Leçons cliniques*, p. 229, Paris, 1886-1890, et par conséquent bien antérieure aux mémoires publiés récemment sur la matière. — KLIPPEL, Sur l'insuffisance hépatique dans les maladies mentales (*Archiv. gén. de méd.*, juillet 1892). — A. JOFFROY, Pseudo-paralysie générale hépatique (*Société de méd. des hôpitaux*, 10 janvier 1896). — LEOPOLD LEVY, Troubles nerveux d'origine hépatique (*Archiv. gén. de médecine*, mai 1896, p. 535 et suiv.).

Les mouvements sont incertains au moment des crises et souvent il existe un tremblement, non pas rythmé comme dans l'alcoolisme, mais désordonné; plus rarement, on voit apparaître de la contracture des mâchoires ou d'une autre partie du corps, des soubresauts des membres, des convulsions et même des paralysies, accidents qu'il est parfois difficile de différencier de ceux qui appartiennent à l'urémie.

Ces accidents, d'ailleurs, sont presque toujours précédés de pétéchies, d'ecchymoses cutanées, d'hémorrhagies nasale, gingivale, gastrique ou intestinale, et d'un ictère plus ou moins intense. L'appétit se perd, il survient fréquemment de la diarrhée et des vomissements verdâtres, accompagnés ou non de hoquet. La respiration est laborieuse, lente, abdominale, intermittente; il existe une vive sensation d'oppression et d'angoisse. Le pouls est petit, fréquent, et si la température s'élève parfois, elle descend bientôt après au-dessous de son taux normal, excepté dans les cas de suppuration des voies biliaires où des phénomènes infectieux viennent se joindre à ceux de l'insuffisance hépatique, de même que dans les suppurations des voies urinaires, l'ammoniémie peut s'associer à l'urémie. A la fièvre s'ajoute alors la sécheresse de la langue, des membranes muqueuses et de la peau, une adynamie excessive avec somnolence ou coma. Des phénomènes assez semblables se manifestent encore lorsqu'une inflammation thoracique ou autre vient compliquer l'état déjà si grave de l'insuffisance hépatique, comme le montre le fait suivant :

*Cirrhose alcoolique, insuffisance hépatique et pneumonie.*

B... Louis, 49 ans, garçon marchand de vins, n'a aucun antécédent héréditaire ou personnel.

Employé chez un distillateur, depuis l'âge de dix ans, il fait la livraison aux marchands de vin (30 à 40 par jour) et, chez presque tous, on lui offre un ou deux verres de vin, en sorte que, depuis environ trente ans, il a bu des quantités énormes de ce liquide. Depuis quatre à cinq ans, il boit moins, pourtant il arrive journellement à 3 et 4 litres de vin. Il s'est néanmoins toujours bien porté, quoique depuis longtemps il ait des pituites, un sommeil troublé par des cauchemars terrifiants, des crampes et des picotements intenses dans les deux jambes.

Il y a un an environ que son ventre a commencé à gonfler et deux mois que ses conjonctives prirent une teinte jaunâtre. Admis dans notre service hospitalier le 6 juillet 1896, il a les joues colorés, les yeux brillants, les pupilles rétrécies, les sclérotiques et la peau jaunâtres; ses facultés intellectuelles sont affaiblies, et il présente un léger affaiblissement.

Le cœur et les poumons sont normaux. Le pouls est à 100, fort et régulier. La limite supérieure de la matité hépatique commence, en haut, dans le troisième espace, à un travers de doigt au-dessus du mamelon, et, en bas, elle dépasse le rebord costal de deux travers de doigt. La rate, volumineuse, mesure 13 sur 20 centimètres. — L'abdomen est météorisé et il y a de l'ascite. Les veines sous-cutanées se dessinent nettement à la base et à la partie supérieure de l'abdomen. Il y a de l'œdème des jambes remontant jusqu'aux genoux.

Les urines rares (moins de 1 litre par 24 heures), acides, de couleur rouge foncé, d'une densité de 1,022, ne contiennent ni sucre ni albumine, mais l'addition d'acide azotique y dévoile l'existence d'un pigment rouge brun, abondant. L'urée est de 22 grammes par 24 heures. Régime lacté et six pilules diurétiques.

La température qui, à l'entrée du malade se maintenait, au-dessous de 37°, s'élève quelque peu le 10 juillet : les ascensions vespérales atteignent 38° et 38°,5, et le soir du 12 juillet 39°.

Pendant ce temps l'ictère fait des progrès, le malade commence à s'agiter la nuit il se lève et veut s'en aller. Potion avec 3 grammes de chloral.

Le matin du 14 juillet, le malade ne reconnaît plus les personnes qui l'entourent, il a de l'incontinence des matières, un météorisme considérable, et peu d'ascite. Étendu sur le dos et immobile, les yeux entr'ouverts, le regard vague, il marmotte continuellement des paroles inintelligibles. La bouche est entr'ouverte, la langue rôtie, noirâtre; les lèvres sont desséchées, les masses musculaires très douloureuses. La respiration offre le type abdominal (32 par minute). Le pouls est à 120, régulier, très fort, la température descend à 37°,5.

L'analyse des urines ayant démontré, outre la présence d'une légère quantité de sucre, un abaissement considérable du taux des chlorures (3 grammes par litre), une injection de 700 grammes environ de sérum artificiel (solution de NaCl 8/1000) est pratiquée au niveau des fesses. Dans la nuit, le malade a uriné abondamment, le matin son lit était littéralement trempé de la tête aux pieds. Son regard est plus vif; il reconnaît les personnes qui lui parlent et répond assez bien aux questions. Mais cette amélioration n'est que passagère. L'affaissement progresse et, en même temps, la température tombe à 36°. La connaissance se perd à nouveau, le délire reparaît, puis la température s'élève et la mort a lieu le 21 juillet, avec une température de 40°, à la suite d'une agonie d'un jour et demi.

Le lobe inférieur du poumon droit est le siège d'un foyer pneumonique au stade d'hépatisation rouge, cause probable de l'hyperthermie finale. Le cœur, rempli de caillots fibrineux, ne présentait rien de particulier, sauf une abondante surcharge graisseuse sous-péricardique. L'abdomen contient environ 500 grammes de liquide teint en brun par la bile. L'estomac est injecté et les intestins, distendus par des gaz, ne présentent aucune altération appréciable.

Le *foie*, qui est caché derrière les fausses côtes et remonté très haut par le tympanisme abdominal, présente une couleur jaune (*cuir de Russie*); sa surface est parsemée de nombreuses granulations irrégulières, du volume d'une lentille, qui laissent entre elles des sillons peu profonds. Sa consistance est ferme, il résiste au couteau, son poids est de 1 850 grammes et ses dimensions sont 26, 18 et 8 centimètres. La vésicule biliaire, peu distendue, contient une bile trouble et peu colorée. Le pancréas paraît normal; sa consistance est pourtant un peu ferme, tandis que la rate, très volumineuse, pèse 560 grammes. Les reins (170 grammes) ne présentent rien de particulier à signaler. Léger état congestif de la surface des hémisphères cérébraux.

Sur une coupe mince du foie, examinée au microscope, le tissu conjonctif représente plus de la moitié du champ visuel, et forme, au niveau des espaces portes, de larges nappes, desquelles partent des prolongements qui circonscrivent des îlots glandulaires, monolobulaires, ayant pour la plupart une forme ovoïde. Cette hyperplasie conjonctive a manifestement pour origine une endo-périphlébite qui atteint tout le système veineux de l'organe, les artères hépatiques et les conduits biliaires étant intacts. Le parenchyme glandulaire n'est pas épargné; les altérations de ses éléments sont de deux ordres : les unes tiennent à la prolifération du tissu conjonctif qui, à la périphérie des îlots glandulaires, comprime les cellules, les atrophies et transforme ainsi les travées dissociées en canalicules biliaires excréteurs; les autres sont des lésions de dégénérescence du protoplasma cellulaire. Les travées hépatiques sont fragmentés par places, les cellules, troubles, prennent mal la matière colorante; les noyaux se colorent encore et sont pour la plupart refoulés à la périphérie par l'infiltration graisseuse du protoplasma (Paulesco).

La sécrétion urinaire diminue sensiblement, les urines rouges et colorées renferment de l'urobiline, une faible quantité de chlorures et parfois de l'albumine. L'élimination par les reins devient à son tour insuffisante, c'est la règle dans la plupart des désordres graves du foie, et le malade tombe dans un cercle vicieux dont il lui est difficile de se tirer.

L'insuffisance hépatique se manifeste rarement à la suite d'un simple trouble fonctionnel; elle survient le plus souvent dans le cours d'une affection primitive ou secondaire du foie (hépatite épithéliale ou conjonctive, épithéliome, obstruction des voies biliaires, etc.), toujours à une phase avancée de ces affections, et, lorsque les cellules hépatiques ont subi de profondes modifications, de telle sorte que la condition essentielle de ce complexus est certainement l'altération, sinon la destruction de ces éléments. Une fatigue, un refroidissement, de vives émotions en sont les causes déterminantes habituelles. Quant aux causes efficientes, elles ne diffèrent pas de celles qui donnent naissance aux maladies dont dépend le désordre hépatique. Il est, en effet, possible de les grouper sous deux chefs : causes toxiques et causes infectieuses. Au premier appartiennent le phosphore, l'arsenic, l'ammoniaque et beaucoup d'autres poisons, au second, les microphytes qui envahissent le foie. Ces derniers agents lui parviennent, tantôt par l'intestin et les voies biliaires, tantôt par la circulation portale ou générale; ils n'agissent pas directement, comme les poisons, sur les cellules hépatiques, mais ils sécrètent des substances qui modifient ces éléments, et finissent, dans certains cas, par en amener la destruction. Or, malgré un grand nombre de traits communs, le tableau de l'insuffisance hépatique offre, selon que le poison est chimique ou microbien, quelques dissemblances, de même que celui de l'urémie, suivant que celle-ci tient à une lésion primitive des reins ou à une altération dépendante d'une suppuration vésicale. Dans les cas d'infection microbienne du foie, comme dans ceux des reins, la fièvre, la sécheresse de la peau et des membranes muqueuses, l'adynamie sont toujours plus accusées que dans ceux où il n'y a pas d'infection.

Quel est le mécanisme des accidents de l'insuffisance hépatique. Ces accidents sont-ils dus à l'absence de substances nécessaires à l'existence, comme la matière glycogène, sont-ils l'effet de la rétention de produits destinés à être emmagasinés ou rejetés par le foie? La première hypothèse a peu attiré l'attention des observateurs, et cependant, elle mériterait un examen sérieux pour ce fait que les phénomènes d'insuffisance hépatique ont une ressemblance frappante avec ceux qui se manifestent au cours de l'inanition, lorsque la matière glycogène vient à faire défaut dans le foie. Claude Bernard[1] a remarqué, en effet, que des animaux succombaient fatalement au bout de trois à quatre jours, à partir du moment où la matière glycogène avait disparu de la glande hépatique.

La seconde hypothèse, généralement acceptée, est diversement interprétée. L'accumulation de la cholestérine dans le sang est, pour A. Flint, la condition pathogénique des accidents en question, et les expériences sur lesquelles s'appuie cet auteur pour fonder sa théorie semblent avoir été confirmées par Kolomann-Muller[2] qui, à la suite d'injections dans la veine crurale de plusieurs chiens, d'une solution de cholestérine obtenue en triturant cette substance dans un peu de glycérine, additionnée d'eau de savon, a vu survenir des phénomènes nerveux tels que : apathie, lourdeur ou perte des mouvements, affaiblissement de la sensibilité périphérique, dyspnée et coma, puis enfin, la mort dans l'espace de cinquante-six à quatre-vingt-treize heures. Toutefois, la cholestérine se trouvant en simple suspension, dans le liquide injecté, il est possible d'objecter que les accidents observés ont été le fait d'embolies capillaires; on ne peut nier cependant que la bile, malgré ses propriétés antiseptiques dues surtout à l'acide cholalique, ne soit un produit toxique. Bouchard[3] a démontré qu'elle est six fois plus dangereuse que l'urine, et qu'il suffit de 4 à 6 cen-

1. Cl. Bernard, *Leçons sur le système nerveux*, Paris, 1858, p. 432.

2. Kolomann-Muller, Ueber Cholesteraemie (*Arch. f. exper. Path. und Pharmak.*, t. I, p. 213, et *Rev. des sc. méd.*, 1873, t. II, p. 941).

3. Ch. Bouchard, *Leçons sur les auto-intoxications dans les maladies*, Paris, 1887.

timètres cubes de ce produit pour tuer en convulsions un kilogramme d'être vivant; cinq centigrammes de bilirubine par kilogramme de lapin suffisent pour amener la mort; les sels biliaires sont moins toxiques.

Withla[1], partisan de la réduction en urée, par la glande hépatique, de la plupart des matières albuminoïdes charriées par le sang, attribue à l'absence de réduction de ces substances, les accidents consécutifs aux lésions hépatiques, mais il ne donne aucune preuve décisive à l'appui de sa manière de voir, et il a le tort de négliger les fonctions rénales; aussi sa théorie est-elle insuffisante. D'autres auteurs, partant de ce fait que la diminution de la sécrétion de l'urine et de l'urée, par les substances biliaires, a pour effet l'accumulation de produits excrémentitiels divers dans le sang, rattachent à l'urémie les phénomènes toxiques des affections hépatiques, et confondent ainsi deux choses absolument distinctes, du moins dans le principe.

Étant donné que l'insuffisance hépatique se trouve intimement liée au défaut de fonctionnement des cellules glandulaires, il est rationnel de rattacher les phénomènes qui la caractérisent à l'impossibilité où se trouve le foie de former certaines substances, et particulièrement la matière glycogène. Au reste, l'abolition de la formation glycogénique ayant pour corollaire celle de la fonction toxilytique (Roger), les accidents d'insuffisance hépatique nous paraissent provenir du désordre simultané de ces deux fonctions, et résulter : les uns de l'inanition des cellules vivantes par insuffisance glycémique, les autres de l'intoxication progressive du sang par suspension de la fonction toxilytique. Cette fonction, en effet, préserve l'organisme des agents toxiques introduits dans le tube digestif, et aussi, suivant Bouchard, des substances délétères qui peuvent se former dans l'intestin; le curare, toujours mortel lorsqu'il est injecté sous la peau, n'offre pas d'inconvénients si on l'introduit par la voie digestive, exception faite toutefois du rectum.

Le rein, en pareil cas, joue forcément un rôle important, et si l'intégrité de sa fonction est la plus grande chance de salut que puisse avoir un malade atteint d'affection du foie, on peut dire, avec autant de raison, que le fonctionnement normal du foie est d'un grand secours dans les affections graves du rein; il y a comme un balancement entre ces deux principaux émonctoires de l'économie, aussi est-il nécessaire dans les affections du foie de s'enquérir de l'état fonctionnel des reins.

1. Withla. *The Dublin Journ. of med. science*, février 1876.

Syndrome ultime des affections du foie, l'insuffisance hépatique doit être connue du médecin au même titre que l'asystolie et l'urémie, car il importe de savoir la dégager de tout ce qui peut l'obscurcir, et, notamment, de la maladie générale qu'elle vient compliquer. Elle se reconnaît aux caractères et à la marche de ses principales manifestations : délire, coma, etc., et à sa coexistence avec une affection sérieuse du foie. Si elle est facilement mise en évidence dans le cours de la fièvre jaune, de l'ictère grave, de l'empoisonnement par le phosphore, elle est plus difficile à reconnaître au cours d'une fièvre éruptive, d'une cirrhose où elle se trouve fréquemment compliquée d'accidents urémiques ou alcooliques.

L'urémie, de même que l'insuffisance hépatique se révèle par des vomissements, de l'oppression, du délire, de la somnolence et du coma, mais ces symptômes sont plus isolés que dans l'insuffisance hépatique, et leur durée est généralement plus longue. Le myosis est habituel dans l'urémie, tandis que, dans l'insuffisance hépatique, c'est la mydriase. Ainsi il est possible de distinguer ces états jusqu'au moment où, les urines venant à diminuer de quantité, l'urémie vient s'ajouter à l'insuffisance hépatique.

Les accidents alcooliques, et particulièrement le délire aigu et le tremblement, sont faciles à séparer des symptômes de l'insuffisance hépatique, en raison de leur marche aiguë et rapide, comme aussi de leurs symptômes spéciaux : délire agité, rêves, cauchemars, hallucinations, insomnie, tremblement et sueurs profuses.

L'insuffisance du foie est un accident des plus sérieux; aussi grave que l'intoxication diabétique, il l'est beaucoup plus que l'insuffisance des reins dont la suppléance fonctionnelle est facile à établir. Cependant, il arrive d'observer des troubles passagers d'origine hépatique qui disparaissent, même spontanément, pour reparaître ensuite avec plus d'intensité, et finir, enfin, par emporter rapidement le malade. Semblables en cela aux petits accès d'asystolie et d'urémie, ils sont de nature à inspirer de l'inquiétude au praticien qui devra s'efforcer d'éviter leur retour.

L'intestin et le rein sont, avec la peau, les organes appelés à la suppléance de la fonction toxilitique du foie, et, par conséquent, ils doivent être surtout visés dans le traitement de l'insuffisance hépatique, car il n'est guère possible de suppléer à la fonction glycogénique.

L'emploi des diurétiques et des purgatifs cholalogues, salins et mercuriels, se trouve naturellement indiqué, et l'on ne doit pas hésiter à les administrer à une dose suffisante, si on veut obtenir un résultat ou tout au moins prolonger la vie du patient. Les bains et les frictions cutanées agiront dans le même sens, en excitant la fonction de la peau. Les inhalations d'oxygène, en favorisant les combustions, d'ordinaire ralenties, aideront à la destruction des substances toxiques de l'organisme. Au contraire, l'opium est souvent dangereux, même à dose faible, car diminuant les sécrétions, il entraîne rapidement la somnolence et le coma, aussi convient-il de s'en abstenir et de recourir de préférence à l'emploi du bromure et du chloral s'il s'agit de combattre l'insomnie.

Les alcalins, l'iodure de sodium sont indiqués dans plusieurs circonstances. Sans partager absolument l'opinion de Bouchard, qui considère comme capitale la désinfection du tube digestif, pratiquée à l'aide du naphtol et du salicylate de bismuth, je pense que cette médication s'ajoute avantageusement à celle qui vient d'être signalée. En effet, s'il n'est pas possible de modifier la cellule hépatique de manière à ce qu'elle fasse de la bile, de l'urée, du glycogène etc., il faut au moins éviter qu'elle ait à agir sur les poisons intestinaux.

Le régime ne doit pas être négligé; les aliments par trop azotés, pouvant nuire, doivent être interdits. Le lait, aliment complet et qui possède une grande vertu diurétique, est l'aliment le mieux approprié, à la condition d'être pris d'une façon exclusive ou pur, ou coupé avec des alcalins, de préférence l'eau de Vals. Les grogs au café et au cognac conviennent dans l'intervalle des repas de lait.

### Sémiologie.

La sémiologie des affections du foie comporte deux grandes méthodes d'exploration clinique : l'une physique, l'autre physiologique, se prêtant un mutuel concours. La première repose sur les données anatomiques et topographiques que nous avons indiquées plus haut; elle nous renseigne sur la situation, les dimensions, la forme, la consistance, et en un mot sur toutes les propriétés physiques de cet organe. La seconde, plus complète, a pour base les connaissances acquises, à l'heure actuelle, sur l'histologie et la physiologie hépatiques; elle nous permet, par l'étude des troubles fonctionnels, d'arriver au déterminisme exact non seulement de l'élément histologique affecté, mais encore, la plupart du temps, des causes du désordre dont il est le siège, et par cela même à des indications pronostiques et thérapeutiques positives.

Diagnostic. — L'examen physique du foie a pour instruments : l'inspection, la palpation, la percussion et l'auscultation. Les trois premiers moyens réunis nous font connaître les déplacements de cet organe produits par les déviations de la colonne vertébrale, du thorax, etc. L'inspection seule nous met à même de constater les voussures anormales produites par le foie au niveau de l'hypochondre droit ou de l'épigastre, le développement du réseau veineux sous-cutané de l'abdomen, l'existence de pulsations transmises par l'aorte ou résultant d'une expansion systolique consécutive à une insuffisance tricuspide, la forme globuleuse du ventre et les érosions cutanées dues au grattage, autant de signes importants des affections de la glande hépatique. La palpation et la percussion nous permettent de limiter exactement le volume de cette glande et de nous rendre compte de sa consistance et de ses diverses formes, l'auscultation enfin nous vient en aide dans le diagnostic de la péri-hépatite.

L'examen physiologique consiste à déterminer exactement chacun des troubles fonctionnels du foie, à rechercher s'ils sont purement dynamiques ou s'ils se lient à un désordre matériel d'un ou plusieurs éléments du foie, et, partant de la connaissance de ce désordre, à remonter à la condition pathogénique et étiologique de l'affection hépatique.

Les troubles dynamiques, assez peu stables, toujours difficiles à diagnostiquer, passent le plus souvent inaperçus, s'ils ne sont attribués à d'autres organes. Cependant, ils sont mis en évidence par des phénomènes divers, tels que : météorisme abdominal, dyspepsie, décoloration des fèces, glycosurie, etc. Ils ont d'ailleurs une marche intermittente et plus ou moins désordonnée, un faible retentissement sur la santé générale, et comme, par leur importance, ils méritent une place à part, nous leur consacrerons un chapitre plus loin (voir *Névropathies du foie*).

Le diagnostic des affections liées à un désordre matériel compte, parmi ses principaux signes, l'ictère avec décoloration des fèces et le changement de volume du foie avec dilatation des veines sous-cutanées de la région supérieure de l'abdomen. La réunion de ces signes n'appartient, en effet, qu'à un désordre matériel du foie. La décoloration des fèces, symptôme d'une moindre valeur, indique néanmoins une modification dans la matière colorante biliaire et un trouble fonctionnel, sinon matériel, de la sécrétion de la bile. . . . . . . . . . . . . . . . . . . . . . . .

Les autres troubles fonctionnels liés à un désordre du foie n'ont pour la plupart qu'une valeur relative : la dyspepsie, par exemple, se rencontre dans presque toutes les maladies aiguës ou chroniques, et c'est au plus si elle conduit à soupçonner l'existence d'une affection du foie, lorsqu'elle survient deux ou trois heures après le repas, attendu qu'un grand nombre d'affections du tube digestif peuvent présenter ce même phénomène. L'anorexie du début des affections hépatiques, le dégoût des aliments pour la viande, sont des symptômes qui méritent assurément d'être pris en sérieuse considération, mais qui, en raison de leur existence dans les lésions organiques de l'estomac et des intestins, dans les affections de la vessie et des reins, n'ont de valeur sémiologique réelle, au point de vue d'une lésion hépatique, qu'autant qu'ils coexistent avec des signes plus importants.

La tuméfaction hépatique et la dilatation des veines sous-cutanées de la région supérieure de l'abdomen sont, avec l'ascite, des signes sur lesquels il y a lieu d'asseoir, avec le plus de sûreté, le diagnostic d'un certain nombre de lésions hépatiques. La constatation de la tuméfaction hépatique doit être recherchée d'après les procédés indiqués plus haut, mais il ne faut pas oublier que cette constatation est parfois difficile et qu'elle peut être l'occasion d'erreurs multiples provenant de malformations, de déplacements, de déformations du foie, comme aussi d'anomalies congénitales ou pathologiques du péritoine, de la rate, des reins, de l'estomac et des intestins.

Il serait superflu d'insister sur les malformations du foie qui seront plus loin l'objet d'une étude spéciale ; ces anomalies consistent tantôt dans l'atrophie de l'un des lobes qui a pour conséquence l'hypertrophie du lobe opposé, tantôt dans l'existence de scissures multiples plus ou moins profondes, tantôt enfin dans une sorte d'étranglement qui coupe le lobe droit obliquement vers le rebord costal et le partage en deux parties, d'où résulte une apparence bilobée, analogue à celle d'un sablier. D'autres exemples de la lobulation du foie s'observent encore, sans qu'il soit toujours facile de déterminer s'il s'agit de lésions congénitales ou acquises.

Plusieurs lésions matérielles parviennent dans quelques circonstances à déformer le foie au point de le rendre méconnaissable, même à l'aide d'une exploration bien faite. C'est ce qui arrive fréquemment dans la syphilis, où l'un des deux lobes se trouve réduit ou même détruit par la résorption de tumeurs gommeuses, tandis que le lobe opposé, chargé d'un rôle compensateur, est hypertrophié.

Des anomalies de forme, un peu différentes, peuvent être produites par des néoplasies, des kystes hydatiques, ou encore par l'habitude de se serrer la taille. Les déformations provenant des néoplasies sont toujours circonscrites en un ou plusieurs points de la glande hépatique, les kystes hydatiques offrent ce même caractère, mais, en outre, lorsqu'ils sont volumineux et anciens, ils s'accompagnent d'une augmentation du volume du foie, dont les éléments sains se sont hypertrophiés par compensation fonctionnelle, et l'on peut être conduit à diagnostiquer une cirrhose. Toutefois, l'examen de la rate lève facilement les difficultés, car cet organe augmente de volume dans la cirrhose du foie, et n'acquiert aucun développement avec une tumeur de cet organe.

Les anomalies produites par l'usage abusif du corset, par des vêtements trop serrés, déterminent un allongement du lobe droit et l'existence, au niveau des fausses côtes, d'un sillon distinct par l'absence de douleurs à la région hépatique, et par l'absence de déviation vertébrale ou thoracique.

Les déplacements du foie sont congénitaux ou acquis, mais les premiers devant trouver leur place plus loin, il ne sera question ici que des derniers. Ceux-ci sont l'effet de déviations vertébrales ou thoraciques, d'anciennes pleurésies, de la présence de tumeurs qui refoulent le foie en haut, en bas ou sur les côtés et le font basculer. La déviation de la colonne vertébrale, en rétrécissant la moitié droite de la cavité thoracique, refoule le foie en bas et produit ainsi un déplacement susceptible de provoquer des erreurs de diagnostic. J'étais consulté il y a une vingtaine d'années par une dame d'une cinquantaine d'années, pâle, anémiée qui, de temps à autre, était prise de vomissements et d'accès d'oppression. Le foie, chez elle, débordait de près de trois travers de doigt et, dans une consultation de plusieurs sommités médicales, l'état de cette glande rapproché des vomissements avait conduit à diagnostiquer une affection hépatique. Cependant, l'absence de douleur à la percussion et une déviation notable de la colonne vertébrale, que la malade dissimulait autant que possible, me conduisirent à mettre de côté le désordre du foie, tandis que l'existence d'une polyurie nocturne et de l'anémie me mirent sur la voie d'une affection rénale qui fut rendue évidente par l'examen des urines et par l'apparition de crises multiples d'urémie. Grâce à un régime lacté, exclusif et à l'usage de purgatifs drastiques, je ne tardai pas à remettre ma malade sur pied; mais, plus tard, elle finit par succomber à de nouveaux accidents d'urémie.

Les déplacements produits par un épanchement pleural, par

l'emphysème, par une tumeur thoracique diffèrent assez peu de celui qui se lie à une déviation de la colonne vertébrale, ils sont faciles à reconnaître dans la majorité des cas, tant par la palpation et la percussion que par la constatation de la lésion qui leur a donné naissance. Chez un homme qui avait une altération de la plupart des membranes séreuses, et une accumulation de fausses membranes dans le cul-de-sac pleural, le foie, refoulé en avant vers l'épigastre, fut considéré comme atteint de kyste hydatique et ponctionné à tort; il était simplement déplacé.

Les déplacements dus à la présence de collections ou de tumeurs situées entre la face convexe du foie et le diaphragme offrent des difficultés non moins grandes. Effectivement, comme elles abaissent la masse de la glande, elles peuvent faire songer à une lésion intra-hépatique, et c'est seulement à l'aide d'une percussion bien faite qui met en évidence l'inégalité de niveau du bord supérieur du foie que l'on parvient à reconnaître chacune de ces affections. Pour arriver à déterminer la nature de la tumeur, il y a lieu de pratiquer, dans la partie saillante, une ponction à l'aide de la seringue de Pravaz.

Certaines lésions de voisinage peuvent faire croire à une augmentation de volume du foie, telles sont les lésions cancéreuses et tuberculeuses, celles surtout qui adhèrent à cet organe ou se fusionnent avec lui. Dans plusieurs cas où nous avions diagnostiqué soit une cirrhose alcoolique, soit une cirrhose syphilitique, soit toute autre affection du foie, tant à cause d'une prétendue augmentation de volume de cette glande que d'une dilatation manifeste des veines sous-cutanées abdominales, avec ou sans ascite concomitante, il nous est arrivé de constater, à l'autopsie, l'intégrité du parenchyme hépatique au bord libre duquel adhérait un épiploon infiltré de granulations tuberculeuses ou cancéreuses, induré et irrégulièrement rétracté, débordant de plusieurs travers de doigt les fausses côtes. Quelquefois même, dans ces circonstances, j'ai pu concevoir l'espoir d'une guérison de l'affection cirrhotique que semblait indiquer la rétraction de l'épiploon, la diminution, sinon la disparition totale de l'ascite.

Une rate volumineuse, faisant irruption dans la cavité abdominale, peut en imposer pour une affection de la glande hépatique; mais il est le plus souvent facile de reconnaître, par le palper, le bord libre de cet organe faisant saillie en avant du foie, lequel se trouve refoulé à droite où, d'ailleurs, il ne présente aucune trace d'altération; ajoutons que, en pareil cas, le ballottement de cette glande ne se transmet pas à la rate

Les tumeurs de la paroi abdominale sont aussi confondues parfois avec des lésions hépatiques, comme j'ai pu m'en rendre compte chez un malade de mon service qui, dans plusieurs hôpitaux, avait été l'objet d'une erreur de ce genre. C'était un homme de quarante-sept ans, porteur d'un fibrome embryonnaire avec kyste s'étendant du cinquième espace intercostal jusqu'aux dernières fausses côtes. Cette tumeur qui soulevait la peau, non altérée, recouvrait le foie et en imposait pour une tumeur bosselée de cette glande. Les désordres de ce genre, fort rares, se distinguent par des saillies qui soulèvent le tégument et par la dilatation progressive des veines au niveau des bosselures.

Les affections du foie, compliquées de lésions de voisinage, méritent la plus grande attention de la part du médecin. Les deux exemples suivants sont de nature à renseigner sur les difficultés de ce genre : une jeune femme de vingt-cinq ans se présentait à notre consultation avec un foie volumineux et saillant à droite, au niveau et au-dessous des fausses côtes; notre première idée fut qu'il s'agissait d'un kyste hydatique; mais en l'examinant le lendemain, l'existence d'une dilatation manifeste des veines de la région sus-hépatique avec absence d'ascite nous étonna quelque peu. Une ponction exploratrice pratiquée sans résultat ne changea pas notre première impression, mais, au bout de quelque temps, les veines sous-cutanées du ventre et du thorax continuant à se développer, l'existence d'une oblitération de la veine cave nous parut certaine, et ne tenant pas un compte suffisant des caractères si particuliers des néoplasmes du foie, il nous parut qu'il s'agissait d'un cancer épithélial ayant envahi ce vaisseau. C'était, en somme, un kyste hydatique qui avait gagné jusqu'à la paroi de la veine cave, et produit une phlébite adhésive de cette veine. — Chez un autre malade, alcoolique et tuberculeux, ayant un foie petit, de l'ascite, avec dilatation des veines sus-ombilicales, je diagnostiquai une cirrhose alcoolique; mais, au bout d'un certain temps, l'ascite, au lieu de s'accroître, disparut spontanément, ce qui permit de reconnaître des inégalités au niveau du bord libre du foie, des adhérences de cet organe au diaphragme, et conduisit à diagnostiquer une hépatite syphilitique. Ce malade ayant succombé, l'auptosie révéla l'existence d'une cirrhose alcoolique et d'une péritonite tuberculeuse, avec fausses membranes et adhérences du diaphragme aux intestins, lesquelles avaient dû contribuer à la résorption de la sérosité épanchée dans la cavité abdominale.

Les déplacements du foie par des tumeurs volumineuses du

rein droit pourraient encore donner le change et faire croire à une affection hépatique, si la mobilité d'une partie de la masse et la fixité de l'autre partie, l'évolution du mal et la persistance habituelle d'une ligne de sonorité entre la tumeur inférieure et le foie n'étaient des signes permettant d'arriver à un diagnostic certain, lequel se trouve encore aidé par les symptômes propres aux lésions existantes. De même, les tumeurs ovariennes remontant jusqu'au-dessous du foie, se distinguent par une percussion et une palpation bien faites, par le toucher vaginal et par la ponction exploratrice. Une tumeur du foie peut aussi en imposer, comme je l'ai vu, pour un kyste ou un néoplasme ovarien; la continuité de la matité, l'évolution de la lésion et la ponction exploratrice suffiront à lever les difficultés.

L'affection du foie reconnue, il reste à déterminer sa cause, ses conditions pathogéniques et sa nature, mais tous ces points, sans lesquels un diagnostic ne peut être complet, trouveront leur place dans la pathologie spéciale. Les affections du foie n'étant jamais que des effets, il est nécessaire pour les bien connaître et pour les traiter avantageusement d'aller jusqu'au déterminisme de la maladie dont elles dépendent. Il importe de savoir que les maladies dans lesquelles la glande hépatique s'altère sont des plus communes, et qu'il ne faut jamais négliger de se rendre compte du mode de fonctionnement de cette glande, toutes les fois que l'organisme est en souffrance. Cette constatation est utile, aussi bien dans les maladies chroniques que dans les maladies aiguës, dont la physionomie et la gravité peuvent être notablement changées par le désordre des fonctions hépatiques. Le traumatisme lui-même n'échappe pas à l'influence des altérations de cette glande et Verneuil a particulièrement insisté sur ce point; il a montré que les plaies des individus dont le foie est malade se cicatrisent difficilement, sont exposées à des complications diverses, en sorte que l'examen du foie doit attirer l'attention dans cette circonstance, comme dans n'importe quelle maladie.

Pronostic. — La connaissance des signes pronostiques des affections du foie repose non seulement sur une étude précise des désordres fonctionnels et des lésions matérielles, mais encore sur la connaissance intime des conditions étiologiques qui ont présidé à ces désordres. Prenons, pour exemple, l'une des affections les plus communes de la glande hépatique, la cirrhose, et voyons s'il est possible de baser son pronostic, ainsi que cela se fait généralement, sur le simple diagnostic. Nullement, puisqu'il est des cirrhoses qui guérissent avec facilité (cirrhose syphilitique), d'autres qui tuent le plus souvent (cirrhose alcoolique), et d'autres enfin qui persistent sans grand danger (cirrhose paludique). Or, dans la division des cirrhoses, d'après le volume de l'organe, en cirrhose vulgaire ou atrophique, et en cirrhose hypertrophique, etc., il n'est tenu compte ni de la cause qui imprime toujours son cachet à l'affection, ni de l'évolution spéciale de cette affection, et, par conséquent, cette division, purement artificielle, ne pouvant fournir des indications pronostiques certaines, est défectueuse et doit être abandonnée pour faire place à une classification reposant sur la connaissance des symptômes et de l'évolution, aidée de la notion de la cause.

L'ictère par lui-même n'a qu'une faible importance pronostique, puisqu'il y a des ictères très intenses sans aucune gravité et des ictères légers qui se lient à des lésions fatales. Mais, si on prend en considération la lésion dont dépend ce symptôme, si on tient compte des caractères de cette lésion, de son évolution et des désordres qui l'accompagnent, il finit par acquérir une haute signification. De même la tuméfaction du foie ne fournit que peu d'indications par elle-même, puisqu'elle peut se rapporter aussi bien à un kyste hydatique qu'à une lésion syphilitique, à une cirrhose paludique, qu'à un fibrome ou à un épithéliome, mais la modalité des symptômes qui l'accompagnent et leur évolution, ne tardent pas à devenir des signes d'une grande valeur pronostique.

La consistance de l'organe malade, que des doigts exercés parviennent à reconnaître assez facilement, est loin d'être sans importance. Une tumeur ferme, résistante, ligneuse, doit inspirer des craintes, car elle est l'indice ordinaire d'une lésion épithéliale (cancéreuse) et cette signification est plus grande encore, s'il existe des tumeurs multiples et disséminées. Au contraire une tuméfaction isolée, de consistance un peu molle, élastique, à marche lente et sans induration périphérique, appréciable, étant l'effet habituel d'un kyste hydatique, aura une valeur pronostique beaucoup moins sérieuse.

L'inégalité des lobes, c'est-à-dire l'existence simultanée d'un lobe diminué de volume et d'un autre plus gros que normalement, constitue un assez bon signe, en ce sens qu'elle est presque toujours l'effet d'une affection syphilitique du foie; enfin l'épaisseur plus ou moins grande du bord libre de cet organe, son état lisse, ou irrégulier, donnent lieu à des indications pronostiques qu'il ne faut pas négliger.

Le pronostic des affections hépatiques repose donc non seulement sur la connaissance des symptômes, mais encore sur celle de la lésion anatomique, de son évolution et de ses conditions étiologiques, et pour être exactement renseigné sur leur issue, il ne faut pas oublier que ces désordres sont presque toujours l'expression symptomatique d'une maladie générale, et qu'il y a lieu de se préoccuper de tous les organes simultanément affectés. Ainsi, dans la cirrhose alcoolique il existe, à côté du foie malade, une rate volumineuse, un cœur généralement gras, une modification de la plupart des organes et en particulier des centres nerveux; de même dans la cirrhose paludique, dans la lymphadémie, dans la leucomatose hépatique, d'autres organes que le foie sont habituellement lésés, et il importe de les faire entrer en ligne de compte, pour arriver à un pronostic certain.

La santé générale doit aussi être prise en sérieuse considération, car la rapidité plus ou moins grande du dépérissement n'est pas chose indifférente, quant aux chances de vie ou de mort. L'amaigrissement est l'un des signes qui rendent le mieux compte de l'étendue des lésions du foie et du trouble toujours grave de la fonction glycogénique. La pâleur, l'expression du visage, les hémorrhagies, indices d'une altération cellulaire, pour avoir une moindre importance, ne peuvent pas être négligées quand il s'agit d'établir le pronostic des affections hépatiques. Ces affections, enfin, ne sont pas seulement graves par elles-mêmes, mais encore par l'influence qu'elles exercent sur les maladies générales et principalement sur le traumatisme.

En somme, c'est après avoir étudié avec soin les désordres fonctionnels et matériels du foie, leurs causes, leurs effets sur l'organisme et l'état de santé générale des malades que le médecin parviendra à porter un jugement sérieux sur la marche et l'issue des affections de cet organe.

## Prophylaxie et thérapeutique.

Les remarques que nous inspire le pronostic général des affections hépatiques sont en tout point applicables à leur prophylaxie et à leur thérapeutique. C'est qu'en effet les mesures prophylactiques varient forcément avec chaque cause particulière, et le traitement avec la nature même de la maladie initiale, la localisation histologique et l'état anatomique de l'élément affecté, comme aussi, avec les conditions physiologiques et hygiéniques des malades. Il n'y a d'exception, à cet égard, que pour le complexus symptomatique lié à la cessation fonctionnelle des éléments glandulaires, à savoir l'insuffisance hépatique qui réclame une médication toujours semblable.

PROPHYLAXIE. — La prophylaxie des affections du foie consiste à se mettre à l'abri des influences nuisibles que peuvent exercer sur cet organe un certain nombre de substances chimiques : phosphore, arsenic, etc., d'agents microphytiques, tels que ceux de la syphilis, du paludisme, de la fièvre jaune et d'un grand nombre de maladies infectieuses. Se préserver de l'action de ces substances et de ces agents, c'est éviter les maladies qu'ils déterminent et, en même temps, les affections hépatiques qui en découlent. Or, à part les affections syphilitiques du foie qui résultent de l'inoculation d'un virus, toutes les autres sont transmises à l'organisme par l'air, par les boissons ou par les aliments, et conséquemment, c'est à ces substances qu'il nous faut demander la prophylaxie des affections du foie.

L'air transporte des microbes qui passent plus ou moins directement dans le sang et qui, par leur action sur l'organisme ou sur la glande hépatique elle-même, parviennent à modifier les éléments histologiques de cette glande; mais comme les affections hépatiques de cette provenance ne sont jamais que l'expression symptomatique d'une des maladies générales mentionnées plus haut, il en résulte que leur prophylaxie se confond avec celle de ces maladies.

Les boissons ne transportent pas seulement des agents microbiens qui peuvent arriver jusqu'au foie par le tube digestif; elles lui apportent encore des substances diverses, susceptibles de le modifier et de l'altérer. C'est de cette façon que le phosphore et d'autres poisons lui parviennent et y déterminent des désordres considérables; c'est par elles encore que s'introduisent dans les organes les œufs ou les larves de parasites pour s'y implanter et s'y développer. Aussi pour se mettre à l'abri des accidents que peuvent produire ces parasites du côté du foie ou d'autres organes, il est nécessaire de ne boire que de l'eau filtrée. L'eau, toutefois, n'est pas la seule boisson dangereuse pour le foie : le vin, la bière et l'alcool peuvent être également nuisibles, tant par les substances qui entrent dans leur composition que par celles qui servent à leurs falsifications. C'est pourquoi les excès de ces boissons doivent être minutieusement évités, ceux du vin, en particulier, si on tient à se préserver de leurs effets, notamment de la cirrhose hépatique.

Les aliments, comme les boissons, sont dangereux par les poisons ou par les agents microphytiques qu'ils peuvent renfermer, et encore par les substances qui entrent dans leur composition. Ces points qu'il ne faut pas oublier conduisent à exiger une grande propreté dans leur préparation et un usage modéré. Le foie reçoit, en effet, la plus grande partie des substances ingérées et modifiées par l'action des sucs digestifs, il les retient, les transforme pour les livrer ensuite à l'organisme après les avoir employés à la formation du glycogène et de la bile, et de cette façon, il est de tous les organes celui qui subit au plus haut degré l'action nocive du régime.

Des aliments amylacés, par trop abondants, contribuent à produire la stéatose du foie : ce sont eux qui, joints à un repos absolu, servent à la confection des foies gras, si recherchés des gourmets, et conséquemment, il importe d'user de ces substances avec modération. Un régime trop fortement azoté doit être également évité, car, d'après des expériences pratiquées par Maurel [1] sur des lapins, ce régime aurait pour effet, au bout d'un certain temps, une augmentation notable du volume de la glande hépatique.

La température, sans avoir d'action directe sur le foie, ne prédispose pas moins cette glande à certaines affections lorsque le régime alimentaire n'est pas approprié au climat, en sorte que ce régime doit être d'autant plus surveillé que la température est plus élevée; c'est pourquoi l'homme qui change de climat est dans la nécessité de changer son régime pour éviter des désordres hépatiques.

L'exercice musculaire est nécessaire au fonctionnement régulier du foie; c'est l'un des meilleurs moyens d'éviter la lithiase biliaire, et si la femme est plus que l'homme exposée à cette affection, c'est sans doute à cause de sa vie sédentaire, comme l'indique ce qui se passe chez les animaux nourris à l'étable, comparés à ceux qui vivent au grand air.

Thérapeutique. — Les moyens propres à combattre les affections hépatiques sont nécessairement variables, mais en tenant compte de leur mode d'action physiologique, il est possible de les grouper sous quelques chefs.

Le foie est accessible aux agents médicamenteux de trois façons : par le tube digestif et le système porte, par le sang artériel et par le système nerveux.

Le système porte transporte directement dans le foie des agents qui, comme le vin, parviennent à le modifier et à produire des

1. Maurel, De l'influence d'un régime fortement azoté chez les herbivores (*Comptes rendus de la Société biologie*, Paris, 1884, p. 646).

altérations sérieuses. Cette influence nuisible conduit à penser qu'il existe des influences favorables, et la voie en question n'est pas à dédaigner en thérapeutique. Peut-être nous permettra-t-elle un jour d'arriver à modifier non seulement la circulation locale du foie, mais encore la constitution physique et chimique des cellules hépatiques ou tout au moins leur fonctionnement.

Dès l'instant qu'une modification de ce genre existe pour les cellules du rein, il y a lieu de croire qu'elle n'est pas impossible pour les éléments sécrétoires du foie ; et, partant, on peut espérer trouver un jour une médication directement applicable aux désordres de ces éléments. Le système porte, d'ailleurs, n'est pas seulement pour le foie la porte d'entrée des agents médicamenteux, il peut encore servir à soustraire à ce même organe certains matériaux et notamment le sang qui s'y trouve en trop grande abondance. Sans parler de la saignée de la veine porte, moyen peu pratique, il est depuis longtemps reconnu qu'une application de sangsues à l'anus parvient à amener une déplétion sanguine du foie; les purgatifs drastiques agissent dans le même sens, en produisant une déplétion séreuse.

Les agents thérapeutiques dont l'action sur le foie s'exerce par l'intermédiaire de la veine porte sont nombreux; notons surtout les acides, les alcalins et les substances médicamenteuses dites altérantes.

*Médication par les acides.* — Les acides, depuis longtemps employés dans certaines affections hépatiques, notamment dans celles des pays chauds, constituent une médication sur la valeur de laquelle nous ne possédons que des données empiriques, n'ayant pas été jusqu'ici soumise à une expérimentation rigoureuse.

Ces agents, dont l'action sur le foie est complexe, se divisent naturellement en deux groupes : les acides minéraux qui pénètrent dans le sang et parcourent tout le système circulatoire sans subir de modification, les acides organiques qui sont attaqués par l'oxygène et se dédoublent à la façon des aliments respiratoires. Les premiers stimulent tout d'abord les fonctions digestives et provoquent la sécrétion biliaire, puis, une fois absorbés, ils déterminent la contraction des vaisseaux capillaires du foie, ce qui leur permet de décongestionner cet organe. Enfin, si, comme le pensent quelques auteurs, ils ont la propriété d'augmenter la plasticité du sang, il n'y a pas à douter de l'utilité de leur administration, dans le cours des affections hépatiques où prédominent les troubles digestifs, dans les fluxions sanguines avec tendance aux hémorrhagies. Les acides végétaux ont une action analogue, s'ils tardent à se dédoubler; dans le cas contraire, ils se combinent avec les bases alcalines des tissus et se comportent, en somme, comme de véritables alcalins.

*Médication alcaline.* — La médication alcaline a une vogue ancienne dans la thérapeutique des affections hépatiques. La réputation accordée aux eaux minérales naturelles de Vichy, Vals, Carlsbad, Ems, en est une preuve indéniable.

Il est généralement admis que ces eaux dissipent les engorgements du foie; mais si on remarque que cette dénomination est des plus vagues, on comprendra facilement que les données acquises sur l'action des alcalins dans les affections hépatiques n'offrent aucune précision, et on s'expliquera l'aggravation, si fréquemment constatée par nous, des accidents hépatiques à la suite de leur usage.

Il importe avant tout de déterminer les circonstances pathologiques dans lesquelles les alcalins peuvent être utiles et de rechercher ensuite leur mode d'action. Or, l'efficacité de ces agents n'est nettement démontrée jusqu'ici que dans la lithiase biliaire, et même cette démonstration, manquant toujours du contrôle expérimental, ne peut être considérée comme définitive. Est-ce en modifiant la composition du liquide sanguin, ou bien en excitant la membrane muqueuse gastro-intestinale, en provoquant la sécrétion biliaire ou bien encore en favorisant les oxydations que les alcalins sont efficaces dans le cours des affections hépatiques ou de toutes ces manières à la fois? Ces questions, avouons-le, attendent toujours une solution précise. Il faut reconnaître, néanmoins, que, dans un grand nombre de cas, l'emploi des alcalins est pour les affections chroniques du foie une médication utile et adjuvante des autres modes de traitement.

*Médication mercurielle.* — Des alcalins, il est possible de rapprocher les mercuriaux qui exercent sur le foie une action non moins complexe.

Le calomel a été pendant longtemps, du moins en Angleterre, une sorte de panacée universelle des affections hépatiques. Aujourd'hui, dans l'Inde, cet agent serait encore administré, à doses fractionnées, dans la plupart des états gastro-intestinaux où le foie est en cause. Il n'est peut-être pas facile de dire d'où lui vient cette grande faveur, mais il est probable que les selles vertes, analogues par leur coloration à celle d'un plat d'épinards, n'ont pas été sans influence sur la vogue acquise par ce médicament. Cependant, le principe chimique de cette coloration n'a pu encore être exactement déterminé, car, si quelques auteurs l'attribuent au pigment biliaire, il en est qui lui refusent cette origine.

Si on a exagéré les propriétés cholagogues du calomel, cet agent n'est, pour cela, pas dépourvu de toute action sur le foie, et Röhrig a démontré que, même à dose faible, le calomel provoque la sécrétion biliaire, quoique avec moins d'énergie que les purgatifs drastiques. Indépendamment de cette propriété, il a comme tous les mercuriaux une action sur le sang et sur la nutrition d'un certain nombre de tissus pathologiques, en voie d'organisation, aussi doit-on éviter qu'il tombe dans l'oubli après l'usage immodéré qui en a été fait.

Les autres préparations mercurielles, peu employées jusqu'à ce jour dans les affections hépatiques, peuvent néanmoins rendre des services; sans parler des frictions mercurielles et des injections de biiodure pour combattre les manifestations syphilitiques du foie, nous dirons que les médecins anglais ont une grande confiance, lorsque le foie est lésé, dans les pilules bleues où entre une forte proportion de mercure.

*Médication iodurée.* — L'iodure de potassium, quel que soit son mode d'action, mérite d'être rapproché du calomel non pas tant à cause de ses propriétés diurétiques, que de son action sur la nutrition des organes, dans lesquels il facilite, comme agent vaso-dilatateur, la circulation et l'afflux sanguin. Que son action sur les cirrhoses adultes soit problématique, la chose est possible; mais on ne peut nier qu'il ne donne d'excellents résultats, non seulement dans la cirrhose syphilitique, mais encore dans les cirrhoses alcoolique et paludique, tant que la formation conjonctive qui constitue ces désordres, n'a pas atteint une organisation définitive. Administré à la dose de 1 à 3 grammes et plus, dans les vingt-quatre heures, cet agent nous a paru jouir de la propriété d'arrêter le développement du tissu conjonctif embryonnaire, avec plus de célérité dans l'hépatite syphilitique en raison de la tendance régressive de cette lésion, avec un peu plus de lenteur dans les hépatites alcoolique et paludique où cette tendance est moindre. Cette action ne se borne pas toujours à l'arrêt, elle contribue encore le plus souvent à la transformation graisseuse et à la résorption du tissu de nouvelle formation.

*Médication purgative.* — Les purgatifs, en exagérant la sensibilité de la membrane muqueuse de l'intestin et en excitant les contractions de ses parois, augmentent la sécrétion biliaire; mais, en outre, ils produisent des effets cholagogues, comme l'a montré Röhrig, lorsqu'ils sont introduits dans le système veineux.

L'action de ces substances sur le foie ne peut donc être mise en doute; elles sont indiquées dès que la sécrétion biliaire est diminuée où insuffisante.

La tradition médicale du reste a consacré depuis longtemps les bons effets des purgatifs dans les maladies du foie, et les expériences de Röhrig[1] n'ont fait que confirmer un fait acquis par l'observation de plusieurs siècles. Cet auteur, analysant avec plus de soin qu'on ne l'avait fait avant lui, l'action comparée des substances purgatives, introduites dans l'intestin, sur l'afflux biliaire, a montré que cet afflux variait suivant la nature du purgatif employé. Les drastiques exagèrent cette action; quelques gouttes d'huile de croton déterminent un écoulement biliaire excessif; viennent ensuite la coloquinte, le jalap, l'aloès, la gomme-gutte. La rhubarbe et le séné possèdent une action presque égale sur la bile; les purgatifs salins ont une influence moindre, tandis que l'huile de ricin agit fort peu sur cette sécrétion. Donc, si on s'en rapporte à ces expériences, il serait possible de graduer l'action des purgatifs sur le foie; resterait à déterminer exactement leurs indications.

Celles-ci existent toutes les fois qu'il y a lieu de provoquer un écoulement de bile. Administrés dans les congestions stasiques, dans certains ictères avec augmentation de volume du foie, dans la cirrhose à son début, dans la lithiase et d'autres affections hépatiques, les purgatifs, à dose modérée, donnent ordinairement de bons résultats; ils réveillent la fonction hépatique, excitent la sécrétion du suc gastrique et des sucs intestinaux, et de la sorte, ils ramènent l'appétit et favorisent la digestion. Dans les affections les plus graves, alors que la plupart des fonctions du foie sont désorganisées ou insuffisantes, et que, par ce fait, l'existence se trouve menacée, les purgatifs peuvent encore rendre de grands services en favorisant l'élimination, par le tube digestif, d'une partie des principes excrémentitiels retenus dans l'organisme. Tout d'abord, l'emploi répété des purgatifs doux peut suffire, et c'est, dans ces conditions, sans doute, que les eaux de Marienbad ont pu être efficaces; mais, lorsqu'il s'agit d'insuffisance ou d'urémie hépatique, l'emploi des purgatifs drastiques devient nécessaire et il ne faut pas craindre de les administrer à forte dose et pendant plusieurs jours.

*Médication diurétique.* — Les diurétiques trouvent leur indication toutes les fois que la sécrétion urinaire est diminuée, qu'il

1. Röhrig, Untersuchungen über die Physiologie der Gallenabsonderung (*Medizin. Jahrb.*, 1875, t. II, p. 240).

y ait ou non de l'œdème des jambes et des troubles d'insuffisance urinaire.

La digitale unie à la scille et à la scammonée, à la dose de 30 à 40 centigrammes dans les 24 heures, m'a donné si souvent de bons résultats que je préfère son emploi à celui de toute autre substance du même genre, du moins, lorsqu'elle est administrée avec un régime lacté absolu. Ce régime, dont l'action diurétique est bien connue, est un très bon désinfectant de l'intestin, et, à ce point de vue, il est encore utile lorsque, par suite d'une trop faible quantité de bile dans l'intestin, le contenu du tube digestif devient fétide. Bouchard préconise, en pareil cas, des antiseptiques, tels que le charbon, le naphtol, la naphtaline, l'iodoforme, mais ces dernières substances peuvent être toxiques, et il n'y a avantage à employer les deux premières qu'autant qu'elles enlèvent aux fèces leur fétidité, ce qu'elles ne font jamais aussi bien qu'un drastique qui fait affluer la bile dans l'intestin. Toutefois, nous sommes d'avis que ces méthodes diverses de traitement s'associent avantageusement.

*Médication quinique.* — Les agents thérapeutiques capables d'agir sur le foie par l'entremise du système nerveux sont en grand nombre.

Le sulfate de quinine vient en première ligne. Cet agent précieux, employé à propos et à dose suffisante, est en effet d'un grand secours contre les maladies aiguës de cet organe, même lorsqu'elles sont indépendantes d'une intoxication palustre. Les hépatites des pays chauds, et celles que nous désignons sous le nom d'ictère grave sont efficacement combattues par l'emploi de cet agent, comme il m'est arrivé de le constater dans la plupart des cas de fièvre ictérique soumis à ma pratique.

Un certain nombre d'hypérémies névropathiques du foie, encore peu étudiées et souvent confondues avec des accès de colique hépatique, cessent rapidement sous l'influence de ce même médicament, considéré à tort, selon nous, comme le spécifique du paludisme. Ce n'est pas, en effet, à l'agent paludéen que, selon nous, s'adresse la quinine, mais bien aux désordres hépatiques qui sont la conséquence de son action sur le système nerveux de l'homme ; aussi, n'est-il pas surprenant que cette substance ait une action réelle, dans la plupart des poussées hépatiques d'origine nerveuse. Le quinquina, les amers[1], les ferrugineux même, sont, dans les pays chauds surtout, des adjuvants utiles à la médication quinique et à la stimulation de la sécrétion hépatique,

1. Tschelzoff, Centralblatt für die med. Wissenschaft, 1886, n° 23, 401.

lorsque les fonctions nutritives languissent et qu'il existe un certain degré d'anémie; mais la médication par l'eau froide est au-dessus de tous ces moyens et, à cet égard, elle mérite de nous arrêter.

*Hydrothérapie.* — L'hydrothérapie, qui exerce une action puissante sur le système nerveux, a, par cela même, une influence manifeste sur un grand nombre d'affections hépatiques.

Prolongée pendant un certain temps et employée méthodiquement, elle fournit les résultats les plus avantageux, non seulement dans les accidents paludiques, mais encore dans la plupart des états hypérémiques qui résistent à l'emploi de la quinine; elle nous a également rendu de grands services dans plusieurs cas de cirrhose à leur début. Par son action sur le système nerveux, l'eau froide est un agent résolutif de premier ordre, en même temps qu'un moyen de relever l'état des forces; aussi doit-on user tout à la fois de la douche générale et de la douche locale sur la région du foie, d'une façon mesurée et prolongée.

Les bains ont aussi leur utilité dans un certain nombre d'affections hépatiques. Pour l'éréthisme inflammatoire, la congestion aiguë, ils sont des sédatifs qui amènent une détente et soulagent les malades; dans les affections chroniques, ils stimulent les fonctions de la peau et activent la circulation périphérique.

*Eaux minérales.* — Les eaux minérales et principalement les eaux bicarbonatées sodiques ont depuis longtemps une réputation justifiée dans la cure des affections hépatiques. Cependant, il faut convenir qu'on en a souvent abusé et qu'il y a lieu de restreindre leur emploi à un petit nombre de ces affections.

Il m'est arrivé bien souvent d'avoir à consulter des malades et tout particulièrement des cirrhotiques qui, à leur retour d'un saison d'eau à Carlsbad ou à Vichy, avaient reçu comme un coup de fouet qui imprimait à la lésion hépatique une marche plus aiguë, et occasionnait parfois des accidents sérieux. Reconnaissons néanmoins que la lithiase biliaire, les troubles purement fonctionnels du foie, et plusieurs autres, sont en général influencés d'une façon favorable par les eaux minérales, principalement par les eaux bicarbonatées sodiques et par les eaux purgatives. Aux avantages de l'hydrothéraphie, ces eaux peuvent donc joindre celui de l'évacuation sinon de la dissolution de la gravelle biliaire.

*Régime.* — La situation du foie par rapport aux produits de la digestion met en évidence l'importance du rôle que joue forcément le régime dans le traitement des affections de cette glande.

Il est facile de comprendre les variations que doit subir le régime, suivant la nature de ces affections, le milieu, les habitudes acquises et beaucoup d'autres circonstances individuelles ou extérieures. Au reste, ce que nous savons de l'action des aliments sur le foie normal, dont la digestion augmente le volume, tandis que l'abstinence la diminue, conduit à reconnaître que ceux-ci doivent être choisis et relativement peu abondants.

Une alimentation riche de matières féculentes et grasses, ou même simplement trop abondante, est suivie, ainsi que nous le savons déjà, d'une infiltration cellulaire graisseuse susceptible d'augmenter la masse du foie et de compromettre ses fonctions. Conséquemment, il y a lieu dans un certain nombre de désordres hépatiques, la stéatose surtout, de réduire l'usage des substances amylacées, des substances grasses et de conseiller une alimentation azotée et végétarienne ; de même, dans les cirrhoses, il convient d'éviter l'usage du vin et des boissons spiritueuses qui, prises en excès, sont la cause la plus ordinaire de ces affections.

En somme, le régime le mieux approprié, dans nos climats, aux malades atteints d'affections hépatiques est un régime mixte, composé d'une petite quantité de viande, de poisson, d'œufs, de légumes verts, de lait, de beurre frais et de fromages, avec infusion de thé ou bière légère aux repas. Mais lorsque l'affection hépatique est sérieuse, que l'appétit est nul ou simplement diminué, le régime intégral du lait s'impose de la façon la plus absolue.

Le lait, en effet, donne au foie un repos relatif, il réduit au minimum la fabrication des poisons intestinaux, facilite la diurèse et l'élimination des déchets nutritifs ; mais pour être réellement efficace, il doit être de bonne qualité, administré d'une façon exclusive, à l'état cru et frais.

L'observation nous ayant appris que les malades non soumis au régime intégral du lait digéraient mal cet aliment et finissaient par en avoir de la répugnance, comme le jeune enfant, auquel on permet de manger avec ce même régime, finit par s'en dégoûter. Nous enseignons depuis longtemps que le régime du lait, pour être efficace, doit être intégral ; aussi tenons-nous fermement à ce que la diète lactée soit exclusive et absolue, chez les personnes auxquelles nous la recommandons dans le cours des affections graves du foie, bien convaincu que la condition de son succès est à ce titre.

Certaines substances médicamenteuses ne sont pas sans danger dans le cours des affections des reins ; à plus forte raison doit-on se méfier de l'administration des poisons au cours des lésions graves du foie dont le rôle est d'arrêter ces substances. Si l'expérience laisse encore à désirer à ce sujet, il n'est pas moins vrai que l'opium qui diminue les sécrétions doit être évité ou prescrit à faible dose.

# LIVRE II

## ÉTUDE SPÉCIALE

### I. — Introduction historique et bibliographie générale.

L'histoire des désordres pathologiques présentés par le foie se lie d'une façon si intime à celle de l'histoire anatomique et physiologique de cet organe qu'il est impossible de l'en séparer, tant il est vrai de dire que la pathologie n'est que de l'anatomie et de la physiologie anormales.

Le foie a, de tout temps, attiré l'attention des médecins par son volume et le produit de sa sécrétion. Il était pour les anciens le centre de la vie végétative[1]. Galien[2] en faisait le foyer du développement de la chaleur, de la conversion du chyle en sang, le point d'origine des veines. Le chyle, pris dans l'estomac, était apporté par la veine porte au foie où il subissait un commencement de métamorphose, puis se transformait en sang, mais en même temps, cette glande en séparait, comme résidu, la bile jaune et la bile noire, la première se rendait à la vésicule, la seconde à la rate.

Les preuves alors préoccupaient peu les esprits, aussi les idées de Galien passèrent sans modification chez les Arabes, et régnèrent jusqu'au milieu du XVII^e siècle. A cette époque même, on était tellement habitué à croire à la parole du Maître, que le grand Vésale, dont les recherches anatomiques contribuèrent pour une large part à renverser le dogme galénique, n'osa pas contredire

1. PLATON dans le *Timée*. — Comp. GALIEN, *de Dogmat. Hippocr. et Platon.*

2. GALIEN, *Œuvres*. trad. fr. par Ch. Daremberg. Paris, 1856, t. I : *Utilité des parties du corps*, liv. XII, chap. XII, page 306.

les idées physiologiques du médecin de Pergame, et se contenta de nier les propriétés assimilatrices de la veine porte. La découverte des vaisseaux chylifères et du canal thoracique par Pecquet, en faisant connaître la voie par laquelle le chyle était transporté dans le sang, vint toutefois ébranler la théorie de Galien, mais non sans donner lieu à de nombreuses discussions.

Il est facile de comprendre que la physiologie du foie dut nécessairement influencer la pathologie de cet organe, tant dans l'antiquité qu'au moyen âge. Aussi, n'y a-t-il pas lieu d'être surpris si le foie a été, pendant longtemps, regardé comme le point de départ de lésions matérielles et de désordres multiples, comme la source d'une grande partie des maladies générales, et la cause, la plus importante, des altérations du sang. Alors, en effet, l'anémie, la cachexie, l'hydropisie, la pléthore étaient attribuées aux désordres fonctionnels ou matériels de cette glande. La sécrétion hépatique jouait surtout un rôle important dans la pathologie de cette époque où la bile était la cause de la plupart des maladies.

Ces théories, nullement suspectes, continuèrent leur cours; personne ne se permettait de toucher aux dogmes fondamentaux, et l'on osait à peine y ajouter quelques modifications. En 1626, Riolan était d'avis qu'il fallait se consacrer à l'étude du foie, « *vitæ et nutricatũs fundamentum* ». Peu après Bartholin, l'un des anatomistes qui contribuèrent le plus à faire admettre le passage du chyle de l'intestin dans le sang, sans l'intermédiaire de la veine porte et du foie, et l'un des adversaires les plus énergiques des théories galéniques, eut le mérite d'entreprendre une revision de la médecine dans le sens des conquêtes physiologiques de son époque, qui vit la découverte de la circulation. Il soutenait qu'il fallait déterminer les causes des maladies, de façon à en rendre la guérison plus facile, et reconnaissait que les vices dans le mélange sanguin étaient dépendants des obstructions et d'autres affections du foie, quoique ce dernier ne concourût pas à la préparation du sang. La résistance des partisans obstinés des doctrines de Galien n'eut pas de succès, cette fois, les idées des médecins se modifiaient peu à peu, et chaque jour voyait substituer aux dogmes, respectés jusque-là, les résultats des importantes découvertes des anatomistes et des physiologistes de ce temps. Néanmoins, malgré les bouleversements de l'anatomie et de la physiologie, et les efforts tentés par les iatrochimistes du moment, il faut reconnaître que cette époque, plus adonnée aux systèmes théoriques qu'à l'observation clinique, fut à peu près stérile pour la médecine pratique et pour l'étude des affections du foie en particulier.

Partisan de la méthode hippocratique, ennemi de l'abus des sciences accessoires, prématurément mises en œuvre, Sydenham n'accorda que peu d'attention à ces mêmes affections.

Cependant, les recherches anatomo-pathologiques, en honneur depuis le moment où il fut permis d'ouvrir des cadavres, permettaient à quelques médecins de préparer le terrain sur lequel pourrait s'édifier, un jour, la pathologie du foie. Fallope et Vésale décrivirent, pour la première fois, avec précision les calculs biliaires et les désordres qui en sont la conséquence. Ce dernier nota même l'influence funeste des spiritueux sur le foie et la tuméfaction de la rate qui accompagne certaines lésions de cet organe. Glisson, Bartholin, et surtout Th. Bonet suivent leur exemple, et rapportent des observations instructives d'inflammation, de tumeurs, de kystes du foie, etc. Ces faits, bien qu'incomplets, avaient une grande valeur pour une époque où les théories étaient généralement dominantes. Ils furent rassemblés par J. B. Bianchi qui l'un des premiers eut l'idée de réunir, dans un même travail, toutes les connaissances acquises sur les affections hépatiques. Ce travail qui, sans doute, renferme des opinions insuffisamment mûries, fut l'objet des critiques de Haller et de Morgagni, et de plus, il se trouva effacé par la grande autorité de G. E. Stahl et de H. Boerhaave. Ces auteurs, malgré les changements survenus dans les idées physiologiques, revinrent à des doctrines peu différentes de celles des anciens, qui attribuaient au foie une importance pathologique considérable. Morgagni, toutefois, amassait, dès cette époque, de nombreux matériaux anatomiques et cliniques qui devaient servir aux observateurs de l'avenir.

Plus tard, Lieutaud, Portal, Baillie, puis Carswell, Andral, Cruveilhier, enfin Frerichs et quelques autres auteurs, cités dans la bibliographie ci-jointe, suivant l'exemple de l'anatomo-pathologiste italien, rassemblèrent à leur tour des faits précis qui devinrent le noyau au pourtour duquel se forma la nouvelle pathologie du foie. Celle-ci eut alors, pour assises, la connaissance approfondie de l'anatomie et de la physiologie, à laquelle s'ajouta, plus tard, celle de l'histologie pathologique.

Ces assises ne manquent pas de solidité, et cependant, elles sont insuffisantes, car, en l'absence de tout déterminisme étiologique, elles conduisent fatalement à une classification artificielle. C'est en effet ce qui arriva pour les cirrhoses du foie, lorsqu'on vint à grouper, sous la dénomination de *cirrhose hypertrophique*, des affections tellement différentes que les unes, développées sous l'influence du paludisme, ont une durée longue et un pronostic peu sérieux, tandis que d'autres, engendrées par l'abus du vin et des boissons alcooliques, sont pour ainsi dire fatales, en dehors de tout traitement. Semblables remarques s'appliquent, pour les mêmes raisons à la *néphrite interstitielle*, dénomination sous laquelle sont comprises des lésions provenant du saturnisme, d'un désordre du système artériel, d'un obstacle mécanique à l'émission de l'urine, etc., et qui, tant par leur origine que par leurs manifestations anatomiques, leur mode d'évolution, leur pronostic et leurs indications thérapeutiques, sont entièrement différentes. Ainsi, l'anatomie pathologique, sans la notion étiologique et sans la connaissance de l'évolution, ne peut servir de base à une détermination exacte, réellement utile et pratique, des affections des organes et particulièrement des affections du foie.

C'est que trois éléments : la cause, la lésion anatomique, l'évolution sont, comme nous l'avons dit ailleurs (*Atlas d'anatomie pathologique*, Paris, 1871, texte, p. 539), « les caractères fondamentaux, le critérium de tout type pathologique, de toute espèce nosologique ». Toute division qui ne s'appuie pas sur ces éléments, est forcément artificielle, aussi nous permettra-t-on d'envisager comme une troisième et dernière période de l'histoire pathologique du foie, celle qui, après démembrement des affections de cet organe, n'hésite pas à les reconstituer tout à la fois sur l'étiologie, l'anatomie pathologique et l'évolution.

### BIBLIOGRAPHIE GÉNÉRALE

**Glisson** (F.). *Anatomia hepatis*. London, 1654, edit. nova, Amstelod., 1659. — **Bartholin** (Th.) *Hepatis exsequiæ*. Paris, 1665. — **Bierwirth**. *Diss. de hepatis structura ejusque morbis*. Leide, 1706. — **Bianchi**. *Historia hepatica seu theoria et praxis omnium morborum hepatis et bilis*. Turin, 1710; Genève, 1725. — **Hoffmann** (Fr.). *De morbis hepatis ex anatomia deducendis*. (*Op. omnia phys. med.* Genève, 1740; Hall, 1726.) — **Van Swieten**. *Commentarii in Boerhaavii Aphorism*. Paris, 1769. — **John Crawford**. *Essay on the nature, cause and cure of a disease incidens to the liver, frequent in hot climates*. London, 1772. — **Portal** (A.). *Mémoire sur quelques maladies du foie qu'on attribue à d'autres organes et sur les maladies dont on fixe ordinairement le siège dans le foie quoiqu'il n'y soit pas*. (*Mém. de l'Acad. des sc.*, 1777.) — Le même. *Observat. sur la nature et le traitement des malad. du foie*. Paris, 1813. — **Andrée**. *Considerations on bilious diseases and some particular affections of the liver*. (London, 1790 et *J. de méd.*, XCI et XCII, 375.) — **Saunders** (W.). *A Treatise on the structure, economy, and diseases of the liver*. London, 1795. — **Farre**. *The morbid anatomy of the liver*. London,

1812-1815. — **Thomas** (J.). *A treatise on diseases of the liver and digestives organs.* London, 1820. — **Faithorn** (J.). *Facts and observat. on liver complaints and bilious disorders in general.* Philadelphia, 1820. — **James Johnson.** *Treatise on derangements of the liver.* London, 1820. — **Bonnet** (A.). *Traité complet, théorique et pratique des maladies du foie.* Paris, 1828; 2e éd., 1841. — **Annesley.** *Researches into the cause, nature and treatment of the most prevalent diseases of India*, 1828. — **Twining** (W.). *Clinical illustrations of the diseases of Bengal.* Calcutta, 1832. **Hamilton Bell** (G.). *A treatise on diseases of the liver.* Edinburgh, 1833. — **Conwell** (W.-E.-E.). *Treatise on the functionnal and structural changes of the liver, in the progress of disease;* etc. London, 1835. — **Abercrombie** (J.). *Diseases of the stomach and the liver.* Edinburgh, 1837. — **Heyfelder.** *Mém. sur plusieurs altérations du foie.* (*Archives gén. de méd.*, 1839, 3e sér., t. VI, p. 442.) — **Thomson** (W.). *A practical treatise on the diseases of the liver.* Edinburgh, 1841. — **Budd** (G.). *On diseases of the liver*, etc. London, 1845; 2e éd., 1851. — **Cambay.** *Traité des maladies des pays chauds et spécialement de l'Algérie.* Paris, 1847. — **Rochoux.** *Recherches anatomiques, physiologiques et pathologiques sur le foie.* (*Archives gén. de méd.* 1849, 4e sér., t. XXI, p. 381.) — **Monneret.** *Recherches cliniques sur quelques maladies du foie.* (*Revue méd. chir.*, 1849.) — **Haspel.** *Maladies de l'Algérie.* Paris, 1852, t. II. — **Henoch.** *Klinik der Unterleibskrankheiten.* Bd I, 1852. — **Ballard** (E.). *The physical. diagnosis of diseases of the abdomen.* London, 1852. — **Bamberger.** *Die Krankheiten der Leber.* (*Virchow's Handbuch der Pathol. und Therapie*, Bd VI, Erlangen, 1855.) — **Fauconneau-Dufresne.** *Précis des maladies du foie et du pancréas.* Paris, 1856. — **Andry.** *Recherches sur le cœur et le foie*, etc. Paris, 1857. — **Chopard.** *Du foie, ses maladies, ses troubles fonctionnels.* Paris, 1858. — **Frerichs** (Th.). *Traité pratique des maladies du foie et des voies biliaires*, 1858, trad. franç. par **Dumenil** et **Pellagot**, Paris, 1860; 2e édit., Paris, 1866. — Le même. *Atlas d'anatomie pathologique.* Brunswick, 1858. — **Harley** (G.). *On jaundice, its pathology and treatment.* London, 1863. — Le même, *Treatise on diseases of the Liver.* London, 1883. — **Murchison** (Ch.). *Clinical lectures on hepatic diseases.* London, 1863 et 1867. — Le même. *Leçons cliniques sur les maladies du foie, suivies des Leçons sur les troubles fonctionnels du foie*, trad. fr. par le Dr **J. Cyr**, Paris, 1878. — **Liebermeister** (C.). *Beiträge zur Pathologischen Anatomie und Klinik der Leberkrankheiten*, Tübigen, 1864. — **Leyden** (E.). *Beitraege zur Pathologie des Icterus*, Berlin, 1866. — **Rendu.** *Art.* Foie, *Dict. encyclopédiq. des Sciences méd.*, 4e sér., t. III, p. 1. — **Blaise.** *Considérations générales sur la symptomatologie des affections hépatiques.* (Thèse de Strasbourg, 1867.) — **Lancereaux** (E.). *Atlas d'anatomie pathol.*, pl. et texte, Paris, 1871. — **Hilton Fagge.** *Observat. on some points connected with diseases of the liver, etc.* (*Guy's Hospit. Reports*, 1875, sér. 3, t. XX, p. 155.) — **Charcot** (J.-M.). *Leçons sur les maladies du foie, des voies biliaires et des reins.* Paris, 1877. — **Hanot** (V.) et **Gilbert** (A.). *Études sur les maladies du foie.* Paris, 1888.

## II. — Classification des affections du foie.

La classification des affections des organes, en raison sans doute de l'état naissant de la Science médicale, a fort peu préoccupé les pathologistes, bien qu'elle soit une condition essentielle d'une bonne étude. Il suffit, en effet, de consulter les traités spéciaux des maladies du foie pour s'apercevoir que chaque auteur a une classification propre, et pour ainsi dire purement artificielle, car aucune ne réunit jnsqu'ici les conditions nécessaires à une classification naturelle.

Cependant, comme une science n'existe que si les matières dont elle s'occupe sont régulièrement classées, il est facile de comprendre la nécessité de faire reposer, sur une assise solide, la division des désordres pathologiques du foie. Or, ces désordres n'étant jamais qu'une déviation de l'état physiologique, c'est la physiologie qui doit forcément servir de base à leur division principale.

Le foie se développe, se nourrit, reçoit le sang des vaisseaux, et l'excitation du système nerveux; partant, les désordres dont il est le siège intéressent forcément le développement, la nutrition, la circulation ou l'innervation de cette glande, et se traduisent par des modifications de structure et de fonction qui sont autant d'affections diverses, auxquelles il convient d'ajouter celles qui résultent de l'action des agents physiques et de la présence des parasites. Ainsi, les désordres matériels et fonctionnels du foie comportent cinq grandes divisions :

1° Les anomalies de développement : agénésie, hypergénésie et ectopie.

2° Les anomalies de nutrition : atrophie et hypertrophie, phlegmasies et néoplasies.

3° Les anomalies de circulation : angiopathies artérielles et veineuses.

4° Les anomalies d'innervation : névropathies.

5° Les anomalies accidentelles : parasitisme et traumatisme.

Il serait erroné de voir des maladies réelles dans les nombreux désordres se rattachant à chacune de ces classes, quand il ne s'agit que d'actes pathologiques, localisés à une glande spéciale et qui s'étendent parfois à d'autres organes. C'est pourquoi, je ne puis trop réagir contre l'opinion générale, qui tend à faire de ces désordres autant de maladies distinctes, identifiant ainsi la partie au tout.

Si nous rappelons que tous les tissus d'un même organe sont toujours inégalement altérés, et que les agents étiologiques opérant une sorte de dissection de ces tissus, n'atteignent jamais que ceux d'une même provenance ou d'un même feuillet blastodermique, ainsi que l'ont démontré nos recherches cliniques et, comme l'avait déjà vu Cl. Bernard pour les agents toxiques, il est facile de comprendre que l'histologie puisse servir de base à la division de chacune de nos cinq grandes classes. Ainsi, les désordres du foie et du pancréas, localisés tantôt au stroma conjonctivo-vasculaire, tantôt aux tissus épithéliaux, se divisent naturellement en plusieurs groupes auxquels peut s'appliquer le nom du tissu affecté, et de la sorte nous décrirons des phlegmasies et des néoplasies conjonctives, des phlegmasies et des néoplasies épithéliales, etc.

Ces localisations ayant pour conséquence forcée des troubles fonctionnels différents, le clinicien doit pouvoir arriver, par l'analyse symptomatique, au déterminisme de l'élément altéré, au diagnostic précis de la lésion, et, par cela même, à celui de la maladie de laquelle elle dépend. En effet, dès l'instant que les agents modificateurs de la structure des organes ont une action élective sur chacun des tissus qui les composent, la classification anatomique s'identifie avec la classification étiologique, et par conséquent l'étiologie, qui doit être l'aboutissant de toute classification nosologique, servira à notre troisième et dernière division.

# CHAPITRE PREMIER

## ANOMALIES DE DÉVELOPPEMENT ET DE SITUATION — AGÉNÉSIE; HYPERGÉNÉSIE; ECTOPIE ET MOBILITÉ DU FOIE

### § I. — AGÉNÉSIE

L'absence du foie est de règle chez les monstres acéphales, sauf quelques rares exceptions, dans lesquelles cet organe est toujours très petit. En dehors de cette grave anomalie, le foie ne fait jamais totalement défaut, mais un de ses lobes peut manquer. Heller rapporte un cas d'absence presque complète du lobe droit du foie qu'il considère comme étant congénitale; c'est le plus souvent, le lobe gauche ou le lobe de Spiegel qui est atrophié, s'il n'est absent. L'origine de cette malformation n'a pas été déterminée jusqu'ici; il est indiqué de la chercher dans l'oblitération d'une branche vasculaire ou l'obstruction d'un conduit hépatique, car, c'est à l'une de ces lésions que se rattache l'atrophie partielle du foie qui n'est, en somme, qu'un désordre le plus souvent consécutif.

L'absence congénitale d'un lobe du foie, il faut bien l'avouer, est une anomalie difficile à reconnaître, du moins chez l'adulte, à cause des lésions diverses que peut subir cette glande. L'hépatite gommeuse est, parmi ces lésions, celle qui amène le plus souvent la destruction d'un lobe hépatique, mais les cicatrices nombreuses, qu'il est généralement possible de constater à son niveau, suffisent à éviter une erreur, qui nous paraît avoir été commise dans plusieurs circonstances, où on avait oublié que l'agénésie congénitale se distingue par l'absence de toute dépression ou cicatrice.

L'absence de la vésicule biliaire a été quelquefois observée, sans le moindre désordre dans la santé générale, elle coexiste souvent avec la dilatation des canaux hépatiques, peut-être parce que ceux-ci sont rétrécis ou oblitérés sur un point de leur trajet.

**Arn. Heller.** *Mangelshafte Entwicklung des rechten Leberlappens.* (*Archiv f. path. Anat. und Physiolog.*, 1870, t. LI, p. 355.)

## § II. — HYPERGÉNÉSIE

Le foie n'est double que chez les monstres duplicitaires, et même, chez ces derniers, les deux foies sont quelquefois réunis. Cependant, de même qu'il y a des rates, dites surnuméraires, qui se rencontrent dans le ligament suspenseur de cet organe ou ailleurs, de même il existe, mais plus rarement, des foies surnuméraires, c'est-à-dire des parcelles de tissu hépatique vivant, séparées du reste de la glande, ne se rattachant à cette dernière que par un pédicule fibreux. Une anomalie de ce genre a été observée par Wagner qui a trouvé, dans le ligament suspenseur du foie, plusieurs petites nodosités, brunâtres, ayant la texture du tissu hépatique. A côté de ces faits, il s'en trouve un certain nombre où le foie est en quelque sorte divisé en deux parties dont l'une principale, l'autre accessoire, ne tenant à la première que par un pédicule fibreux. Le lobe gauche, siège ordinaire de cette anomalie, était divisé, dans un cas rapporté par Yvon, en deux lobes secondaires, et se trouvait rattaché à la face inférieure du lobe droit, ainsi que le lobe de la vésicule biliaire et le lobe carré, par une connexion ligamenteuse lâche, formée surtout par la séreuse hépatique épaissie et sur laquelle on remarquait des vaisseaux injectés.

Ces lobes secondaires libres, et presque toujours mobiles, sont-ils l'effet d'un désordre congénital ou d'une altération survenue dans le cours de l'existence? C'est là une question à laquelle il est souvent difficile de répondre, aussi la plupart des auteurs ont-ils éprouvé à la résoudre un embarras réel. Il faut savoir que plusieurs maladies, la syphilis principalement, lorsqu'elles se localisent sur le foie, sont susceptibles d'altérer cette glande de façon à en isoler certaines parties. La présence de cicatrices sur ces parties et sur l'organe lui-même est un caractère d'une grande valeur au point de vue du diagnostic de la syphilis. Mais si ce diagnostic offre des difficultés, sur le cadavre, bien plus grandes sont celles que l'on rencontre pendant la vie, lorsqu'il s'agit de reconnaître et de distinguer des nodosités hépatiques ordinairement mobiles, pédiculées, et suspendues à la glande elle-même. Les erreurs qui peuvent se produire, en pareil cas, varient nécessairement avec le siège de la tumeur pédiculée. Si celle-ci fait partie du lobe gauche, elle sera prise pour un cancer de l'estomac ou de l'épiploon, et peut-être aussi pour une rate mobile; si elle siège à droite et se trouve suspendue au gros lobe du foie, elle pourra être confondue avec la vésicule biliaire distendue, une tumeur hépatique, un rein luxé, etc. Dans tous les cas de ce genre, la mobilité de la tumeur, dont le déplacement n'arrive jamais à dépasser un certain rayon, sa consistance spéciale, son état stationnaire fournissent des signes diagnostiques des plus importants. A ces signes s'ajoute, enfin, l'état général du malade qui se conserve bon, et l'on comprendra que, malgré des difficultés réelles, il est cependant possible d'arriver à diagnostiquer les désordres en question.

Ces anomalies n'offrent généralement pas de gravité, c'est là chose heureuse, car il est difficile, sinon impossible, de les modifier, même à l'aide d'un traitement approprié.

**Morgagni.** *De sedib. et causis morborum*, Epist., XLVIII, art. 55. — **Rokitansky** (**C.**). *Hand. d. pathol. Anatom.* Wien, 1855, p. 246. — **Wagner** (**E.**). *Archiv d. Heilkunde*, 1861, p. 471. — **Perroud.** *Sur une déformation particulière du foie, pouvant simuler une tumeur de l'ovaire.* (*Gaz. méd. de Lyon*, 1864, n° 15.) — **Dickinson.** *Malformation of the liver* (*foie divisé*). (*Trans. of the pathol. Soc.*, 1866, t. XVII, p. 160.) — **Riegel.** *Zur Casuistik der Missbildungen der Leber.* (*Deutsches Archiv für klin. Medizin*, 1872, t. XI, p. 113.) — **Klob.** *Wien. med. Wochenschrift*, 1865, n° 75-77. — **Boetcher** (**A.**). *Seltene angeborene Formanomalie der Leber.* (*Archiv f. path. Anat. und. Physiol.*, 1865, t. XXXIV, p. 103 (fig.). — **Kennedy** (**H.**). *Malform. and disease of the liver.* (*Dublin, quat. J. med. Sc.*, 1867, XLIV, 233.) — **Gruber** (**W.**). *Ibid.*, 1875, t. LXV, p. 397 et 1880, t. LXXXII, p. 476. — **Layet** (**E.**). *Anomalie du foie, lobule surnuméraire.* (*Bull. de la Soc. anat.*, 1874, t. XLIX, p. 42.) — **Longuet.** *Ibid.*, 186. — **Ivon.** *Déformation du foie.* (*Ibid.*, 1878, t. LIII, p. 497.)

## § III. — ECTOPIE ET MOBILITÉ DU FOIE

Les liens qui unissent le foie au diaphragme et le fixent dans l'hypochondre gauche arrivent quelquefois, par le fait d'un relâchement congénital ou acquis, à ne plus pouvoir immobiliser cet organe qui se déplace sur une plus ou moins grande étendue. C'est là ce qui constitue l'ectopie ou la mobilité du foie.

Mais à côté de ce déplacement, pour ainsi dire spontané, il

existe une ectopie mécanique, dans laquelle le foie se trouve refoulé par un autre organe et chassé de sa place. Ces deux états méritent chacun une étude séparée. Enfin, dans les malformations du diaphragme, la glande hépatique, n'étant plus retenue à sa partie supérieure, passe quelquefois dans la cavité thoracique, et lorsqu'il y a inversion des viscères, le lobe droit du foie se trouve à gauche et le lobe gauche à droite, comme on peut le voir sur la figure ci-jointe (fig. 1). Cette dernière anomalie, étudiée ailleurs par nous[1], ne nous arrêtera pas ici, et nous passerons successivement en revue le déplacement du foie à travers le diaphragme ou l'abdomen malformé, l'ectopie congénitale ou acquise, et l'ectopie mécanique de la glande hépatique.

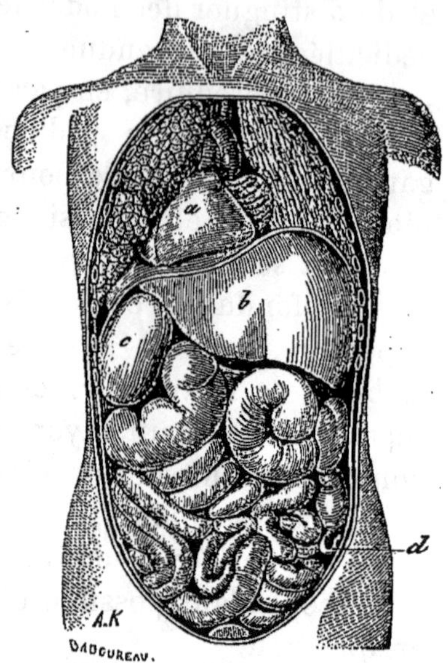


Fig. 1. — Transposition générale des viscères.

*a*, cœur; *b*, foie; *c*, rate; *d*, appendice vermiforme.

## I. — HÉPATOCÈLE ABDOMINALE ET DIAPHRAGMATIQUE

L'hépatocèle abdominale, quoique rare, a été observée dans quelques cas de fissure du ventre. (Voyez notre *Traité d'anatomie pathologique*, Paris, 1875-1877, I, p. 147.) Plusieurs exemples d'hépatocèle diaphragmatique ont été rassemblés par Lambron, dans un mémoire intéressant où il s'applique à démontrer que ce désordre est congénital, et se produit de préférence à droite, par suite du moindre volume du lobe droit du foie, chez le fœtus, et de la prédominance du siège de cet organe dans ce côté. Un cas qui lui est personnel concerne une femme de soixante-dix-sept ans, chez laquelle on constata l'existence, au pourtour de l'orifice de la veine cave, d'une poche constituée par trois couches, deux séreuses et une intermédiaire, formée par du tissu cellulaire condensé. Cette poche occupait presque toute la gouttière costale droite. Le pou-

1. *Traité d'anatomie pathologique*, Paris, 1875-1877, p. 182. — Comparez : Lorey, Inversion des organes thoraciques (*Bull. de la Soc. anat.*, 1874, p. 518).

mon de ce côté était rejeté en avant, sa face externe répondait en partie au sternum, et son bord antérieur se portait au-devant du cœur qu'il déplaçait. Le volume de ce poumon était moitié moindre que celui du poumon gauche; à part quelques adhérences, il offrait, ainsi que son congénère, une intégrité parfaite. Le foie avait son lobe droit dans le sac herniaire, tandis que le lobe gauche, très développé, remontait dans l'hypochondre gauche jusque vers la sixième côte sternale ou le cinquième espace intercostal, et refoulait la rate qui lui était adhérente; l'angle de réunion du côlon ascendant et du côlon transverse se trouvait aussi enfermé dans le sac herniaire et maintenu par des adhérences légères; celui-ci portait l'empreinte du pourtour de l'anneau diaphragmatique, et le foie présentait une dépression semblable qui partageait en deux moitiés le sinus de la veine porte. La vésicule biliaire, remarquable par l'épaississement de ses parois, contenait quatre calculs taillés à facettes.

La malade se plaignait de gêne de la respiration, depuis nombre d'années, ce qui avait conduit à penser qu'elle était asthmatique. Un semblable désordre se trouve mentionné dans plusieurs autres observations, il peut mettre sur la voie du diagnostic, mais celui-ci ne peut être établi que par la palpation, la percussion et l'auscultation qui permettent de reconnaître l'existence, à la partie inférieure du thorax, d'un corps solide stationnaire et permanent, sans traces de cachexie, avec absence de matité dans une partie de la région hépatique. La thérapeutique est inefficace, dans l'impossibilité où l'on se trouve de réduire la hernie, à moins d'une opération sanglante.

**Lambron (E.).** *Mémoire sur l'hépatocèle diaphragmatique.* (*Gaz. méd. de Paris*, 1839, p. 177.) — **Duguet (J.-B.).** *De la hernie diaphragmatique congénitale* (Thèse de Paris, 1866.) — **Murchison.** *Diaphragmatic hernia. Displacement of liver into right pleura.* (*Transact. of the pathol. Soc. of London*, 1866, t. XVII, p. 164.) — **Lancereaux (E.).** *Traité d'anatomie pathologique*, t. III, p. 246 avec la Bibliographie des hernies diaphragmatiques.

### II. — ECTOPIE CONGÉNITALE OU ACQUISE

Cette ectopie, encore connue sous le nom de *foie mobile* ou de *foie luxé* [1], est une anomalie de siège semblable à l'ectopie rénale et, comme elle, plus fréquente chez la femme que chez l'homme, circonstance qui conduit à faire jouer à la grossesse un rôle pathogénique exagéré, car, dès l'instant que cette malformation

1. En italien : *Fegato ambulante* (Cantani).
En allemand : *Wandernde Leber* (Meissner).
En anglais : *Moveable or displaced Liver* (Wickham Legg).

n'existe que chez un nombre relativement restreint d'accouchées, il est bien évident que ces femmes avaient, par suite de leur conformation spéciale, une prédisposition manifeste à la formation de l'ectopie hépatique, et d'ailleurs, on a vu des femmes qui n'avaient pas d'enfants en être atteintes.

Les cas de mobilité du foie étaient autrefois en petit nombre; en 1882, Müller en comptait dix dont l'authenticité, malgré l'absence de vérification anatomique, ne pouvait être contestée, ils appartenaient tous au sexe féminin. Des cas plus nombreux furent réunis par Landau; depuis lors, les faits d'abaissement et de mobilité du foie, mieux connus, ont notablement augmenté de fréquence et Faure a pu en rassembler une cinquantaine de cas. On voudra bien reconnaître avec nous que, dans ces derniers temps, il y a eu de l'exagération à cet égard, car un foie descendu à un ou deux centimètres, sans trouble fonctionnel appréciable, ne peut être considéré comme un foie mobile, d'autant plus que très souvent on prend, pour un foie luxé, une simple élongation de cet organe, en forme de sablier, produite par l'usage abusif du corset.

Les théories proposées pour expliquer la mobilité du foie me paraissent ne renfermer qu'une partie de la vérité, sans doute, parce qu'il n'a pas été tenu un compte suffisant du malade, aussi je n'en parlerai pas. Si on recherche quels sont les individus atteints d'ectopie non mécanique, on ne tarde pas à reconnaître que la plupart d'entre eux sont des névropathes du système nerveux abdominal, des dyspeptiques, des constipés atteints, pour la plupart, de hernies, de relâchements des parois abdominales, de gastro-entéroptose et de néphroptose. Partant, il y a toute raison de rattacher ces déplacements, y compris celui du foie, à un désordre trophique des parties fibreuses et ligamenteuses de l'abdomen en vertu duquel ces parties manquent de solidité et de résistance. Ajoutons, en ce qui concerne l'ectopie du foie, la diminution de la tension intra-abdominale, produite par le relâchement de la paroi du ventre chez la femme qui a eu des enfants, et par l'entéroptose chez celle qui n'en a pas eu. Les grossesses répétées, l'usage abusif du corset sont de simples causes adjuvantes, et c'est à tort qu'on a voulu leur faire jouer un autre rôle.

Les symptômes consistent en des sensations de plénitude, de pression et de pesanteur, habituellement accompagnées de douleurs lancinantes plus ou moins vives, au niveau du rebord des fausses côtes droites, et s'irradiant en haut et en arrière. Un caractère de ces douleurs, c'est d'être paroxystiques, surtout à la suite d'une fatigue, mais elles s'accompagnent exceptionnellement de vomissements et d'ictère.

L'exploration physique permet de constater, dans l'hypochondre droit, l'existence d'une tumeur mobile, peu ou pas douloureuse à la pression et qui s'étend jusqu'à la ligne blanche, la déborde parfois, et gagne enfin la cavité du bassin. Il est possible, en effet, de lui reconnaître trois degrés, selon qu'elle dépasse simplement le rebord costal, arrive à l'ombilic ou descend dans la fosse iliaque et atteint le pubis. A ce niveau, on peut la saisir et reconnaître son indépendance des organes du petit bassin. Cette tumeur, lisse, offre un bord inférieur tranchant, avec une entaille vers sa partie moyenne; son bord supérieur est arrondi et son grand diamètre transversal; stationnaire au repos, elle peut être déplacée et refoulée dans la situation normale de la glande hépatique. D'ailleurs, la région normale du foie offre à la percussion non plus un son mat, mais un son tympanique.

Le diagnostic de la mobilité du foie n'est pas toujours facile, et, comme il est rarement suivi d'un contrôle anatomique, il en résulte que les erreurs avérées sont peu communes. Il en est cependant, et l'une d'elles a été mise au jour par Wickham Legg qui rapporte un fait dans lequel il a pris, pour un foie mobile, le rein droit déplacé. La luxation du rein droit est en effet l'affection qui a le plus de ressemblance avec l'ectopie spontanée du foie; mais, si on tient compte du grand diamètre de la tumeur qui est vertical dans un cas, transversal dans l'autre, des bords très différents, et enfin de l'absence de matité dans la région de l'hypochondre droit, lorsque le foie est déplacé, et de l'existence de cette matité quand il s'agit d'une luxation du rein, il est facile d'arriver à distinguer chacune de ces ectopies. La mobilité du foie ne peut davantage être confondue avec une tumeur abdominale, qui s'accroît et reste fixe, en sorte que son diagnostic est possible dans la plupart des cas. La crise de colique hépatique, affection dans laquelle le foie n'est pas déplacé, ne saurait en imposer pour une ectopie, en sorte qu'il faut éviter surtout de prendre un déplacement pour une lésion hépatique.

Le foie mobile offre un pronostic favorable, si on a soin de maintenir cet organe. Il n'entraîne pas la mort, et il est vraisemblable que la péritonite chronique, attribuée dans un cas au déplacement de la glande hépatique, avait eu une autre origine.

Le traitement médical de l'ectopie hépatique n'existe pas, car, aucune médication ne parvient à modifier cette anomalie. Une fois reconnue, il y a lieu de conseiller au malade de porter une ceinture bien faite, afin d'éviter la gêne, la sensation de pesanteur, les tiraillements auxquels il se trouve exposé. Cette ceinture suffit fréquemment, et c'est par elle qu'il faut toujours commencer, à moins d'un déplacement excessif. Si, malgré ce moyen, le déplacement est une cause d'oppression et de douleurs violentes, dans la marche ou autrement, l'hépatopexie est indiquée. Le procédé, généralement employé, consiste à traverser la glande hépatique par des fils et à la fixer à la paroi abdominale. Péan a imaginé un autre moyen qui consiste à soutenir le foie déplacé par un cloisonnement du péritoine. Ce procédé, dont on trouvera la description dans les *Comptes rendus du Congrès de Chirurgie* tenu à Paris en 1896, nous semble avoir de réels avantages sur le précédent.

### III. — ECTOPIE MÉCANIQUE

Le déplacement mécanique du foie se distingue de l'ectopie dont il vient d'être question par sa faible mobilité et la présence d'une cause matérielle, plus ou moins facilement appréciable. Il comprend tous les déplacements que peut éprouver l'axe du foie, partant du bord tranchant antérieur pour aboutir vers le milieu du bord mousse postérieur. Cet axe peut s'incliner en bas ou se porter en haut, et de là, des positions diverses de la glande hépatique qui, dans le premier cas, semble hypertrophiée parce que sa surface convexe se trouve en rapport avec la paroi abdominale, et dans le second, paraît réduite à son minimum d'étendue, le bord tranchant antérieur ètant seul en contact avec les téguments abdominaux.

Les causes du déplacement mécanique du foie, nombreuses et diverses, ont leur point d'origine dans le thorax ou l'abdomen. L'influence des organes thoraciques sur la position du foie est permanente, attendu que cette glande s'abaisse d'un centimètre à un centimètre et demi, à chaque inspiration, et se relève ensuite au moment de l'expiration. En conséquence, toute lésion thoracique avec abaissement durable ou retrait du diaphragme est la cause d'un déplacement du foie variant, suivant la nature et le point de départ de la lésion anatomique à droite ou à gauche.

L'emphysème pulmonaire fait généralement descendre le foie d'un à plusieurs centimètres, mais il ne le dévie qu'autant qu'il est unilatéral. La pleurésie, avec épanchement séreux ou purulent abondant, est une des causes mécaniques les plus ordinaires de l'ectopie hépatique; le pneumothorax agit dans le même sens, avec plus d'intensité. Le diaphragme est alors refoulé en bas, au point que sa face inférieure devient plane, finit par présenter une convexité qui dépasse le rebord costal inférieur, et pousse le foie dans l'abdomen. Ce déplacement varie avec le côté affecté : dans la pleurésie droite, le lobe droit est déprimé et son bord antérieur dépasse les côtes de plusieurs centimètres, tandis que la glande est refoulée vers la gauche et le ligament suspenseur, obliquement tendu, se trouve situé à gauche de la ligne médiane. Mais, le lobe gauche ne s'abaissant pas toujours, le foie, maintenu par le ligament suspenseur, opère une sorte de bascule, en vertu de laquelle ce lobe est soulevé en haut et à gauche, au point de déplacer la pointe du cœur dans la même direction. Un épanchement de la plèvre gauche pousse le foie en bas, de telle façon que le ligament suspenseur peut atteindre le cartilage de la huitième ou de la neuvième côte droite, et que le lobe gauche se trouve dirigé en bas et à droite.

Les épanchements du péricarde, et d'ailleurs, une hypertrophie cardiaque un peu considérable abaissent la glande hépatique et la dévient dans un sens assez semblable; mais, au déplacement du foie s'ajoute alors un élément nouveau, à savoir un léger degré d'hypérémie hépatique. Les tumeurs du thorax, lorsqu'elles sont volumineuses, parviennent quelquefois à amener des déplacements analogues; les déviations de la colonne vertébrale, venant modifier les rapports de la cage thoracique, sont susceptibles de produire le même phénomène, aussi est-il nécessaire d'être fixé sur l'état de l'épine dorsale, si l'on veut arriver à une appréciation exacte du volume du foie. J'ai été appelé à soigner, pendant plusieurs mois, la femme d'un armateur de Dieppe, chez laquelle plusieurs confrères avaient diagnostiqué une affection du foie, sous prétexte que cet organe débordait le rebord costal de plusieurs travers de doigt. Un examen attentif de la malade ne tarda pas à me convaincre que la glande hépatique, quoique dépassant les fausses côtes, n'était pas augmentée de volume, et qu'une déviation de la colonne vertébrale avait seule amené l'ectopie hépatique. Puis, au bout de quelques jours, mis sur la voie du diagnostic par un accès de dyspnée, je reconnus qu'il s'agissait d'une néphrite interstitielle et d'albuminurie. Ces déviations, quelle qu'en soit l'origine, rachitisme, tuberculose, etc., ont, pour effet ordinaire, un abaissement de la glande hépatique qui peut en imposer pour une augmentation de volume ou un désordre matériel.

Les déplacements du foie subordonnés à l'existence de lésions abdominales, ont presque toujours lieu vers le haut. Tout ce qui remplit la cavité abdominale, diminue l'espace réservé aux intestins ou dilate fortement ces derniers : grossesse, kystes de l'ovaire, distension de la vessie, corps fibreux de l'utérus, tumeurs du mésentère, du péritoine, des reins, de la rate, et enfin tympanisme gastro-intestinal, mécanique ou dynamique, produit un déplacement dans la situation du foie. L'ectopie, dans ces circonstances, résulte de la distension gazeuse des circonvolutions intestinales qui, pressées dans les hypochondres, repoussent le foie devant elles, vers la cage thoracique, sinon de la présence de masses solides ou liquides de nouvelle formation agissant de même. La limite supérieure du foie est alors reportée sous la cinquième et même sous la quatrième côte; mais le bord libre, vu sa mobilité, tend à prendre une situation horizontale, et de cette façon, l'étendue de la matité diminue, et souvent, on n'en trouve que de faibles traces au niveau des lignes médiane et mammaire.

Des membranes de nouvelle formation développées à la surface du péritoine, au pourtour du foie, peuvent faire croire à une augmentation ou à une diminution de volume de cet organe, et aussi contribuer à le déplacer. Plusieurs fois, dans la péritonite tuberculeuse, il m'est arrivé de voir une sorte de gâteau membraneux et tuberculeux s'étendre du bord libre de la glande hépatique et augmenter l'étendue de sa matité. D'autres fois, au contraire, comme dans la syphilis hépatique, des productions néo-membraneuses peuvent rétracter cette glande, l'enserrer et la déplacer en haut et à droite, de façon à l'atrophier et à la rendre en apparence plus petite qu'elle n'est en réalité, comme il m'est arrivé de le constater dans plusieurs cas de cirrhose d'origine spécifique.

L'ectopie mécanique du foie n'est pas moins difficile à reconnaître que l'ectopie essentielle; cependant elle passe moins facilement inaperçue. C'est avec les tumeurs abdominales qu'elle est le plus souvent confondue, et si l'on tient à ne pas commettre d'erreur, il importe de rechercher, avec soin, la consistance du foie, l'épaisseur de son bord et d'explorer la région hépatique, qui devient sonore lorsque la glande descend un peu bas, atteint l'ombilic et surtout l'excavation pelvienne. En dernier lieu, et comme moyen extrême, on pourra recourir à une incision exploratrice.

Le pronostic est sans gravité, si on fait abnégation de la lésion qui a engendré le déplacement. Le traitement, en tout cas, ne diffère pas de celui de l'ectopie spontanée.

Après l'étude des déplacements du foie, subordonnés à une lésion de voisinage et dépendant d'une cause intérieure, il nous reste à dire quelques mots des anomalies de situation de cette glande, produites par des causes extérieures.

La plus importante et, pour ainsi dire, la seule cause de ce genre est l'usage abusif du corset, dont l'action, pour avoir été exagérée, n'est pas moins réelle. Ses effets varient suivant le point où s'exerce la pression. D'une façon générale, le foie est dévié en bas et à gauche, le ligament rond arrive à correspondre au cartilage de la huitième ou de la neuvième côte, et le bord du lobe droit peut dépasser le thorax, être senti dans le flanc et même dans le voisinage de la crête iliaque.

Dans ces conditions, un foie, à peu près normal, semble augmenté de volume, et cette circonstance doit toujours être présente à l'esprit du médecin, s'il tient à éviter une erreur de diagnostic, d'autant plus facile qu'une anomalie de forme vient presque toujours compliquer l'anomalie de situation de la glande hépatique. Le corset et les vêtements, trop serrés, rétrécissent, en effet, la base de la cage thoracique et refoulent le foie suivant son diamètre transversal, aussi, lorsque la pression est un peu considérable, il se produit une série de plis, ordinairement parallèles, une constriction annulaire du foie et la séparation d'une partie du lobe droit par un sillon répondant au rebord costal. Au niveau de ce sillon, plus ou moins profond, la capsule fibreuse est épaissie et blanchâtre, et le parenchyme hépatique atrophié; de la sorte, la connexion entre la partie normale et celle qui tend à se séparer est en grande partie fibreuse. Au sein du tissu fibreux, les conduits biliaires et les veinules sont dilatés, tandis que la partie isolée a des bords arrondis et bosselés qui peuvent induire le médecin en erreur et lui faire croire à un néoplasme.

Le traitement, dans tous ces cas, a pour objet, d'abord, de remédier à la cause du déplacement, ensuite de maintenir en place la glande hépatique et enfin de la fixer à l'aide d'une opération, s'il est nécessaire.

**Lubanski.** *Recherches pratiques sur les déplacements du foie.* (*J. de médecine*, Paris, 1843, I, p. 201.) — **Arn. Cantani.** *Caso di fegato ambulante.* (*Annali universali di medicina.* Milano, 1866, t. CXCVIII, p. 373. — **Piatelli (R.).** *Rivista clinica di Bologna*, 1868, t. VII, p. 239. — **Meissner (E. A.).** *Schmidt's Jahrb.*, 1869, t. CXLI, p. 107. — **Barbarotta.** *Cas de foie mobile.* (*Il Morgagni*, 1870, t. XII, p. 848, et *Schmidt's Jahrb.*, 1871, t. CXLIX, p. 170.) — **Vogelsang.** *Memorabilien. Heilbron.* 1872, 67. — **Winkler.** *Arch. f. Gynäk.*, 1872, t. IV, p. 145. — **Marino.** *Rivista clinica di Bologna*, 1874. — **Salomone P. Müller.** *Deutsches Archiv f. klin. Med.*, 1874, t. XIV, p. 146. — **Wassily Sutugin.** *Ectopie du foie, affect. orga-*

*nique du cœur.* (*Archiv f. Gynäk.*, 1875, t. VII, p. 531.) — **Tempini** (G.). *Gazetta medica italiana Lombardia,* 1875, p. 233. (Extrait dans *Gaz. Méd.*, 1875, p. 587.) — **Vicoli.** *Il Morgagni*, nov. 1875. — **Luigi Concato.** *Rivista clinica di Bologna*, mars 1876. — **Chvostek.** *Observation de foie flottant.* (*Wien. med. Press*, 1876, p. 885.) Anal. dans *France médic.*, 1875, p. 837. — **Longuet.** *Anomalies du foie.* (*Bull. de la Soc. anatomique*, 1874, t. XLIX, p. 186. — **Blet.** (L.). *Étude sur le foie mobile.* Thèse de Paris, 1876. — **Kaltschmied** (C. F.). *De raro coalitu hepatis et liènis in cadavere invento.* Jenæ, 1752. — **Gerhard** (Leopold). *Zur Lehre von der Wanderleber.* Leipzig, 1874. — **Wassiljew.** *Foie mobile* (*Petersb. med. Wochenschrift,* 1876, n° 30, et *Rev. d. Sc. med.* XI, 128.) — **Wickham Legg.** *Moveable or displaced liver.* (*S Bartholomew's hospital Reports*, 1877, XIII, 141.) — **Sehtscherbakow** et **Rudow** (*Peterb. med. Wochenschrift,* 1879, n° 10, et *Rev. d. Sc. med.* XVI, 637.) — **Pokrowski** (V.). *Pathologie du foie mobile.* Saint-Pétersbourg, 1880. — **Schrott** (Th.). *Zur Lehre von der Wanderleben.* (*Deutsche med. Zeitung.* Berlin, 1er juin 1882.) — **Müller** (C.J.). *Un cas de foie mobile.* (*Berlin klin. Wochenschrift.*, 1882, n° 15. Anal. dans *Archives gén. de méd.*, juillet 1882, p. 87.) — **Koehler** (F.). *Beiträge zur Casuistik der Wanderleber.* Greifswald, 1877. — **Kranold** (J.). *Zur Casuistik der Wanderleber.* Stuttgard, 1854. — **Landau** (L.). *Die Wanderleber und der Hängebauch der Fraüen.* Berlin, 1885. — **Kirmisson** (E.). *Bull. de la Soc. anat.* Paris, 1880, 112. — **Faure.** *L'appareil suspenseur du foie, l'hépatoptose et l'hépatopexie.* Paris, 1892. — **Richelot**, *Fixation d'un foie déplacé.* (*Bull. méd.*, 27 sept. 1893). — **Mathieu.** *Un cas de foie flottant.* (*Soc. méd. des hôpitaux*, 1893, p. 639.) — **Godard.** *Observ. de quelques cas d'hépatoptose.* (*Journ. de la Soc. royale de Bruxelles,* 6 janvier 1894.) — **Glénard** (Fr.). *De la mobilité du foie.* (*Revue des maladies de la nutrition*, juillet 1896, p. 385.)

## CHAPITRE II

# ANOMALIES DE NUTRITION

Sous ce titre se rangent les affections les plus communes du foie, toutes celles qui se rattachent à la vie intime de cet organe et consistent dans un désordre nutritif des éléments qui le composent.

Subordonnées à des influences diverses, ces affections se montrent, à tous les âges de la vie, et offrent entre elles des différences qui permettent de les grouper sous un certain nombre de chefs ou genres qui sont : les *atrophies*, les *hypertrophies*, les *phlegmasies*, les *néoplasies*. Chacun de ces genres se divise à son tour en espèces et en variétés que nous aurons à passer en revue.

### Article I. — Hypertrophies et atrophies du foie.

La signification de ces mots a été souvent mal interprétée en ce sens qu'ils ont pendant longtemps servi à désigner tous les cas d'augmentation ou de diminution de volume de la glande hépatique, sans modification de structure à l'œil nu. Hépatites, hypérémies, dégénérescence graisseuse ou albuminoïde, néoplasies même, sont autant d'affections qui ont été confondues sous le titre d'hypertrophie du foie ; de la même façon, l'hépatite parenchymateuse ou ictère hémorrhagique, et d'autres phlegmasies ont été décrites, à tort, sous le nom d'atrophie hépatique. Ces erreurs, parfaitement tolérables avant la connaissance de l'histologie du foie, ne sont plus de mise aujourd'hui et il convient de les éviter.

## § I. — HYPERTROPHIES DU FOIE

L'historique de l'hypertrophie du foie ne peut nous arrêter, attendu qu'il n'y a pas lieu de tenir compte de ce que Bartholin, Morgagni, Portal, Abercrombie, Andral, Cruveilhier, etc., ont pu en dire, puisqu'ils ne pouvaient nous renseigner sur l'état élémentaire de cet organe. Frerichs, mieux que ses prédécesseurs, a su donner à l'hypertrophie hépatique la signification qui lui convient : c'est, pour lui, le gonflement du foie occasionné par une simple augmentation dans le volume ou le nombre des cellules glandulaires. Cette définition tient compte, en effet, non seulement du volume de l'organe, mais encore du nombre des éléments qui le constituent. Toutefois, comme ce n'est pas tant le nombre que le volume de ces éléments qui importe ici, nous définirons l'hypertrophie du foie : un état caractérisé par l'augmentation de volume d'une partie ou de la totalité des éléments de cette glande.

L'hypertrophie du foie est totale ou partielle, suivant qu'elle envahit l'organe tout entier ou seulement une de ses parties, et, comme des conditions étiologiques diverses président à chacun de ces états nous les étudierons séparément.

Hypertrophie partielle. — Cette forme mérite tout d'abord notre attention parce que son étude, des plus simples, nous permettra de mieux comprendre l'hypertrophie générale. Elle n'est pas à proprement parler un désordre, mais une modification avantageuse des éléments sécrétoires du foie, venant suppléer à l'insuffisance fonctionnelle d'une partie plus ou moins étendue de la glande.

Effet d'une destruction du parenchyme hépatique, l'hypertrophie partielle est toujours proportionnée à l'étendue du désordre anatomique. Les lésions gommeuses qui détruisent partiellement ce parenchyme, l'oblitération des branches de la veine porte qui l'atrophient par places, les kystes hydatiques, les tumeurs qui le compriment en sont les principales causes. Dans toutes ces circonstances, le mécanisme de l'hypertrophie est le même ; la fonction hépatique abolie dans une partie de la glande est suppléée par la partie saine dans laquelle se produit un afflux sanguin plus considérable, une activité fonctionnelle plus grande et l'augmentation de volume des éléments histologiques.

Le foie, vu dans son ensemble, n'est pas lisse et régulier, mais plutôt déformé, soit par des kystes ou des tumeurs qui compriment ou détruisent son parenchyme, soit par des pertes de substance qui ont laissé des dépressions profondes qu'accentue encore la turgescence des parties saines.

Dans la syphilis, par exemple, la destruction partielle ou totale d'un lobe est toujours suivie, au bout d'un certain temps, de l'hypertrophie du lobe opposé, mais, de là résulte une déformation sensible, bizarre parfois, et qui est un puissant élément de diagnostic, depuis longtemps mis en évidence par nous[1]. Dans ces conditions, les cellules hépatiques, atrophiées ou détruites au niveau des points lésés, sont doublées ou triplées de volume partout ailleurs; leurs noyaux sont volumineux et leurs granulations abondantes; le stroma conjonctif est peu modifié ou légèrement épaissi, les vaisseaux sont dilatés. Il en est de même dans les kystes hydatiques.

Telle est l'hypertrophie vraie du parenchyme hépatique; il reste à se demander si, à l'accroissement des cellules ne s'ajoute pas une nouvelle formation de ces éléments, ainsi qu'on est porté à l'admettre pour les fibres musculaires du cœur, dans les cas d'hypertrophie de cet organe. La solution de cette question n'est pas sans difficultés et le doute est permis; cependant il semble, d'après les recherches récentes de Ponfick, Flœck, etc., que les cellules du foie peuvent être le siège d'une hyperplasie manifeste, où se voient des groupes cellulaires composés en partie d'éléments vieux et en partie d'éléments jeunes.

Hypertrophie totale. — Cette hypertrophie se distingue de l'hypertrophie partielle par ses causes et par sa généralisation; moins facile à déterminer que l'hypertrophie partielle, elle constitue un état relativement rare, mais qu'il est impossible de nier absolument. Les parties hypertrophiées, de consistance et de coloration normales, offrent une augmentation de volume et de poids, sans changement de structure.

*Étiologie et pathogénie.* — Les circonstances étiologiques qui président à l'hypertrophie générale du foie sont multiples et diverses : les unes pathologiques, les autres climatériques. Il existe des formes de diabète sucré dans lesquelles l'exagération de la glycogénie se manifeste anatomiquement par l'hypertrophie ou même par l'hyperplasie des cellules hépatiques. La glande, selon Frerichs, offre alors une surface lisse, une teinte vineuse uniforme, et se trouve composée de cellules, les unes intimement unies, pâles, arrondies et petites, les autres volumineuses et pourvues de noyaux multiples, comme s'il y avait tout à la fois hyperplasie et hypertrophie de ces éléments. Un foie congestionné et très

1. Voyez notre *Traité historique et pratique de la syphilis*, 2e édition, Paris, 1873.

gros, pesant 2 500 grammes, fut trouvé par Claude Bernard[1] chez un diabétique qui avait succombé rapidement à une apoplexie pulmonaire; il contenait, à poids égal, plus du double de sucre d'un foie normal. J'ai observé moi-même, à plusieurs reprises, chez des diabétiques, l'existence d'un foie volumineux, congestionné et hypertrophié, sans autre altération appréciable. Cependant, il serait erroné de croire que l'augmentation de volume du foie soit toujours, en pareille circonstanee, une hypertrophie; dans quelques cas, en réalité, elle est le fait d'une simple congestion, d'une cirrhose ou d'une stéatose.

L'augmentation de volume du foie a été observée dans la leucémie par la plupart des auteurs qui se sont occupés de cette maladie. Les acini de cet organe, dont la consistance est restée ferme, sont ordinairement volumineux et très apparents; les cellules qui les composent, irrégulières, ont le double ou le triple de l'état normal; elles présentent un contenu trouble, granulé et deux ou trois noyaux ronds ou ovales, nettement limités avec des nucléoles vésiculeux (Frerichs). Le parenchyme hépatique renferme, en outre, de nombreux leucocytes et des granulations miliaires, d'un blanc grisâtre, formées de noyaux et de jeunes cellules entourées d'une mince enveloppe; mais alors cette altération complexe ne peut être envisagée comme une simple hypertrophie.

Les influences climatériques, dont l'action sur le foie est incontestable, selon le témoignage de médecins distingués, tels que Levacher, Cambay, Haspel, etc., peuvent contribuer au développement de l'hypertrophie hépatique. Il n'est pas rare, à la suite d'un séjour prolongé en Algérie, écrit ce dernier auteur[2], de voir le foie acquérir, même dans un état sain, un volume beaucoup plus considérable que celui qu'il avait en France. Semblable action a été attribuée aux contrées marécageuses de la zone tempérée, mais cette assertion ne peut être acceptée à moins d'un examen histologique sérieux des cellules hépatiques, surtout en présence des nombreuses affections : hypérémies, cirrhose, etc., engendrées par la plasmodie du paludisme.

Les conditions pathogéniques de l'hypertrophie totale du foie sont certainement diverses; mais une seule nous aidera à comprendre le mécanisme de toutes les autres. Il y a plusieurs années j'avais été frappé par un cas d'hypertrophie réelle du foie qu'aucune cause appréciable ne pouvait expliquer, si ce n'est l'existence d'un épanchement pleurétique à droite. Pour savoir si

1. Cl. Bernard, *Leçons de phys. expérimentale.* Paris, 1885, t. I, p. 416
2. Haspel, *Maladies de l'Algérie.* Paris, 1852, t. I, p. 230.

l'épanchement pleural avait contribué au développement de cette hypertrophie, j'examinai l'état des nerfs trisplanchniques, et, comme ils étaient compris au milieu de produits phlegmasiques, j'en conclus qu'ils devaient être modifiés, ce qui, d'ailleurs, fut mis hors de doute par l'examen microscopique. A quelque temps de là, j'observai un fait semblable, et depuis cette époque j'eus l'occasion de rencontrer quatre cas nouveaux; dès lors je ne doutais plus que l'altération des nerfs trisplanchniques ne fût susceptible d'engendrer l'hypertrophie du foie, puisqu'il s'agissait d'un phénomène analogue à ceux qu'on observe à la suite de la section prolongée du grand sympathique au cou. Ainsi, il nous est facile de saisir le mécanisme de l'hypertrophie du foie, dans certaines formes de diabète sucré, et nous devons croire que c'est à l'excitation produite au niveau du plancher du quatrième ventricule et du travail exagéré des cellules hépatiques qu'est due, en pareil cas, l'augmentation de volume de la glande. Le séjour dans les climats chauds, et vraisemblablement aussi l'ingestion de certains aliments par trop excitants, sont des circonstances qui, en exagérant la circulation hépatique, peuvent conduire au même résultat.

*Symptomatologie.* — Le foie tout entier, est augmenté de volume, épaissi, rouge violacé, ferme et résistant; il dépasse le rebord costal, sa vascularisation est grande et son poids élevé.

Vus au microscope, les lobules hépatiques, sont élargis et volumineux. Les éléments cellulaires qui les composent ont le double ou le triple des dimensions normales et renferment deux ou même trois noyaux, nettement limités, pourvus d'un ou de plusieurs nucléoles vésiculeux. Ces cellules, de formes anguleuses ou irrégulières, s'isolent facilement et possèdent un contenu granuleux dans lequel on trouve rarement des gouttelettes graisseuses ou des grains isolés de pigment. Le tissu conjonctif n'est pas modifié, mais les vaisseaux sont élargis. D'autres fois, selon Frerichs, les cellules du foie hypertrophié seraient rondes, pâles, intimement unies entre elles, pourvues d'un noyau volumineux et d'un contenu transparent, un peu trouble, puis, à ces éléments s'ajouterait un grand nombre de noyaux granuleux, de forme ronde ou ovale. Cette jeune génération cellulaire qui tantôt formerait la plus grande partie du parenchyme hépatique, tantôt serait moins abondante et accompagnée de grosses cellules à deux ou trois noyaux.

Une fois constituée, l'hypertrophie vraie de la glande hépatique persiste et dure pendant longtemps, sans produire d'accidents autrement sérieux que ceux d'une légère exagération fonctionnelle, et, selon quelques auteurs, d'une hyperglobulie avec ou sans cyanose.

*Sémiologie.* — Le diagnostic de cet état doit reposer sur l'évolution qui est lente, la conservation absolue de la santé, et l'absence de lésions spléniques, car les nombreux désordres qui pourraient le simuler, comme la leucomatose, la cirrhose, la lymphomatose, etc., s'accompagnent tous d'une augmentation du volume de la rate.

Le pronostic est sans gravité, et on peut appliquer à l'hypertrophie partielle du foie, tout au moins, comme à celle du cœur, l'épithète de bienfaisante, puisqu'elle sert à compenser une fonction amoindrie.

*Thérapeutique.* — Le traitement ne s'adresse qu'à l'hypertrophie totale, il a pour but de combattre tout ce qui irrite ou altère le fonctionnement du système nerveux, du bulbe et des nerfs splanchniques, car, les cas d'hypertrophie partielle du foie exceptés, tous les autres sont subordonnés à une action nerveuse, et c'est à cette action que doivent s'adresser les moyens thérapeutiques. Les bromures et les iodures, l'opium et la quinine, mais surtout l'hydrothérapie, tels sont les agents auxquels il convient de recourir.

**Murat** (V.). *Sur l'hypertrophie du foie.* (*Bullet. de la Soc. méd. d'émulation*, sept. 1821.) — **Frerichs** (F. Th.). *Traité pratique des maladies du foie et des voies biliaires*, trad. fr. par **L. Dumenil** et **Pellagot**. Paris, 1866, p. 55. — **Lancereaux** (E.). *Traité historique et pratique de la syphilis.* Paris, 1866, p. 328; 2e édit. Paris, 1873, p. 260. — **Herm. Mayer.** *Aechte Hypertrophie der Leber.* (*Bayer. arztl. Intell. Blatt.*, 1870. Anal. dans *Schmidt's Jahrbuch*, 1871, t. CL, p. 36.) La plupart des cas décrits sous le nom d'hypertrophie du foie ne concernant pas la véritable hypertrophie de cet organe n'ont rien à faire ici.

## § II. — ATROPHIES DU FOIE

Sous le nom d'atrophie du foie la plupart des auteurs ont décrit des lésions diverses, ayant, pour unique caractère, la diminution de volume de la glande hépatique. Ch. Murchison l'un des premiers chercha à écarter de l'atrophie du foie tout ce qui s'en distingue, et définit ce désordre qu'il appelle atrophie simple : une diminution, dans le volume du foie, indépendante de toute altération dans sa structure.

Cette définition, qui a pour base le volume de la glande entière, n'est pas suffisamment précise, il est préférable de la faire reposer sur la manière d'être des éléments histologiques ou du moins de l'élément principal de la glande hépatique, et de dire que : l'atrophie vraie du foie est la diminution de volume, sans altération de structure, des parties élémentaires de cette glande.

L'âge avancé et l'inanition sont les principales circonstances dans lesquelles on voit survenir l'atrophie simple du foie. Comme tous les organes, cette glande avec l'âge se nourrit moins bien, de telle sorte que ses éléments diminuent de volume et, parfois, s'infiltrent de substances graisseuses, albuminoïdes ou calcaires. Le foie des vieillards est ordinairement pâle, ferme et de petit volume. L'inanition prolongée est une autre cause d'atrophie ou de déchéance hépatique, tenant à ce que, d'une part, le foie ne reçoit plus une somme de substances suffisantes à ses besoins de rénovation, et d'autre part, à ce que sa fonction se trouve ralentie. Il est commun, en effet, de trouver le foie diminué de volume, et, sans altération de structure appréciable, chez les personnes qui ont succombé à un épithéliome de l'œsophage ou du pylore. Murchison rapporte plusieurs cas d'atrophie simple du foie chez des sujets atteints de rétrécissements cancéreux de l'œsophage; les faits de ce genre sont également communs, à la suite du cancer de l'estomac ou même de l'intestin, ainsi que j'ai pu m'en assurer depuis longtemps. Cette atrophie est encore l'effet de causes mécaniques telles que : la compression du foie par un corset trop serré, par des néo-membranes péritonéales, des tumeurs, etc.

La condition pathogénique de ces atrophies est, en somme, l'insuffisance des matériaux de nutrition; mais n'y a-t-il pas d'autres conditions ? Cette question n'est pas résolue, et sans rien pouvoir affirmer, je suis porté à croire que parfois, l'atrophie, comme l'hypertrophie hépatique, est subordonnée à un désordre nerveux, dont l'action s'exerce sur les vaisseaux plutôt que sur les cellules épithéliales.

L'atrophie du foie est partielle ou totale, suivant les conditions qui président à sa formation. La glande, dans le premier cas, est diminuée de volume sur une partie de son étendue, au niveau de l'un de ses lobes; dans le second cas, elle est de petite dimension, réduite d'un quart, d'un tiers, ou même de plus de la moitié de son poids et de son volume normal. Sa consistance et sa coloration sont conservées, son aspect est lisse à la coupe, et sa teinte uniforme. Vues au microscope, les cellules du foie ont leur structure, mais elles ont perdu de leur volume, et sont manifestement plus petites que dans les conditions normales; il est seulement fâcheux qu'on ait jusqu'ici trop peu cherché leur mesure exacte. Le tissu conjonctif, normal ou légèrement aminci, paraît plutôt épaissi en raison de l'atrophie des cellules, La fonction du foie, quelque peu modifié, est néanmoins suffisante, sans doute parce que les besoins de l'organisme sont moins impérieux; l'étude des conditions étiologiques de l'atrophie hépatique semble appuyer cette explication.

Le diagnostic de l'atrophie du foie repose principalement sur l'examen physique de cette glande; la constatation d'une diminution manifeste de son volume, sans trouble fonctionnel appréciable, est son critérium le plus absolu. Son pronostic est en général sans gravité, à la condition que la diminution de volume de la glande ne soit pas excessive.

Le traitement doit varier avec la pathogénie de l'atrophie hépatique. Il consistera, dans les cas de cancer, à alimenter autant que possible les malades, et, lorsqu'il y a pression sur la glande, à combattre, par les moyens connus, la cause de cette pression. On devra s'enquérir enfin de la possibilité d'une influence nerveuse et agir selon l'indication.

**De La Harpe** (J.), *A propos d'un cas d'atrophie du foie.* (*Bull. de la Soc. méd. de la Suisse romande*, Lausanne, 1868, p. 326.) — **Domenico Severi.** *Le atrofie del fegato.* (*Rivista clinica di Bologna*, octobre 1874, et *Rev. des sc. méd.*, 1875, t. V, p. 90.) — **Stiebel.** *Contribut. à l'étude de l'atrophie simple du foie à la suite de la périhépatite chronique.* Thèse de Paris, 1875. — **Murchison** (**Ch.**). *Leçons cliniques sur les maladies du foie.* Trad. de l'angl. par le Dr **Jules Cyr.** Paris, 1878, p. 263. — **Poulin.** *Étude sur les atrophies viscérales consécutives aux inflammations chroniques des séreuses.* Thèse de Paris, 1880.

## Article II. — Phlegmasies du foie ou Hépatites. — Quelques mots d'historique. — Classification de ces affections.

Les anciens médecins, manquant du contrôle anatomique, ne pouvaient avoir des idées bien nettes sur les phlegmasies hépatiques; aussi, sous le nom d'inflammation, se trouvent décrits des désordres souvent fort divers, et, parmi les faits qui nous sont restés, les seuls auxquels s'attache une valeur réelle sont ceux dans lesquels le foie a présenté de la *suppuration ou des abcès.* Facilement distincte par ses caractères macroscopiques, l'hépatite suppurative a été reconnue et étudiée par les premiers anatomo-pathologistes : Bartholin, Baillou, Th. Bonnet, Manget, Valsava, etc., aussi Morgagni a-t-il pu parler sciemment de la manière dont les abcès du foie parviennent à se faire jour, soit dans un organe du voisinage, soit à l'extérieur.

Cependant la dureté du parenchyme hépatique attira également l'attention des premiers observateurs, la preuve en est dans les dénominations de *hepàr durum, subdurum, subcultra, stridens, scirrhus, obstructio hepatis, marasmus hepatis.* Les médecins du XVIe et du XVIIe siècle rapportent quelques observations de foie induré, mais ils n'arrivent pas à séparer l'induration simple du cancer de cet organe. Nicolas Tulpius constate, chez des personnes ascitiques, l'existence d'un foie dur, sec, *aridum* et *retorridum*, coriace et contracté.

Morgagni, rapprochant des faits recueillis par ses devanciers, ses observations personnelles, distingue, parmi les lésions hépatiques, un foie granulé, mais ce genre d'altération ne fut définitivement accepté que le jour où Laënnec donna à l'induration granulée du foie le nom de *cirrhose* (χιῤῥος, roux), et même à ce moment une notion exacte de la nature de cette induration faisait défaut. Plus tard seulement, lorsqu'on fut mieux renseigné sur la texture du foie, on parvint à reconnaître que la cirrhose était constituée par le développement exagéré du tissu conjonctif hépatique, et la plupart des auteurs n'hésitèrent pas à voir, dans cette affection, une inflammation chronique du foie. Ainsi, à côté de l'hépatite suppurée venait se placer un second genre de phlegmasie, l'*induration granulée ou cirrhose du foie*, caractérisée par l'épaississement du tissu fibreux de cette glande.

Toutefois, dans l'ensemble des faits rapportés par les médecins des derniers siècles, il en est qui se distinguent encore de ceux dont il vient d'être question : Baillou cite l'observation d'un enfant de quatorze ans qui, le quinzième jour d'une jaunisse, en apparence bénigne, et accompagnée de selles incolores, fut pris de délire, de convulsions et mourut rapidement. Le cerveau fut trouvé sain, mais le foie était altéré. G. Vercelloni cite l'histoire de son frère qui, poursuivi par des créanciers, eut une telle frayeur qu'il devint subitement ictérique, tomba dans l'agitation, le délire et succomba le troisième jour. Morgagni fait mention de deux faits tirés de la pratique de Valsalva, et relatifs à des jeunes gens qui, devenus ictériques, à la suite d'une émotion, moururent l'un, deux jours, l'autre vingt-quatre heures après le début d'accidents cérébraux. Ces faits restaient ignorés quand, vers le milieu de notre siècle, des observations nouvelles vinrent leur donner de l'actualité, grâce aux connaissances acquises sur la composition histologique du foie et à l'application du microscope à l'étude des lésions pathologiques des organes. Il fut reconnu dès lors qu'il s'agissait d'une affection manifestement distincte des deux précédentes et qui avait pour siège anatomique les cellules glandulaires du foie.

Cette affection, en raison des phénomènes réactionnels qu'elle détermine, fut également rangée parmi les états inflammatoires, d'où un nouveau genre de phlegmasie qui reçut d'abord le nom d'*ictère grave*, d'*ictère hémorrhagique*, d'*atrophie jaune aiguë*, puis celui d'*hépatite parenchymateuse* (Virchow) et celui d'hépatite épithéliale (Lancereaux).

Ainsi se trouvèrent constitués, peu à peu, trois genres distincts de phlegmasies hépatiques, caractérisés : l'un par l'altération de l'élément glandulaire, *hépatite épithéliale*, l'autre par la présence du pus au sein du stroma conjonctif, *hépatite suppurative*, le troisième par la multiplication des éléments de ce stroma, *hépatite proliférative* ou *cirrhose hépatique*. Ces deux derniers genres ayant pour localisation spéciale le tissu conjonctif, nous avons été conduit à les réunir sous le nom commun d'*hépatites conjonctives*, par opposition aux *hépatites épithéliales* qui ont, pour substratum anatomique, l'épithélium glandulaire.

## I. — HÉPATITES ÉPITHÉLIALES

Désignées tout d'abord sous les noms d'ictère grave[1], d'ictère hémorrhagique, d'atrophie jaune aiguë du foie, etc., ces phlegmasies, méconnues des anciens, ont été, depuis une quarantaine d'années, l'objet de recherches sérieuses de la part de Rokitansky, Horaczek, Budd, Frérichs, Ch. Robin, Virchow, etc.

Le foie dans ces affections a une physionomie assez particulière : il est mou, flasque, ramolli, revenu sur lui-même et ridé ; sa teinte est rouge vineuse, brunâtre ou jaunâtre. A la coupe, le parenchyme est tantôt injecté, d'un rouge sale, tantôt pâle, anémié, tantôt d'un jaune d'ocre, analogue à la rhubarbe. Dans quelques cas, il offre une teinte jaune, une légère augmentation de volume, et une certaine fermeté, bien que toujours friable à la

1. La dénomination d'ictère grave, qui appartient aux auteurs français, pouvait avoir sa raison d'être à une époque où, l'histologie pathologique n'existant pas encore, chaque maladie portait le nom de son symptôme principal. Aujourd'hui, cette désignation est d'autant moins acceptable que, sous cette dénomination, ont été englobées non seulement les infiltrations albumino-fibrineuses des cellules hépatiques, mais tout désordre aboutissant à une destrusction plus ou moins complète de ces éléments. Dans ces conditions, l'ictèac grave est devenu seulement le syndrome d'une désagrégation, sinon d'une altération profonde des cellules hépatiques, quelle qu'en soit l'origine ; aussi n'est-il pas surprenant que l'on soit arrivé à nier aujourd'hui son existence en tant que maladie distincte.

pression par suite des modifications survenues dans la texture des cellules glandulaires.

Vues au microscope, ces cellules se présentent sous des aspects variables, suivant l'ancienneté du mal, et aussi son intensité et ses causes. Tout d'abord troubles, infiltrées de granulations protéiques, elles sont globuleuses et plus volumineuses qu'à l'état normal. Leurs noyaux, obscurcis par les granulations, cessent d'être visibles, mais on parvient à les distinguer en les colorant par le picro-carminate d'ammoniaque, et à reconnaître qu'ils sont parfois au nombre de deux ou même de trois. L'acide acétique fait pâlir et disparaître une partie de ces granulations, et celles qui persistent ont des bords ombrés et une réfringence qui met en évidence leur nature graisseuse. A côté de ces cellules infiltrées et volumineuses, il existe fréquemment des cellules plus petites et molles qui laissent échapper leur noyau, et des noyaux libres, si surtout on examine une préparation obtenue par le raclage. Dans une phase plus avancée, les cellules hépatiques, infiltrées de granulations graisseuses, de fines granulations protéiques et pigmentaires sont déformées et en voie de destruction. A la période ultime, on aperçoit sous le champ du microscope, à côté de cellules plus ou moins modifiées, des îlots de granulations ayant la forme d'une poussière et résultant de la destruction d'un certain nombre d'éléments épithéliaux. Le stroma conjonctif est, en général, peu ou pas modifié et les vaisseaux sont simplement gorgés de liquide.

Telle est l'évolution la plus complète et la plus grave de ce genre d'altération, mais il n'en est pas toujours ainsi. Dans un certain nombre de cas, le processus anatomique se limite, s'arrête dans sa marche ascendante, les granulations qui infiltrent les cellules se transforment, sont résorbées, et les éléments cellulaires reprennent leur état normal, à moins d'admettre que ces éléments ne se régénèrent, ce qui, malgré des recherches récentes, n'a encore pu être nettement démontré.

Tandis que ces désordres s'accomplissent dans le parenchyme hépatique, d'autres organes sont généralement modifiés. Le pancréas, assez souvent, offre les mêmes désordres, à un plus faible degré. La rate est tuméfiée, molle et friable; les reins, presque toujours atteints, présentent les caractères de la néphrite épithéliale; les muscles subissent la dégénérescence graisseuse ou vitreuse suivant les circonstances qui président à la genèse de la maladie. Toutes ces lésions, concomitantes et vraisemblablement dérivées d'une même cause, sont la preuve que l'hépatite épithéliale n'est pas *une lésion primitive*, mais bien l'expression symptomatique d'une *maladie générale*.

Les désordres fonctionnels qui font cortège à ces lésions sont forcément complexes et viennent s'ajouter à ceux de la maladie générale; ils sont les uns sous la dépendance de l'affection hépatique, les autres, sous celle de l'altération des autres organes. Les désordres hépatiques, de beaucoup les plus importants, se subordonnent aux modifications subies par les cellules glandulaires et varient avec le degré de leur altération. Tout d'abord peu appréciables, ils se révèlent par de l'inappétence, un malaise général, des troubles de la sécrétion biliaire, assez souvent par un ictère sans rétention, par de la fatigue, de l'adynamie avec élévation ou abaissement de la température, des hémorrhagies et enfin de l'agitation, du délire et du coma. Tous ces phénomènes résultent de l'insuffisance fonctionnelle des cellules hépatiques et sont presque toujours mortels.

Le malaise est excessif, l'ictère peu accusé ou très jaune et quelquefois accompagné de taches purpurines; les hémorrhagies ont pour siège les fosses nasales, les gencives, les voies digestive, respiratoire ou urinaire, elles sont peu abondantes, mais sujettes à récidives. Les modifications de la température consistent en des élévations qui se montrent surtout vers le soir, atteignent jusqu'à 40° C.; l'abaissement est plus rare et ne se rencontre que tardivement. L'adynamie est des plus prononcées; le délire, relativement calme, consiste en paroles incohérentes et désir de sortir du lit, le coma est profond ou interrompu par le délire.

Les altérations du pancréas se révèlent par des troubles dans la sécrétion externe de cette glande, qui ne permet plus la digestion de certains aliments, et, quelquefois aussi, par un désordre de sa sécrétion interne; car, c'est à ce désordre qu'il convient aujourd'hui de rattacher la glycosurie survenant dans le cours ou à la fin d'un certain nombre d'intoxications et de maladies fébriles.

Les modifications de la rate qui contribuent à l'altération des globules sanguins, prédisposent aux hémorrhagies et déterminent une anémie plus ou moins prononcée. Celles des reins se manifestent par une diminution des urines et de l'albuminurie, phénomènes auxquels s'ajoute assez fréquemment le syndrome urémie.

L'état du cœur se traduit par de la faiblesse des pulsations; mais, souvent aussi, des troubles nerveux viennent modifier l'état du pouls et compliquer l'analyse clinique, si difficile en pareille circonstance, et néanmoins si nécessaire pour arriver à des indications thérapeutiques satisfaisantes.

Désordres relativement sérieux à cause de leur localisation particulière aux cellules glandulaires, les hépatites épithéliales ne constituent pas une affection univoque et toujours identique à elle-même. Subordonnées à des influences étiologiques diverses, elles se comportent différemment, selon les causes qui leur donnent naissance, et se manifestent spécialement dans le cours des maladies où la glande hépatique est appelée à débarrasser l'économie vivante des substances toxiques, venues du dehors, des produits chimiques résultant de la désassimilation (albuminoïdes), ou encore des substances sécrétées par les microphytes (toxines).

Ces différences d'origine nous amènent naturellement à admettre l'existence d'agents pathogéniques multiples : les uns toxiques, les autres microphytiques, et à classer les hépatites épithéliales ou parenchymateuses sous deux chefs principaux :

1° Les *hépatites toxiques;*

2° Les *hépatites infectieuses ou microphytiques.*

## I. — HÉPATITES TOXIQUES

Ces affections, ayant des causes bien connues, méritent de nous arrêter tout d'abord, car leur étude nous permettra de mieux comprendre les hépatites microphytiques dont les facteurs étiologiques sont moins nettement déterminés. Nous procéderons ainsi du connu à l'inconnu, comme il convient de le faire dans toute science.

Confondues à tort avec la stéatose, qui est l'envahissement des cellules hépatiques par de la graisse, ces affections méritent par leurs caractères anatomiques et par leur évolution d'être rangées dans les hépatites épithéliales.

Il n'est pas possible de dire que les hépatites toxiques aient une histoire propre; les rapports qui en ont été faits sont, en effet, disséminés dans les recueils scientifiques les plus divers, avec l'indication du poison qui leur a donné naissance, pour ce fait que plusieurs organes sont altérés simultanément avec le foie, et particulièrement les reins, la rate, etc.

*Étiologie et pathogénie.* — Un grand nombre de substances toxiques localisent spécialement leurs effets aux tissus épithéliaux du foie qu'ils modifient plus ou moins profondément; ce sont : le phosphore, l'arsenic, le mercure, l'antimoine ou leurs sels, l'ammoniaque, certains acides minéraux, quelques acides végétaux, l'acide oxalique en particulier, et beaucoup d'autres substances.

Malgré leur diversité, ces poisons n'impriment pas moins à la glande hépatique des modifications anatomiques qui, par leur ressemblance, constituent un genre d'affections distinctes.

La cellule hépatique qui est l'élément plus spécialement atteint se tuméfie par l'apport de sucs, s'infiltre de granulations protéiques ou graisseuses et se déforme par pression réciproque. Parvenue à ce degré d'altération, cette cellule se nécrose et tombe en déliquium, ou bien elle s'éclaircit, diminue de volume par la résorption des produits qui l'ont envahie et revient à l'état normal. La participation du tissu conjonctif à ce processus, inconstante et secondaire, consiste en une hypérémie variable avec ou sans extravasation de leucocytes ou d'hématies.

Le mode d'altération de la cellule hépatique n'est pas très bien connu, mais il y a des raisons de croire que cet élément est directement lésé par la présence de la substance toxique, transportée jusque dans le foie, et que sa modification est l'effet d'un phénomène actif, d'une véritable réaction vis-à-vis de cette substance. L'altération qui en résulte a, pour conséquence, l'ictère et ensuite la modification du liquide sanguin qui se traduit par des hémorrhagies multiples, de telle sorte que, dans ce conflit, les choses se passent de la façon suivante : 1° absorption de l'agent toxique par la membrane muqueuse digestive; 2° transport par le sang de ce même agent qui est mis en rapport avec les éléments histologiques du foie; 3° action de cet agent sur certains de ces éléments et, en particulier, sur les cellules sécrétantes du foie et des reins, sur les fibres du cœur et des muscles volontaires; 4° altération du sang par suite des modifications survenues dans les cellules hépatiques et peut-être aussi dans les épithéliums des reins : d'où l'adynamie et les troubles divers des fonctions du système nerveux. Semblables phénomènes se retrouvent d'ailleurs dans les cas d'atrophie jaune aiguë, cirrhose, cancer du foie, etc., où il y a destruction des cellules hépatiques.

Ne pouvant parler des lésions que chaque poison détermine dans le foie, la description détaillée des désordres engendrés par l'un des plus communs, le phosphore, me servira de tableau pour les autres. Effet habituel d'un suicide, l'hépatite phosphorée est le plus souvent produite par l'ingestion d'une décoction d'allumettes chimiques, six fois sur huit, d'après nos observations, mais quelquefois aussi, elle est le résultat d'un accident, comme en témoigne une observation des plus curieuses, recueillie par nous en 1860 durant notre internat à l'hôpital de la Pitié.

*Empoisonnement par le phosphore, pris pour un ictère grave; dégénérescence des cellules épithéliales du foie, des reins et du tissu musculaire du cœur.*

D..., Louis, âgé de cinquante et un ans, chiffonnier, jouissait d'une bonne santé habituelle, quand il se fit admettre à l'hôpital de la Pitié, le 30 juin 1860.

Il est un peu maigre, ce qui semble tenir à son état de misère; malade depuis trois jours, il attribue d'une façon non douteuse sa maladie, qui a commencé par des vomissements et du malaise, à une substance dangereuse sous forme de pâte, qu'il aurait avalée en même temps que des croûtes de pain ramassées au milieu des chiffons.

Le 30 au soir, je trouve ce malade dans un état de profond affaissement, sa physionomie est hébétée, ses réponses lentes, ses mouvements lents et pénibles. Il a la langue large, assez sèche et légèrement noirâtre sur la ligne médiane. Il éprouve des nausées et parfois il vomit une petite quantité d'un liquide verdâtre. Il n'a pas de diarrhée. L'abdomen est normalement développé, le foie déborde le rebord costal; la peau est couverte de nombreuses piqûres de puces au milieu desquelles on découvre quelques taches rouges de purpura. La respiration n'est pas troublée; le pouls paraît normal.

1er *juillet*. — Hébétude, même état d'affaissement: le malade répond à peine aux questions qu'on lui adresse. La langue est sèche, le ventre normalement développé; les vomissements ont cessé; constipation. Le foie dépasse d'environ un travers de doigt le rebord costal; il est un peu douloureux à la palpation et à la percussion; il existe une légère teinte ictérique, surtout manifeste aux conjonctives. Rien d'anormal dans la poitrine, absence de toux. On ne constate aucun trouble cardiaque, le pouls est d'une fréquence ordinaire, la peau peu chaude. Le malade se plaint de douleurs vagues qu'il ne peut localiser.

2 et 3 *juillet*. — La teinte ictérique s'est généralisée, la prostration est grande, mais vers le soir survient une agitation qui recommence le lendemain, et se continue dans la nuit; le malade délire, crie sans cesse, se plaint de douleurs dont il ne peut parvenir à préciser le siège. Il a la conviction qu'il doit succomber.

4 *juillet*. — Il est survenu quelques vomissements pendant la nuit; le matin, on retrouve l'agitation de la veille encore plus prononcée, puisque le malade se roule dans son lit. Le ventre est peu développé, le foie déborde; il est, ainsi que la région épigastrique, douloureux à la pression. L'ictère est prononcé, le pouls accéléré, la respiration peu troublée; le crachoir contient quelques stries sanguinolentes. Il y a un peu de calme dans le courant de la journée; mais, vers le soir, l'agitation et les plaintes recommencent. La langue est sèche et noire, la salive épaisse et visqueuse, la soif intense, les dents sont fuligineuses; absence de vomissements. Il y a de la toux et des crachats visqueux et jaunâtres se rencontrent dans le crachoir. L'agitation est telle que le malade cherche à se lever et à quitter son lit. Vers six heures du soir, il éprouve comme un léger frisson suivi de sueurs, il meurt à neuf heures.

L'*autopsie* est pratiquée, trente-six heures après la mort. La température est d'environ 16 degrés centigrades. La putréfaction est déjà marquée. Un iquide noirâtre s'est écoulé de la bouche du cadavre. La maigreur est moyenne, la peau présente quelques petites taches ecchymotiques. Le cerveau est un peu mou et ses petits vaisseaux sont distendus par le sang.

Les poumons sont flasques, mous, congestionnés ou mieux infiltrés de sang. Le cœur, ramolli et flasque, d'une teinte jaunâtre à la coupe, ne contient qu'une faible quantité de sang noir non coagulé. Les fibres du myocarde sont granuleuses; les globules sanguins normaux. Peu de fibrine, pas de graisse dans le sang.

Augmenté de volume, le foie présente une coloration d'un jaune brunâtre; sa surface est parsemée de petites taches ecchymotiques; son tissu, mou et friable, est en voie de transformation graisseuse. Les cellules hépatiques, déformées, renferment de nombreuses granulations, ou sont détruites. La rate est volumineuse, molle, parsemée de taches ecchymotiques.

Les reins, également volumineux, ont leur surface parsemée de points ecchymotiques, leur tissu mou, jaunâtre, friable et leurs tubes urinifères altérés.

Il existe dans la cavité de l'estomac et à la surface de la première portion de l'intestin grêle une matière noire dont l'examen microscopique est négligé mais qui n'est que du sang exsudé et consécutivement altéré. Plus bas, dans l'intestin grêle on constate, dans l'épaisseur des parois, la présence de plusieurs taches noirâtres, ecchymotiques.

Malgré tout l'intérêt présenté par cette observation, la nature de la substance ingérée nous échappa et aussi la cause de la lésion hépatique; c'est seulement trois ans plus tard, à l'occasion d'un nouveau fait observé à l'Hôtel-Dieu et rapproché du précédent que fut reconnue et décrite par nous, pour la première fois, l'hépatite phosphorée, d'abord dans une communication faite à la Société de biologie (*Gazette hebdomadaire de médecine et de chirurgie*, 20 mars 1863, n° 12) et plus tard dans un mémoire présenté à la Société médicale d'émulation, 4 juillet 1863 (*Union méd.*, 9 et 11 juillet 1863). Le travail de Fritz Ranvier et Verliac : Sur la stéatose (*Arch. gén. de médecine*, juillet 1863), est postérieur de plusieurs mois à notre première communication.

*Anatomie et physiologie pathologiques.* —La glande hépatique tuméfiée, injectée, de consistance molle, pâteuse et friable, offre une teinte jaune tabac d'Espagne plutôt que rouge, partielle ou totale. Cette apparence, qui est celle de l'intoxication phosphorée, permet à un œil exercé de soupçonner cette intoxication, circonstance importante au point de vue médico-légal, et qui peut mettre le médecin légiste sur la voie de la recherche du poison. La surface extérieure de l'organe est lisse ou légèrement grenue à la coupe, d'une teinte uniforme ou simplement maculé de jaune, comme dans l'observation suivante où la rapidité de l'altération a montré que la lésion hépatique, dans l'empoisonnement phosphoré, procède par poussées successives sous forme de plaques jaunes saillantes, semblables à des boutons d'urticaire.

*Empoisonnement par le phosphore. — Mort rapide.*

Por. L., horloger, âgé de vingt-quatre ans, est apporté dans mon service à l'hôpital Saint-Antoine, le 4 janvier 1877, vers 3 heures du soir. C'est un garçon robuste, qui a été trouvé étendu dans sa chambre, à côté d'une infusion d'allumettes chimiques (une demi-livre environ), sans qu'il ait été possible de savoir depuis combien de temps il était dans cet état. Couché sur un lit, il s'agite au point d'obliger les infirmiers à le tenir pour l'empêcher de tomber. Pouls légèrement accéléré, température axillaire 36° C. sclérotiques jaunâtres, peau de teinte à peu près normale, excepté sur plusieurs points du thorax où il existe des taches jaunes. Deux grammes d'ipécacuanha et 10 centigrammes d'émétique, introduits dans l'estomac à l'aide d'une sonde sur le refus absolu du malade de les avaler, sont immédiatement rejetés, puis, quelques minutes plus tard on lui fait prendre une potion avec 6 grammes d'essence de térébenthine et une certaine quantité de lait. Malgré ces moyens, le malade tombe dans le coma, et succombe quelques heures seulement après son admission.

A part un léger état congestif, les centres cérébro-spinaux sont sans altération appréciable, si on fait exception pour une petite tumeur pisiforme, jaune, située sur la circonvolution pariétale ascendante, à un centimètre du bord supérieur de l'hémisphère. Le corps thyroïde est en voie de dégénérescence colloïde; quelques adhérences anciennes unissent, aux parois costales, les poumons œdématiés à leurs bases; les plèvres contiennent une très petite quantité de sérosité sanguinolente. Le cœur, de teinte jaunâtre, est parsemé sur sa face externe de taches pourprées, et sur sa face interne de taches ecchymotiques multiples; il renferme un sang noir à peine coagulé, n'offre aucune légion valvulaire et se fait remarquer par une teinte jaune inégalement répartie de ses parois.

Le foie, légèrement augmenté de volume, de consistance un peu molle, se distingue par une nuance jaunâtre, parsemée de larges plaques d'un beau jaune, quelque peu saillantes, à bords festonnés, comme érysipélateux, circonscrites par une injection vasculaire, et par de petites ecchymoses. Il semble donc que l'altération graisseuse soit partielle avant d'être générale, et en effet, au niveau de ces plaques il existe un certain nombre de cellules détruites. La vésicule renferme beaucoup de mucus et peu de bile; les canaux cystique et cholédoque sont couverts d'une couche de mucus qui laisse le passage libre.

La rate, volumineuse, congestionnée, mesure près de 16 centimètres au niveau de son grand diamètre et pèse 560 grammes; elle présente une infiltration hémorrhagique à sa périphérie. Les reins, volumineux et jaunâtres, ont leurs épithéliums sécréteurs infiltrés de granulations graisseuses; les bassinets sont le siège de petites ecchymoses. L'estomac est injecté et couvert d'un mucus sanguinolent; les intestins sont en voie de putréfaction; le système musculaire est faiblement altéré.

Des coupes minces du parenchyme hépatique, examinées au microscope, dans les cas légers, permettent de reconnaître que la topographie des lobules est intacte et que le stroma, autrement dit la charpente, n'est pas lésé. Il en est autrement dans les cas graves où les éléments de ce stroma, cellules ou faisceaux de fibres, se colorent mal, et se trouvent légèrement modifiés, tandis que les capillaires sanguins, qui relient la veine centrale aux espaces portes, laissent encore apercevoir de nombreux noyaux conjonctifs, s'imprégnant de matière colorante. Les veines centrales, dont la lumière est remplie de sang, contiennent en abondance un pigment noirâtre de provenance sanguine, ainsi que les veines des espaces portes; et, dans le voisinage de ces dernières, il existe çà et là des extravasats sanguins, qui sont de véritables hémorrhagies capillaires. Les artères hépatiques, sans lésions appréciables de leurs parois, ont leur ouverture en partie bouchée par un sang pigmenté. Les canaux biliaires renferment des grains de pigment; leurs épithéliums sont altérés, granuleux, mais leurs noyaux continuent à se colorer.

Les cellules glandulaires, principal siège de la lésion hépatique, sont plus ou moins profondément lésées, suivant la dose du poison absorbé. S'il s'agit d'une faible intoxication, ces éléments, tuméfiés et déformés, présentent de nombreuses granulations protéiques et graisseuses qui voilent leur noyau ou le rendent méconnaissable. Si l'intoxication est aiguë ou suraiguë, le protoplasma et les noyaux disparaissent, et à leur place, entre les travées formées par les capillaires du lobule, il existe une masse amorphe, finement grenue, parsemée de gouttelettes de graisse, de vacuoles irrégulières et de granulations de pigment noir. Cette altération est ordinairement plus accentuée au voisinage de la veine centrale, comme le montre la fig. 2. La sécrétion n'est plus possible dans ces conditions, aussi la bile est-elle peu abondante et peu colorée.

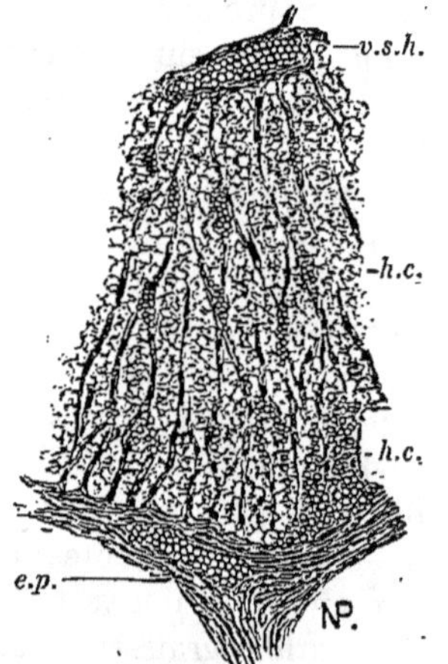


Fig. 2. — Portion de lobule hépatique (demi-schématique).
*vsh*, veine sus-hépatique. — *ep*, espaceporte. — *hc*, hémorrhagies capillaires.

Le rapprochement de la double altération du stroma conjonctif et du parenchyme hépatique permet de comprendre la divergence des auteurs sur la nature de l'hépatite phosphorée, les uns y voyant une cirrhose, les autres une hépatite parenchymateuse. Toutefois, si on compare ces deux ordres de lésions, il est facile de reconnaître que la sélection s'est opérée sur les cellules glandulaires du foie.

La rate, transformée en un vaste foyer hémorrhagique, ne laisse apercevoir, sur une coupe, que des globules rouges plus ou moins altérés, qui dissocient ses éléments. Au milieu des amas sanguins apparaissent, de place en place, des corpuscules de Malpighi et d'épaisses travées conjonctives.

Les reins sont le siège de lésions semblables à celles du foie; le stroma conjonctif s'y colore mal; les vaisseaux sanguins renferment des granulations pigmentaires, et sur plusieurs points du parenchyme, notamment au sein des glomérules de Malpighi, il existe des extravasats sanguins. Quant aux cellules épithéliales des canalicules contournés, elles sont infiltrées de granulations graisseuses, et dans quelques cas, comme celles du foie, entièrement détruites et remplacées par une substance amorphe granuleuse et jaunâtre.

L'estomac présente les mêmes lésions portant à la fois sur le stroma et les cellules glandulaires. Le système musculaire est le siège, en général, de profondes altérations, qui consistent en une transformation granulo-graisseuse du myolemme ; le cœur lui-même n'échappe pas à ces désordres, il revêt une teinte jaune, devient friable et présente, tant sur sa face externe que sur sa face interne, de nombreuses pétéchies ou des extravasats sanguins. Des taches purpurines et de petites hémorrhagies capillaires siègent à la surface ou dans les tissus sous-jacents des membranes séreuses et muqueuses. En conséquence, les substances toxiques, comme la plupart des agents morbides, agissent sur l'organisme entier, tout en localisant leurs effets d'une façon plus spéciale sur certains tissus ou éléments histologiques.

Des altérations assez semblables ont été observées, dans le foie, à la suite des empoisonnements par l'arsenic[1], par l'antimoine, par le mercure, etc. ; elles se localisent encore d'une façon spéciale sur la cellule hépatique, et, dans certains empoisonnements très aigus, peuvent atteindre le stroma conjonctif. La glande hépatique est flasque, ramollie, friable, violacée, moins jaune que dans l'intoxication phosphorée ; elle ne renferme pas autant de graisse, mais ne tend pas moins vers la destruction des cellules hépatiques.

*Symptomatologie.* — L'étude symptomatique des hépatites toxiques se trouve facilitée par la connaissance que nous avons des lésions anatomiques. Il ressort, en effet, des données acquises sur ce point, que des phénomènes multiples doivent nécessairement s'ajouter à ceux qui résultent de la lésion hépatique, et cette circonstance, qui n'est pas spéciale aux hépatites toxiques, est précisément l'une de celles qui mettent le mieux en évidence le fait de la maladie générale et de sa localisation aux éléments histologiques de certains organes.

Malgré cette généralisation morbide, les phénomènes, propres

1. M. Wolkow, Sur les processus dégénératifs et progressifs qui se passent dans le foie dans les cas d'empoisonnement arsenical (*Archiv f. path. Anat. und Physiol.*, 1892, CXXVII, 447).

à l'affection hépatique, apparaissent, avec netteté, au clinicien rompu dans la physiologie du foie et la connaissance des troubles fonctionnels résultant de l'altération des cellules épithéliales de cette glande. L'ictère, les hémorrhagies, l'adynamie, le délire et le coma, tels sont les principaux symptômes liés à l'altération de ces éléments, et qui se manifestent au cours des hépatites toxiques.

Les malades accusent tout d'abord des douleurs plus ou moins vives sur le trajet des voies digestives; ils sont pris de vomissements alimentaires et muqueux ou même bilieux, et souvent aussi de diarrhée; leurs traits s'altèrent; ils éprouvent du malaise, de la fatigue, puis, à la suite d'une rémission légère, apparaît le plus ordinairement un ictère à début insidieux. Ce symptôme, tantôt léger et peu appréciable à la surface de la peau, se reconnaît à la teinte des paupières et à l'état des urines, tantôt plus prononcé, il offre une coloration d'un beau jaune; il se produit au moment où les cellules hépatiques peuvent encore fabriquer la bile que résorbent les capillaires sanguins. Les urines, peu abondantes, de teinte acajou, donnent la réaction de la matière colorante biliaire, et parfois celle de ses sels, quoique les fèces, pâles ou noirâtres, soient rarement tout à fait décolorées. Les hémorrhagies, communes et pour ainsi dire constantes, toutes les fois que les cellules du foie sont détruites, apparaissent sous la forme d'épistaxis, de purpura cutané ou muqueux, d'hémoptysie, d'hématémèse, d'hématurie etc. Leur répétition et leur abondance, dans certains cas, deviennent un danger sérieux pour l'existence.

L'adynamie est toujours des plus profondes, quel que soit le poison, pourvu qu'il y ait une grave altération des cellules hépatiques; les forces sont anéanties, les malades étendus sur leur couche ont de la peine à se soulever, et, pour peu que leurs muscles soient affectés, ils éprouvent de réelles douleurs dans les mouvements et sous l'influence de la pression des masses musculaires. Le délire, presque toujours calme, consiste en des propos incohérents, avec tendance à rejeter les couvertures et à se lever; il alterne avec de la somnolence, rarement avec des convulsions, mais il est d'ordinaire suivi d'un coma profond, et trop souvent de la mort.

La plupart de ces symptômes se rencontrent non seulement dans l'hépatite phosphorée, mais encore dans celles que produisent l'arsenic, l'ammoniaque, etc. et, en un mot, toutes les substances toxiques qui jouissent de la propriété d'altérer sérieusement les cellules hépatiques. C'est là une preuve qu'ils sont bien l'effet de l'altération ou de la destruction de ces éléments; ils nous renseignent sur l'origine des accidents que nous verrons se produire plus loin dans le cours des hépatites microphytiques.

D'autres phénomènes les accompagnent habituellement, s'ils ne les précèdent, et, en particulier, un état fébrile passager, attendu que la température axillaire ne tarde pas à tomber à 36° C. et au-dessous, un certain degré de faiblesse avec accélération du pouls, vraisemblablement dû à l'altération subie par le myocarde, un état congestif avec tuméfaction de la rate. En même temps, la langue, d'abord saburrale, se sèche, et aussi la gorge; il y a de l'inappétence absolue, parfois de la difficulté de la déglutition, de la diarrhée et des vomissements bilieux. Ces derniers phénomènes déjà observés dès le début du mal, à la suite de l'action exercée par le poison sur la membrane muqueuse de l'estomac, se rattachent, à cette période avancée, à l'altération du foie et des reins. Les urines, qui tout d'abord étaient simplement colorées et peu abondantes, deviennent rares ou cessent entièrement; elles renferment presque toujours, au bout d'un certain temps, une forte proportion d'albumine.

*Évolution et modes de terminaison.* — Tous ces désordres évoluent, en général, avec une grande rapidité, surtout dans les intoxications phosphorée et arsenicale. Ces intoxications offrent néanmoins trois périodes distinctes et successives résultant : l'une de l'action directe de la substance toxique sur les organes digestifs, l'autre de cette même action sur les viscères, et en particulier sur le foie et les reins, et la dernière de la suppression fonctionnelle du foie et souvent aussi des reins. Tel est le cas de l'empoisonnement par le phosphore, qui se manifeste, dès l'abord, par de violentes douleurs sur le trajet de l'œsophage et à l'épigastre, par des vomissements et un malaise excessif, le tout bientôt remplacé par une accalmie trompeuse, d'environ 20 à 30 heures; après quoi, apparaissent vers le troisième ou le quatrième jour, l'ictère, l'albuminurie, puis les hémorrhagies, et enfin les désordres nerveux ataxo-adynamiques, auxquels succèdent, si la dose du poison a été suffisante, le coma et la mort.

Ces symptômes, que nous retrouverons plus loin lorsque nous parlerons de l'affection désignée sous le nom d'*ictère grave*, ont conduit quelques auteurs à rattacher cette dernière maladie à une intoxication phosphorée. Que certains cas d'intoxication par le phosphore, du genre de celui que nous rapportons plus haut, aient pu être confondus avec l'ictère grave, la chose est possible, mais cette dernière maladie n'existe pas moins, en dehors de tout empoisonnement chimique.

Les phases si nettes de l'intoxication phosphorée se retrouvent dans les empoisonnements par l'arsenic, l'antimoine, et leurs préparations, où elles se reconnaissent facilement; elles sont moins évidentes dans les empoisonnements par les sels mercuriels, les acides minéraux, l'ammoniaque, etc. Dans ces dernières intoxications, et dans celles que produisent les préparations arsenicales et antimoniées, la marche de la maladie est en général plus aiguë et l'ictère fait parfois défaut.

La durée des accidents qui se lient aux hépatites toxiques, variable avec la nature, la dose du poison et la force de résistance du malade, est habituellement très courte. Dans l'empoisonnement aigu par le phosphore, la mort survient au bout de cinq à sept jours, deux à trois jours en général après l'apparition de l'ictère. La guérison, possible dans les cas légers où il n'y a que peu ou pas de délire se manifeste par une diminution dans l'intensité des symptômes, l'amélioration du pouls, la cessation du délire, de la somnolence et de l'adynamie. En même temps la teinte ictérique perd de son intensité, bien qu'il lui arrive de se continuer encore pendant sept à huit jours et même plus.

En 1864, j'ai soigné, à l'Hôtel-Dieu, une jeune femme qui avait essayé de se suicider en avalant de l'eau dans laquelle elle avait fait bouillir des allumettes phosphorées. Les premiers symptômes furent des vomissements, une vive douleur au niveau du pharynx et du sternum, du refroidissement et de la cyanose des extrémités; le surlendemain apparurent quelques taches ecchymotiques de la peau, les masses musculaires des cuisses étaient douloureuses, et on trouva de l'albumine dans l'urine; le quatrième jour seulement, la région hépatique devint douloureuse et la peau de la face prit une teinte ictérique. Le cinquième jour l'albuminurie diminua, le lendemain, elle avait disparu et la guérison était définitive au bout de quelques jours. Ce cas est resté bénin, parce que la quantité de poison absorbé n'a pas été suffisante pour produire des lésions graves du foie et des reins. C'est vraisemblablement pour des raisons analogues que nous verrons plus loin des cas d'ictère hémorrhagique légers, à côté d'autres rapidement mortels.

La mort, en tout cas, est la terminaison la plus commune; elle est l'effet habituel de l'altération du foie, le plus souvent aidée de celle des reins, des désordres consécutifs du système nerveux, et en un mot, des phénomènes de l'insuffisance hépatique.

*Sémiologie.* — Les hépatites toxiques présentent de réelles difficultés de diagnostic provenant, du moins dans les cas de suicide, de l'absenee de renseignements de la part des malades, et souvent même de ceux qui les entourent. Le médecin doit donc avoir toujours l'attention éveillée sur la possibilité d'un empoisonnement, lorsqu'il se trouve en présence d'une maladie à début brusque, avec indices d'altération du côté du foie et surtout des cellules sécrétantes. Les nombreux phénomènes qui font cortège à l'affection hépatique sont, d'ailleurs, de nature à dérouter un clinicien, même exercé; puis enfin, l'ictère, malgré sa grande valeur sémiologique, n'est pas un phénomène constant, et s'il fait défaut et qu'il s'agisse d'une intoxication légère, l'affection hépatique peut passer inaperçue. Les hémorrhagies et l'adynamie ne manquent pas, il est vrai, d'attirer l'attention du côté du foie, mais leur existence, dans un grand nombre d'affections de cet organe, ne nous renseigne qu'incomplètement sur l'origine du mal.

A cet égard, il importe de tenir compte des phénomènes qui ont précédé l'ictère et les hémorrhagies, c'st-à-dire des troubles digestifs et autres, directement produits par l'ingestion du poison. Nous savons qu'avant de se manifester par des troubles hépatiques, l'intoxication phosphorée détermine de violentes douleurs à l'épigastre, des sensations de brûlure et de déchirure. des vomissements, etc., et, à la suite d'une rémission de plusieurs heures, un ictère bientôt suivi d'hémorrhagies et d'adynamie. Or, le diagnostic de l'hépatite liée à cette intoxication — des plus difficiles en dehors de la connaissance de cette évolution — devient alors facile; il en est de même pour toutes les hépatites toxiques, dans lesquelles les désordres du foie sont précédés d'accidents du côté du tube digestif. Les renseignements que l'on pourra obtenir du malade ou de son entourage, l'examen des urines qui, suivant Hoppe-Seiler, ne renferment ni leucine, ni tyrosine; l'examen spectroscopique du sang, sont autant de moyens qui viendront en aide au diagnostic.

Les ictères graves, primitifs ou consécutifs, sont les principales affections avec lesquelles il est possible de confondre les hépatites toxiques; ils s'en distinguent par un début insidieux qui n'a jamais l'éclat de celui d'un empoisonnement, et une marche plus lente et plus régulière que celle de ces hépatites. La fièvre jaune, dans les pays où elle est endémique, ne sera pas davantage confondue avec l'hépatite phosphorée ou avec une hépatite toxique quelconque, celles-ci étant toujours isolées et accidentelles. Cependant, il ne faut pas oublier que des cliniciens éminents ont hésité, dans certains cas, à se montrer affirmatifs.

et c'est là un point que ne doivent pas oublier les médecins légistes. Aussi, malgré la quasi-certitude résultant de la présence des symptômes et des lésions que nous venons de décrire, ils s'abstiendront de conclure d'une façon absolue à l'existence d'un empoisonnement à moins que le poison n'ait été retrouvé dans l'organisme.

Le pronostic des hépatites toxiques est des plus sérieux, mais néanmoins subordonné à la dose du poison et à l'intensité de ses effets. Si nous avons été appelé à assister à la mort, dans plusieurs circonstances, nous devons reconnaître aussi qu'il nous a été donné de voir des guérisons dues au faible degré de l'intoxication, et, parfois aussi, à l'influence bienfaisante du traitement.

*Prophylaxie et thérapeutique.* — La prophylaxie des toxémies hépatiques est des plus simples, puisqu'elle consiste à se préserver de l'ingestion de poisons peu employés dans l'industrie.

La thérapeutique de ces toxémies ne diffère pas, tout d'abord, de celle de l'empoisonnement qui les a produites. La première indication est de faire vomir le malade ou de décharger, à l'aide d'une sonde, l'estomac de son contenu. Mais, les lésions une fois constituées, l'indication est double : préserver, dans la mesure du possible, les cellules hépatiques de la destruction qui les menace, et combattre les effets de leur destruction, si elle existe, c'est-à-dire l'insuffisance hépatique. Les faibles connaissances que nous avons des moyens propres à agir sur les cellules du foie, de façon à éviter leur destruction, frappent pour ainsi dire de stérilité l'intervention directe.

L'essence de térébenthine, suivant plusieurs auteurs, aurait de réels avantages dans l'empoisonnement par le phosphore, en s'adressant au poison mélangé au sang et en se combinant, croit-on, avec lui. Elle s'administre dans une potion gommeuse, par intervalles, à la dose quotidienne de trois à cinq grammes; dans l'intervalle on donne de l'eau albumineuse, de la magnésie (Réveil). En dehors de ces substances qu'il est indiqué de faire prendre le plus tôt possible, qui ont réussi même après quinze heures (Andant), et dont l'emploi devra être tenté dans d'autres intoxications, la thérapeutique se trouve réduite à soutenir les forces des malades par les stimulants du système nerveux, et par des lotions et des frictions de la peau. Le régime du lait sera préféré à tout autre, et absolu, car, si l'intoxication n'est ni trop aiguë, ni trop avancée, ce régime a de réels avantages tant à cause de son action sur le foie, que de celle qu'il exerce sur les reins, dont il favorise la sécrétion.

L'insuffisance hépatique sera combattue par les moyens que nous avons indiqués dans l'étude générale des affections du foie (voy. p. 96).

**Hardaway** (G.-S.). *Jaundice; poisoning by nitro-muriatic acid; recovery.* (*Nashville J. M. et S.*, 1857, XIII, 524-526.) — **Lewin.** *Stud. über Phosphorvergiftung.* (*Archiv f. pathol. Anat. und Physiol.*, Berlin, 1861, XXI, 507.) — **Lancereaux** (E.). *Étude sur la dégénér. graiss. des éléments actifs du foie, du cœur et des reins dans l'empoisonnem. par le phosphore.* (*Gaz. hebdom. de médecine et de chirurgie*, mars 1863; *Union méd.*, 9 et 11 juillet 1863, et *Atlas d'anat. path.*, Paris, 1871, pl. 12, fig. 3.) — **Fritz, Ranvier, Verliac.** *Stéatose due à l'empoisonnement par le phosphore.* (*Archiv. gén. de méd.*, juillet 1863, p. 25.) — **Potain.** *Empoisonnement par l'ammoniaque liquide.* (*Bull. de la Société méd. des hôpitaux*, Paris, 1862, V, 165). — **Meyer** (L.). *Ueber Icterus in der Phosphorvergiftung.* (*Archiv f. path. Anat. und Physiol.*, 1865, XXXIII, 296.) — **Munk u. Leyden.** *Die acute Phosphorvergiftung.* Berlin, 1865. — **Wyss** (O.). *Beitrag zur Anatomie der Leber bei Phosphorvergiftung.* (*Archiv f. path. Anat. und Physiol.*, 1865, XXXIII, 432.) — **Saikowsky.** *Ueber die Fettmetamorph. d. Organe nach innerl. Gebrauch von Arsenik, Antimon und Phosphorpräparat.* (*Ibid.*, 1865, XXXIV, 73.) — **Grohe** et **Mosler.** *Zur Kenntniss der Veränderung inner. Organ. bei acuter Arsenvergiftung.* (*Ibid.*, p. 208.) — **Pastau.** *Ein Fall von acut. Phosphorvergiftung.* (*Ibid.*, XXXIV, 450.) — **Senftleben** (H.). *Ueber die Erschein. und den änat. Befund bei der Phosphorvergiftung.* (*Ibid.*, 1866, XXXVI, 521.) — **Nothnagel.** *Die fettige Degenerat. d. Organe bei Æther und Chloroformvergiftung.* (*Berlin. klin. Wochenschrift*, 1866, n° 4.) — **Kohts** (W. E. O.). *Ueber Icterus bei Phosphorvergiftung.* In-8, Königsberg, 1868. — **Hartmann.** *Zur acuten Phosphorvergiftung.* (*Inaug. Diss.*, Dorpat, 1866.) — **Ebstein** (W.). *Zur Genese des Phosphorikterus.* (*Archiv d. Heilk.*, 1867, VIII, 6 p. 506-517; le même, *ibid.*, t. IX, p. 219-231; le même, *ibid.*, t. X, p. 379-392; et *Gaz hebd. de méd. et de chirurg.*, 1869, p. 767.) — **Rössingh** (G. H.). *Bydrage tot de Leer der acute phosphorvergiftiging.* (Thèse, Groningen, 1872.) — **Ossikowsky** (J.). *Ueber Phosphorvergiftung und akute gelbe Leberatrophie.* (*Wien. med. Presse*, 1872, t. XIII, 5, 6, 8, 10, 12, 13, et *Schmidt's Jarhb.*, 1872, t. CLIV.) — **Thibaut** (D.). *Des variations de l'urée dans l'empoisonnement par le phosphore. Consid. sur les fonctions uropoiétiques du foie.* (Thèse de Lille, 1879). — **Otto Schraube.** *Uebersicht neuerer Mittheilungen über akute Phosphorvergiftung.* (*Schmidt's Jahrbuch*, 1867, t. CXXXVI, p. 299.) — **Habershon** (S. O.). *Acute poisoning by phosphorus; jaundice; death on the fifth day; fatty degeneration of the liver, kidneys*, etc. (*Med. chir. Transact*, London, 1867, L, 87.) — **Hillier** (Th.). *Poisoning by phosphorus; jaundice; deat9 in six days; fatty degeneration of the liver and kidneys.* (*Ibid.*, p. 99.) — **Weyl.** (A.). *Beitrag zur Veränderung der Leber bei acuter Phosphorvergiftung.* (*Archiv d. Heilkunde*, 1878, t. XIX, p. 163; *Rev. des Sc. med.* XII, 498, et *Gaz. med.*, 1879, 7.) — **Friedberg** (H.). *Tod in Folge von acuter Phosphorvergiftung.* etc. (*Archiv für pathol. Anat. und Physiol.*, Berlin, 1881, LXXXIII, 501.) — **Krönig** (G.). *Ibid.*, 1887, CX, 502. — **Stadelmann.** *L'ictère dans l'int. phosph. aiguë.* (*Archiv. gén. de méd.*, Paris, 1888, II, 616.) — **Blanc** (L.). *Contribution à l'étude expérim. des lésions du foie dans quelques empoisonnements aigus.* (Thèse de Paris, 1883.) — **Freer** (A.). *Jaundice from arsenical wallpapers.* (*Brit. med. Journ.*, London, 1885, I, 246.) — **Personne.** *Emploi de l'es-*

*sence de térébenthine pour combattre l'empoisonnement par le phosphore.* (*Bull. Acad. de méd.*, 1869, XXXIV, 136.) — **Köhler.** *Étude sur les propr. de l'essence de térébenthine comme antidote de l'empois. par le phosphore* (*Berlin. klin. Wochenschr.*, 1870, nº 16.) — **Vetter (A.).** *Ueber die acute phosphowergift. und deren Behandlung.* (*Archiv für path. Anat. und Phys.*, Berlin, 1871, LIII, 168.) — **Andant (J.-P.).** *De l'empoisonn. par le phosphore et de son traitement par l'essence de térébenthine.* (*Ann. d'hyg. publ. et de med. légale*, sér. 2, XL, 397.) — **Moreau (Ern.).** *Intoxication phosphorée, son traitement par l'essence de térébenthine. Recherches physiologiques et chimiques.* (*Thèse de Paris*, 1881.)

## II. — HÉPATITES MICROPHYTIQUES.

Les hépatites, appartenant à ce second groupe, ne sont pas l'expression anatomique directe, spécifique pour ainsi dire, des maladies générales, dans le cours desquelles elles apparaissent; ce sont des affections de second ordre, qui mettent souvent l'existence en danger, et, comme telles, méritent notre attention, d'autant mieux qu'elles passent facilement inaperçues. A l'encontre des lésions fixes et immuables, spéciales à chaque maladie, ces désordres, malgré de légères différences, ont des caractères et une physionomie commune qui les rapproche et trahit des origines assez semblables. Attribuées autrefois à l'élévation de la température du corps, elles sont considérées, aujourd'hui, comme se rattachant à l'action de toxines élaborées par des microbes qui ont envahi l'organisme, d'où la dénomination d'*hépatites microphytiques* qui nous a paru devoir être préférée à toute autre, même à celle par trop vague d'*hépatites infectieuses*.

Les caractères de ces affections, quelque différents que soient les milieux dans lesquels elles se développent et les agents qui leur donnent naissance, permettent de les classer sous plusieurs chefs. Leur grande ressemblance dans la plupart des fièvres éruptives : variole, scarlatine, fièvre typhoïde, etc., nous conduit à en constituer un premier groupe sous le nom d'*hépatites pyrétiques*; leur liaison avec certaines pyémies et septicémies graves en fait un second groupe, ou *hépatites septicémiques*; leur coexistence avec la fièvre jaune, la fièvre bilieuse, etc., en forme un troisième groupe, ou *hépatites miasmatiques*; enfin, un certain nombre d'ictères fébriles ou apyrétiques, primitifs, nous permettent d'établir un quatrième groupe, qui comprend les affections désignées par nous sous le nom de *fièvre ictérique ou hépatique* et aussi celles que l'on connaît généralement sous celui d'*ictère catarrhal*.

### 1° Hépatites pyrétiques.

*Étiologie et pathogénie.* — Le foie, presque toujours modifié dans les maladies fébriles ou *pyrexies*, est parfois gravement lésé dans les formes malignes de la variole, de la scarlatine, de la fièvre typhoïde, du typhus exanthématique, du choléra, de la diphthérie, de la pneumonie même, et d'un certain nombre d'angines, en sorte que, dans toutes ces maladies, le médecin doit surveiller la fonction de cet organe, aussi bien que celle des reins qui sont, en général, simultanément atteints. Trop souvent confondues avec les désordres propres aux pyrexies, ces modifications viscérales, qui ont pour substratum principal les épithéliums glandulaires, se manifestent dans le cours de la période d'état ou de terminaison de ces maladies.

Les conditions pathogéniques des hépatites pyrétiques sont loin d'être nettement établies. Leur ressemblance, dans les différentes pyrexies, les fit rattacher, tout d'abord, à l'élévation de température qui est un élément commun de ces maladies. Cette opinion, pendant un certain temps, rallia le plus grand nombre de suffrages; des expériences pratiquées sur des animaux, dans le but de confirmer cette théorie[1], parurent affirmatives. Cependant, il se trouva des médecins qui attribuèrent l'hépatite des fièvres à une altération mal définie du liquide sanguin, modifiant l'activité nutritive des cellules hépatiques, c'était fort vague. Aussi, les microbes ayant fait leur apparition, il était naturel de les mettre en cause, et aujourd'hui les produits de leur sécrétion sont considérés comme la condition essentielle de la genèse des hépatites pyrétiques.

Cette théorie qui manque encore de précision, n'est pas à l'abri de toute objection; il y a lieu d'être surpris, en effet, de l'identité presque complète des lésions hépatiques, malgré la diversité des microbes propres à chaque maladie fébrile. Néanmoins, comme elle repose sur des preuves expérimentales peu contestables, elle a pour elle de grandes présomptions de vérité.

*Anatomie et physiologie pathologiques.* — Le foie, en général tuméfié, dépasse légèrement le rebord costal, pèse de 1 500 à 1 800 grammes et plus. Sa surface est lisse et, au-dessous de sa capsule transparente, son parenchyme offre une teinte pâle, violacée ou jaunâtre, rappelant celle de la moutarde anglaise ou

1. WICKHAM LEGG, Parenchymat. degen. of the liver and others organs by raising the natural temper. of the body (*Transact. of the path. Soc.*, London, 1873, t. XXIV, 226).

encore du cuir de Russie. Cette teinte, bien qu'assez uniforme, permet de voir, à un examen attentif, de petits îlots représentant des lobules dont le centre est violacé, pâle, et la périphérie grisâtre ou jaunâtre. La surface de section offre le même aspect et laisse échapper assez peu de sang, si ce n'est dans les cas de pneumonie avec stase sanguine. Le tissu hépatique, diminué de consistance, est mou, flasque, pâteux, friable, peu résistant sous le doigt. La bile, peu abondante, est tantôt claire et chargée de mucus, tantôt épaisse et brunâtre.

Des coupes fines du parenchyme hépatique, vues à un faible grossissement microscopique, permettent de constater la conservation de la topographie des lobules, l'intégrité des veines sus-hépatiques et des espaces portes; à un plus fort grossissement, ces parties n'offrent encore aucune modification appréciable. Les parois de la veine porte ne sont pas davantage altérées, mais le sang qu'elles renferment laisse apercevoir, dans la fièvre typhoïde par exemple, des bacilles se décolorant par la méthode de Gram. Les branches des artères hépatiques sont intactes, et les épithéliums cylindriques ou cubiques, des conduits biliaires, possèdent leurs noyaux qui se colorent comme à l'état normal. Les capillaires sanguins des lobules ne présentent rien de spécial à noter, sauf, dans certains cas de fièvre typhoïde, de véritables embolies microbiennes venant obstruer la lumière d'un ou de plusieurs d'entre eux. Le tissu conjonctif des espaces portes demeure intact dans la majorité des cas; il est infiltré d'un grand nombre de leucocytes dans ceux où pendant la vie l'examen du sang a révélé l'existence d'une leucocytose considérable, et cette circonstance a pu en imposer pour un début de cirrhose.

Les cellules glandulaires généralement infiltrées de gouttelettes graisseuses, offrent parfois une sorte de fragmentation des trabécules qui ne représentent plus des colonnes formées par des cellules soudées les unes aux autres, mais bien des tronçons de cellules, séparés les uns des autres par des espaces libres (fig. 3); c'est cette fragmentation, qui a reçu de quelques auteurs le nom de dislocation trabéculaire, et qui a paru, à tort, jouer un rôle important dans la pathogénie de l'ictère. Vues à un fort grossissement, ces cellules ont leur protoplasma tuméfié, trouble, rempli de granulations fines, abondantes, et d'aspect différent : les unes, rondes, assez volumineuses, disparaissent par addition d'une goutte d'acide acétique, ce sont des granulations protéiques; les autres plus fines, irrégulières, jaunâtres, verdâtres ou noirâtres, sont formées de pigment. Toutes ces granulations, moins nombreuses au centre qu'à la périphérie du lobule, troublent le protoplasma, l'obscurcissent et le rendent moins apparent; au bout d'un certain temps, les granulations protéiques subissent une sorte de transformation en vertu de laquelle elles sont remplacées par d'abondantes gouttelettes graisseuses, avec refoulement du noyau qui pourtant continue à se colorer. Dans quelques cas, enfin, il arrive de trouver des amas de cellules, sous forme de blocs irréguliers et fragmentés, dont le protoplasma se colore mal et le noyau reste invisible; c'est alors que se manifestent habituellement les phénomènes d'insuffisance hépatique, trop fréquemment attribués à la maladie principale, quand ils ne sont qu'un effet de l'altération du foie.

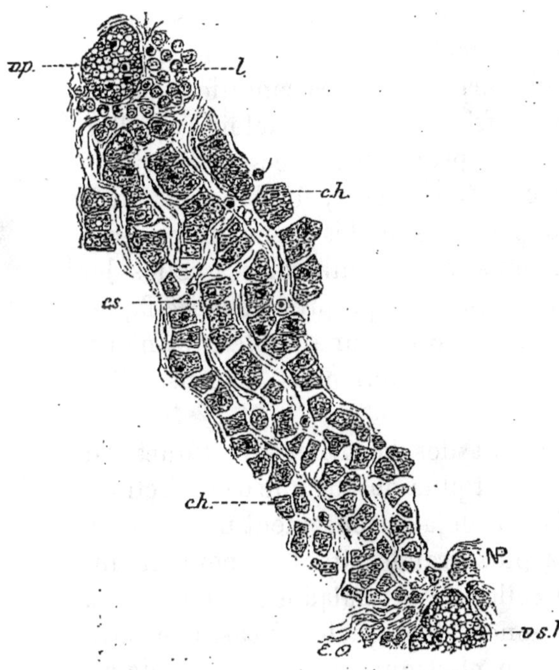


Fig. 3. — Portion de lobule hépatique (scarlatine). *vp*, veine-porte; *l*, leucocytes extravasés. — *vsh*, veine sus-hépatique. — *ch*, cellules hépatiques; *cs*, capillaires sanguins.

Il n'est pas rare, enfin, de rencontrer, dans la fièvre typhoïde surtout, des foyers miliaires disséminés au sein du parenchyme hépatique, et constitués par des détritus protoplasmiques amorphes, offrant à leur périphérie une prolifération active de tissu conjonctif, qui les fait ressembler à des *follicules tuberculeux*. Parvenus à un certain stade, ces foyers nécrosés irritent le tissu voisin; celui-ci prolifère, et de là des amas de cellules conjonctives jeunes, entre lesquelles se voient, çà et là, des débris d'anciennes cellules hépatiques, décrits, à tort, sous le nom de nodules lymphoïdes, puisqu'il s'agit simplement d'un travail de réparation au pourtour d'un foyer de nécrose cellulaire.

En somme, les altérations hépatiques dans les maladies fébriles passent par plusieurs phases : une première phase, caractérisée par l'état granuleux du protoplasma et désignée sous le nom de tuméfaction trouble; une seconde phase, dans laquelle ce protoplasma se trouve envahi par de la graisse qui n'est que le résultat de la transformation des produits protéiques et un acheminement vers leur résorption. Leurs noyaux alors troubles et tuméfiés en grand nombre, sont infiltrés de granulations fines, qui leur enlèvent la translucidité ordinaire et masquent complètement le nucléole, sans qu'ils cessent pour cela de se colorer. Une troisième phase, enfin, qui comprend la nécrose d'un certain nombre de cellules glandulaires (nécrose de coagulation), la prolifération d'éléments conjonctifs jeunes et la formation d'une sorte de tissu de cicatrice.

Ces désordres hépatiques, faisant cortège aux lésions de la maladie principale, sont presque toujours associés à des modifications de la rate, du sang du pancréas, des reins et même des muscles, subordonnés pour la plupart aux mêmes conditions pathogéniques. La rate volumineuse, friable et quelquefois ramollie, se distingue par une hypérémie prononcée avec prolifération de ses éléments; le sang est en général noir, fluide, peu apte à l'absorption de l'oxygène; le pancréas et les reins offrent des modifications de leurs épithéliums, assez semblables à celles des cellules hépatiques. Quant aux désordres propres ou spécifiques des maladies fébriles, ils varient avec chacune d'elles, et n'ont, dans l'espèce, qu'un faible intérêt, ce qui nous dispense d'en parler.

*Symptomatologie.* — Le début des hépatites pyrétiques est ordinairement insidieux et d'autant plus obscur que ces affections se développent, chez des individus déjà sérieusement malades, en sorte qu'il est nécessaire de la plus grande attention pour distinguer leurs manifestations de celles de la maladie principale. La tuméfaction du foie, assez prononcée dans quelques cas, pour être nettement appréciable à l'examen physique, dépasse alors, de un à deux travers de doigt, le rebord costal, mais il ne faut pas oublier que cette modification peut être antérieure à la maladie et tenir à des excès de boisson ou à toute autre cause, de telle sorte qu'il est nécessaire d'une analyse sévère de l'état du foie, de celui de la rate, et des antécédents du malade pour éviter l'erreur. Sachons, donc, que la tuméfaction du foie dans les fièvres est générale, nullement douloureuse, et dépasse peu le rebord costal.

Cette tuméfaction est, tout d'abord, le seul symptôme appréciable de l'hépatite pyrétique, qui, souvent, n'en présente pas d'autre, si la lésion cellulaire est peu prononcée. Mais, lorsque cette lésion vient à troubler notablement la fonction hépatique, on voit apparaître des phénomènes nouveaux. Ceux-ci consistent dans une céphalée constrictive, avec accablement, insomnie plus ou moins complète, accélération du pouls, sensation de dyspnée pénible que n'explique pas l'état des poumons, et aussi dans un abaissement plutôt que dans une élévation de la température. Puis, à ces troubles s'ajoutent un délire d'action, une prostration excessive ou même un coma plus ou moins profond.

La langue est rouge, peu humide, ou sèche et luisante, l'inappétence absolue, les dents sont fuligineuses, les garde-robes liquides, et parfois, il survient des vomissements bilieux. La peau et les conjonctives manifestent parfois une teinte subictérique, et, dans de rares cas, il se produit un véritable ictère qui donne à cette complication une ressemblance presque parfaite avec l'atrophie jaune aiguë du foie. Cette analogie est plus grande encore, lorsque des hémorrhagies viennent à se produire à la surface des membranes séreuses et muqueuses, dans l'épaisseur du tégument externe ou encore dans la profondeur des viscères.

Malgré l'état de liberté des voies excrétoires, la sécrétion de la bile est peu abondante, car les évacuations sont ordinairement fétides, pâles ou même décolorées. Les urines, presque toujours diminuées et albumineuses, contiennent peu d'urée et renferment, selon Frerichs, des substances exceptionnelles dans l'état normal, telles que leucine, tyrosine, xanthine, etc.

*Évolution et modes de terminaison.* — Accompagnées ou non d'ictère, les hépatites pyrétiques, beaucoup plus fréquentes qu'on ne le suppose, ont une marche rapide, et constituent une complication sérieuse des maladies dans lesquelles elles se rencontrent. Aussi, le médecin doit-il se tenir sur ses gardes, s'il veut éviter des surprises, car il n'y a pas de doute qu'elles ne soient, dans certains cas, une cause de mort. Celle-ci, survenant au milieu des phénomènes de l'insuffisance hépatique, est attribuée, la plupart du temps, à la maladie générale, le désordre du foie qu'il fallait particulièrement viser étant passé inaperçu.

La plupart du temps, néanmoins, les éléments épithéliaux modifiés reviennent peu à peu à l'état normal, par le fait de la résorption des substances qui infiltraient la cellule hépatique, et la fonction se rétablit. Le foie ne reste jamais sérieusement affecté, contrairement à ce qu'ont pu croire certains auteurs qui, ne tenant aucun compte de la nature du désordre histologique, dans les cas de ce genre, ont pensé, d'après le simple adage : *post hoc, ergo propter hoc*, qu'une cirrhose dont ils ne parvenaient pas à déterminer l'origine pouvait être la conséquence d'une fièvre typhoïde ou d'une maladie éruptive quelconque.

*Séméiologie.* — Le diagnostic des hépatites pyrétiques est d'autant plus difficile que leurs manifestations cliniques sont plus facilement confondues avec les symptômes des maladies qui leur donnent naissance, et, pour ce fait, le plus sérieux examen doit être apporté à la recherche de ces complications, ainsi qu'on doit le faire pour les néphrites de même origine.

Les signes physiques, insuffisants pour établir leur existence, n'ont pas moins une certaine valeur, du moins lorsque la matité hépatique, commençant vers la cinquième côte, permet d'éliminer l'alcoolisme. Les signes fonctionnels ont plus d'importance : des modifications de température sans rapport avec celles de la maladie principale, des hémorrhagies apparaissant non plus, au début, mais dans le cours de la maladie fébrile, la sécheresse de la langue, la fréquence du pouls, un accablement excessif, interrompu par de l'agitation avec ou sans délire, et enfin le coma sont autant de phénomènes propres, avec ou sans ictère, à attirer l'attention du clinicien vers le foie.

Ces phénomènes ont une grande ressemblance avec ceux de l'ictère grave et sont, comme eux, le résultat de l'altération des cellules glandulaires du foie. Cependant, pour arriver à les séparer des désordres de la maladie principale, il importe d'en connaître les plus faibles nuances. Que les distinctions soient difficiles dans la pratique, je ne le nie pas, mais elles sont possibles, et la concordance de plusieurs symptômes permet en général d'arriver à un diagnostic certain, sinon dès l'abord, du moins au bout de peu de temps.

Un délire d'action, surtout nocturne, avec prostration, sécheresse de la langue, survenant au cours d'une fièvre typhoïde ou d'une variole, avec ou sans hémorrhagies, doit éveiller, dans l'esprit, l'idée d'une hépatite épithéliale, et, pour peu que le foie soit tuméfié, en dehors de l'alcoolisme ou de toute autre cause, l'existence de cette hépatite devient vraisemblable, et même, elle est certaine, si un abaissement de température ou des hémorrhagies s'ajoutent à ces symptômes. L'absence de cauchemars terrifiants distingue, en effet, ce délire de celui qui se rapporte à l'alcoolisme, et l'abaissement du thermomètre, de celui de l'agitation délirante liée à un excès de température ; il est difficile, à la vérité, de le séparer du délire urémique, mais l'examen des urines, comme quantité et comme qualité, servira à éclairer le clinicien.

Le pronostic des hépatites pyrétiques, sans être fatal, n'est pas moins sérieux. Il est grave toutes les fois qu'aux phénomènes de cette complication s'ajoute une diminution notable des *excreta*, surtout des sécrétions biliaire et urinaire, car la mort par empoisonnement est menaçante, à moins d'une intervention des plus énergiques; il en est de même lorsque se manifestent les phénomènes de l'insuffisance hépatique.

*Prophylaxie et thérapeutique.* — La prophylaxie de ces hépatites se confond avec celle de la maladie principale; il en est de même de leur thérapeutique. Cependant leur existence, une fois constatée, réclame impérieusement l'emploi du sulfate de quinine à la dose quotidienne et massive de 1 à 2 grammes, médication qui m'a toujours fort bien réussi dans les cas d'ictère grave. Les désordres nerveux, qui font cortège à ces affections, seront combattus, ou modérés, par l'emploi des bains tièdes, des antispasmodiques : éther, castoréum, chloral, etc.; les phénomènes d'insuffisance hépatique, enfin, indiquent la nécessité de recourir à l'usage des évacuants et des diurétiques. Les purgatifs doivent être subordonnés à la fréquence des évacuations; les diurétiques auxquels nous donnons la préférence : digitale, caféine et théobromine, seront prescrits à doses élevées. C'est qu'alors, comme dans l'insuffisance urinaire, il importe de favoriser par les moyens les plus énergiques, l'élimination des poisons.

**Louis.** *Recherches path. et th. sur la fièvre typhoïde*, Paris, 1829. — **Wagner (E.).** *Beitr. zur pathol. Anatom. der Leber, beim abdominal Typhus.* (*Archiv für Heilkunde*, 1860.) — Le même. *Contribution à l'anatomie pathologique de la fièvre scarlatine.* (*Ibid.*, 1867.) — **Sick.** *Ueber acute Fettdegener. inner. Organ. bei Pocken.* (*Wurtemb. med. Correspondenzblatt*, 1865, n$^{os}$ 21, 22, 23, 33.) — **Hoffmann,** *Untersuchungen über die path. Veränderungen der Organen, beim abdominal Typhus.* (*Archiv für Heilkunde*, 1860.) — **Lebert (H.).** *Nouvelles recherches sur l'anatomie pathol. du typhus abdominal.* (*Gaz. méd. de Paris.* 1859, p. 509.) — **Frerichs (Th.).** *Traité pratique des maladies du foie et des voies biliaires.* Paris, 1866, p. 164-179. — **Chédevergne.** *De la fièvre typhoïde et de ses manifestations congestives.* (Thèse de Paris, 1864.) — **Damaschino.** *De la stéatose du foie dans la fièvre typhoïde.* (*Bull. de la Soc. anat.*, 1864, p. 564-568.) — **Lancereaux (E.).** *Atlas d'anatom. patholog.* Paris, 1871, p. 89 et 90, pl. 12, fig. 2. — **Weigert (A.).** *Ueber pockenähnliche Affectionen in der Leber, der Milz, den Nieren und Lymphdrüsen, bei Variola vera.* (*Berlin klin. Wochens.*, 1874, n° 44, p. 559, et *Rev. des sc. méd.*, 1875, V, 491.) — **Murchison (Ch.).** *Leçons cliniques sur les maladies du foie*, Paris, 1878, p. 408. — **Tschudonowsky.** *Zur pathol. Histolog. der Leber bei Cholera.* (*Berlin. klin. Wochenschr.*, 1872, n° 22.) — **Siredey (A.).** *Recherches anatomopathologiques sur les lésions du foie dans les maladies infectieuses.* (*Bull. de la Soc. anat.*, 1881, p. 631.) — Le même. *Contribution à l'étude des altérations du foie dans les maladies infectieuses.* (*Revue de médecine*, 1886, t. VI, p. 465.) — **Hanot (V.)** et **Gilbert (A.).** *Note sur les altérations histologiq. du foie dans le choléra à la période algide.* (*Arch. de physiol. norm. et path.*, Paris, 1885, V, p. 301.) — **Klein (E.).** *Anatomical chang. of liver in scarlatina.* (*Transact. of the path. Soc. of London*, 1877, t. XXVIII, p. 439 et 446.) — **Handford.** *Hepatitis in enteric fever.* (*Trans. of the pathol. Soc.*, 1889, t. XL, p. 129.) — **Legry.** *Contribution à l'étude du foie dans la fièvre typhoïde.* (Thèse de Paris, 1890.) — **Hanot** et **Legry.** *Dégénérescence granulo-graisseuse du foie dans la fièvre typhoïde et dans la variole.*

(*Bull. de la Société anatom.*, Paris, 1890, p. 336.) — **Pilliet** (**Al.**). *Examen histologique du foie dans deux cas de pneumonie biliaire.* (*Bull. de la Soc. anat. de Paris*, 1890, p. 79.) — **Gaillard** (**L.**). *L'ictère et les altérations des voies biliaires dans le choléra.* (*Semaine médicale*, 12 octobre 1892, p. 406.) — **Papillon.** *Étude des lésions histologiques du foie et du rein dans le choléra.* (Thèse de Paris, 1892-93.) — **Gervais.** *Hépatites consécutives à la fièvre typhoïde.* (*Gaz. méd. de Paris*, nov. 1888, p. 560.) — **Pavone** (**A.**). *Dégénération graisseuse aiguë du foie et principalement des capillaires hépatiques produite par le bacille du typhus et par ses ptomaïnes.* (*Centralblatt*, 1888, 44, et *Union méd.*, 1890, t. XLIX, p. 321.)

### 2° Hépatites pyémiques et septicémiques.

Ces hépatites, d'une analogie frappante avec les hépatites pyrétiques, et, comme elles, dépendantes d'une infection microbienne, se distinguent par un ictère manifeste, rarement en défaut, et par une gravité des plus grandes, à cause, sans doute, du degré avancé de l'altération des cellules hépatiques.

*Étiologie et pathogénie.* — La connaissance de ces hépatites remonte à Maréchal qui, le premier, étudia l'ictère survenant au cours de la *pyémie* ou résorption purulente; plus tard, m'appuyant de deux faits personnels et d'un troisième observé par Frerichs, je signalai leur existence dans l'*endocardite végétante ulcéreuse*[1], et depuis lors, elles ont été vues dans la plupart des maladies pyémiques ou septicémiques : érysipèle traumatique, infection puerpérale, phlébite du cordon ombilical chez le nouveau-né, etc.; elles constituent pour ces maladies, déjà si graves, une complication des plus sérieuses, qui ne peut être passée sous silence.

Effectivement, tous les désordres matériels qui viennent d'être énumérés pouvant, à un certain moment, déverser leurs produits dans le sang, donnent naissance à un empoisonnement dont une des conséquences les plus graves est l'altération des cellules hépatiques. La question de savoir si cette modification est l'effet des bacilles, ou de leur sécrétion, n'est pas résolue, mais si on tient compte de la ressemblance du désordre cellulaire, dans ces cas, avec ce qui s'observe dans d'autres maladies infectieuses, on est conduit à l'attribuer aux toxines de sécrétion microbienne.

*Anatomie et physiologie pathologiques.* — Le foie, dans la résorption purulente, subit presque toujours une augmentation de volume; il est flasque, mou, friable de teinte lie de vin ou

1. E. Lancereaux. De l'endocardite suppurée et de l'endocardite ulcéreuse (*Gaz. méd.*, Paris, 1863, et *Mémoires d'anatomie pathologique*, Paris, 1863, p. 21). Dans ce travail, j'ai attribué la lésion hépatique et l'ictère à l'infection du sang provenant de la nécrose des valvules cardiaques.

jaunâtre. Dans l'endocardite ulcéreuse, cet organe tuméfié, d'un jaune-sale et d'une consistance molle et friable, offre à la coupe à peu près la même teinte, et présente en outre des taches violacées, des suffusions sanguines disséminées surtout au pourtour des vaisseaux. Ces taches sont l'effet de l'obstruction de branches artérielles, sinon de capillaires sanguins, par des bouchons grenus, jaunâtres, formés tout à la fois de microcoques, de leucocytes et de détritus cellulaires, provenant des valvules ulcérées.

L'examen histologique du parenchyme hépatique révèle l'existence de lésions peu différentes de celles des hépatites pyrétiques. Les cellules hépatiques sont tuméfiées, infiltrées de granulations protéiques ou graisseuses, déformées, désagrégées ou détruites sur quelques points. Les veines centrales et les espaces portes sont peu ou pas modifiés, excepté dans l'endocardite ulcéreuse, et quelquefois, dans l'infection purulente où un certain nombre de petits vaisseaux se trouvent obstrués. Le stroma conjonctif est peu ou pas altéré, mais il renferme un assez grand nombre de leucocytes agglomérés ou disséminés. La bile, peu abondante, est claire, jaunâtre ou bien épaisse et brunâtre. La rate, volumineuse, congestionnée, friable, laisse apercevoir un ou plusieurs petits infarctus, du moins dans l'endocardite végétante.

Les reins, volumineux, hypérémiés, de consistance molle et friable, ont leur parenchyme parsemé de petites ecchymoses superficielles, ou même d'infarctus récents. Les cellules épithéliales des canalicules contournés, affectées de modifications peu différentes de celles du foie, rendent compte de la fréquence de l'albuminurie dans ces conditions. Le pancréas est peu lésé, mais la membrane muqueuse digestive est souvent parsemée de taches purpurines, qui se retrouvent encore à la surface des plèvres et du péricarde. Le cœur, enfin, est parfois le siège d'une endocardite végétante ulcérée, sinon, il existe un ou plusieurs foyers de suppuration dans une partie quelconque de l'organisme.

*Symptomatologie.* — Le début des troubles fonctionnels propres à ce genre d'altération, malgré quelques frissons et des vomissements, demeure insidieux jusqu'à l'apparition de l'ictère; cependant un examen attentif du foie permet déjà de reconnaître que cet organe est douloureux et légèrement tuméfié. L'ictère se manifeste brusquement à la suite d'un ou plusieurs frissons violents, et se distingue par une teinte jaune clair de toute la surface cutanée et des conjonctives. Les urines, peu abondantes, d'un jaune rougeâtre, renferment, en général, du pigment biliaire, une faible quantité de leucine et souvent aussi de l'albumine.

L'inappétence est absolue, mais il survient rarement des vomissements bilieux, de la diarrhée, si ce n'est quelquefois avant la jaunisse. Effectivement, dans un cas d'endocardite ulcéreuse qu'il nous a été donné d'observer, le médecin traitant diagnostiqua d'abord une fièvre intermittente, puis un choléra et enfin un ictère grave. La peau se couvre parfois de pétéchies, et il n'est pas rare qu'il se produise des hémorrhagies viscérales. Les traits s'altèrent, les malades sont en proie à un accablement excessif et à une dyspnée des plus pénibles ; d'abord agités, ils ne tardent pas à être pris d'un délire plus ou moins intense auquel succèdent trop souvent le collapsus et le coma. La circulation est accélérée, le pouls fréquent, inégal, petit, et la température élevée et paroxystique.

*Évolution et modes de terminaison.* — Les hépatites septicémiques ont une marche aiguë et accomplissent leur cycle en quelques jours ; en cela, elles se rapprochent de la plupart des hépatites épithéliales. Ces affections débutent ordinairement par des frissons, de la fièvre, ou même des vomissements et de la diarrhée, tous phénomènes se rattachant à l'infection du sang ; apparaissent ensuite l'ictère, qui est l'effet de cette infection, et enfin, les symptômes de l'insuffisance hépatique.

Cette évolution en trois temps se rencontre également chez les animaux, sur lesquels Gaspard[1], l'un des premiers initiateurs de la microbiologie, pratiquait des injections de substances putréfiée. Dans presque tous les cas, en effet, cet expérimentateur signale des frissons, de la fièvre, des vomissements et de la diarrhée. L'ictère seul faisait défaut, mais on sait la difficulté de reconnaître ce symptôme chez l'animal, et partant, il est possible de rapprocher les effets produits, chez ce dernier, des phénomènes observés dans les hépatites que nous étudions.

*Séméiologie.* — Le diagnostic de ces hépatites repose sur la tuméfaction du foie, l'ictère, les hémorrhagies et l'ataxo-adynamie, le tout associé à l'existence d'un foyer de suppuration. Leur terminaison, presque toujours fatale, nous donne la mesure du pronostic. Celui-ci est des plus graves, quand se manifestent le délire, les hémorrhagies et les phénomènes de l'insuffisance hépatique. Dans quelques rares circonstances, toutefois, il n'est pas impossible, si l'intoxication est légère, de voir une amélioration se produire et la guérison avoir lieu.

*Prophylaxie et thérapeutique.* — Une prophylaxie bien entendue est ici d'une extrême importance, car elle permet d'éviter

1. Gaspard, Mémoire physiologique sur les maladies purulentes et putrides (*Journal de Physiologie de Magendie*, Paris, 1822, II, p. 2 et suiv.).

les accidents graves dont nous venons de parler; elle consiste à s'opposer à l'infection du sang par le pus et les produits septiques.

Les pansements aseptiques, permettant d'éviter l'infection purulente, suppriment par cela même l'hépatite pyémique. Des soins plus attentifs dans la ligature du cordon ombilical, la diminution des accidents puerpéraux chez les femmes récemment accouchées, et enfin, l'isolement de ces dernières, et de leurs enfants malades, mettent à l'abri des lésions hépatiques post-puerpérales et de l'ictère infectieux des nouveau-nés. L'hépatite de l'endocardite ulcéreuse est plus difficile à prévenir, en raison de la difficulté d'atteindre le foyer originel d'infection, mais en évitant les lésions (blennorrhagie, suppuration de l'urèthre, etc.) qui le plus souvent engendrent cette endocardite, ou en les combattant, à leur début, il est possible d'espérer arriver, un jour ou l'autre, à prévenir cette affection et ses conséquences.

Le traitement est double, il s'adresse d'une part à la maladie principale, d'autre part à l'affection hépatique. Les moyens qui s'adressent aux maladies, varient avec chacune d'elles; ceux qui visent le foie sont beaucoup plus fixes, ils consistent surtout dans l'emploi de l'alcoolature d'aconit, de la quinine et de l'acide salicylique. Cette dernière substance, prescrite à la dose de 0gr,50 à 1gr,50, nous a paru donner d'assez bons résultats dans plusieurs cas d'endocardite ulcéreuse. Indépendamment de ces moyens, l'usage des purgatifs et des diurétiques se trouve indiqué, dès qu'il y a insuffisance fonctionnelle du foie et des reins.

**Maréchal.** *Recherches sur certaines altérations qui se développent au sein des principaux viscères à la suite des blessures ou des opérations.* (Thèse de Paris, 1828.) — **Bérard (P.-H.).** (*Dict. de méd. en* 30 vol. Paris, 1842, t. XXVI, p. 491, art. *Pus.*) — **Frerichs (Th.).** *Traité pratique des malad. du foie et des voies biliaires*, tr. fr., 2e édit., Paris, 1866, p. 160. — **Lancereaux (E.).** *De l'endocardite suppurée et de l'endocardite ulcéreuse.* (*Gaz. méd. de Paris*, 1862, et *Mém. d'anat. pathol.*, Paris, 1863, p. 22.) — **Pozzi (S.).** *Dégénérescence aiguë du foie et des reins causée par septicémie.* (*Bull. de la Soc. anat.*, Paris, 1874, p. 775.)

**Brunnig.** *De ictero spasmodico infantum.* Essendiæ, anno 1772, et Lipsiæ, 1773. — **Lorain (P.).** *La fièvre puerpérale chez la femme, le fœtus et le nouveau-né.* (Thèse Paris, 1855.) — **Porchat.** *De l'ictère chez les nouveau-nés.* (Thèse de Paris, 1855.) — **Löschner.** *Ueber acute gelbe Atrophie der Leber bei Kindern.* (*Oesterr. Zeitschrift f. Kinderheilkunde*, 1856.) — **Birch-Hirschfeld.** *Ueber Icterus malignus Neonatorum.* (*Soc. gyn. de Dresde*, 6 mars 1879, et *Berlin. klin. Wochenschr.*, 1879, p. 472.) — **Violet (G.).** *Ueber die Gelbsucht der Neugeborenen u. die Zeit der Abnabelung.* (*Archiv für pathol. Anat. u. Phys.*, 1880, LXXX, 353.) — **Schultze.** *Zur Kenntniss von der Ursachen des Icterus Neonatorum.* (*Ibid.*, t. LXXXI, p. 175.) — **Villier (A.).** *Examen du foie dans deux cas de septicémie utérine avec ictère.* (*Bull. de la Soc. anat.*, Paris, 1890, 132.)

### 3° Hépatites miasmatiques (fièvres jaune, paludéenne, récurrente et typhoïde bilieuse).

Les hépatites épithéliales survenant au cours de ces fièvres, et que nous qualifions de miasmatiques, pour les distinguer des hépatites pyémiques, sont en général plus constantes et plus graves que celles-ci; elles constituent des complications sérieuses qui trouvent leur place entre les hépatites pyrétiques et l'hépatite propre à la maladie que nous désignons sous le nom de *fièvre hépatique* (ictère grave primitif ou essentiel des auteurs). Leur étude va nous permettre d'arriver à mieux comprendre cette dernière maladie.

*Étiologie et pathogénie.* — Les causes éloignées de ces hépatites sont celles des maladies générales dont elles dépendent. Si nous connaissons aujourd'hui les agents pathogènes des fièvres paludéenne et récurrente, ceux des fièvres jaune et typhoïde bilieuse n'ont pas été nettement déterminés, à en juger par les divergences d'opinion des bactériologistes qui s'en sont occupés. Leur origine microphytique toutefois ne peut être mise en doute, et les lésions organiques, survenant au cours de leur évolution, résultent sinon de l'action directe de l'agent pathogène, de celle tout au moins des toxines qu'il produit et dont l'action s'exerce simultanément sur le foie, les reins et d'autres organes.

Ces hépatites apparaissent, en général, peu de temps après le début de la maladie, dans la fièvre jaune, un peu plus tard, dans la fièvre bilieuse, plus tard encore dans l'infection palustre, et sont toujours subordonnées à la plus ou moins grande malignité de l'épidémie ou de l'endémie.

*Anatomie et physiologie pathologiques.* — Le foie, ordinairement tuméfié et congestionné, diminue peu de volume, même à la période avancée du processus pathologique; il offre tout d'abord une teinte rougeâtre, lie de vin, plus tard une coloration jaunâtre, orange ou pigmentée et noire (paludisme). Sa consistance est molle, sa face extérieure lisse, rarement ridée et rétractée, sa surface de section est grenue, et son parenchyme, d'abord assez ferme, devient friable, et cède sous la pression du doigt. Les petits vaisseaux, habituellement gorgés de sang, dilatés, présentent çà et là dans leur voisinage des taches brunâtres ou même de petites ecchymoses. Les voies biliaires sont libres, et la bile épaisse, fortement colorée en brun, abondante dans la première phase du mal, est beaucoup plus rare dans la dernière.

Les lobules hépatiques, presque toujours déformés à l'examen microscopique, ont leur veine centrale à peu près normale, tandis que les vaisseaux périphériques sont gorgés de sang. Les cellules glandulaires tuméfiées et troubles, infiltrées de granulations protéiques ou pigmentaires, plus ou moins déformées, dans une première phase, se font remarquer, à une période plus avancée, par la transformation vésiculeuse du noyau, sa prolifération dans quelques cas, la diminution de sa substance chromatique, la transformation graisseuse de l'exsudat, et enfin par la désagrégation du protoplasma. Leur restauration intégrale devient alors impossible, tandis que dans la première phase, l'exsudat transformé peut être résorbé et l'élément histologique définitivement restauré. Toutes les cellules hépatiques heureusement ne prennent pas une égale part à ce processus, il en est, celles du centre ou tout au moins de la partie moyenne du lobule, qui n'y ont qu'une faible part, en sorte que l'existence peut se continuer malgré de petits foyers de nécrose cellulaire.

L'estomac, fréquemment recouvert d'un mucus visqueux et d'un magma noirâtre, dans la fièvre jaune surtout, offre de légères saillies au niveau de ses glandes, dont les épithéliums sont, comme ceux du foie, en état de dégénérescence granulo-graisseuse.

La rate est augmentée de volume et de poids, congestionnée, infiltrée de globules sanguins, violacée et très friable. Le myocarde et le système musculaire tout entier se font remarquer par une teinte pâle; les membranes séreuses du thorax et de l'abdomen sont parsemées de nombreuses ecchymoses noirâtres, plus ou moins étendue et irrégulières. Les reins, déjà distincts par une tuméfaction manifeste et par une teinte jaunâtre, ont leurs épithéliums sécréteurs tuméfiés par d'abondantes granulations protéiques et graisseuses, aussi l'albuminurie est-elle fréquente, sinon constante.

Ces désordres méritent d'être rapprochés, dans la fièvre récurrente et dans la fièvre jaune, et cela avec d'autant plus de raison que les phénomènes cliniques dépendant de l'état du foie, ont une ressemblance presque parfaite dans ces deux maladies. Ceux qui se montrent dans le cours des fièvres paludéennes diffèrent assez peu, bien qu'ils aient pu en imposer, dans quelques cas, pour une fièvre hématurique ou autre; les faits suivants en sont des exemples.

*Paludisme, ictère, hémorrhagies, albuminurie et anurie ; mort avec hypothermie.*

A. C..., 39 ans, a passé six années, de 1863 à 1869, comme soldat en Afrique. Là, il contracte des accès de fièvre palustre pour lesquels il est traité par la quinine, pendant trois mois; il n'eut ni jaunisse ni autre accident du côté du foie. Rentré en France, il reprend son métier de journalier dans une fabrique de fécule, et, depuis lors, s'est toujours bien porté, sans éprouver le moindre accident paludique.

Le 1er septembre 1871, il se sent, vers le soir, fatigué et courbatu, puis il est pris de maux de tête et d'une épistaxis; il dort mal, et le lendemain ne peut pas quitter son lit. La bouche est mauvaise; l'appétit nul. Le soir, vives douleurs dans l'hypochondre droit, un vomissement aqueux, puis, nausées continuelles. Le 6 septembre survient de l'ictère, et le lendemain le malade est transporté à l'hôpital de la Pitié, dans mon service. Il présente un ictère très prononcé avec taches purpurines, larges comme des têtes d'épingles et disséminées sur tout le corps; sa prostration est considérable; il éprouve une grande lassitude et se plaint de douleurs dans les masses musculaires, principalement au niveau des mollets; ces douleurs, exagérées par les mouvements et par la pression, sont assez intenses pour empêcher le sommeil. La sensibilité de la peau est obtuse; la respiration est fréquente (36 par minute) et le murmure vésiculaire normal. Le pouls faible, inégal et irrégulier donne 118 pulsations. La température axillaire est de 35° le matin, 36°,2 le soir.

La région hépatique est douloureuse à la pression et à la percussion; on constate que le foie dépasse le rebord costal de près de trois travers de doigt. La rate est volumineuse, les urines, foncées, très rares (1/2 litre en 24 heures), contiennent du pigment biliaire et de l'albumine en abondance.

Cet état se continue les jours suivants; le 9 septembre, l'affaissement est plus prononcé, l'ictère plus intense, et les pétéchies plus nombreuses; la langue est sèche, l'haleine fétide, et les gencives, saignantes. Le malade a des nausées et du hoquet; pas de céphalée, mais les douleurs musculaires sont intenses et se sont généralisées aux quatre membres. L'abdomen est météorisé, les matières fécales sont solides, peu colorées; dans l'après-midi, abondante épistaxis, qui nécessite le tamponnement. La température est de 36°,5 le matin, 35°,6 le soir; les urines sont rares ou nulles. Le 10 septembre : ictère plus foncé, prostration, amaigrissement, épistaxis, hoquet, voix éteinte; persistance des douleurs musculaires, xantopsie et diplopie. On constate une éruption d'herpès sur la verge. Les selles, liquides, noirâtres, contiennent du sang. Les urines (500 grammes) renferment des cylindres granuleux et granulo-graisseux, et beaucoup de cristaux phosphatiques. L'examen du sang dénote une augmentation du nombre des globules blancs. La température est de 35° le matin; 35°,9 le soir. La respiration s'embarrasse, les traits s'altèrent et le malade meurt dans la nuit sans avoir eu ni délire, ni coma.

A l'autopsie le foie, légèrement volumineux, présente une surface lisse, une coloration vert bronzé uniforme, une consistance assez ferme; sous la capsule on constate de petites taches hémorrhagiques, noires avec un point blanc central. Les cellules hépatiques sont gonflées, granuleuses et détruites par places. Le pancréas de teinte jaune paraît être gras.

Des taches hémorrhagiques se retrouvent dans la rate qui est volumineuse et de consistance ferme. Les reins, lisses, volumineux, offrent une teinte jaunâtre de la substance corticale, brunâtre de la substance tubuleuse; les épithéliums des canalicules contournés sont granuleux, les tubes excréteurs obstrués par places, leur lumière est dilatée. Les autres organes sont peu altérés, sauf l'intestin qui contient des matières sanguinolentes. Les muscles, à part les jumeaux, ont une teinte brune, analogue à celle du jambon fumé; des hémorrhagies s'observent dans l'épaisseur des muscles iliaques.

La substance nerveuse est légèrement colorée en jaune. Une petite hémorrhagie existe au fond d'un œil, au voisinage de la papille.

*Accès de fièvre intermittente, hématurie, anurie, diarrhée et vomissements bilieux incoercibles; mort avec hypothermie.*

J..., Pierre, 24 ans, né de parents rhumatisants, homme sobre, bien portant, a exercé la profession de cultivateur, et depuis 1889 celle de boulanger; le 12 mars 1895 il s'embarque pour Madagascar. Arrivé le 3 avril, il est employé à la distribution des vivres et reste ainsi sur la côte jusqu'au mois d'août, dans un pays marécageux où on avait remué la terre pour faire une route. En juin, il est atteint de fièvre paludéenne, d'abord à type quotidien, présentant les trois stades classiques. Ces accès se continuent ainsi pendant 12 jours puis, après quelques jours de calme, ils reparaissent, et ainsi de suite jusque vers le 15 juillet. A cette époque le malade quitte la côte et pénètre à l'intérieur de l'île, à 200 kilomètres environ de Majunga. Là, il se porte bien jusqu'au 5 septembre où il est pris de diarrhée. Le 12 il entre à l'hôpital pour une dysenterie ou mieux pour une diarrhée avec fièvre qui l'amaigrit et lui enlève ses forces. Le 14 octobre, il y revient et, six jours durant, il est pris de fièvre. Le 6 novembre, il est envoyé à Amélie-les-Bains où il est resté 24 jours; là il a encore eu trois accès de fièvre.

Le 9 décembre, rentré chez ses parents, il a un nouvel accès de fièvre dans l'après-midi, le lendemain, de la jaunisse avec fièvre; puis, à plusieurs reprises des vomissements verdâtres, de la diarrhée, et s'aperçoit que ses urines, très rares, offrent une teinte presque noire.

Admis, dans notre service, le 13 décembre, cet homme grand, maigre, abattu, présente une coloration jaune verdâtre foncé et comme bronzé du tégument externe; les conjonctives ont une teinte jaune brunâtre très prononcée, les lèvres sont pâles, les dents fuligineuses, la langue est couverte d'une enduit épais, visqueux et brunâtre, les vomissements et la diarrhée persistent. Le foie dépasse le rebord costal, il est quelque peu augmenté de volume, l'étendue de sa matité est de 18 centimètres au niveau de la ligne mammaire. La rate offre 16/24 centimètres, mais ne dépasse pas en avant le rebord costal. Depuis 4 jours, il a été émis un verre au plus d'une urine noirâtre au dire des parents, et la vessie est actuellement vide. Le pouls est régulier, 80 pulsations; les globules blancs sont aux globules rouges dans la proportion de un sur 187; ces derniers au nombre de 1 500 000 par millimètre cube; le sang est pâle et ne laisse rien apercevoir qui ressemble à l'hématozoaire de Laveran. Le cœur et les poumons sont normaux, la respiration est régulière. Il n'y a ni délire ni céphalée, mais un accablement excessif. Lait, caféine, lavement purgatif.

Le 15, persistance des vomissements et de la diarrhée, fèces brunâtres, absence totale d'urine, malgré le cathétérisme; peau jaune brunâtre, terreuse; même état les 16 et 17, c'est à peine si on peut obtenir quelques gouttes d'urine, qui, examinées au microscope, ne renferment aucun cylindre, mais seulement quelques leucocytes; la température axillaire est de 35,5; les matières vomies contiennent des pigments et des sels biliaires.

La faiblesse augmente de plus en plus. Dans la journée du 18, il se produit une perte de connaissance, sans modification appréciable de la respiration et du pouls, que l'on combat par des piqûres d'éther. La connaissance revient; le malade, dont la voix reste éteinte, se plaint d'une faiblesse telle qu'il lui est impossible d'exécuter le moindre mouvement; il meurt dans la nuit, à la suite de quelques secousses convulsives, en état d'hypothermie (34°).

Intégrité des centres cérébro-spinaux, et des organes thoraciques. Les cœurs droit et gauche renferment de petits caillots fibrineux, enchevêtrés dans les valvules auriculo-ventriculaires. Absence d'épanchement abdominal; intégrité du péritoine. Le foie dépasse de deux travers de doigt le rebord costal; il pèse 2 200 grammes; sa surface est lisse, sa coloration pigmentée, de nuance puce uniforme; il est mou, pâteux au toucher, sans friabilité. La vésicule biliaire, volumineuse et distendue, contient un magma demi-solide, de consistance pâteuse, de coloration noirâtre, moulé sur sa cavité; ses parois, de teinte brunâtre foncée, sont tapissées d'un liquide épais, visqueux, de même coloration. Les canaux cholédoque et hépatique sont libres, la veine porte et l'artère hépatique intactes; les ganglions du hile, mous, pigmentés et grisâtres, ne compriment ni les vaisseaux ni les canaux hépatiques.

Vu au microscope à un faible grossissement, le foie paraît normal; à un grossissement plus fort, il ne présente aucune trace de prolifération conjonctive; les capillaires sanguins, légèrement distendus, contiennent de nombreux leucocytes remplis de granulations pigmentaires, comme aussi les lymphatiques des espaces portes. Les cellules hépatiques, dont un certain nombre sont tuméfiées et déformées, ont leur protoplasma trouble, infiltré de granulations pigmentaires; leurs noyaux prennent la matière colorante et offrent un nucléole manifeste (fig. 4).

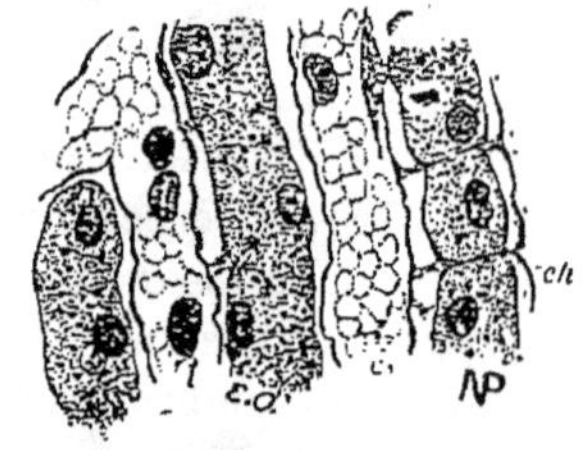


Fig. 4.
*ch*, cellules hépatiques; *cs*, capillaires sanguins; *l*, leucocytes.

La rate, du poids de 760 grammes, a une longueur de 22 centimètres sur 14 de largeur et 6,5 d'épaisseur; son extrémité antérieure aboutit au bord costal gauche; sa surface est lisse, sa consistance molle, sa couleur gris de fer; de teinte brunâtre, à la coupe, elle est molle sans être diffluente; elle laisse apercevoir de petites taches grisâtre foncé, de la grosseur d'un grain de semoule. Les ganglions du hile, d'un gris foncé, ont leur volume augmenté. Les vaisseaux et la charpente conjonctive sont normaux, les sinus veineux distendus et remplis de grosses cellules à un ou plusieurs noyaux; leur protoplasma contient un grand nombre de granulations pigmentaires. Les cellules, renfermées dans le réticulum de la pulpe, sont plus ou moins altérées; leurs noyaux ne se colorent qu'imparfaitement; elles renferment des amas de grains pigmentaires, qui voilent le noyau d'un certain nombre d'entre elles. Les corpuscules de Malpighi sont infiltrés de pigment.

Le pancréas est mou, peu pigmenté; sa structure n'est pas sensiblement modifiée; il en est de même des capsules surrénales. Les reins, de consistance normale, pèsent 275 grammes; la substance corticale, de teinte chocolat, a ses vaisseaux injectés; la substance médullaire offre une coloration gris noirâtre; de nombreux pelotons de graisse se voient au niveau du hile; les bassinets et les uretères sont intacts; la vessie est contractée, entièrement vide. Les conduits excréteurs, à partir de l'anse de Henle, contiennent une substance granuleuse qui, à mesure qu'on se rapproche des tubes de Bellini, devient homogène, hyaline, jaunâtre et oblitère complètement la lumière de ces tubes; les canalicules urinifères, y compris les glomérules sont distendus par l'accumulation de l'urine en amont de ces obstacles. Les tubes sécréteurs élargis, dilatés, contiennent des granulations pigmentaires et des bulles hyalines.

Leurs épithéliums aplatis, troubles et granuleux, ont des noyaux qui se colorent assez bien; il en est de même de ceux qui tapissent la face interne de la capsule de Bowmann. Le tissu conjonctivo-vasculaire, les vaisseaux sanguins et lymphatiques ne sont pas touchés.

L'estomac, de volume normal, a sa face interne recouverte d'un mucus visqueux et adhérent. Il s'écoule de l'ampoule de Vater, sous l'influence de la pression exercée sur le canal cholédoque, une bile épaisse d'un brun jaunâtre ou noirâtre et presque solidifiée semblable à celle de la vésicule. L'intestin grêle est normal. Les centres nerveux sont intacts (Paulesco).

*Symptomatologie.* — Les troubles fonctionnels, liés à l'état du foie, se distinguent difficilement de ceux qui proviennent de la maladie principale; les vomissements et les évacuations intestinales, malgré la présence des principes de la bile et une polycholie manifeste, peuvent, ainsi que la fièvre, donner lieu à une interprétation erronée. Cependant, la lésion hépatique se traduit par un certain degré de tuméfaction du foie qui demeure lisse, peu ou pas douloureux, et dépasse le rebord costal, par un ictère, qui est à peu près constant, dans certaines épidémies, un peu plus rare dans d'autres. Ce symptôme apparaît vers le troisième ou le quatrième jour de la maladie, parfois au déclin de la fièvre, en sorte que dans les cas où la période fébrile a été insidieuse, il constitue un signe diagnostique des plus importants; sa manifestation précoce, sa coexistence avec la fièvre et des vomissements bilieux indiquent un état des plus sérieux. Son intensité est variable, mais elle n'a pas un rapport rigoureux avec la gravité du mal, car on voit des malades succomber avec un ictère léger, et d'autres guérir avec un ictère très accentué.

Ce symptôme, comme le prouvent les réactions de l'urine, la couleur du sérum sanguin et de la sérosité des vésicatoires, se lie incontestablement à la présence des principes de la bile dans le sang, ce qui, en l'absence de toute obstruction des voies biliaires, conduit à penser qu'il est l'effet de l'exagération de la sécrétion de la bile, dont une partie est résorbée, grâce à la difficulté de son élimination. Il se rapproche, ainsi, de celui de la plupart des hépatites parenchymateuses, survenant dans le cours des maladies fébriles et infectieuses.

Avec l'apparition de l'ictère se produit, en général, une diminution de la sécrétion de l'urine. Ce liquide, coloré et trouble, donne lieu à un précipité albumineux, floconneux, abondant, et ne contient qu'une faible quantité d'urée, bien que celle-ci soit en forte proportion dans le sang. Puis, surviennent, sous la forme de taches sanguines, des hémorrhagies qui ont leur siège dans la peau, le tissu cellulaire sous-cutané, les muscles ou encore dans les membranes muqueuses et séreuses, et qui se manifestent sous la forme d'épistaxis, d'hémoptysie et même d'hématurie.

Une fatigue excessive avec accablement, brisement des membres, souffrances articulaires, dyspnée angoissante, fait cortège à ces accidents. Il survient, enfin, de l'agitation, un délire peu violent qui cède parfois, et qui, d'autres fois, est suivi de prostration, de coma, et le plus souvent de la mort.

*Évolution et modes de terminaison.* — La marche de ces accidents diffère assez peu de ceux qui se montrent dans le cours des fièvres graves. Ils présentent trois phases successives : la première ou phase pré-ictérique a pour caractères : la fatigue, la courbature et la fièvre ; la seconde, ou phase ictérique, se distingue par l'apparition de la jaunisse que détermine l'irritation des cellules hépatiques et l'exagération de leur fonction ; la troisième, par la destruction plus ou moins complète de ces mêmes éléments, la diminution des urines ou encore une anurie totale. Aussi, cette dernière phase est-elle à peu près fatale, au milieu du délire ou du coma. Il n'en est pas de même des deux premières ; dans celles-ci, lorsque le malade doit guérir, les hémorrhagies et les troubles nerveux ne tardent pas à disparaître, à la suite d'une crise de polyurie, la fièvre cède et la convalescence s'accuse peu à peu.

*Sémiologie.* — Le diagnostic des hépatites miasmatiques échappe facilement à l'attention du médecin, dans la première phase du mal, lorsque la teinte ictérique fait défaut. Il est loin d'être facile alors, si on oublie que le foie est susceptible de s'altérer au cours des maladies infectieuses, et repose à peu près uniquement sur la tuméfaction de cet organe et sur celle de la rate. A une période plus avancée, l'ictère, les hémorrhagies et les différents phénomènes d'insuffisance hépatique ne laissent aucun doute sur l'existence d'une hépatite. Cette affection une fois reconnue, il reste à savoir si les accidents observés sont les effets de l'insuffisance du foie ou d'une intoxication urémique (voy. p. 90).

Le pronostic qui a pour base le degré d'altération du parenchyme hépatique est sérieux, dans tous les cas, et surtout lorsqu'il existe des hémorrhagies et des désordres nerveux, en même temps que des signes d'une profonde altération du foie, de l'albuminurie et de l'urémie.

*Prophylaxie et thérapeutique.* — La prophylaxie des hépatites épithéliales des fièvres jaune, paludéenne, récurrente, etc., n'est autre que celle des maladies dont elles dépendent ; c'est pourquoi nous nous dispenserons d'en parler.

Nous connaissons peu les moyens d'arrêter les progrès de ces affections, mais il semble que la quinine et l'acide salicylique soient des agents d'une certaine valeur, contre les désordres hépatiques, attendu que, dans plusieurs circonstances, leur emploi a été suivi d'effets avantageux. Indépendamment de cette médication, il reste à combattre, dans la mesure du possible, les phénomènes d'insuffisance hépatique et urinaire à l'aide des moyens que nous avons signalés ailleurs. La sérothérapie, malgré les tentatives déjà faites, nous paraît peu applicable dans l'espèce, en tant que méthode curative.

Sera-t-elle utilisée un jour ou l'autre comme méthode préventive, c'est ce que nous ignorons ; les recherches, à cet égard, nous paraissent toutefois devoir être continuées.

**Strack**. *Icterus e febre intermittente*, 1796. — **Louis (P.-C.-A.)**, **Chervin et Trousseau**. *Documents recueillis sur la fièvre jaune à Gibraltar*, Paris, 1830. — **Louis (P.-C.-A.)**. *Mém. sur la fièvre jaune de Gibraltar*. (*Mém. de la Soc. méd. d'observat.*, t. II, Paris, 1844. — **Bache (T.)**. *Observ. on the pathology of yellow fever*. (*American Journ. of med. sc.*, 1854, XXVIII, 121.) — **Laroche**. *Yellow fever*, Philadelphia, 1855. — **Lallemant**. *On the fever of Rio-Janeiro*, New Orleans, 1856. — **Lyons**. *Report... epidemie of yellow fever at Lisbon*, 1857. London, 1859. — **Alvarenga**. *Anat. path. et sympt. de la fièvre jaune à Lisbonne en* 1857, tr. fr. par **Garnier**, Paris, 1861. — **Dutroulau**. *Mém. sur la fièvre jaune*. (*Mém. de l'Acad. de méd.*, 1858, t. XXII, p. 335.) — Le même. *Traité des maladies des Européens dans les pays chauds*, Paris, 1861. — **Griesinger**. *Infectionskrankheiten*, Berlin, 1866, traduct. fr. par le Dr **Lemâtre**, Paris, 1868. — **Pellarin (A.-D.)**. *Considérations sur quelques points de l'étude pathologique et anatomique de la fièvre jaune*. (*Archiv. de méd. navale*, Paris, janv. et févr. 1870, t. XIII, p. 319.) — **Jos. Jones**. *De la fièvre jaune et de la fièvre malarienne*. (*Ibid.*, 1874, t. XXI, p. 362.) — **Lebredo** (de la Havane). *Note sur les lésions hépatiques dans deux cas de fièvre jaune*. (*Soc. de Biologie* et *Gaz. méd. de Paris*, 1877, p. 47.) — **Crevaux (J.)**. *Note sur l'histologie pathologique de la fièvre jaune*. (*Archiv. de méd. navale*, Paris, 1877, XXVIII, 223.) — **Rey (H.)**. *Notes sur la fièvre jaune au Brésil*. (*Ibid.*, 277-372 et 428.) — **Bérenger-Feraud (J.-B.)**. *De la fièvre jaune à la Martinique*, Paris, 1879. — **Guillaud (J.)**. *De l'urémie dans la fièvre bilieuse hématurique*. (*Arch. de méd. navale*, 1877, XXVII, p. 141.) — **Lübimoff (N.)**. *Ueber die patholog.-anatom. Verander. bei Typhus biliosus*. (*Archiv. f. path. Anat. und Physiol.*, XCVIII, 160, Berlin, 1884, et *Revue des sc. méd.*, t. XXVIII, p. 445.). — **Puschkareff (W.)**. *Pathol. Anat. der Febris recurrent*. (*Arch. für pathol. Anat. und Physiologie*, t. CXIII, 1888, p. 421.) — **Treille (G.)**. *Note pour servir à l'étude anatomo-pathologique des lésions de la fièvre jaune*. (*Arch. de méd. nav.*, mars 1889, n° 3, p. 236.)

### 4° Hépatite de la fièvre ictérique

**(ictère grave essentiel, ictère hémorrhagique. Atrophie jaune aiguë du foie, etc.).**

Expression anatomique d'une maladie générale, infectieuse, tantôt sporadique, tantôt épidémique, cette hépatite a pour principal caractère l'infiltration albuminoïde des cellules hépatiques, avec transformation graisseuse et retour à l'état normal ou destruction de ces éléments. Elle est une manifestation principale, et comme telle, nous désignons, par analogie avec les fièvres entéro-mésentérique, pneumonique, pleurétique, etc., la maladie à laquelle elle se rattache, sous le nom de *fièvre ictérique* ou *hépatique.*

Prenant le symptôme pour base de classification, plusieurs auteurs et notamment Frerichs ont décrit, sous le nom d'*ictère grave*, des affections hépatiques fort différentes, au nombre desquelles il faut compter l'hépatite alcoolique graisseuse, l'hépatite phosphorée et d'autres lésions du foie; de la sorte, ils ont confondu, sous une même dénomination, des désordres d'origine différente. Des auteurs plus récents sont arrivés à nier l'ictère grave, en tant qu'espèce nosologique, et à n'y voir qu'un syndrome survenant au cours de maladies diverses du foie; mais, selon nous, ni l'une ni l'autre de ces opinions n'est exacte. Il n'y a pas de doute qu'une altération profonde des cellules hépatiques, quelle qu'en soit l'origine, ne se manifeste par des phénomènes semblables à ceux de l'*ictère grave*, de même que toute lésion avancée des cellules épithéliales des reins se traduit par des accidents d'urémie; toutefois, une maladie ne se caractérise pas seulement par ses phénomènes terminaux, mais encore par sa cause, sa lésion et son évolution. Or, les maladies dans lesquelles nous avons rencontré les phénomènes de l'ictère grave, sont loin de comprendre tous les faits connus de cette affection; il en reste un certain nombre qui ne peuvent être classés, et ce sont ces derniers que nous rattachons à une maladie spéciale, la *fièvre ictérique ou hépatique*[1], tant en raison de leur origine infectieuse que de leur évolution nettement définie. Pour ces motifs, ils nous ont paru devoir être rap-

1. En l'année 1882 (voy. *Revue de Médecine*, t. II, p. 605), mon interne, le Dr O. Guelliot, publia le résumé d'une série de leçons cliniques faites par moi à l'hôpital de la Pitié, dans lesquelles je m'appliquais à démontrer qu'à côté des ictères graves symptomatiques, il existe bien réellement un ictère grave primitif. En effet, après avoir rapporté brièvement huit observations personnelles et analysé leurs principaux symptômes, j'ajoutais : « En présence de cet ensemble pathologique complexe, et cependant nettement défini, il faut bien admettre qu'il y a là *une maladie générale se localisant en même temps sur le foie, la rate, le rein*, etc. La dénomination d'atrophie jaune aiguë est mauvaise, parce qu'elle ne repose que sur une des lésions trouvées à l'autopsie; celle d'ictère grave n'est guère meilleure, car elle laisse de côté les cas bénins, qui sont assez fréquents, et n'indique pas le caractère essentiel de la maladie, la généralisation. Je préférerais le nom de *fièvre ictérique* qui implique l'idée d'une pyrexie, d'une maladie *totius substantiæ*, dont un des principaux symptômes est la jaunisse (p. 616). » Et, après avoir soigneusement recherché les conditions étiologiques de chaque fait, j'ajoutais : « Il semble bien que l'ictère grave essentiel ait une origine miasmatique semblable à celle de la fièvre jaune dont il diffère par une gra-

prochés des cas de néphrite épithéliale, indépendants des maladies fébriles connues, et auxquels nous avons donné le nom de *fièvre néphrétique*[1].

*Étiologie et pathogénie.* — L'hépatite de la fièvre ictérique, sporadique ou épidémique, sans être commune, n'est pas d'une rareté excessive, puisque depuis trente ans nous avons pu en observer une vingtaine de cas. Elle se montre à tout âge de la vie, principalement dans la jeunesse et à l'âge adulte; son maximum de fréquence est de dix-huit à trente ans. Exceptionnelle chez le vieillard, elle est rare chez l'enfant, si ce n'est, comme j'ai pu le constater, chez les nouveau-nés dont les mères présentent ce même mal (voir thèse de A. Petit, Paris, 1864).

Les femmes y sont plus exposées que les hommes, du moins à l'état sporadique, car à l'état épidémique les hommes sont aussi souvent atteints que les femmes; sa plus grande fréquence, parmi ces dernières, tient uniquement à l'état de grossesse, qui est une de ses causes prédisposantes. Cette affection n'épargne aucune race : dans l'épidémie survenue en 1858 à la Martinique, le Dr Saint-Vel a observé l'ictère grave aussi bien chez le nègre que chez le blanc et le mulâtre.

Certains animaux sont sujets à une maladie semblable, ou du moins à des désordres peu différents. Un vétérinaire de Paris, Weber, a communiqué, à la *Société de Médecine vétérinaire* de cette ville, la relation d'une affection du chien ayant la plus grande analogie symptomatique avec l'ictère grave essentiel de l'homme. Cette affection se montrait surtout à la suite d'une constipation opiniâtre, d'une invagination intestinale, d'un exercice violent, ou d'un surmenage. Un vétérinaire de Berlin, Roloff[2], a montré que l'ictère aigu survenant chez les moutons nourris avec du fourrage qui renferme du lupin, est comparable tantôt à l'atrophie jaune aiguë du foie, tantôt à l'intoxication aiguë par le phosphore. Ces animaux succombent au bout d'une à deux semaines, ou bien se

vité moindre, et la rareté plus grande des épidémies. » Puis, je rappelais plusieurs épidémies d'ictère grave pour montrer l'analogie de cette maladie, d'abord avec la fièvre jaune, et ensuite avec les fièvres récurrente et typhoïde bilieuse, etc. (p. 617).

En 1886, c'est-à-dire quatre ans plus tard, les *Deutsch. Archiv für klin. Medizin*, vol. XXXIX, ont fait paraître un mémoire de Weill, fondé sur quatre observations, en tout semblables à celles que nous avions rapportées; et ainsi que cela se passe le plus souvent, c'est pour cette description tardive qu'a été inventé et accepté le nom de *Maladie de Weill*.

1. E. Lancereaux, *Leçons de clinique médic.*, etc., années 1879-1893, Paris, 1894, p. 297.

2. Roloff, De l'ictère aigu des moutons (*Centralblatt für die med. Wissensch.* 1881, n° 33, etc.).

remettent d'une façon incomplète, en conservant une atrophie du foie; rarement ils guérissent. Leur urine renferme de la matière colorante biliaire, des cylindres hyalins ou granuleux; elle contient de l'urée ou de l'acide hippurique, mais on n'y trouve ni leucine ni tyrosine. Cette affection peut être assimilée à celles qui dépendent des maladies infectieuses aiguës, car les éléments glandulaires du foie, des reins et de la rate, les fibres du myocarde et des muscles striés sont en état de tuméfaction trouble; la plupart des tissus revêtent une teinte ictérique et il existe des hémorrhagies diffuses. Le lupin manifeste, d'ailleurs, son action délétère aussi bien sur le cheval et la chèvre, que sur les moutons; la cause de cette action est un agent toxique, acide organique ou glycoside jusqu'ici mal défini et qui résulterait de la pullulation de micro-organismes à la surface de la plante.

Les malades soumis à mon observation étaient pour la plupart exposés à des émanations délétères : cinq exerçaient la profession de tanneur, trois étaient égoutiers, les autres jardiniers ou journaliers, et deux travaillaient dans une féculerie. Tous ces malades se trouvaient ainsi en contact avec des substances organiques plus ou moins altérées, d'origine végétale ou animale. Plusieurs d'entre eux, au reste, habitaient Gentilly, le quartier des Gobelins ou du jardin des Plantes, dans le voisinage de la Bièvre, dont les eaux exhalent le plus souvent une odeur infecte.

L'influence saisonnière a été des plus manifestes, car, sur dix-sept malades, quinze ont été atteints dans les mois d'août, septembre ou novembre; deux ont été pris vers la fin de juin. Donc, cette maladie, se montrant de préférence à la fin de l'été et pendant l'automne, a bien sa saison de prédilection, aussi bien que la pneumonie qui, chez nous, sévit surtout au printemps, et la fièvre typhoïde vers le mois de juillet. Comme la plupart des maladies générales, elle a pour causes occasionnelles les refroidissements, les excès de tout genre, et, en particulier, les excès de boissons.

Cette maladie se rapproche de la fièvre jaune dont elle diffère uniquement par une intensité moindre, et par la rareté plus grande des épidémies. Tout porte à croire, d'ailleurs, qu'un certain nombre de cas, décrits sous le nom d'*ictère épidémique*, ne se distingueraient pas de ceux qui nous intéressent, s'ils ne sévissaient tout à coup, sur une large échelle, parmi des individus soumis à une même hygiène, à un même régime comme les soldats, les prisonniers, etc. Saint-Vel a observé à la Martinique une épidémie d'ictère affectant d'une façon spéciale les femmes, celles surtout qui se trouvaient dans un état de grossesse avancée. Rizet a vu à Amiens, 1884, une de ces épidémies coïncider avec le curage d'un fossé, Murchison parle d'une épidémie d'ictère grave qui alternait avec une épidémie de fièvre typhoïde, à Rotherham (Angleterre) où le travail de canalisation était défectueux. Si nous remarquons que ces épidémies et d'autres de même genre sont limitées à la famille, à la caserne, au personnel d'un navire, etc., il nous faut reconnaître qu'elles sont subordonnées à des causes locales, ayant vraisemblablement leur source dans l'air, les aliments, les boissons, en un mot dans un foyer circonscrit.

La pathogénie de la fièvre hépatique de nos climats, malgré les observations récentes sur la matière, nous est peu connue, mais ce que nous savons des hépatites septiques et pyrétiques, subordonnées à l'action d'un agent infectieux, qui modifie plus ou moins directement les éléments glandulaires du foie, est de nature à nous mettre sur la voie des recherches propres à l'éclairer. Si, jusqu'ici, les recherches entreprises n'ont pas abouti, elles ne conduisent pas moins à reconnaître qu'il s'agit d'un microbe dont l'action s'exerce, directement ou indirectement par l'intermédiaire de toxines, sur le sang ou mieux sur les cellules hépatiques, et sur les éléments des reins et de la rate, ainsi que cela se passe dans les fièvres jaune, récurrente et typhoïde bilieuse.

*Anatomie et physiologie pathologiques.* — La glande hépatique est tantôt augmentée de volume, tantôt diminuée et comme atrophiée, avec un poids abaissé. Au lieu de 1 500 et de 1 700 grammes qu'elle pèse normalement chez l'adulte, elle descend à 1 000 ou 1 100 grammes, rarement au-dessous, si ce n'est dans des cas exceptionnels où elle a pu peser de 600 à 1 000 grammes.

Sa teinte rouge brun ou brun clair, assez uniforme, a parfois une apparence presque normale. D'ordinaire, le foie revêt une teinte ictérique, verdâtre ou jaunâtre, peu différente, dans quelques cas, de celle du cuir vieux de Cordoue; sa forme est légèrement aplatie et sa surface lisse ou ridée, par suite d'une flaccidité excessive, en vertu de laquelle la capsule de Glisson, mobile, se plisse au-dessus du parenchyme qui ne la distend qu'incomplètement; sa consistance, variable, est habituellement molle, et son parenchyme assez ferme, quoique friable. Examiné sur une coupe, celui-ci offre un pointillé hémorrhagique, pâle, jaunâtre ou verdâtre, avec plaques rougeâtres. Ayant perdu son aspect lobulé, il est lisse, flasque, et dans quelques cas presque diffluent, à tel point que le raclage avec un scalpel et la chute d'un filet d'eau en détachent des parcelles analogues à une bouillie rougeâtre.

Les voies biliaires sont libres, non modifiées, le plus souvent colorées par la bile; la vésicule est modérément distendue et n'offre pas de lésions à l'œil nu. La bile qui s'y trouve contenue est peu abondante, brunâtre ou verdâtre, neutre, alcaline ou acide (BUDD); elle est peu riche en matières colorantes biliaires et ne renferme ni leucine ni tyrosine, tandis que le tissu du foie en est imprégné.

Les altérations que révèle l'examen histologique, ont, pour siège spécial, les cellules propres du foie, dont le degré d'altération, très variable, les laisse paraître tantôt presque intactes, tantôt à peu près totalement détruites. Ces différences, dont il n'est pas toujours facile de se rendre compte, tiennent à la période plus au moins avancée de la lésion, mais, sans doute aussi, à l'intensité d'action et à la nature de l'agent pathogène, car il se peut que cet agent ne soit pas toujours identique. L'examen d'une petite partie du liquide obtenu, par le raclage, sur une surface de section, permet déjà de juger des modifications subies par les cellules hépatiques. Tantôt, celles-ci ont conservé leur diamètre normal, et sont simplement infiltrées de granulations protéiques, graisseuses ou pigmentaires; tantôt elles sont diminuées de volume, divisées en fragments, formés par le protoplasma granuleux; tantôt enfin, lorsqu'elles proviennent des points les plus ramollis du parenchyme, elles se trouvent réduites à des amas de matière granulo-graisseuse, pigmentée, au centre desquels il n'existe, la plupart du temps, aucune trace de noyaux. Sur une coupe fine du parenchyme, obtenue après durcissement, dans un point de la glande, peu modifié à l'œil nu, les cellules propres du foie sont tuméfiées, infiltrées de granulations protéiques ou graisseuses qui les obscurcissent, et difficilement colorés par les réactifs : cet état a été désigné sous le nom de *tuméfaction trouble*. Ailleurs, ces cellules sont petites, déformées, infiltrées de gouttelettes graisseuses, de pigment biliaire, et, sur les points ramollis, elles se réduisent à des amas de matière granuleuse, pigmentée, sans contours cellulaires et sans noyaux, parsemés, çà et là, de globules sanguins altérés, de cristaux de leucine et de tyrosine. Ces différents états nous renseignent manifestement sur la marche du travail accompli au sein des cellules hépatiques. Celles-ci s'infiltrent, tout d'abord, d'un exsudat albumino-fibrineux qui tend à se transformer en graisse et à disparaître, mais qui peut aussi amener la nécrose de ces éléments, entraîner leur désagrégation moléculaire, et les réduire en un détritus granuleux, au sein duquel il est possible d'apercevoir les canalicules biliaires, peu ou pas modifiés.

L'état du tissu conjonctif tranche nettement avec le désordre cellulaire, car, à part la dilatation et la réplétion des vaisseaux, il n'est pas sensiblement lésé, et c'est à peine si on constate, dans son épaisseur, la présence de cellules lymphatiques extravasées. Quelques auteurs ont prétendu y avoir trouvé d'abondantes cellules embryonnaires, mais on doit croire qu'il s'agissait d'un état cirrhotique du genre de ceux que l'on observe chez les buveurs, et dans lesquels la prolifération des éléments conjonctifs est accompagnée de l'altération graisseuse ou même de la fonte des éléments glandulaires. Ces éléments sont, en somme, le siège spécial de la localisation pathologique, et comme il s'agit d'un processus susceptible de s'améliorer, il est naturel de se demander comment s'opère la réparation des cellules altérées.

Dans les cas où le volume du foie demeure à peu près normal, tout porte à croire que, l'altération des cellules hépatiques n'ayant pas été poussée jusqu'à la destruction, l'exsudat albuminoïde a été résorbé après avoir subi la transformation graisseuse, ainsi qu'il arrive dans beaucoup d'autres circonstances. Mais il ne peut en être ainsi, lorsque le volume du foie est fortement diminué et les cellules partiellement détruites; alors, il faut admettre la possibilité de la régénération de ces éléments, comme le pensent quelques auteurs. Waldeyer ayant observé, dans l'hépatite parenchymateuse, au sein d'un stroma conjonctif riche en noyaux, des éléments cellulaires enfermés au nombre de deux ou trois dans une petite membrane kystique et remarqué que ces cellules, en se développant, devenaient polygonales et se rangeaient, les unes à côté des autres, en séries linéaires, en a conclu qu'elles jouaient un rôle important et principal dans le travail de reconstitution hépatique. Severi[1], partisan non moins convaincu de la régénération des cellules hépatiques, leur donne, pour point de départ, le noyau de ces éléments qui ont résisté à la destruction; mais ni l'une ni l'autre de ces théories ne peut être encore définitivement admise, pas plus d'ailleurs que celles qu'ont émises des auteurs plus récents.

Néanmoins, ces graves désordres s'accompagnent de changements chimiques importants. Ch. Robin, Frerichs ont constaté l'existence dans le foie de matières de désassimilation, comme la leucine et la tyrosine, qui ne s'y trouvent pas à l'état normal, et, ces matières ayant été rencontrées en même temps dans les urines, il ne peut y avoir de doute sur leur formation

1. D. Severi, La Atrophia del fegato (*Riv. clinica di Bologna*, oct. 1874, et *Rev. des sc. méd*, Paris, 1875, t. V, p. 90).

pendant la vie; d'ailleurs, elles ont été vues également chez des malades atteints de fièvre typhoïde, de pneumonie, etc., avec altération de la glande hépatique. Des analyses chimiques du foie pratiquées par Quinquaud, dans des cas d'ictère grave où les cellules hépatiques étaient simplement opaques et granuleuses, ont donné, pour 500 grammes de foie, 40 grammes de matières extractives, au lieu de 25 à 28 grammes qui est le chiffre normal; ces matières, principalement formées de sarcine et d'acides amidés, avaient ainsi presque doublé.

De nombreux désordres organiques s'associent, dans la plupart des cas, à cette altération hépatique. Les reins, comme les muscles, la rate et le sang, sont fréquemment atteints, et leurs désordres ont beaucoup d'analogie avec ceux du foie. Le parenchyme rénal est flasque, marbré de petites ecchymoses, facile à décortiquer, excepté sur quelques points très ramollis; sa coloration pâle, jaune verdâtre, au niveau de la substance corticale, est d'un rouge sombre dans l'épaisseur des pyramides de Malpighi. Examinés au microscope, les épithéliums des tubes contournés sont troubles, granuleux, déformés ou même détruits par places, aussi n'est-il pas rare de trouver des cellules ou des cylindres granulo-graisseux dans les urines. Le siège et la similitude des lésions du foie et des reins mettent hors de doute une cause commune, et c'est à cette même cause, sans doute, qu'est due l'altération du système musculaire. Cette altération, qui s'étend à un grand nombre des muscles de la vie animale, épargne rarement le myocarde. Les organes lésés sont pâles, décolorés ou jaunâtres par suite de la transformation granulo-graisseuse de leurs éléments.

La rate est congestionnée, ramollie et augmentée de volume, ainsi que cela existe dans la plupart des fièvres. Le sang, fluide et poisseux, offre une teinte noirâtre et tous les caractères d'un sang dissous. Les globules rouges, relativement nombreux, ont perdu leur aspect discoïde pour prendre une forme sphéroïdale. Le sérum, légèrement coloré en rouge, renferme en abondance des substances de désassimilation, telles que : tyrosine, leucine, xanthine, hypoxanthine, cholestérine, et aussi des matières grasses. L'urée y est généralement diminuée, au bout d'un certain temps, si on s'en rapporte aux recherches récentes; mais celles-ci n'ont pas suffisamment tenu compte de l'alimentation, de l'état fonctionnel des reins, et du fait qu'à l'état physiologique comme à l'état pathologique, la quantité d'urée varie dans le sang des diverses parties de l'économie. Quinquaud prétend n'avoir trouvé, dans les cas d'ictère grave primitif, ni augmentation d'urée, ni accumulation de substances extractives, mais une simple transformation de ces dernières en xanthine, pseudo-leucine et leucine, corps capables d'altérer l'hémoglobine et de diminuer sa faculté d'absorption pour l'oxygène.

Le sang renferme enfin des micro-organismes : Klebs, Eppinger, Klava, Balzer les ont cherchés les premiers, mais en présence des formes diverses qu'ils ont décrites, et en l'absence de cultures permettant de déterminer l'espèce propre à l'atrophie jaune aiguë, il est possible, comme l'ont fait Cornil et Babes[1], de réserver son jugement. Depuis lors, Ed. Boinet et Boy-Tessier[2] ont trouvé avant la mort, dans le sang d'un malade atteint d'ictère grave, de petits corps sphériques, réfringents, accolés deux à deux et qui, cultivés dans du bouillon de bœuf salé, dans de la gélatine et du sérum sanguin, avaient la forme de diplocoques isolés ou disposés en chaînettes et en chapelets, mais ils n'ont pas prouvé que cet ictère fût sous la dépendance de ces micro-organismes. Les recherches faites ensuite par Girode, Hanot et Boix, etc., nous ont paru s'appliquer uniquement à des cas d'ictère grave secondaire, à des cirrhoses ou à des cancers du foie et à des suppurations des voies biliaires, de telle sorte que l'agent infectieux de l'ictère grave primitif ou fièvre hépatique reste toujours à déterminer.

*Symptomatologie.* — Expression d'un état morbide général, l'hépatite qui nous occupe est précédée de désordres de toute l'économie.

Les phénomènes initiaux succèdent ordinairement à une fatigue ou à une vive émotion; ils ont de l'analogie tantôt avec ceux de la phase prodromique de la fièvre typhoïde dont ils se distinguent par une douleur épigastrique intense et une sensation de tension pénible dans l'hypochondre droit, tantôt avec les accidents d'une maladie à début rapide, telle que la pneumonie ou la variole. Dans ce dernier cas, qui est le plus fréquent, le malade est pris tout à coup d'une lassitude assez grande pour le forcer au repos, puis, dès le lendemain, apparaissent les symptômes d'une affection aiguë : céphalée des plus intenses et parfois rachialgie, petits frissons, vomissements alimentaires ou bilieux, douleurs musculaires, principalement au niveau des mollets et, dans quelques cas, épistaxis. Le deuxième ou le troisième jour, la maladie est

1. Cornil et Babes, *Les bactéries, leur rôle dans l'anatomie et l'histologie pathologiques des maladies infectieuses.* Paris, 1885, p. 454.

2. Ed. Boinet et Boy-Tessier, *Recherches sur le microbe de l'ictère grave* (*Rev. de méd.*, Paris, 1886, p. 334).

constituée, le facies du malade est celui d'un typhique, mais, de plus, un symptôme nouveau se produit, c'est l'ictère.

L'ictère est le symptôme caractéristique de la période d'état de la maladie; il se montre du troisième au sixième jour, après le début des accidents, et commence par une coloration jaunâtre des sclérotiques bientôt suivie de la même teinte de la peau du visage, du cou et de tout le corps. Tout d'abord, ce phénomène, que n'accompagne aucune modification dans l'état général du malade, attire peu l'attention, tant il est léger. Plus tard, il s'accentue; son intensité varie du jaune clair au jaune verdâtre ou noirâtre; et, dans un certain nombre de cas, il est si peu prononcé qu'il semble dû, non à la présence de la bile dans le sang, mais à une simple exsudation de la matière colorante de ce liquide; au reste, les cas les plus graves ne sont nullement ceux où l'ictère est le plus intense.

L'hypochondre droit n'est le siège d'aucune sensation pénible, mais l'exploration physique du foie peut éveiller des douleurs plus ou moins vives. Elle nous apprend que la glande, habituellement tuméfiée au début du mal, diminue ensuite de volume, sans que cette condition puisse être considérée comme un fait absolument grave. L'augmentation de volume est facile à constater; mais il n'en est pas de même, quand le foie revient sur lui-même et s'affaisse vers la colonne vertébrale; un examen des plus attentifs devient alors nécessaire, attendu que les intestins peuvent le recouvrir. Plus tard, lorsque la fonction se rétablit, le foie, ainsi qu'il résulte de faits cliniques bien observés, tend à reprendre son volume normal, et Budd, déjà, n'hésitait pas à attribuer ce fait à la réparation, sinon à la régénération des cellules hépatiques.

L'exploration méthodique de la rate dénote une augmentation de volume, qui ne nous a jamais fait défaut. Murchison considère cette tuméfaction comme constante, en l'absence même de diarrhée et d'hémorrhagie de l'estomac ou de l'intestin.

L'exploration physique des reins est nulle, mais la fonction de ces organes est toujours plus ou moins troublée. Les urines, peu chargées au début du mal, offrent une coloration brun jaunâtre ou acajou foncé, dans la période d'état, c'est-à-dire lorsque survient l'ictère; leur quantité, variable, est diminuée et peut descendre à 250 grammes ou moins, dans les vingt-quatre heures. L'acide nitrique permet, en général, d'y constater la présence du pigment biliaire, et d'une quantité plus ou moins forte d'albumine; aussi n'est-il pas rare de voir apparaître les phénomènes de l'insuffisance urinaire dans le cours de cette affection.

La proportion des matières excrémentielles est profondément modifiée : l'urée, parfois augmentée dès les premiers jours, tend ensuite à diminuer au fur et à mesure que s'accentue la lésion hépatique, comme l'ont démontré de nombreuses observations, celles de Brouardel et Bouchard en particulier. La diminution de cette substance qui ne peut être attribuée uniquement au défaut d'alimentation, coïncide avec la diminution de la quantité d'urine, et peut descendre, dans les vingt-quatre heures, aux chiffres extrêmes de 0gr,50 (BOUCHARD) et même de 0gr,20 (QUINQUAUD). Il n'est pas rare, alors, de constater un abaissement de température et une aggravation des phénomènes généraux, des troubles nerveux surtout, qui rappellent les symptômes de l'urémie. Toutefois, dès que les urines reparaissent et que commence la convalescence, l'urée augmente en quantité notable, en l'absence même de toute alimentation. Les sels de l'urine demeurent en faible proportion, mais la leucine, la tyrosine, la xanthine, l'hypoxanthine, produits de métamorphose intermédiaire entre les substances protéiques (albumine, fibrine) et les principes moins complexes : urée, acide urique, etc., sont abondantes dans ce liquide. La leucine et la tyrosine y ont été vues sous forme de paillettes ou de masses, après concentration, mais, dans quelques cas, ces mêmes substances n'ont pas été retrouvées dans l'urine, bien que leur présence ait pu être constatée dans le foie..

Les fonctions digestives offrent des troubles manifestes : la langue, épaisse et saburrale dès le début, devient plus tard rouge sur les bords, et même à sa surface, lisse et sèche, comme dans la fièvre typhoïde. L'anorexie est constante, parfois accompagnée de nausées et de vomissements muqueux, grisâtres, ou verdâtres et bilieux. L'abdomen est plutôt météorisé qu'aplati ; les selles, rarement diarrhéiques, sont, au début, jaunâtres, plus tard décolorées, grises et argileuses.

Le cœur laisse entendre des bruits sourds, lointains, rarement soufflants. Le pouls, accéléré, devient irrégulier, et se fait remarquer par une extrême mobilité. La température, comme le pouls, est très variable, mais non toujours concordante ; elle oscille entre 38° et 39°,5 C., atteint quelque fois 40° ; l'écart du soir au matin est en général de trois à quatre dixièmes de degré, mais une formule thermique est difficile à donner. Cependant, en comparant les courbes, on voit qu'elles affectent plusieurs types : tantôt il y a une élévation brusque, et, au bout d'un septénaire environ, une descente par échelons, comme dans la fièvre typhoïde ; tantôt la descente s'établit, et, après deux à trois jours d'apyrexie, la fièvre réapparaît pour tomber à nouveau : c'est une véritable fièvre à exacerbations, avec algidité ou hyperthermie au moment de la mort, et retour au taux normal dans le cas contraire.

Les hémorrhagies, qui font rarement défaut, apparaissent, quelques jours après le début de l'ictère; elles comptent parmi les principaux symptômes de l'affection hépatique à laquelle plusieurs auteurs ont donné le nom d'*ictère hémorrhagique*. Les fosses nasales sont leur siège le plus ordinaire, viennent ensuite l'estomac, les bronches, les voies urinaires, et la peau, qui présente des taches de purpura ou même des ecchymoses.

La respiration, d'ordinaire haletante, superficielle au début du mal, est plus tard accélérée, intermittente, avec des pauses plus ou moins longues. Le hoquet, rare dans la phase initiale de la maladie, se montre de préférence dans sa phase avancée. Il est un signe fâcheux, qui, le plus souvent, vient s'ajouter aux désordres cérébro-spinaux.

Ces désordres apparaissent en même temps que l'ictère ou peu de temps après dans l'ordre suivant : céphalalgie et rachialgie, insomnie et rêvasseries, stupeur ou prostration, délire et coma. La céphalalgie est frontale ou bien occupe toute la tête, qui éclate ou se fend, elle est d'une grande intensité, comme la rachialgie, dont le siège est au niveau des lombes. L'une et l'autre cessent parfois, pour reparaître ensuite, avec des caractères peu différents. Le délire commence dans la période d'état, il est bruyant, exceptionnellement tranquille. Les malades, tristes et inquiets, s'agitent, changent de place, essaient de quitter leur lit, se plaignent à haute voix et tombent dans des paroxysmes maniaques, ce qui, sans doute, faisait dire à Hippocrate : « Les fous par l'excès de la bile, sont criards, malfaisants, toujours en mouvement, occupés à faire quelque mal. » Des convulsions s'ajoutent parfois au délire; elles sont générales, en tout semblables aux convulsions de l'éclampsie ou de l'épilepsie, et consistent en un tremblement musculaire, analogue au tremblement du frisson, en de simples contractions des muscles de la face (trismus), du cou (torticolis), ou des extrémités, (spasmes tétaniques). La stupeur, qui existait dès le début de la maladie, s'accentue, puis s'accompagne de somnolence, à laquelle fait suite un coma profond que les secousses les plus fortes ne parviennent pas à vaincre. La vision est souvent troublée, du moins momentanément; mais à cet égard, l'examen ophthalmoscopique laisse à désirer, car nous ignorons encore la nature du désordre anatomique qui engendre ce trouble.

Signalons encore l'apparition, dans un certain nombre de cas, d'éruptions cutanées diverses, la plupart du temps généralisées et subordonnées à l'altération du liquide sanguin. Rapprochées les unes de l'urticaire, les autres d'un érythème généralisé, à la façon d'une roséole confluente, ces éruptions ont été vues par nous, dans plusieurs cas. Un fait, observé à l'hôpital de la Pitié, en est un bel exemple: Un homme robuste, âgé de 37 ans, éprouve dans la nuit du 29 au 30 août une lassitude générale, des élancements et des mouvements nerveux dans les membres; deux jours plus tard, il présente les phénomènes d'un embarras gastrique avec fièvre. Le 4 septembre, 39°,6 de température, dyspnée, teinte ictérique de la peau. Le 6, même état, aspect typhique, rougeur et sécheresse de la langue, fuliginosité des dents. Le foie n'est pas tuméfié, la rate est grosse, les urines sont albumineuses, il existe une anesthésie presque générale du tégument extérieur, à part la région du sternum, des douleurs des muscles à la pression et surtout au niveau des jambes. Le 7, épistaxis abondantes, agitation et délire; le 9, la peau se couvre de petites saillies d'un rouge rosé, non prurigineuses, semblables à celles d'une rougeole boutonneuse; puis le malade tombe dans le coma, et meurt le lendemain. Le foie, d'un volume normal, est flasque, mou, plissé; les cellules hépatiques, profondément altérées, sont granuleuses ou détruites; la rate est congestionnée, volumineuse, et friable; les reins ont leurs épithéliums profondément lésés, en sorte qu'il ne peut y avoir de doute sur la nature de la maladie que rien ne portait à attribuer à un empoisonnement par le phosphore.

*Évolution et modes de terminaison.* — La marche de la fièvre hépatique, bien que manquant d'une régularité parfaite, n'a pas moins une certaine analogie avec celle des maladies infectieuses: fièvre jaune, fièvre récurrente et typhoïde bilieuse, aussi, a-t-elle assez souvent des arrêts et des rechutes. Après une période de début très courte, caractérisée par de la fatigue, de la courbature, une céphalalgie intense et des troubles digestifs, survient la période d'état avec l'ictère, les hémorrhagies et l'adynamie; puis, du septième jour au neuvième jour, la terminaison habituelle.

Si la guérison doit avoir lieu, il se produit une détente, et la fièvre cède, reparaît parfois et se prolonge encore pendant deux ou trois semaines. On constate, dans quelques cas, des phénomènes critiques divers tels que : diarrhée, sueurs, polyurie, azoturie, ou bien encore des parotides, puisque sur six cas d'ictère grave avec parotides, rassemblés par Mossé, cinq fois la terminaison a été favorable. Beaucoup plus commune qu'on ne l'avait cru tout d'abord, la guérison est aujourd'hui attestée par un grand nombre de faits auxquels nous joindrons ceux qui nous sont personnels.

Un garçon, âgé de 28 ans, n'ayant que de bons antécédents héréditaires et personnels, exerçait à Paris, depuis cinq ans, la profession de palefrenier, quand, vers le 1er septembre, il alla habiter Gentilly, et soigner des porcs, chez un éleveur. Le 19, il était pris de malaise, de courbature; puis, deux jours plus tard, de frissons, d'une céphalalgie intense, de vomissements, de douleurs dans les mollets, et enfin d'épistaxis.

Le 23 septembre, jour de son entrée à l'hôpital, sa température est de 39°,6; le lendemain matin, abattement, stupeur, membres inertes, peau brûlante et sèche, ictère généralisé, peu intense, intelligence intacte, céphalée intense et douleurs, au niveau des mollets, exagérées par la moindre pression, hyperesthésie cutanée, rougeur de la langue, météorisme, selles liquides, abondantes et jaunâtres; le foie, douloureux à la percussion, déborde d'un travers de doigt, la rate est volumineuse; il n'y a ni sucre, ni albumine dans les urines, mais des traces de biliverdine; dans la nuit du 24 au 25, survient de l'agitation et du délire.

Le 25, selles décolorées, température 38°,8. Le 26, persistance de la tuméfaction du foie et douleurs dans les mollets, que le malade compare à des coups de bâton. Sulfate de quinine 0gr,75. Le lendemain, légère amélioration; les selles sont décolorées et blanches. Sulfate de quinine 1 gramme. Le 28, la température tombe à 37°,6. Les symptômes s'améliorent, le foie déborde à peine les fausses côtes; la rate tend à reprendre ses dimensions normales. Urines peu acides, abondantes, sans albumine; 14gr,50 d'urée par litre. Les jours suivants, la température redevient normale, et le sulfate de quinine est supprimé.

Du 2 au 5 octobre, la température oscille entre 38° et 38°,8; la convalescence semble s'établir, le malade perd subitement ses cheveux; le 8, la fièvre, qui avait disparu depuis trois jours, réapparaît, ainsi que la céphalée et l'augmentation de volume du foie; on revient à l'emploi du sulfate de quinine. Tout se calme du 10 au 12 octobre; nouvelle épistaxis le 13; la quantité d'urée est de 21 à 23 grammes par jour. La température se maintient à un chiffre normal à partir du 17, ce qui donne quatre semaines comme durée totale de la maladie. La convalescence s'établit, l'appétit renaît, l'ictère diminue insensiblement, mais le 9 novembre, lorsque le malade quitte l'hôpital, les conjonctives ont encore une teinte jaunâtre.

G... P..., 56 ans, journalier, demeurant rue Mouffetard, tombe malade le 6 novembre 1880 : céphalalgie, lassitude, courbature générale. Le 8, jour de son entrée à l'hopital, ictère de moyenne intensité, douleurs très vives dans les mollets, fièvre 40°. 10 novembre : épistaxis, langue sèche, foie un peu volumineux, albumine dans les urines. Sulfate de quinine 0gr,75; le lendemain 1 gramme; le 12, amélioration des symptômes, disparition de l'albumine; le 13, diminution de l'ictère, urines très abondantes; sortie le 29.

G... E..., 40 ans, tanneur, travaille sur les bords de la Bièvre, à Gentilly. Le 5 novembre, frissons, lassitude, courbature générale; le lendemain, douleurs dans les muscles des jambes. Le 8 novembre, jour de l'entrée à l'hôpital, 38°,2; urines albumineuses. Les jours suivants, accentuation des symptômes, nuits agitées par des rêves; épistaxis et hémoptysies; foie douloureux à la percussion, déborde les fausses côtes; rate volumineuse. Extrait thébaïque 0,05, sulfate de quinine, 0gr,75. Le 11 novembre, pouls 96, temp. 38°, décoloration des matières fécales; le 12, herpès préputial, vomissements, diarrhée et hoquet; urines peu abondantes, rouges et albumineuses; abaissement de la température (37°). Suppression de la quinine. Tout va pour le mieux, lorsque, le 20, la myalgie reparaît, la température remonte à 40°. Région hépatique douloureuse; matité splénique, ligne verticale, 14 centimètres, 75 centigr. de sulfate de quinine. Dès le lendemain, la fièvre se calme, et la convalescence commence. Il survient encore une épistaxis, les pupilles sont fortement contractées et le champ visuel est obscurci. Le malade quitte l'hôpital le 7 janvier.

Dup... J..., égoutier, 53 ans, entré à l'hôpital le 23 septembre 1876, était employé depuis quelques jours au curage des égouts, lorsque, le 19 septembre, il ressent une lassitude inaccoutumée et un grand mal de tête; le lendemain surviennent des vomissements bilieux et du délire nocturne. Lors de son entrée à l'hôpital, ce malade est au début d'un ictère qui augmente les jours suivants. Son aspect est typhique, il se plaint de douleurs dans les jambes. T. 39°,4 (quinine). — 26 septembre : T. 39°,6. Prostration extrême. — 27 : les matières fécales sont décolorées pour la première fois; douleurs violentes dans les masses musculaires : il semble au malade qu'il ait été *roué de coups de bâton*. — 29, brusque abaissement de la température, qui, de 40°, tombe à 37°,6; amélioration. — 3 octobre : les matières fécales redeviennent colorées. — 6 : T. 40°,6; rechute, qui ne dure que deux jours. Alors commence une longue convalescence avec amaigrissement et atrophie extrême du tissu musculaire. Les urines sont abondantes (1 litre et demi à 3 litres); leur densité est faible, et la proportion quotidienne d'urée qui, dans les premiers jours d'octobre, était de 25 à 30 grammes, descend à 15 et à 7 grammes.

Tan... Auguste, journalier, 34 ans, habitant Belleville, entre à l'hôpital le 20 août 1872 pour un ictère dont le début remonte à cinq jours. Le foie déborde les fausses côtes : anorexie, courbature, fièvre (38°,2). Le 22, la céphalalgie augmente et les masses musculaires du mollet sont le siège de douleurs aiguës (sulfate de quinine). Le 24 : température normale. Il reste de l'insomnie, de l'anorexie, de la constipation, des vomissements. L'amaigrissement a été rapide; l'embonpoint est lent à revenir, et, lorsque le malade part pour l'asile de convalescence, le 30 septembre, la peau a encore une teinte bistrée.

B... Cl..., 28 ans, jardinier, habitant Saint-Mandé, se sent courbatu, le 29 juin. Du 30 juin au 2 juillet, fièvre, vomissements alimentaires, épistaxis quotidiennes, douleurs dans les mollets. Entrée à l'hôpital le 4 juillet : ictère, abattement, toux, vomissements, respiration laborieuse; peau flasque, humide, un peu congestionnée aux extrémités; gencives tuméfiées. Foie douloureux à la pression, de dimensions normales, matité splénique étendue; urines légèrement albumineuses. Les matières fécales sont colorées. Le 7 : amélioration. La température a atteint le chiffre de 39°,2; — sortie le 15 juillet.

Un homme de 37 ans, tanneur, travaillant sur les bords de la Bièvre, est pris, le 29 août, de fatigue, courbature, stupeur; le jour suivant, 39°,6; le 2 septembre, ictère; du 2 au 6, jour de l'admission à l'hôpital, hémoptysie; à partir du 7, persistance de la fièvre, selles décolorées, prostration, vives douleurs dans les mollets délire, coma et mort le 11. — A l'autopsie : foie jaune, a capsule plissée, rate volumineuse, reins mous, volumineux et jaunâtres comme dans l'empoisonnement par le phosphore, sang fluide, poumons congestionnés avec noyaux d'atélectasie.

Il serait sans doute possible, dans ce dernier cas, de croire à une intoxication phosphorée, mais aucune preuve ne peut être apportée en faveur de cette idée.

Nous voyons par ces faits que les rechutes assez communes sont heureusement sans gravité. La convalescence est longue, ce qui s'explique par la dénutrition excessive et la diminution considérable des masses musculaires, toujours lentes à se réparer. Le séjour à l'hôpital a été de six semaines à deux mois pour une maladie qui n'a pas duré plus de huit à quinze jours. Quelques malades perdent leurs cheveux, comme dans la fièvre typhoïde, d'autres ayant de la peine à retrouver leur appétit, conservent des nausées, du dégoût pour les aliments ; tous, enfin, sont amaigris et ne récupèrent que peu à peu leur embonpoint primitif.

La mort survient, en général, vers la fin du premier septénaire, et lorsque le dixième jour est passé, le pronostic est toujours moins sombre, quoique la terminaison fatale puisse avoir lieu à la fin du second ou du troisième septénaire. Les malades succombent dans le délire ou dans le coma, souvent à la suite d'hémorrhagies abondantes, avec un pouls accéléré et une température presque toujours abaissée, par suite sans doute, de l'intoxication qui résulte tout à la fois de l'insuffisance hépatique et de l'insuffisance urinaire. Des efforts récents ont été tentés dans le but de rattacher, à une infection colibacillaire, l'abaissement de température qui termine un certain nombre d'ictères graves, tandis que ceux qui se terminent par une élévation de température auraient, pour origine, une infection streptococcique[1]. Loin de nous l'idée de contester la pénétration de ces microbes dans le sang, dans les voies biliaires et dans le foie, mais, sans prétendre. comme le pensent certains observateurs, que cette pénétration s'opère au moment de l'agonie, les désordres, au cours desquels ces bacilles ont été observés, étaient des affections anciennes, telles que : cirrhose, lithiase, cancer des voies biliaires, etc., sur lesquelles venait se greffer une infection, et par conséquent tout à fait distinctes de celle qui fait l'objet de notre étude.

*Séméiologie.* — L'ictère grave primitif, difficile à reconnaître à sa période initiale, est presque toujours confondu avec le début d'une fièvre typhoïde ; aucun signe ne permet de le distinguer sûrement, à part la durée des prodromes toujours plus longue dans cette dernière maladie. Il n'en est pas de même après l'apparition de la jaunisse, qui vient révéler l'existence d'une affection

1. V. Hanot, *Société Méd. des hôpitaux*, 27 mars 1896. — Émile Boix, Nature et pathogénie de l'ictère grave, etc. (*Arch. gén. de méd.* juillet 1896).

du foie; c'est alors de l'*ictère* dit *catarrhal* qu'il importe de différencier cette maladie, ce qui est facile, en présence de la prostration, de la fièvre et de l'albuminurie, etc. La marche de la fièvre hépatique, l'absence de signes d'alcoolisme ou de toute autre intoxication, éloignent l'idée d'un ictère toxique. Cependant l'hépatite phosphorée est d'autant plus difficile à distinguer que le phosphore étant presque toujours pris, dans un but de suicide, les malades se gardent de renseigner le médecin. En pareil cas, il faut tenir grand compte du début du mal, toujours brusque dans l'empoisonnement par le phosphore, insidieux dans l'ictère grave, et aussi, des vives douleurs d'estomac, des vomissements, de la diarrhée, phénomènes que détermine l'ingestion du phosphore et autres poisons, et qui ne se retrouvent pas dans l'ictère hémorrhagique. L'intensité de l'ictère, les crises douloureuses, les vomissements bilieux mettront le clinicien à même de ne pas confondre les effets de la lithiase biliaire avec l'hépatite en question.

Cette hépatite se sépare des hépatites des fièvres éruptives et autres par son évolution et par l'absence des signes propres à ces maladies, des hépatites sépticémiques par l'impossibilité de trouver un foyer local d'infection septique ou pyémique. En somme, un ictère qui apparaît après deux ou trois jours de malaise général, de céphalée et de fièvre, s'accompagne d'albuminurie, d'hémorrhagies, de douleurs musculaires, de prostration et de délire conduit forcément, en l'absence de toute autre maladie définie, au diagnostic d'une hépatite épithéliale primitive ou *fièvre hépatique*.

La fièvre récurrente et la fièvre typhoïde bilieuse, maladies avec lesquelles la fièvre hépatique a de grandes analogies, ne se distinguent pas moins facilement. La première, à laquelle ses rémissions marquées ont valu le nom de fièvre à rechute, *relapsing fever*, présente, en effet, des hémorrhagies, de la tuméfaction de la rate et du foie, et de la jaunisse, du moins dans certaines épidémies où elle a pu être décrite sous la rubrique de *fièvre jaune légère;* mais, la rareté des phénomènes nerveux et la faible intensité des autres symptômes, éviteront de la confondre avec la fièvre hépatique. Sous le nom de *fièvre typhoïde bilieuse*, Griesinger a décrit une maladie épidémique qu'il a observée au Caire et qui, par ses exacerbations fébriles, un ictère intense, des troubles nerveux et des lésions du foie, de la rate et des reins, a un grand nombre de points de ressemblance avec l'ictère grave. L'état du foie se rapproche, du reste, de celui de l'atrophie jaune aiguë de cet organe; néanmoins, malgré l'absence de lésions des plaques de Peyer, cet observateur, tenant compte de la tuméfaction des ganglions mésentériques n'hésite pas à rapprocher cette maladie de l'iléo-typhus, et à en faire une variété de fièvre typhoïde. Toutefois, si ces maladies ne sont pas identiques, elles offrent trop d'analogie pour n'avoir pas une origine à peu près semblable. C'est pourquoi nous n'avons pas hésité à affirmer, dans nos leçons de l'année 1882[1], que l'ictère grave primitif ou essentiel était une maladie infectieuse, avec des déterminations anatomiques multiples, portant d'une façon spéciale sur les épithéliums du foie, des reins, etc.

Cette maladie est des plus sérieuses et l'on comprend que le nom d'*ictère grave* lui ait été donné par les médecins qui l'ont décrite pour la première fois. Comment concevoir, au reste, qu'un désordre, essentiellement caractérisé par l'altération, sinon par la destruction des éléments épithéliaux d'organes de l'importance du foie, et des reins, ne jette pas un trouble profond dans l'organisme et ne soit pas forcément, dans un certain nombre de cas, incompatible avec l'existence. Cependant, après avoir considéré cette maladie comme presque toujours fatale, j'en suis arrivé à penser qu'elle n'est pas plus dangereuse que beaucoup d'autres, la fièvre typhoïde en particulier. Effectivement, le groupement, sous le nom générique d'ictère grave, de faits dans lesquels il s'agit d'ictères secondaires presque toujours mortels, a beaucoup contribué à assombrir le pronostic de cette maladie. Soigneusement isolée, ainsi qu'il arrive lorsqu'elle sévit épidémiquement, la fièvre hépatique donne la proportion d'une guérison sur quatre, ou même de 3 sur 5 (épidémie de Lille); sur 12 cas d'ictère grave sporadique, traités par nous, dans l'espace de vingt-cinq ans, il y a eu 8 guérisons.

L'intensité de l'ictère n'ayant aucune valeur pronostique, c'est l'état général du malade et surtout la concordance, ou la discordance de la température et du pouls, qui fournissent au médecin les signes pronostiques les plus importants. Une céphalalgie intense, le délire, le coma, les soubresauts de tendons, les hémorrhagies viscérales sont des phénomènes dont la réunion est de la plus grande gravité; mais ce qui donne mieux encore la mesure du mal, c'est l'état fonctionnel des reins ; aussi ne peut-on surveiller ces organes avec trop de soin. L'oligurie et surtout l'anurie doivent être comptés parmi les phénomènes les plus redoutables, tandis que la conservation ou le rétablissement de la fonction

1. E. LANCEREAUX, Des ictères graves et des hépatites parenchymateuses (*Revue de médecine*, Paris, 1882, p. 605).

urinaire sont des symptômes de bon augure au point de vue de la guérison ; l'albuminurie n'a pas, par elle-même, de gravité sérieuse.

*Prophylaxie et thérapeutique.* — En l'absence d'un déterminisme étiologique exact, la prophylaxie perd ici ses droits. Dès l'instant où l'hépatite épithéliale primitive est l'expression anatomique d'une maladie générale, le médecin doit chercher ses indications tout à la fois dans cette maladie, et dans l'affection hépatique qui en est le principal symptôme.

Or, si nous remarquons que les médicaments les plus efficaces s'adressent bien plutôt à l'expression symptomatique qu'à la maladie elle-même, que le sulfate de quinine combat l'accès de fièvre, la névralgie, phénomènes liés au paludisme qu'il laisse persister, que le mercure et l'iodure de potassium font disparaître les manifestations de la syphilis qui ne continue pas moins son évolution, nous sommes conduits à croire que, dans la circonstance, le traitement doit être appelé à exercer son action principale sur la glande hépatique.

La médication qui consiste à soutenir les forces du malade et à favoriser la production des crises est tout au moins rationnelle, mais elle est insuffisante dans beaucoup de cas. L'administration de l'alcool, du quinquina, du café et d'autres toniques encore, pendant plusieurs jours, a été quelquefois suivie de succès, mais je n'oserais affirmer, en ce qui me concerne, que ces succès aient été l'effet de la médication. Il n'en est pas de même de l'emploi du sulfate de quinine. Cet agent, prescrit à la dose moyenne de 1 gramme, m'a paru, dans plusieurs circonstances, avoir un avantage incontestable, au point que, trouvant dès le lendemain de son administration une rémission notable, je pus croire qu'il faisait merveille, mais en étudiant mieux la marche de la maladie, je ne tardai pas à reconnaître que celle-ci présentait naturellement des rémissions, et je me demandai si, en réalité, l'amélioration constatée était bien le fait de la quinine. Cependant, les mêmes phénomènes s'étant reproduits, dans plusieurs cas, il n'est pas téméraire, ce me semble, d'attribuer à l'emploi du sulfate de quinine une action réelle dans le traitement de l'ictère grave primitif, d'autant mieux que ce médicament est très efficace dans deux maladies voisines, la fièvre récurrente et la fièvre typhoïde bilieuse.

Le retrait de la rate, qui suit d'ailleurs l'administration de la quinine, ne nous semble laisser aucun doute à cet égard, et nous sommes ainsi amené à en conseiller l'emploi dans tous les cas d'ictère grave primitif. Dernièrement encore ce médicament me donnait les meilleurs résultats chez un malade de la ville que j'avais été appelé à soigner avec mon très distingué confrère le docteur P. Boncour, au troisième jour d'un ictère grave ; le huitième jour, il allait tout à fait bien.

Quel que soit son mode d'action, la quinine, malgré tous ses avantages, ne peut faire négliger la surveillance de la fonction urinaire. Cette fonction, qu'il ne faut négliger dans aucune maladie, offre ici une importance d'autant plus grande que les reins, organes d'excrétion par excellence, sont fréquemment altérés. Le praticien ne peut donc se désintéresser du fonctionnement de ces organes et, lorsqu'il s'aperçoit de la moindre défaillance, il doit y suppléer par l'emploi des évacuants : vomitifs, purgatifs, etc., et aussi par l'emploi des diurétiques : digitale, caféine, théobromine, etc.

Le régime, dans une maladie de ce genre, joue forcément un grand rôle et l'on comprend que, en présence de désordres sécrétoires du foie et des reins, le lait soit l'aliment par excellence, et que son emploi doive être exclusif, du moins tant que la fonction urinaire n'est pas rétablie. Indépendamment de ses propriétés diurétiques, le lait peut à la rigueur exercer une action favorable sur les éléments du foie, quand nous savons que d'autres substances, le vin par exemple, ont la propriété de les irriter.

L'essence de térébenthine, avantageusement employée, dans certaines hépatites toxiques, serait peut-être utile dans l'affection si semblable qui nous occupe, en ce moment, mais cette hypothèse exige une confirmation expérimentale et clinique, d'autant plus que l'action de la térébenthine dans l'intoxication phosphorée semble s'adresser à l'agent toxique.

La sécheresse de la peau et l'élévation de la température seront d'ailleurs combattues par des bains tièdes, des lotions froides ; les malades auront de l'air et des soins de propreté convenables.

**Rubeus (F.).** *De ictero lethali*, dans *Nocturnæ exercitationes, in med. historias, etc.* Hambourg, 1660. — **Baillou.** *Éphémerides*, II, p. 188. — **Alison.** *Ictère comateux.* (*Edinb. med. and surg. Journ.*, 1835, t. XLIV, 287, et *Journ. des conn. méd. chir.*, 1835-36, p. 252.) — **Bright.** *Mém. sur l'ictère et spécialement sur celui qui se lie à une inflammation diffuse du parenchyme du foie.* (*Gaz. méd. de Paris*, 1838, p. 193 et 197, tiré de *Guy's Hospital Reports*, 1836, I, 604.) — **Horaczek.** *Die gallige Dyscrasie, Icterus mit gelber Leberatrophie.* Wien., 1843 ; 2e édit., 1844. — **Handfield Jones.** *London med. Gazette*, décembre 1847. — **Ozanam (Ch.).** *De la forme grave de l'ictère essentiel.* (Thèse de Paris, 1849.) — **Verdet.** *De l'ictère essentiel grave, etc.* (Thèse de Paris, 1851.) — **Garnier-Léteurrie.** *Parallèle entre la fièvre jaune sporadiq. et les ictères graves observés parmi les soldats de l'armée d'Italie en 1849.* (*Bull. de l'Académie de méd.*, séance du 4 mars 1851.) — **Budd.** *On diseases of the liver*, 2e édit. London, 1852 : *Fatal jaundice*, p. 234. — **Siphnaios.** *Essai sur la fièvre jaune sporadique.* (Thèse de Paris, 1852.) — **Griesinger.** *Ueber biliöse Typhoide.* (*Archiv f. physiol. Heilkunde*, 1853, 320.) — **Dusch.** *Untersuchung und Experim. als Beiträge zur Pathogenese d. Icterus und der acuten gelben Atrophie d. Leber.* Leipzig, 1854. — **Lebert** (H.). *Ueber Icterus typhoides.* (*Archiv f. path. Anatom. und physiol.*, 1855, t. VII, p. 343; extr. dans *Archiv. gén. de méd.*, 1855, t. II, p. 728.) — **Spengler.** *Archiv f. path. Anat. und Physiol.*, t. VI, p. 1. — **Förster** (A.). *Ibid.*, 1857, t. XII, 358; ext. dans *Gaz. hebd. de méd. et de chir.*, 1858, p. 84. — **Robin** (Ch.). *Note sur l'état anatomo-pathol. des éléments du foie dans l'ictère grave.* (*Mém. de la Soc. de biologie*, 1851, p. 9, et *Compt. rend.*, p. 81.) — **Scherer.** *Chem. Untersuchungen von Blut, Harn, etc., bei acuter gelb. Atrophie der Leber.* (*Verhandl. d. phys.-med. Gesellsch. zu Würzburg*, 1857, t. VIII, p. 281.) — **Valentiner** (W.). *Ueber das Vorkommen von Leucin und Tyrosin im Herzfleisch.* (*Deutsche Klinik*, 1857, t. XVIII, p. 165.) — **Rokitansky** (C.). *Ztsch. d. Wiener Aerzte*, n° 32, 1860. — **Von Plazer.** *Spitals-Zeitung*, n° 5, 1860, et *Gaz. hebd.*, 1860, 830. — **Sieveking.** *Degener. graisseuse du foie.* (*Lancet*, II, 8, 1865.) — **Stehberger.** (*Archiv d. Heilkunde*, 1866, 281.) — **Reulet.** *De l'ictère grave.* (Thèse de Paris, 1857.) — **Fritz.** *Note sur un cas d'atrophie jaune du foie sans ictère.* (*Gaz. méd. de Paris*, 1858, n° 21.) — **Pleischl** et **Folwarczny.** *Beiträge zur acuten Leberatrophia.* (*Zeitsch. d. k. k. Gesellsch. d. Aerzte in Wien*, 1858, nos 39, 40 et 41.) — **Genouville.** *De l'ictère grave essentiel.* (Thèse de Paris, 1859.) — **Blachez.** *De l'ictère grave.* (Thèse d'agrégation, Paris, 1860.) — **Boupy.** *De la fièvre ictéro-hémorrhagique.* (Thèse de Montpellier, 1862.) — **Wilks** (S.). *Atrophie aiguë du foie.* (*Gaz. hebd.*, 1862, p. 623.) — **Fritsch.** *Épidémie d'ictère compliqué de purpura observé à Civita-Vecchia.* (Thèse de Strasbourg, 1862.) — **Wunderlich.** *Zur Intoxicationsartigenform des perniciösen Icterus, etc.* (*Archiv d. Heilkunde*, 1863, t. IV, p. 145, et *Arch. gén. de méd.*, 1863, t. I, p. 341.) — **Harley.** *Jaundice, its pathology and treatement.* London, 1863. — **Demme** (R.). *Sur l'anatomie et la symptomatologie de l'ictère pernicieux.* (*Schweizer. Zeitschrift für die Heilkunde*, 1863, t. II.) — **Stockmajer.** *Acute Leberatrophie.* (*Wurtemb. Correspbl.*, t. XXXIV, p. 37, nov. 1864, et *Schmidt's Jahrb.*, t. CXXV, p. 302.) — **Erichsen** (J.). *Petersb. med. Ztschr.*, 1864, t. VI, p. 77. — **Hugenberger** (Th.). *Ibid.*, p. 95, et *Schmidt's Jahrb.*, t. CXXV, 302. — **Worms** (J.). *Ictère grave, atrophie jaune aiguë du foie.* (*Mém. de la Soc. de Biologie*, 1864, p. 18.) — **Jamieson.** *Edimb. med. surg. Journ.*, avril 1869, t. XIV, p. 872.) — **Fräntzel.** *Zwei Fälle von acuter Leberatrophie.* (*Berlin. klin. Wochenschrift*, 1867, n° 47.) — **Rosenstein.** *Ibid.*, 1868, n° 10. — **Paulicki.** *Ibid.*, 1869, n° 5. — **Vallin.** *Contribution à l'étude de l'ictère grave.* (*Gaz. hebd. de méd. et de chirurg.*, 1867, p. 487.) — **Erdmann** (L.). *Hepat. parench. acuta*, etc. (*Archiv f. path. Anat. und Physiol.*, 1868, t. XLIII, p. 291. — **Homans.** *Acute atrophy of the liver*, etc. (*Amer. Journ. of med. sc.*, juil. 1868.) — **Aron.** *De l'ictère grave de cause alcoolique.* (*Gaz. hebd. de méd. et de chir.*, 1869, n° 47.) — **Duckworth** (D.) et **W. Legg.** *Notes on three cases of acute yellow atrophy of the liver.* (*St.-Bartholomew's hospital Reports*, 1871, t. VII, p. 208.) — **Ossikowsky.** *Ueber acute Leberatrophie und ähnliche Processe.* (*Wien. med. Presse*, 1870, n° 50.) — **Hilton Fagge.** *Trans. of the path. Soc. of London*, 1870, t. XX, p. 212. — **Porter.** *Acute atrophy of the liver.* (*Amer. Journ. of med. sc.* janv. 1871.) — **Zenker.** *Zur path. Anat. d. acuten Leberatrophie*, (*Deutsch. Archiv f. klin. Med.*, t. X, p. 166.) — **Burkart.** *Ueber acute gelbe Leberatrophie.* (*Inaug. Dissert.* Tübingen, 1872. —

**Moxon.** *Subacute red and acute yellow atrophy of the liver.* (*Trans. of the path. Soc. of London,* 1872, t. XXIII, p. 138.) — **Picot.** *Observat. pour servir à l'histoire de l'ictère grave.* (*Journ. de l'anat. et de la physiol. de l'homme et des animaux,* 1872, p. 256.) — **Winiwarter.** *Zur path. Histolog. des Leberparenchyms bei der acuten Leberatrophie.* (*Wien. med. Jahrb.,* 1872, p. 256.) — **Kovatsch.** *Zwei fälle von akuter Leberatrophie.* (*Memorabil.,* XVIII, *Jahrg.* Heilbronn, 1873, et *Rev. d. Sc. med.,* t. II, p. 744.) — **Severi (D.).** *Le atrofie del fegato.* (*Rivista clinica di Bologna,* oct. 1874, *Rev. d. Sc. médic.,* t. V, 90.) — **Tuckwell.** *On acute yellow atrophy of the liver in children* (*St-Bartholomew's hospital Reports,* 1874, t. X, p. 39. — **Rehn (H.)** et **Perls.** *Acute Leberatrophie bei einem Kunde.* (*Berlin. kl. Wochenschrift,* n° 48, 29 nov. 1875, et *Revue d. Sc. méd.,* t. VIII, p. 265.) — **Vulpian.** *Cours de l'École de médecine* (dans *École de médecine,* oct. 1874). — **Dupan (J.).** *De l'ictère grave.* (Thèse de Paris, 1876.) — **Lewitski** et **Brodowski.** *Ein Fall von sogenannter acuter gelber Leberatrophie.* (*Archiv f. path. Anat. und Physiol.,* 1877, t. LXX, p. 421, fig.) — **Decaudin (E.).** *Ictère grave, anatomie et physiologie pathologiques.* (Thèse de Paris, 1878.) — **Mossé (A.).** *Étude sur l'ictère grave.* (Thèse de Paris, 1879.) — **Oehme.** *Zur Casuistik der acuten Fettdegeneration bei Kreissenden u. Wochnerinnen.* (*Soc. gynéc. de Dresde,* 4 avril 1878; *Berlin. klin. Wochensch.,* 19 mai 1879, n° 20, p. 296.) — **Ossikovsky.** *De l'identité de l'atrophie jaune aiguë du foie et de l'hépatite de l'empoisonnement par le phosphore.* (*Union méd.,* 1883, t, I, p. 804.) — **Van Haren Noman.** *Ein Fall von acuter Leberatrophie.* (*Archiv fur pathol. Anat. und Physiol.,* 1883, t. XCI, p. 334.) — **Wagner (E.).** *Contribution. à l'étude de la pathol. et de l'anatomie patholog. du foie.* (*Deutsch. Archiv f. klin. Med.,* 1884, XXXV, fas. 6 et *Arch. gén. de méd.,* 1884, II, 609.) — **Roloff.** *De l'ictère aigu des moutons.* (*Centralblatt f. die med. Wissenschaft,* 1881, n° 33. *Anal.* dans *Gaz. méd.,* Paris, 1881, p. 588.) — **Salkowski (E.).** *Notiz zur chemischen Kenntniss der acuten gelben Leberatrophie.* (*Archiv für pathol. Anat. und Physiologie,* 1882, LXXXVIII, 394.) — **Corre (A.).** *Du microbe de l'ictère grave et de l'oscillaire de la malaria.* (*Archiv. de méd. navale,* mai 1882, p. 402.) — **Rondot.** *L'ictère grave sporadique curable* (*J. des sc. méd. de Bordeaux,* et *France méd.,* 1885, p. 937.) — **Boinet (E.)** et **Boy-Tessier.** *Rech. sur le microbe de l'ictère grave.* (*Revue de médecine,* 1886, VI, p. 334.) — **Arnould (J.)** et **Coyne (P.).** *Sur une série de cas d'ictère grave.* (*Gaz. méd.,* Paris, 1878, p. 114-142, etc.) — **Talamon.** *Atrophie jaune aiguë du foie. Ictère grave chez un cardiaque.* (*Bull. de la Soc. anat. de Paris,* 1879, p. 477.) — **Albert Mathieu.** *L'ictère grave d'après les travaux récents au point de vue de sa nature et de sa pathologie.* (*Archives générales de médecine,* juillet 1880.) — **Russell.** *Une épidémie de jaunisse à Glasgow.* (*Union méd.* 1888, II, 431.) — **Girode.** *Quelques faits d'ictère infectieux.* (*Archiv. gén. de médecine,* Paris, 1891, I, 26.) — **Hanot.** *Ictère grave hypothermique coli-bacillaire.* (*Bull.* et *Mém. de la Soc. méd. des hôpitaux de Paris,* 1894, p. 269.) — **Boix.** *Nature et pathogénie de l'ictère grave d'après les données bactériologiques.* (*Archiv. gén. de méd.,* juillet 1896, *Rev. crit.*)

## *Hépatite ou ictère gravidique.*

Nous aurions pu ne pas parler de cet ictère, peu différent de l'affection que nous venons de traiter, cependant, les conditions dans lesquelles il se manifeste et quelques-unes de ses particularités symptomatiques nous ont conduit à en faire une étude abrégée.

*Étiologie et pathogénie.* — Depuis longtemps, la grossesse a été considérée comme une cause de l'ictère grave : Frerichs, sur trente et un cas d'inflammation parenchymateuse diffuse du foie, en a trouvé vingt-deux chez des femmes, dont la moitié étaient enceintes; Murchison regarde l'ictère comme une complication fréquente de la grossesse, et il suffit de consulter les auteurs, qui se sont spécialement occupés de la question, pour reconnaître la fréquence des faits de ce genre.

L'état de grossesse amène, comme on le sait, des modifications dans la plupart des organes ; les cellules hépatiques, entre autres, s'infiltrent de granulations graisseuses, au pourtour de la veine centrale, et pour peu que la femme soit nerveuse, surmenée, et que son moral soit affecté (fille-mère), elle se trouve en butte à une double prédisposition. La cause efficiente, qui reste à déterminer, ne diffère pas, sans doute, de celle de l'ictère grave essentiel; il nous est impossible, en tout cas, d'accepter celle qu'ont admises Scanzoni et Murchison, la compression des voies biliaires par le globe utérin, car, si je m'en rapporte à un cas personnel où la mère et le fœtus furent simultanément atteints, l'ictère gravidique ne peut être que l'effet d'une infection. Cette opinion trouve sa confirmation dans ce fait que l'ictère gravidique est une affection non seulement sporadique, mais encore épidémique, comme l'ont vu plusieurs auteurs, et particulièrement Saint-Vel à la Martinique et Bardinet à Limoges.

*Anatomie et physiologie pathologiques.* — Le foie atrophié ou de volume normal, parfois ridé à sa surface, flasque, friable, rougeâtre ou d'une belle teinte jaune, présente le type parfait de l'atrophie aiguë. Les cellules hépatiques sont le siège plus spécial de l'altération ; celle-ci consiste en un exsudat albumino-graisseux du protoplasma, qui est parfois résorbé, et qui, d'autres fois, entraîne à sa suite une nécrose cellulaire plus ou moins étendue. La rate est injectée et volumineuse, presque doublée de volume; les reins, légèrement tuméfiés, se font remarquer par une teinte jaunâtre et par l'altération granulo-graisseuse des épithéliums des tubes sécréteurs. Puis, à ces lésions s'ajoutent des hémorrhagies cutanées, sous-séreuses et sous-muqueuses, et enfin des hémorrhagies viscérales toujours redoutables.

*Symptomatologie.* — De même que l'ictère grave dit essentiel, l'ictère gravidique traverse plusieurs phases. Vers le dernier tiers de la grossesse, le plus souvent au sixième ou au septième mois[1], il survient un état gastrique, de l'anorexie, de la lassitude, de la céphalée, une fièvre de moyenne intensité et un malaise général avec ou sans hémorrhagies. Ces symptômes, assez peu sérieux en apparence, caractérisent la première phase du mal; la seconde s'annonce par l'apparition d'un ictère peu intense, par la persistance de la céphalée, de la fatigue, et enfin, par de l'albuminurie et des hémorrhagies; la troisième suit rapidement, avec ses accidents nerveux : délire, prostration, convulsions éclamptiques, et coma plus ou moins profond, avec incontinence des matières. Relativement communs dans le cours de l'état puerpéral, ces derniers symptômes conduisent, le plus souvent, à une terminaison fatale, pour ce fait que, le foie et les reins étant presque toujours simultanément lésés, il se produit une double intoxication déterminée, d'une part, par l'altération du foie qui ne parvient plus à détruire les poisons, d'autre part, par celle des reins qui ne peuvent plus les éliminer.

Le foie généralement tuméfié, au début de l'affection, diminue de volume vers la fin. La rate est volumineuse, fortement hyperémiée, comme l'indique la percussion. Les urines colorées et rares méritent la plus grande attention, car elles contiennent fréquemment de la bile et sont presque toujours albumineuses. On y trouve des cylindres hyalins, mais leur quantité doit surtout préoccuper le médecin, car l'anurie est un phénomène des plus graves. Des éruptions érythémateuses se montrent quelquefois à la surface de la peau; plus souvent des éruptions purpurines apparaissent sur les jambes. Ces phénomènes, peu différents de ceux qui font cortège à l'ictère grave essentiel, rapprochent encore ces maladies. Ajoutons que l'avortement est un accident des plus communs, puisque dans une épidémie observée à la Martinique, Saint-Vel a vu, vingt femmes sur trente, succomber après avortement ou accouchement prématuré, et Bardinet a constaté, à Limoges, un résultat assez semblable, huit femmes sur treize. Aussi quelques accoucheurs ont-ils cru devoir qualifier cette affection d'*ictère abortif*.

*Évolution et modes de terminaison.* — La marche de cette affection est ordinairement rapide et presque foudroyante, ainsi qu'on peut le voir par le fait suivant qui est loin d'être rare :

Le 18 mars 1872 entrait, dans mon service, une fille enceinte de sept mois; elle était dans le coma, et la veille, à la suite d'une vive contrariété, elle avait eu une attaque convulsive. Dès le soir de son

1. E. Lancereaux, *Atlas d'anat. patholog.*, Paris, 1871, texte, p. 69.

entrée, la peau devenait ictérique et la respiration était très pénible. Les urines ne contenaient pas d'albumine, et, après avoir songé à une attaque d'éclampsie, je m'arrêtai au diagnostic d'*ictère grave*. Cette malade avortait à minuit, était prise ensuite d'une hémorragie utérine qui fut arrêtée, et mourait le 19 au matin dans le collapsus. Elle présentait de nombreuses ecchymoses sous-pleurales et péricardiques, la décoloration du muscle cardiaque, une vaste ecchymose de la cloison interventriculaire, des épanchements sanguins dans l'atmosphère cellulo-adipeuse du rein, et une teinte chamois de la substance corticale de cet organe. Le foie était flasque, plissé, très petit (707 grammes); son parenchyme friable, d'un jaune ocreux, se trouvait tacheté de points ecchymotiques. Le fœtus présentait une suffusion sanguine des méninges et une petite ecchymose sous le péricarde. Son foie, mou, congestionné et friable, offrait une large tache jaune à sa surface et tombait en détritus à la moindre pression.

Ce fait donne une juste idée de l'ictère gravidique et de son évolution, mais il faut savoir que cette marche rapide n'est pas constante. Toutefois, même avec une évolution plus lente, il est commun de voir apparaître, tout à coup, des phénomènes adynamique, bientôt suivis de délire, de coma ou de convulsions éclamptiques et de la mort. Dans quelques cas, l'ictère gravidique évolue avec moins de rapidité, la fièvre demeure modérée, et, malgré l'existence d'une albuminurie concomitante, il est possible de voir survenir, vers le huitième ou le quinzième jour, une amélioration qui se traduit par la chute de la fièvre, une crise de polyurie et d'azoturie, et enfin par le retour de l'appétit et de la santé.

*Sémiologie.* — Le diagnostic de l'ictère gravidique est facile lorsque cette affection revêt, dès l'origine, une marche foudroyante et qu'il existe de l'albuminurie simultanément avec l'ictère; il n'en est pas de même lorsque l'ictère de la grossesse se présente sous une forme bénigne, pouvant acquérir, tout à coup, une gravité excessive. En pareille circonstance, l'examen du foie, de la rate et des reins, est de la plus haute importance; la tuméfaction des deux premiers organes jointe à l'albuminurie doit faire redouter une affection sérieuse, et, pour peu qu'il y ait de la fièvre, conduire à diagnostiquer un ictère grave. Si l'affection du foie survient dans le cours d'une maladie générale, le diagnostic, encore plus compliqué, ne repose pas moins sur les mêmes bases.

L'hépatite gravidique n'a pas toujours le même degré de gravité; tantôt, et le plus souvent, elle entraîne, pour ainsi dire, fatalement la mort, au milieu d'un état convulsif ou comateux; tantôt, elle détermine simplement l'avortement ou un accouchement prématuré, sans autres suites fâcheuses; tantôt, enfin, elle contrarie peu ou pas la grossesse et la laisse arriver à terme. C'est le cas le plus heureux; il conduit à se demander s'il s'agit bien de la même affection ou d'un simple ictère bénin, accidentel. Mais, comme ces différents cas se rencontrent dans la même épidémie, il y a lieu de les rattacher à la même cause et d'admettre que la fièvre hépatique, semblable en cela à la variole et à d'autres pyrexies, est une maladie tantôt bénigne, tantôt des plus malignes.

*Prophylaxie et thérapeutique.* — Notre ignorance de l'étiologie de l'ictère gravidique frappe de stérilité toute action prophylactique utile. Il faut savoir néanmoins qu'un ictère, survenant au cours d'une grossesse, exige le repos absolu et une prompte intervention, destinée à éviter, dans la mesure du possible, l'avortement, l'accouchement prématuré et surtout la mort. La quinine, des bons effets de laquelle j'ai eu à me louer, n'est pas toujours sans inconvénient, dans la grossesse, car elle peut provoquer l'avortement. Cependant, comme la réalisation de cet accident est loin d'être constante, il m'est d'avis que, dans les cas graves, il n'y a pas lieu à hésiter et qu'on peut agir sans se préoccuper de la grossesse, puisque l'avortement est la règle.

Le régime lacté intégral sera en même temps imposé, la fonction urinaire sérieusement surveillée, et, pour peu que les urines soient diminuées de quantité, on administrera des diurétiques, la digitale surtout, à une dose suffisante pour amener une diurèse bienfaisante. Si celle-ci faisait défaut, la nécessité serait de recourir aux antiseptiques intestinaux et avant tout à l'usage répété des purgatifs et des lavements.

**Löffler** (**A. F.**). *Erfahrungen und Bemerkungen über die Leberentzundung (Hepatitis), besonders bei Schwangeren und Wochnerinnen.* (*N. Arch. f. d. Geburtsk.*, etc., Jena, 1801-1802, t. II, p. 102-108.) — **Rokitansky** (**C.**). *Atrophia hepatis acuta post partum.* (*Allg. Wien. med. Zeitung*, 1857, II, 122.) — **Montgomery.** *Coma supervening on jaundice in a pregnant woman.* (*Dublin hospital Gaz.*, 1857, n° 6.) — **Petit** (**A.**). *De l'ictère grave pendant l'état puerpéral.* (Thèse de Paris, 1864.) — **Grainger Stewart.** *Atrophie aiguë du rein et du foie chez une femme enceinte.* (*Edimb. med. and surg. Journ.*, oct. 1865, t. XI, p. 323.) — **Hecker** (**C.**). *Ueber einen Fall von acuter, gelber Leberatrophie bei eine. Schwangeren.* (*Monatschr. f. Geburstsk. u. Frauenkr.*, Berlin, 1863, XXI, 210-220, et *Union méd.*, 1863, II, 13.) — **Braun** (**C.**). *Sur l'atrophie aiguë du foie chez les femmes grosses.* (*Wien. med. Zeit.*, 1863, n° 35; *Monatschr. f. Geburtskunde*, oct. 1863; *Gaz. hebd.*, 1864, 173.) — **Saint-Vel.** *Épidémie d'ictère grave chez* *des femmes enceintes.* (*Gaz. des hôpitaux*, 1862, p. 538.) — **Bardinet.** *De l'ictère épidémique chez les femmes enceintes.* (*Gaz. hebd. de méd. et de chirurgie*, 1863, 738. Rapport à l'Acad. de méd. par Blot, 25 oct. 1864.) — **Caradec (L.).** *De l'ictère grave des femmes enceintes.* (*Archiv. gén. de médecine*, 1863, t. I, p. 289.) — **Hervieux.** *Ictère et grossesse.* (*Gaz. méd. de Paris*, 1867, p. 240.) — **Mall (C.-D.).** *Fall von akuter Leberatrophie bei einer Schwangeren.* (*Wien. med. Halle*, 1864, t. V, p. 73.) — **Von Haselberg.** *Ueber einem Fall von acuter Leberatrophie bei einer Schwangeren.* (*Verhandl. d. Gesellsch. f. Geburtsk. in Berl.* (1864-65), 1866, XVIII, 45-50.) — **Grammatikak (J. N.)** *Ostraja jeltaja atrophija pecheni*, etc. (*Ejened. klin. Gaz.*, Saint-Pétersbourg, 1881.) — **Meunier.** *Essai critique sur l'ictère des femmes enceintes*, etc. (Thèse de Paris, 1872.) — **Hébert (J.).** *Essai sur l'ictère grave dans la grossesse.* (Thèse de Paris, 1878. — **Homolle.** *Eclampsie puerpérale et hémorrhagie du foie.* (*Bull. de la Soc. anat. Paris*, 1874, 807. — **Fifield.** *Case of hepatic disease during pregnancy.* (*Boston med. a. surg. J.*, 1875, p. 325.) — **Weber (F.).** *Ein Fall von acuter Leberatrophie im Wochenbette.* (*S.-Petersb. med. Ztschr.*, 1876.) — LE MÊME. *Beitrag zum klinischen Verhalten der acuten Leberatrophie in der Schwangerschaft und im Wochenbette.* (*Allg. med. Centr.-Ztg.*, Berlin, 1878.) — **Duncan (J.-M.).** *Clinical lecture on hepatic disease in gynæcology and obstetrics.* (*Med. Times a. Gaz.* London, 1879, I, 57-59, et *Rev. des sc. méd.*, XIV, 609.) — **Sutugin (V.-V.)** *Ob ostroi atrophie pecheni u beremennich. Soobsh. i protok.* (*S. Petersb. med. Obsh.*, 1884, 14, 17.) — **Papillon** et **Audain.** *Éclampsie ictérique, étude des lésions hépatiques.* (*Bull. de la Soc. anatomique*, Paris, 1891, 359.)

## *Ictère grave de l'enfant.*

L'enfant, comme l'adulte et la femme grosse, est sujet à des ictères multiples, parmi lesquels l'ictère grave primitif ou fièvre hépatique. Niée par quelques auteurs, cette affection a été rencontrée 12 fois sur 143 cas (THIERFELDER). Ses causes, mal déterminées, ne paraissent pas différer de celles qui engendrent l'ictère de l'adulte. Hyla Greves l'a observée chez un garçon de 20 mois, mais elle survient ordinairement à un âge plus avancé; nous l'avons rencontré sur des fœtus dont les mères avaient succombé à une affection du même genre.

Le foie est ordinairement résistant à la pression, peu volumineux et accompagné de lésions rénales, de tuméfaction de la rate et d'ecchymoses disséminées. Chez une jeune fille de 10 ans, observée par Rosenheim, le foie, atrophié, pesait 500 grammes, la rate était doublée de volume et l'examen bactériologique demeura négatif; des pétéchies nombreuses se rencontraient sur la plèvre, le péricarde, l'épiploon et le mésentère. Il n'existait ni leucine, ni tyrosine dans l'urine, mais bien de l'ammoniaque, de l'acide lactique, peu d'urée et quelques cristaux de bilirubine dans les sédiments. Très rares dans l'ictère grave, ces cristaux se voient quelquefois dans l'ictère du nouveau-né, jamais dans celui de la lupinose.

Fatigue, courbature, céphalée, vomissements bilieux ou encore diarrhée pâle, tels sont les phénomènes qui constituent, avec la fièvre, la tuméfaction du foie et de la rate, la première phase de cette affection ou période pré-ictérique. L'ictère qui vient ensuite a une apparence d'abord assez bénigne et peu accusée, mais bientôt après il s'accentue, s'accompagne d'hémorrhagies, de vomissements et de selles noirâtres, c'est la seconde phase ou période ictérique. Les urines acides renferment de la matière colorante biliaire et de l'albumine, parfois de la leucine et de la tyrosine, tandis que l'urée, l'acide urique et les phosphates sont diminués. Dans une dernière phase, enfin, il survient des troubles nerveux, tels que mydriase, délire, aphasie, convulsions, cécité et surtout coma avec relâchement des sphincters. L'élévation du pouls et de la température, déjà existante dans le premier et le second stades, s'accentue parfois dans le troisième; en tout cas, la langue se sèche, la respiration embarrassée ou stertoreuse revêt le type Cheyne-Stokes; puis il survient du délire de la prostration et la mort. La guérison, qui peut avoir lieu à la fin du second stade, est rare dans le troisième.

Le diagnostic, extrêmement difficile dans la première phase de cette affection, est possible dans la seconde, où l'augmentation de volume du foie et de la rate, à laquelle ne tardent pas à s'ajouter des hémorrhagies, met à même de reconnaître l'existence d'une affection hépatique. La diminution de volume du foie, l'apparition de la leucine et de la tyrosine, dans les urines, et surtout les troubles nerveux de la dernière période, sont autant de signes qui favorisent le diagnostic de l'ictère grave de l'enfant, et permettent de le différencier des désordres hépatiques produits par les intoxications opiacée, belladonée, phosphorée, arsenicale, et aussi, de la pyémie et de l'urémie.

Le traitement ne diffère pas de celui de l'ictère grave de l'adulte; il sera complété par des bains, des lotions alcoolisées et un régime lacté intégral.

**Tuckwell (H. M.).** *On acute yellow atrophy of the liver in children.* (*S.-Barth. hosp. Rep.*, Lond., 1874, X, 39-51.) — **Rehn (H.) et Perls.** *Acute Leberatrophie bei einem Kind von 2 1/4 Jahren.* (*Berl. klin Wochenschr.*, 1875, XII, 649-651.) — **Senator (H.).** *Akute Leberatrophie bei einem achtmonatlichen Kinde.* (*Wien. med. Presse*, 1878, XIX, 521-524.) — **Ashby.** *Atrophie jaune aiguë du foie chez un enfant.* (*British med. Journ.*, nov. 1882, et *Revue de médecine*, 1883, p. 321.) — **Hyla Greves.** *Atrophie jaune aiguë du foie chez les enfants.* (*Liverpool* *med. chirurg. Journ.*, janv. 1884, et *France méd.*, 1885, p. 1734.) — **Rosenheim** (Th.). *Atrophie jaune aiguë du foie chez un enfant.* (*Union médicale*, 27 févr. 1890, 308.) — **Goodhart** (J. F.). *Acute yellow atrophy of liver in a child aged two years.* (*Transact. of the path. Society of London*, 1882, t. XXXIII, p. 170.)

### 5° Hépatite épithéliale apyrétique (Ictère catarrhal des auteurs).

L'affection décrite sous le nom d'*ictère catarrhal* est généralement attribuée, depuis Virchow, à une obstruction des voies biliaires[1], mais si, en réalité, elle a son point de départ dans le tube digestif, elle n'est certainement pas la conséquence d'un obstacle au cours de la bile. La tuméfaction constante du foie et de la rate, la faible coloration des téguments, et avant tout, une évolution nettement définie, sont autant de preuves qu'il s'agit non pas d'un désordre purement local, mais bien d'une maladie générale.

Les cas de lithiase biliaire, de cancer de la tête du pancréas, etc., malgré l'obstacle apporté au cours de la bile, ne s'accompagnent pas, à moins d'infection secondaire, de tuméfaction de la rate, et celle du foie ne survient qu'au bout de plusieurs jours. Au contraire, la tuméfaction hépatique, qui nous occupe, se montre dès le début de l'ictère, et la rate nous a toujours paru augmentée de volume, depuis le jour où notre attention a été attirée sur ce point. La teinte jaune, peu accusée, de la peau diffère ostensiblement de la coloration verte ou noire que prend ce tégument dans l'ictère par obstruction; enfin, tandis que la marche de ce dernier est toujours subordonnée à l'obstacle qui l'engendre, celle de l'*ictère* dit *catharral* est régulière et pour ainsi dire cyclique. En présence de différences aussi importantes, il y a lieu, ce nous semble, de considérer cet ictère comme l'effet d'une modication des cellules glandulaires du foie et de le classer parmi les hépatites épithéliales.

Pour appuyer cette manière de voir et dans le but d'apporter quelques éclaircissements à la question, nous donnerons pour base à l'étude qui va suivre l'analyse des cas au nombre de 50 observés ou dictés par nous-même, sans aucun parti pris, depuis une trentaine d'années.

*Étiologie et pathogénie.* — Un fait important, découle tout

1. R. Virchow, Ueber das Vorkommen und den Nachweis der hepatogenen, insbesondere des katarrhalischen Icterus (*Archiv für pathol. Anat. und Physiol.*, Berlin, 1865, t. XXXII, 117 et *Gaz. med.*, Paris, 1867, 46).

d'abord, de cette analyse, c'est que l'ictère catarrhal appartient au jeune âge ou à l'âge moyen de la vie, puisque sur 50 observations nous trouvons :

| | |
|---|---|
| De 15 à 20 ans. . . . . | 5 cas. |
| De 20 à 30 ans. . . . . | 30 — |
| De 30 à 40 ans. . . . . | 9 — |
| De 40 à 45 ans. . . . . | 6 — |

Ainsi, cet ictère s'observe entre quinze et quarante-cinq ans. Le sexe ne lui est pas entièrement indifférent, puisque sur ce chiffre il y a 43 hommes, 7 femmes. Rien de spécial à noter relativement aux professions, à part la fréquence relative de cette affection chez les garçons maçons, les garçons de magasin, marchands de vins, les boulangers et les raffineurs, ce qui semble indiquer que la fatigue physique peut bien y prédisposer.

A côté de ces causes prédisposantes, il existe des causes occasionnelles, ce sont : vingt et une fois, des excès de boisson et d'alimentation, cinq fois un refroidissement; nos autres malades, peu soucieux de leur santé, ont prétendu n'avoir rien éprouvé. La chaleur ne paraît pas indifférente à cette affection qui se voit de préférence dans les mois de juin, juillet et août.

La cause efficiente nous échappe malheureusement, il faut l'avouer, ce qui vaut mieux que d'attribuer l'ictère catarrhal, sans preuves convaincantes, ainsi que cela a été fait récemment, à des microbes venus de l'intestin, et cela malgré l'appui favorable que semblerait donner à cette opinion la tuméfaction de la rate. En tout cas, les raisons de croire à un poison de provenance alimentaire sont nombreuses.

Quoique le plus souvent sporadique, cet ictère ne sévit pas moins, dans certaines circonstances, sur un assez grand nombre d'individus et, comme tel, il a été décrit sous le nom d'ictère épidémique, et confondu avec des affections fort différentes. En effet, si on lit attentivement les relations des épidémies d'ictère, on ne tarde pas à se convaincre que la dénomination d'*ictère épidémique* a été appliquée à des faits divers, les uns pyrétiques et se rapprochant de la fièvre hépatique, les autres apyrétiques et semblables, comme durée et terminaison, à l'ictère simple ou ictère catarrhal. A ces derniers se rapporte la relation de plusieurs épidémies d'ictère, dues à des médecins militaires allemands[1] : en 1872, à Cologne, le docteur Kohnborn constata,

1. W. KLINGELHŒFFER, *Beitrag zum Icterus epidemicus*. (*Berlin. klin. Wochenschrift*, 1876, XIII, 76.) — LE MÊME, *ibid.*, XIV, 703. — KOHNBORN, *Ueber Gelbsucht-Epidemien, ibid.*, 89; 104; 132, et *Gaz. méd.* Paris, 1877, 369.

dans l'espace de six semaines, 58 cas d'ictère dans un régiment de ligne, à l'exclusion d'autres régiments, en garnison dans cette même ville. La recherche étiologique concernant cette épidémie le conduisit à accuser l'alimentation, qui était aussi peu variée qu'indigeste et consistait presque exclusivement en porc salé et légumes secs, le tout relevé par de la choucroute. En 1874, le docteur Lindenmann[1] observa, dans un bataillon d'infanterie, en garnison à Sœst, 27 cas d'ictère survenus sur de jeunes recrues dans l'espace de deux mois, et crut encore devoir attribuer cet ictère aux aliments transportés dans des baquets en chêne pour être distribués aux hommes.

Pendant la guerre franco-allemande, une épidémie d'ictère éclata dans le 1er corps d'armée bavarois, campé sous les murs de Paris; en l'espace de quatre mois, le nombre des cas d'ictère s'éleva à 790, et, cette fois encore, l'uniformité du régime alimentaire fut incriminée. Frœhlich[2] a relaté plusieurs épidémies semblables, qu'il attribue également à la mauvaise qualité des aliments, en sorte qu'une alimentation défectueuse, un mauvais régime viennent rendre compte de ces épidémies, comme ils expliquent d'ailleurs les cas sporadiques observés par nous, pendant le siège de Paris et dans d'autres moments.

Une épidémie d'ictère qu'il est possible de rapprocher des précédentes a été observée à Brême, du mois d'octobre 1883 au mois d'avril 1884[3]. Elle frappa de 1200 à 1500 ouvriers d'une usine de la banlieue de cette ville, sur la rive droite du Weser, dans de bonnes conditions d'hygiène, en même temps que plusieurs personnes de la ville; sur 191 individus qui se trouvèrent atteints aucun ne succomba, de telle sorte qu'il s'agissait d'un ictère bénin, catarrhal, et non d'une fièvre hépatique. Les conditions étiologiques de cette épidémie font, par malheur, défaut, comme dans plusieurs de nos cas; mais, de ce qu'il n'est pas fait mention de l'alimentation, il n'en résulte pas que celle-ci n'ait joué aucun rôle. C'est, en somme, une question à revoir, et, comme l'action du régime n'est pas douteuse dans les épidémies qui ont sévi sur les militaires, il sera bon de rechercher, à l'avenir, dans les aliments, les substances nuisibles qui peuvent

1. Lindenmann, *Eine Endemiekatarrhal. Gelbsucht.* (*Deutsche Zeitsch. f. prakt. Med.*, Leipzig, 1874, n° 43.)

2. C. Frœhlich, *Ueber Icterus-epidemien.* (*Deutsch. Arch. für klin. Med.* Leipzig, 1879, XXIV, 394, et *Revue des Sc. méd.*, XVII, 508.)

3. Lurmann, *Eine Icterus-epidemie.* (*Berlin. klin. Wochenschrift*, 1885, XX, 20, et *Union méd.*, 1885, t. II, p. 500.)

donner naissance à ces ictères, et de se demander si, en dehors de la qualité, de simples excès d'alimentation ou de boisson ne peuvent suffire à les engendrer, ainsi que Leudet et moi-même l'avons observé chez des buveurs.

Ces recherches permettraient d'ailleurs d'arriver à éclairer la physiologie pathologique de l'ictère catarrhal, ce qui n'a pu être fait jusqu'à ce jour, tant à cause de l'insuffisance de nos connaissances étiologiques que de l'ignorance où nous sommes des modifications anatomiques subies par la glande hépatique. En tout cas, qu'il sévisse isolément ou sur plusieurs individus, l'ictère apyrétique paraît bien avoir une origine alimentaire, et en cela il se distingue nettement de l'ictère pyrétique ou ictère grave qui à une origine infectieuse, et nous vient plutôt par les voies respiratoires (épidémie d'Arras) que par les voies digestives.

*Anatomie et physiologie pathologiques.* — L'étude des lésions de l'ictère catarrhal nous est impossible, car, à part la mention faite par Virchow de la tuméfaction de la membrane muqueuse de la fin du canal cholédoque, et d'un bouchon muqueux venant l'obstruer, l'état du parenchyme hépatique nous fait défaut. Aucun de nos faits ne s'étant terminé par la mort, pas une seule observation ne nous permet de faire connaître exactement, dans cette maladie, l'état anatomique et physiologique des éléments de la glande hépatique et des autres organes. C'est donc une question à réserver; néanmoins, il y a des raisons de croire, étant donné la tuméfaction du foie et celle de la rate, que les vaisseaux de ces organes sont gorgés de sang, les cellules hépatiques tuméfiées et peut-être bien infiltrées d'un exsudat.

*Symptomatologie.* — L'hépatite dite catarrhale débute, en général, par une céphalée frontale ou temporale, plus ou moins intense, par de l'insomnie, du malaise et de la courbature. En même temps, il se produit à l'épigastre une sensation de barre, et de constriction[1], l'appétit se perd, la bouche est mauvaise, la langue sale, blanchâtre; il survient des nausées, parfois des vomissements alimentaires, et une constipation opiniâtre qui conduit le malade à se purger. Ne se sentant aucune fièvre, celui-ci continue le plus souvent ses occupations, quand, de six à huit jours plus tard, les urines se colorent, et commence à apparaître une légère teinte, jaunâtre, au niveau des conjonctives. Telle est la première étape ou phase pré-ictérique de cette affection. Cette

1. Voyez : MARTIN, Remarques sur l'épidémie d'ictère essentiel observée sur la 3e division de l'armée d'Italie, *Recueil de mém. de méd. et de chirurg. milit.*, Paris, 1860, sér. 3, III, 374.

phase est constante, bien que cinq de nos malades aient prétendu avoir été atteints d'ictère dans l'état de santé, et sans qu'une vive émotion soit venue troubler leur système nerveux, ou amener un spasme du sphincter situé à l'embouchure du canal cholédoque.

La coloration de la peau s'accentue progressivement, pendant sept à huit jours, les téguments revêtent une teinte jaune pâle, qui change peu dans le cours de la maladie. La langue reste blanchâtre, étalée; l'anorexie est presque complète et souvent le dégoût, pour la viande, absolu; il se produit des éructations, parfois des vomissements alimentaires et des douleurs de ventre ou coliques intestinales. La constipation persiste, les fèces, riches en matières grasses, sont décolorées, argileuses, grisâtres plutôt que blanches, mais une diarrhée peu abondante survient, dans quelques cas, vers la fin du troisième jour. L'abdomen, peu ou pas météorisé, n'offre aucune trace de trouble circulatoire; le foie présente une augmentation constante de volume; examiné avec soin et suivant les règles indiquées, il déborde de deux à trois travers de doigt, mais il ne remonte pas au-dessus du mamelon, excepté chez les buveurs; d'une consistance assez ferme, il n'est ni bosselé au palper ni douloureux à la percussion.

La rate, comme le foie, est toujours tuméfiée, circonstance qu'il n'est possible d'expliquer que par le fait d'une maladie générale, modifiant tout à la fois cet organe et la glande hépatique, car il n'existe, dans l'espèce, aucun obstacle à la circulation porte, et du reste, nous verrons plus loin que cette tuméfaction n'a pas lieu dans les cas de lithiase avec obstruction du canal cholédoque. Les dimensions, présentées par cet organe à la percussion ont été : les plus faibles, de 13 sur 21 centimètres, les plus fortes de 17 sur 25.

Les urines, peu abondantes, ne dépassent pas 500 à 1 000 grammes, elles ont une coloration foncée, brunâtre, due à ce qu'elles renferment sinon des sels, du moins de la matière colorante biliaire, ou biliverdine. Leur densité oscille entre 1 020 et 1 025; elles ne contiennent jamais de sucre; mais, nous avons trouvé l'urée diminuée et, dans deux cas, des traces seulement d'albumine, qui tenaient, selon toute vraisemblanee, à une affection concomitante des reins.

La fièvre fait constamment défaut, la température axillaire oscille entre 36° et 37°,5, et le pouls, toujours ralenti, pour ainsi dire, se maintient entre 50 et 70. Des épistaxis, qui ne se sont pas renouvelés, ont été notés par nous dans trois cas seulement. La respiration reste normale, mais les fonctions nerveuses sont toujours plus ou moins troublées : il existe de l'accablement sans prostration, de la fatigue, de la tristesse, de l'insomnie et, dans quelques cas, un léger prurit. La nutrition, malgré tout, est peu altérée, attendu que le malade perd à peine de son poids.

Cette seconde phase ou phase ictérique ne dure pas moins d'une quinzaine de jours ; elle peut se prolonger jusqu'au vingt-huitième ou trentième jour. A ce moment l'accablement cesse, les forces et la gaieté reparaissent, l'appétit reprend, les urines augmentent de quantité, atteignent 1 500 à 2 000 grammes, leur coloration pâlit, la biliverdine disparaît et se trouve remplacée par un pigment qui donne, avec l'acide nitrique, une coloration rouge acajou, puis les fèces commencent à se colorer. La plupart des fonctions troublées se rétablissent, et le malade entre en pleine convalescence. Quelques jours plus tard, il demande généralement sa sortie de l'hôpital.

Pendant ce temps, le foie perd peu à peu de son volume, mais il ne revient à son état normal qu'au bout d'un mois à six semaines, à partir du début de l'ictère; il en est de même de la rate, et ces organes restent parfois volumineux, pendant plus longtemps.

*Évolution et modes de terminaison.* — L'ictère dit *catarrhal*, si nous nous en rapportons aux faits observés dans le cours de notre carrière hospitalière, présente trois phases nettement distinctes et une évolution pour ainsi dire cyclique, procédant, comme celle de la plupart des maladies fébriles, par septénaires. En effet, chez deux de nos malades, l'ictère a duré seulement quinze jours, chez d'autres vingt-deux jours, et dans le reste des cas de trente-cinq à quarante jours.

La guérison, ayant été la terminaison constante, chez tous nos malades, la connaissance anatomique du foie fait entièrement défaut, et nous place dans l'impossibilité d'éclairer la pathogénie de l'ictère apyrétique. Cependant, la tuméfaction simultanée du foie et de la rate, rapprochée de l'évolution cyclique de cette affection, conduit à y voir une maladie générale et à considérer l'état des viscères abdominaux comme un effet de cette maladie.

*Sémiologie.* — Le diagnostic de l'ictère dit catarrhal repose sur l'apyrexie, la tuméfaction non douloureuse du foie et de la rate, et enfin sur la connaissance de son évolution. L'apyrexie est un signe de grande valeur qui distingue nettement cet ictère de celui de la fièvre hépatique, d'une durée d'ailleurs beaucoup plus courte. Si nous ajoutons que cette dernière maladie débute ordinairement par un frisson initial, une céphalée des plus intenses et une prostration excessive, on recconnaîtra la possibilité de différencier chacune de ces affections au bout de quelques jours, sinon à leur début.

Il n'en est pas de même de certaines cirrhoses, avec tuméfaction du foie, de la rate et apyrexie; mais une matité hépatique, commençant toujours à un ou deux travers de doigt au-dessus du mamelon, différencie nettement la cirrhose œnolique : une énorme tuméfaction de la rate, jointe à un ictère de faible intensité et de longue durée, ne laissera aucun doute sur l'existence d'une cirrhose paludique. Une forte coloration ictérique, l'absence de tuméfaction splénique, la décoloration absolue des fèces sont autant de signes propres à mettre en évidence l'ictère par obstruction biliaire, dont l'évolution est, au reste, entièrement accidentelle. La coexistence d'une affection du thorax, ou des organes qu'il renferme, avec la tuméfaction douloureuse du foie, servira à distinguer l'hypérémie stasique de cette glande.

Le pronostic de l'ictère catarrhal est des plus bénins, puisqu'il n'entraîne jamais la mort, et qu'il n'a d'autre inconvénient que de distraire les malades de leurs occupations, pendant un mois à six semaines au plus. Ceux-ci continuant à s'alimenter, ne se dénourissent pas d'une façon sensible, et leur santé se rétablit facilement. Il n'y a d'exception que pour les rares cas où cet ictère viendrait à se terminer par un ictère grave.

*Prophylaxie et thérapeutique.* — Les indications susceptibles de nous préserver de l'ictère catarrhal sont difficiles à formuler, en présence de l'incertitude où nous sommes des conditions étiologiques de cette affection. Cependant, comme tout porte à croire qu'elle nous vient par les voies digestives, les mesures prophylactiques qui s'imposent, dès maintenant, sont de surveiller la qualité des aliments et des boissons, de rechercher leurs altérations et leurs falsifications et d'éviter les excès d'alimentation aussi bien que ceux de boisson. Cette surveillance devra s'appliquer aux fournitures militaires et particulièrement à celles des jeunes recrues, comme aussi à la qualité des substances que nous consommons chaque jour.

Le traitement, dans l'état actuel de nos connaissances, ne peut être qu'empirique, c'est pourquoi les moyens employés sont des plus nombreux. Notre intention n'étant pas de les passer tous en revue, nous nous contenterons d'indiquer les mesures hygiéniques qu'il convient de prendre, et les agents thérapeutiques les plus avantageux au malade. Tout d'abord, celui-ci devra rester à la chambre ou même garder le lit, en tout cas, éviter la fatigue, le travail, se préserver de l'action du froid. Il sera soumis, en outre, au régime le plus approprié à l'état de ses fonctions digestives, dont les sécrétions sont diminuées ou taries, comme l'indique l'inappétence absolue. En conséquence, l'usage des viandes et des substances albuminoïdes que digère l'estomac, sera proscrit et remplacé par l'usage intégral du lait dont la digestion s'effectue surtout dans le duodénum. Cet aliment répond d'ailleurs au désir des malades qui le préfèrent à toute autre substance. Le vin, les fruits, les substances acides seront défendues, et s'il existait de la soif, le mieux serait de conseiller des eaux légèrement alcalines, et particulièrement celles de Vals ou de Vichy, des amers, des grogs au café, etc.

La constipation, presque toujours opiniâtre, doit être combattue; les lavements froids, sans avoir l'importance qu'on leur a attribuée dans ces derniers temps, ne constituent pas moins un moyen utile, approprié au trouble sécrétoire de l'intestin; aussi suis-je d'avis de les recommander chaque jour, sans être pour cela absolument opposé aux lavements tièdes.

Les purgatifs ne m'ont pas paru avoir une efficacité bien manifeste, et, pour ce motif, je les emploie assez peu, à moins de constipation opiniâtre, dans lequel cas, je prescris des purgatifs salins. Le calomel, qui est pour un grand nombre de médecins, l'agent des affections du foie, ne m'a pas paru plus avantageux que les autres purgatifs, mais il me faut avouer ne l'avoir pas prescrit à doses faibles et quotidiennes.

Les sels de quinine, dont l'utilité dans la fièvre hépatique (ictère grave), ne peut être contestée, n'est pas à dédaigner même lorsqu'il s'agit d'un ictère apyrétique (ictère catarrhal), car, dans plusieurs cas, ils m'ont paru n'être pas sans efficacité.

Les bains tièdes répétés sont généralement utiles, et les malades, comme je l'ai vu, se trouvent bien d'une lotion froide alcoolisée, pratiquée, chaque matin, sur tout le corps, et suivie d'une friction sèche.

Ces différents moyens ne diminuent sans doute pas d'une façon bien notable la durée de l'ictère apyrétique, mais ils améliorent sensiblement l'état des malades, et de cette façon, au moins, ils rendent des services.

**Bright** (R.). *Observations on jaundice*, etc. (*Guy's hosp. Rep.*, London, 1836, I, 604, 655.) — **Chardon** (C.-B.). *Épidémie d'ictère.* (*Bull. Acad. de méd.*, Paris, 1842-43, VIII, p. 112-114.) — **Leudet** (E.). *Étude sur l'ictère déterminé par l'abus des boissons alcooliques.* (*Soc. de biologie*, Paris, 1861, 3e s. t. II, p. 141-160.) — **Rabé**

(L.-M.-F.). *Essai sur l'ictère consécutif au catarrhe des voies biliaires.* Paris, 1861. — **Baillet** (C.-A.-G.). *De l'ictère rhumatismal,* in-4, Paris, 1862. — **Virchow** (R.). *Ueber das Vorkommen und den Nachweis des hepat. insbesondere des katarrhalisch. Icterus.* (*Archiv f. path. Anat. u. Physiolog.*, XXXII, 1865, p. 117; Anal. dans *Gaz. médic.*, 1867, p. 46.) — **Wyss** (O.). *Zur Lehre von katarrhalischen Icterus.* (*Archiv d. Heilkunde,* 1867, t. VIII, p. 468-471. Anal. dans *Arch. gén. de méd.*, Paris, 1868, I, 23.) — **Ebstein** (W.). *Catarrh der makroscopisch-sichtbaren, feinen Gallengänge.* (*Archiv d. Heilkunde*, 1868, IX, 219.) — **Ferrand** (A.). *De l'ictère catarrhal.* (*Un. méd.*, Paris, 1868, sér. 3, V, 854-856.) — **Gerhardt** (C.). *Ueber Icterus gastro-duodenalis.* (*Samm. klin. Vortr.*, Leipzig, 1871, nº 17.) — **Foot** (A.W.). *Jaundice from gastro-duodenal cathar.* (*Dublin Journ. med. sc.*, 1874, LVII, 217.) — **Vulpian.** *Ictère.* (*L'École de méd. Paris*, 1874, V. 116, 161.) — **Krull** (Ed.). *Traitement de l'ictère catarrhal.* (*Gaz. méd.*, Paris, 1877, 370.) — **Schulz** (F.). *Ueber Icterus catarrhalis.* Würzburg, 1879. — **Eudes.** *Considérations cliniques et étiologiques sur une série de cas d'ictères.* (*Arch. de méd. et de pharm. mil.*, Paris, 1883, I, 35, 56.) — **Bagnol** (J.-J.). *De l'ictère alcoolique aigu,* in-4. Paris, 1883. — **Da Costa** (J. M.). *Chronic catarrhal jaundice, and its treatment.* (*Coll. et clin. Ree.*, Philadelphia, 1880, I, 68). — **Sternberg** (P.). *Ueber Icterus catarrhalis,* Würzburg, 1882. — **Cayla.** *Ictère catarrhal.* (*Gaz. heb. des sc. méd. de Bordeaux,* 1883, III, 4.) — **Engel** (H.). *Catarrhal jaundice.* (*Med. et surg. Reports,* Philadelphia, 1884, I, 609-614.) — **Chauffard** (A.). *Contribution à l'étude de l'ictère catarrhal.* (*Rev. de méd.*, Paris, 1885, t. V, p. 9-22.) — Le même. *Nouvelles recherches sur l'ictère catarrhal.* (*Ibid.*, 1887, 705.) — **Paul Chéron.** *L'ictère catarrhal et l'urologie de l'ictère.* (*Union médicale,* 26 juill. 1888, 121.) — **Castelain.** *Trois cas d'ictère non grave dans une même famille.* (*Bull. méd. du Nord de la France,* Lille, 1886, p. 25 et 90.) — **Kelsch.** *De la nature de l'ict. catarrhal.* (*Rev. médecine,* août 1886. — **Longuet.** *L'orig. tellurique de l'ict. catarrhal.* (*Union médicale,* 12 sept. 1886, 433.)

### *Hépatite ou ictère dit syphilitique.*

*Pathogénie.* — Bien que la connaissance de l'ictère syphilitique soit déjà ancienne, la nature de cette affection nous échappe encore, c'est pourquoi il nous a paru utile d'en faire une étude particulière. Cet ictère est-il d'origine mécanique, subordonné à une compression ganglionnaire, à une tuméfaction de la membrane muqueuse digestive, comme tendent à le faire supposer certains troubles concomitants des voies digestives, ou bien, semblable, en cela, à l'albuminurie de la période secondaire et associé aux mêmes accidents, n'est-il que l'effet d'une modification des cellules hépatiques par des toxines, ainsi qu'il arrive encore dans la tuberculose, la lèpre, etc.

L'époque de son apparition, dans le cours de la syphilis, étant celle où survient quelquefois la néphrite épithéliale[1], il est naturel de supposer que ces deux affections sont l'effet d'un même pro-

1. E. Lancereaux. *Leçons de cliniq. méd.* Paris, 1894, t. II, p. 290.

cessus. Or, si la lésion rénale doit être attribuée aux toxines de la syphilis, il ne peut en être autrement du désordre hépatique, et, de même que la lésion secondaire du rein, toujours localisée aux épithéliums, diffère absolument de la lésion tertiaire de cet organe qui n'atteint que les vaisseaux et le tissu conjonctif, de même la lésion secondaire du foie, manifestement liée à une modification de l'élément cellulaire de cet organe, ne peut être l'effet direct du virus syphilitique. L'état fébrile, la tuméfaction simultanée du foie et de la rate sont autant de phénomènes favorables à cette manière de voir. Quant à l'hypothèse suivant laquelle l'ictère syphilitique proviendrait de la propagation d'une inflammation des voies digestives aux voies biliaires, elle n'est pas soutenable, attendu que les troubles digestifs ne précèdent pas toujours l'affection hépatique, que la décoloration des matières fécales est très imparfaite, et qu'enfin la tuméfaction de la rate est contraire à cette manière de voir.

*Symptomatologie.* — Cet ictère, dont je comptais vingt et un faits en 1873[1], comporte aujourd'hui un plus grand nombre d'observations, en tout semblables à celles qui ont été publiées jusque-là. Il se manifeste, en général, chez les personnes jeunes au début de la période secondaire ou dans le cours de cette période, simultanément avec une poussée exanthématique, ou encore avec la fièvre syphilitique. Ce point est important à noter, car tout autre ictère survenant chez un syphilitique doit être distingué de celui qui nous occupe.

Les malades éprouvent tout d'abord des malaises, des sensations de brisement et de courbature des membres, de la céphalée, de l'inappétence; ils sont tourmentés par des régurgitations, des vomituritions et, dans quelques cas, par une fièvre paroxystique. L'ictère survient de cinq à sept jours après le début de ces accidents, se voit d'abord aux conjonctives et à la face, puis s'accentue et se généralise, mais ne présente jamais la coloration accusée de l'ictère consécutif à l'obstruction des voies biliaires; sa teinte, assez variable, le rapproche bien plutôt de l'ictère simple ou catarrhal. Cette teinte de la peau modifie nécessairement l'aspect des éruptions cutanées, il arrive même qu'elle en masque certaines formes et principalement les syphilides érythémateuses et maculeuses, particularité importante à connaître pour ne pas laisser dans l'ombre ces accidents, si nécessaires au diagnostic de l'ictère secondaire.

1. Voy. mon *Traité de la syphilis*, 2e édit., Paris 1873, p. 149.

L'examen physique du foie démontre que cet organe, toujours augmenté de volume, et nullement douloureux dépasse de un à deux travers de doigt le rebord costal, et qu'il a une consistance à peu près normale. La rate est volumineuse, tuméfiée comme dans l'ictère catarrhal, le cœur et les poumons n'offrent pas de modifications importantes. Le pouls, rarement ralenti, est normal, ou accéléré lorsqu'il existe de la fièvre; la température s'élève, dans quelques cas, au-dessus de la normale et oscille entre 38° et 39°, mais il est difficile de déterminer exactement si elle se rattache à l'éruption syphilitique ou à l'état du foie; il faut reconnaître d'ailleurs qu'elle est loin d'être constante. La respiration n'est pas sensiblement troublée, mais les malades se plaignent d'insomnie, et d'une céphalée parfois persistante.

Les urines, peu abondantes, teintées en rouge jaunâtre, contiennent peu ou pas de matière colorante biliaire, quelquefois seulement de l'urobiline ou un pigment indéterminé; elles ont été trouvées albumineuses (Ullmann). Il existe un état saburral des voies digestives et parfois il survient des vomissements et de la diarrhée. Les matières intestinales sont tantôt grisâtres ou décolorées, tantôt jaunâtres.

*Évolution.* — La marche de cette affection est lente et continue, sa durée, dans les cas soumis à notre observation, a oscillé entre un et deux mois. Quinquaud indique deux à quatre mois avec des alternatives de mieux et de moins bien. Tout d'abord les troubles digestifs s'atténuent et disparaissent, puis la fatigue, le malaise général et enfin l'ictère, de telle sorte qu'au bout d'un certain temps, la guérison est définitive. Il n'en est pas toujours ainsi, au rapport de certains auteurs qui prétendent avoir observé un ictère syphilitique ayant les allures de l'ictère grave[1]. Toutefois, les faits donnés à l'appui de cette opinion sont loin d'être concluants, et le cas, rapporté par Ory et Déjerine d'une jeune fille de dix-neuf ans qui, en pleine évolution de syphilis secondaire, fut prise d'un ictère sans albuminurie, avec une température de 38°,5, et qui succomba quinze jours plus tard dans le coma, est trop isolé pour pouvoir entraîner la conviction. Le foie, de volume normal, était flasque et mou, et ses éléments glandulaires atrophiés ou détruits, de sorte qu'il s'agissait vraisemblablement d'une simple coïncidence. L'ictère syphilitique se rapprochant plutôt de l'ictère catarrhal, tant par sa durée que par son évolution et son mode de terminaison, il est naturel de lui attribuer, comme à ce dernier, une origine infectieuse.

1. Blachez. *Thèse de Concours*, Paris, 1860, p. 51.

*Séméiologie.* — Le diagnostic de l'ictère dit syphilitique repose sur la connaissance du moment de son apparition, au début ou dans le cours d'une poussée éruptive de syphilis secondaire, et sur l'absence des causes habituelles de la jaunisse, car c'est par exception qu'il est précédé d'excès alcooliques ou de vives émotions. En cela donc, l'ictère syphilitique se distingue de l'ictère catarrhal, dont il se rapproche par son évolution; il se différencie de l'ictère grave par son caractère bénin et par sa durée toujours plus longue.

Le pronostic de cet ictère est bénin, puisqu'il aboutit à une complète guérison, dans la plupart des cas, et que ceux où la mort a été observée ne paraissent pas devoir lui être attribués.

*Thérapeutique.* — Le traitement de l'ictère syphilitique est une nouvelle preuve de sa nature; la médication mercurielle et iodurée est, en effet, sans efficacité sur cet ictère, bien qu'il se produise au cours de la période secondaire de la syphilis. Les plus chauds partisans de la médication spécifique dans cette affection, Quinquaud, par exemple, la font durer de deux à quatre mois, ce qui est sa plus longue durée, lorsqu'elle se trouve abandonnée à elle-même. Semblable en cela à la néphrite épithéliale secondaire que n'influence aucun traitement antisyphilitique, l'ictère dit syphilitique réclame de préférence l'emploi des antiseptiques, des bains, des lotions froides et du régime lacté.

**Gubler** (A.). *Mém. sur l'ictère qui accompagne les éruptions syphilitiques précoces.* (*Compte rendu de la Soc. de Biologie*, Paris, 1854, V, 235-269.) — **Piorry.** *Ictère syphilitique, etc.* (*Moniteur des hôpitaux*, II, Paris, 1854, 1125.) — **Luton** (A.). *Nouv. observat. relatives à l'histoire de l'ictère syphilitique.* (*Ibid.*, Paris, 1857, V, 527-539). — **Ory** (E.) et **Déjerine.** *Ictère grave chez une jeune fille syphilitique.* (*Bull. de la Soc. anat.*, Paris, 1875, 449.) — **Ripoll.** *Ictère syphilitique.* (*Rev. méd. de Toulouse*, 1876, X, 33-41.) — **Quinquaud.** *Accidents syphilitiques secondaires du côté du foie.* (*Tribune méd.*, Paris, 1878, 536.) — **Quédillac.** *De l'ictère syphilitique secondaire*, Paris, 1885 et *Paris méd.*, 109-111. — **Ullmann.** *A propos d'un cas d'ictère survenu au début d'une syphilis.* (*Archiv. gén. de méd.*, avril 1895, 482.) — **Servin.** *Ictère syphilitique.* (*Semaine med.*, Paris, 1896, 117.)

### *Parallèle des hépatites épithéliales.*

Caractérisées d'une façon spéciale par l'altération des épithéliums glandulaires, ces hépatites ont des analogies qu'il importe de faire ressortir. Effectivement, quelle que soit la cause en jeu, le mode d'altération diffère assez peu; le protoplasma s'infiltre de granulations albuminoïdes ou protéiques et la cellule se gonfle; peu à peu ces granulations se transforment en graisse et sont résorbées, ou bien la cellule se nécrose et tombe en détritus granuleux. C'est là, en somme, ce qui se passe dans la plupart des cas où les cellules hépatiques sont le siège plus spécial de la détermination anatomique, en sorte que l'altération et la destruction de ces cellules se produisent d'après un processus sinon identique, du moins semblable. Nous verrons qu'il en sera de même plus loin, lorsque nous ferons le parallèle des hépatites conjonctives, et que le rapprochement des désordres anatomiques démontre nettement la simplicité des réactions des tissus vis-à-vis des divers agents morbides.

L'analogie symptomatique n'est pas moindre que la ressemblance anatomique. La plupart de ces hépatites offrent trois phases distinctes, caractérisées : la première par des sensations de fatigue et de courbature, presque toujours accompagnées de fièvre ; la seconde par un ictère jaune, peu intense, la tuméfaction de la rate, l'altération des reins et l'albuminurie ; la troisième par des hémorrhagies, de l'adynamie avec délire, coma ou convulsions.

Ces grandes analogies n'impliquent pas forcément une identité de nature, et la preuve en est dans l'évolution de ces affections qui varie selon la cause qui les a produites. Ainsi l'hépatite phosphorée diffère de l'hépatite arsenicale ou de toute autre hépatite toxique, de même que l'ictère grave ou fièvre hépatique se différencie des hépatites pyrétiques, en sorte que chacun de ces désordres se distingue plus spécialement par sa cause et son évolution. Celle-ci, très variable dans les hépatites toxiques, est pour ainsi dire calquée sur un type commun dans les hépatites pyrétiques et septicémiques, où elle procède par septénaires, ainsi qu'il arrive pour les maladies fébriles.

Localisées d'une façon exclusive aux épithéliums glandulaires, les hépatites en question, contrairement aux néoplasies épithéliales, irritent peu ou pas le stroma conjonctivo-vasculaire, aussi ce dernier est-il rarement altéré, et, dans la plupart des cas où on a cru constater la multiplication de ses éléments, il s'agissait simplement d'une exsudation lymphatique, incapable de produire de la sclérose.

Les troubles fonctionnels qui résultent de l'altération des cellules hépatiques entraînent forcément à leur suite une modification des principaux liquides de l'organisme : le sang, la bile et l'urine. Le sang est toujours altéré, tant dans la composition chimique de son sérum que dans celle de ses globules devenus moins aptes à l'absorption de l'oxygène. La bile, en moindre quantité, est ordinairement visqueuse et épaisse ; elle perd une partie de ses propriétés antiseptiques, et ainsi s'explique le météorisme qui accompagne les affections épithéliales du foie. Les urines renferment une partie des produits de désassimilation des matières albuminoïdes, et fréquemment de l'albumine, aussi leur degré de toxicité est-il augmenté : mais en outre, leur quantité, toujours diminuée, peut aller jusqu'à l'anurie la plus complète, et, pour cela, la fonction urinaire exige, au cours de ces affections, la plus grande attention de la part du praticien.

Le diagnostic et le pronostic des hépatites épithéliales varient avec chacune de leurs phases; difficiles à reconnaître dans la première où l'on peut croire à une fièvre quelconque, ces hépatites sont mises en évidence dans la seconde tant par la présence de l'ictère que par la tuméfaction du foie, l'augmentation de volume de la rate, et l'albuminurie. Les hémorrhagies, la prostration et le délire sont les principaux signes de la dernière période, qui est celle de l'insuffisance hépatique.

Le pronostic, toujours redoutable, n'est réellement sérieux que dans la dernière phase de la maladie, lorsqu'il existe des indices de destruction des cellules glandulaires du foie.

Le traitement varie avec chacune de ces affections hépatiques, et si jamais la sérothérapie peut être utile, en s'adressant aux maladies générales dont dépendent ces affections, ce sera uniquement, dans les premières périodes, lorsque les éléments sécrétoires du foie n'auront pas été détruits; plus tard, il faudra relever la dépression générale et remédier dans la mesure du possible aux effets les plus sérieux de la destruction des cellules hépatiques.

## § II. — HÉPATITES CONJONCTIVES

Primitivement développées au sein du tissu conjonctivo-vasculaire qui leur sert de substratum anatomique, les phlegmasies de ce second groupe ont des origines diverses, et varient nécessairement avec chacun des agents étiologiques qui leur donnent naissance, en sorte que ceux-ci devraient servir de base à leur classification, mais une connaissance exacte de ces agents fait toujours défaut, et, force est de faire reposer cette division sur la nature du produit pathologique.

Or, ce produit étant formé, tantôt par des leucocytes nécrosés, tantôt par des éléments embryonnaires aptes à se développer en un tissu nouveau, semblable au tissu de cicatrice, nous sommes conduit à admettre deux genres d'hépatites conjonctives nettement distincts :

*Les hépatites suppuratives;*
*Les hépatites prolifératives ou scléreuses.*

### I. — LES HÉPATITES SUPPURATIVES

De toutes les hépatites, celles-ci sont le plus anciennement connues. Il en est question dans Hippocrate[1], dans Galien[2], dans Aretée; mais c'est aux XVII^e et XVIII^e siècles, que les recherches d'anatomo-pathologistes célèbres tels que Bartholin, Baillou, Dodonaeus, Th. Bonnet, Manget, Valsava, ont commencé à apporter quelque peu de lumière dans l'étude des abcès du foie.

Grâce aux travaux de ces auteurs, Morgagni put rassembler un assez grand nombre d'observations, à l'aide desquelles il parvint à faire connaître la route suivie par le pus collecté dans le foie, pour se déverser au dehors. Au commencement de ce siècle, Abercombie, Louis, Andral, etc. publient d'intéressants mémoires sur la suppuration de la glande hépatique, dans nos climats; mais les publications, les plus importantes sur la matière, sont dues aux médecins qui, comme Bontius, W. Saunders, Annesley, Cambay, Haspel, Ch. Morehead, Dutroulau, Rouis, etc., ont séjourné dans les régions tropicales où les abcès hépatiques sont relativement fréquents. Quelques-uns de ces auteurs ont pu, dans le principe, prendre pour des abcès du foie ce qui n'en était pas, mais les progrès de l'anatomie pathologique ont peu à peu rendu cette erreur impossible, en sorte que l'histoire de ces abcès peut être faite aujourd'hui d'une façon presque définitive.

*Étiologie et pathogénie.* — Très rares dans quelques contrées, les suppurations hépatiques sont relativement fréquentes dans certaines autres, et ce fait offre un réel intérêt, au point de vue de leur déterminisme étiologique. Peu communes dans les différents pays d'Europe, ces suppurations ne se rencontrent pas moins, d'une façon inaccoutumée, à la suite des épidémies de dysentérie, ainsi que l'ont noté, pour l'Irlande, Abercombie et Cheyne (épidémie de 1818 et 1822), et depuis lors Schmidt[3] à Rotterdam, Riegler[4] en Turquie, Gluck[5] et d'autres

1. HIPPOCRATE. *Des affections internes*, § 27. Œuvres, édition Littré, Paris, 1851, t. VII, p. 237.
2. GALIEN. Œuvres anatom. philosop., et méd., trad. fr., par Daremberg. Paris, 1856, t. II, p. 619.
3. SCHMIDT (F.-J.-J.). (*Nederl. Weeckbl. voor Geneesk.*, Amsterdam, 1854, IV, 257; 269, 279).
4. RIEGLÉR. Ueber Leberabcess (*Wiener med. Wochenschrift*, 1856, n° 46).
5. GLUCK. *Ueber embolische Leberabcesse* (Inaug. Dissert., Berlin, 1878).

encore en Allemagne, Béhier[1], Gestin, Berger et moi-même[2] en France.

En Asie Mineure, l'hépatite suppurée accompagne encore la dysentérie (LOMBARD), et cette affection se voit également en Syrie; Aubert Roche l'a observée chez les riverains de la mer Rouge. En Perse, les abcès hépatiques sont constatés chez les Européens et chez les indigènes (POLAK). Très rares au Cachemire, ils se retrouvent dans la région méridionale et maritime de l'Afghanistan et du Beloutchistan, mais les différentes régions de l'Inde sont leurs foyers les plus communs et ceux où ils ont leur maximum d'intensité. Bontius[3] signalait déjà cette fréquence lorsqu'il écrivait : *Nullum viscus, præter intestina, frequentius in his regionibus infestatur, quam jecur*, et depuis lors, les médecins anglais n'ont fait que confirmer cette assertion. Une statistique de la mort par abcès hépatiques, comparée à la mortalité générale, a donné les résultats suivants à Chevers[4].

| | | | |
|---|---|---|---|
| Pour la présidence | du Bengale | . . . . . | 2,9 p. 100 |
| — | — de Bombay | . . . . . | 3,8 — |
| — | — de Madras | . . . . . | 6,3 — |

Tous les médecins anglais qui ont pratiqué dans l'Inde s'accordent à admettre l'énorme fréquence des suppurations hépatiques, et cette fréquence est également grande à Ceylan où elle sévit sur les soldats européens, de préférence aux troupes indigènes. Pourtant, il nous faut reconnaître sa rareté dans les possessions françaises, notamment à Pondichéry (HAILLET). Il n'en est pas de même en Cochinchine où, suivant Richaud, l'hépatite suppurée entrerait dans la proportion de 2 p. 100 dans la mortalité générale[5]. Cette affection, qui se retrouve au Tonkin[6] et en Chine, du moins dans les villes maritimes du Sud et de l'Est, et principalement à Shanghaï, Canton et Hong-Kong, est relativement moins fréquente au Japon; elle règne avec une certaine intensité dans l'archipel indo-malais, prédomine sur le littoral de Java, Sumatra et sur les côtes ouest et sud-ouest de Bornéo. Elle est moins fréquente aux Philippines, aux Carolines et aux Mariannes, rare aux

1. BÉHIER. *Gaz. des Hôpitaux*, 1869, p. 457 et 461.
2. E. LANCEREAUX. *Mém. d'anat. pathol.*, Paris, 1863, p. 54 et *Gaz. méd. de Paris*, même année, p. 28.
3. BONTIUS. *De medic. Ind.* Lugduni Batavorum, 1718, p. 71.
4. CHEVERS. *Indian annal of med. Sc.*, juillet, 1858, p. 658.
5. Comparez : FACIÉU. De la fréquence de l'hépatite suppurée en Cochinchine (*Archives de méd. navale*, Paris 1894, t. LXI p. 468-472).
6 BOINET. Abcès du foie au Tonkin (*Marseille médical*, 15 juillet 1892, p. 465).

Célèbes et aux Moluques. Dans la Polynésie et la Mélanésie, les abcès du foie se rencontrent, au point qu'à Taïti, on en compte 5 cas sur 758 malades (MAHÉ); ils sont beaucoup plus rares en Nouvelle-Calédonie, en Australie et dans la Nouvelle-Zélande, moins fréquents en somme dans l'Océanie que dans l'Inde.

L'hépatite suppurative, malgré l'absence de renseignements positifs, règne avec une fréquence inégale en Afrique. Elle se voit sur toute la côte sud de la Méditerranée, en Égypte[1], à Tripoli, à Tunis, en Algérie et au Maroc. Elle est, suivant Thévenot, plus grave au Sénégal que partout ailleurs; une observation de vingt années a appris à cet auteur qu'elle constituait les 50 millièmes de la mortalité dans les hôpitaux de Gorée et de Saint-Louis. On constate son extension depuis la Sénégambie jusqu'au Congo, et notamment sur la côte de Benin (BOYLE); elle est plus rare sur les côtes d'Angola, de Benguela, et dans la région du Cap. Sa fréquence a été notée parmi les îles occidentales de l'Afrique, dans l'archipel du Cap-Vert et surtout à Sainte-Hélène où on lui attribue les 29 millièmes de la mortalité totale des troupes. De la baie de Delagoa au détroit de Bab-el-Mandeb, sur le littoral et même à l'intérieur du continent, les abcès du foie sont communs, et il paraît que les naturels ont appris à les ouvrir eux-mêmes. En Abyssinie, ils se rencontrent uniquement dans les basses régions, et sévissent principalement sur les étrangers. Ils sont assez peu fréquents à Madagascar, Mayotte, Nossi-Bé, aux Comores, plus rares encore aux îles Maurice et de la Réunion.

La suppuration hépatique, par contre, se voit peu dans l'Amérique du Nord, notamment aux États-Unis. Elle est relativement commune chez les Mexicains et les colons temporaires (JOURDANET, COINDET). Dans l'Amérique centrale, elle existe non seulement sur le littoral, mais encore à une altitude de plus de 1 000 mètres. La grande fréquence de cette affection est bien connue aux Antilles, dans les îles françaises surtout, grâce aux récits de Laure, Dutroulau, etc. Les renseignements laissent à désirer au sujet de la Colombie où elle se voit encore, du moins sur le littoral.

Au Brésil, les abcès du foie sont communs, et aussi dans l'Uruguay, le Paraguay et la république Argentine. Ils ne le sont pas moins sur la côte du Pacifique, dans quelques îles du Chili, à Lima, à Guyaquil, et se rencontrent même jusque sur les hauts plateaux.

1. A. PASQUALE. Dysenterie et abcès du foie en Égypte (*Archives de médecine navale*. Paris, 1894, LXII, 311).

Telle est, rapidement esquissée, la distribution géographique de la suppuration du foie. Cherchons maintenant à déterminer les conditions étiologiques de cette affection, en passant successivement en revue les questions de terrain, de climat, de saisons, de races, etc. Le *sol*, qui a été accusé de produire l'hépatite suppurée, n'exerce aucune influence sur sa genèse : c'est en vain qu'on a prétendu la rattacher aux terrains marécageux, car, dans plusieurs localités intertropicales où cette affection est endémique, la malaria fait défaut, et inversement, il est des contrées où la fièvre intermittente sévit d'une façon endémique, et dans lesquelles la suppuration du foie est à peu près inconnue (Madagascar, Mayotte, la Guyane). Au reste, cette affection est exceptionnelle dans les districts paludéens de l'Europe et des États-Unis d'Amérique, et, tous ces faits prouvent, d'une façon irréfutable, que la cause du paludisme n'est pas celle des abcès hépatiques.

Les *climats* et les *saisons* ont une influence plus manifeste sur la production des abcès du foie, car le maximum de fréquence de ces désordres correspond à une zone intertropicale, comprise entre les isothermes de 28 à 24 degrés centigrades (Mahé). Il ne paraît pas douteux, du reste, que la chaleur ne soit l'un des éléments de cette fréquence, quand en Algérie, par exemple, on a compté 185 abcès du foie développés pendant la saison chaude et 89 seulement dans la saison froide. Pourtant, il faut reconnaître que cette influence n'est qu'accessoire, dès l'instant où certaines contrées chaudes, la Guyane, par exemple, et d'autres encore se font remarquer par la rareté des suppurations hépatiques.

Les *races* ne jouent qu'un rôle secondaire à ce point de vue, attendu qu'en Algérie, elles y sont toutes sujettes, et qu'il n'est pas nettement démontré que les Français du Nord soient plus prédisposés que ceux du Midi aux abcès du foie, dont le maximum de fréquence se montre vers la troisième et la quatrième année de séjour. Les nègres, à la vérité, échappent en partie à la suppuration de cette glande sur la côte ouest d'Afrique, et tout d'abord on serait tenté d'attribuer cette immunité à des qualités spéciales; mais, il n'en est rien, puisqu'ils ne sont épargnés ni aux Antilles ni dans l'Inde, lorsqu'on vient à les y transporter. L'acclimatement seul parvient donc à les préserver, et en effet, sur 10 000 soldats à Ceylan, on a constaté 6 cas d'hépatite chez les Indous, 32 chez les nègres, 49 chez les Européens (Mahé).

En somme, la race et les nationalités, pas plus que les conditions climatériques et la nature des terrains, n'exercent d'influence directe sur la genèse des hépatites suppuratives. C'est donc ailleurs qu'il faut chercher la cause de ces affections, et dans nos contrées, où elles sont relativement rares, il est plus facile de remonter à leur origine que dans les pays de grande fréquence. Or, un examen approfondi nous conduit à reconnaître que les abcès du foie sont toujours secondaires et résultent du transport, dans cet organe, d'un microphyte ou d'un produit de suppuration. Situé dans l'hypochondre droit, à l'abri de l'air extérieur et des germes morbides qu'il renferme, le foie, comme le cerveau, ne suppure, en dehors du traumatisme, qu'à la condition d'être mis en rapport sinon avec le milieu extérieur, du moins avec une collection purulente quelconque. Or, ce rapport pouvant s'établir par trois voies différentes : les voies biliaires, la veine porte et le système artériel, les suppurations du foie, envisagées au point de vue pathogénique, se classent naturellement sous trois chefs qui sont :

1° Les suppurations ou hépatites d'origine biliaire;

2° Les suppurations ou hépatites d'origine veineuse;

3° Les suppurations ou hépatites d'origine artérielle.

Les suppurations du premier groupe, effet habituel sinon constant d'une lésion préalable du foie (kyste hydatique, tumeurs), et plus souvent des voies biliaires (lithiase, lombrics, etc.) se distinguent nettement tant par leurs caractères que par leur origine, et, comme telles, elles ne peuvent être séparées des désordres matériels, auxquels elles sont forcément liées [1], aussi n'étudierons-nous, tout d'abord, que les hépatites ressortissant aux deux derniers groupes.

### A. — *Hépatites suppuratives d'origine veineuse.*

*Étiologie et pathogénie.* — Ces hépatites ont pour cause efficiente les lésions suppurées ou gangréneuses, situées dans le domaine de la veine porte, voie de transport des germes pyogènes. Ce transport ne manque pas d'imprimer à la lésion hépatique quelques caractères communs, résultant de sa localisation dans les espaces portes ou dans les lobules centraux du parenchyme hépatique. C'est ainsi qu'elle présente une disposition aréolaire habituelle et qu'elle s'étale sur un moins grand nombre de points que les suppurations d'origine artérielle, cependant elle est loin d'être univoque, pour ce fait qu'elle est produite par l'action d'agents divers.

Les hépatites suppuratives d'origine veineuse proviennent, en

1. Voyez plus loin les chapitres concernant ces affections.

effet, de sources différentes qui sont : des ulcères dysentériques; des ulcères gastro-intestinaux ou des foyers de suppuration des organes du bassin.

Ulcères dysentériques. — La coïncidence de la dysenterie avec les abcès du foie a été depuis longtemps signalée par les auteurs qui ont observé dans les contrées chaudes, depuis Twining et Annesley jusqu'à Dutroulau et Rouis, et d'ailleurs, la distribution géographique de la dysenterie ne diffère pas d'une façon sensible de celle des suppurations hépatiques. Le Sénégal, où la dysenterie revêt sa plus grande puissance, est aussi le lieu où les abcès du foie sont le plus communément observés; inversement, à l'île de la Réunion et en Algérie où la dysenterie règne à l'état de faible endémie, la suppuration hépatique est beaucoup plus rare. Semblable relation existe pour l'Égypte, l'Inde, l'Océanie, les Antilles, la Guyane, etc.; car, partout on voit la suppuration hépatique suivre régulièrement les épidémies de dysenterie. A Calcutta, à Madras, à la Martinique, l'hépatite suppurée existe dans près de la moitié des cas de dysenterie. Les relevés de Dutroulau pour l'hôpital de Saint-Pierre (Martinique) montrent que, dans une période de cinq ans, les deux tiers des sujets morts de dysenterie ont présenté des altérations du foie, dont un tiers des abcès de cet organe. Le mouvement des malades de ce même hôpital indique, en outre, que le chiffre des hépatites est parallèle à celui des dysenteries, et que ces deux maladies sont exposées aux mêmes recrudescences épidémiques. Par conséquent, une relation manifeste existe entre les abcès du foie et la dysenterie, et le dilemme suivant se pose : ou bien les abcès du foie sont, comme les lésions dysentériques, des manifestations directes d'une seule et unique maladie, ou bien ils sont l'effet de ces lésions. Kelsch et Kiener, après Annesley, admettent l'existence de manifestations simultanées et appuient leur opinion sur la similitude des désordres anatomiques de l'intestin et du foie; mais on comprend difficilement que deux organes, aussi différents de structure et de fonction, soient le siège d'une même localisation anatomique et que l'un d'eux soit préservé beaucoup plus souvent que l'autre. La seconde opinion, partagée aujourd'hui par un grand nombre de pathologistes, s'explique facilement par le transport, jusque dans le foie, de produits ou de microbes, résorbés à la surface de l'intestin ulcéré, et par ce fait que les abcès du foie succèdent aux épidémies de dysenterie, et se rencontrent, même en dehors de cette maladie générale, à propos d'un ulcère quelconque de l'intestin. Si donc Morehead, sur 50 cas mortels de dysenterie, ne constate pas un seul abcès du foie, tandis que Waring, sur 200 autopsies, rencontre 68 abcès hépatiques, c'est, sans doute, parce que, dans les premiers faits, la mort a eu lieu avant que les abcès aient pu se former, sans quoi, il faudrait admettre que le degré de virulence des lésions dysentériques varie avec les épidémies, et les contrées où elles s'observent. En tout cas, Rouis, réunissant les statistiques des divers hôpitaux d'Algérie, est arrivé à reconnaître que ces abcès sont précédés ou accompagnés de dysenterie neuf fois sur dix.

Le rapport de cause à effet entre la lésion intestinale et la suppuration hépatique une fois admis, le mécanisme de cette suppuration est facile à comprendre. Le microbe dysentérique (amibe, proteus) ou tout autre microbe pyogène, séjournant à la surface des ulcères dysentériques pénètre dans les radicules veineuses qui le transportent jusque dans les capillaires du parenchyme hépatique : là, survient une irritation qui a pour effet la formation d'une lésion de même nature que celle de l'intestin, comme l'ont noté plusieurs auteurs; mais, il y a plus, ces microbes se greffent parfois sur les parois de la veine porte, et en déterminent la suppuration en même temps que celle du parenchyme hépatique.

Dans ces conditions, il est facile de se rendre compte de la ressemblance des abcès du foie, malgré la différence des lieux d'origine, et d'arriver à reconnaître le rôle purement secondaire de certaines influences, les excès alcooliques, par exemple, considérés à tort, par quelques auteurs, comme la cause efficiente de la suppuration hépatique des pays chauds. Ce qui se passe chez nous, où les excès de vin sont la principale cause de la cirrhose du foie, montre assez que l'action de ce liquide et celle de l'alcool sur le foie ne sont pas absolument nulles, dans les pays chauds. Toutefois, peut-on admettre que l'agent, qui produit chez nous une hépatite scléreuse, détermine ailleurs une hépatite suppurative? En aucune façon, car les milieux purement physiques ne modifient pas à ce point les actes pathologiques. Les désordres des organes n'offrent pas de changements appréciables suivant les climats ; ceux de la fièvre typhoïde, de la variole, de la rougeole sont partout à peu près identiques; mais, en outre, la suppuration n'étant pas l'effet habituel de l'action d'un agent physique ou chimique, il faut renoncer à voir, dans les excès alcooliques, autre chose qu'une cause prédisposante aux abcès hépatiques des pays chauds; ce même raisonnement est applicable au régime azoté, excessif, que l'on a encore accusé à tort d'engendrer la suppuration du foie.

Les deux sexes sont également enclins à cette suppuration, qui est plus commune, chez l'homme, uniquement parce que celui-ci émigre plus souvent que la femme dans les colonies. Tous les âges en sont atteints; mais l'âge adulte est celui où se rencontrent généralement les abcès du foie, ce qui est encore un effet des conditions de la colonisation.

Ainsi comprise, l'étiologie et la pathogénie de la suppuration hépatique des pays chauds est conforme à l'étiologie et à la pathogénie des abcès du foie observés, dans notre climat, lesquels, indépendamment des épidémies de dysenterie, ont pour point de départ ordinaire une ulcération du tube digestif.

ULCÈRES GASTRO-INTESTINAUX ET ABCÈS DES ORGANES DU BASSIN — L'appendicite, les ulcères des voies digestives sont autant de causes possibles d'abcès du foie, comme nous l'avons indiqué autrefois[1] et ainsi que le prouvent les observations suivantes et beaucoup d'autres :

*Ulcères de l'appendice vermiculaire, phlébite de la veine mésentérique supérieure et infiltration purulente du foie.*

H..., Charles, âgé de 49 ans, jouit d'une bonne santé habituelle, malgré un emphysème qui le fatigue depuis longtemps. Il prétend avoir toujours habité la France et n'avoir pas séjourné dans des pays à malaria.

Le 17 mars 1890, sans cause appréciable, il est pris de douleurs vives, au niveau des fausses côtes droites, avec irradiation dans le creux épigastrique et vers l'épaule du même côté, puis de frissons, de fièvre, de sueurs, etc. Ces symptômes s'accentuent, l'appétit se perd, de la diarrhée survient par intervalles; l'amaigrissement fait des progrès rapides, le malade perd près de vingt livres en un mois. Le 24 avril 1890, jour de son admission à l'hôpital, le teint est pâle, la peau sèche, jaune safran avec teinte subictérique de la face inférieure de la langue et des conjonctives. Toute la région épigastrique est tuméfiée, et une saillie manifeste apparaît sous le rebord des fausses côtes droites. A ce niveau, 3 centimètres environ au-dessus de l'ombilic et un peu à droite de la ligne médiane, existe un point fluctuant, douloureux à la pression. Une ponction aspiratrice pratiquée en ce point, à l'aide de la seringue de Pravaz, retire une petite quantité d'un pus grisâtre, mélangé de quelques gouttes de sang.

La température oscille entre 38°,5 et 39°,5; l'appétit est nul, il existe des sueurs nocturnes abondantes et la maigreur fait chaque jour des progrès, puis le malade tombe dans une sorte d'adynamie accompagnée d'agitation, la nuit, et succombe le 2 mai suivant.

A l'ouverture de la cavité abdominale, des fausses membranes récentes unissent plusieurs des anses de l'intestin grêle. Le gros intestin est presque normal, mais l'appendice vermiculaire, agrandi et incisé présente une membrane muqueuse ardoisée, et de nombreux diverticules remplis par un liquide

1. LANCEREAUX. *Mémoires d'anat. path.*, Paris, 1863. — *Traité d'anat. path.*, Paris, 1879-1881, t. II, p. 962.

purulent, jaunâtre, épais et visqueux comme du blanc d'œuf, sans aucun corps étranger.

Cet appendice, replié, adhère à l'intestin grêle ; au niveau de son extrémité, le mésentère saillant et incisé donne issue à un liquide purulent, sous forme de traînée s'étendant jusqu'à la veine mésentérique supérieure, dont le tronc se trouve rempli de pus, tandis que plusieurs de ses branches sont simplement obstruées par des caillots.

Le foie est tuméfié dans toute son étendue, et, à sa surface, se voient des saillies disséminées, du volume d'un marron, rappelant assez bien les nodosités du cancer secondaire, sauf la dépression centrale. Au niveau de ces saillies, on distingue de petits abcès, analogues à des pustules de variole, desquels s'échappent difficilement, à la suite d'une incision, quelques gouttes d'un pus très épais ; les foyers, agglomérés sur une étendue de plusieurs centimètres, ne communiquent pas entre eux. Les autres organes n'offrent aucune particularité intéressante.

*Épithéliôme ulcéré de l'estomac (petite courbure) avec adhérences au foie et abcès consécutif de cet organe. Artério-sclérose généralisée et ramollissement cérébral.*

Q..., L., tailleur, 65 ans, sujet à des migraines et á des névralgies pendant sa jeunesse, est atteint d'une hémiplégie qui date de huit mois, d'une anémie prononcée et d'une maigreur excessive ; mais ce qui l'amène surtout à l'hôpital, ce sont les douleurs très intenses qu'il éprouve, depuis plusieurs jours, dans la région de l'épigastre. Cette région est le siège d'une tumeur du volume d'une petite orange, soulevée par les battements de l'aorte ; la langue est sèche, rôtie, sans qu'il y ait d'élévation sensible de la température, et, malgré l'intégrité des autres organes, le malade, dont la prostration est considérable, succombe deux jours plus tard.

A l'autopsie, la tumeur constatée à l'épigastre. pendant la vie, n'est plus perceptible ni à la vue ni au palper ; cependant, il existe, sous le foie, une tuméfaction manifeste, et l'estomac ouvert laisse voir une énorme tumeur épithéliale qui s'étend de l'œsophage au pylore, tout le long de la petite courbure ; des adhérences membraneuses unissent cette tumeur au foie, et la paroi stomacale, détruite sur un point, le parenchyme hépatique correspondant est le siège d'un abcès du volume d'une tête de fœtus, que sépare de la cavité de l'estomac une petite portion de tissu hépatique très reconnaissable. Cet abcès renferme un pus épais, jaunâtre et légèrement fétide. Des adhérences unissent les poumons aux parois thoraciques : le cœur très légèrement hypertrophié (285 grammes) a ses orifices normaux ; l'aorte est athéromateuse, surtout dans sa région abdominale, et les reins sont quelque peu diminués de volume. Léger degré d'hydropisie des ventricules cérébraux, artères dilatées, sinueuses et athéromateuses, foyers multiples de ramollissement dans les corps striés, la couche optique droite, la portion antérieure de la capsule interne.

Toute solution de continuité du tube digestif, permettant le passage de germes dans le parenchyme du foie, peut amener la suppuration de cette glande, et partant, tout abcès hépatique conduit à faire un examen attentif des voies digestives. Notre attention, attirée sur ce point depuis plus de trente ans, nous avons toujours constaté avec les abcès du foie soumis à notre observation, des ulcères cancéreux, gangréneux ou autres du tube digestif, sinon des suppurations confinant au domaine de la veine porte. Si dans la fièvre typhoïde, ces abcès sont rares, malgré la fréquence des ulcères intestinaux, c'est, sans doute, parce que les vaisseaux s'oblitèrent au pourtour de ces ulcères, comme il arrive, du reste, pour les ulcères tuberculeux où la suppuration hépatique est également fort rare.

Tous les organes en rapport de circulation, même anastomotique, avec les branches de la veine porte, peuvent être, s'ils viennent à suppurer, des sources d'abcès hépatiques, c'est ainsi que nous avons vu des phlegmons péri-prostatiques et des abcès péri-utérins, ceux-là surtout qui succèdent à un accouchement, devenir le point de départ d'une suppuration du foie, fait facile à comprendre et qui ne diffère pas de ce qui se passe dans les cas d'ulcères intestinaux, comme l'indiquent les deux observations suivantes :

*Suppuration de la paroi rectale et de la prostate. Abcès hépatique.*

D.., Gilbert, âgé de 73 ans, jardinier, admis à l'hôpital, le 3 décembre 1890, et soigné pour une néphrite ancienne, est pris, le 25 avril, à 6 heures du matin, d'un frisson violent avec douleur à la base droite du thorax, céphalalgie et sécheresse de la langue. Le lendemain, la miction est des plus difficiles, les urines sont rares et fortement colorées; les jours suivants, accentuation de ces phénomènes, nécessité de recourir au cathétérisme, douleurs dans l'hypocondre droit, et tuméfaction du foie.

Dans le courant du mois de mai, inappétence absolue, affaiblissement progressif, eschares au niveau des trochanters et du sacrum, persistance de la difficulté d'uriner, urines purulentes et ammoniacales, foie toujours volumineux à la percussion; tout à coup prostration, délire, mort le 2 juin.

On trouve, à l'autopsie, la paroi latérale gauche de la prostate transformée en une cavité anfractueuse, à fond noirâtre, traversée par des brides grisâtres. Cette cavité contient un liquide jaune verdâtre, visqueux, analogue, comme aspect, à celui qui existe dans le foie. Elle adhère par sa paroi conjonctive épaissie, avec la partie latérale gauche du petit bassin. La partie latérale droite de la prostate, indurée et noirâtre, paraît saine. L'extrémité inférieure du rectum, de teinte ardoisée, offre deux perforations de chacune un centimètre environ de diamètre, en communication avec l'anfractuosité prostatique. Autour de ces ulcérations, la paroi rectale est congestionnée dans une zone de plusieurs centimètres.

La région postérieure du grand lobe du foie est creusée de cavités multiples, de volume variable, remplies d'un liquide visqueux, puriforme. Certaines de ces cavités, déjà anciennes et tapissées d'une fausse membrane gris jaunâtre, sont traversées par des tractus fibreux analogues à ceux que l'on rencontre dans les cavernes pulmonaires; l'une de ces cavités, du volume d'une mandarine, se trouve séparée de la surface du foie par une coque de tissu hépatique, épaisse au plus d'un centimètre. Autour de cette poche principale, se voient d'autres poches, plus petites, du volume d'une noisette ou d'une noix. Très nombreux dans le lobe droit, ces foyers le sont beaucoup moins dans le lobe gauche où l'on n'en compte que deux ou trois. La veine mésentérique inférieure, pas plus que le tronc de la veine porte, ne contiennent de caillots sanguins ou de pus.

*Accouchement, suppuration péri-utérine et abcès hépatiques.*

Une femme de 26 ans, forte et bien portante, atteinte de suppuration dans le bassin à la suite d'un accouchement, fut traitée, tout d'abord, à l'hôpital Saint-Antoine et plus tard admise à l'Hôtel-Dieu, dans notre service. Elle présentait une altération profonde des traits du visage et un teint jaunâtre; accusait des accès fébriles; son foie tuméfié, sans douleur sensible, dépassait le rebord costal et quelques jours plus tard, elle succombait à une péritonite généralisée.

La surface hépatique et les anses intestinales sont couvertes de fausses membranes et de pus; le petit bassin en est rempli et, si l'on en juge par l'état du péritoine épaissi et pigmenté, la lésion de cette membrane est de toutes la plus ancienne. Le foie, augmenté de volume, fait saillie en avant et renferme, tant à sa surface que dans sa profondeur, des abcès multiples du volume d'un œuf de pigeon ou de poule, lesquels donnent à la glande l'aspect d'un rein kystique. La rate est volumineuse et un peu molle, le cœur mou, le cerveau sain; il existe de l'œdème des poumons.

Dans un autre cas de pelvi-péritonite puerpérale, suppurée, également examiné par nous, le foie présentait un simple abcès aréolaire, résultant selon toute vraisemblance d'une agglomération d'abcès voisins, lesquels avaient fini par se réunir et former un abcès unique.

Les nouveau-nés, dans nos climats, présentent assez souvent des abcès hépatiques si la ligature du cordon ombilical n'est pas aseptique, car alors, la veine ombilicale se met à suppurer. Conséquemment, nous sommes conduit à admettre que les hépatites suppuratives, d'origine veineuse, ont pour cause une auto-infection, et que la diversité de leur fréquence est uniquement subordonnée à la fréquence de la dysenterie, si favorable à la production de ces hépatites, dans les différents climats.

Le sang de la veine porte sert de véhicule aux produits infectieux, quel qu'en soit le point de départ, et ce mécanisme ne diffère pas de celui qui préside à la formation de toute inflammation suppurative, toujours subordonné, ainsi que nous l'avons établi depuis longtemps (Voir *Atlas d'anat. pathol.*, p. 441, et *Traité d'anat. pathol.*, I, p. 250), à la présence de germes morbides venus du dehors ou d'un foyer de suppuration.

Une solution de continuité est-elle absolument nécessaire à l'absorption de ces germes, et l'intestin ne peut-il sans lésion préalable résorber des substances propres à amener une suppuration hépatique? Dans quelques cas d'abcès dysentériques, où l'examen des intestins n'a révélé ni ulcère, ni lésion intestinale, cette absorption paraîtrait à la rigueur vraisemblable, mais outre qu'une solution de continuité peut échapper, même à un examen sérieux, il n'est pas rare qu'une plaie parvienne à se cicatriser définitivement après avoir infecté un point plus ou moins éloigné de l'organisme; ainsi nous avons vu succomber rapidement à un phlegmon de la paroi inférieure de l'abdomen et à une péritonite suppurée un homme robuste atteint d'une plaie du pied, cicatrisée, depuis plusieurs jours, avant l'apparition du phlegmon.

Semblable cicatrisation peut donc se produire dans l'intestin, d'autant mieux que l'évolution des abcès du foie, étant généralement lente, la lésion intestinale qui en est le point de départ a tout le temps de se cicatriser, avant la constatation cadavérique. Ce premier point une fois éclairci, reste à déterminer la nature de la substance ou de l'agent dont la présence au sein du parenchyme hépatique parvient à en amener la suppuration. Autrefois, on se serait contenté de dire que le pus, charrié au loin, en était la condition pathogénique; mais depuis qu'il est démontré que tout abcès est subordonné à l'action d'agents microphytiques spéciaux, ce sont ces agents qu'il faut rechercher. Tout d'abord, étant donné les diverses conditions étiologiques des abcès d'origine veineuse, il semble logique d'admettre que des agents divers puissent présider à leur formation, et que la dysenterie agisse par un procédé différent de celui de l'appendicite, ou de toute autre lésion intestinale.

Quelques observateurs et principalement Kartulis[1] ont attribué la suppuration hépatique, dans la dysentérie, à la présence d'un protozoaire du genre amibe, rencontré tout à la fois dans les parois des ulcères et dans des abcès du foie. Bertrand l'a rattaché au staplylocoque doré, Zancarol au streptocoque, c'est-à-dire, aux microbes habituels de la suppuration, et ces différences s'expliquent par le fait que l'infection hépatique peut se produire à des moments divers de l'évolution de la lésion intestinale, avant ou pendant la réparation des ulcères. Quelques auteurs, ont trouvé un pus absolument stérile, sans doute, parce que les agents pyogènes avaient été détruits par des produits toxiques, ou simplement par la bile, et cette circonstance est propre à expliquer la lente évolution de certains abcès hépatiques.

Les microbes, signalés en dehors de la dysenterie, sont, avec le colibacille, ceux que nous venons d'énumérer; mais, il y a lieu

1. Kartulis, Zur Aetiologie der Dysenterie in Ægyten (*Archiv f. pathol. Anat. und Physiol.*, Berlin, 1889, CV, 521). — Comparez : Vincent. Recherches sur l'étiologie de la dysenterie (*Tribune méd.*, Paris, 1896, p. 9).

de reconnaître que l'étude bactériologique des abcès du foie laisse toujours à désirer, et que, pour la rendre définitive, il est nécessaire de lui donner une sanction expérimentale. Déjà Zancarol[1] et son aide Pétridis ont essayé d'entrer dans cette voie, car ayant pris, avec les précautions nécessaires, au moment de la ponction d'un abcès du foie, du pus qu'ils injectèrent dans le rectum d'un chat et qui, malgré les résultats négatifs de la culture, contenait d'abondants streptocoques, ils rencontrèrent des abcès dans le foie de cet animal, et dans ses parois vasculaires une infiltration de streptocoques, détruits par places. Par contre, l'injection dans l'intestin d'un chat, du pus retiré d'un abcès du foie, survenu au cours d'une dysenterie, et contenant des amibes vivants sans bactéries, fut suivie du processus caractéristique de la dysenterie[2].

*Anatomie et physiologie pathologiques.* — Quoique leur physionomie soit assez semblable, les suppurations qui nous occupent en ce moment, liées à l'action d'agents divers, ne sont pas absolument identiques ; pour ce motif, nous prendrons, comme type de notre description, la lésion la plus commune, celle qui s'observe dans la dysenterie, et de ce type nous rapprocherons toutes les autres suppurations du foie de provenance intestinale.

Le foie qui suppure dans le cours ou à la suite d'une dysenterie est généralement volumineux. Sur 101 autopsies pratiquées par Rouis, cet organe était normal 28 fois, augmenté de volume 70 fois, diminué de volume 3 fois. Le contenu du foyer de suppuration ne dépassait pas 250 grammes, dans les premiers et les derniers cas; dans les autres, la quantité de pus était supérieure et la tuméfaction tenait tout à la fois aux dimensions de l'abcès et à la congestion générale de l'organe. Celui-ci occupait les points les plus reculés de l'hypochondre droit, s'étendait de la cinquième côte droite au voisinage de la crête iliaque correspondante ou même plus bas, et, dans aucun cas, le niveau antérieur de la quatrième côte n'était dépassé par la convexité culminante du lobe droit, toujours plus élevé que le lobe gauche.

Aucune partie du foie n'échappe à la suppuration ; une statistique de Rouis donne à cet égard les chiffres suivants :

| | |
|---|---|
| Lobe droit . . . . . . . . . . . . . | 154 |
| Lobe gauche. . . . . . . . . . . . | 33 |
| Lobe de Spiegel . . . . . . . . . . | 9 |

1. G. Zancarol. — *Trait. chirurgical des abcès du foie des pays chauds*, Paris, 1893, p. 40.

2. A. Pasquale, Dysenterie et abcès du foie en Égypte (*Archiv. de médecine navale*. Paris, 1894, LXII, 313).

Ces chiffres correspondent assez bien aux proportions moyennes de chacun de ces lobes, et, par conséquent. les abcès hépatiques sont plus fréquents dans le lobe droit que dans les autres lobes, et, d'après Rouis et Dutroulau, à la face convexe et au bord postérieur de l'organe qu'à la face concave. Le nombre de ces abcès est, le plus souvent, unique. Sur 146 autopsies, Rouis a trouvé :

1 seul abcès chez 110 individus (75 p. 100);
Plus d'un abcès chez 36 individus (25 p. 100).

Sur 60 autopsies, Dutroulau compte :

1 seul abcès chez 41 individus;
2 abcès chez 16 individus;
3 abcès chez 3 individus;
Un plus grand nombre chez 6 individus.

En conséquence, la suppuration hépatique est généralement limitée à une partie de la glande; dans quelques circonstances seulement, celle-ci a pu disparaître presque entièrement par l'effet de la fonte purulente.

Les apparences du foie varient avec chacune des phases de la suppuration. Tout d'abord le parenchyme hépatique, hypérémié par places, dans une étendue de plusieurs centimètres, présente, sur ses faces, une teinte vineuse offre une consistance ferme ou molle, une grande friabilité, et, sur un ou plusieurs points, une tuméfaction manifeste. Dans la phase qui suit, il est surmonté de saillies, blanchâtres ou jaunâtres, circonscrites par un tissu friable, violacé, et dont la section laisse apercevoir des foyers isolés, séparés les uns des autres par une substance colorée, noirâtre, ou par des travées fibreuses, incomplètes, qui leur donnent un aspect serpigineux. Ces foyers multiples, groupés sur un point, dans un lobe, se rencontrent peu dans les deux lobes simultanément. Leur volume, variable, oscille entre celui d'une noisette et d'une pomme, il peut s'étendre à tout un lobe par la réunion de plusieurs d'entre eux; leur contenu est un liquide séro-purulent, blanchâtre ou jaunâtre, parfois verdâtre et nettement phlegmoneux, ou encore sale et brunâtre par suite de son mélange avec le sang. Les parois, tout d'abord anfractueuses et irrégulières, à la suite du ramollissement et de la nécrose du parenchyme hépatique, deviennent presque lisses et régulières, après la constitution d'une membrane pyogénique, bien que souvent des lambeaux de tissu hépatique fassent saillie dans la cavité purulente. Arrivé à cette phase, l'abcès hépatique rétrocède et guérit rarement, sans issue du pus au dehors, car les quelques faits connus de guérison sans ouverture laissent à désirer, attendu que leurs auteurs[1], ne connaissant pas bien les cicatrices syphilitiques, ont pu prendre, pour des terminaisons d'abcès du foie, ces cicatrices ou même la transformation calcaire d'une gomme.

Les caractères histologiques des suppurations du foie diffèrent selon leurs diverses phases d'évolution, au nombre de trois : infiltration purulente, délimitation et formation d'une membrane pyogénique, réparation. Dans la première de ces phases, la pulpe du foyer d'altération, examinée à l'état frais, est constituée par une matière amorphe qui résulte vraisemblablement de la fonte du protoplasma des cellules hépatiques, car, çà et là, on trouve des noyaux ovoïdes disséminés, des blocs de matière protoplasmique, quelques cellules hépatiques encore reconnaissables, tuméfiées et pourvues de plusieurs noyaux, puis des globules graisseux, quelques leucocytes et des microbes divers. Les coupes pratiquées, à la périphérie du foyer, présentent une hypérémie intense, celles du centre, non encore ramolli, prouvent que la lésion porte sur la charpente conjonctive et retentit sur les cellules glandulaires. Les travées conjonctives inter-acineuses sont tuméfiées et infiltrées de leucocytes, dont quelques-uns à peine reconnaissables (Kelsch et Kiener), tandis que les trabécules hépatiques, élargies, forment des traînées protoplasmiques riches en noyaux et infiltrées de gouttelettes huileuses.

Ces foyers apparaissent sous l'apparence d'une nodosité composée de deux parties : une centrale anémiée, vouée à la nécrose et au ramollissement, et une périphérique hypérémiée et friable, destinée à survivre. La première est constituée par l'accumulation de leucocytes dans le réseau capillaire et la charpente conjonctive, par une sorte de nécrose du parenchyme hépatique, la seconde, par l'accumulation d'hématies à l'intérieur des capillaires et leur dilatation. C'est là un processus semblable à celui de l'embolie cérébrale ; aussi, de même que dans le ramollissement cérébral, il se produit, au bout d'un certain temps, entre la partie mortifiée et la partie vivante, un travail de réparation qui consiste en la formation d'une membrane limitante, lisse et séreuse, de même, autour du parenchyme hépatique nécrosé, il se forme un tissu embryonnaire, des vaisseaux, et, enfin, une membrane qui, en raison du point de départ du processus, est granuleuse et pyogénique. L'abcès est alors délimité, et sa paroi sécrète du pus, à la

1. A. Gauverit. Sur les difficultés que présente le diagnostic des abcès du foie. *Thèse Paris*, 1849. — Haspel. *Maladies de l'Algérie*, Paris, 1850, t. I. 237.

manière de celle des abcès froids. A côté d'une couche externe hypérémiée et molle, parfois fibreuse, cette paroi se compose d'une couche interne, constituée par une membrane molle, épaisse, mamelonnée, tapissée d'un dépôt blanchâtre, opaque et adhérent, en grande partie fibrineux; c'est une sorte de membrane de bourgeons charnus, formée de jeunes éléments conjonctifs, organisés en un tissu fibroïde.

La période de réparation suit l'ouverture naturelle ou artificielle du foyer purulent : la membrane pyogénique se rétracte, la cavité purulente se resserre peu à peu, ses parois se rapprochent et finissent par se souder entre elles. La cicatrisation, constituée, laisse à la surface du foie, ou dans sa profondeur, une dépression qui ne manque pas d'analogie avec celle que, plus loin, nous verrons succéder aux gommes du foie, car il n'est pas toujours facile de l'en distinguer. Notons que cette réparation est des plus rapides, ce qui tient sans doute à la grande vascularité et à l'élasticité du parenchyme hépatique. Dutroulau cite un malade qui guérit quatorze jours après l'ouverture d'un abcès aigu dans les bronches; Saux rapporte le cas d'un abcès incisé au vingt-quatrième jour et qui fut complètement cicatrisé huit jours après l'opération. Le malade ayant succombé à une péritonite déterminée par l'ouverture d'un second abcès dans l'abdomen, il fut possible d'examiner l'état de la cicatrice du premier, à une époque rapprochée de sa formation. La surface du foie adhérente à la paroi abdominale antérieure présentait une dépression blanchâtre de 4 centimètres de diamètre, d'où partaient de nombreux faisceaux fibreux pénétrant dans la substance glandulaire : au voisinage de la cicatrice, le parenchyme était ferme, avec une consistance de cartilage et une coloration jaunâtre. La cicatrisation d'un abcès n'est d'ailleurs pas toujours la certitude d'une guérison définitive, attendu qu'il est commun de rencontrer plusieurs foyers purulents, et qu'un nouvel abcès peut survenir dans le voisinage d'un plus ancien déjà cicatrisé. Dans quelques circonstances; les dimensions de l'orifice d'écoulement du pus, par trop faibles, ne permettent pas à l'abcès de se vider entièrement, et il se produit un trajet fistuleux qui peut persister pendant plusieurs mois ou même pendant des années.

Le pus pourrait être résorbé sur place, si on s'en rapportait à quelques faits observés pour la plupart par Cambay, entre autres celui d'un malade qui, après avoir présenté les symptômes d'une hépatite aiguë, mourut phtisique et dont l'examen du foie permit de découvrir, vers le centre de sa face convexe, une dépression de la largeur d'une pièce de 0 fr. 50, constituée par un tissu blanc fibreux; et plus profondément, un foyer purulent jaunâtre qui pouvait avoir 5 millimètres d'étendue. Chez un malade mort à la suite d'un abcès ouvert dans les bronches, le même auteur trouva dans le foie une masse dure, orangée, presque calcaire, entourée d'une bride fibreuse, autour de laquelle le tissu hépatique était rouge brun, plus dense et plus coloré que le reste de l'organe. Sans vouloir contester l'interprétation de ces faits, il est

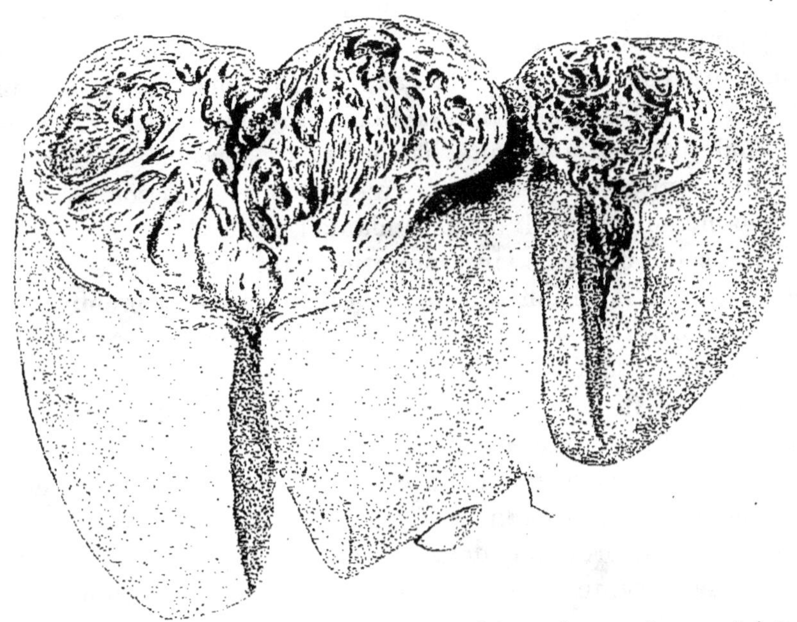

Fig. 6. — Le foie présentant deux abcès aréolaires, chez une femme atteinte d'un phlegmon péri-utérin.

permis de se demander si, au lieu d'abcès, il ne s'agissait pas d'une fonte gommeuse.

Les abcès hépatiques d'origine gastro-intestinale, mais indépendants de toute dysenterie ont de grandes analogies avec le type dysentérique ; ils s'en distinguent néanmoins par leur contenu franchement phlegmoneux, par la multiplicité habituelle des abcès, groupés ou disséminés, par l'existence simultanée de lésions de l'appendice iléocæcal, d'ulcères divers du tube digestif. Ceux qui ont leur source dans des foyers purulents des organes, en rapport de circulation avec la veine porte, diffèrent assez peu de ces derniers. Une femme morte d'une hépatite suppurée consécutive à un large foyer purulent du bassin nous présenta un double abcès phlegmoneux, aréolaire représenté fig. 6. De semblables abcès ont encore été vus par nous à la suite de suppurations péri-rectales;

mais il ne faudrait pas en conclure qu'ils soient en rapport constant avec ces origines. Les abcès hépatiques aréolaires n'ont rien de spécial, et c'est à tort, suivant nous, que Chauffard a voulu en faire un genre à part, basé uniquement sur la forme, sans indication de conditions étiologiques et pathogéniques.

Des hépatites suppurées se rapprochent naturellement les gangrènes du foie qui se montrent dans le cours des affections gangréneuses du tube digestif. Ces gangrènes ont des origines diverses, mais elles sont relativement fréquentes dans la dysenterie; Dutroulau prétend que, dans cette maladie, il y a une coïncidence constante entre la gangrène du foie et celle de l'intestin; c'est d'ailleurs ce qui a lieu pour toute autre gangrène intestinale, en sorte qu'une liaison existe forcément entre ces désordres, qui, ayant toujours les mêmes caractères sont produits par une même cause, sinon dépendants l'un de l'autre.

C'est cette dernière interprétation qui est exacte si l'on remarque que la lésion intestinale est toujours la première en date. Ici encore, le sang charrié par la veine porte sert de véhicule à l'agent pathogène, à moins d'une transmission directe de la lésion intestinale au parenchyme hépatique, comme chez un malade, atteint de dysenterie chronique et d'un abcès de l'hypochondre droit, renfermant un pus sanieux, grisâtre, d'odeur gangréneuse (Eon), et dont le foie, après la mort survenue six jours plus tard, présenta, dans son lobe droit, une vaste collection purulente communiquant avec le côlon par une étroite perforation.

Quelle que soit leur origine, les hépatites gangréneuses diffèrent des lésions suppuratives par l'odeur spéciale dont elles peuvent être le siège, par les qualités de leur produit sanieux, grisâtre et fétide, contenant des microbes particuliers, et enfin par les caractères des parois du foyer gangréneux qui sont ramollies, de teinte verdâtre ou noirâtre.

Le parenchyme hépatique, qu'il s'agisse d'un foyer de suppuration ou de gangrène, est en général peu modifié, en dehors de ce foyer, excepté dans quelques cas de suppuration aiguë où les cellules hépatiques peuvent être altérées sans qu'il soit possible d'attribuer cette altération à une autre cause que l'infection septicémique. Les voies biliaires demeurent intactes, et si, dans quelques cas, on y trouve du pus, c'est que celui-ci s'y est introduit accidentellement; le liquide biliaire, variable, ne présente aucune altération définie. Les vaisseaux, bien que renfermant des microbes, sont intacts si ce n'est au voisinage du foyer, où des caillots fibrino-purulents obstruent les branches veineuses. Dans quelques cas d'appendicite, les veines du foyer initial et même le tronc de la veine porte sont enflammés et suppurés.

Des désordres divers se rencontrent assez souvent au voisinage des abcès hépatiques. Ce sont, indépendamment d'une rupture, des collections purulentes de voisinage, et surtout du péritoine, de la plèvre, des poumons, du péricarde, et enfin d'organes plus éloignés, comme la rate, les reins et le cerveau. Ces dernières lésions, il est vrai, peuvent avoir, comme les abcès du foie, leur source dans les désordres intestinaux, mais leur origine hépatique paraît plus vraisemblable. La participation du péritoine à la suppuration hépatique, relativement fréquente, se traduit par des adhérences membraneuses assez lâches, limitées au foyer de suppuration ou plus étendues, rarement infiltrées de pus, à moins de rupture de l'abcès, mais parfois accompagnées d'un épanchement séreux.

*Symptomatologie*. — Les phénomènes, liés à l'hépatite suppurée de provenance veineuse, varient avec les conditions particulières des lésions qui en sont le point de départ, et le mode de réaction individuelle. Si, dans certaines circonstances, cette hépatite est manifeste à l'œil du médecin, il en est d'autres, où elle ne peut être reconnue sans une grande perspicacité, ce sont ces dernières qu'on a appelées les formes frustes et larvées des abcès du foie.

Toujours secondaire, avec un début insidieux, cette hépatite met souvent le clinicien dans l'embarras; aussi, en présence d'une lésion ulcérée de l'intestin ou de son voisinage, doit-il avoir présent à l'esprit la possibilité d'une suppuration du foie. Cette suppuration, quoique rapide, n'est jamais instantanée, et reconnaît plusieurs phases. La première, liée à l'arrêt subit de matières septiques et de microbes dans une ou plusieurs des branches de la veine porte (embolies spécifiques), et à la fluxion qui en est la conséquence, a pour caractères habituels : un frisson initial, une douleur ou point de côté hépatique, enfin une sensation de pesanteur, d'ardeur, de tension dans l'hypochondre droit et parfois, jusque dans l'épigastre. En même temps, la respiration s'accélère, elle est courte, pénible; le pouls augmente de fréquence et devient serré; l'appétit se perd, la langue se couvre de mucosités, et la fièvre fait son apparition, si elle n'existait déjà; enfin, il survient des vomissements bilieux, de la diarrhée et une diminution des urines qui se colorent plus ou moins fortement. Par exception, le mal s'arrête, et la suppuration avorte, aussi les accidents se continuent presque toujours et progressent avec rapidité. La douleur s'accentue, au bout de deux ou trois jours, dans l'hypochondre droit; étalée ou circonscrite, elle devient poignante, gravative et s'accompagne parfois, d'une souffrance dans l'épaule, le bras ou la région claviculaire correspondante. Son intensité, dans certains cas, altère les traits du malade et le force à prendre une attitude spéciale, qui permet le relâchement des muscles auxiliaires de la respiration, de tous ceux qui peuvent comprimer le foie. De là résultent une gêne respiratoire qu'augmente encore la tuméfaction hépatique, l'accélération du pouls, un accablement considérable précédé ou non d'un nouveau frisson.

Tels sont les symptômes initiaux du processus qui répond à la formation des abcès. Cette formation, une fois achevée, est généralement suivie d'une diminution de la douleur avec amélioration dans le rythme de la fièvre et dans les autres désordres, c'est le début de la seconde phase. La douleur de l'hypochondre se calme; elle n'est plus éveillée par la respiration qui devient plus libre, et l'attitude du malade, qui pouvait aller jusqu'à dévier la colonne vertébrale, redevient insensiblement normale. Cependant, l'augmentation de volume du foie maintient l'élargissement du thorax à sa base, les côtes restent écartées, et la paroi abdominale antérieure se trouve soulevée principalement au niveau de l'épigastre. Cette physionomie de la région hépatique est susceptible de varier avec l'accroissement de l'abcès, les saillies qu'il détermine à un moment donné, et qu'il est possible de reconnaître, grâce à la palpation et à la percussion.

La fièvre, rencontrée par Rouis dans les trois quarts des cas, se fait remarquer par des rémissions très accentuées; aussi est-il prudent d'explorer la glande hépatique toutes les fois qu'il existe une fièvre à grandes oscillations, n'ayant pas sa cause dans un désordre pulmonaire. Cette fièvre, avec ses paroxysmes irréguliers et variables, s'accompagne de sueurs profuses, généralisées, qui apparaissent vers la fin des paroxysmes, se continuent pendant une grande partie du sommeil, lequel se trouve interrompu par de l'agitation, des rêvasseries et suivi de prostration. La température a des écarts de plusieurs degrés, et, tandis qu'à certains moments du matin, elle tombe au-dessous de la normale, à d'autres instants du jour, et particulièrement le soir, elle s'élève jusqu'à 40° et au delà. Dans quelques cas, enfin, lorsque le foie est sur le point de suppurer, il survient des accès de fièvre à peu près périodiques, à type quotidien, tierce ou même quarte. Rouis, qui signale leur existence et leur grande ressemblance avec la fièvre palustre, fait observer qu'ils arrivent peu à peu à simuler une fièvre rémittente, et qu'ils sont, en dernier lieu, remplacés par des sensations fugaces de chaleur, d'étouffement, et par de la céphalée. Ces accès, faciles à confondre avec une fièvre légitime, se rencontraient chez un de nos malades qui en 1890 alla cultiver le maïs dans le Grand Chaca, contrée chaude et humide, non encore habitée. A la suite d'une diarrhée, il fut pris, en mars 1891, d'un frisson violent et prolongé, suivi de chaleur et de sueurs, lequel se renouvela, deux jours plus tard, avec une intensité un peu moindre; un troisième accès survint au bout de trois mois, et enfin un quatrième deux mois plus tard. Arrivé à Paris en avril 1892, à la suite d'une heureuse traversée, il se sent assez bien pour travailler jusqu'à la fin du mois d'août où il éprouve, vers dix heures du matin, un nouvel accès fébrile qui ne dure pas moins de trois heures, et depuis lors, il en a d'autres, revenant, d'une façon non périodique, tous les deux ou trois jours, sans subir aucune modification de l'action de la quinine. En même temps, il perd ses forces, et, dans la nécessité de garder le lit, il se fait transporter à l'Hôtel-Dieu, le 16 novembre. C'est un homme amaigri dont les téguments revêtent une teinte subictérique; couché sur le dos, le tronc incliné à droite, il a un foie qui s'étend depuis le mamelon jusqu'à trois travers de doigt au-dessous du rebord costal (21 centimètres), et une rate qui mesure 17 sur 29 centimètres. Le cœur et les poumons sont sains; absence d'albuminurie et de glycosurie, mais inappétence absolue. Malgré une dose quotidienne de 1gr,50 et 2 grammes de quinine, ce malade éprouve un nouvel accès de fièvre le 18 novembre à 10 heures, un autre le lendemain à 11 heures du soir; le 20 et le 21, nous le trouvons fortement prostré, quoique le pouls et la température soient à peu près normaux; le 22 à 5 heures et demie du soir survient un nouvel accès de fièvre avec une température de 39°,5; à 10 heures, râles à distance; la mort a lieu à 4 heures du matin. Le foie, du poids de 2 250 grammes, contenait plusieurs abcès dans l'épaisseur de son lobe droit, et un autre à la partie supérieure du lobe gauche. La rate, dont la capsule adhérait à l'épiploon, pesait 440 grammes, les reins chacun 250 grammes, l'intestin était le siège de plusieurs ulcères, le cœur graisseux et décoloré.

Le pouls, petit et serré au début de l'affection et durant les accès fébriles, devient ensuite large et parfois inégal; il oscille entre 80 et 110, n'est jamais très fréquent, si ce n'est lorsqu'une péricardite séreuse ou purulente vient à se développer et à compliquer la suppuration hépatique, dans lequel cas, il existe des palpitations, un sentiment d'angoisse et des phénomènes manifestes de suffocation associés à des signes physiques de péricardite.

Les fonctions digestives sont modifiées; la langue se sèche, il existe de l'amertume dans la bouche, de l'anorexie, des digestions pénibles, des selles demi-liquides, bilieuses, et, dans quelques cas, des vomissements. Ceux-ci apparaissent, tantôt au début des accidents, et sont l'effet du choc hépatique à l'arrivée des microbes et de la réaction qui en est la conséquence, tantôt à une phase avancée de la suppuration du foie et se rattachent de préférence à une insuffisance fonctionnelle de cette glande; c'est à ce moment aussi que survient le hoquet, d'un augure presque toujours fâcheux. L'ictère, qui se montre dans le cinquième environ des cas, est d'ordinaire peu intense, excepté dans certaines hépatites suraiguës où la teinte jaune est aussi foncée que possible.

La respiration, gênée par la douleur et par la tuméfaction du foie, est pénible, saccadée, irrégulière, et s'opère à peu près uniquement par les muscles du thorax, le diaphragme se trouvant immobilisé par la souffrance. Si le foie est très volumineux, le murmure vésiculaire peut faire défaut à la base du poumon droit, mais, à part les cas d'adhérences pleurales, il s'entend encore dans les grandes inspirations, à moins qu'une pleurésie séreuse ou purulente ne complique la suppuration hépatique, ou qu'un abcès du foie ne se soit ouvert dans la plèvre ou dans les bronches. Dans ces circonstances les signes propres à ces accidents viennent s'ajouter à ceux de la lésion hépatique et éclairer le diagnostic.

Les troubles nerveux, très variables dans le cours de l'hépatite suppurée, se rattachent à deux circonstances principales, la fièvre et l'insuffisance hépatique. Somnolence, adynamie, stupeur, état typhoïde, tels sont les phénomènes qui font en général cortège à la fièvre; délire d'action, incontinence des matières et coma indiquent de préférence l'insuffisance hépatique. A tous ces phénomènes s'ajoutent un dépérissement lent et progressif, la décoloration des téguments, l'amaigrissement et l'altération de plus en plus profonde des traits du visage, autant de signes d'une situation très grave.

*Évolution et modes de terminaison.* — Malgré l'infection du foie qui se produit par la veine porte, l'hépatite qui nous occupe survenant, tantôt à la suite d'une suppuration accidentelle du tube digestif ou de lésions des organes du bassin, tantôt après une dysenterie où l'agent pathogène peut différer avec les phases de cette maladie, il est facile de comprendre que la marche et la durée de cette hépatite, subordonnée d'ailleurs aux conditions individuelles, soient très variables. Ainsi, il n'y a pas lieu d'être surpris si les auteurs lui ont décrit une marche aiguë, subaiguë ou lente.

La marche aiguë, généralement observée dans les pays chauds, débute par une violente douleur avec ou sans frisson, bientôt suivie de l'augmentation de volume du foie et des signes généraux de la suppuration hépatique : fièvre paroxystique, ataxo-adynamie, sécheresse des membranes muqueuses, anorexie, etc., et se termine habituellement par une mort rapide. La marche dite subaiguë, moins rapide que la précédente, permet au clinicien de mieux apprécier l'état anatomique du foie. La marche lente se distingue non seulement par sa longue durée, mais encore par une absence presque complète de réaction. Les malades, la plupart du temps atteints d'ulcères intestinaux, ont le foie volumineux, un teint jaunâtre sans éclat, la face bouffie; ils accusent un malaise général, de la douleur dans l'hypochondre droit, lorsqu'ils se couchent sur le côté gauche, et sont sujets à de l'insomnie, à de mauvaises digestions, et à de la diarrhée. En dernier lieu, apparaissent des épanchements séreux, des œdèmes sous-cutanés, et la mort a lieu dans le dépérissement, à moins que des phénomènes d'hépatite aiguë ne viennent précipiter le dénouement.

La terminaison de l'hépatite suppurée des pays chauds est ordinairement fatale. Tomes[1] a calculé que la mortalité en dehors de toute espèce de traitement était de 90 p. 100. Rouis, dont les recherches sur la matière sont des plus consciencieuses, compte sur 203 cas :

| | |
|---|---|
| Morts | 162 |
| Guérison imparfaite | 2 |
| Guérison absolue | 39 |

La suppuration dans 96 des cas de mort n'avait pas dépassé les limites du foie; dans 17 elle se trouvait disséminée sur plusieurs points; dans 50, la collection purulente unique, à part une fois où elle était double, avait épanché son contenu au dehors. Parmi les abcès qui avaient franchi la circonscription du viscère, 6 commençaient à intéresser les organes adjacents, 26 s'étaient déversés dans une cavité close du voisinage : 14 dans le

1. Tomes, Tropical abscess of the liver, *The Lancet*, 9 octobre 1886 et *Rev. des Sc. méd.*, Paris, 1887, XXX, 676.

péritoine, 11 dans la plèvre droite, 1 dans la péricarde; 30 s'étaient frayés une issue hors de l'économie, savoir :

| | |
|---|---|
| Par l'un des points de la région hépatique. . . . . . . . . | 2 |
| Par les bronches, après avoir cheminé directement dans le poumon. . . . . . . . . . . . . . . . . . . . . . . . . | 15 |
| Après s'être ouvert dans la plèvre . . . . . . . . . . . . | 2 |
| — par l'estomac . . . . . . . . . . . . . . . . | 5 |
| — par le duodénum . . . . . . . . . . . . . . | 1 |
| — par le côlon transverse. . . . . . . . . . . | 3 |
| — par les canaux biliaires . . . . . . . . . . | 1 |
| — par la vésicule biliaire. . . . . . . . . . . | 1 |

Les deux cas de guérison imparfaite concernent l'un et l'autre des abcès qui, après s'être ouverts à la surface de la peau, continuaient à sécréter, à différentes époques, une petite quantité de matière purulente. Liée sans doute à la difficulté du rapprochement des parois du foyer, cette persistance de la sécrétion purulente n'est pas sans danger, du moins lorsqu'elle s'accompagne d'un dépérissement progressif, aussi convient-il d'essayer à l'enrayer par de larges ouvertures.

Les 39 cas de guérison se rapportent tous à des abcès qui s'étaient frayé un passage direct à l'extérieur ou à la surface d'une membrane muqueuse, à savoir :

| | |
|---|---|
| A travers la paroi thoraco-abdominale . . . . . . . . . . | 17 |
| — dans les bronches . . . . . . . . . . . . . . | 15 |
| — dans l'estomac. . . . . . . . . . . . . . . . | 3 |
| — dans le côlon transverse . . . . . . . . . . . | 4 |

L'ouverture, dans les 17 premiers cas, avait eu lieu :

| | |
|---|---|
| Dans l'un des derniers espaces intercostaux . . . . . | 3 fois. |
| Dans l'un des points de l'échancrure sous-sternale. . . | 13 fois. |
| A l'ombilic. . . . . . . . . . . . . . . . . . . . . | 1 fois. |

Le cas suivant qui nous est personnel est un exemple de guérison après ouverture spontanée d'un abcès hépatique dans l'intestin.

*Dysentérie, plus tard, abcès hépatique ponctionné à l'aide de la seringue de Pravaz; guérison après évacuation du pus par l'intestin.*

B..., 33 ans, contracte à l'âge de 20 ans, sur les équipages de la flotte, une dysentérie qui dure un mois. Depuis lors, il paraît se bien porter, à part quelques alternatives de diarrhée et de constipation. En août 1887, il éprouve des troubles dyspeptiques : pesanteur au moment de la digestion, bâillements, éructations, nausées, vomissements bilieux pendant la nuit, et enfin douleurs vives dans l'hypochondre droit, survenant quelques heures après le repas.

En septembre, apparaît un ictère d'intensité moyenne; le foie, tuméfié, déborde de deux travers de doigt, au niveau de la ligne mammaire; la matité, suivant cette même ligne, mesure 16 centimètres. Le palper permet de reconnaître, entre l'appendice xyphoïde et le rebord des fausses côtes droites, l'existence d'une tuméfaction régulièrement arrondie, ferme, mal délimitée et à peine sensible à la pression; élancements douloureux dans la région de l'hypochondre droit et entre les deux épaules. L'appétit est faible, la respiration normale; les facultés intellectuelles sont intactes; les urines contiennent simplement du pigment biliaire; 100 pulsations, 39 à 40°; sulfate de quinine, lait cru.

Le 7 septembre, je pratique à l'épigastre, à l'aide de la seringue de Pravaz, une ponction exploratrice et je retire cette seringue pleine de pus. Le 8 le pouls est toujours accéléré, 118, la température est élevée, 40°. Cet état persiste et, le 17, il s'y ajoute des douleurs dans l'hypochondre droit s'irradiant dans l'épaule du même côté : acide salicylique 2 grammes.

Le 20, la tuméfaction du foie et l'ictère persistent, les matières fécales sont blanches, elles renferment du pus, la fièvre continue. A partir du 23, l'ictère tend à diminuer, l'état général s'améliore, le foie est toujours volumineux, il déborde encore les fausses côtes.

Les jours suivants, la fièvre cesse, les matières pigmentaires disparaissent de l'urine, les matières fécales reprennent leur coloration. La tuméfaction hépatique est moins saillante; des sueurs couvrent encore la partie supérieure du tronc et la face. Le 25, le malade revient aux aliments solides; quelques jours plus tard, les sueurs cessent, le foie continue de perdre de son volume, et le malade quitte l'hôpital en octobre; il est bien portant et peut être considéré comme définitivement guéri.

Les ouvertures à travers la paroi thoraco-abdominale et les bronches comptant parmi les procédés les plus habituels de guérison spontanée, il y a lieu de les favoriser dans la mesure du possible. C'est là un fait à retenir dans la pratique, et qui conduit à l'indication de l'ouverture des abcès du foie.

La durée de l'hépatite suppurée n'est pas moins variable que ses modes de terminaison, à en juger par les statistiques de Rouis, car elle a oscillé entre 10 et 480 jours, la durée moyenne a été de 60 jours et le chiffre de la mortalité, pour une période donnée, d'autant plus fort que cette période était plus rapprochée du début. Plusieurs mois et même plusieurs années sont souvent nécessaires à l'entier rétablissement des malades, ce qui tient tout à la fois au désordre du tube digestif, au mauvais état fonctionnel du foie, ou encore à des lésions concomitantes. Mais, si l'organisme parvient à reprendre son équilibre normal, il est rare de constater des récidives de suppuration hépatique.

Les phlegmasies séro-purulentes de la plèvre et du péritoine sont les complications les plus habituelles des abcès du foie; elles exigent, pour être reconnues, une attention d'autant plus nécessaire que, dans certaines circonstances, elles nécessitent une intervention chirurgicale. Des noyaux d'apoplexie, des abcès des poumons se voient encore à la suite d'une transmission soit par simple contiguïté, soit par émigration de microbes venus du foie, enfin la dénutrition, résultant d'une longue suppuration hépatique, prédispose à la tuberculose.

La coexistence fréquente d'une intoxication palustre avec la dysenterie fait que des accès fébriles périodiques et une hypermégalie splénique viennent parfois compliquer la suppuration du foie. Or, s'il est possible d'attribuer au paludisme certains paroxysmes de suppuration hépatique, il n'est pas moins facile de prendre, pour de la fièvre de suppuration, des accès de fièvre intermittente, si on ne tient un compte suffisant de la tuméfaction splénique et de la périodicité des accès fébriles.

La guérison pour ainsi dire exceptionnelle, lorsque les malades sont abandonnés à eux-mêmes, est aujourd'hui relativement commune depuis qu'on s'est mis à ouvrir les abcès du foie. Cependant, même dans ces conditions, la mort, encore fréquente, survient tantôt peu de temps après le début du mal, au milieu de phénomènes d'infection pyémique, tantôt beaucoup plus tard et résulte soit d'une complication (pleurésie, péritonite, péricardite, etc.), soit de l'épuisement produit par une suppuration prolongée. Dans quelques cas, enfin, elle est l'effet du désordre hépatique et de l'insuffisance fonctionnelle qui en est la conséquence.

*Séméiologie.* — Affection accidentelle et variable, tant dans ses caractères cliniques que dans son évolution pathologique, l'hépatite suppurative présente forcément des difficultés de diagnostic, même lorsque son origine veineuse n'est pas en doute. Effectivement, les abcès hépatiques n'ont aucun caractère pathognomonique, et parfois ne se révèlent par aucun signe appréciable, de telle sorte qu'il n'est possible d'arriver à les reconnaître que par voie d'exclusion.

Toutefois, lorsque chez un individu dans la période d'état, de déclin ou de convalescence d'une dysentérie, ou dans le cours d'accidents permettant de soupçonner l'existence d'ulcères, de suppuration du tube digestif ou de son voisinage, apparaît tout à coup dans l'hypochondre droit une vive douleur, bientôt suivie de fièvre et de tuméfaction du foie, il y a lieu de soupçonner une infection avec suppuration de cet organe, et il suffira de suivre attentivement le malade pour être bientôt fixé sur l'existence d'un abcès. Mais, si les phénomènes initiaux sont peu accusés, insidieux, il ne restera pour arriver au diagnostic qu'un certain degré de dépérissement avec insomnie, teinte terreuse des téguments, accès de fièvre vespérale, et enfin la tuméfaction du foie, sans augmentation considérable du volume de la rate. La fièvre, qui est un phénomène des plus importants, offre des oscillations entre 38 et 40°; elle est rémittente, plus rarement continue ou intermittente; sa valeur sémiologique est grande par ce fait qu'elle s'accompagne de frissons et de sueurs profuses.

Le frottement hépatique, dont quelques auteurs[1] ont voulu faire un signe pathognomonique, n'a, dans l'espèce, qu'une faible valeur diagnostique, non seulement à cause de la difficulté de sa constatation, mais encore par ce qu'il n'est qu'un signe de périhépatite, et que cette complication peut appartenir à plusieurs affections du foie; du reste Zancarol prétend ne l'avoir pas rencontré, une seule fois, sur 562 cas d'abcès hépatiques.

Le diagnostic devient certain lorsque la collection purulente vient à faire saillie au niveau de la paroi abdominale, car il suffit de pratiquer, à l'aide d'une seringue de Pravaz, une ponction qui ramène du pus, dans lequel cas, l'homme de l'art se trouve fixé non seulement sur l'existence d'un foyer de suppuration, mais encore sur son siège. S'ils viennent s'ouvrir à la surface des téguments, les abcès hépatiques sont également faciles à reconnaître. Ceux qui se font jour dans la plèvre ont pour signes une douleur subite et intense, au niveau des espaces intercostaux, et tous les phénomènes d'un épanchement purulent; ceux qui se déversent dans les bronches, provoquent une toux incessante, bientôt suivie d'expectoration sanguinolente et purulente, couleur chocolat ou café au lait. N'oublions pas l'existence de simples abcès pulmonaires, Zancarol; lui-même, rapporte s'être trompé deux fois dans des cas où l'auscultation donnait peu de signes et où la percussion révélait simplement une faible matité, le plus souvent, à la base du poumon droit. Une douleur vive et subite avec dyspnée intense, suffocation et matité étendue à la région précordiale, chez un individu atteint d'abcès hépatique, ne peut laisser de doute sur la communication avec la cavité du péricarde. Des vomissements répétés, alimentaires ou non, mélangés de matières purulentes, sont de sérieux indices de l'ouverture d'un abcès du foie dans l'estomac, si surtout ils coexistent avec une douleur épigastrique étendue. L'ouverture dans l'intestin se traduit par une douleur d'une intensité variable, et par une diarrhée pyo-

1. J. Malcolmson, *Med. Chirurg. Transact.* London, 1838, XXI, p. 91-106 et *Gaz. méd.* 1839, p. 12. — Bertrand, Bruit de frottement dans les abcès du foie. *Acad. de méd.*, 11 mars 1890 et *Bullet. méd.*, Paris, 1890, p. 216.

sanguinolente. Les signes de la rupture des abcès hépatiques dans la cavité péritonéale diffèrent suivant que le pus est ou non enkysté. Dans le premier cas, la matité est simplement plus étendue, tandis que, dans le second, les divers phénomènes de la péritonite se montrent tantôt avec éclat, tantôt sous une forme atténuée et latente qui, sans le météorisme, une légère douleur à la pression et l'œdème de la paroi, passerait inaperçue.

Ces différents signes conduisent à reconnaître la suppuration hépatique, sinon à avoir de sérieux soupçons sur son existence; mais, il importe de savoir que, dans certaines circonstances, cette suppuration ne se révèle par aucun phénomène précis, et l'on comprendra l'étonnement d'un médecin qui, croyant ouvrir un hématocèle de la tunique vaginale, trouva du pus émigré d'un volumineux abcès de foie.

Les désordres avec lesquels il est possible de confondre l'hépatite suppurative sont, avant tout, les abcès sous-diaphragmatiques ou péri-hépatiques que distingue l'absence de tuméfaction du foie. Il en est un grand nombre d'autres, caractérisés les uns par l'hypermégalie diffuse de cet organe, les autres par une ou plusieurs saillies circonscrites. Aux premières appartiennent l'hypérémie stasique, certaines cirrhoses, la lymphomatose et la leucomatose hépatiques. Ces affections diverses se révèlent par la consistance ferme, l'augmentation générale du volume du foie, et se distinguent de l'hépatite suppurée par le défaut de réaction, une évolution spéciale et l'absence habituelle de tuméfaction splénique. C'est faute de tenir compte de ces caractères et aussi de savoir que les désordres hépatiques constituent des types définis et peu nombreux qu'on est arrivé à confondre trop souvent le foie paludique et le foie dysentérique, et à attribuer au miasme paludéen la suppuration du foie.

Les tumeurs solides du foie, et mieux encore les tumeurs liquides peuvent en imposer pour un abcès de cet organe. Le fibrome embryonnaire, en raison de la semi-fluctuation dont il est parfois le siège, serait facilement confondu avec un abcès, si on ne tenait compte de son développement rapide et de l'absence de fièvre; les épithéliomes hépatiques donneraient de même le change, sans la multiplicité des tumeurs marronnées de la surface de l'organe et leur consistance ligneuse. Les kystes séreux qui ne possèdent pas ce dernier signe sont toujours apyrétiques, et du reste, une ponction exploratrice suffirait pour élucider le diagnostic. Cette ponction ne sera pas moins utile pour distinguer un abcès hépatique d'un kyste hydatique; mais dans certaines circonstances, ce kyste, venant à suppurer, s'accompagne de phénomènes fébriles qui lui donnent la plus complète ressemblance avec les abcès du foie. L'existence d'une tumeur avant l'apparition de ces phénomènes, l'absence de désordres dysentériques ou autres du côté de l'intestin, et enfin, la présence de crochets ou de débris de membranes hydatiques, à l'examen microscopiques du pus, sont autant de phénomènes propres à lever tous les doutes. L'étude qui sera faite plus loin des suppurations des voies biliaires nous permettra d'indiquer les signes distinctifs de ces suppurations et des abcès hépatiques.

Le diagnostic de ces abcès une fois posé, il reste à en déterminer le siège exact, et ce point est des plus importants, surtout depuis leur traitement par la chirurgie. La voussure et parfois aussi un œdème circonscrit de la paroi thoracique ou abdominale, une douleur limitée en un point du foie, un léger frottement péri-hépatique sont, avec une toux courte, tenace et persistante, autant d'indices d'un abcès de la convexité; un ictère, des vomissements fréquents ou même incoercibles, sans doute liés aux rapports de l'estomac et du foie, sont des signes en faveur d'un abcès de la face inférieure de cette glande. Ces signes ont une réelle valeur, mais le plus important de tous est certainement la ponction exploratrice, qui permet de reconnaître tout à la fois la nature et le siège de l'affection hépatique. Pratiquée à l'aide d'une seringue de Pravaz très propre, armée d'une aiguille suffisamment longue, cette ponction n'offre aucun danger, et même, s'il est nécessaire, il ne faut pas hésiter à la renouveler plusieurs fois, car elle n'assure pas seulement le diagnostic, elle sert encore de guide au bistouri dans l'incision des abcès du foie.

Le diagnostic d'un abcès du foie implique nécessairement un pronostic des plus sérieux, tant à cause de l'importance fonctionnelle du viscère affecté que de la difficulté, pour le pus, de se faire jour au dehors, et des conséquences de sa rétention ou de sa pénétration dans un organe de voisinage.

L'existence d'abcès multiples est toujours grave; elle est fatale quand ceux-ci s'accompagnent de noyaux d'induration rouge ou de suppuration métastatique des poumons. Les abcès qui se font jour directement au dehors ou dans les bronches sont ceux qui ont le plus de chances de guérison; viennent en second lieu ceux qui s'épanchent dans la plèvre et que l'on a soin d'opérer, puis les abcès ouverts dans l'estomac ou les intestins. Les abcès qui se déversent dans le péritoine et dans le péricarde sont, de tous, les plus dangereux; ceux qui occupent la face inférieure du foie offrent une gravité plus grande que ceux de la face convexe, plus accessibles au bistouri du chirurgien et qui ont moins de la tendance à envahir les voies biliaires et à s'ouvrir dans la cavité péritonéale. Une fièvre paroxystique persistante, suivie de sueurs, un dépérissement progressif avec adynamie, délire et coma, une anémie progressive avec diarrhée, ce sont là autant de signes accusateurs d'une fin prochaine.

*Prophylaxie et thérapeutique.* — La prophylaxie de la suppuration hépatique, d'origine veineuse, découle forcément de la connaissance des conditions étiologiques et pathogéniques de ce désordre. Les lésions intestinales de la dysentérie, et d'une façon générale, toute lésion purulente ou ulcéreuse dans le domaine de la veine porte, pouvant entraîner cette suppuration, il importe de chercher à éviter, dans la mesure du possible, chacun de ces désordres, et, lorsqu'ils se sont établis, de faire en sorte qu'ils n'infectent pas l'organisme. Pour cela, il est de toute nécessité de recourir à l'emploi de moyens aseptiques et antiseptiques, tels que purgatifs, lavements boriqués, s'il s'agit d'une affection dysentérique ou autre du gros intestin, afin de le débarrasser des matières qu'il renferme et d'en éviter ainsi l'absorption. La limonade lactique, le charbon, le salicylate de bismuth, le naphtol et le benzonaphtol, antiseptiques puissants aux yeux de quelques médecins, sans avoir les avantages des lavements simples ou médicamenteux, doivent être employés simultanément, car on ne peut trop chercher à prévenir l'infection hépatique et la suppuration qui en est la conséquence.

Lorsque cette infection vient à se produire, il est nécessaire de la traiter, c'est-à-dire de s'opposer à ses effets immédiats. La quinine est l'agent de la circonstance, mais il est essentiel de la prescrire à forte dose dès l'apparition du frisson et pendant plusieurs jours. En même temps, la douleur de côté doit être combattue par des révulsifs locaux, ventouses ou vésicatoires, et s'il était nécessaire, par une ou plusieurs injections de morphine. Le calomel sera administré à l'intérieur, des lavages intestinaux auront lieu chaque jour, et le malade sera fréquemment baigné. Tels sont les principaux moyens qu'il convient d'appliquer au début de l'hépatite suppurée, dans la période d'infection et de formation du pus.

La collection purulente s'étant constituée, les indications changent notablement. Le fait que certains abcès du foie peuvent guérir spontanément, avait conduit les médecins et même autrefois les chirurgiens à les abandonner à la nature, et à n'intervenir qu'exceptionnellement. Depuis plusieurs années, et surtout depuis la connaissance des procédés opératoires aseptiques, l'évacuation du pus est devenue un dogme. Il n'est plus permis de compter sur la résorption d'un abcès hépatique, attendu que l'issue spontanée de son contenu au dehors, toujours longue et souvent incomplète, épuise généralement le malade et risque de l'emporter. Cette évacuation, pratiquée autrefois d'après le procédé de Récamier, comportait des applications répétées de potasse caustique ou de pâte de Vienne, jusqu'à la formation d'adhérences entre la paroi abdominale et le foyer purulent, après quoi l'incision était pratiquée et des lavages quotidiens recommandés. La ponction avec canule à demeure fut ensuite préconisée, mais ce procédé, qui n'est pas toujours sans danger a, comme le précédent, l'inconvénient très grave de faire perdre beaucoup de temps; les ponctions aspiratrices répétées, suivies ou non d'injections antiseptiques, constituent un moyen trop peu sûr pour qu'il soit possible de l'ériger en méthode. Cependant, la simple aspiration qui, à plusieurs reprises, a été suivie de succès entre les mains de Rowling, Roux, J. Fayrer, Roy, Mac Dowal, etc., ne peut être définitivement abandonnée.

Un garçon de 23 ans, atteint pendant la campagne de Cochinchine d'une dysenterie qui lui dura environ trois semaines, se croyait rétabli lorsqu'il ressentit, quelques mois plus tard, de violentes douleurs au niveau de la région du foie. Ces douleurs de plus en plus intenses, presque intermittentes, accompagnées de tiraillements dans l'abdomen, l'amènent à l'hôpital où il est admis le 25 avril 1870 dans notre service. Nous constatons, à la palpation et à la percussion, une augmentation considérable du volume du foie qui descend jusqu'à la crête iliaque. Il existe de la fièvre le soir et le 28 survient dans la soirée un frisson suivi de sueurs. Le 3 mai nous enfonçons sur un point légèrement saillant, situé vers l'extrémité de la dernière fausse côte, une aiguille aspiratrice et nous retirons plus d'une centaine de grammes d'une sérosité purulente, sans la moindre réaction le jour de l'opération, pas plus que les jours suivants. Le 7 mai, le malade, se sentant bien, quitte l'hôpital, malgré nos conseils. Le liquide de la ponction examiné au microscope ne présente aucune trace d'hydatide. La ponction avec injection de liquides antiseptiques compte également un certain nombre de bons résultats; mais, en général, lorsque la collection purulente est considérable, il vaut mieux ouvrir largement.

Stromeyer Little[1], l'un des premiers, fut d'avis d'ouvrir large-.

1. L.-S. Little et Ayme, Note sur le traitement des abcès du foie à l'hôpital de Shang-Haï; bons résultats obtenus par l'ouverture directe au bistouri, combinée avec

ment et hâtivement les abcès hépatiques, superficiels ou profonds, adhérents où non à la paroi thoracique, et la plupart des chirurgiens partagent aujourd'hui sa manière de voir, comme l'indiquent les discussions les plus récentes des sociétés savantes et des Académies[1]. Cependant, si la méthode de Little est applicable aux abcès isolés, quelle qu'en soit l'origine, elle ne peut convenir aux abcès multiples et par conséquent être érigée en coutume générale; d'ailleurs, le siège des abcès, leur communication, avec une cavité voisine ou avec l'extérieur, sont autant de circonstances propres à apporter des modifications dans le mode opératoire.

Zancarol[2], qui s'est beaucoup occupé du traitement des abcès du foie, est d'avis que leur opération comprend trois temps, savoir : l'exploration de l'abcès, son ouverture et sa toilette. Après une antisepsie rigoureuse et une anesthésie complète, un trocart explorateur ou une aiguille cannelée de dimension moyenne, et au besoin une seconde ou même une troisième aiguille sont enfoncés, sans le moindre inconvénient, dans l'endroit supposé abcédé, et cela non seulement pour découvrir l'abcès, mais encore pour se rendre compte de ses dimensions et de sa direction. Puis, la peau et les parties molles sont incisées, parallèlement à la côte correspondante, à l'aide du thermo-cautère, à l'union du tiers supérieur avec les deux tiers inférieur de l'abcès. La côte, mise à nu, est réséquée au niveau des angles de la plaie, dans une longueur égale à l'étendue de l'abcès, puis, le couteau du thermo-cautère guidé par le trocart explorateur, est enfoncée dans la cavité de l'abcès et une ouverture est pratiquée,

l'application de la méthode antiseptique de Lister (*Archiv. de méd. navale*, Paris, 1880, XXX, p. 525-542). — J. Nansohoff, Abcès du foie, aspiration, insuccès, large ouverture, guérison (*New-York med. Record*, 16 déc. 1882). — Villemin, Traitement des abcès du foie (*Gaz. hebd. de méd. et de chir.*, 28 octobre 1882, p. 704). — E. Solland, Relation d'un abcès du foie traité par la méthode des médecins anglais en Chine (*Archives de méd. nav.*, mai 1882, p. 406). — A.-A. Long, Des diverses méthodes du traitement chirurg. des abcès du foie, etc. Montpellier, 1884. — E.-A. Caravias, Traitement des collections purulentes du foie par incision large et antiseptique, Paris, 1885. — De Gennes et Kirmisson, Note sur deux cas d'abcès du foie, etc. (*Archiv. gén. de méd.* Paris, 1886, t. II, p. 288). — J. Chauvel, Sur quatre cas d'abcès du foie traités par l'incision directe (*Ibid.*, 8889, t. II, p. 129). — J. Rochard, Rapp. à l'Acad. de méd., même année). — J. Chauvel, Sur une complication peu commune des abcès du foie ouverts à l'extérieur (*Archiv. gén. de méd.* Paris, 1890, t. II, p. 5). — Maurice Hache, Observations d'abcès du foie, traités par l'incision franche (Comm. à l'Acad. de méd., 29 juillet 1890 et *Bull. méd.*, 1890, p. 683).

1. Voir *Bulletins de l'Académie de médecine*, Paris, années 1890 et suivantes, et *Comptes rendus et Bull. de la Société de Chirurgie*, Paris, 1891.

2. G. Zancarol. — *Traitement chirurgical des abcès du foie des pays chauds*, Paris, 1893.

suffisante pour introduire un doigt dans cette cavité, et maintenir le foie en contact immédiat avec les parois du tronc, de cette façon l'épanchement du pus dans les cavités séreuses est évité; un premier, puis un second écarteur sont introduits dans la cavité de l'abcès et confiés à un aide, afin de maintenir ses parois accolées à celles du thorax. A ce moment, on élargit l'incision, toujours au thermo-cautère, de façon à lui donner, comme limite, les deux angles de la plaie cutanée.

La toilette de l'abcès constitue le temps le plus long et l'un des plus importants de l'opération. Les écarteurs toujours en place, Zancarol fait passer un courant d'une solution chaude d'acide salicylique au millième, jusqu'à ce que l'eau de lavage sorte tout à fait claire, puis, avec les doigts ou des éponges montées à l'aide de coton stérilisé, il détache les caillots, le pus adhérant aux parois, et toutes les parties sphacélées du tissu hépatique, jusqu'à ce que la surface de l'abcès soit absolument propre. La cavité est ensuite remplie de gaze iodoformée, les écarteurs sont retirés, après quoi on applique un pansement aseptique qui est renouvelé seulement lorsqu'il se trouve souillé au dehors. Le troisième ou le quatrième jour un second pansement est fait sans écarteur, car des adhérences sont déjà formées, la cavité de l'abcès est de nouveau lavée avec la solution d'acide salicylique chaude, et bourrée de gaze iodoformée, ou simplement stérilisée, si des signes d'intoxication par l'iodoforme venaient à se produire. D'ordinaire, la fièvre disparaît définitivement à la suite de l'opération et, si elle recommence, des pansements plus fréquents doivent avoir lieu; mais lorsque, malgré tout, elle persiste, il y a de sérieuses raisons de croire à des abcès multiples, venant augmenter de beaucoup la gravité du pronostic.

Les abcès du lobe gauche, d'ordinaire saillants à l'épigastre, ou sous les fausses côtes droites, sont opérés suivant la même méthode, avec cette différence toutefois que le bistouri remplace le thermo-cautère, à cause du rayonnement de ce dernier sur le péritoine; il en est de même des abcès communiquant avec une cavité ou un organe voisin. Ce procédé, appliqué par son auteur sur quinze malades, a été suivi de succès dans la moitié des cas; il n'a déterminé aucune suppuration de la plèvre ou du péritoine, et a amené au plus quelques hémorrhagies; la cholérrhagie, accident habituel vers la fin du second septénaire, cesse, en général, spontanément au bout de quelques jours de durée.

Comme il est facile de le remarquer, le grand point pour le chirurgien, celui qui, avant tout, doit régler sa conduite, c'est d'arriver à déterminer le nombre des abcès, attendu que l'opération, souvent efficace dans le cas d'abcès unique, n'offre que de faibles avantages dans les abcès multiples dont la proportion serait, suivant Zancarol, de 84 à 211.

L'ouverture des abcès du foie n'empêche pas les soins médicaux et un régime appropriés. Le médecin ne saurait oublier que, le tube digestif ayant été le point de départ de la suppuration hépatique, il convient d'éviter le séjour des matières, et de faire usage, suivant l'indication, des antiseptiques intestinaux. En même temps, il sera prescrit des préparations de quinquina et des lotions d'eau froide alcoolisée; le malade sera soumis à un régime azoté, s'il existe de l'appétit, au régime lacté, en cas d'inappétence absolue; il est reconnu qu'une alimentation azotée favorise à un haut degré la réparation des plaies qui suppurent.

Dans le cas enfin où il existerait des abcès multiples, le médecin ne peut abdiquer, il doit s'appliquer à combattre la fièvre par les préparations de quinine et d'antipyrine, par des lotions et les bains, comme aussi à alimenter son malade et à lui donner un repos et un sommeil aussi complets que possible.

**Larrey** (**J.**). *De l'hépatitis d. Relation hist. et chir. de l'expédition de l'armée d'Orient en Égypte et en Syrie.* Paris, 1803, p. 189. — **Saunders.** *Mal. du foie*, trad. franç. sur la 3e édit. anglaise. Paris, 1804. — **Cayrade** (**P.-J.-H.**). *Sur les abcès du foie.* Strasb., 1828. — **Calvé** (**F.-V.**). *Quelques consid. sur la format. et l'ouvert. des abcès du foie.* Paris, 1828. — **Jourdain.** *Observ. d'hépatite chronique, abcès multiples du foie.* (*Rec. des mém. de méd., chir. et pharm. milit.*, 1re série, t. LII, p. 118. Paris, 1842.) — **Haspel.** *Sur les maladies du foie.* (*Ibid.*, t. LV, p. 1, Paris, 1843.) — **Simon.** *Observation d'abcès du foie consécutif à une gastro-cholite.* (*Ibid.*, p. 123.) — **Broussais** (**C.**). *Réflexions sur les abcès du foie.* (*Ibid.*, p. 144.) — **Renard** (**A.**). (*Ibid.*, p. 126.) — **Laveran.** *Documents pour servir à l'histoire des maladies du nord de l'Afrique.* (*Ibid.* LII, 1.) — **Catteloup.** *Coïncidence des abcès du foie avec la diarrhée et la dysentérie endémiques de la province d'Oran.* (*Ibid.*, t. LVIII, p. 27, Paris, 1845.) — Le même. *Recherches sur la dysentérie du nord de l'Afrique.* (*Rec. des mém. de méd., chirurg. et pharm. milit.*, 2e série, t. VII, p. 1, Paris, 1851.) — **Delord.** *Quelques réflexions sur le Sénégal et sur la dysentérie de ce pays.* (Thèse Montpellier, 1845.) — **Cambay** (**C.**). *Traité de la dys. des pays chauds et spécialement de l'Algérie.* Paris, 1846. — **Eon.** *De l'hépatite.* (Thèse Paris, 1847.) — **Gauverit** (**A.**). *Recherches sur les difficultés que présente le diagnostic des abcès du foie.* (Thèse Paris, 1849.) — **Meunier** (**F.**). *Considér. sur l'hépatite et les abcès du foie.* (Thèse Paris, 1850.) — **Blondeau** (**A.**). *Des abcès du foie.* (Thèse Paris, 1851.) — **Cabaud** (**P.-A.**). *Sur l'hépatite et les abcès du foie.* (Thèse Montpellier, 1851.) — **Mouret** (**A.**). *De la coïncidence de l'hépatite ou des abcès du foie avec la dysentérie dans les pays chauds.* (Thèse Paris, 1851.) — **Chevassu** (**H.**). *De l'étiologie de quelques abcès du foie.* (Thèse Paris, 1851.) — **Morel** (**E.-H.**). *Quelques considérations sur les phlegmasies et les abcès du foie en Algérie.* (Thèse Paris, 1852.) — **Waring** (**E.-J.**). *An inquiry into the statistics and pathol. of some* *points connected with abscess of the liver, as met with in the East Indies.* Tribandrum, 1854. — **Lehir** (**L.-M.**). *Sur l'hépatite et les abcès du foie dans les pays intertropicaux.* Paris, 1856. — **Lagarde** (**C.-T.-E.**). *De l'abcès du foie observé en Afrique.* Paris, 1857. — **Perier** (**J.**). *Des abcès du foie, considér. étiologiques,* etc. (*Mém. de méd., de chirurg. et de pharm. milit.* Paris, 1857, sér. 2, t. XIX, p. 70.) — **Rouis** (**J.-L.**). *Recherches sur les suppurations endémiques du foie,* d'après des observat. recueillies en Algérie. Paris, 1869. — **Dutroulau** (**A.-F.**). *Traité des malad. des Européens dans les pays chauds.* Paris, 1861, p. 643. — **Moore** (**J. W.**). *The relation of dysentery to abcess of the liver, as shown by the clinical records of the European general hospital.* (*Trans. of the med. and physical Soc. of Bombay.* Bombay, 1862, p. 292.) — **Lancereaux** (**E.**). *De l'infection par produits septiques engendrés au sein de l'organisme.* (*Gaz. méd. de Paris,* 1863, et *Mém. d'anat. path.* Paris, 1863, p. 54.) — **Raf. Rocha Castilla.** *Des abcès du foie.* (Thèse de Paris, 1863.) — **Marroin** (**A.**). *Abcès du foie.* (*Archiv. gén. de méd.* Paris, 1862, II, 569-587.) — **Morehead.** *Clinical researches of diseases in India.* London, 1860. — **Julien.** *Aperçu sur les lésions anatom. de la dys. en Cochinchine.* (Thèse Montpellier, 1864.) — **Saux.** *De l'hépatite dans les pays chauds.* (Thèse Paris, 1868.) — **Colin** (**L.**). (*Bull. Soc. méd. des hôp.,* 1873, p. 125.) — **Larivière.** *Étude clinique des abcès du foie dans les pays chauds.* (*Mém. de méd. et de chir. milit.,* 1868, t. XX, sér. 3, p. 433.) — **Michel** (**Ed.**). *Quelq. recherches sur les abcès du foie s'ouvrant de la poitrine.* (*Mém. et Bull. de la Soc. méd. chir. de Bordeaux,* 1869, fasc. 1.) — **De Castro.** *Abcès du foie traités par la ponction.* (*Union méd.,* 1870, t. I, p. 8.) — **Navarette y Romay.** *Étude des abcès du foie dans la dysentérie,* etc. (Thèse de Paris, 1872.) — **Sachs** (du Caire). *De l'hépatite des pays chauds, des abcès du foie et de leur traitement chirurgical.* (*Archiv für klin. Chirurg.,* 1876, t. XIX, p. 235 ; anal. dans *Archiv. gén. méd.,* juillet 1876.) — **Gluck** (**Th.**). *Ueber embolische Leber-abcesse nach Dysenteric.* Berlin, 1878. — **Demange** (**E.**). *Abcès multiples du foie dans la dysentérie de nos climats.* (*Rev. méd. de l'Est,* et *Gaz. méd.* Paris, 1878, p. 59.) — **Laveran.** *Contribution à l'anatomie pathologique des abcès du foie.* (*Arch. de physiolog. norm. et path.* Paris, 1879, p. 655.) — **Fayrer** (**J.**). *Chronic dysenterie and abcess of the liver opened first by aspiration and then by direct incision with antiseptic precautions. Death on sixth day.* (*Trans. of the pathol. Soc. of London,* 1881, t. XXXII, p. 119.) — Le même. *Dysentery and liver abscess.* London, 1883. **Dickinson** (**W. H.**). (*Ibid.,* p. 127.) — **Ughetti** (**G. B.**). *L'hepatite suppurativa.* (*Rivista clinica,* décembre 1884.) — Le même. *Contribution à l'étude de l'hépatite suppurative en Italie.* (*Union méd.,* 28 février 1885, p. 357.) — **Du Chatellier** (**A.**). *Considérat. sur la genèse et l'étiologie de l'hépatite suppurée.* (Thèse de Paris, 1885.) — **Harley** (**G.**). *Inflammat. of the liver and its sequelae.* London, 1886. — **Routier.** *Dysentérie sporadique, abcès du foie.* (*Bull. Soc. anat.,* 1882, janvier, février, mars, p. 34.) — **Kelsch et Kiener.** *Étude anatomo-path. des abcès dysentériques du foie.* (*Archiv. de physiol. norm. et path.* Paris, 1884, n. s. IV, p. 23-46). — Les mêmes. *Sur la nature de l'hépatite suppurée des pays chauds.* (*Archiv. gén. de médecine.* Paris, 1888, t. II, p. 257-279.) — **Muselier** (**P.**). *Dysentérie ancienne, abcès multiples du foie.* (*Gaz. méd.,* 1885, p. 565.) — **Kiener.** *Abcès dysent. du foie ouvert dans les bronches.* (*Gaz. hebdom. des sc. méd. de Montpellier,* nov. 1886 et février 1887.) — **Kartulis.** *Zur Ætiologie der Dysenterie in Ægypten.* (*Archiv f. path. Anat. und Physiol.* Berlin, 1886, t. CV, p. 521.) — Le même. *Ueber tropischen Leberabscesse in ihr Verhältniss zur Dysenterie.* (*Ibid.,* 1889, t. CXVII, p. 97. — **Gauran.** *Hépatite suppurée des pays chauds.* Bordeaux, 1886. — **Gauvy.** *Dysentérie aiguë, hépatite suppurée,* etc. (*Archiv. de méd. navale,*

1891, t. II, p. 470.) — **Clarac.** *Observat. d'abcès du foie recueillies dans les hôpitaux de la Martinique.* (*Arch. de méd. navale.* Paris, 1892, t. LV, p. 321.) — **Jayle.** *Dysentérie, abcès rétrohépatique ouverts dans la plèvre et le poumon droit et le duodénum. Abcès hépatiques multiples.* (*Bull. de la Soc. anat.* Paris, 1893, 148.) — **Calmettes.** *La dysentérie et les abcès du foie d'origine dysentérique.* (*Archiv. de médecine navale.* Paris, 1893, t. LX, p. 207-223.) — **Babes.** *Étude sur l'entéro-hépatite suppurée.* (*Roumanie méd.*, 1893, p. 126.) — **Laveran.** *Abcès du foie.* (*Soc. méd. des hôpitaux*, Paris, 1890 et 1893, p. 8.) — **Zancarol.** *Pathogénie des abcès du foie.* (*Semaine médic.*, 1893, p. 161.) — **Bertrand (L.-E.) et Fontan (J.).** *Traité médico-chirurgical de l'hépatite suppurée des pays chauds; grands abcès du foie.* Paris, 1894. — **Rendu.** *Note sur deux cas d'abcès du foie tropicaux.* (*Bull. et Mém. de la Soc. méd. des hôpitaux.* Paris, 1876, 631.) — **Peyrot et Roger.** *Abcès du foie ne contenant que des amibes.* (*Semaine méd.*, 1896, 143.)

**Bristowe (J. S.).** *On the connexion between abscess of the liver and gastro-intestinal ulceration.* (*Transactions of the pathol. Soc. of London*, 1858, t. IX, p. 241.) — **Traube (L.).** *Fall von Perforation des Processus vermiformis mit nachfolgend. Pylephlebitis und beginnend Abscessbild. in der Leber.* (*Deutsche Klinik.* Berl., 1859, XI, 505-507.) — **Lancereaux (E.).** *De l'infection par produits septiques internes.* (*Mémoires d'anatomie path.* Paris, 1863.) — Le même. *Atlas d'anatom. pathologique.* Paris, 1871, p. 65, pl. 8, fig. 2, 2'.) — Le même. *Pérityphlite causée par une épingle, abcès consécutif du foie avec phlébite d'une veine sus-hépatique, abcès métastat. des poumons et de l'encéphale, pleurésie et péricardite suppurées.* (Dans *Traité d'anatomie pathol.* Paris, 1879-1881, t. II, p. 962.) — **Payne (J. F.).** *Two cases of suppuration in the liver, consequent on irritation in the appendix vermiformis cæci.* (*Trans. of the pathol. Soc. of London*, 1870, t. XXI, p. 231.) — **Bernheim.** *Contribution à l'histoire de la pyléphlébite suppurée consécutive à la suppurat. du cæcum ou de l'appendice iléo-cæcal.* (*Rev. méd. de l'Est.*, Nancy, 1874, t. I, p. 33.) — **Hilton Fagge (C.).** *Hepatic abscesses, following ulcerat. of the large intestin.* (*Ibid.*, p. 235.) — **Murchison.** *Two cases of abcess of the liver secondary to simple ulcer of the stomach.* (*Trans. of the pathol. Soc. of London*, 1866, t. XVII, p. 145.) — **Peacock.** *Abcess of liver opening into right pleural cavity and then into the bronchi.* (*Ibid.*, 1868, t. XIX, p. 243.) — **Moxon (W.).** *Large single abcess of the liver, secondary to ulcer of intestine.* (*Ibid.*, 1873, t. XXIV, p. 116.) — **Reinhold.** *Observat. d'abcès du foie consécutifs à une pérityphlite latente et à un ulcère du duodénum.* (*Munch. med. Wochenschr.*, 1887, n° 34, et *Gaz. méd.*, 1888, 250.) — **Bokaï.** *Abcès du foie comme complication d'une fièvre typhoïde.* (*Gaz. méd. de Paris*, 1881, p. 641.) — **Wichkam Legg.** *Ulcération de l'appendice iléo-cæcal, abcès consécutif du foie.* (*St Bartholomew's Hospit. Reports*, 1875, t. XI, p. 85 et *Rev. des sc. méd.*, 1876, t. VII, p. 633.) — **Ashby (H.).** *Pyaemic abcess of the liver, secondary to an ulcer of the cæcal appendix, resulting from ingestion of a pin.* (*Lancet.* London, 1879, II, p. 649.) — **Netter (A.).** *Abcès du foie consécutif à une ulcération de l'appendice cæcal par une épingle.* (*France méd.* Paris, 1883, I, 25-28.) — **Church (M. D.).** *A case of suppurat. hepatitis due to a pin in the vermiform appendix.* (*Boston med. a. surg. Journ.*, 1883, t. CIX, p. 260-273.) — **Chauffard (A.).** *Étude sur les abcès aréolaires du foie.* (*Archiv. de physiol. norm. et path.* Paris, 15 février 1883, p. 263.) — **Roughton (E. W.).** *Parametritis und abcess of the liver.* (*St Bartholomew's Hospital Reports*, 1885, t. XXI, p. 173.) — **Steven.** *Abcès du foie consécutif à une péritonite pelvienne.* (*Bull. méd.* Paris, 1890, p. 161.) — **Ewald.** *Phlébite suppurée et abcès du foie liés à la perforation de l'appendice vermiforme.* (*Bull.*

*méd.* Paris, 1892, p. 1406.) — **Achard (Ch.)**. *Infection du foie compliquant l'appendicite, pathogénie des abcès aréolaires.* (*Bull. de la Soc. méd. des hôpitaux*, Paris, 1894, p. 793.) — Le même. (*Ibid.*, 1895, p. 29.) — **Hale White**. *Abcès du foie consécutif à un ulcère intestinal.* (*Bull. méd.*, 1894, p. 346.) — **Œttinger**. *Abcès aréolaires du foie.* (*Soc. méd. des hôpitaux*, Paris, 1894, p. 959.) — **Launois**. (*Revue de médecine*, 10 nov. 1895.)

## B. — *Hépatites suppurées d'origine artérielle.*

*Étiologie et pathogénie.* — Très fréquentes avant la pratique de l'asepsie et de l'antisepsie, ces hépatites avaient leur principale cause dans des opérations malpropres ou dans des traumatismes mal soignés, aussi l'une des premières conquêtes de l'anatomie pathologique fut-elle la constatation des abcès hépatiques à la suite des plaies de tête. Beaucoup plus rares depuis que la chirurgie se fait proprement, ces hépatites se rencontrent encore lorsque des agents pyogènes, venant à pénétrer dans les veines pulmonaires ou dans un point quelconque de la grande circulation, sont transportés jusque dans l'artère hépatique et s'y arrêtent grâce à la lenteur relative de la circulation du foie.

Ainsi l'on voit se produire des suppurations hépatiques au cours ou à la fin d'affections suppurées ou gangréneuses des poumons, du cœur (endocardite ulcéreuse) ou de tout autre organe, sinon à la suite de furoncles, d'anthrax, d'abcès sous-cutanés ou osseux, de panaris et surtout de phlébites suppurées, et comme, dans des circonstances aussi diverses, les agents pathogènes peuvent différer, on conçoit que les caractères de la suppuration hépatique ne soient pas absolument identiques.

Un journalier, âgé de cinquante-deux ans, homme robuste, est admis à l'hôpital, dans un état de faiblesse et de prostration, avec fièvre légère qui porte à diagnostiquer une affection de la plèvre ou du foie; il succombe tout à coup le lendemain. — Son foie, légèrement tuméfié, offre, à la partie supérieure du lobe droit, un foyer purulent du volume d'un œuf, lequel communique avec un foyer semblable situé dans son voisinage. Le parenchyme, tassé à la limite de ces foyers, est tapissé d'une membrane de nouvelle formation; le reste de l'organe est peu modifié. Les autres viscères sont sains; toutefois, le poumon droit présente, au niveau de son lobe inférieur, deux abcès de la grosseur d'une petite olive, et le cœur, légèrement décoloré, contient un sang noir coagulé. Aucune lésion initiale ne donne l'explication de ces abcès, si ce n'est, à la face interne de l'index de la main droite, la cicatrice récente d'un panaris qui faillit faire tomber la dernière phalange.

Un autre malade également robuste, admis à l'hôpital pour un ictère avec hémorrhagie, et mort quelques heures plus tard, dans l'adynamie et le coma, présente, à l'autopsie, un ramollissement du parenchyme hépatique avec de nombreux abcès marronnés. Là encore, un panaris avait été le point de départ de la suppuration hépatique. Un de nos malades, atteint de gangrène pulmonaire, succomba enfin avec des abcès miliaires gangréneux dans le foie et dans la rate. Le transport par le sang d'agents de suppuration est ainsi la cause de ces désordres.

*Anatomie et physiologie pathologiques.* — Le foie, en raison surtout de l'hypérémie considérable qui accompagne la formation du pus, augmente rapidement de volume et de poids. Son parenchyme est friable, violacé, parsemé de taches ecchymotiques, de points noirâtres, jaunâtres ou verdâtres, surtout s'il existe de l'ictère. Les abcès, ordinairement multiples, disséminés ou bien groupés à la surface ou dans l'épaisseur du parenchyme ont des dimensions qui varient depuis la grosseur d'un pois jusqu'à celle d'une olive. Ils sont rarement plus volumineux, excepté dans les cas où, peu nombreux, ils peuvent s'accroître, se réunir et même parvenir à se faire jour au dehors, ainsi qu'il arrive pour les abcès hépatiques d'origine veineuse. Des coupes du foie, pratiquées au niveau des plaques violacées ou noirâtres, montrent que le tissu hépatique, criblé d'anfractuosités, contient des microbes, des leucocytes, des débris cellulaires et des hématies qui lui donnent sa coloration noirâtre ou jaunâtre. Cette suppuration, presque toujours liée à des embolies microbiennes, s'observe dans toutes les parties de la glande, et particulièrement à sa périphérie. Il y a, tout d'abord, afflux de leucocytes qui obstruent la lumière des vaisseaux, s'extravasent au dehors, avec un certain nombre d'hématies, et forment un noyau brunâtre ou hémorrhagique qui est la première phase du processus de suppuration. La seconde phase se caractérise par la transformation granuleuse des éléments du bouchon fibrineux, et par la nécrose des cellules hépatiques de leur voisinage, lesquelles se fragmentent et se désagrègent, d'où le ramollissement et la coloration blanchâtre centrale du noyau d'induration hémorrhagique. Dans sa troisième et dernière phase, le ramollissement s'accentue, le foyer, toujours circonscrit par une collerette brunâtre, offre un contenu liquide, d'un blanc sale, constitué par des globules de pus, des microbes et des détritus divers, provenant du sang et des cellules hépatiques. C'est ainsi qu'un abcès du foie, survenu en quelques jours, pendant la convalescence d'un anthrax, et opéré par Ricard, ne renfermait que des débris de ce genre et des staphylocoques dorés. Dans certains cas d'infection légère où des abcès peu nombreux n'entraînent pas une mort rapide, il arrive de constater, à la circonférence de l'abcès, une membrane pyogénique due à l'irritation produite sur les parois du foyer purulent par les éléments nécrosés. A côté de ces lésions, les vaisseaux portes et les canaux biliaires conservent généralement leur intégrité, les cellules hépatiques sont troubles, infiltrées de granulations, et parfois en partie détruites, alors même qu'il n'existe aucun abcès collecté, comme nous l'avons constaté, autrefois, et encore récemment, dans un cas d'amygdalite putride où les vaisseaux du foie étaient remplis de streptocoques. D'autres organes que le foie peuvent, comme lui, être envahis par des microbes émanés de la même source et suppurer.

*Symptomatologie.* — Les phénomènes cliniques liés à la présence des abcès hépatiques d'origine artérielle sont, les uns, locaux, les autres généraux. Les phénomènes locaux consistent dans la tuméfaction de la glande, qui s'étend du mamelon à un ou deux travers de doigt au-dessous du rebord costal. Douloureux à la pression et à la percussion, cet organe offre, rarement, des saillies appréciables et de la fluctuation, plus rarement encore, un bruit ou une sensation de frottement, car, vu la rapidité de la mort, le temps n'est d'ordinaire pas suffisant pour la formation d'une péri-hépatite.

La rate est presque toujours volumineuse ; quant aux autres organes, ils sont quelquefois atteints, les poumons et l'encéphale surtout, de désordres matériels et de troubles fonctionnels déterminés par des suppurations ayant même origine que celle du foie. Les phénomènes généraux, en raison de leur concomitance habituelle avec une infection du sang et les désordres multiples qui en résultent, sont complexes et difficiles à discerner, bien qu'ils aient certaines anologies avec ceux des abcès d'origine veineuse ; ils diffèrent, d'ailleurs, suivant que les abcès sont uniques, multiples ou très nombreux. Dans le premier cas, c'est-à-dire lorsqu'il n'existe qu'un ou deux abcès peu volumineux, le principal phénomène est un état fébrile paroxystique, dans lequel la température atteint, à peine, le taux normal, le matin, tandis que, le soir, elle s'élève jusqu'à 40° et plus. Le second cas est caractérisé par la prédominance de phénomènes typhoïdes, ou adynamiques, et surtout par du délire et du coma, accidents qui résultent au moins autant de l'empoisonnement général du sang que de la suppuration du foie. Un ictère plus ou moins accentué, généralement lié à l'altération des cellules hépatiques, des vomissements bilieux, viennent parfois s'ajouter à ces phénomènes, et enfin, dans quelques circonstances, les désordres de l'insuffisance hépatique, qui entraînent à peu près fatalement la mort.

L'hépatite suppurée d'origine artérielle évolue d'ordinaire en peu de jours et se termine presque invariablement par la mort, tant à cause de l'infection générale que de l'altération du foie. Dans quelques cas de faible intensité, alors qu'il n'y a qu'un petit nombre d'abcès, la durée de l'affection hépatique atteint une semaine au plus, mais lorsqu'un abcès vient à se faire jour au dehors ou spontanément, ou artificiellement, la guérison peut se produire d'une façon presque définitive, comme l'attestent plusieurs faits inscrits dans les annales scientifiques. Toutefois, si une fistule s'établit et si la suppuration se continue pendant un assez long temps, la mort peut être l'effet de cette suppuration prolongée.

*Sémiologie.* — Le diagnostic de l'hépatite suppurée d'origine artérielle est en général plus facile que celui de la suppuration d'origine veineuse, mais il n'offre pas moins des difficultés sérieuses qui résultent, tantôt du peu d'intensité des phénomènes hépatiques, tantôt de la cicatrisation prématurée du foyer initial d'infection, ou de la difficulté à le découvrir, tantôt, enfin, de la ressemblance très grande de ces phénomènes avec ceux de certaines maladies fébriles, la fièvre typhoïde en particulier. L'erreur sera évitée, dans ces divers cas, si on n'oublie pas qu'une suppuration, même banale, peut être la source de petites embolies capables d'infecter le foie, et si on sait analyser parfaitement les symptômes physiques et fonctionnels présentés par cet organe.

Il faut savoir, d'ailleurs, que la glande hépatique est presque toujours tuméfiée, et qu'une douleur circonscrite et persistante en un point de cette glande doit éveiller une sérieuse attention au point de vue de la possibilité d'un abcès. Quand, à ces phénomènes, s'ajoute un teint jaunâtre, cireux, avec altération des traits du visage et un état fébrile à paroxysmes nocturnes, sans désordres appréciables d'aucun organe, il y a de grandes présomptions pour une suppuration du foie. La certitude fera suite au soupçon, si, dans ces conditions, il survient de l'ictère, et, à plus forte raison, si l'on parvient à constater des phénomènes de périhépatite, une saillie élastique ou fluctuante à la surface du parenchyme hépatique, et, enfin, à extraire du pus par une ponction exploratrice. Pour connaître l'origine de cette suppuration, il est nécessaire de rechercher le foyer initial, et, s'il avait disparu, sa cicatrice récente, et même d'examiner soigneusement les viscères pour savoir s'il n'existait pas un foyer infectieux antérieur à la lésion hépatique.

La tuberculose aiguë, le typhus, la fièvre typhoïde sont autant de maladies avec lesquelles l'hépatite suppurée aiguë, d'origine artérielle, est facilement confondue; cependant, cette erreur sera évitée non seulement par la recherche du foyer initial, mais encore par la constatation de frissons multiples, d'un état fébrile spécial, par la tuméfaction et la souffrance du foie, l'altération des traits du visage, et, dans quelques cas, par l'apparition d'un ictère.

Effets d'une infection générale de l'organisme, les abcès hépatiques de provenance artérielle, constituent un état des plus graves, et presque toujours mortel. L'élévation de la température, l'agitation, le délire et le coma représentent une situation sérieuse, et indiquent une mort prochaine, due soit à l'empoisonnement du sang par les microbes ou leurs toxines, soit à l'insuffisance hépatique.

*Prophylaxie et thérapeutique.* — La prophylaxie consiste à éviter le séjour du pus dans les foyers de suppuration et à les désinfecter le mieux possible, surtout quand ils se trouvent situés au voisinage d'une veine, comme il arrive pour certains furoncles du visage, facilement suivis de phlébite des veines ophthalmiques. Aussi convient-il d'employer dans ces conditions des lavages, des injections et des pansements avec des liquides antiseptiques appropriés.

Le traitement doit viser tout à la fois l'état général et l'affection locale. Le sulfate de quinine et l'alcoolature d'aconit, à hautes doses, sont, avec les bains tièdes, les moyens qui m'ont paru produire les meilleurs effets. Ces agents abaissent la température, modèrent la fièvre, diminuent la sécheresse de la peau, et en cela, ils sont d'une utilité incontestable. Cependant ils ne parviennent que par exception à sauver la vie des malades, dont plusieurs organes se trouvent généralement envahis par les agents de la suppuration. Aussi, toute intervention chirurgicale est-elle inutile, excepté dans les cas d'une localisation spéciale sur le foie, et d'un abcès volumineux et unique. La sérothérapie pourrait être utile, dans l'espèce, si on parvenait, un jour, à pouvoir modifier avantageusement l'état du sang et des organes infectés par les agents de la suppuration, mais c'est là une espérance qui est encore loin d'être réalisée.

**Petit le fils.** *Des aposthèmes du foie.* (*Mém. de l'Academ. roy. de chirurgie*, nouv. édit. Paris, 1819, II, 42.) — **Morand.** *Sur les abcès du foie.* (*Ibid.*, 49.) — **Bertrandi.** *Sur les abcès du foie qui se forment à l'occas. des plaies de tête.* (*Ibid.*, III, 439.) — **Briard.** *Mém. sur les abcès du foie consécutifs aux lésions traumat. en général.* (*Mém. de méd. et de chir. milit.*, Paris, 1834, XXXVI, 352.) — **Rose** (T.). *Observations on deposition of pus and lymph occuring in the lungs and other viscers after injuries of diff. parts of the body.* (*Med. chir. Trans., Lond.* 1828, XIV, 251.) — **Chevers** (N.). *Disease of liver in patients dying after injuries and operations.* (*Guy's hospital Reports*, 1843, sér. 2, t. I, p. 91.) — **Hayem** (G.). *Sur la formation et la constitution des abcès métastatiques du foie.* (*Gaz. méd. de Paris*, 1862, n° 52.) — **Lancereaux** (E.). *Atlas d'anat. pathol.*, Paris, 1871, pl. 8, fig. 252 et texte, p. 65. — **Meyer** (R.). *Ein Fall von gangr. Lungenentzund. mit metast. Abscess in Leber und Hirn*, u. s. w. (*Berl. klin. Wochenschrift*, 1868, V, 429-441.) — **Gaucher** (E.). *Abcès multiples du foie simulant des abcès métastatiques.* (*Bull. Soc. anat.* Paris, 1881, p. 40.) — **Babes.** *Sur la dégénérescence hépatique aiguë streptococcique.* (*Archiv f. path. Anat. und Physiol.*, 5 avril 1894 et *Arch. gén. de méd.*, juillet 1894, p. 100.) — **Ricard.** *Abcès du foie consécutif à un anthrax.* (*Bull. méd.*, Paris, 1894, p. 912.)

### C. — *Gangrène et emphysème du foie.*

Gangrène du foie. — La gangrène du foie ne diffère pas sensiblement, comme genèse, de la suppuration de ce même organe ; elle est toujours l'effet, ou bien d'une lésion de voisinage, ou bien du transport par le sang d'un agent spécial provenant d'un foyer gangréneux du poumon ou d'une autre partie du corps. Cependant, les cas de gangrène du foie sont relativement rares ; je me souviens d'en avoir vu un seul, et ceux que rapportent les auteurs sont peu nombreux.

Le foie, mou et tuméfié, est le siège, parfois, d'un seul foyer étendu, d'autres fois, et le plus souvent, de foyers multiples, superficiels, grisâtres ou noirâtres, du volume d'une lentille ou d'une olive, et qui laissent échapper à l'incision un liquide sanieux et fétide. Les parois de ces foyers sont ramollies et anfractueuses et le tissu qui les entoure est ordinairement friable, verdâtre dans une étendue de quelques millimètres. Leur contenu renferme des leucocytes, du sang altéré et, en général, des microphytes de plusieurs sortes. Dans un cas intéressant rapporté par Monod, il y avait une association de microbes : le vibrion septique, le streptocoque et le *bacterium coli*, le premier anaérobie, le second mixte et le troisième aérobie. Les cellules hépatiques sont habituellement infiltrées de granulations protéiques et graisseuses. Les troncs de l'artère hépatique et de la veine porte n'ont rien, si on excepte celles qui se sont altérées au contact des germes ; les conduits biliaires demeurent intacts. Les organes sont quelque peu modifiés par l'infection, et toujours il existe un foyer initial de gangrène.

Les symptômes propres à ce genre d'altération diffèrent peu

de ceux des suppurations d'origine artérielle. Les malades éprouvent des frissons multiples, et, vers le soir, de la fièvre avec paroxysmes. Le foie est augmenté de volume, douloureux à la percussion; la rate est tuméfiée. La physionomie du malade revêt bientôt un aspect typhique, il survient de l'agitation, du délire, de la prostration, et, le plus souvent, une mort rapide, sans qu'il soit possible d'arrêter les progrès du mal.

La marche de cette affection est aiguë, prompte, et sa terminaison pour ainsi dire fatale. Le diagnostic repose sur l'état douloureux et la tuméfaction du foie, l'hypermégalie de la rate, comme aussi sur l'existence de phénomènes généraux ataxo-adynamiques et sur la présence d'un foyer gangréneux dans un des points de l'organisme. Dans quelques cas, il peut être nettement établi : c'est lorsqu'il est possible d'arriver, à l'exemple de Monod, à retirer, à l'aide d'une seringue aspiratrice, des gaz et du pus d'un foyer hépatique. Le pronostic de cette affection est toujours grave.

Le traitement est jusqu'ici resté inefficace; cependant, lorsqu'on voit l'hyposulfite de soude guérir les gangrènes du poumon[1], il y a lieu d'espérer qu'on pourra arriver un jour à modifier celles du foie, à l'aide d'un antiseptique qui serait porté à cet organe par la veine porte.

Emphysème du foie. — L'emphysème du foie est caractérisé par la présence de bulles de gaz disséminées sur une plus ou moins grande étendue du parenchyme de cet organe. Il constitue un désordre rare que, pour mon compte, j'ai rencontré seulement deux fois et qu'un petit nombre d'auteurs ont signalé. Il se voit dans l'état puerpéral, à la suite d'accès éclamptiques, circonstance qui, grâce à l'état du sérum du sang, aurait la propriété d'aggraver les infections (Charrin), ou, indépendamment de ces accès, par le fait d'une maladie aiguë d'origine variable, érysipèle traumatique, infection biliaire, etc. Il apparaît encore à la fin des fièvres graves : variole, et scarlatine hémorrhagiques, etc.; et, en somme, dans le cours des maladies les plus sérieuses et les plus meurtrières.

Le foie, tuméfié, ordinairement pâle et légèrement décoloré, donne, en différents points, une sensation très nette de crépitation emphysémateuse et un son tympanique à la percussion. Il laisse échapper, à la piqûre, un liquide verdâtre renfermant de nombreuses bulles de gaz (Hintze), et présente, à la coupe, un aspect spongieux, criblé de petites excavations qui lui donnent quelque peu l'aspect d'un gâteau de miel. La consistance de cet

1. E. Lancereaux, *Bulletin de thérapeutique*, Paris, 1882, CIII, 433.

organe est molle et sa friabilité très grande; les éléments glandulaires sont altérés et des microbes sont répandus dans le parenchyme. L'ensemencement par Hintze d'un liquide extrait des voies biliaires, dans un cas de lithiase, donna des colonies d'un seul et même microbe qu'un examen complet permit de considérer comme le *bacterium coli*.

Trois opinions fort différentes ont été données pour expliquer cet état. Selon quelques auteurs, il précéderait l'agonie, causerait la mort et serait l'effet d'une infection suraiguë : tels semblent être les cas rapportés par Hintze, Demelin et Létienne, quoique la présence de gaz hépatiques n'ait pas été diagnostiquée par la percussion, pendant la vie. L'autopsie, faite en hiver, une fois, huit heures seulement après la mort, l'autre fois, trente-trois heures, avec une température de 0°, permet d'éliminer, en effet, toute idée de putréfaction. Cet emphysème, pour d'autres auteurs, survient au moment de l'agonie, qui prédispose, comme on sait, à l'envahissement du foie par les microbes : c'est là, vraisemblablement, le cas le plus habituel. Il a été considéré, enfin, comme la conséquence d'une prompte et rapide putréfaction, et, de fait, c'est habituellement l'été qu'il a été observé. Telle a été ma manière de voir dans les faits qui ont passé sous mes yeux; mais il me semble, aujourd'hui, que cette opinion est trop exclusive, et je n'hésite pas à admettre que, dans un certain nombre de cas, l'emphysème du foie ne vienne aider à la mort et ne soit le résultat d'une fermentation que ferait naître, vraisemblablement, le vibrion septique, dans l'utérus ou dans le sang. Notons, d'ailleurs, que les cas d'emphysème du foie diffèrent notablement de ceux de la putréfaction cadavérique.

**Paletta** (J. B.). *In his : Exercitationes pathologicae*, 4°, Mediolani, 1826, pt. 2, 113-116. — **Graves** (R.-J.). *Mortification of a large portion of the liver.* (*Dublin J. m. et chem. Sc.*, 1833, III, 360-363.) — **Banks** (J. T.). *Case of gangrene of the liver.* (*Dublin hosp. Gaz.*, 1856, III, 339-342.) — **Monod.** *Association de microbes aérobies et anaérobies dans un cas de gangrène du foie.* (*Société de Biologie*, 11 mai 1895, 354 et *Bull. méd.*, n° 39.) — **Lévi** (Ch.). *Abcès miliaires gangréneux du foie et de la rate. Gangrène pulmonaire.* (*Soc. anat.* 1896, *et Bullet. méd.*, Paris, 1896, p. 893.)

**Guérard.** *L'emphysème du foie qui coïncide presque constamment avec un emphysème général résultant de la putréfaction cadavérique.* (*Bull. Soc. anat. de Paris*, 1832, vii, 25.) — **Piorry.** *Foie contenant une grande quantité d'air, observé chez un variolé qui ne présentait en rien les caractères de la putréfaction.* (*Gaz. d. hôpitaux*, Paris, 1851, 3 s., iii, 93.) — **Demelin et Létienne.** *Sur la production du gaz dans certains viscères, en particulier le foie, au cours d'une affection généralisée.* (*Bull. de la Soc. anat.*, Paris, 1893, p. 581.) — **Pilliet.** *Foie gazeux.* (*Ibid.*, Paris, 1894, p. 618.) — **Hintze.** *De la formation de gaz dans le foie au cours de la cholélithiase.* (*Münch. med. Wochenschrift.*, 1895, n° 10 et *Journ. des Conn. méd.*, Paris, 1896, p. 9.)

## II. — LES HÉPATITES PROLIFÉRATIVES OU SCLÉREUSES (CIRRHOSES HÉPATIQUES)

*Quelques mots d'historique. — Caractères généraux et classification étiologique de ces affections.*

Généralement désignées sous le nom de scléroses ou cirrhoses du foie, ces hépatites présentent, ainsi que beaucoup d'autres affections, trois phases historiques successives : une phase anatomique, une phase histologique, et une phase étiologique.

La phase anatomique remonte à une haute antiquité, car il paraît que Hippocrate et Galien ne méconnaissaient pas entièrement l'induration hépatique et l'hydropisie qui l'accompagne chez les buveurs. L'école de Salerne croyait également à l'action du vin sur le foie, du moins, si on en juge par le passage ci-joint de son plus ancien commentateur, Arnaud de Villeneuve[1]; Fernel, puis Vesale font également mention de l'induration et de l'atrophie du foie chez les ivrognes; Morgagni et, plus tard, Bichat insistent sur les granulations que présente cet organe et le rôle qui leur revient dans la production de l'épanchement abdominal.

R. Bright, en 1827, rapporte plusieurs faits d'induration hépatique et agrandit le cadre de cette affection, en indiquant la plupart des désordres qui l'accompagnent, comme l'hypertrophie de la rate, l'épaississement de l'intestin, l'entérorrhagie, etc. Il admet que la cause de l'ascite doit être recherchée dans le processus hépatique dont il avoue ne pouvoir préciser la nature.

Laënnec[2] met en relief les traits essentiels de l'aspect extérieur de cette induration qu'il considère comme une production hétérogène et néoplasique, et, pour la distinguer du squirrhe, il lui donne le nom de *cirrhose*, à cause de sa couleur. Quant à l'étiologie, il ne s'en occupe pas, ce qui n'a pas empêché de donner à la cirrhose alcoolique et atrophique le nom de *cirrhose de Laënnec*.

La seconde phase historique de la cirrhose, commence peu après la naissance de l'histologie; ce sont, en réalité, les recherches de Kiernan (1833) sur la structure du foie qui permirent de se rendre compte du siège élémentaire de cette affection. L'auteur anglais, après avoir démontré l'existence du tissu cellulaire (con-

1. « *Frequens enim ebrietas inducit sex incommoda in corpore humano quorum... primum est corruptio complexionis hepatis, quia vinum superflue bibitum ad hepar venit... unde hepar amittat virtutem sanguificam et loco sanguinis generat aquositates efficientes hydropises...* » Citation de FRANÇON, Thèse, Lyon, 1888 :

2. LAENNEC, *Traité de l'auscultation*, édit. de la Faculté. Paris, p. 595.

jonctif) autour et dans l'intérieur du lobule hépatique, attribue le processus cirrhotique à l'hypertrophie (hyperplasie) de cette trame conjonctive. Cette opinion fut reprise et développée, plus tard, par un grand nombre d'auteurs, principalement par Carswell [1] en Angleterre; Hallmann [2], Rokitansky en Allemagne, Gubler et d'autres encore en France; ainsi se trouva fixé le siège histologique en même temps que la nature inflammatoire de la cirrhose.

Des observations plus minutieuses n'ont fait que confirmer ces recherches, aussi, à partir de ce moment, il ne restait, pour compléter nos connaissances sur la cirrhose, qu'à préciser les conditions étiologiques de cette affection, et à les prendre pour base de classification, si elles correspondaient à des localisations pathologiques et à des modes d'évolution différents.

Les recherches anatomo-pathologiques, auxquelles je me livrai dès le début de mes études médicales, me conduisirent bientôt à penser que tel devait être le progrès. Aussi, dès l'année 1859, alors que j'étais interne à l'Hôtel-Dieu, plusieurs de mes camarades m'ayant demandé de faire une conférence sur le traitement de la cirrhose, je me trouvai fort embarrassé, attendu qu'il m'était impossible d'envisager cette affection, jusque-là maladie univoque, autrement que comme la localisation anatomique de maladies diverses, ayant chacune des indications thérapeutiques spéciales.

Cette idée, considérée comme un peu risquée par mes collègues, était nettement arrêtée dans mon esprit, et, quelques années plus tard (1864), étant chef de clinique de la Faculté. dans le même hôpital, je m'appliquai à déterminer les caractères des cirrhoses et à les classer d'après la connaissance de leurs causes, et j'arrivai, ainsi, à admettre l'existence de trois espèces de cirrhose, ayant chacune des caractères anatomiques et histologiques propres et une évolution particulière. Ces caractères ont été nettement établis avec dessins à l'appui, dans notre *Traité de la syphilis*, Paris, 1866, et dans notre *Atlas d'anatomie pathologique*, Paris, 1871, où la cirrhose est divisée, d'après ses causes, en espèces distinctes : *cirrhose alcoolique*, *cirrhose paludique* et *cirrhose syphilitique*.

Une quatrième espèce, produite par l'action sur le foie des poussières charbonneuses absorbées dans l'intestin, y est, en outre, admise. La présence de particules de charbon rencontrées dans l'intestin et dans le parenchyme hépatique fut la raison qui me parut militer en faveur de cette opinion, en même temps

1. Carswell, *Pathological anatomy*, London, 1833-38.
2. Hallmann, *De cirrhosis hepatis*, Berlin, 1839.

que la forme et l'évolution particulière de l'affection hépatique.

La cirrhose, considérée jusque-là comme une maladie unique[1], se trouvait ainsi démembrée, car il n'y avait plus une cirrhose, mais des états cirrhotiques multiples, ayant chacun une physionomie clinique et anatomique et une évolution distinctes, en rapport avec autant de maladies nettement définies, qui sont : l'alcoolisme, le paludisme, la syphilis et l'anthracose.

Sans m'illusionner sur la valeur de ce travail, et tout en pensant qu'il n'était pas impossible de rencontrer d'autres formes de cirrhose, j'étais néanmoins convaincu d'avoir fait œuvre scientifique, pour ce fait que toute lésion anatomique n'est jamais qu'un effet, et, comme telle, a forcément un rapport intime avec sa cause, base nécessaire de toute classification naturelle.

Cette classification, cependant, ne fut pas acceptée, et la publication de notre *Atlas d'anatomie pathologique* était à peine terminée, que plusieurs auteurs cherchaient à asseoir la division des cirrhoses, non plus sur l'étiologie, mais simplement sur le volume de l'organe affecté, comme le ferait un naturaliste qui, voulant classer des animaux ou des végétaux, mettrait au premier rang, non pas la génération, mais les dimensions de chacun de ces êtres. Cette nouvelle classification ne l'emporta pas moins, et aujourd'hui, même, elle est encore adoptée par un grand nombre de médecins. Les travaux qui ont servi à l'édifier constituent une quatrième phase historique de la cirrhose que l'on voudra bien me permettre d'appeler : *phase rétrograde*.

Citer ici tous ces travaux n'aurait qu'un faible intérêt, et, d'ailleurs, ils se trouvent mentionnés dans la plupart des ouvrages classiques français et même étrangers; qu'il me suffise de rappeler que P. Olivier[2] fut l'un des premiers auteurs qui eurent la conception de la cirrhose hypertrophique, comme l'indique la conclusion suivante de son mémoire : « à côté de la forme commune, atrophique de la cirrhose du foie, il en est, dit cet auteur, une forme plus rare qui s'accompagne d'augmentation de volume de l'organe : c'est la cirrhose hypertrophique. Je crois avoir démontré, dans le cours de ce travail, que la cirrhose hypertrophique est bien une forme à part et non pas une des périodes de la cirrhose, une cirrhose qui n'aurait pas eu le temps d'arriver à l'état parfait ». Hanot[3] et Charcot[4],

1. J. M. Charcot, *Leçons sur les maladies du foie*, Paris, 1877.

2. Voyez les traités classiques de cette époque : A. Grisolle, *Traité de pathologie interne*, et autres.

3. P. Olivier. Mém. pour servir à l'histoire de la cirrhose hypertrophique (*Union méd.*, Paris, 1871, xii, 449-454).

4. Hanot, La cirrhose hypertrophique avec ictère chronique, *Thèse de Paris*, 1876.

un peu plus tard, après avoir adopté cette manière de voir, l'ont fait servir à la classification des cirrhoses, en deux principaux types : la *cirrhose vulgaire ou cirrhose atrophique*, la *cirrhose hypertrophique*. Charcot alla plus loin et tenant compte de la topographie histologique, il décrivit une cirrhose veineuse et une cirrhose biliaire, la première atrophique, la seconde hypertrophique. Puis, peu à peu, en présence de la difficulté de faire entrer tous les faits dans cette division, des types particuliers furent créés, tels que : la cirrhose hypertrophique diffuse graisseuse (Sabourin[1]), la cirrhose hypertrophique alcoolique (Hanot et Gilbert[2]), la cirrhose hypertrophique graisseuse (Sabourin[3]), venant s'ajouter à la cirrhose annulaire (Charcot et Gombault[4]), à la cirrhose hypertrophique à marche rapide (Hanot[5]), et enfin les cirrhoses mixtes. Ces derniers types furent divisés, à leur tour, en de nouveaux groupes, en sorte que, comme le fait justement observer le Dr Desoil[6], *chaque auteur arrive à avoir sa cirrhose :* c'est l'anarchie.

Un instant, ces divisions artificielles semblèrent céder le pas à la classification naturelle[7]; mais, l'absence de principes scientifiques en médecine finit par les maintenir, du moins en partie, jusque dans les ouvrages les plus récents. Ce fait n'est pas de nature à changer notre conviction, car, de même que la classification des végétaux et des animaux repose sur la génération, c'est-à-dire sur la cause originelle, de même la classification des affections organiques, pour être scientifique, doit forcément s'appuyer sur la même base, et en conséquence, la classification étiologique que nous avons établie, il y a trente ans, est celle qui sera définitivement adoptée.

C'est au pourtour des vaisseaux, et au sein du stroma conjonctif, qu'apparaît, tout d'abord, le processus de l'hépatite interstitielle, sous la forme de noyaux et de cellules embryonnaires qui tendent peu à peu vers une organisation définitive. Mais cette organisation qui exige pour se produire une vascularisation suffisante n'a pas lieu lorsque les jeunes éléments se trouvent agglomérés en abondance sur un point, sous forme de masses ou de

1. Sabourin, Cirrh. hypert. graiss. (*Archiv. de phys. norm. et path.*, Paris, 1884, sér. 2, VIII, 585).

2. Hanot et Gilbert, *Soc. méd. des hôpitaux*, Paris, 1894, 402.

3. Sabourin, Des cirrhoses graisseuses (*Revue de médecine*, Paris, 1884, 113).

4. Charcot et Gombault, *Archiv. de physiologie norm. et path.*, Paris, 1876, p. 459.

5. Hanot, De la cirrhose atrophique du foie à marche rapide (*Archiv. gén. de médecine*. Paris, 1882, I, 641).

6. P. Desoil, La cirrh. alcool. graiss. du foie (*Bulletin méd. du Nord*, Lille, 1897. sér. 2, t. I, p. 34).

7. J. Cyr, *Gaz. hebd. de méd. et de chirurgie*, Paris, 1881.

nodosités (gommes ou tubercules). Ces masses, en effet, d'abord grisâtres, ensuite jaunâtres, subissent tôt ou tard la transformation granulo-graisseuse et sont résorbées, laissant, à leur suite, des pertes de substance que viennent combler des cicatrices plus ou moins profondes et étendues.

Le foie, dont le volume et la coloration peuvent être très divers, se fait surtout remarquer par sa consistance; il est ferme, induré, élastique, résistant sous le doigt et difficile à trancher; du reste, il crie sous le scalpel et rebondit sur le sol. Sa surface extérieure, et même sa surface de section, au lieu de se montrer lisses et régulières, sont grenues ou granulées, surmontées de saillies et parsemées de sillons dus à la rétraction du tissu de nouvelle formation. Cette rétraction, qui s'établit partout où existe ce tissu, a pour effet la compression des vaisseaux du foie, et surtout des ramifications de la veine porte, ce qui détermine une stase, dans les branches d'origine de ce tronc veineux et une transsudation du sérum sanguin dans la cavité péritonéale, ou ascite. En même temps, un certain nombre de cellules glandulaires se trouvant étouffées, il se produit des troubles fonctionnels qui se traduisent par de l'amaigrissement, du météorisme, la décoloration des fèces, etc. Cette altération cellulaire, venant à s'étendre, parvient dans quelques cas à engendrer de l'ictère et des hémorrhagies, accidents susceptibles de compromettre l'existence. Si donc les hépatites prolifératives ou scléreuses marchent moins rapidement et sont moins graves que les hépatites épithéliales, elles n'offrent pas moins un danger réel, puisqu'elles peuvent amener la mort à la suite non seulement de l'altération des éléments propres du foie, mais encore, d'une façon pour ainsi dire mécanique, par le fait d'une ascite qui soustrait au sang son sérum et finit par produire l'asphyxie.

Les hépatites prolifératives sont, comme les hépatites épithéliales, sous la dépendance de deux ordres de causes : les unes microphytiques, les autres toxiques ou mécaniques. Effectivement, tandis qu'un certain nombre ressortissent à l'action irritante de boissons ou de poussières diverses sur le foie, les autres sont dues à des influences microbiennes, plus ou moins directes, de sorte que, on pourrait classer ces affections en deux sous-genres, suivant que l'une ou l'autre de ces causes est en jeu. Cependant, comme la nature du microbe n'est pas nettement établie dans plusieurs de ces hépatites, nous laisserons de côté cette classification qui appartient à l'avenir. Pour l'instant, nous grouperons les cirrhoses sous deux chefs, suivant qu'elles sont l'effet direct et immédiat de l'action sur le foie d'une substance chimique ou mécanique, d'un agent microphytique, ou bien la conséquence d'un désordre matériel préexistant, et nous appellerons les premières, hépatites ou *cirrhoses primitives*, les secondes *hépatites ou cirrhoses consécutives*. Subordonnées à un désordre matériel préalable, ces dernières, trouveront leur description ailleurs, lorsque nous parlerons de la lithiase biliaire, des kystes hydatiques, et des parasites du foie, affections dans le cours desquelles elles prennent habituellement naissance. Quant aux premières, elles diffèrent suivant la nature et le mode d'action de la cause qui les engendre et, partant, elles constituent autant d'espèces distinctes qu'il est naturel de désigner sous leur nom spécifique. Envisagées dans le milieu où nous observons, ces espèces sont les suivantes :

1° L'hépatite ou *cirrhose alcoolique;* 2° l'hépatite ou *cirrhose anthracosique;* 3° l'hépatite ou *cirrhose paludique;* 4° l'hépatite ou *cirrhose syphilitique;* 5° l'hépatite *lépreuse;* 6° l'hépatite *tuberculeuse;* 7° l'hépatite *morveuse*.

Remarquons que ces espèces peuvent disparaître et d'autres se produire, à condition que les agents étiologiques connus soient supprimés, et que d'autres viennent les remplacer. La prétendue cirrhose cardiaque des auteurs a pour phénomène initial la stase sanguine, et non la végétation des éléments conjonctifs; partant, elle a sa place parmi les affections vasculaires ou angiopathies du foie. Les cirrhoses attribuées à l'action de toxines d'origine microbienne par quelques expérimentateurs s'appuyant d'observations faites chez l'animal, n'ont pu encore être mises en évidence par la clinique et laissent du doute dans l'esprit. Les quelques cas, que l'on a essayé de rattacher à différentes fièvres, sans en donner les caractères précis, avaient le plus souvent une autre origine; au reste, il me faut avouer sincèrement que, malgré de sérieuses recherches, il m'a été impossible jusqu'ici de trouver d'autres types de cirrhose que ceux qui viennent d'être mentionnés.

### 1° Hépatite ou cirrhose alcoolique

*Historique.* — Ce type pathologique, presque aussi fréquent parmi nous que toutes les autres espèces réunies, est aujourd'hui nettement établi; c'est lui, du reste, qui pendant longtemps a servi de modèle aux descriptions de la cirrhose envisagée comme entité pathologique.

Hippocrate, Galien, l'école de Salerne avaient déjà une faible idée de l'induration du foie et de sa relation avec l'ivrognerie, d'où il semble résulter que la cirrhose du buveur existait dans l'Antiquité et au moyen âge, malgré l'absence des boissons spiritueuses.

André Vésale[1] et les anatomistes de son époque rattachaient à l'abus du vin la rétraction de cet organe (*insignibus illis gurgitibus vini, jecus ad nucis duntaxat volumen reduci*). Magnus Huss[2], médecin suédois, auteur d'un travail estimé sur l'alcoolisme, fait à peine mention de cette affection, à cause sans doute de sa rareté dans les contrées où l'on s'adonne d'une façon particulière aux excès de boissons spiritueuses; par contre, les médecins anglais dans la première moitié de ce siècle n'hésitèrent pas à attribuer la cirrhose aux excès alcooliques et la dénommèrent *gin-drinker's liver*[3]. Les médecins français et allemands reconnurent également son origine alcoolique, du moins dans un certain nombre de cas.

La cirrhose était alors considérée comme une entité morbide, et les auteurs classiques, ne tenant aucun compte du principe de la spécificité d'action des causes pathologiques, se donnaient la peine de rechercher le nombre de fois où une origine alcoolique pouvait exister, sans se douter que toute affection reçoit le cachet de la cause qui l'engendre et que la cirrhose, nécessairement liée à l'abus des boissons alcooliques, devait présenter des caractères constants. C'est pénétré de ce principe que j'ai commencé à étudier cette affection, dans mon *Traité de la syphilis*, puis dans l'article *Alcoolisme* du *Dictionnaire encyclopédique des sciences médicales* et dans mon *Atlas d'anat. pathologique*, et qu'un de mes élèves, le Dr Gandil[4], en a fait le sujet de sa thèse inaugurale. Mettant en regard les caractères anatomiques et la notion étiologique, j'arrivai bien vite à séparer nettement de la prétendue entité, — cirrhose, — un type à part que je désignai sous le nom de cirrhose alcoolique, par opposition à deux autres types non moins distincts, la cirrhose paludique et la cirrhose syphilitique. A partir de ce moment, la cirrhose alcoolique pouvait être considérée comme une véritable espèce particulière; mais il n'en fut rien, et la plupart des auteurs, au lieu de lui donner le qualificatif qu'elle méritait à juste titre, l'appelèrent des noms de cirrhose atrophique, puis de cirrhose de Laënnec, etc.

1. Andræas Vesalius, *De humanis corpori fabrica*, lib. V, p. 507.
2. Magnus Huss, *Ueber Alcoolismus chronicus*. Trad. allemande, Berlin, 1851.
3. G. Budd, *On disease of the liver*, 3e édit., 1857, p. 147.
4. Gandil, De la cirrhose alcoolique, *Thèse de Paris*, 1867.

Cependant, dès l'année 1876, à l'hôpital Saint-Antoine, j'enseignai que la cirrhose alcoolique est loin d'être toujours atrophique et que parfois même, elle est caractérisée par une augmentation de volume du foie, liée à la diffusion de la lésion conjonctive et à la participation des cellules hépatiques au processus pathologique. Plusieurs de mes élèves[1] de cette époque, s'inspirant de mon enseignement, firent de cette forme cirrhotique le sujet de leurs thèses, et, quelques années plus tard, Hutinel[2] et Sabourin[3] rapportaient des faits confirmatifs de cette manière de voir. Dès lors, il fut généralement admis que la cirrhose alcoolique se manifestait sous deux formes distinctes : l'une atrophique, l'autre hypertrophique. Telle est, en effet, l'opinion que j'ai professée, pendant longtemps, sur cette affection et telle est encore celle de la plupart des auteurs français. Cependant lorsqu'on prend la peine, comme je le fais depuis une douzaine d'années, d'examiner avec soin le foie d'une personne qui boit de deux à quatre litres de vin par jour, on ne tarde pas à reconnaître que cet organe présente au bout de six à sept ans, dix ans au plus, une augmentation constante de son volume, associée à une tuméfaction notable de la rate, à tel point qu'il est facile de reconnaître la funeste habitude contractée[4].

Ce fait, d'une importance qui ne peut échapper, démontre de la façon la plus nette que la conception de la cirrhose atrophique est fausse, et que l'affection ainsi désignée n'est, en réalité, qu'un mode de terminaison d'un désordre jusque-là méconnu. Dans ces conditions, il n'y a pas deux sortes de cirrhose alcoolique, mais une seule espèce qui, par suite de l'hygiène individuelle, offre des variétés qu'il nous faudra mettre en évidence.

*Étiologie et pathogénie. — Excès de vin.* — Il est partout admis aujourd'hui que l'alcool est la cause de la cirrhose, et soutenir le contraire serait s'exposer à n'être pas cru ; pourtant, telle est notre opinion et nous devons à la vérité de la faire connaître. Frappé, depuis longtemps[5], du peu de signes d'intoxication alcoo-

1. G. Dupont, De l'hépatite interstitielle diffuse aiguë. *Thèse de Paris*, 1878. — Stiépowich, Contribution à l'étude de la cirrhose du foie chez les alcooliques. *Thèse de Paris*, 1879. — Gilson, De la cirrhose alcoolique graisseuse. *Thèse de Paris*, 1884.

2. Hutinel, *Étude sur quelques cas de cirrhose avec stéatose du foie. France méd.*, 1881, I, 352 et suiv.

3. Ch. Sabourin, *Sur une variété de cirrhose, hypertrophie du foie (cirrhose hypertrophique graisseuse). Archiv. de physiolog. norm. et path.*, Paris, 1881, 584. — Le même. *Revue de méd.* Paris, 1884, 113.

4. Voyez nos *Leçons de clinique méd.* faites à l'hôp. de la Pitié et à l'Hôtel-Dieu, Paris, 1891 ; et aussi : période prodromique de la cirrhose hépatique (*Sem. méd.*, Paris, 1891, 378).

5. Voyez le résumé d'une de nos leçons cliniques par le Dr Brochin : *Cirrhoses hépatiques alcooliques; étiologie* (*Gazette des Hôpitaux*, Paris, 16 janvier 1886.)

lique présentés par le buveur atteint de cirrhose, je m'appliquai à chercher la raison de ce fait, et ne tardai pas à me convaincre que, chez nous du moins, la cirrhose est engendrée par les excès de vin et non par l'abus des spiritueux. En effet, sur un total de deux cent dix-huit observations personnelles, recueillies depuis trente-cinq ans, sans aucun parti pris, et dépouillées avec le plus grand soin, je trouve :

| | |
|---|---|
| Simples excès de vin. . . . . . . . . . . . . . . . . . . . . | 74 fois |
| Excès combinés de vins, d'eau-de-vie, de rhum ou d'absinthe. | 126 — |
| Excès de vin et de bière. . . . . . . . . . . . . . . . . . . | 14 — |
| Excès de vin et de cidre. . . . . . . . . . . . . . . . . . . | 4 — |
| TOTAL. . . . | 218 fois |

De ce relevé, il ressort manifestement que le vin est, à Paris, la cause efficiente de la cirrhose, puisque l'excès de cette boisson est signalé dans tous les cas, et que souvent même il n'est associé à aucun autre. La quantité de vin, ingéré dans les vingt-quatre heures, oscille, de l'aveu même des malades, entre deux et six litres; elle est le plus souvent de trois litres. La qualité de ce liquide est variable; nos malades en général faisaient usage du vin rouge que vendent à Paris les débitants, à raison de 0 fr. 80 le litre, plus rarement, 17 fois sur 100, de vin blanc, pris le matin à jeun, à un moment où l'absorption, vu la vacuité de l'estomac, est des plus rapides et l'action sur le foie directe et énergique. Le vin, dans tous ces cas, tenait le premier rang, et, partant, la cirrhose du buveur serait mieux désignée sous le nom de *cirrhose œnolique* ou *vinique* que sous celui de *cirrhose alcoolique*, si ce mot n'avait depuis longtemps cours dans la science.

La fréquence relative de la cirrhose, dans certains pays vignobles où l'alcoolisme est rare ou méconnu, vient appuyer nos observations. Il arrive de rencontrer dans ces pays des hommes qui boivent trois, quatre litres et plus de vin par jour, et qui, à part un léger degré d'excitation, n'ont pas de signes évidents d'intoxication alcoolique, et finissent par une simple cirrhose. Il est reconnu que les vignerons des bords du lac Léman, ceux des environs de Lausanne surtout, qui récoltent un vin blanc recherché, sous le nom de vin d'Ivorne, sont sujets à cette affection, et nous savons qu'en France la cirrhose, commune à Paris comme aussi dans quelques pays vignobles (Anjou, Vendée, etc.), est relativement rare dans d'autres contrées, telles que la Normandie et la Bretagne où se consomment peu de vin et une forte proportion d'eau-de-vie. J'ai reçu, à ce sujet, des renseignements identiques et des plus précis de deux de mes élèves, les Drs Bazin de Carrouge (Normandie) et Baley (de Châteaulin, Bretagne) qui, l'un et l'autre, connaissent fort bien la cirrhose hépatique. A Châteaulin et dans ses environs, m'écrit le Dr Baley, malgré la fréquence des excès d'eau-de-vie, il m'a été impossible d'observer un seul cas de cirrhose, pendant quatre années d'une pratique étendue.

*Distribution géographique.* — La statistique que nous avons faite de nos malades, au point de vue du lieu de leur naissance, est également favorable à notre opinion, Il est facile de comprendre que le plus grand nombre doivent être originaires de l'Ile-de-France; et en effet, cette province tient le premier rang, avec 80 malades sur 218. Viennent ensuite la Lorraine, la Savoie, la Champagne, la Bourgogne, l'Aveyron, l'Auvergne, l'Orléanais, la Touraine, la Normandie, la Picardie, la Bretagne, l'Alsace, la Franche-Comté, la Gascogne, le Limousin, le Poitou, la Flandre, la Guyenne, et enfin la Belgique, l'Allemagne, la Suisse et l'Espagne.

Cette indication du lieu d'origine des individus atteints d'affections cirrhotiques du foie, soignées par nous, est sans valeur en ce qui concerne la distribution de ces affections dans les différentes provinces françaises, car, si les contrées méridionales ne figurent pas sur ce tableau, c'est non parce qu'elles échappent à ce mal, mais uniquement à cause de la rareté de l'émigration de la population ouvrière de ces provinces dans la Capitale. Cependant, malgré le petit nombre de faits sur lesquels elle repose, cette statistique n'a pas moins une certaine importance, si on la compare à celle de la distribution géographique de l'alcoolisme faite par nous, d'après les mêmes données, attendu qu'elles présentent une différence totale, vu que les contrées vignobles qui ici figurent au premier rang, après Paris, font à peu près entièrement défaut dans la statistique de l'alcoolisme[1].

Certes, il serait d'un grand intérêt de connaître la proportion des cirrhoses alcooliques, dans chaque province française où les habitudes diffèrent encore quelque peu aujourd'hui, comme aussi chez les diverses nations. De cette façon, à n'en pas douter, on parviendrait à déterminer exactement l'influence des causes locales et à vérifier l'exactitude de notre conception étiologique de la cirrhose. En Angleterre, en Hollande, en Allemagne, en Russie, dans l'Amérique du Nord, où le vin est peu répandu, du moins

1. E. Lancereaux, *De l'alcoolisme et de ses conséquences au point de vue de l'état physique, intellectuel et moral des populations*, Paris, 1878, p. 23, et Congrès de tempérance, Paris, 1878.

dans la classe ouvrière, il semble, de prime abord, que la cirrhose hépatique doive être plus rare que chez nous. C'est, en effet, ce qui arrive, mais elle s'y rencontre, et l'alcool y est considéré, comme étant sa principale cause. Des recherches personnelles nous portent à croire qu'il n'en est rien, et qu'en dehors du vin, les excès de bière jouent le rôle le plus important dans la genèse de cette affection, et que d'autres boissons ou ingesta sont à la rigueur capables de la produire; Lesson[1], en effet, n'hésite pas à l'attribuer à certains condiments usités dans l'Inde, et Segers[2] à l'usage de certaines moules par les Feugiens.

*Age.* — A part de rares exceptions, la cirrhose alcoolique ne se rencontre ni dans le jeune âge où l'on n'a pu encore commettre de grands excès, ni à un âge avancé auquel parviennent difficilement les personnes qui font abus de boissons distillées ou fermentées. Les cas de cirrhose hépatique, chez le jeune enfant, se lient pour la plupart, soit à une lésion congénitale des voies biliaires, soit à la syphilis. Cependant des auteurs anglais et français ont observé des cirrhoses où l'abus de la boisson ne peut être mis en doute. Murchison[3] rapporte le fait d'un enfant de neuf ans, adonné au vin, et dont le foie avait tous les caractères du foie du buveur. D'autres cas, non moins certains, ont été vus par Wilks[4], Taylor[5], Osborne[6], etc., chez des enfants ayant de sept à douze ans; j'ai moi-même rencontré, chez des enfants de dix à quinze ans, des exemples incontestables de cette affection, et dernièrement j'ai fait, à l'Académie de médecine[7], une communication sur deux cas remarquables par l'arrêt de développement qui avait frappé simulanément deux jeunes personnes cirrhotiques. Il y a peu de jours, enfin, Marfan[8] a rapporté l'observation d'une fillette de quatre ans habituée à boire du vin et de l'alcool, et chez laquelle la laparotomie pratiquée pour une ascite, qui avait fait soupçonner une tuberculose péritonéale, ne présenta qu'un foie

1. Lesson, *Voyage médical autour du monde*, Paris, 1829.

2. A. Segers, Prenza, Buenos-Ayres, 23 juillet et 1er août 1891, *Semaine méd.*, Paris, 1891, p. 448.

3. Murchison, *Typical cirrhosis of liver in a boy aged nine* (*Trans. of the pathol. Soc. of London*, 1876, t. XXVII, p. 199).

4. S. Wilks, *Cirrhosis of the liver in a child* (*Trans. of the path. Soc.* London, 1863, t. XIV, p. 175).

5. Sam. Osborne, *Cirrhosis of liver in a child with congenital hydrocele* (*Trans. of the path. Soc. London*, 1881, t. XXXII, p. 133).

6. Taylor, *Ibid.*, t. XXXI, p. 119. — Hilton Fagge, cit. de Wilks. (*Guy's Hosp. Rep.*, 1875, p. 192); de Griffith (*Ibid.*, p. 186).

7. E. Lancereaux, *Bullet. de l'Académie de médecine*. Paris, 13 octobre 1896.

8. Marfan, Cirrhose alcool. chez une fillette de 4 ans (*Bull. méd.*, Paris, 1897, n° 6).

volumineux, sans altération du péritoine, de telle sorte qu'il fallut se rabattre sur une cirrhose alcoolique.

Ces faits mis de côté, les observations recueillies par nous dans les hôpitaux d'adultes donnent, au point de vue de l'âge :

| | |
|---|---|
| De 20 à 30 ans. . . . . . . . . . . . | 16 cas |
| De 30 à 40 — . . . . . . . . . . . . | 56 — |
| De 40 à 50 — . . . . . . . . . . . . | 89 — |
| De 50 à 60 — . . . . . . . . . . . . | 45 — |
| De 60 à 70 — . . . . . . . . . . . . | 12 — |
| | 218 cas |

D'après cette statistique, la cirrhose alcoolique atteint son maximum de fréquence, entre 40 et 50 ans; et son existence, au delà de 60 ans, confirme notre manière de voir touchant l'origine de cette affection, attendu que les individus faisant abus des eaux-de-vie du commerce, de l'absinthe, etc., ne dépassent guère 55 à 60 ans.

*Sexe.* — L'analyse de nos observations donne seulement soixante femmes pour cent cinquante-huit hommes, c'est-à-dire que la cirrhose est de trois à quatre fois plus fréquente dans le sexe masculin que dans le sexe féminin, ce qui s'explique facilement par les habitudes bien connues, chez nous, des hommes et des femmes; les premiers se livrant à des excès de vin plus souvent que les secondes, lesquelles s'adonnent de préférence aux liqueurs avec essences, dont l'action sur le développement de la sclérose hépatique nous a paru à peu près nulle. Toutefois, lorsque la sclérose du foie existe chez elles, elle revêt facilement la forme diffuse et se trouve, plus fréquemment que chez l'homme, associée à l'altération graisseuse des cellules de cette glande, ce qui résulte, en partie, de leurs habitudes sédentaires.

*Professions.* — La profession exerce une influence incontestable sur la prédisposition à la cirrhose alcoolique; la plupart des femmes observées par nous étaient blanchisseuses, marchandes, cuisinières, ménagères et plus rarement couturières, tandis que les hommes exerçaient les professions de marchand de vins, de camionneur, de cocher, de marchand ambulant, de porteur aux halles, de commissionaire, et quelques-uns seulement celles de cordonnier ou de tailleur. Cette énumération, qui met en évidence les professions où l'on est le plus exposé à commettre des excès de vin, est de nature à appuyer notre manière de voir.

*Agent pathogène.* — Notre conviction une fois établie au sujet de l'action exercée par le vin sur la genèse de la cirrhose hépatique, il nous restait à rechercher quelle pouvait être la substance nuisible de cette boisson. L'alcool se trouvait tout d'abord éliminé, puisque je ne rencontrais pas cette affection chez mes malades faisant simplement usage de spiritueux, pas plus que chez ceux dont l'absinthe était la passion. Mon attention fut alors attirée vers les sels de potasse, dont la proportion est relativement forte dans certains vins et dans quelques bières. Aidé par mon interne en pharmacie, M. Couturieux, je m'efforçai de déterminer par une série

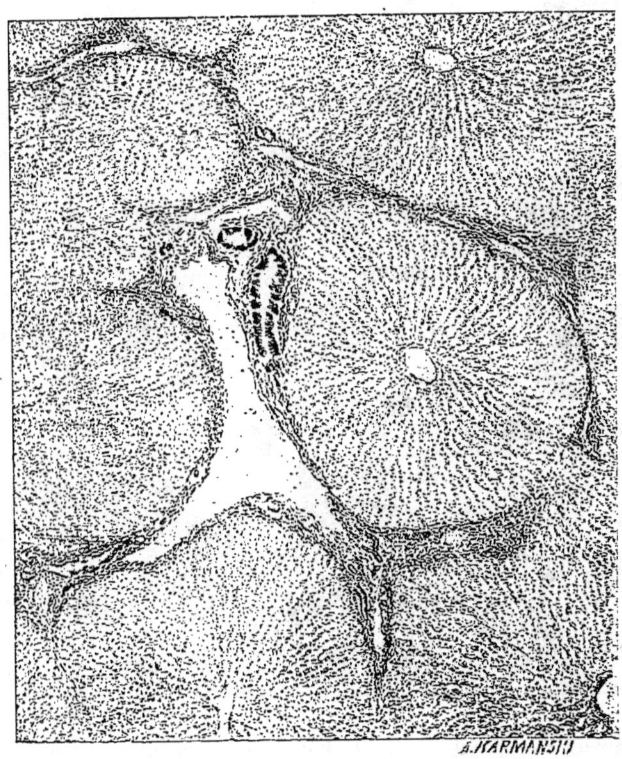

Fig. 7. — Coupe microscopique, $\frac{50}{1}$, d'un foie de lapin, après six mois d'ingestion de bisulfate de potasse. La cirrhose annulaire bi-veineuse est des plus manifestes.

d'expériences pratiquées sur des animaux, dans mon laboratoire de l'Hôtel-Dieu, l'influence que ces sels peuvent exercer sur le foie.

*Sels de potasse.* — Dès le commencement de l'année 1893, plusieurs animaux : cobayes, lapins et chiens, reçurent, chaque jour, une alimentation à laquelle était mélangé du bisulfate de potasse dans la proportion de 2 à 7 grammes. Cette alimentation, ingérée en partie et sans trop de difficultés par les cobayes et les lapins, répugnait généralement aux chiens qui n'en usaient que forcés par la faim, en sorte qu'il était difficile de déterminer exactement la quantité de sels que chacun de ces animaux pouvait ingérer quotidiennement. Néanmoins, la plupart périrent entre six et dix-huit mois, et chez tous on constata, à divers degrés, des lésions manifestes de sclérose bi-veineuse, en tout semblables à celles du buveur de vin, comme il est facile de s'en convaincre en jetant un coup d'œil sur les dessins ci-joints (fig. 7 et fig. 8).

Ces expériences mettent en évidence l'action du bisulfate de

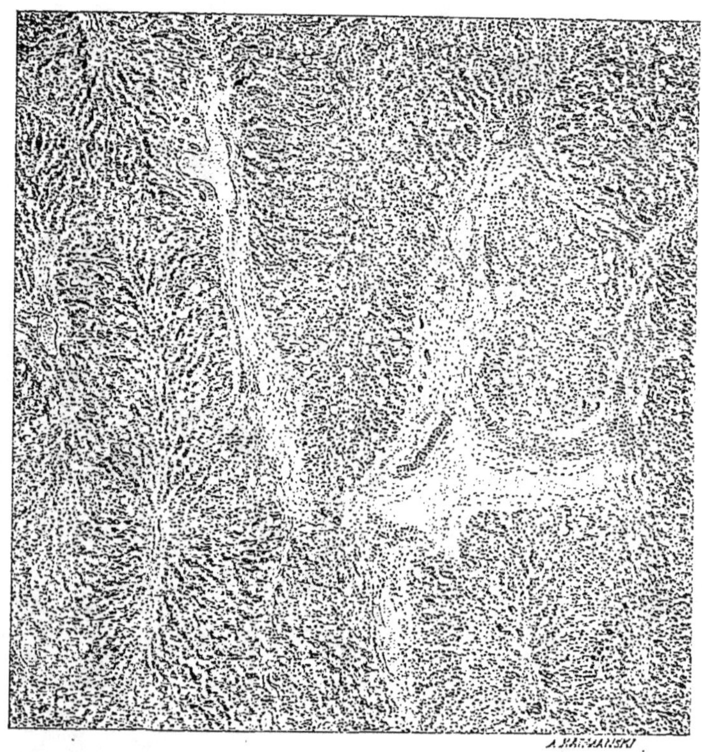

FIG. 8. — Coupe microscopique, $\frac{50}{1}$, du foie d'un chien, après dix mois de l'ingestion d'aliments arrosés d'une solution de bisulfate de potasse. Les parois des veines centrales sont épaissies et des espaces portes partent des traînées conjonctives de nouvelle formation.

potasse sur le foie, puisque aucune autre cause n'était en jeu, nos lapins et cobayes étant nourris exclusivement de son et d'herbes, et nos chiens de viande et de pain. Elles concordent parfaitement, d'ailleurs, avec l'inégale répartition de la cirrhose alcoolique dans les différents pays d'Europe, et, comme j'ai pu m'en convaincre pendant un voyage récent, en Angleterre, avec l'identité des caractères de cette affection, circonstance importante et qui indique l'unité de cause. Or, si en Angleterre la cirrhose est particulièrement attribuée au gin et au brandy, en Allemagne à la bière, et en d'autres lieux, en Russie, par exemple, à l'eau-de-vie, il est admissible que ces différentes boissons, si elles en sont la cause réelle, renferment forcément une substance commune.

*Alcool.* — Cette substance, croit-on, est l'alcool, et pendant longtemps, telle a été notre manière de voir; mais, dès le jour où nous sommes parvenus à distinguer l'intoxication par le vin de celles qu'engendrent les eaux-de-vie, et les boissons alcooliques avec essences, il nous a été facile de reconnaître que le foie, à part un certain degré de stéatose, reste normal dans ces deux dernières intoxications, tandis qu'il augmente constamment de volume et finit par devenir cirrhotique, à la suite de plusieurs années d'excès de vin. Dans ces conditions, il nous fallut bien changer d'opinion et reconnaître que l'alcool ne pouvait être l'agent étiologique de la cirrhose du buveur, et c'est alors que furent commencées nos expériences à l'aide des sels de potasse. Mais est-ce bien à ces sels qu'il convient d'attribuer la cirrhose dite alcoolique? La question serait facile à résoudre, si on possédait des analyses chimiques rigoureuses de toutes les boissons et de leurs falsifications, malheureusement il n'en est rien. Cependant, nous savons qu'en Allemagne, où les excès de bière sont bien connus, la cirrhose est assez généralement attribuée par les médecins du pays à cette boisson, qui permet l'ingestion d'une forte proportion de sels de potasse, en raison de la grande quantité de bière qu'il est possible d'absorber dans les vingt-quatre heures. Les Anglais, de même que les Allemands, consomment beaucoup de bière, et l'on peut croire que les excès de cette boisson et le vin qu'on y associe, dans certains cas, comme nous avons pu nous en assurer, sont, plutôt que l'alcool, la cause des cirrhoses observées en Grande-Bretagne. Il est vraisemblable que les choses ne se passent pas autrement en Autriche et en Russie, aux États-Unis d'Amérique, au Mexique, aux Antilles, etc. Cette opinion, du reste, se trouve confirmée par l'observation d'un médecin des plus distingués, ancien interne des hôpitaux de Paris, exerçant, depuis plus de dix ans la médecine à Haïti. Voici ce que m'écrivait le docteur Audain, dans le courant de l'été 1895, à l'occasion d'une communication faite par moi à l'Académie de médecine, où je cherchais à démontrer l'influence étiologique du vin dans la cirrhose alcoolique : « Je m'explique maintenant la rareté de la cirrhose du foie dans un pays où les excès alcooliques (tafia et rhum) sont des plus fréquents et des plus considérables »; et il ajoutait : « Après avoir consulté mes notes, j'arrive à reconnaître que des cas de cirrhose, au nombre de cinq seulement, observés par moi, deux se rencontraient chez des individus qui abusaient du vin au moins autant que du rhum ; quant aux trois autres, l'un d'eux n'était pas nettement établi ; un autre, concernant une jeune fille de quinze ans, pouvait être d'origine spécifique, et le dernier se rapportait à une femme du peuple dont je n'avais pas recherché exactement les habitudes. »

En présence de cet ensemble de faits cliniques et expérimentaux, il n'est pas douteux que la cirrhose dite alcoolique ne puisse tenir à d'autres influences que l'alcool. Bien plus, il y a lieu, selon nous, de renoncer à l'idée, passée aujourd'hui à l'état de dogme, à savoir que l'alcool est la cause efficiente de cette affection. Aux preuves que nous en avons déjà données, ajoutons encore celles que nous fournit l'expérimentation avec l'alcool.

Ludger Lallemand, Maurice Perrin et Duroy[1], bien qu'ayant constaté expérimentalement, sur les chiens auxquels ils faisaient prendre de l'alcool, que le foie est, de tous les organes, celui qui retient, relativement au poids, le plus d'alcool, n'ont trouvé dans cet organe qu'une altération graisseuse des cellules glandulaires. Magnan[2], à la suite d'expériences analogues, ne parvint à produire qu'une dégénérescence graisseuse avancée du foie, sans sclérose. Dujardin-Beaumetz et Audigé[3] ne déterminèrent, chez le porc, d'autres désordres que des altérations des cellules du foie. Mairet et Combemale[4], Strassmann[5] enfin ont noté pour toute lésion l'infiltration graisseuse des cellules hépatiques.

Toutefois, Straus et Blocq[6], en faisant ingérer par la sonde de l'alcool à des lapins, seraient arrivés à déterminer une infiltration embryonnaire systématisée dans les espaces portes, sans altération cellulaire concomitante. Ces résultats contradictoires exigeaient une interprétation que Laffitte[7] croit avoir trouvée, car il l'attribue aux érosions gastriques existant chez ces animaux. Il est possible en outre de se demander si cette prolifération ne pouvait être due à des psorospermies, et si la qualité de l'alcool ingéré ne laissait pas à désirer. Sans pouvoir donner de raisons pour l'une plutôt que pour l'autre de ces hypothèses, il n'est pas moins

1. Ludger Lallemand, Perrin et Duroy, *Du rôle de l'alcool et des anesthésiques sur l'organisme*. Paris 1860.

2. Magnan, *Archiv. de physiol. norm. et path.* Paris, 1873, t. V, p. 121.

3. Dujardin-Beaumetz et Audigé, Recherch. expérim. sur l'alcoolisme chronique (*Bull. de l'Academ. de méd.*, Paris, 1881, 171).

4. Mairet et Combemale, *Bull. de l'Acad. des Ssc.*, 1888, 757 et 871.

5. Strassmann, *Viertet Jahrschr. f. gerictl. Med. und öff. Sanit*, 1888, XLIX, 272.

6. J. Straus et P. Blocq, Etude expérimentale sur la cirrhose alcool. du foie (*Archiv. de physiol. norm. et pathol.*, 1er octob. 1887, p. 409).

7. Ad. Laffitte, *Intoxicat. alcooliq. expérim. et cirrhose de Laënnec*, thèse de Paris, 1892.

acquis, pour nous, que l'ingestion de l'alcool modifie les cellules, de préférence au tissu conjonctif du foie, et y détermine une infiltration graisseuse. Afanassiew[1] note également cette même infiltration, et, comme Laffitte et von Kahlden, arrive à la conclusion que la cellule hépatique est seule lésée par l'alcool, sans que jamais le tissu conjonctif ne soit irrité.

Depuis que la médecine est devenue expérimentale, de trop nombreux savants considèrent, comme chose facile, la reproduction des lésions des organes, et pensent que l'étude des maladies peut se faire ailleurs qu'au lit du malade. C'est là une erreur qui, dans ces derniers temps, a largement contribué à amener le désordre, j'oserai dire l'anarchie qui règne aujourd'hui dans le domaine médical. L'expérimentation en médecine, il faut le reconnaître avec l'illustre Cl. Bernard, doit suivre l'observation qu'elle sert à éclairer en faisant mieux connaître les conditions des phénomènes pathologiques, et c'est seulement lorsqu'elle est guidée par des connaissances cliniques, qu'elle devient réellement fructueuse et utile. Or, si on remarque que, chez l'homme, la cirrhose ne met pas moins de cinq à dix années pour se produire, il est difficile d'admettre qu'elle puisse exister chez l'animal au bout de quelques mois, et en cela les résultats expérimentaux que nous venons de citer méritent une certaine réserve. Cependant, il serait erroné de croire que les expériences pratiquées chez les animaux à l'aide de l'alcool, dans le but d'éclairer la genèse de la sclérose du foie, soient dénuées de tout intérêt, quand la plupart de leurs auteurs s'accordent à reconnaître que cette substance n'agit pas tant sur le tissu conjonctif que sur la cellule hépatique qui s'infiltre de graisse. Depuis longtemps, en effet, la clinique nous a fait connaître la fréquence de la stéatose chez les buveurs d'alcool[2] et comme l'expérimentation concorde avec nos observations, nous la tenons pour vraie. D'ailleurs, la physiologie, en nous apprenant que les boissons spiritueuses diminuent l'exhalation d'acide carbonique et les combustions, nous conduit à attribuer à un ralentissement de la nutrition, les dépôts graisseux, si communément observés chez les buveurs, tant dans les éléments glandulaires du foie qu'au pourtour des principaux viscères, dans le mésentère, les épiploons, etc. Une double influence étiologique vient ainsi nous rendre compte de la cirrhose, dite graisseuse, particu-

1. Afanassiew, *Beitrag. zur path. Anatom.*, VIII.

2. E. Lancereaux, Altération graisseuse du foie et des reins survenue sous l'influence de l'action longtemps prolongée des alcooliques (*Comptes rendus de la Soc. de biologie*, 1859, Paris, 1860, sér. 3, t. I, 290-293).

lièrement observée chez les personnes qui s'adonnent tout à la fois au vin et à l'alcool, chez celles qui prennent peu d'exercice, et qui par cela même oxydent peu, la femme par exemple. L'agent qui engendre l'altération du tissu conjonctif n'étant pas celui qui produit l'adipose des cellules hépatiques, ces deux altérations liées chacune à des causes différentes, sont forcément indépendantes l'une de l'autre, superposées pour ainsi dire, de telle sorte que toute *cirrhose mixte* est un mythe.

Étant admis, comme nous croyons l'avoir démontré, que les sels de potasse et surtout les sulfates [1] sont la cause de la cirrhose du buveur, il est rationnel de croire, si on tient compte de la localisation spéciale de cette affection aux divisions péri-lobulaires de la veine porte, que ces sels, introduits dans le sang, exercent une action directe sur les parois de ces vaisseaux et le tissu conjonctif adjacent. La fréquence de la cirrhose chez les buveurs de vin, à Paris surtout, où cette boisson, *généralement plâtrée,* renferme de 4 à 6 grammes de sulfate de potasse par litre, chez les paysans qui en prennent plusieurs litres par jour, chez les individus qui ont l'habitude de boire à jeun du vin pur, chez les garçons brasseurs que n'effraient pas huit à dix litres de bière, vient appuyer notre opinion, puisqu'elle nous montre que, précisément, ceux-là qui absorbent le plus de sels de potasse sont les plus exposés à cette affection.

La cirrhose alcoolique, ainsi nettement définie par sa cause unique, ne l'est pas moins, comme nous allons le voir, par ses manifestations cliniques et par son évolution qui présente trois phases successives : 1° une phase précirrhotique ou période de début; 2° une phase cirrhotique ou période d'état; 3° une phase terminale par le retour à la santé ou par la mort (période toxémique).

*Anatomie et physiologie pathologiques.* — PHASE PRÉCIRRHOTIQUE. Le foie œnolique revêt dès son début, c'est-à-dire dans la phase précirrhotique, deux formes nettement distinctes : l'une plus commune où le stroma conjonctif est spécialement affecté, l'autre plus rare, dans laquelle les cellules glandulaires sont simultanément atteintes. Nous appelons la première de ces formes : *forme commune;* la seconde : *forme graisseuse*, à cause du dépôt graisseux qui envahit les cellules hépatiques.

*Forme commune.* — La forme commune, dans cette période,

1. Tous les sels de potasse ne paraissent pas aptes à produire au même degré les lésions de la cirrhose du buveur, car plusieurs lapins, dont les aliments étaient arrosés de nitrate ou de tartrate de potasse, ne nous ont pas présenté d'état cirrhotique appréciable, au bout d'une année.

est caractérisée par le développement insensible de la glande hépatique qui s'allonge dans tous ses diamètres, au point de s'élever au-dessus du mamelon et de descendre au-dessous du rebord costal. Cette glande acquiert ainsi un poids maximum, qui oscille entre 1 800, 2 000 grammes et plus. Sa surface extérieure est lisse, brillante, sa capsule peu ou pas épaissie, à peine opaline, permet d'apercevoir, par transparence, le parenchyme violacé et hypérémié, aussi bien à sa surface libre que sur une coupe. Le tissu hépatique est ferme et se laisse écraser par le doigt, de telle sorte que, sans l'augmentation de volume du foie et l'injection dont il est le siège, on pourrait croire qu'il est sain.

Sur des coupes fines vues à un faible grossissement, le parenchyme hépatique paraît alors peu modifié; il conserve sa topographie, et c'est à peine si sa lobulation est moins accusée qu'à l'état normal. Il présente, au pourtour de la veine centrale, un cercle rose, plus épais que normalement; les espaces portes, élargis, conservent leur forme triangulaire ou polygonale, mais de leurs angles partent des prolongements plus ou moins fins, qui, pénétrant entre les lobules, vont à la rencontre de prolongements analogues venus des espaces voisins et parviennent ainsi à circonscrire, sur quelques points, un lobule tout entier. Puis, à l'aide d'un plus fort grossissement (fig. 9), il est facile de constater que la lumière de la veine centrale est rétrécie, que ses parois sont épaissies par une infiltration de noyaux et de cellules embryonnaires, éléments qui se rencontrent en abondance au niveau des espaces portes, et sur le trajet des prolongements que ces espaces envoient entre les lobules, et dont quelques-uns seulement pénètrent le long des capillaires sanguins, entre les rangées des cellules hépatiques. Les branches de division de la veine porte ont leurs parois quelque peu épaissies, et infiltrées des mêmes noyaux embryonnaires, tandis que celles de l'artère hépatique et des conduits biliaires restent parfaitement intactes.

Les cellules hépatiques, ont leur protoplasme clair, grenu et presque translucide, leur noyau volumineux, rond, transparent, et leur nucléole légèrement opaque; dans quelques cas pourtant, il existe vers la circonférence des lobules, une gouttelette graisseuse qui refoule à la périphérie le protoplasme et le noyau, sans altérer la vitalité des cellules qui continuent à se colorer.

*Forme graisseuse.* — Dans la forme graisseuse, la glande hépatique acquiert un volume considérable et arrive à peser deux à trois kilogrammes; lésée dans toute son étendue, elle se fait remarquer par des bords épais, arrondis, une teinte jaunâtre, rappelant celle de la moutarde anglaise, une consistance ferme et peu résistante[1]. Sa surface extérieure est lisse, légèrement granulée et brillante, sa surface de section, assez semblable, donne au doigt la sensation d'un corps onctueux, graisse le papier et laisse des gouttelettes d'huile sur le couteau. Un fragment de parenchyme,

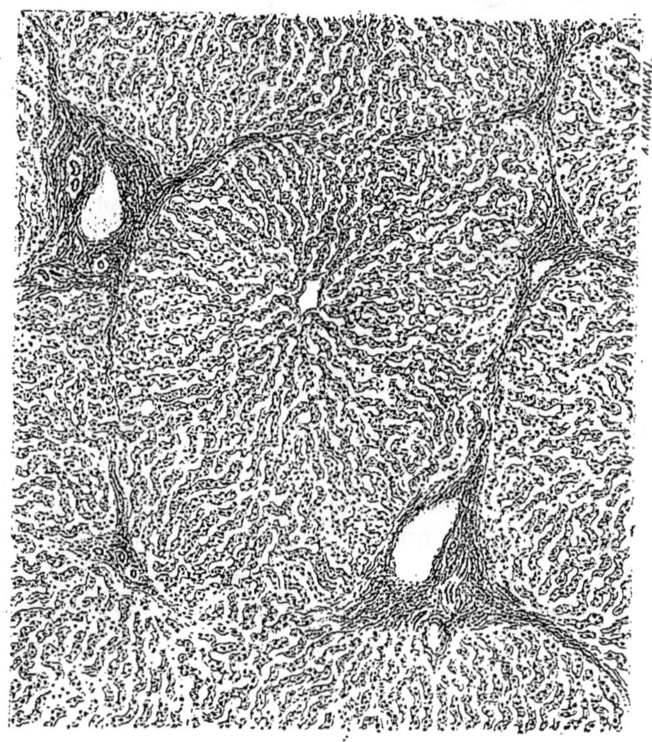


Fig. 9. — Coupe microscopique, $\frac{50}{1}$, d'un foie de buveur de vin (phase précirrhotique). Les espaces portes et la veine centrale envahis par un tissu conjonctif de nouvelle formation mettent en évidence le siège initial de la cirrhose alcoolique.

projeté dans l'eau, tombe lentement au fond du vase et surnage quelquefois.

La répartition du tissu conjonctif ne diffère pas de ce qu'il est dans la *forme commune;* même épaississement des parois des veines centrales, même prolifération conjonctive au pourtour des divisions de la veine porte, et à la périphérie des lobules, dans les espaces portes (fig. 10). L'état seul des cellules hépatiques, infil-

1. Cette forme graisseuse déjà étudiée et figurée dans mon *Atlas d'anatomie pathologique*, pl. 12, fig. 4 et 4', a été l'objet de recherches plus complètes de la part de plusieurs de mes élèves : H. Gilson, De la cirrhose alcoolique graisseuse (*thèse de Paris*, 1884); Le Gall, Contribution à l'étude de la cirrhose alcooliq. graisseuse (*thèse de Paris*, 1887, etc.).

trées de nombreuses gouttelettes graisseuses, distingue ce type. A un faible grossissement on aperçoit sur une coupe fine, au centre du lobule, des espaces circulaires plus ou moins étendus, clairs et disposés en séries radiées au pourtour de la veine centrale; à un grossissement plus fort, il devient évident que cet aspect résulte d'une modification des cellules hépatiques envahies

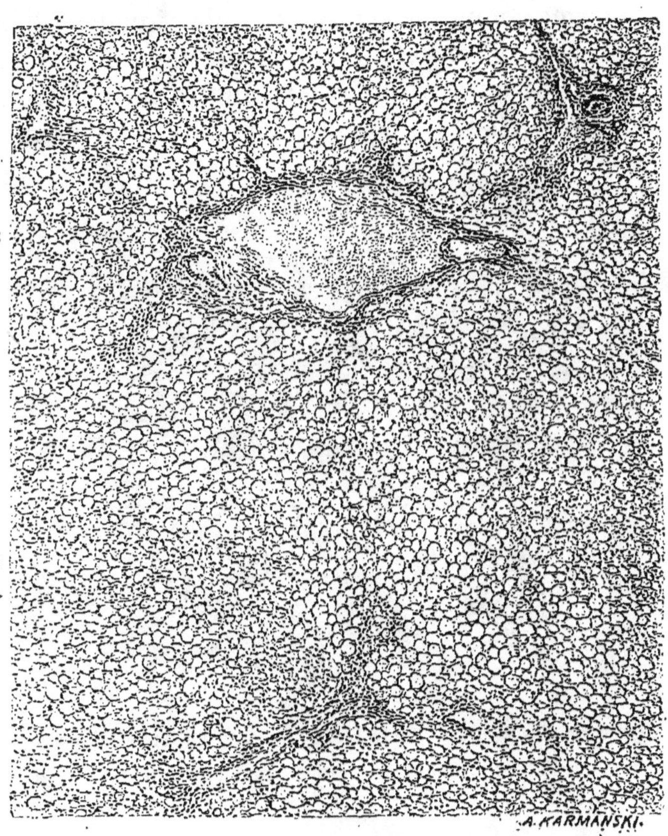


Fig. 10. — Coupe microscopique, $\frac{53}{1}$, d'un foie de buveur de vin et d'eau-de-vie (phase précirrhotique). Les espaces portes présentent un début de prolifération conjonctive; les veines centrales, également atteintes, sont presque effacées. Les cellules hépatiques sont envahies par de la graisse.

par de la graisse (fig. 11). Des gouttelettes graisseuses refoulent à la périphérie de la cellule le protoplasma et le noyau qui continuent à se colorer, excepté dans quelques cas de mort rapide, par insuffisance hépatique, où certaines cellules, par trop distendues, finissent par être détruites. Dans ces conditions, le noyau ne se colore plus, et souvent même le protoplasme et les vésicules adipeuses se trouvent remplacés par une substance grenue formant un magma amorphe, fragmenté, au sein duquel se voient de place en place les noyaux conjonctifs des capillaires sanguins.

Ces modifications mettent plusieurs années à se produire, aussi bien celles de la forme commune que celles de la forme graisseuse qui échappe à la destruction cellulaire. Toutefois, dans cette dernière forme, la prolifération conjonctive, étant en général peu abondante, la rétraction du foie et l'ascite sont exceptionnelles, tandis que dans la forme commune, où le tissu embryonnaire, plus exubérant, s'organise et se rétracte, ces phénomènes sont la règle.

Ces deux types laissent entre eux une série d'états intermédiaires, dans lesquels le tissu conjonctif est plus ou moins épaissi

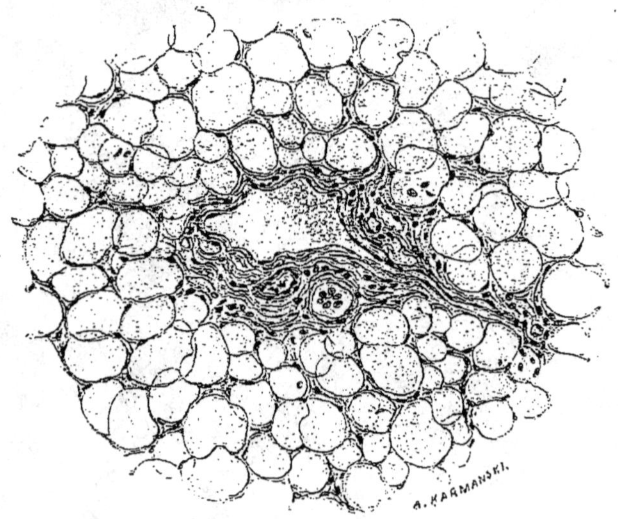


Fig. 11. — Coupe microscopique, $\frac{250}{1}$, du foie représenté fig. 10. — Espace porte avec prolifération du tissu conjonctif et cellules hépatiques infiltrées de graisse.

et les cellules hépatiques plus ou moins infiltrées de gouttelettes graisseuses. Ces états, qu'il est facile de saisir par la pensée, se rapportent manifestement à des conditions hygiéniques diverses. Le type commun, par exemple, se rencontre chez des buveurs de vin exerçant des professions actives, telles que celles de camionneur, charcutier, porteur aux halles, etc. ; le type graisseux, au contraire, se voit chez des personnes dont la profession est sédentaire, comme les tailleurs, les cordonniers, les marchands de vins, faisant abus tour à tour de vin et d'alcool, et tout particulièrement chez les femmes qui usent de ces mêmes boissons.

Phase cirrhotique. — La phase cirrhotique est produite par le retrait du tissu conjonctif qui fait saillir plus ou moins fortement les lobules hépatiques. Ce retrait, *dans la forme graisseuse,* est généralement faible, et le foie conserve son volume ; sa surface, quelque peu chagrinée, présente de très légères dépressions (voir mon *Atlas d'anat. pathol.*, pl. 12, fig. 4), si elle ne reste lisse ; sa coloration est jaune bronzé, sa consistance douce, onctueuse, sa résistance à la pression trop faible pour que le doigt ne puisse pénétrer son parenchyme ; aussi, celui-ci, projeté à terre, rebon-

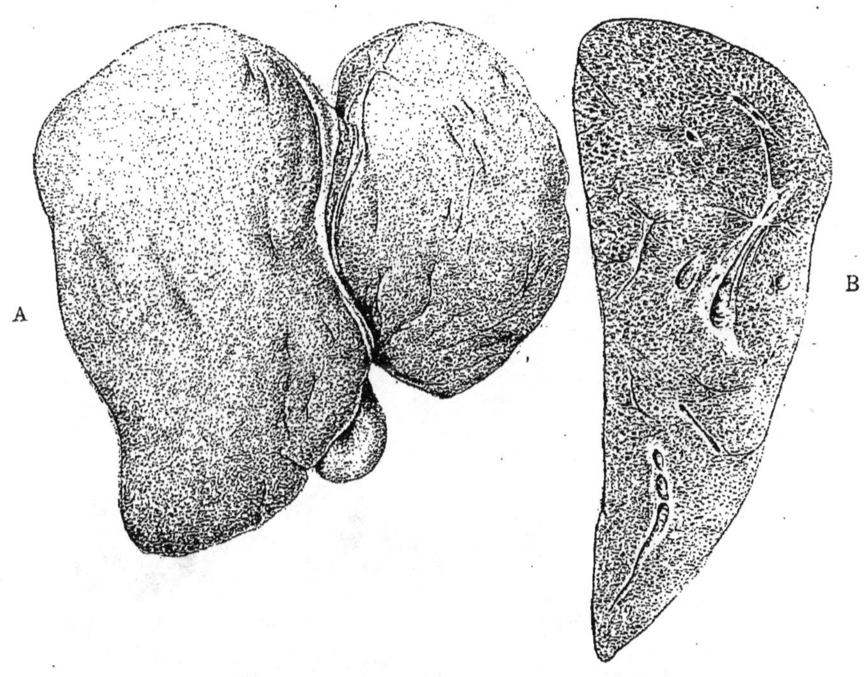


Fig. 12. — Cirrhose hépatique diffuse : A, le foie finement granulé ; B, surface de section légèrement grenue (1/3 grandeur naturelle).

dit assez peu, et surnage dans l'eau par exception. La composition histologique de cette lésion ne diffère de ce qu'elle était, dans la phase antérieure, que par une organisation plus avancée des éléments conjonctifs, développés au voisinage des espaces portes, et à la circonférence des lobules, comme aussi par un léger retrait de ce tissu avec infiltration graisseuse abondante des cellules hépatiques qu'une pression réciproque finit par déformer (fig. 11).

La *forme commune* offre deux variétés nettement distinctes par la répartition du tissu conjonctif nouveau qui tantôt pénètre entre les travées épithéliales des lobules, tantôt se circonscrit à la périphérie des lobules. La première de ces variétés est la *cirrhose diffuse*, la seconde, la *cirrhose annulaire* ou *cirrhose rétractile*.

*Cirrhose diffuse*[1]. — Le foie, dans cette variété, pèse près de 2000 grammes et plus, il a tous ses diamètres agrandis; mais il ne présente jamais les bords épais et arrondis de la forme graisseuse; sa coloration, jaune verdâtre ou grisâtre foncée, est semée de stries rougeâtres; sa surface libre, lisse en apparence, n'est pas moins quelque peu chagrinée par la présence d'une multitude de petites granulations égales, du volume d'une tête d'épingle, séparées par des sillons peu profonds; sa surface de section offre

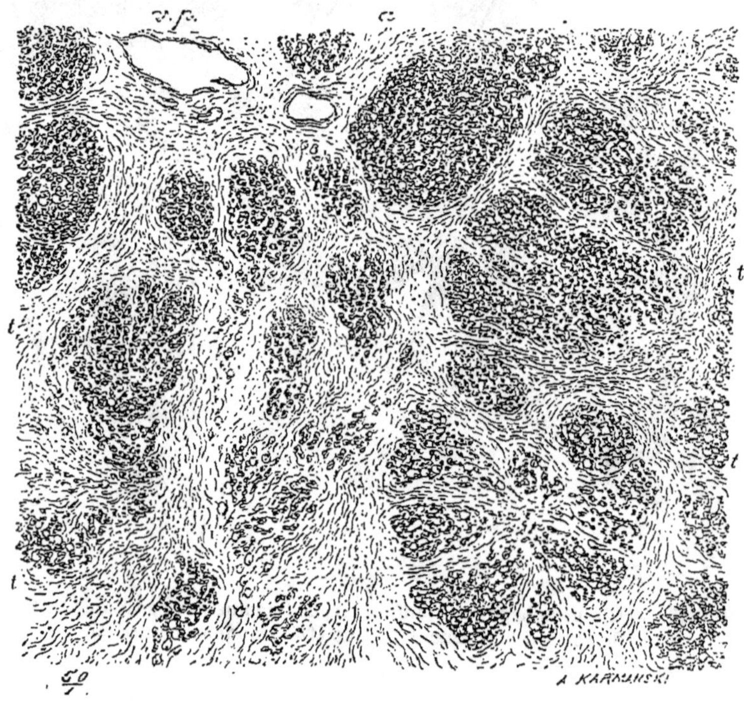


Fig. 13. — Coupe microscopique du foie d'une femme adonnée à des excès de vin. *vp*, veine porte; *a*, artère hépatique; *t*, tissu conjonctif de nouvelle formation disséminé entre les lobules et pénétrant jusque dans leur épaisseur.

les mêmes granulations jaunâtres ou verdâtres, entourées de cercles d'un gris rosé (fig. 12). Sa consistance est ferme, car il résiste sous la pression du doigt et un fragment projeté à terre rebondit, et ne surnage jamais dans l'eau.

La topographie des lobules hépatiques, vus à un faible grossissement, se trouve modifiée par un tissu conjonctif embryonnaire qui les envahit de la périphérie dans la profondeur, sui-

1. Cette forme de cirrhose, que je suis parvenu à distinguer dès l'année 1875, a été l'objet d'études spéciales de la part de plusieurs de mes élèves : Dupont, de l'hépatite interstitielle diffuse aiguë (*Thèse Paris*, 1878); Stiepowitch, Contribution à l'étude de la cirrhose du foie chez les alcooliques. *Thèse Paris*, 1879.

vant la direction des capillaires, et les divise en plusieurs parties de façon à les faire ressembler à une croix de Malte (fig. 13) ou bien les circonscrit sous forme d'anneaux ronds, d'îlots ou de fragments, qui plus tard seront envahis à leur tour. Les espaces portes, en partie effacés par l'abondance de ce tissu, se reconnaissent à la présence d'une veine plus ou moins volumineuse, située à côté d'une artériole et d'un ou plusieurs conduits biliaires tapissés par des cellules cylindriques.

Vu à un fort grossissement, le tissu de nouvelle formation se

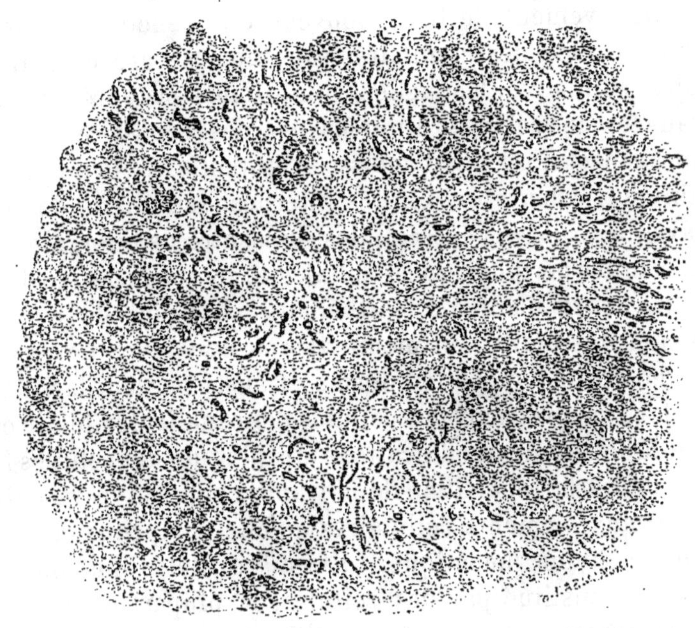

Fig. 14. — Coupe microscopique, $\frac{75}{1}$, d'un lobule hépatique (cirrhose diffuse) montrant a veine centrale rétrécie et entourée d'une zone conjonctive à laquelle aboutissent des traînées, où se voient de faux canalicules biliaires. La veine centrale, se confond avec le tissu nouveau qui l'enveloppe; les cellules hépatiques sont simplement granuleuses. (Coupe du foie représenté fig. 12.)

trouve composé de faisceaux conjonctifs et de nombreuses cellules jeunes siégeant surtout à la périphérie des îlots glandulaires, d'où ils accompagnent les capillaires jusque dans la profondeur des lobules. Les veines sus-hépatiques sont entourées d'une zone de tissu conjonctif avec lequel se confondent leurs parois; la lumière de ces vaisseaux, diminuée, à contours irréguliers, est parfois traversée par des fibres conjonctives qui la divisent en plusieurs petits orifices irréguliers. Les parois des veines portes sont épaissies, et autour d'elles, le tissu nouveau englobe les artérioles et les conduits biliaires adjacents, peu ou pas modifiés. C'est dans ce même tissu, à la périphérie des îlots glandulaires, que se rencontrent souvent des cylindres cellulaires, courts et sinueux : les uns, plus volumineux et contigus aux îlots, sont formés de cellules cubiques, non ovoïdes, dont la transition avec les cellules hépatiques est manifeste par places ; les autres, situés au milieu du tissu conjonctif et en partie atrophiés, présentent des cellules aplaties, avec noyaux allongés dans le sens du cylindre (fig. 14). Contrairement à ce que pensent la plupart des auteurs, ce ne sont pas là des *canalicules biliaires de nouvelle formation*, mais seulement des apparences de canalicules hépatiques. Effectivement, le tissu nouveau qui pénètre à l'intérieur du lobule, le long des capillaires sanguins, sépare et écarte les trabécules cellulaires, lesquelles, comprimées et représentées par deux rangées de cellules, limitées par des capillaires épaissis, revêtent l'aspect d'un canal tapissé d'épithéliums. Ces trabécules se continuent, à leurs extrémités internes, sans ligne de démarcation avec les rangées des cellules du centre de l'îlot, alors qu'à leurs extrémités périphériques, aplaties et comprimées par le tissu conjonctif, leurs éléments épithéliaux changent de forme, et deviennent plus petits, en même temps que leurs noyaux s'allongent, en sorte que par leur forme et aussi par leur facilité à se colorer, ils se rapprochent des cellules des canalicules biliaires. Ce sont donc là de simples modifications atrophiques des cellules hépatiques, tenant à la répartition de la trame conjonctivo-vasculaire, par rapport aux éléments cellulaires qu'elle comprime et étouffe.

Le parenchyme hépatique, divisé en îlots plus ou moins arrondis, est constitué par des cellules, la plupart polyédriques, avec un protoplasma finement granuleux, un noyau volumineux, transparent et un beau nucléole, excepté sur quelques points, au centre de l'îlot notamment, où le protoplasma cellulaire est parfois refoulé à la périphérie par une grosse gouttelette graisseuse. Lorsque la mort succède à des phénomènes d'insuffisance hépatique, un grand nombre de cellules glandulaires ont leur protoplasme transformé en une masse granuleuse, fragmentée, mal délimitée, et leur noyau modifié ne prend plus les couleurs.

Ce type pathologique distinct par une formation conjonctive abondante et disséminée, tant chez la femme, que chez l'homme faisant usage d'une grande quantité de vin, cinq litres et plus chaque jour, constitue une sorte de cirrhose aiguë que nous tenions à faire connaître.

*Cirrhose annulaire.* — Bien différente est la forme annulaire dans laquelle la prolifération conjonctive, généralement limitée à la circonférence des lobules hépatiques, parvient à s'organiser définitivement, et par suite à produire un retrait du foie qui s'accentue de plus en plus. Cet organe perd peu à peu de son volume et de son poids; il cesse de dépasser les fausses côtes, et, au lieu de 1 800 à 2 000 grammes, il finit par ne plus peser que 1 400 grammes et moins, descend parfois à 1 000 grammes. Ses bords, d'ordinaire tranchants, tendent à s'arrondir, sous l'influence de l'épaississement de la capsule de Glisson; sa coloration grisâtre ou jaunâtre, tire parfois sur le vert; sa surface est parsemée de granulations saillantes, hémisphériques, d'un volume inégal, qui varie entre celui d'un gros grain de millet et celui

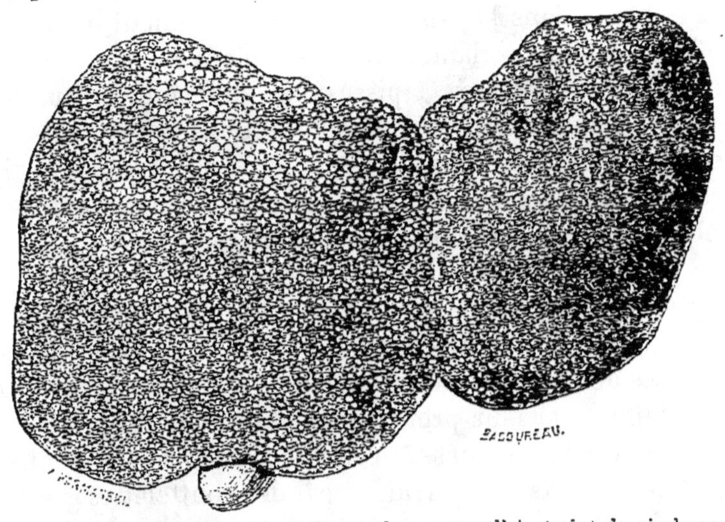

FIG. 15. — Physionomie d'un foie (1/2 grandeur naturelle) atteint de cirrhose alcoolique; sa surface extérieure est semée de granulations à peu près régulières: il y avait chez le même malade de la tuberculose pulmonaire.

d'une lentille ou d'un pois. Ces granulations sont jaunâtres, entourées de sillons profonds, parsemées d'arborisations vasculaires (fig. 15). La coupe offre un aspect assez semblable à celui de la surface, car on y voit des granulations jaunâtres, saillantes, circonscrites par des cercles grisâtres, vascularisés; le parenchyme hépatique résiste au doigt, rebondit sur le sol, crie sous le scalpel.

Ce type, de beaucoup le plus commun, présente, à un faible grossissement microscopique, une modification notable de la topographie des lobules hépatiques, dont la veine centrale se voit peu ou pas. Le tissu conjonctif, abondant, disposé sous forme de larges anneaux, à la périphérie des acini qu'il circonscrit sous forme d'îlots glandulaires, laisse apercevoir les espaces portes et un petit nombre de canalicules biliaires (fig. 16). Examiné à un fort grossissement, ce tissu est constitué par des faisceaux infiltrés de cellules et de noyaux, peu nombreux, de forme allongée et sinueuse, indices d'une phase de développement plus avancée que dans la période précirrhotique. Circonscrites par le tissu conjonctif épaissi, les veines centrales sont difficilement reconnaissables; leur lumière rétrécie, à contours irréguliers, présente un ou plusieurs orifices rapprochés. Englobés par le tissu conjonctif, les espaces portes se reconnaissent par le groupement, à côté d'une veine volumineuse, d'une artère et de plusieurs conduits biliaires. Les divisions de la veine porte, bien qu'entourées d'une épaisse couche de tissu fibreux, conservent leur lumière; quant à l'artère hépatique et aux conduits biliaires, ils ne présentent de spécial qu'un léger degré de compression. Assez souvent, dans l'épaisseur du tissu conjonctif et surtout à la périphérie des îlots glandulaires, se voient de petits canalicules plus ou moins sinueux, tapissés par des cellules cubiques ou aplaties, à noyaux ovalaires, se colorant fortement; mais, comme ils sont entourés de tous côtés par du tissu conjonctif, il n'est guère possible de saisir la transition qui existe entre ces rangées de cellules et les vrais canalicules biliaires.

Le parenchyme, disposé sous forme d'îlots arrondis, un peu allongés, se distingue nettement du tissu conjonctif, qui, à l'encontre de ce qui existe dans la cirrhose diffuse, ne pénètre pas entre les rangées des cellules hépatiques (fig. 16). Celles-ci sont pour la plupart saines, car leur protoplasme et leurs noyaux continuent à se colorer, quelques-unes de celles qui occupent le centre ou la périphérie des îlots sont envahies par des gouttelettes graisseuses; mais, parfois aussi, presque tous ces éléments renferment de la graisse, et lorsque la mort a été l'effet de l'insuffisance hépatique, on trouve, en général, un grand nombre de cellules à protoplasme opaque, granuleux, fragmenté, avec des noyaux ne prenant plus les couleurs.

Tel est, avec ses variétés, l'état de la glande hépatique dans la période cirrhotique de la forme annulaire de l'hépatite du buveur. Ce processus est en tout comparable à celui d'une plaie en voie de réparation, avec ses bourgeons charnus, formés de noyaux et de petites cellules rondes, pourvues d'un gros noyau, lesquelles se rapprochent, s'allongent, se vascularisent et se transforment en un tissu conjonctif définitif, rétractile, ou tissu de cicatrice. Les vaisseaux nouveaux s'anastomosent avec les anciens dont ils se distinguent par la faible épaisseur de leurs parois ; développés à la surface du foie, dans les cas d'adhérences de cet organe au diaphragme, ils se laissent injecter par la veine porte, et partant ils peuvent favoriser le retour du sang de ce vaisseau, vers le cœur, par des voies collatérales ; ainsi peut s'expliquer la diminution spontanée de l'ascite dans certains cas de cirrhose avancée. Les vaisseaux anciens, gorgés de sang et souvent dilatés au début du processus morbide, apparaissent plus tard, comme creusés dans un tissu conjonctif induré et fusionné avec leurs parois. Les éléments contractiles et élastiques des branches interlobulaires de la veine porte, dont le rôle est de pousser le sang jusque dans les capillaires des lobules, ont généralement disparu, et la zone cellulaire molle, qui permet-

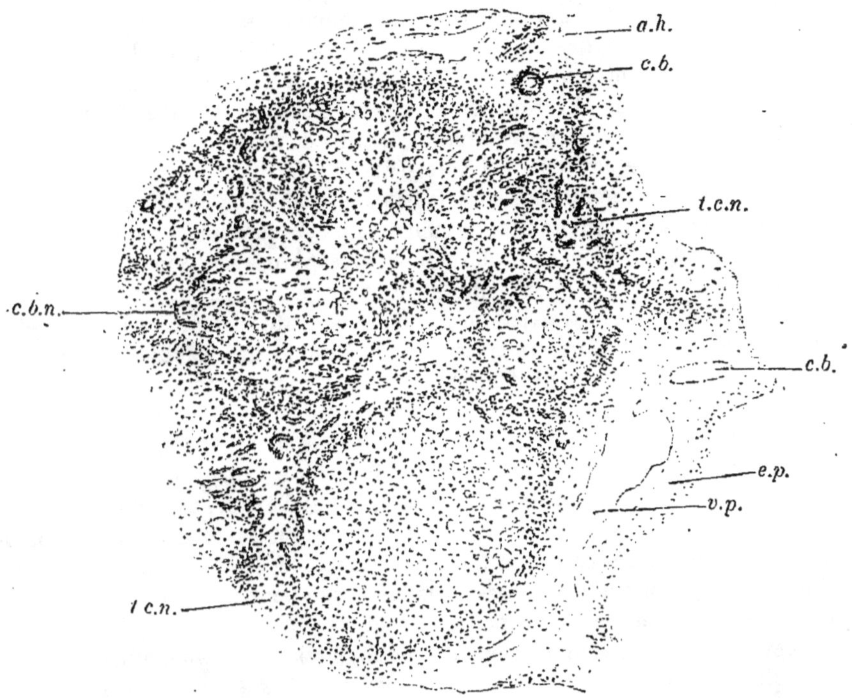


Fig. 16. — Lobule hépatique au centre duquel se voit la veine sus-hépatique, entourée d'un tissu sclérosé, ou prolongements aboutissant à sa périphérie.
*e.p.*, espaces portes ; *a.h.*, artériole hépatique ; *v.p.*, veinule porte ; *c.b.*, canalicules biliaires ; *t.c.n.*, tissu conjonctif néoformé, renfermant des canalicules biliaires *c.b.n.*

tait leur dilatation et leur contraction alternatives, faisant défaut, ces branches ne constituent plus que des canaux rigides, tapissés par des cellules endothéliales. Les veines centrales ou sus-hépatiques, atteintes le plus souvent, comme les veines interlobulaires, de périphlébite et d'endophlébite, rétrécies ou oblitérées par places, se présentent sur des coupes transversales, sous la forme d'amas arrondis de tissu fibreux, et sur des coupes longitudinales sous celle de faisceaux allongés de ce même tissu : aussi la difficulté manifeste qu'éprouve le sang à traverser le foie, rend-elle parfaitement compte des hypérémies et de l'ascite, phénomènes si communs dans ces conditions.

Là ne se borne pas toujours l'altération du système veineux dans le foie du buveur; le tronc de la veine porte peut lui-même prendre part au désordre anatomique; ses parois s'épaississent et des tractus membraneux diminuent sa lumière ou l'obstruent par la coagulation du sang qui le parcourt, ainsi qu'en témoignent un certain nombre de faits [1]; celui qui suit en est un exemple.

*Cirrhose alcoolique avec oblitération de la veine porte. — Tuberculose pulmonaire.*

Un homme âgé de 42 ans, charretier à Rouen, vient à l'âge de 25 ans à Paris et là, il s'adonne à l'usage immodéré du vin, du cidre et de l'eau-de-vie, qu'il prend fréquemment à jeun. En juin 1870, ce malade est admis à l'hôpital Saint-Louis, pour une affection hépatique avec œdème des jambes. Il en sort amélioré, mais, dans le cours de septembre, il enfle de nouveau et, le 3 octobre 1870 il se fait admettre par nous à l'Hôtel-Dieu. La face est amaigrie, la peau du visage sillonnée de nombreuses varicosités, en l'absence de tout bouton d'acné. Les conjonctives offrent une teinte subictérique, et la peau du tronc est bronzée. L'abdomen est démesurément développé, et les veines sous-cutanées, dilatées et sinueuses, dans la région sus-ombilicale, sont peu ou pas appréciables dans la région hypogastrique. Il existe de l'œdème de cette région, des bourses et des jambes, de l'ascite et un météorisme considérable qui refoule le foie vers la poitrine et apporte de réelles difficultés à son examen; malgré tout, cet organe nous paraît diminué de volume, tandis que la rate est très grosse. Rien au cœur; 84 pulsations; crépitation fine et superficielle à la base du poumon gauche; urines rares, chargées d'urates et d'acide urique; aucun désordre nerveux.

Le 6 octobre, ponction abdominale dans le but d'éviter l'asphyxie; onze litres de liquide sont retirés de la cavité péritonéale; on s'assure que le foie ne déborde pas les fausses côtes. Le 7 et le 8 octobre, le liquide ascitique se reproduit en partie, puis le malade est pris de vomissements bilieux, il s'affaisse, délire et succombe. le 11 au matin.

Les membres inférieurs sont œdématiés et la cavité abdominale contient cinq litres environ d'une sérosité transparente. Les épiploons et le péritoine sont pigmentés, les parois des anses de l'intestin grêle épaissies, revenues sur elles-mêmes, injectées et parsemées de taches ecchymotiques. La membrane muqueuse de l'estomac est ardoisée et pigmentée de noir. La rate, volumineuse, mesure 21 sur 14 centimètres, elle est indurée et pigmentée à sa surface. Le pancréas est induré, sclérosé comme le foie, et tous ses lobules périphériques revêtent une teinte absolument noire. Les reins, recouverts de masses graisseuses, sont simplement congestionnés; la vessie est saine.

La lumière de la veine porte est comblée par un caillot sanguin, ramolli à son centre, ferme à sa périphérie et adhérent aux parois épaissies de ce vaisseau par un tissu conjonctif de nouvelle formation. Les branches de division de cette veine sont fortement rétrécies.

1. Consultez : Aron, Cirrhose du foie, oblitération et thrombose de la veine porte et persistance de la sécrétion biliaire (*Gaz. méd. de Strasbourg*, 25 octobre 1868). — E. Lancereaux, *Atlas d'anatomie path.* Paris, 1871, 166, pl. 17, fig. 5. — Ch. Leroux. Sur deux cas d'oblitération de la veine porte survenue dans le cours d'une cirrhose atrophique (*Gaz. méd. de Paris*, 1879, p. 332, 355, 369, 397). — Aimée, Thrombose de la veine porte dans la cirrhose. *Thèse Paris*, 1885.

Le foie, diminué de volume, est surmonté, dans toute son étendue, de granulations miliaires ou pisiformes, assez régulières. Son tissu ferme et résistant ne peut être pénétré par le doigt; il présente à la coupe, au sein d'une gangue d'un gris blanchâtre, pigmenté par places, des saillies lobulaires jaunâtres, par suite de l'infiltration graisseuse des cellules hépatiques. Les canaux biliaires jouissent de leur intégrité, et une bile jaune, épaisse, remplit en partie la vésicule qui est normale.

Le cœur est chargé de graisse à sa base et sur sa face antérieure, son tissu est friable, peu coloré, ses parois sont amincies, ses valvules intactes; l'aorte et le système artériel n'offrent aucune altération. Le poumon gauche, adhérent à son sommet, est congestionné et œdématié, à sa base; comme son congénère il est pigmenté dans une grande étendue, notamment sur le trajet des capillaires, et, sur plusieurs points, infiltré de granulations tuberculeuses et de petites masses caséeuses; l'encéphale ne présente aucun désordre appréciable.

Dans ce fait, et dans tous les cas semblables, les veines portes accessoires sont dilatées au niveau du ligament suspenseur, à tel point que j'ai vu l'une d'elles atteindre le volume d'une plume d'oie. La question de savoir s'il s'agit, en pareil cas, d'une lésion primitive ou consécutive de la veine porte, a été différemment résolue par les auteurs. Après avoir pensé que la stase du sang dans le tronc de la veine porte pouvait contribuer à développer un thrombus et une phlébite consécutive, j'en arrive à croire que cette phlébite est, comme la lésion conjonctive du foie, sous la dépendance de l'irritation déterminée par des boissons falsifiées ou de mauvaise qualité; autrement, il serait impossible de s'expliquer la rareté de l'oblitération de la veine porte dans la cirrhose alcoolique.

L'artère hépatique, dont le sang possède une pression supérieure à celle du sang de la veine porte, supplée en partie celle-ci dans les points où elle se trouve rétrécie ou obstruée, et permet à la sécrétion biliaire de se continuer jusque dans une période avancée de l'affection. Le sang de la veine porte, en raison des obstacles que rencontre son passage à travers les lobules hépatiques, passe par les vaisseaux situés dans les adhérences qui relient le foie au diaphragme et par le système des veines portes accessoires, fort bien décrites par Sappey[1]. Le plus souvent, en effet, il se rend, dans la veine cave inférieure, par un groupe de veines accessoires, sous-péritonéales, qui suivent le cordon fibreux, reste de la veine ombilicale, jusqu'au sinus de la veine porte, dans lequel elles se jettent. Une de ces veines, considérée à tort comme la veine ombilicale, jouerait, à cet égard, un rôle considérable, car, en se dilatant jusqu'à ses ramuscules anastomotiques avec les veines mammaires

1. C. Sappey, Recherches sur quelques veines portes accessoires, etc. (*Acad. de méd.*, séance du 18 mars 1859, et *Mém. de la Soc. de biologie*, 1859. Paris, 1860, p. 1).

internes, épigastriques et tégumentaires de l'abdomen, elle parvient à faire communiquer le sinus de la veine porte avec la veine crurale par l'intermédiaire, tant des veines sous-aponévrotiques et musculaires que des veines sous-cutanées abdominales. Le courant de dérivation collatérale s'établit ainsi, de haut en bas, contrairement à ce qui a lieu dans l'état normal. Malgré tout, ce courant est, en général, insuffisant, puisque l'ascite s'accentue de plus en plus, au fur et à mesure des progrès de la cirrhose. A l'inverse de la veine porte, les voies biliaires restent libres, mais les canalicules interlobulaires sont parfois agrandis et dilatés, par le retrait, sans doute, du tissu conjonctif de nouvelle formation.

Phase terminale. — La période ultime ou terminale est caractérisée par la transformation et la résorption partielle du tissu conjonctif de nouvelle formation, lorsque le malade vient à guérir, ainsi qu'il est possible de s'en rendre compte, en jetant un coup d'œil sur les figures 17 et 18. Mais, si l'intervention est par trop tardive, le traitement insuffisant, ou, si une infection quelconque vient à se produire dans le foie, les cellules propres de la glande hépatique se tuméfient, elles deviennent troubles, granuleuses et se détruisent plus ou moins totalement. Cette destruction s'opère d'habitude avec lenteur, comme l'indiquent les troubles fonctionnels qui en sont la conséquence; mais parfois aussi, elle est rapide et tue fatalement en quelques jours, ce qui a fait penser à tort, à quelques auteurs, qu'un ictère grave venait compliquer la cirrhose du foie. Cette dernière étape est encore l'effet de l'abondance du tissu de nouvelle formation, et de la compression cellulaire qui résulte de son retrait. Les cellules hépatiques deviennent granuleuses, cessent de se colorer, se fragmentent, et se désagrègent sous forme de blocs ou de granulations, formant un détritus grisâtre parsemé de points brillants, solubles dans l'éther et l'alcool. S'il existe de l'ictère, ces cellules non détruites renferment de fines granulations de pigment biliaire, plus rarement du pigment sanguin. Dans un cas personnel de cirrhose de buveur, très probable, les travées de tissu fibroïde de nouvelle formation se trouvaient colorées par un pigment rouge renfermé dans des cellules jeunes et allongées de tissu conjonctif. (Voy. notre *Atlas d'anat. path.*, pl. 13, fig 5 et 5'.)

Le foie, en somme, selon la forme de l'altération qui résulte de l'excès de boisson, augmente ou diminue de volume, et si le tissu conjonctif est le siège spécial de la localisation pathologique, il n'est pas moins vrai que les éléments sécréteurs sont loin d'être toujours intacts.

La bile est forcément modifiée, dans ces divers cas, comme d'ailleurs la composition chimique du sang; mais, ces modifications, variables, sont peu connues, faute d'analyses chimiques suffisantes. Le contenu de la vésicule renferme parfois des calculs de matière colorante biliaire; il est peu abondant, visqueux, épais, brunâtre, sinon décoloré et blanchâtre, comme dans la cirrhose graisseuse. L'état du sang, moins étudié que celui de la bile, mériterait un examen attentif, car il est certain que la matière glycogène s'y trouve en faible proportion, et que les corpuscules sanguins ont perdu de leurs propriétés physiologiques.

Des lésions diverses accompagnent la cirrhose alcoolique; elles sont, par rapport à cette affection, les unes consécutives, les autres concomitantes et liées à l'abus de la boisson, tandis que d'autres se présentent comme de simples complications.

Les LÉSIONS CONSÉCUTIVES, entièrement subordonnées à l'état anatomique du foie, se manifestent dans la période cirrhotique et sont pour la plupart des hypérémies stasiques des organes, dont le sang est ramené au cœur par le tronc de la veine porte, à savoir : le pancréas, l'estomac et les intestins.

La rate, en rapport de circulation avec le foie, ne fait pas exception à la règle. Cependant, elle ne se tuméfie pas seulement au cours de la période cirrhotique, mais plus tôt, à une époque où il n'existe pas de stase, en sorte qu'elle est le siège d'une double hépérémie, d'abord active et plus tard passive. Dans la phase cirrhotique, la rate, continuant à augmenter de poids et de volume, mesure de 14 à 20 sur 20 à 27 centimètres ou plus, et pèse de 150 à 300 grammes. Sa surface extérieure est en général lisse et brillante, mais sa capsule, souvent épaissie et opaque, sur plusieurs points, adhère au diaphragme dans quelques cas ou même aux organes voisins. Sa surface de section, lisse et ferme, demeure friable sous le doigt qui la comprime fortement; sa coloration est brune ou noirâtre, car du sang se trouve extravasé dans la pulpe splénique. Ses vaisseaux veineux sont dilatés, et le stroma conjonctif est généralement épaissi. — Les ganglions lymphatiques, même ceux de l'abdomen sont, par contre, rarement modifiés, à part quelques cas où ces organes ont été trouvés volumineux, de teinte bronzée et légèrement indurés, par suite, sans doute, de la stase sanguine et d'une infiltration de pigment.

Le pancréas, comme la rate, en rapport de circulation avec le foie, est également le siège d'une double modification. Ordinairement recouvert d'une épaisse couche de graisse, cet organe, est tantôt tuméfié, de consistance un peu molle, tantôt rétracté, ferme et induré. Dans le premier cas, sa teinte est jaunâtre et liée à un dépôt de graisse, tant dans ses éléments cellulaires que dans son stroma ; dans le second cas, elle est grisâtre et provient, comme d'ailleurs l'induration et la rétraction qui lui font cortège, de la végétation du tissu conjonctif. Une grande ressemblance existe donc entre ces états du pancréas et ceux du foie : le premier ayant de réelles analogies avec la cirrhose graisseuse et la cirrhose diffuse, le second avec la cirrhose rétractile : ce qui met une fois de plus en évidence la solidarité de ces deux glandes. Des coupes microscopiques, suffisamment fines, permettent de constater la pigmentation d'un certain nombre d'éléments pancréatiques, l'épaississement des travées conjonctives et la modification des cellules glandulaires, quelquefois atrophiées, le plus souvent envahies par des gouttelettes adipeuses (voir notre *Atlas d'anat. pathologique*, pl. 6, (fig. 4,4')).

L'estomac et les intestins offrent au cours de la cirrhose des altérations variables qui résultent : les unes de l'irritation produite par le vin ou l'alcool, les autres de l'obstacle mécanique apporté au cours du sang dans la veine porte. Les premières consistent en des varicosités capillaires, disposées sous forme de traînées, dans la région du cardia, de la petite courbure ou encore dans la présence d'un pointillé hémorrhagique et de petits ulcères, situés de préférence au niveau du cardia ou de la petite courbure. Les secondes se traduisent par des hyperémies passives des vaisseaux veineux qui sont dilatés et gorgés de sang, par des ecchymoses pariétales, et dans un certain nombre de cas par des hémorrhagies qui peuvent devenir rapidement mortelles.

L'estomac renferme alors des caillots sanguins volumineux, moulés sur ses parois, tandis que l'intestin contient du sang dilué et noirâtre. Dans ces conditions, il n'existe le plus souvent, comme j'ai pu m'en assurer, aucune trace d'une solution de continuité de la membrane muqueuse digestive ; mais cette membrane, celle du duodénum et des intestins, se trouvent parsemées de taches disséminées, brunâtres, ou noirâtres, ardoisées, résultant tout à la fois de la stase sanguine et de la modification subie par le sang, à la période avancée de la cirrhose hépatique. Les parois du canal digestif, comme d'ailleurs le foie dans les affections cardiaques, présentent des modifications déjà connues de R. Bright et dont les caractères varient avec la durée de la cirrhose. Les parois stomacales et intestinales tout d'abord simplement hypérémiées et œdématisées, reviennent peu à peu sur elles-mêmes, s'épaississent et se rétractent de façon à *diminuer notablement la longueur du tube digestif*. Vues au microscope, elles présentent un épaississement du feuillet péritonéal et des tissus conjonctifs sous-séreux, résultant d'un léger œdème avec épaississement et multiplication des éléments de ces tissus.

A côté de ces modifications, effets de la stase, les nécessités de la circulation collatérale engendrent des dilatations veineuses de la partie inférieure du gros intestin et de l'œsophage. Les varices œsophagiennes, toutefois, n'ont pas l'importance que certains auteurs ont cherché à leur attribuer, et s'il est vrai que leur rupture soit une cause d'hémorrhagie, il faut savoir que les grandes hématémèses et les entérorrhagies de la cirrhose sont la plupart du temps, comme les épistaxis, des effets simultanés de l'altération du liquide sanguin et de l'élévation de la pression dans le système de la veine porte. Quant aux hémorrhoïdes, elles reconnaissent d'autres causes que l'affection hépatique, mais celle-ci, en élevant la pression veineuse intra-abdominale, contribue à exagérer la déperdition du sang.

Le mésentère et les épiploons sont chargés de graisse et de pelotons adipeux. L'état du péritoine varie suivant qu'il existe ou non de l'ascite; dans ce dernier cas, les feuillets péritonéaux sont épaissis, ardoisés sur plusieurs points, rarement recouverts de fausses membranes, quelquefois, parsemés de fines granulations tuberculeuses, notamment dans la région du cæcum; s'il existe de l'ascite, ils sont, en outre, lisses, brillants et comme lavés. La sérosité abdominale, citrine, transparente, est composée de : eau, 950 à 970 p. 1,000, albumine (sérine et hydropysine) 10 à 20, sels 7 à 9, de graisses, ou même de sucre. La proportion des éléments solides est, selon Méhu, plus variable dans les épanchements ascitiques, consécutifs à la cirrhose, que dans ceux de toute autre affection, et la quantité de fibrine, spontanément coagulable, est plus grande dans les ascites produites par des tumeurs que dans celles qui sont l'effet d'une gêne circulatoire. Cette sérosité renferme, parfois, des leucocytes et des lamelles de cholestérine, ou encore des globules sanguins, quand surtout le péritoine vient à se couvrir de fausses membranes. La péritonite membraneuse, que, pour la première fois, j'ai signalée dans l'article « Alcoolisme » du *Dict. encycl. des sc. médicales*, se rencontre en effet dans quelques cas de cirrhose alcoolique, dont elle rend le diagnostic particulièrement difficile, soit qu'elle se traduise par de simples fausses membranes, réunissant les intestins entre eux ou avec d'autres organes, soit qu'elle se manifeste par des membranes moins résistantes et parsemées de granulations tuberculeuses.

Les LÉSIONS CONCOMITANTES sont multiples : la peau sèche, grisâtre, a perdu son élasticité et les cheveux, tombés en partie, sont secs et cassants; le tissu adipeux sous-cutané est abondant, principalement au niveau de la paroi abdominale, excepté dans les cas de cirrhose avancée. Les muscles flasques, décolorés, fréquemment entourés d'une sorte d'atmosphère graisseuse, offrent une teinte jaune pâle. Les os des membres ont leur moelle infiltrée de graisse; ils sont friables, faciles à rompre, ceux du crâne épaissis et durs, plus friables qu'à l'état normal. Les reins, le péricarde, le cœur, à sa base, sont surchargés de graisse et cette adipose contraste singulièrement avec la maigreur excessive du sujet. Ces modifications diverses et particulièrement les dépôts graisseux, indépendants de l'altération hépatique, se lient à l'action sur l'organisme tout entier des boissons fermentées ou distillées, lesquelles diminuent les combustions. Quelques-unes cependant, comme la maigreur, l'atrophie des muscles, paraissent provenir du désordre de la fonction glycogénique, dont le rôle dans la nutrition des tissus est des plus importants.

Les reins, plongés au sein de masses graisseuses, parfois excessives, présentent de la difficulté d'extraction, mais, contrairement à ce qu'enseignent la plupart des auteurs qui font dépendre la néphrite interstitielle de l'alcoolisme, ces organes offrent une intégrité absolue, à moins de lésions accidentelles. Leur volume est normal et leur parenchyme à peine injecté, excepté dans de rares cas où il existe de l'albuminurie, et où l'on trouve les épithéliums tuméfiés et granuleux. L'intégrité des voies urinaires est d'ailleurs à peu près constante.

Les poumons sont le siège habituel de taches pigmentaires, disséminées à leur surface et dans leur profondeur, et souvent le sommet droit présente une infiltration de tubercules, arrêtés dans leur évolution; plus rarement, il existe une pleurésie membraneuse, avec épanchement séro-sanguinolent. L'appareil circulatoire est peu modifié; le système veineux, à part la veine porte, présente une intégrité absolue, l'artère pulmonaire n'est pas davantage altérée, bien que j'y aie rencontré exceptionnellement des fausses membranes, indices d'une lésion se rapprochant de la pyléphlébite adhésive[1]. Le cœur est friable, légèrement décoloré, et presque toujours chargé de graisse à sa base, et sur le trajet de ses vaisseaux. Le système artériel est la plupart du

1. *Comptes rend. de la Soc. de biologie* et *Gaz. méd.*, Paris, 1863, p. 619 et *Soc. anat.*, 1861, p. 377.

temps intact, et, s'il présente quelque altération, celle-ci est indépendante de l'œnolisme et de la cirrhose, aussi ne puis-je trop m'élever contre l'opinion des auteurs classiques, qui attribuent l'*artério-sclérose* aux boissons alcooliques. Toutes les fois que j'ai rencontré cette affection chez le buveur, celui-ci était en même temps un herpétique, et, comme nous l'avons démontré ailleurs[1], l'endartérite est l'une des principales manifestations de l'herpétisme. Il n'y a jamais dans le système artériel des cirrhotiques que des taches graisseuses, non saillantes à la surface interne des artères. Les vaisseaux capillaires demeurent intacts, à moins d'une légère infiltration graisseuse de leurs parois ou simplement de leurs gaines lymphatiques; cette altération et la congestion, résultant de l'excitation produite par l'usage abusif des boissons alcooliques, expliquent la dilatation assez habituelle des capillaires de l'encéphale dans la cirrhose alcoolique.

Les méninges, transparentes à la base de l'encéphale, sont opalines au sommet des hémisphères; ceux-ci, faciles à séparer, ont leur surface pâle et leurs circonvolutions périphériques généralement atrophiées. Des kystes sanguins ou séreux ont été rencontrés sur la face interne de la dure-mère, et considérés ainsi que la cirrhose, comme des effets de l'abus des boissons[2]. Mais, étant donné la rareté de ces lésions chez le buveur, il m'est d'avis aujourd'hui qu'elles peuvent être la conséquence d'épanchements sanguins traumatiques, car les individus qui en sont atteints ont presque toujours subi un choc cranien, ou encore d'épanchements spontanés, résultant d'une exsudation sanguine liée à l'altération du foie. Les nerfs sont intacts, à moins d'une intoxication absinthique concomitante, et en effet les paralysies alcooliques ne tiennent ni à l'alcool, ni au vin, ainsi que nous avions été porté à le croire tout d'abord, mais simplement à l'usage abusif des huiles essentielles, renfermées dans les boissons dites *amers*, *apéritifs*, etc.

Les tubercules sont des lésions qui accompagnent et compliquent le plus souvent la cirrhose alcoolique, puisque, sur 218 cas, ils ont été notés par nous 85 fois, c'est-à-dire plus d'une fois sur trois; ces cas se décomposent comme il suit:

| | |
|---|---|
| Cirrhose rétractile simple. . . . . . . . . . | 63 cas |
| Cirrhose rétractile graisseuse. . . . . . . | 2 — |
| Cirrhose graisseuse . . . . . . . . . . . . | 20 — |

1. E. Lancereaux. *Traité de l'herpétisme*, Paris, 1883.

2. E. Lancereaux, Des hémorrhagies méningées, etc. (*Archiv. gén. de médecine*, Paris, nov. et déc. 1862 et janvier 1863, p. 58).

D'après cette statistique, la tuberculose serait surtout fréquente dans la cirrhose alcoolique commune, et se rencontrerait relativement peu dans la cirrhose graisseuse, contrairement à l'opinion des auteurs qui veulent rattacher cette cirrhose à la tuberculose. Les lésions observées, dans ces conditions, se présentent sous la forme de granulations disséminées non seulement dans l'épaisseur des poumons, mais aussi à la surface du péritoine[1]. A ce point de vue nous trouvons, dans nos 85 cas : les poumons atteints 47 fois; les poumons et le péritoine 26 fois ; le péritoine seul, 12 fois. Le siège initial de la localisation pulmonaire est, d'une façon pour ainsi dire constante, le sommet postérieur du poumon droit; et plus tard, les deux organes. Les granulations péritonéales apparaissent, en général, dans la région iléo-cæcale, puis s'étendent plus tard à tout le péritoine et coexistent habituellement avec des adhérences du foie et de la rate aux organes voisins. Il arrive que le grand épiploon, infiltré de tubercules, épaissi et induré, adhère au bord libre du foie, et détermine l'agrandissement du champ de la matité hépatique, d'où résulte, dans l'appréciation du volume de cet organe, une difficulté réelle que doit connaître tout clinicien, soucieux d'éviter une erreur de diagnostic. Trompé plusieurs fois par cette disposition, je suis enfin parvenu à reconnaître qu'à l'aide d'une palpation bien pratiquée, permettant de sentir les inégalités épiploïques et le sillon qui existe le plus souvent à l'union du foie et du prolongement péritonéal, il était possible d'éviter cette erreur, à la vérité sans grande importance. La difficulté n'est pas moindre, lorsqu'il existe une simple péritonite membraneuse ; le liquide ascitique, n'étant plus soumis aux simples lois de la pesanteur, n'offre pas le niveau qui lui vient de cette force, à l'état de liberté. Le médecin, alors, peut être conduit à diagnostiquer une tumeur kystique de l'abdomen ou une autre affection et à pratiquer une laparotomie inutile, comme je l'ai vu dans un cas qui a été suivi de la mort de la malade.

*Symptomatologie.* — Les troubles fonctionnels, observés dans le cours de la cirrhose alcoolique, sont complexes, car à côté de ceux qui se lient au désordre hépatique, il en est qui proviennent de l'action du vin ou de l'alcool sur l'organisme, et d'autres qui résultent de complications diverses, au nombre desquelles la tuberculose tient le premier rang : de là, une distinction nécessitée par chacune de ces origines.

1. Consultez les deux thèses de mes élèves : E. Garaudeaux, *De la tuberculose chez les buveurs; de ses rapports avec la cirrhose.* Paris, 1878. — L. Amat, *Influence des boissons alcooliques sur la tuberculose pulmonaire*, Paris, 1894.

Les phénomènes propres à l'affection hépatique ont un début insidieux et consistent en des troubles divers de la digestion qui, se rencontrant dans d'autres circonstances, éveillent peu l'idée d'une lésion du foie, malgré l'affaiblissement progressif qui les accompagne. Cependant, l'exploration attentive de cet organe peut déjà permettre de constater un certain degré d'augmentation de son volume, qui est le premier stade ou *phase prodromique* de la cirrhose alcoolique. Si ce stade échappe à l'attention du médecin, c'est qu'il est méconnu, et que la plupart des auteurs comprennent sous le nom de *cirrhose hépatique*, la phase avancée de cette affection, caractérisée par l'amaigrissement et les désordres de circulation abdominale. Mais, comme la phase prodromique ou précirrhotique, met le praticien à même de prévenir le malade du danger qui le menace, et de lui éviter des accidents plus sérieux, nous tenons à la faire connaître dans tous ses détails.

Phase précirrhotique. — Déjà étudiée par nous [1] cette phase symptomatique est non seulement constante, comme j'ai pu le reconnaître depuis près de quinze ans, mais elle a une durée de plusieurs années, et, comme elle n'aboutit pas fatalement à la cirrhose rétractile, elle passe inaperçue dans un grand nombre de cas.

Deux ordres de phénomènes, les uns *physiques*, les autres *fonctionnels* la caractérisent. Les phénomènes physiques ou spléno-hépatiques, de beaucoup les plus importants, se manifestent par une hypermégalie notable et simultanée du foie et de la rate, mise en évidence par la palpation et la percussion. Pratiquée suivant les règles, la palpation du foie apprend que cet organe dépasse de un à plusieurs travers de doigt le rebord costal, que son développement est général, sa surface lisse, à peine indurée, et son bord libre, peu ou pas épaissi. Une percussion méthodique permet de mieux fixer ses dimensions, en nous donnant sa limite supérieure; elle nous fait connaître un signe des plus précieux, l'élévation du foie jusque vers la quatrième côte, qui est parfois dépassée, puisque dans un grand nombre de cas nous avons vu la matité commencer très peu au-dessous du bord inférieur de la troisième côte.

Ce signe, qui ne nous a jamais fait défaut, chez les individus adonnés depuis six à sept ans à des excès de vin, est des plus précieux, et pour ainsi dire *pathognomonique* de la phase initiale de l'hépatite du buveur de vin, car dans les affections hépatiques,

1. E. Lancereaux, De la période prodromique de la cirrhose alcoolique (*Semaine méd.*, 16 sept. 1891, 378).

kystes hydatiques, néoplasies, etc., la matité qui se perçoit au-dessus du mamelon reste limitée et ne s'étend jamais à toute la longueur de l'organe.

L'hypermégalie de la rate, toujours concomitante de celle du foie, est difficilement accessible à la palpation; mais elle se révèle par la percussion pratiquée suivant deux lignes : l'une verticale, l'autre horizontale. L'augmentation de volume est régulière et générale; la ligne verticale de matité mesure habituellement de 10 à 15 centimètres, la ligne horizontale de 15 à 22 centimètres et plus, le petit diamètre, ou diamètre vertical, étant toujours inférieur, chez le vivant, d'un tiers environ par rapport au diamètre transversal. Cette modification, qui s'opère d'une façon lente, continue et progressive, n'est pas sujette à des variations brusques, comme dans d'autres états pathologiques, et dans les cas rares où la rate vient à gagner le flanc, sa consistance ferme et lisse rappelle celle du foie, en sorte que l'altération simultanée de ces deux organes paraît subordonnée à la même cause, ainsi qu'il arrive d'ailleurs dans d'autres maladies. L'apparition de cette altération avant la période des stases sanguines est encore une circonstance favorable à cette manière de voir, c'est-à-dire à l'idée d'une lésion primitive plutôt que secondaire, ce qui n'empêche pas celle-ci de se produire, plus tard, en même temps que les hypérémies stasiques de tous les viscères abdominaux.

Ces modifications de volume du foie et de la rate ont un début insidieux, une marche lente et progressive, et précèdent, en général de plusieurs années, la période cirrhotique de l'hépatite alcoolique. Dans nombre de cas, nous avons pu les observer chez le même individu, sans changement très appréciable, à des distances éloignées de deux à trois ans, et même plus. Quelques années d'excès de vin ne suffisent pas toujours à les produire, l'observation nous a appris que chez l'ouvrier de Paris, il ne fallait pas moins de six à sept années d'excès, et trois litres environ de vin par vingt-quatre heures.

La santé générale, contrairement à ce que l'on pourrait croire, demeure relativement bonne. Le facies est rouge, injecté, l'œil brillant; les lèvres sont tremblantes, les forces notablement diminuées; il y a de la tendance à la fatigue et aux sueurs. L'appétit est faible et l'estomac troublé par des pituites, survenant le matin au réveil, et par des digestions lentes et pénibles, accompagnées de météorisme, d'aigreurs, d'éructations et de bâillements. Tous ces phénomènes sont bien plutôt l'effet de l'intoxication générale que de la modification subie par le foie. Avec le temps, un léger amaigrissement vient s'ajouter à ces symptômes, mais il est des cas où l'embonpoint persiste, en sorte que le médecin est conduit à croire à un désordre du tube digestif, à un cancer de l'estomac ou à toute autre affection, s'il ne prend la peine d'examiner le foie avec un soin tout particulier.

Que les cellules hépatiques se remplissent de graisse, le foie continue à s'accroître, acquiert un volume considérable, descend jusqu'à l'épine iliaque et même plus bas, offre au palper une consistance ferme, une surface lisse ou à peine chagrinée et un bord épais et arrondi. La rate, percutée avec soin, est volumineuse, malgré l'absence de stase; l'abdomen météorisé, sans ascite, ne présente pas de dilatation veineuse appréciable, le tégument externe, pâle, décoloré, laisse au doigt qui le touche la sensation d'un corps doux, onctueux; l'embonpoint dépasse l'ordinaire et parfois les extrémités inférieures s'œdématient (voy. mon *Atlas d'anat. pathol.*, p. 85); les fonctions digestives sont troublées, et l'inappétence, dans quelques cas, devient absolue. Le tégument externe offre une teinte subictérique ou un ictère manifeste, et fréquemment il apparaît des hémorrhagies, indice d'une altération des cellules hépatiques. En dernier lieu, il se produit de l'accablement, une grande faiblesse, du délire, du coma et même un état fébrile plus ou moins accentué, ainsi qu'il m'a été donné de le constater à plusieurs reprises, et tout dernièrement encore, chez une femme de quarante-cinq ans, adonnée au vin et à l'eau-de-vie, depuis un grand nombre d'années, et dont le foie et la rate étaient volumineux et très épais. Cette femme, languissante depuis quelque temps, tomba rapidement dans une sorte d'état adynamique avec fièvre et dyspnée intense, ce qui, malgré l'intégrité des poumons, donna un instant le change pour une affection thoracique, lorsqu'il survint du délire, de la somnolence et enfin un coma bientôt suivi de la mort.

Ces différents accidents sont toujours précédés des désordres généraux dus à l'*action des boissons sur l'organisme.* Aux troubles digestifs déjà signalés, nous ajouterons la faiblesse de la puissance génitale, l'insomnie produite par des rêves effrayants, des cauchemars, des réveils en sursaut et en sueur, des troubles de la sensibilité générale. Celle-ci, à moins d'excès d'absinthe, est diminuée, sinon abolie, aux extrémités inférieures, qui sont le siège de sensations de picotements, de fourmillements et de crampes. Tous ces phénomènes persistent, s'accentuent peu à peu, si les excès continuent, et, au bout d'un nombre d'années qui varie avec l'intensité de ces derniers et qui n'est pas moins de huit à dix ans, l'abdomen s'accroît d'une façon sensible en même temps que le malade s'amaigrit : c'est la seconde période ou phase cirrhotique qui commence à se manifester.

Phase cirrhotique. — Le phénomène anatomique dont dépend cette seconde phase est le passage de l'état embryonnaire à l'état adulte des éléments conjonctifs proliférés, mais, comme en raison de leur abondance variable, ces éléments s'organisent plus ou moins rapidement, le foie tantôt se rétracte à peine et reste volumineux, tantot se rétracte de plus en plus et diminue de volume. Il résulte de là non pas deux affections diverses, mais deux formes cliniques de l'hépatite alcoolique : l'une, dite *hypertrophique* ou mieux *diffuse*, dans laquelle l'altération habituelle des cellules hépatiques, se distingue par la prédominance des troubles sécrétoires sur les troubles circulatoires; l'autre, dite *atrophique* ou mieux *rétractile*, dans laquelle la multiplication des éléments du tissu conjonctif l'emportant sur l'altération des cellules, se manifeste par des phénomènes inverses, en ce sens que le désordre circulatoire est prédominant. Chacune de ces formes offre des symptômes propres et des symptômes communs qui seront l'objet d'une étude où nous aurons à signaler leur fréquence relative.

Les symptômes propres à la forme diffuse sont surtout physiques; ils consistent en une augmentation progressive du volume du foie qui mesure de 30 à 35 centimètres, au niveau de la ligne mammaire, descend parfois jusqu'au pubis, envahit une grande partie de la cavité abdominale, commence au-dessus du mamelon et même de la quatrième côte. Lisse ou à peine granulé à la palpation, cet organe offre une consistance ferme, généralisée, sans dureté excessive. Les phénomènes qui caractérisent la forme rétractile sont la diminution progressive du volume du foie et la prédominance des troubles de la circulation porte. La glande hépatique, qui tout d'abord dépassait le rebord costal de plusieurs travers de doigt, revient peu à peu sur elle-même et finit par remonter jusqu'au-dessous des fausses côtes. En haut, elle diminue dans une moindre proportion, car son bord supérieur abandonne rarement la quatrième côte. Une main exercée parvient facilement à constater son induration, les inégalités ou saillies de sa surface, du volume d'un grain de chènevis, d'un petit pois ou d'une lentille, et disséminées sur toute son étendue. La rate, d'un volume exagéré dans ces deux formes, s'accroît encore, dans la dernière, par le fait de la stase, puis, au bout d'un certain temps elle s'indure et se rétracte, sans que ses dimensions descendent beaucoup au-dessous de celles que nous connaissons.

Les symptômes communs à ces formes de la cirrhose alcoolique, dont la ligne de démarcation est loin d'être toujours facile, peuvent faire défaut, être peu accentués ou très manifestes; ils sont circulatoires ou sécrétoires. Les troubles circulatoires, relativement communs dans la cirrhose diffuse, à peu près constants dans la cirrhose rétractile, ont leur siège dans tous les viscères en rapport de circulation veineuse avec le foie, et dans le péritoine qui les tapisse. Ces viscères sont d'autant plus affectés qu'ils sont plus voisins de la glande hépatique, et dans un rapport de circulation plus immédiat avec cette glande. La rate, le pancréas et l'estomac tiennent ainsi le premier rang; ils sont forcément hypérémiés dès l'instant où existe le moindre obstacle à la circulation de la veine porte. La rate, depuis longtemps augmentée de volume, mesure de 18 à 24 centimètres, aussi, dans quelques cas, devient-il possible de sentir son extrémité abdominale au-dessous du rebord costal. Le pancréas, hypérémié, se tuméfie tout d'abord, s'indure ensuite, mais il ne présente d'autre signe qu'un trouble peu appréciable de sa sécrétion externe; sa sécrétion interne est peu ou pas troublée et par suite la glycosurie exceptionnelle.

L'hypérémie de l'estomac a pour effet la diminution de la sécrétion du suc gastrique et l'exagération de la sécrétion muqueuse, d'où absence d'appétit, lenteur des digestions, tiraillements et crampes; celle de l'intestin se traduit par des diarrhées séreuses, ordinairement passagères et quelquefois par des hémorrhagies rectales, qui tiennent, en partie, du moins, à la modification apportée par le foie à la composition du sang. La stase péritonéale est parfois accompagnée de taches hémorrhagiques, mais l'ascite est son principal symptôme. Obscur dans la cirrhose graisseuse, et souvent aussi au début de la cirrhose diffuse, ce symptôme est, au contraire, l'un des plus constants de la cirrhose alcoolique avec rétraction du foie, puisque, d'après notre statistique, il manque au plus une fois sur vingt. Il faisait défaut chez un de nos malades dont le foie rétracté et granuleux était notablement diminué de volume, et qui succomba aux suites d'une abondante gastrorrhagie, sans qu'il fût possible de constater la moindre solution de continuité et de trouver une réelle dilatation des veines œsophagiennes. Les cas de ce genre, où il n'existe pas de traces bien sensibles de circulation collatérale du côté de la paroi abdominale, ne trouvent d'explication que dans une communication anormale entre la veine porte et la veine cave inférieure, semblable à celle que Cl. Bernard a observée chez certains animaux, sinon dans un développement excessif des veines portes accessoires[1].

L'*ascite* s'accroît au fur et à mesure de la rétraction du foie; l'épanchement séreux, limité tout d'abord à l'excavation pelvienne, remonte peu à peu jusqu'au nombril, distend les poches herniaires, arrive à l'épigastre et ne laisse en fin de compte qu'un faible croissant de sonorité à la partie supérieure de cette région. Toujours accompagnée, sinon précédée de tympanisme, ce symptôme est difficile à reconnaître, à son début; néanmoins, la percussion le révèle déjà, à ce moment, par un bruit hydro-aérique dans les parties déclives, c'est-à-dire à l'hypogastre si le malade est couché sur le dos, dans les fosses iliaques et les flancs s'il se place sur les côtés. Avec les progrès de la transsudation séreuse, qui sont en général rapides, la fluctuation devient manifeste, le liquide s'accumulant, tout d'abord, sur les côtés, le ventre s'élargit en même temps que la cicatrice ombilicale se déplisse, de telle façon que l'abdomen acquiert peu à peu la forme d'un tonneau d'une outre, et donne à un haut degré la sensation de flot. Une percussion méthodique permet de déterminer la limite de la matité et de reconnaître qu'elle forme une courbe à concavité supérieure, à moins de fausses membranes péritonéales venant s'opposer au déplacement du liquide épanché. Celui-ci est clair, transparent, vert jaunâtre, rarement coloré par du sang, s'il n'existe une péritonite membraneuse concomitante; il a une densité de 1 015 à 1 020, précipite abondamment par la chaleur et l'acide nitrique, et renferme des matières albuminoïdes dans la proportion de 15 p. 100 environ, des sels dans celle de 7 à 9, et lorsqu'on le traite par le sulfate de magnésie en solution saturée, il donne environ 1 p. 100 d'hydropisine. Dans un cas de mon service, où l'analyse fut faite par Méhu, ce liquide renfermait 53,05 de résidu sec par kilogramme de liquide, dont 8gr,79 de matières minérales anhydres; il n'était presque pas troublé par l'acide acétique et se trouvait abondamment précipité par quatre fois son volume d'une solution saturée de sulfate de magnésie.

Distincte de l'ascite des affections du cœur, toujours précédée d'œdème des membres inférieurs, l'ascite de la cirrhose du buveur s'accompagne, dans quelques cas, d'un œdème des mêmes parties, trop peu étudié jusqu'ici. Cet œdème, qui survient rapidement, n'a pas la marche ascendante et sensationnelle de l'hydropisie car-

1. Consultez : E. Fauvel, La cirrhose atrophique sans ascite. *Thèse*, Paris, 1888.

diaque ; il est relativement faible, au niveau des malléoles, assez mou et recouvert par un tégument légèrement coloré, souvent parsemé de taches érythémateuses ou purpurines, il coexiste en général avec l'aggravation du désordre hépatique et la diminution de la sécrétion urinaire à laquelle il paraît se rattacher manifestement. Il est pour nous la source d'une indication qui consiste à activer cette sécrétion, car nous l'avons presque toujours vu céder à l'action des diurétiques.

L'obstacle qui produit l'ascite a pour conséquence inévitable la formation d'une circulation collatérale. Tout d'abord, les veines sous-cutanées abdominales, à peine dilatées, sont peu appréciables, mais elles s'élargissent bientôt, au fur et à mesure de l'accroissement de l'ascite, et se manifestent sous forme de traînées noirâtres, ayant pour siège les régions de l'épigastre et des deux hypochondres, celui de droite surtout. Les troncs veineux, saillants, qui forment ces traînées, peuvent acquérir jusqu'au volume d'une plume de cygne et donner naissance, sous la pression du stéthoscope, à un souffle ou même à un frémissement vibratoire sensible au doigt. Au nombre de quatre ou cinq, ils proviennent des veines mammaires interne et épigastrique, sont longitudinaux et parallèles, réunis par des anastomoses transversales. De la base du thorax, où ils ont leur plus forte dimension, ils vont, en diminuant peu à peu de volume, se réunir aux veines sous-cutanées de la région inférieure de l'abdomen ou sous-cutanées abdominales, toujours beaucoup moins dilatées et parfois à peine appréciables. Cette différence, sensible entre les veines sous-cutanées de la région supérieure et de la région inférieure du ventre, ne doit pas échapper au médecin ; sa valeur sémiologique est considérable, attendu que si la prédominance de la dilatation, dans la région supérieure, est l'indice d'un obstacle à la circulation de la veine porte, cette prédominance, dans la région inférieure, doit faire songer à l'obstruction de la veine cave.

Les phénomènes liés aux troubles sécrétoires sont multiples et variés, comme les différentes fonctions du foie : la sécrétion biliaire, la glycogénie et l'hémopoïèse. Les principaux d'entre eux sont : le *météorisme,* l'ictère, l'amaigrissement et les hémorrhagies. Le météorisme, auquel on n'attache pas toute la valeur sémiologique qu'il comporte, s'accentue notablement dans la période cirrhotique et forme, à l'épigastre surtout, une saillie qui, à la percussion, se traduit par un tympanisme exagéré, au-dessus de l'épanchement ascitique. Ce symptôme, parfois inquiétant, fait défaut dans les affections cardiaques, et ne se lie pas, comme on a pu le penser, à l'hypérémie stasique de l'estomac, mais bien à la perturbation de la sécrétion biliaire qui, suivant Cl. Bernard, a pour conséquence la putréfaction du contenu intestinal. Il est, d'ailleurs, généralement associé à d'autres phénomènes de même origine, tels que : inappétence, dégoût de certains aliments, vomituritions, selles fétides, etc,, et toujours intimement subordonné aux modifications du liquide biliaire. Ce liquide, en effet, peu coloré, ordinairement visqueux et gluant, d'une densité de 1 020 à 1 025, offre de notables changements dans sa composition chimique. Examinée par nous, dans plusieurs cas de cirrhose rétractile, avec ictère, la bile contenait de la biliverdine sans bilirubine, de la mucine, des matières grasses en quantité normale, peu de cholestérine et pas d'acides biliaires. Dans d'autres cas et particulièrement dans la forme cirrhotique graisseuse, ce liquide fut trouvé peu abondant, pâle, décoloré et presque entièrement formé de mucus.

L'*ictère*, caractérisé par une coloration des téguments qui varie de la teinte bronzée à la teinte jaune orange, ne présente jamais la coloration verte ou noirâtre qui s'observe dans les cas de jaunisse par obstruction des voies biliaires. Aussi, contrairement à ce qu'ont pu supposer quelques auteurs, et malgré la présence dans l'urine de plusieurs des principes de la bile, il se lie intimement à l'altération des cellules glandulaires du foie. Que cette altération provienne de l'envahissement des lobules par le tissu conjonctif de nouvelle formation (cirrhose diffuse), de la compression des lobules (cirrhose rétractile), ou qu'elle résulte de l'infiltration graisseuse de ces mêmes parties (cirrhose graisseuse), les différences présentées par ce phénomène, au point de vue de sa gravité, sont subordonnées au degré du désordre cellulaire. Relativement rare, dans la première période de la cirrhose alcoolique où il ne se voit guère que dans la forme graisseuse, il est plus commun dans la phase cirrhotique où, d'après nos observations, il se rencontre dans près d'un cinquième des cas.

La forme diffuse à marche aiguë est certainement celle où il existe le plus souvent, à cause sans doute des modifications importantes que fait subir aux cellules hépatiques l'envahissement conjonctif du lobule. La forme rétractile vient en dernier lieu, mais il n'est pas moins vrai que nous avons pu constater la présence de l'ictère dans un assez grand nombre de cas, 10 p. 100 environ, circonstance bien propre à montrer l'artifice de la classification des auteurs qui font de l'ictère un caractère de la cirrhose hypertrophique. L'apparition de ce symptôme, généralement insidieuse, est quelquefois brusque, et même rapidement suivie de mort, lorsque l'intensité en est grande.

Un infirmier âgé de quarante-cinq ans, grand buveur de vin et d'alcool, malgré une médaille que lui avait délivrée la Société de tempérance, à la demande de mon regretté collègue le professeur Lasègue, se sent fatigué et accablé depuis quelque temps, lorsqu'il est pris d'un ictère peu intense qui s'accentue au bout de deux jours, puis d'une diarrhée jaune, fétide, avec ballonnement de l'abdomen et enfin d'accélération du pouls, de dyspnée et d'élévation de la température. Ses forces déclinent, il survient un léger délire, bientôt suivi de coma, et cinq jours après le début de ces accidents, il succombe. Le foie, diminué de volume, pèse 1 450 grammes; il est induré, de teinte verdâtre, parsemé de granulations saillantes, grosses comme un pois ou une lentille; le contenu de la vésicule, peu abondant, visqueux et verdâtre, ne renferme pas trace d'acides biliaires. La cavité péritonéale contient un verre au plus de sérosité; le mésentère, les épiploons sont envahis par de la graisse, et les principaux viscères recouverts de masses adipeuses, ainsi qu'il arrive chez tous les buveurs. La membrane muqueuse de l'estomac offre une teinte ardoisée très étendue, la rate mesure 12 centimètres sur 18, le pancréas est induré et pigmenté.

Un blanchisseur, âgé de cinquante ans, soigné dans notre service, depuis un mois, pour une bronchite avec emphysème, et un léger tremblement alcoolique, se trouvant mieux, demande sa sortie. Quinze jours plus tard, il rentre avec des ecchymoses étendues aux deux jambes et un accablement considérable, bientôt suivi d'un ictère qui s'accentue dès le lendemain. Puis, survient une prostration progressive, la respiration s'embarrasse, et la mort arrive, quarante-huit heures plus tard, dans le délire et le coma. Il n'y a pas d'ascite, mais le foie, diminué de volume, verdâtre, infiltré de matières colorantes biliaires, est sclérosé et parsemé de granulations miliaires et lenticulaires; la rate, volumineuse et non tuberculeuse, offre 12 centimètres sur 18; les reins se trouvent colorés par la bile, sans autre altération appréciable.

Un brocanteur âgé de cinquante-quatre ans, grand buveur de vin, se trouvait arrêté depuis trois semaines seulement, lorsque, le 26 avril 1879, il fut admis dans notre service avec une teinte légèrement ictérique de la peau, des vomissements, du tremblement des membres, un foie à peu près normal, du météorisme, de l'ascite et de l'œdème des membres inférieurs. Les jours suivants : épistaxis répétées, ponction abdominale, extraction de huit litres de sérosité; à partir de ce moment, l'ictère s'accentue, le malade se met à délirer, tombe dans l'adynamie, et meurt rapidement dans un coma algide (35°,1 sous l'aisselle). Le foie, cirrhotique, régulièrement granuleux, adhérent au diaphragme et à la rate, pèse 1 440 grammes. La rate est volumineuse, l'épiploon et le mésentère renferment une grande abondance de graisse; les reins et le péricarde sont chargés de pelotons adipeux.

Il nous serait possible de rapporter d'autres faits ayant avec ceux-ci une ressemblance clinique parfaite, mais c'est chose inutile, et, d'ailleurs, on en trouvera un certain nombre dans les *Bulletins de la Société anatomique*[1]. Le foie, dans ces faits, comme dans les nôtres, est diminué de volume, granuleux, induré et coloré par une sorte d'infiltration biliaire, malgré l'absence assez habituelle de la matière colorante et des sels de la bile dans le contenu de la vésicule. L'ictère, toujours progressif, accompagné d'hémorrhagies, de phénomènes adynamiques, de délire, de coma, se termine par une mort rapide, précédée, tantôt d'abaissement (35°), tantôt d'élévation (38° et 40°) de la température. Aussi, son apparition dans la forme rétractile de la cirrhose est-elle de nature à inspirer de vives inquiétudes, du moins si les fèces sont en même temps décolorées, car tout obstacle à l'écoulement de la bile faisant défaut, il est le signe d'une altération profonde, sinon d'une destruction des cellules hépatiques, déjà révélée par des hémorrhagies concomitantes[2]. Ces deux phénomènes, ictère et hémorrhagie, sur lesquels on s'est particulièrement appuyé pour séparer la cirrhose dite hypertrophique de la cirrhose rétractile ou commune, n'ont donc aucune valeur diagnostique; par contre, ils ne manquent pas d'une certaine signification pronostique, en ce sens que, nous renseignant sur l'état histologique des cellules hépatiques, ils nous mettent à même de prévoir l'issue du mal et de chercher à y remédier.

L'ictère qui survient dans la forme diffuse de la cirrhose du buveur est aussi un symptôme redoutable; celui qui accompagne la cirrhose graisseuse, pour être moins grave, n'est pas moins sérieux lorsque, par suite de la destruction des cellules hépatiques, il vient à s'accentuer. Pourtant il ne faut pas croire que ce symp-

1. Voir : Cirrhose atrophique avec ictère et hémorrhagie (*Bulletins de la Société anatomique*, 1876, p. 45, 293, 435, etc.).

2. Il nous faut dire que ces faits ont reçu tout dernièrement une autre explication et qu'on a cherché à les attribuer à des infections hépatiques par des microbes différents : le coli-bacille dans les cas d'abaissement de la température, le streptocoque dans ceux où il y a élévation; mais cette explication prête à de trop nombreuses objections pour être définitivement acceptée.

tôme soit toujours un indice de gravité exceptionnelle, car sa présence, non seulement dans la forme graisseuse, mais encore dans la première période de la forme rétractile de la cirrhose œnolique, se prolonge quelquefois, pendant des mois, sans autres accidents que des épistaxis et quelques taches purpurines sur la peau des membres inférieurs; mais il est, alors, peu accentué, ne trouble pas la santé générale, et n'arrête pas les malades, en sorte qu'il diffère notablement de celui auquel font suite des accidents rapidement mortels. L'ictère, en somme, est un signe important de la cirrhose du buveur, et son existence doit conduire le praticien à examiner avec soin l'état du foie, celui des urines, et à suivre attentivement le malade, de façon à déterminer, au plus vite, l'origine de ce phénomène, sa signification pronostique et thérapeutique.

L'un des principaux effets de l'altération de la fonction glycogénique est un amaigrissement rapide, aussi considérable, dans bien des cas, que celui des affections tuberculeuses et épithéliomateuses. La peau perd de son éclat et de son élasticité, elle se dessèche, s'amincit, revêt une teinte grisâtre, jaunâtre ou terreuse, et parfois se couvre de squames. Le tissu adipeux s'atrophie, disparaît; les muscles diminuent de volume et se soulèvent sous l'excitation du doigt (myœdème); il se forme des dépressions là où existaient des saillies graisseuses, les joues se creusent et le visage prend une expression spéciale qui se rapproche de ce que l'on désigne sous le nom de *facies abdominal*. En même temps, les forces diminuent d'une façon progressive, et les malades tombent dans un état d'épuisement et de marasme excessifs, moins accentué dans le foie tuméfié que dans le foie rétracté. La diminution de l'appétit, la difficulté des digestions, liées aux perturbations sécrétoires des sucs gastro-intestinaux et biliaires, la gêne apportée à l'absorption du produit de la digestion, d'autant plus grande que les troubles circulatoires sont plus accusés dans le foie, voilà autant de circonstances propres à favoriser ce dépérissement, mais insuffisantes à l'expliquer. Le désordre de la fonction glycogénique peut seul donner la clef de la rapidité et de l'intensité de la maigreur du buveur cirrhotique, en raison du rôle considérable que joue le sucre dans la nutrition des tissus.

Les altérations de la fonction hémopoiétique se traduisent par de l'anémie, de l'aglobulie et par des hémorrhagies. Les deux premiers symptômes se reconnaissent à la numération des globules sanguins et à la diminution du chiffre de l'hémoglobine (63gr,50 au lieu de 125). Liés, en partie du moins, à l'altération des cellules hépatiques, ces phénomènes s'accentuent avec la fréquence des hémorrhagies. Celles-ci, assez rares dans la première phase de la cirrhose du buveur, sont plus communes dans la seconde où elles se manifestent sous forme d'épistaxis et de purpura, plus encore dans la troisième où elles font rarement défaut. Leur origine est double, car, si elles tiennent en partie au désordre circulatoire de la veine porte, elles ne dépendent pas moins de l'altération des cellules glandulaires du foie, dont le rôle sur la composition du sang est indiscutable. C'est qu'en effet, les viscères abdominaux ne sont pas le siège le plus ordinaire de ces accidents, mais bien les fosses nasales, le tégument externe et les gencives : toutes parties sans rapport de circulation avec la veine porte. Les quelques gouttes de sang, qui s'échappent d'abord des fosses nasales, attirent peu l'attention du malade, qui n'y prend pas garde, mais la répétition de ce phénomène et son abondance finissent par l'inquiéter, pour peu que le tamponnement devienne nécessaire. La répétition des hémorrhagies doit toujours éveiller l'attention du côté du foie, et leur fréquence relative dans la tuberculose du buveur est certainement sous la dépendance de l'état de cette glande constamment modifiée.

Les hémorrhagies du tégument externe se montrent sous la forme de taches qui ont depuis l'étendue d'une tête d'épingle jusqu'à celle d'une pièce de 0 fr. 50, et sont connues sous le nom de *purpura*. Ces taches, presque toujours symétriques, présentent des différences de coloration, en rapport avec les transformations que subit la matière colorante des globules sanguins extravasés. Leur siège plus spécial est la région antérieure des deux jambes, mais on les observe aussi sur les membres supérieurs et le tronc. Les hémorrhagies gingivales se produisent au niveau de la sertissure des dents; la gencive, molle, tuméfiée et violacée, laisse échapper du sang sous l'influence de la moindre pression. La bouche et le pharynx peuvent être le siège d'accidents du même genre, comme aussi l'estomac. Plusieurs fois, nous avons trouvé cet organe rempli d'un énorme caillot moulé sur ses parois; le malade, rapidement saisi, succombait avant de pouvoir rejeter son contenu au dehors. L'entérorrhagie et les hémorrhoïdes passent pour être des accidents communs de la cirrhose avancée; l'hématurie est beaucoup plus rare, vraisemblablement parce que la circulation de la vessie n'a pas avec la veine porte les rapports de la circulation intestinale; cependant, il ne faut pas oublier qu'il en est de même dans les fièvres graves et dans l'hémophilie.

Les membranes séreuses n'échappent pas aux extravasats sanguins, car, indépendamment du péritoine, dont l'hypérémie stasique peut être invoquée comme cause des taches pourprées ou ecchymotiques qui s'y rencontrent, les plèvres et le péricarde présentent quelquefois des taches analogues, et même des caillots sanguins. Semblables caillots libres et non enveloppés de productions membraneuses, ont été vus par nous dans la cavité arachnoïdienne où ils pouvaient, en s'entourant de fausses membranes, donner, plus tard, le change pour une pachyméningite primitive.

La répétition étant l'un des principaux caractères de ces hémorrhagies, il est nécessaire de les chercher et de les combattre par un traitement qui varie avec le siège et l'abondance de l'écoulement sanguin. Sachons qu'elles ne se lient pas forcément à une rupture vasculaire, car, dans plusieurs cas d'hématémèse, il nous a été impossible de trouver la moindre lésion, pas même celle des veines œsophagiennes, dont les varicosités ont été regardées, dans ces derniers temps, comme la cause ordinaire des gastrorrhagies cirrhotiques. Ces accidents, de l'avis même de tous les médecins, sont plus communs dans la cirrhose dite hypertrophique, où la circulation de la veine porte est moins entravée, que dans la cirrhose rétractile où la gêne mécanique et la stase acquièrent leur maximum d'intensité; au reste, dans les cas de cirrhose atrophique où ils se rencontrent, l'ictère est presque constant et les cellules hépatiques sont manifestement altérées.

Des troubles fonctionnels divers, plus ou moins intimement liés à l'état anatomique du foie, proviennent des rapports existant entre cet organe et les autres viscères. La respiration, suivant la tension de l'abdomen, est toujours plus ou moins gênée dans le cours de la cirrhose alcoolique. Le météorisme, l'ascite, les modifications du liquide sanguin sont les deux grandes causes de cette gêne qui est une indication de la paracentèse. Les urines, très acides, fortement colorées, contiennent en abondance des sels uratiques qui, par le refroidissement, se déposent sur le fond du vase. Elles renferment du pigment biliaire quand il existe de l'ictère, et parfois aussi de l'albumine, sans que pour cela les reins soient toujours gravement lésés. Ces organes, stéatosés plutôt que sclérosés, offrent des lésions notablement différentes de celles du foie où le tissu conjonctif est spécialement atteint, et dans les quelques cas où je les ai trouvés sclérosés, il existait bien nettement une artério-sclérose concomitante liée à l'herpétisme et non à l'alcoolisme; c'est donc à tort que l'on décrit une néphrite scléreuse alcoolique.

La modification, apportée à la structure et au fonctionnement du foie dans la cirrhose, retentit fatalement sur la sécrétion urinaire qui est profondément modifiée. Il est manifestement reconnu aujourd'hui, et nos observations en font foi, que l'urée est sécrétée en moindre quantité et qu'au lieu de 25 à 30 grammes, la proportion de cette substance oscille pour les 24 heures entre 10, 20 et 22 grammes; l'acide phosphorique diminue également; les chlorures, sont tout d'abord abondants; plus tard, leur quantité s'abaisse notablement. Celle des urines n'est pas moins variable que leur composition, et lorsqu'elles viennent à tomber à 500 grammes, par exemple, à la suite d'un refroidissement ou de toute autre circonstance, les jambes, sèches jusque-là, s'œdématient assez habituellement, et il survient de la dyspnée et la plupart des phénomènes d'une toxémie urinaire.

Les troubles de la circulation générale sont rares; le pouls demeure normal, excepté dans la cirrhose diffuse, où il existe parfois de la fièvre ; l'œdème des membres inférieurs, même étendu au tissu cellulaire de l'abdomen, en est presque toujours indépendant et tient à la diminution des urines et à l'albuminurie. La surcharge graisseuse du cœur et l'altération du myocarde, malgré l'absence de toute lésion des orifices cardiaques, peut rendre la systole insuffisante, rarement au point d'être une cause d'œdème. Potain attribue les souffles passagers qui se rencontrent à l'auscultation du cœur et concordent avec le premier bruit, à l'augmentation de la colonne sanguine dans l'artère pulmonaire, et à la dilatation consécutive du cœur droit; mais, si on remarque que cette dilatation est exceptionnelle, il semble beaucoup plus naturel de rattacher ce phénomène à l'état du muscle cardiaque, qui est généralement mou, friable et graisseux. L'anémie, dont l'existence est à peu près constante, dans la cirrhose du buveur, ne peut davantage, comme le voudrait Laurent[1], rendre compte de ces souffles, qui sont des phénomènes très passagers.

Les fonctions de l'innervation, sont le siège de deux ordres de phénomènes résultant, les uns de l'abus de la boisson, les autres de l'insuffisance hépatique. Ces derniers qui font partie de la troisième phase de la cirrhose, seront étudiés plus loin. Les premiers se manifestent par de l'insomnie, des cauchemars, des crampes, du tremblement qui consiste en faibles secousses rythmées, et, dans quelques cas, par un délire bruyant avec hallucinations, ou *délire alcoolique*, des crises épileptiformes, ou encore une hémi-

1. LAURENT, *Des modifications des bruits du cœur dans la cirrhose du foie*, Paris, 1880, et *Journal des conn. médicales*, 1880, Paris, p. 377.

contracture, le plus souvent liée à une hémorrhagie méningée. Rapprochons de ces désordres l'état vertigineux de la pituite verte, chez de nombreux buveurs, au moment de leur réveil, et signalons, comme appartenant à un certain nombre de cirrhotiques, l'existence d'une gastrite caractérisée par la diminution de l'appétit, la lenteur des digestions, et par des pituites matinales consistant dans le rejet d'une faible quantité d'un liquide muqueux, plus ou moins épais et visqueux.

La *pellagre*, ou plus exactement un état pellagroïde des mains, coexiste parfois avec la cirrhose du buveur; six fois nous avons observé cet état chez des individus adonnés à des excès de vin et à des excès de boissons avec essences. Dans tous ces cas, il existait une névrite des filets nerveux se distribuant à la peau des mains, et l'état pellagroïde n'était que la conséquence de cette altération développée sous l'influence des apéritifs plutôt que du vin. Le foie débordait de plusieurs travers de doigt et présentait tous les caractères de la cirrhose graisseuse, nettement constatée par nous dans deux cas où la mort survint à la suite d'une péritonite tuberculeuse. La coexistence de la pachyméningite hémorrhagique et de la cirrhose a été observée par plusieurs auteurs et par nous-même, comme aussi celle du xanthome dans des cas seulement où il existait un ictère ancien.

Les *complications* de la cirrhose alcoolique sont tantôt des lésions anciennes, tantôt des lésions récentes. Au nombre des premières, il convient de ranger les affections du cœur, toutes celles qui gênent la respiration et la circulation pulmonaire, l'emphysème pulmonaire, par exemple, dont l'action, venant s'ajouter au météorisme et à l'ascite, tend à augmenter l'asphyxie, et à amener une mort plus rapide. Les lésions récentes sont fort diverses et ne diffèrent pas notablement de celles que l'on observe dans la plupart des maladies, ce sont : l'érysipèle, qui peut avoir son origine au niveau du point ponctionné ou des jambes œdématiées, la pleurésie séreuse ou hémorrhagique, la pneumonie, ou enfin toute autre maladie aiguë intercurrente.

Certaines maladies chroniques peuvent encore compliquer la cirrhose. J'ai constaté, dans deux cas, l'existence d'un épithéliome stomacal; mais cette maladie, n'étant qu'une simple coïncidence, ne mérite pas de nous arrêter. Il n'en est pas de même de la tuberculose, dont la relation avec la cirrhose nous est connue. Cette fréquente complication n'obscurcit pas seulement le diagnostic de cette affection; si elle se localise au péritoine, elle rend encore son pronostic beaucoup plus sérieux et pour ainsi dire fatal. Aussi doit-on, en présence d'un cirrhotique, scruter avec grand soin les organes de localisation tuberculeuse, et tout spécialement le sommet du poumon droit et le péritoine.

Phase toxémique. — Les désordres simultanés des fonctions biliaire, glycogénique et hémopoiétique, ne tardent pas à être suivis de modifications dans les humeurs, et de phénomènes toxiques qui constituent la phase ultime de la cirrhose du buveur.

Cette phase survient tantôt rapidement dans un état de santé apparente, tantôt lentement et d'une manière progressive. Elle se manifeste quelquefois à la fin de la période précirrhotique, lorsque le foie est très volumineux et gras, le plus souvent dans le cours de la période cirrhotique; mais sa condition pathogénique ne change pas, elle est tout entière dans le degré d'altération des cellules hépatiques, qui ne parviennent plus à détruire ou à retenir les poisons. Un cirrhotique, déjà atteint d'ictère et d'épistaxis, est pris tout à coup, sans autre cause qu'une fatigue légère, un refroidissement ou une indigestion, de lassitude, d'accablement, de prostration, de dyspnée ou même de vomissements qui l'obligent à s'arrêter; les hémorrhagies, jusque-là relativement rares, tendent à s'étendre et à s'accroître, et sont comme des avant-coureurs de phénomènes plus sérieux. La langue, ordinairement rouge, se couvre d'un enduit épais et brunâtre, se sèche; l'inappétence est absolue, le dégoût des aliments insurmontable, et il s'établit une diarrhée blanche ou jaunâtre, glaireuse ou teintée de sang. Il survient de la céphalée, des rêvasseries, de l'insomnie, des soubresauts des tendons, de l'agitation, un délire relativement calme, caractérisé par des paroles incohérentes, le rejet des couvertures, l'action de chercher des objets et de vouloir sortir. La respiration augmente de fréquence, devient pénible, laborieuse, et s'accompagné d'une sensation d'angoisse. La circulation s'accélère; le pouls bat 120 et plus, il s'affaiblit et la température tantôt s'élève jusqu'à 38° et 39°, tantôt s'abaisse et descend au-dessous de 37°. Ces accidents qu'une médication appropriée parvient quelquefois à arrêter, ne tardent généralement pas à reparaître; ils s'accentuent, le malade devient engourdi, somnolent, laisse échapper ses matières, puis, il tombe dans un coma profond, et succombe, dans cet état, au bout de trois à six jours. Cette dernière phase, absolument distincte des deux précédentes où les phénomènes mécaniques prédominent, est des plus graves et mérite toute l'attention du clinicien désireux de prolonger les jours de ses malades. Elle est comparable à l'intoxication urémique qui se montre au cours des affections des reins, lorsque ces organes n'éliminent plus suffisamment les matières toxiques provenant de la dénutrition des tissus.

*Évolution et modes de terminaison.* — La marche de la cirrhose du buveur est ordinairement lente, continue et progressive ; abandonnée à elle-même, elle aboutit presque fatalement à la mort. La durée de cette affection, comptée à partir du moment où le foie commence à se tuméfier jusqu'à celui où il devient cirrhotique, est toujours de plusieurs années, et, pendant tout ce temps, l'augmentation de volume de cette glande est, d'une façon générale, proportionnelle aux excès de vin et d'alcool, comme aussi, aux habitudes plus ou moins sédentaires des malades.

La mort est rare dans le cours de la phase précirrhotique, à moins d'une altération graisseuse avancée des cellules hépatiques (cirrhose graisseuse), suivie d'accidents d'insuffisance hépatique; elle doit être redoutée dans le cours de la phase cirrhotique, quelquefois relativement courte, comme dans la forme diffuse où l'altération des cellules glandulaires est rapidement suivie d'insuffisance hépatique avec phénomènes fébriles. La cirrhose rétractile ne dure pas moins d'une année ; elle se continue pendant deux, trois ans et plus longtemps, suivant les habitudes et le régime des malades; la durée de la phase toxémique oscille entre plusieurs jours et quelques semaines.

L'issue fatale a été, pendant longtemps, le mode de terminaison habituel, sinon constant, de la cirrhose alcoolique, tandis que depuis une vingtaine d'années où j'ai été conduit à faire usage du lait et de l'iodure de potassium, la guérison est la règle. Cependant, soit répugnance du traitement, soit intensité du mal, la mort est trop souvent encore la conséquence de la cirrhose du buveur, et pour l'éviter ou simplement l'éloigner, il est nécessaire d'en bien saisir les différents modes. L'ascite, dont l'abondance gêne la respiration et la circulation, tue quelquefois par asphyxie, mais ce mode de terminaison est relativement rare, puisqu'il suffit d'une ponction pour l'éviter. Toutefois, il arrive de voir la mort succéder à cette ponction, c'est lorsqu'un opérateur, trop rigoureux, croit devoir extraire tout le liquide péritonéal; alors, ce liquide, se reproduisant en grande partie dans l'espace de vingt-quatre à quarante-huit heures, est pour le malade une saignée séreuse qui trouble sa circulation générale, détermine une dyspnée intense, la petitesse et la fréquence du pouls, un affaissement général et enfin la mort dans une sorte de délire tranquille. L'injection de sérum artificiel, si couramment employée aujourd'hui, serait sans doute un moyen de parer à cet accident qu'il est plus simple d'éviter en laissant toujours plusieurs litres de liquide dans l'abdomen.

Plus ordinairement, la mort résulte de la profonde altération ou de la destruction des cellules hépatiques, et de ses conséquences sur les fonctions hémopoiétique, biliaire, et glycogénique. Elle survient, dans quelques cas, à la suite d'hémorrhagies abondantes, et surtout de gastrorrhagies. Par lui-même, le désordre de la sécrétion biliaire engendre rarement la mort, mais l'ictère, survenant au cours d'une cirrhose alcoolique, n'a pas moins une certaine gravité. Le trouble de la fonction glycogénique, qui a pour effet la dénutrition générale, est loin d'être sans danger. Cl. Bernard[1] a constaté que cette fonction débute avec la vie intra-utérine, ne cesse qu'à la mort, et que le foie des animaux soumis à l'abstinence renferme du sucre et de la matière glycogène jusque dans les derniers jours de la vie. Ces substances viennent-elles à disparaître, l'animal est perdu, alors même qu'on lui donnerait à manger; il succombe au bout de trois à quatre jours, comme après la section des pneumogastriques, c'est-à-dire dans un état de dépérissement et d'épuisement semblable à celui de l'inanition. Or, ce genre de mort a certainement de grandes analogies avec celui de la plupart de nos cirrhotiques qui s'épuisent, se refroidissent et succombent, en quelques jours, dans un état de profond épuisement, avec abaissement de la température. Il serait de la plus grande importance d'être fixé sur ce mécanisme; car, comment intervenir utilement si on n'a l'intelligence de ce qui se passe au sein de l'organisme?

Le trouble de la fonction urinaire, sans doute lié à la diminution de l'urée, doit être redouté dans toutes les lésions hépatiques et particulièrement dans la cirrhose alcoolique. Le fait est qu'il est commun d'observer, au cours de cette affection, en même temps qu'un œdème des membres inférieurs, une diminution de l'urine, du malaise, de l'accablement, et parfois des accidents plus sérieux, tels que : céphalée, somnolence et délire se terminant par le coma et la mort, si on ne fait usage de purgatifs énergiques et de diurétiques pour combattre ces accidents dès leur début.

Des complications diverses, parmi lesquelles il faut placer, en première ligne, la tuberculose, si commune chez les cirrhotiques, les érysipèles des jambes ou de la face, la pneumonie et

1. Cl. Bernard, *Leçons sur la physiologie et la pathogénie du système nerveux*. Paris. 1858, t. II, p. 432.

la broncho-pneumonie provoquent quelquefois l'issue fatale. Les eschares peuvent également tuer, mais il est facile de les éviter; quant au délire alcoolique, il cède généralement à l'emploi du chloral à haute dose et n'est pas l'état le plus dangereux pour qui sait le traiter.

La guérison de la cirrhose alcoolique, beaucoup plus commune aujourd'hui qu'autrefois, est tantôt spontanée, tantôt amenée par un régime et une médication convenables; ses modes varient pour chacune des phases de la cirrhose. Pendant la période

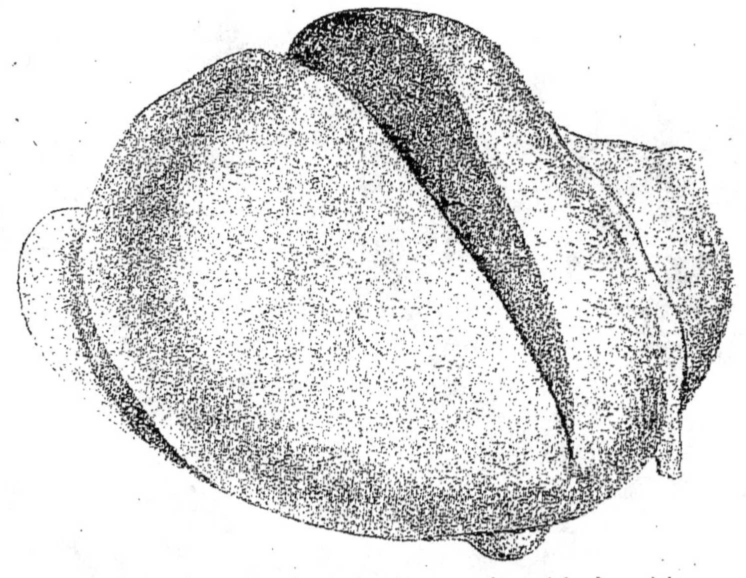

Fig. 17. — Foie atteint de cirrhose avec ascite suivie de guérison, et légèrement diminué de volume.

précirrhotique, le foie et la rate au lieu de continuer à s'accroître, tendent à revenir sur eux-mêmes et à reprendre leur état normal, pourvu que le malade cesse assez tôt ses funestes habitudes. Dans le cas contraire, l'affection passe à l'état cirrhotique et sa tendance à rétrograder spontanément est beaucoup moindre. Pourtant, sous l'influence d'un traitement approprié, nous avons vu bien des fois l'ascite diminuer, disparaître même, et le foie reprendre peu à peu son volume normal, tandis que l'appétit renaissait, que la digestion s'améliorait et qu'il se produisait un amendement de tous les symptômes. Cette amélioration met un long temps avant de devenir définitive, et tel malade, que l'on pouvait croire guéri, est repris tout à coup de nouveaux accidents, le plus souvent, parce qu'il revient à ses habitudes. C'est l'histoire d'un homme robuste et encore jeune, 38 ans;

qui me fut amené par le Dr Deshayes, de Rouen, pour une cirrhose avancée avec ascite, et qui, au bout d'un an, n'ayant plus d'ascite, eut le tort de se croire guéri, et de se laisser aller de nouveau à son funeste penchant; il ne tarda pas à voir reparaître l'ascite et succomba plus tard au retour de l'affection cirrhotique; deux autres malades, dans des conditions assez semblables, eurent le même sort.

Depuis une dizaine d'années, où je suis arrivé à guérir la plupart des cirrhotiques qui, autrefois, succombaient presque

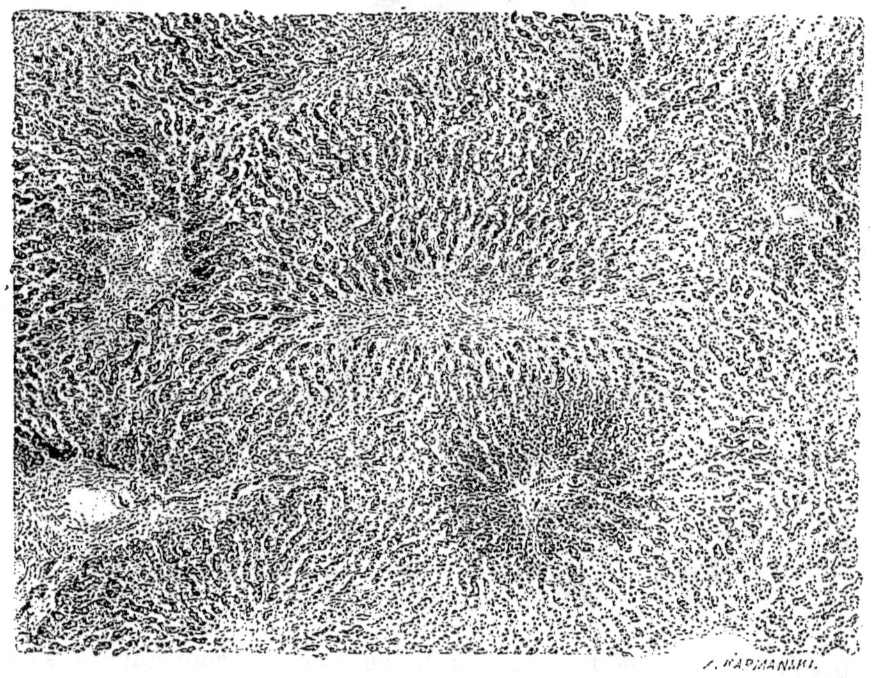

Fig. 18. — Dessin microscopique du foie de la figure 17, $\frac{50}{1}$, sur lequel on voit le tissu conjonctif néoformé au pourtour de la veine centrale et dans les espaces portes en voie de régression.

sans exception, j'ai tenu à suivre ces malades, soit en ville, soit après leur sortie de l'hôpital, et je me suis assuré que la guérison se maintenait. Un des premiers faits de ce genre concerne un jeune épicier de 24 ans, adonné au vin depuis plus de six ans et qui, lors de ma première visite, en 1881, se trouvait dans un état désespéré. Sa maigreur était excessive, sa peau écailleuse, son tissu adipeux nul, ses muscles faisaient la corde; il avait une ascite et un météorisme énormes, les jambes œdématiées, la langue rouge, dépouillée de son épithélium, une inappétence absolue, du moins pour les aliments solides, et un dégoût invincible de la viande. Sous l'influence d'un régime lacté exclusif et de l'iodure de potassium, non seulement l'état général devint meilleur, mais celui des muscles s'améliora, et les forces se rétablirent peu à peu. A la suite d'une ponction qui retira 12 litres de liquide, l'ascite se reproduisit; bientôt après, elle diminua et disparut. Le malade, à la suite d'un régime lacté intégral qui dura près de deux ans, se remit à manger, et, depuis douze ans, sa guérison s'était maintenue, sans dilatation appréciable des veines sous-cutanées abdominales, lorsque récemment il fut pris d'une tuberculose des ganglions du cou et des poumons, qui l'emporta rapidement (1894), et nous mit à même de constater que son foie, peu volumineux, était revenu à un état presque normal (voy. les fig. 17 et 18).

Un garçon d'amphithéâtre de la Pitié, grand buveur de vin, se trouvait dans un état non moins sérieux, lorsqu'il entra dans mon service avec un ascite considérable, de l'œdème des jambes et, de plus, une albuminurie abondante. Traité de la même façon, il guérit après deux ponctions, mais il conserva une énorme dilatation des veines sous-cutanées de l'abdomen. Plus de 65 malades soumis à nos soins, tant en ville qu'à l'hôpital, ont obtenu les mêmes bons effets, en sorte que notre conviction relativement à la curabilité de la cirrhose du buveur est aujourd'hui absolue : cette affection guérit toutes les fois que l'on peut intervenir assez tôt avant la période toxémique.

Nos observations comprennent 49 hommes et 16 femmes, les premiers avaient de 35 à 45 ans, à l'exception de 4 qui dépassaient la cinquantaine. L'âge des femmes oscillait entre 46 et 64 ans, et, si l'on s'en rapportait à cette statistique, il faudrait admettre que la cirrhose de la femme se manifeste plus tard que celle de l'homme, ce qui est bien un peu vrai, étant donné que cette dernière se livre rarement à des excès de vin, pendant son jeune âge. Presque tous ces malades buvaient, chaque jour, de 3 à 5 litres de vin et plus, depuis 10 ans au moins, 20 et 25 ans au plus. Quelques uns avouaient de prendre, en outre, un petit verre chaque matin, 3 d'entre eux prétendaient avoir cessé leurs habitudes, depuis plusieurs années, à cause du fâcheux état de leur estomac, ce qui n'avait pas empêché la cirrhose de progresser.

La plupart de ces malades étaient ascitiques, quelques-uns même furent ponctionnés plusieurs fois. Un certain nombre présentèrent de l'ictère, une dizaine environ avaient eu des hémorrhagies, et l'un d'eux, âgé de 38 ans, dont le foie et la rate étaient fortement tuméfiés, souffrait d'épistaxis depuis quelques temps, était ictérique et se trouvait pris d'une hématémèse abondante, au moment où le docteur Isnard me fit appeler. Soumis au régime absolu du lait cru, et grâce aussi à l'usage des diurétiques, il guérit entièrement; depuis quinze ans il n'a cessé de se bien porter.

Dans tous ces cas, le foie et la rate étaient volumineux, et presque toujours la glande hépatique débordait d'un à plusieurs travers de doigt. La plupart des phénomènes de l'intoxication alcoolique se rencontraient : pituites matinales, tremblement, crampes, cauchemars, analgésie des extrémités des membres inférieurs, inappétence, amaigrissement, myœdème, avec diminution notable des forces; plusieurs malades offraient de l'œdème des jambes et trois seulement de l'albuminurie. La quantité d'urine émise dans les 24 heures, toujours peu abondante, ne dépassait guère 500 grammes, et la proportion d'urée était notablement diminuée; sous l'influence du régime lacté, ces désordres se continuaient pendant quelque temps, puis, s'atténuaient peu à peu. La quantité des urines s'élevait à 1500 grammes et même à 2 et 3 litres, et l'urée augmentait proportionnellement; les selles, à part quelques cas de constipation ou de diarrhée, restaient normales, le météorisme et l'ascite diminuaient, les veines sous-cutanées s'effaçaient, tandis que le foie et la rate reprenaient petit à petit leur volume, et que l'appétit et l'embonpoint reparaissaient.

Le temps nécessaire à la guérison a été variable, et nous a paru dépendre de la durée antérieure de l'affection et de la rigueur apportée par les malades dans le régime; aussi, si chez quelques-uns, il a suffi de six mois pour l'obtenir, chez d'autres, il n'a pas fallu moins de deux à trois ans, et parfois plus, pour arriver à un résultat définitif. Après ce laps de temps, la prudence exige que le régime lacté soit encore continué, pendant plusieurs mois, dans le but d'éviter une rechute, toujours facile. Lorsque celle-ci survient, soit à la suite d'imprudences, soit par un retour trop précipité aux anciennes habitudes, elle est d'autant plus difficile à combattre, que les malades n'acceptent qu'avec peine le retour au régime intégral du lait.

Les faits démontrent clairement qu'une guérison totale ne peut être obtenue qu'à la condition de se soumettre à une hygiène convenable et de continuer le régime et le traitement pendant une ou plusieurs années. Cette guérison se reconnaît au retour de l'embonpoint qui devient parfois excessif, puisque deux de nos malades gagnèrent chacun 18 kilogrammes, dans l'espace d'un an. Le foie, comme nous avons pu le constater chez trois d'entre eux, morts plus tard de tuberculose, quoique légèrement diminué de volume, était revenu à un état pour ainsi dire normal et le tissu conjonctif de nouvelle formation avait presque totalement disparu, comme le montre la figure 18, ce qui vient confirmer la curabilité de la cirrhose, déjà établie par l'observation clinique.

*Sémiologie.* — Le diagnostic de la cirrhose alcoolique repose sur deux ordres de signes fournis, les uns par l'exploration physique, les autres par l'examen des principaux symptômes. Les signes physiques ont la plus grande valeur dans la première phase, et souvent même, ils sont les seuls à nous la révéler. La palpation rend facile la constatation du développement du foie à sa partie inférieure, il en est de même de la percussion; mais ce dernier moyen nous renseigne en outre, et c'est là un point des plus importants, sur les limites de cet organe à sa partie supérieure. Or, un foie lisse, régulier, quelque peu induré, également développé dans toute son étendue, qui dépasse de un à trois travers de doigt le rebord costal, et remonte de un à deux travers de doigt au-dessus du mamelon, est presque sûrement un foie de buveur. Si, en même temps, la rate, régulièrement tuméfiée, donne à la percussion une matité de 10 à 12 sur 15 à 18 centimètres, ou même plus, et si d'autres troubles fonctionnels que ceux de l'intoxication alcoolique ne sont constatés, le doute n'est plus permis, car aucune lésion hépatique ne se présente avec cet ensemble de caractères.

L'hypermégalie splénique fait cortège, il est vrai, à d'autres cirrhoses, mais aucune de celles-ci, pas même la cirrhose paludique, ne donne, au foie, une matité remontant jusqu'à la quatrième côte et au-dessus; c'est encore ce qui arrive pour l'hypérémie stasique et la tuméfaction hépatique consécutive à la rétention biliaire, en sorte que l'exploration physique du foie et de la rate suffit généralement à établir le diagnostic de la première période de la cirrhose du buveur. Les malades ont, d'ailleurs, dans cette période, le visage coloré, l'œil vif, les chairs fermes, toute l'apparence d'une excellente santé; ils accusent fréquemment des troubles digestifs, des pituites, de la pesanteur d'estomac, des éructations, tous phénomènes attribués, la plupart du temps, à une simple dyspepsie, du moins si l'on néglige l'examen du foie; mais l'exploration de cet organe met hors de doute la cirrhose en germe qui, tôt ou tard, se traduira par du tympanisme, de l'ascite et de l'insuffisance hépatique. Dans ces conditions, nous avons depuis longtemps pris le parti d'examiner attentivement le foie de tous les alcooliques, de ceux-là particulièrement dont la figure empourprée, et souvent aussi la bonne mine indiquent des habitudes œnoliques; et de cette façon, nous sommes parvenu à reconnaître que tout individu buvant, chaque jour, trois litres environ de vin, a forcément le foie et la rate tuméfiés, au bout de six à sept ans, et à faire de cette tuméfaction un signe d'autant plus important des excès de vin, qu'elle ne s'observe, ni chez les buveurs d'absinthe, ni chez les buveurs d'alcool.

L'altération du foie se continuant, cet organe s'indure et se rétracte, le météorisme et l'ascite apparaissent et l'abdomen s'accroît. Cette seconde phase de la cirrhose, bien connue des auteurs, est moins difficile à diagnostiquer. Les signes physiques, qui permettent de la reconnaître sont : l'induration étendue et manifeste de la glande, l'augmentation générale de son volume qui dépasse des fausses côtes, l'élévation de son bord supérieur au-dessus de la quatrième côte, et enfin l'hypermégalie splénique. Les signes fonctionnels consistent dans le mauvais état des voies digestives, l'amaigrissement avec altération des traits du visage, la teinte bistre ou légèrement ictérique de la peau, la dilatation des veines sous-cutanées abdominales supérieures, l'ascite, les hémorrhagies et surtout les épistaxis. Cet ensemble de signes, accompagné de sécheresse de la langue et de fièvre, d'insomnie, d'adynamie, etc., ne laisse aucun doute sur la *forme diffuse* de la cirrhose alcoolique, mais ce qui distingue particulièrement cette forme cirrhotique, des foies cardiaque, leucémique, amyloïde et paludique, c'est avant tout le niveau de la matité hépatique en haut.

Ce niveau différencie la cirrhose rétractile, alors même que le bord libre du foie ne dépasse pas les fausses côtes, tandis que le palper permet de constater l'induration généralisée et les petites saillies ou granulations disséminées à la surface de l'organe, quand le malade vient à faire une profonde inspiration. Le météorisme et l'ascite peuvent, à la vérité, rendre impossible cette constatation, mais en faisant coucher le malade sur le côté gauche, et en l'engageant à fléchir les cuisses sur le bassin, de façon à éviter une trop forte tension de la paroi abdominale, on rend la percussion et la palpation possibles ; une ponction, d'ailleurs, s'il était nécessaire, lèverait toute difficulté. La rate, qu'il ne faut pas négliger, est toujours volumineuse, et son examen est une sorte de contrôle pour le diagnostic de la cirrhose du buveur. Les signes fonctionnels, à peu près nuls, dans la première période de cette affection, acquièrent, alors, une grande importance. Le facies pâlit, la figure et le corps tout entier maigrissent, les traits se tirent, la partie supérieure du tronc, squelettique, contraste avec la partie inférieure, augmentée de volume. L'abdomen, fortement tuméfié et tendu, souvent plus développé au-dessus qu'au-dessous de l'ombilic, laisse apercevoir à sa surface, à l'épigastre et aux hypochondres, des traînées noirâtres, formées par les veines superficielles, plus ou moins fortement dilatées, alors qu'elles demeurent peu appréciables dans la région de l'hypogastre. Ce genre d'ectasie, indice d'un obstacle à la circulation de la veine porte, est un signe qui ne permet pas de confondre l'obstruction de cette veine avec celle de la veine cave que distingue surtout la prédominance des veines de la région inférieure du ventre ou sous-cutanées abdominales.

L'ascite, aisément reconnaissable à l'aide d'une percussion méthodique, du déplacement facile du liquide épanché, de la distension par ce liquide des poches herniaires et de la forme spéciale de l'abdomen, est un phénomène presque constant et certain de l'existence d'une cirrhose rétractile, quand surtout elle coexiste avec la dilatation des veines sus-ombilicales. Cependant, dans quelques circonstances, il arrive de rencontrer de réelles difficultés; la pyléphlébite adhésive dont nous parlerons plus loin, et la compression de la veine porte par une tumeur offrent avec la cirrhose rétractile une ressemblance parfois tellement grande que le diagnostic repose uniquement sur la petitesse du foie et la constatation de sa ligne de matité au-dessus du mamelon. Les péritonites membraneuse, tuberculeuse et cancéreuse ont également une ressemblance frappante avec la cirrhose rétractile, mais, à moins d'obstruction de la veine porte, elles ne déterminent aucune dilatation des veines sous-cutanées de l'abdomen et se distinguent, en outre, par leur évolution. Le liquide épanché, du reste, change peu ou pas avec les positions imposées au malade, car, retenu par des fausses membranes, il n'a jamais la mobilité de celui de l'ascite, dans la cirrhose. Cependant la coexistence de cette affection avec une péritonite membraneuse ou tuberculeuse, affections relativement communes chez les buveurs, ainsi que je l'ai indiqué autrefois[1], et que l'a confirmé depuis lors E. Wagner[2], est une circonstance qui peut offrir de réelles difficultés. L'irrégularité de la ligne de matité

1. E. Lancereaux, article « Alcoolisme » du dict. des Sciences médicales, Paris. 1865, t II, p. 636.

2. E. Wagner, Contribution à l'étude de la patholog. et de l'Anat. path. du foie (*Deutsch. Arch. f. klin. Med.*, 1884, t. XXXV, fasc. 5 et 6 et *Arch. génér. de médecine*, Paris, 1884, t. II, p. 608).

et de sonorité, l'impossibilité d'un déplacement notable du liquide épanché peut conduire, en effet, à diagnostiquer une tumeur abdominale, et à conseiller la laparotomie. Toutefois, la situation du bord supérieur du foie par rapport à la quatrième côte, la dilatation des veines sous-cutanées de la région sus-ombilicale de l'abdomen, l'hypermégalie splénique sont des signes propres à maintenir le diagnostic de cirrhose, tandis que le niveau inconstant du liquide épanché, sa coloration brunâtre, le sang qu'il renferme et une légère douleur à la pression sont autant d'indices d'une péritonite membraneuse. La coïncidence d'une cirrhose hépatique et d'une tumeur kystique ou fibreuse du ventre avec ascite, est une autre cause d'erreur que l'on évitera par la connaissance des signes propres à la cirrhose, par le déplacement du liquide péritonéal, et, s'il est nécessaire, par la ponction de l'abdomen qui facilitera le diagnostic de la tumeur. Deux circonstances ne sont pas sans apporter encore de sérieuses difficultés : c'est, d'une part, l'absence d'ascite, d'autre part, l'existence d'une périhépatite membraneuse comprimant la glande et les vaisseaux hépatiques. L'absence d'ascite d'une circulation collatérale, au niveau des parois abdominales, ce sont les principaux signes de la cirrhose alcoolique en défaut, en sorte que, pour arriver à reconnaître cette affection, il ne reste que l'examen direct du foie remontant au-dessus du mamelon, et la palpation qui permet de se rendre compte de la consistance, de la forme et de la présence de fines granulations à la surface de cet organe.

La périhépatite membraneuse qui s'étend à toute la circonférence du foie entraîne à sa suite un certain degré d'atrophie, et, pour peu que le tronc de la veine porte et les canaux biliaires soient comprimés, elle gêne la circulation du sang et de la bile, donne naissance à de l'ascite, à une circulation collatérale, ou même à un ictère, et, par tous ces côtés, elle se rapproche de la cirrhose rétractile. Ce qui permet de l'en distinguer, c'est le faible degré de l'amaigrissement et du dépérissement, en opposition avec ce qui a lieu dans la cirrhose du buveur, et cet autre fait que la périhépatite membraneuse est, comme nous le dirons plus loin, l'expression anatomique ordinaire d'une cirrhose syphilitique. Dans quelques cas, enfin, où la cirrhose alcoolique s'accompagne d'hématémèse et de mélæna, il est arrivé de diagnostiquer un ulcère ou un cancer de l'estomac; mais, en dehors de toute sensation de tumeur rendant ce diagnostic indiscutable, les signes de la cirrhose suffiront à éloigner l'erreur. Il en sera de même pour certains cas de purpura ou de prétendues hémoptysies, dans lesquels, un examen attentif du foie mettra hors de doute l'existence d'une cirrhose alcoolique. Cet examen, d'ailleurs, est de nécessité absolue en toute circonstance, car un malade, atteint des phénomènes d'insuffisance hépatique, peut fort bien éveiller l'idée d'une fièvre typhoïde, s'il n'a pas d'ascite, et cela d'autant plus facilement que des épistaxis viennent souvent s'ajouter à cet état; aussi, n'y a-t-il que l'exploration attentive du foie et l'évolution du mal pour conduire à un diagnostic précis.

Le pronostic, beaucoup moins grave qu'autrefois où la thérapeutique de la cirrhose n'offrait que de faibles ressources, est encore sérieux, malgré les nombreuses guérisons qu'il m'a été possible d'obtenir, même dans des cas très avancés. La difficulté de rompre avec des habitudes invétérées, la marche progressive de la lésion hépatique et l'importance de l'organe affecté, telles sont les principales circonstances aggravantes. Peu de buveurs, ont le courage de renoncer à leurs funestes habitudes; pourtant, le médecin qui sait se rendre compte du danger et en pénétrer l'esprit de son malade, peut parvenir à le sauver d'autant mieux que la passion du vin n'est pas des plus difficiles à combattre.

La marche croissante de la cirrhose alcoolique, et sa terminaison naturelle par la mort sont des circonstances suffisamment connues, pour que nous n'ayons pas à les rappeler. Cette mort, effet habituel d'une dénutrition générale, comparable à celle qui résulte de l'inanition, est la conséquence ordinaire de la destruction des cellules hépatiques, à moins d'une hémorrhagie ou d'une affection intercurrente. Avant d'en arriver à ces désordres graves, la modification de ces cellules amène fréquemment une diminution de la sécrétion urinaire et des phénomènes d'empoisonnement urémique qu'il est essentiel de savoir dépister et combattre, puisqu'ils peuvent mettre l'existence en péril.

La connaissance de la forme cirrhotique a, par conséquent, une certaine importance pronostique, et les cirrhoses graisseuses et diffuses dans lesquelles les cellules hépatiques sont toujours altérées, ont, par cela même, la plus grande gravité. La répétition des hémorrhagies, l'accablement, l'inappétence absolue avec amaigrissement rapide, le délire sont les principaux signes de cette gravité, et la fièvre qui s'y ajoute, parfois, doit inspirer de vives inquiétudes. Associé à la forme rétractile, ainsi qu'il arrive dans quelques cas, ce complexus symptomatique n'est pas moins sérieux et doit faire craindre la mort à courte échéance.

L'ictère, ce signe important de la modification des cellules hépatiques, est un élément de pronostic défavorable, à moins qu'il ne résulte de l'obstruction des voies biliaires. La diminution des urines, avec ou sans œdème des membres inférieurs, ne peut trop attirer l'attention du médecin, si, par un régime et une médication appropriés il ne parvient à s'en rendre maître. Une ascite considérable, provoquant des menaces d'asphyxie, est un signe fâcheux, car s'il est facile d'y remédier par une ponction, il ne faut pas oublier que, le plus souvent, la sérosité ne tarde pas à se reproduire, et nécessite une nouvelle opération. Le malade, pour peu qu'il soit débilité, finit par succomber, dans les vingt-quatre ou quarante-huit heures qui suivent l'extraction d'une trop forte quantité de sérosité, par suite de la brusque reproduction de ce liquide chargé de matières alibiles. Qu'une compression exercée sur l'abdomen puisse modérer le nouvel épanchement, cela n'est pas contestable, mais, le mieux est de *ne jamais vider entièrement la cavité péritonéale*, et de s'arrêter lorsqu'on a retiré la moitié environ du liquide ascitique. Déjà fort grave par elle-même, la cirrhose l'est encore plus, lorsqu'une affection intercurrente vient la compliquer. Si le délire alcoolique est relativement facile à combattre, par contre, la tuberculose, si souvent associée au désordre hépatique du buveur, est un accident des plus graves. Il en est de même de l'érysipèle et de la pneumonie, attendu que le cirrhotique, qui est en même temps un alcoolique, supporte, avec la plus grande difficulté, un état fébrile continu et peu intense, sans qu'il survienne des hémorrhagies ou des phénomènes d'insuffisance hépatique. Le foie, comme le rein, est donc un organe dont la fonction doit être surveillée avec le plus grand soin, dans le cours de toutes les maladies, et particulièrement dans celui des maladies fébriles.

*Prophylaxie et thérapeutique.* — La prophylaxie de la cirrhose alcoolique serait des plus simples, si, pour la prévenir, il suffisait de donner le conseil d'éviter les excès quotidiens de vin. Cette boisson n'est pas la seule, en effet, qui produise cette affection ; les excès prolongés de bière et d'autres boissons encore, peuvent l'engendrer, et, par conséquent, il est nécessaire de rechercher, dans chacune d'elles, la nature de la substance nuisible. Or, si les données expérimentales auxquelles je suis arrivé sont exactes, les sels de potasse et le bisulfate, en particulier, auraient la propriété d'altérer le foie et d'y déterminer, au bout de plusieurs mois, des lésions identiques à celles de la cirrhose du buveur. Dès lors, la prophylaxie de cette affection s'impose forcément, elle consiste à éviter les excès de boissons fermentées, de celles surtout qui sont plâtrées, et nous conduit à demander à l'Autorité compétente, l'interdiction du plâtrage des vins et à leur chercher d'autres moyens de conservation. Ce que nous disons des vins, s'applique à la bière et aux autres boissons, auxquelles on ajoute parfois aussi des sulfates de chaux ou autres sels; en somme, la surveillance des boissons est une indication prophylactique qui s'impose d'après l'observation et l'expérimentation.

Longtemps considérée comme une affection incurable, la cirrhose du buveur était peu ou pas traitée. Cependant, il m'était arrivé de voir un cas de guérison spontanée, pendant mon internat à la Pitié, mais, il s'agissait d'une cirrhose syphilitique. En 1876, j'observais à l'hôpital Saint-Antoine un malade atteint d'une cirrhose dont l'ascite guérit, à la suite d'un régime lacté. Sachant, d'autre part, que ce régime était très recommandé au siècle dernier contre les hydropisies, et le voyant faire merveille, chaque jour, sous mes yeux dans les affections du rein, je fus conduit à le prescrire aux cirrhotiques. Toutefois, ce n'est qu'à partir de l'année 1880, que j'obtins de réels avantages de l'emploi combiné du régime exclusivement lacté avec l'iodure de potassium, et en 1887 j'en communiquai les résultats à l'Académie de médecine[1]. L'année suivante, mon distingué collègue Millard présentait à la *Soc. méd. des hôpitaux*, des faits entièrement confirmatifs des nôtres et de quelques autres déjà rapportés, à cette même Société, par notre ancien interne et ami, le Dr Troisier. En 1889, un de nos élèves, témoin des succès obtenus dans notre service hospitalier, prenait pour sujet de sa thèse inaugurale[2], le traitement des cirrhoses par le régime lacté et l'iodure de potassium, et l'année suivante, E. Willemin[3] préconisa cette même médication, dans une excellente thèse où se trouve un historique bien fait de la question. Ces travaux n'ont pas été stériles et tout le monde sait, aujourd'hui, que le traitement de la cirrhose comprend deux points essentiels : 1° le régime; 2° la médication.

*Régime.* — Née d'excès prolongés de boisson, la cirrhose alcoolique doit naturellement beaucoup attendre du régime, ce qui se comprend, puisque le foie est l'organe le plus facilement influencé par le genre d'alimentation. Le lait, étant l'aliment qui impose le moins de fatigue à l'estomac, est celui que sup-

1. E. Lancereaux, Le traitement des cirrhoses du foie (*Bull. de l'Acad. de méd.*, Paris, 30 août 1887). Déjà au Congrès d'Amsterdam, en 1879, Semmola, de Naples, avait indiqué un traitement analogue.

2. L. Marini, Essai sur le traitement des cirrhoses, Paris, 1889.

3. Eug. Willemin, De la curabilité des accidents peritonéo-hépatiques d'origine alcoolique (*thèse de Paris*, 1890).

porte le mieux la glande hépatique, à laquelle arrivent, tout d'abord, les substances élaborées dans le tube digestif. Le raisonnement, d'accord avec l'observation, conduit, ainsi, à faire usage du régime lacté dans la cirrhose, mais de même que, pour une bonne digestion, le régime du lait doit être absolu, de même, pour être utile en thérapeutique, il importe qu'il soit exclusif. Nos plus beaux résultats se sont toujours produits chez les individus qui suivaient rigoureusement le régime intégral du lait cru, tandis que ceux qui n'avaient ni une volonté, ni un courage suffisants pour s'y soumettre d'une manière absolue n'obtenaient que des bénéfices insignifiants. Le lait, de même que tout aliment, a besoin d'être pris à des heures régulières, et, comme il ne lui faut pas moins de deux heures, pour être digéré, il est nécessaire d'attendre ce temps pour en renouveler les repas. Il sera pris, à chaque fois, environ un demi-litre de ce liquide, par tasses successives, pour éviter l'ingestion brusque d'une trop forte proportion de cette boisson. Ces conditions remplies, la quantité de lait, absorbée dans les vingt-quatre heures, sera d'environ 4 à 5 litres, ce qui équivaut à huit ou neuf repas, dans le courant de la journée, le mieux étant de s'en abstenir la nuit; s'il y a peu d'appétit, la quantité sera moindre, et subordonnée à la puissance digestive.

L'alimentation lactée, offrant des avantages incontestables en présence d'une affection tenace et rebelle comme la cirrhose, il faut s'efforcer de convaincre le patient de la nécessité absolue du régime, et l'engager à prendre, à cet égard, une résolution virile. De cette façon, il s'habituera au lait sans trop de difficultés, et, si on a le soin de l'engager à faire ce que l'on doit toujours exiger des jeunes enfants, c'est-à-dire, à éviter de se mettre à la table où d'autres personnes prennent leur repas, il cessera de penser aux aliments ordinaires et continuera, sans difficulté, autant que l'on voudra, son régime lacté. Certains malades ne manquent pas de dire qu'ils n'aiment pas le lait, que leur estomac le supporte mal, et qu'ils sont dans l'impossibilité de le digérer; mais, ce sont là des considérations sans valeur, auxquelles le médecin ne doit pas s'arrêter, car toujours, dans ces cas, nous avons vu le régime intégral être accepté, sans dégoût, tandis que si on venait à ajouter au lait des bouillons, du pain ou tout autre aliment de nature à troubler sa digestibilité, il ne tardait pas à répugner et ne pouvait être continué.

Le traitement de la cirrhose par le lait ne peut durer moins d'une année, mais, le plus souvent, il doit être continué au delà de ce temps, jusqu'au jour où la glande hépatique est revenue à un état à peu près normal, et souvent même, à ce moment, il y a intérêt à prolonger de plusieurs mois l'usage de cet aliment. L'alimentation solide qui suivra devra être choisie et composée de viandes faites, grillées ou rôties, d'œufs, poissons frais, légumes verts, beurre frais et fromages faits, avec de l'eau, du thé ou de la bière coupée d'eau, pour boisson. Le lait, étant habituellement mal digéré avec les aliments solides, sa suppression s'impose, excepté au déjeuner du matin; toutefois, s'il en était autrement, il pourrait être continué, comme boisson, aux repas.

La formation d'éléments conjonctifs embryonnaires, au pourtour des divisions de la veine porte, constituant le désordre initial de la cirrhose du buveur, c'est à ce désordre que doit s'adresser, avant tout, la médication curative. Aussi, l'indication est-elle d'arrêter au plus vite ce travail, à l'aide d'agents susceptibles d'en modifier le développement. Deux substances, le mercure et l'iodure de potassium, ont une action manifeste sur les éléments conjonctifs jeunes, en voie d'évolution pathologique, comme le démontre la résorption rapide des tumeurs gommeuses syphilitiques, et des ostéophytes récentes du rhumatisme chronique chez les personnes qui font usage de ce médicament. Partant, il nous a paru que ces mêmes agents pourraient bien avoir une action favorable dans la cirrhose du buveur, et nous avons été ainsi amené à prescrire l'emploi de l'iodure de potassium. Cette pratique, suivie, dans la plupart des cas, d'excellents effets, contribue certainement à la rétrocession des éléments conjonctifs, en voie de formation dans les espaces interlobulaires, sans quoi les modifications subies par le foie cirrhotique, et la cessation des troubles fonctionnels qui en dépendent, seraient inexplicables. Ce médicament, pour arriver à être efficace, doit être prescrit à la dose de deux à trois grammes, dans les 24 heures, et continué pendant longtemps, c'est-à-dire jusqu'à ce que la lésion soit entièrement résorbée. Pour éviter son accumulation, il nous a paru nécessaire d'en suspendre l'emploi, chaque mois durant une huitaine de jours, et de faire prendre au malade, pendant ce temps, un à deux purgatifs drastiques.

Le calomel a été préconisé par plusieurs médecins, et, en particulier par Ch. Bouchard [1], qui rapporte l'histoire d'une femme atteinte de cirrhose alcoolique, avec augmentation de volume du foie, et qui guérit par l'usage du calomel à la dose quotidienne de un à deux centigrammes. Ce médicament a, sans doute, une

1. Ch. Bouchard. Comm. à la Soc. de Clinique (*France médicale*, Paris, 1889, n° 36 et *Gaz. méd.*, Paris, 1891,469).

action analogue à celle de l'iodure de potassium, et nous pensons que l'on ferait bien de recourir à son emploi, au cas où ce dernier agent serait mal supporté; mais la nécessité de le continuer pendant longtemps, et sa tendance à produire de la stomatite, lui fait préférer l'iodure de potassium; l'emploi simultané que j'ai fait de ces deux agents, dans plusieurs circonstances, m'a bien réussi.

Aucun autre médicament, du moins que je sache, n'a d'action sur la lésion initiale de la cirrhose alcoolique, mais il en est qui ont une efficacité réelle vis-à-vis des désordres secondaires de cette affection, et qui, en prolongeant l'existence des malades, permettent d'arriver ensuite à une guérison définitive. De ce nombre sont les diurétiques, dont l'indication est formelle, toutes les fois que la quantité des urines vient à diminuer, et qu'il survient des œdèmes étendus. Ces substances, qui ont la propriété de rétablir la fonction urinaire, rendent ainsi de grands services, en évitant la mort par urémie. La digitale, en infusion ou en macération, réussit fort bien, en pareil cas, comme aussi les vins diurétiques; toutefois, c'est à des pilules renfermant chacune 0gr,05 de scille, de scammonée et de digitale, administrées au nombre de six à sept par jour, que nous avons ordinairement recours, et cela pendant une semaine au plus. Sous leur influence, la diurèse augmente rapidement, et comme en même temps, il se produit quelques selles liquides, le malade ne tarde pas à être débarrassé de l'œdème et des accidents urémiques.

L'hydrothérapie peut avoir une utilité réelle, dans la période précirrhotique, tant que le foie, simplement volumineux et congestionné, ne s'est pas encore rétracté et n'a pas engendré d'ascite; plus tard, elle offre peu d'avantages, et dans la cirrhose avancée, elle devient inutile, sinon nuisible, à moins de l'employer simplement sous forme de lotions. Habituellement, je prescris le matin une lotion froide alcoolisée, à l'aide d'une éponge simplement mouillée, et une douche froide en jet brisé, de dix à vingt secondes, avant l'un des deux repas; si la réaction est difficile, je commence par une douche écossaise. Ces moyens, bien supportés, doivent être continués pendant plusieurs mois, une année et plus, car ils ne s'adressent pas seulement au foie, mais encore aux phénomènes nerveux résultant des excès de boisson. Telle est, dans toute sa simplicité, la thérapeutique que depuis longtemps nous appliquons à la cirrhose du buveur et qui nous met à même, en nous appuyant sur près de quatre-vingts cas de guérison, dans l'espace d'une quinzaine d'années, d'affirmer que cette affection est susceptible de s'améliorer, sinon de guérir dans tous les cas, à la condition d'être traitée assez tôt, c'est-à-dire avant l'organisation du tissu conjonctif et la destruction des cellules hépatiques.

Quelques symptômes dangereux, comme l'ascite, les hémorrhagies, etc., peuvent exiger, en outre, une intervention médicale. Le simple fait, de la soustraction d'une certaine quantité de sérum au liquide sanguin, conduit naturellement à pratiquer des injections de sérum artificiel, du moins quand la peau tend à se dessécher et à se desquamer. Cette indication des plus rationnelles devrait être prise en sérieuse considération, lorsqu'il s'agit de la reproduction en moins de quarante-huit heures, d'une ascite ponctionnée et trop complètement vidée, mais il n'en est rien, et je ne sache pas que jusqu'ici on ait eu recours à ce moyen. On est loin de s'entendre, du reste, sur l'indication de la paracentèse; tandis que certains auteurs sont d'avis de retarder, autant que possible cette opération, dans la crainte d'augmenter la transsudation séreuse, il en est d'autres qui la préconisent, dès le début de l'ascite, sous prétexte de diminuer la gêne circulatoire dans le système porte, et qui, sans tenir aucun compte de la marche naturelle de ce symptôme, prétendent s'en bien trouver. Notre manière de voir, à cet égard, se trouve entre ces deux opinions : d'une part il n'y a pas avantage à ponctionner une ascite à son début, attendu que cette opération ne peut diminuer l'obstacle circulatoire qui existe aux extrémités de la veine porte, d'autre part, il y a inconvénient à trop retarder la ponction, lorsqu'il existe des troubles digestifs et de la gêne respiratoire. Aussi, dès que cette gêne se manifeste par l'altération de la respiration, la cyanose des lèvres, une dyspnée même légère, il nous paraît indiqué d'opérer, à la condition de n'extraire que la moitié, les trois quarts au plus, du contenu abdominal, et d'appliquer ensuite un bandage de corps pour diminuer la capacité de la cavité péritonéale et opposer un obstacle mécanique à un retour trop prompt de l'ascite. La ponction est renouvelée, d'après les mêmes indications, excepté lorsque l'ascite se reproduit avec une grande rapidité, cas dans lequel nous n'intervenons qu'autant qu'il y a urgence, en ayant toujours soin de ne pas soustraire plus de la moitié de la sérosité épanchée, et, dans le cas où des accidents viennent à succéder à cette soustraction, de les combattre en pratiquant des injections de sérum artificiel.

Les hémorrhagies des fosses nasales, à cause de leur répétition qui anémie les malades, celles de l'estomac quelquefois suivies d'une mort rapide, sont des accidents auxquels il convient de donner des soins prompts et décisifs. Ces hémorrhagies étant subordonnées à l'altération des cellules hépatiques, c'est à ces éléments que devrait s'adresser la médication ; mais, avant tout, il importe, lorsqu'elles apparaissent, de les arrêter, soit par le tamponnement, si elles ont leur siège dans les fosses nasales, soit par l'usage de la glace et l'emploi des opiacés, de l'ergotine ou de l'*hamamelis virginica*, qu'il s'agisse d'une hématémèse, d'une hémoptysie ou de tout autre écoulement sanguin. Le perchlorure de fer, qui possède la propriété de coaguler le sang et d'être un hémostatique puissant, est indiqué pour combattre l'épistaxis et l'hématémèse ; dans ce dernier cas, nous le prescrivons à l'intérieur à la dose de un gramme et plus dans une potion de 150 grammes. Dans toute autre circonstance où il peut agir sur le mal lui-même, il devient inutile.

L'insomnie, l'excitation et le délire alcoolique, complications fréquentes de la cirrhose, sont autant de phénomènes qui cèdent facilement à l'usage de l'opium, et mieux encore à celui du chloral à la dose massive de 3 à 5 grammes, dans un julep gommeux. La diarrhée survenant dans le cours de cette même affection sera respectée en tant que moyen d'élimination des substances toxiques ; néanmoins, si elle était par trop abondante, elle devrait être modérée par des moyens appropriés : carbonate de chaux, salicylate de bismuth, opium, etc.

Les phénomènes d'insuffisance hépatique seront recherchés avec soin de façon à être combattus dès leur début, et pour cela, il est nécessaire de surveiller attentivement la fonction urinaire et d'agir dès que l'on constate une modification ou une diminution de la quantité des urines. L'indication, à ce moment, est de rétablir immédiatement cette fonction par l'emploi des diurétiques, sinon d'y suppléer par celui des purgatifs, après quoi, il y a lieu de stimuler le système nerveux, à l'aide d'agents divers, tels que caféine, liqueur d'Hoffmann, éther, cognac, etc., et encore par des frictions cutanées avec l'eau de Cologne, l'alcool camphré, l'essence de térébenthine, etc. Puis, si ces accidents persistent et s'accentuent, il faut redoubler d'énergie, recourir aux moyens que nous avons indiqués à propos de l'insuffisance hépatique, et enfin, aux injections de sérum artificiel, dans le but de ramener les sécrétions et de favoriser l'élimination.

Le traitement qui vient d'être esquissé est loin d'être complet ; néanmoins, il doit laisser, dans l'esprit, l'impression que la cirrhose du buveur est curable, si pour la soigner, on n'attend pas qu'elle soit parvenue à sa phase la plus avancée. Il est facile de voir que notre thérapeutique repose, en grande partie, sur la connaissance des phénomènes anatomiques et cliniques, et il ne peut en être autrement, puisque les agents pathogènes, comme les agents médicamenteux, s'adressent l'un et l'autre aux éléments des tissus.

**Morgagni.** *De sedibus et causis morborum.* Epist. XXXVIII. — **Laënnec.** *Traité de l'auscult. médiat.*, 1re édition, t. I, 259; 2e édition, obs. 35 et notes annexées à l'observation, partie 2, section IV. Paris, 1819. — **Boulland.** *Mém. de la Soc. méd. d'émulation*, IX, 1826. — **Andral.** *Précis d'anat. pathol.* Paris, 1829. — **Kiernan.** *Philosophical transactions.* London, 1833. — **Hallmann (E.).** *De cirrhosi hepatis.* Diss. inaug. Berlin, 1839. — Le même. *Bemerkung über die Lebercirrhose.* (*Arch. f. Anatom. Physiol. und wissench. Med.* Berlin, 1843, 475-479.) — **Becquerel.** *Recherches anatomo-pathologiques sur la cirrhose du foie.* (*Archives générales de médecine*, 1840, I, 405.) — **Todd (R. B.)** *Atrophied or Gindrinker's liver.* (*Lancet.* London, 1841-42, I, 372-374.) — **Creighton.** *Cirrhosis of the liver.* (*Dublin medical Press*, 1849, XXI, 3.) — **Requin.** *Cas de cirrhose avec hypertrophie du foie.* (*Un. méd.* Paris, 1849, III, 182. — Le même. Art. cirrhose (Supplément au *Dictionnaire des dictionn. de médec.*, Paris, 1851.) — **Monneret.** *Étude clinique sur la cirrhose du foie.* (*Archives générales de méd.*, sér. 4, t. XXIX et XXX, août, septembre 1852.) — **Bamberger.** *Granulirt Leber.* (*Wien. med. Woch.*, 1851, et *Archives gén. de méd.*, 1852, 369.) — **Cruveilhier.** *De la nature de la cirrhose.* (*Bull. de la Société anat.*, 1852, 549.) — **Gubler (A.).** *Sur les théories les plus rationnelles de la cirrhose hépatique.* (Thèse d'agrégation. Paris, 1853.) — **Handfield Jones.** *Some observations upon the diseases of the liver.* (*Edinburgh med. and surg. Journ.*, octobre 1853.) — **Linas.** *Cas de cirrhose avec hypertrophie de la rate sans ascite.* (*Bull. de l'Acad. de méd.*, 1855, XVI, 92.) — **Lebert (H.).** *Traité d'anatomie pathologique.* Paris, 1857. — **Todd (R. B.).** *Abstract of clinical lectures on the chronic contraction of the liver.* (*Medic. Times and Gaz.* London, 1857, XV, 571.) — **Mühlig.** *Observ. de cirrhose du foie et rem. sur la fréquence de cette maladie à Constantinople.* (*Gaz. méd. d'Orient.* Constantinople, 1858-9, II, 60-69.) — **Sappey.** *Recherches sur un point d'anatomie pathologique relatif à l'histoire de la cirrhose.* [*Mémoire de l'Acad. de méd.*, XXIII, 269. Rapport par Ch. Robin. (*Bull. de l'Acad. de méd.* Paris, 1859, XXIV, 943.).] — **Wallmann (H.).** *Beiträge zur Statistik der granulirten Leberentartung.* (*Œsterreich. Zeitschr. f. prakt. Heilk.* Wien, 1859, V, 133-140.) — **Gandil (F.).** *De la cirrhose alcoolique.* Paris, 1867. — **Lancereaux (E.).** Art. alcoolisme du *Dict. des sc. méd.* Paris, 1867, II, 632. — Le même. *Traité historique et pratique de la syphilis.* Paris, 1866. — Le même et **Lackerbauer.** *Atlas d'anatomie pathologique.* Paris, 1871, p. 51, pl. 7. — **Hayden.** *Cirrhosis of the liver.* (*Dublin Q. J. of med. sc.*, nov. 1866, XLII, 519-523.) — Le même. *Cirrhosis of the liver in early life.* (*Ibid.*, 1877, 87.) — **Duperray (P. E.).** *Étude sur la cirrhose du foie.* Paris, 1867. — **Legg (J.-W.).** *On cirrhosis of the liver.* (*St. Bartholomew's hospit. Reports.* London, 1872, VIII, 74-83.) — **Audibert (A.).** *Des varices œsophagiennes dans la cirrhose du foie.* Paris, 1874. — **Cornil (V.).** *Note pour servir à l'hist. anat. de la cirrhose hépatique.* (*Archiv. physiol. norm. et path.* Paris, 1874, V, 265-287, 2 pl.) — Le même. *Sur l'état des canaux biliaires dans la cirrhose du foie.* (*Journ. des conn. méd. prat.* Paris, 1875, XLII, 129.) — Le même. *Leçons sur les cirrhoses.* (*Ibid.*, 1883, p. 297 et suiv.) — **Charcot (J.-M.).** *Leçons sur les cirrhoses.* (*Progrès médical*, 1876, 602.) — **Charcot (J.-M.)**

et **Gombault** (A.). *Contribut. à l'étude anatom. des différentes formes de la cirrhose du foie.* (*Arch. de physiol. norm. et path.* Paris, 1876, sér. 2, III, 453-489, 2 pl.) — **Litten** et **Cohnheim**. *Recherches expérimentales sur les vaisseaux hépatiques dont l'oblitération dans la cirrhose détermine l'atrophie des lobules de l'organe.* (*Berlin. klin. med. Wochenschrift*, 1876, 299.) — **Dussaussay** (M.). *Étude sur les varices œsophagiennes dans la cirrhose hépatique.* Paris, 1877. — **Dupont** (P.-G.). *De l'hépatite interstitielle diffuse aiguë.* Paris, 1878. — **Stiépovich** (G.). *Contribution à l'étude de la cirrhose du foie chez les alcooliques.* Paris, 1879. — **Surre** (A.-A.). *Étude sur diverses formes de sclérose hépatique et leurs caractères différentiels.* Paris, 1879. — **Ackermann** (T.). *Ueber hypertrophische und atrophische Lebercirrhose.* (*Archiv für pathol. Anat. und Physiol.* Berlin, 1880, LXXX, 396-435, 1 pl.) — **Taylor**. *Cirrhosis of the liver in a child.* (*Trans. of the Pathol Soc. of London*, 1880, XXXI, 119.) — **Engel** (H.). — *A chronic affection of the liver and stomach of habitual drinkers of strong alcoolic liquors*, etc. (*Med. and surg. Reporter.* Philadelphia, 1881, XLIV, 617-622.) — **Hanot** (V.). *Des diff. formes de cirrhose du foie.* (*Archives générales de méd.* Paris, 1877, II, 444-469.) — Le même. (*Ibid.*, 1882, I, 641.) — **Guiter** (E.). *Des cirrhoses mixtes.* Paris, 1881. — **De Giovanni** (A.). *Altération de la veine cave ascendante compliquant la cirrhose hépatique primitive et la cirrhose cardiaque.* (*Union médicale.* Paris, 1884, II, 618.) — **Sabourin** (C.). *Du rôle que joue le syst. veineux sus-hépatiq. dans la topogr. de la cirrhose du foie.* (*Rev. de méd.* Paris, 1882, II, 405.) — Le même. (*Ibid.*, 1883, III, 108-116.) — Le même. *Contribut. à l'étude anatomo-path. des cirrhoses graisseuses.* (*Ibid.*, 1884, IV, 113-123.) — **Hutinel**. *Étude sur qq. cas de cirrhose avec stéatose du foie.* (*France méd.* Paris, 1881, p. 352 et suiv.) — **Jaladon** (G.-A.). *Alcoolisme et cirrhose (rapports et étiologie).* Paris, 1884. — **Gilson** (H.-C.). *De la cirrhose alcoolique graisseuse.* Coulommiers, 1884. — **Bellangé** (G.). *Sur la cirrhose graisseuse.* Paris, 1884. — **Carol** (A.-C.). *Contribution à l'étude de la cirrhose alcoolique, sa marche, sa durée.* Lyon, 1885. — **Ribeton** (L.). *De la curabilité de certaines formes de cirrhose atrophique du foie.* Paris, 1885. — **Sacharjin**. *Das Calomel bei der Behandlung der hypertrop. Lebercirrhose und in der int. Therapie.* (*Allg. Zeitschr. f. klin. Med.* Berlin, 1885, IX, 501-521.)

### 2° Hépatite ou cirrhose anthracosique.

Les boissons n'ont pas le privilège exclusif d'engendrer la cirrhose. D'autres substances irritantes, solubles ou non, absorbées par la veine porte, peuvent produire des lésions assez semblables : tel est le cas des poussières insolubles.

L'action de ces poussières sur le foie n'a pas jusqu'ici attiré, d'une façon spéciale, l'attention des médecins ; aucun ouvrage, à ma connaissance, n'en fait mention, à part toutefois notre *Atlas d'anatomie pathologique* (p. 62), où se trouve rapporté un cas d'anthracose avec cirrhose hépatique. Très rare depuis la substitution de l'amidon au poussier de charbon, dans la fonte du cuivre, l'anthracose était plus commune autrefois, et c'est alors que la constatation d'une cirrhose, dans un cas d'anthracose, éveilla dans notre esprit l'idée de la possibilité d'une relation étiologique, d'autant plus que l'affection hépatique ne présentait les caractères ni de la cirrhose du buveur, ni de la cirrhose paludique, et encore moins ceux de la cirrhose syphilitique. D'ailleurs, la présence de particules de charbon dans les parois intestinales, et dans le foie, me parut favorable à cette manière de voir. Puis, l'analyse de plusieurs observations d'anthracose pulmonaire où il était fait mention d'ascite, me conduisit à admettre l'existence d'une cirrhose liée à l'action sur le foie des poussières de charbon, ou *cirrhose anthracosique*.

*Étiologie et pathogénie.* — De même que le vin, par son passage à travers le foie, irrite les vaisseaux et le tissu conjonctif de cet organe, de même les poussières charbonneuses absorbées dans l'intestin grêle, et, transportées par le sang de la veine porte jusque dans le parenchyme hépatique, déterminent une irritation des divisions de cette veine et du tissu ambiant, qui aboutit à la formation d'un tissu nouveau et à la cirrhose. La preuve que les choses se passent bien de cette façon, c'est que, si dans les faits d'anthracose on examine avec soin tous les organes, on reconnaît, comme dans notre cas, que les parois des intestins, la plus grande partie du mésentère et des épiploons sont infiltrés d'une substance noire qui s'attache aux doigts et les colore. Cette substance, composée de particules fines et irrégulières que n'attaquent ni la potasse, ni les acides sulfurique et chlorhydrique concentrés, se distingue des pigments sanguins que modifient plus ou moins ces agents. Elle possède ainsi les caractères chimiques du charbon, et par conséquent, il y a lieu d'admettre, comme l'a d'ailleurs démontré l'expérimentation, qu'elle a dû s'introduire du dehors dans le tube digestif, pour pénétrer ensuite dans les tissus[1]. Une preuve de cette pénétration me fut fournie par la présence sur le cadavre de ces particules, non seulement dans les vaisseaux lymphatiques et les glandes mésentériques, mais encore dans le sang de la veine porte, et jusque dans le tissu hépatique, ce qui rendait parfaitement compte de la cirrhose du foie, de même que les poussières charbonneuses des poumons expliquent les altérations scléreuses de ces organes. Les fondeurs en cuivre et les houilleurs sont particulièrement exposés à contracter ces lésions des poumons, des intestins, des glandes mésentériques et du foie lui-même, par l'obligation où ils se trouvent de vivre dans un milieu où l'air contient en abondance des poussières charbonneuses; ils absorbent par les voies respiratoires et par les voies

1. Al. VILLARET, Cas rare d'anthracosis, etc. (*Thèse de Paris*, 1862, n° 79).

digestives (voir mon *Atlas*, pl. 6, fig. 1, 1′, 1″, 1‴, 1⁗) ces particules dont la présence détermine des scléroses pulmonaire et hépatique.

Ces substances ne sont certainement pas les seules qui puissent produire la cirrhose ; il est facile de comprendre que toute autre poussière insoluble, irritante et aseptique aura les mêmes effets[1]. Bouchard rapporte que lorsqu'on injecte dans le foie, par la veine porte, du naphtol en solution alcoolique ou en suspension dans l'eau, les particules de naphtol s'arrêtent dans les capillaires du foie, et l'animal, pris de secousses des pattes et de convulsions des lèvres, succombe. Au contraire, si l'injection de naphtol en poudre dans la veine porte, est faite à dose faible, on obtient au bout d'un certain temps une cirrhose expérimentale typique et non parasitaire. La preuve que cette cirrhose est bien l'effet du naphtol, c'est que, si on injecte simplement de l'eau alcoolisée, m'écrivait mon collègue Charrin, les lésions sont nulles. Non seulement les substances absorbées sous forme de poussières, mais encore celles qui se précipitent après avoir été dissoutes, comme le nitrate d'argent, peuvent engendrer des désordres analogues. Un malade atteint d'épilepsie, et soumis pendant plus de quatre mois à un traitement par le nitrate d'argent, présenta, au bout de ce temps, une coloration grise de la peau du visage qui se répandit plus tard au cou et au tronc. Pendant la durée de son traitement il éprouva des maux d'estomac, de l'inappétence, des vomissements, et succomba plus tard à une tuberculose pulmonaire. A l'autopsie, Frommann[2] trouva la surface de la membrane muqueuse du duodénum et du jéjunum parsemée de points et de stries noirs, formés d'argent, comme le démontrait leur solubilité dans le cyanure de potassium. La rate était petite et très dense ; le foie, petit, offrait à la coupe, de nombreux points noirs, résultant de dépôts métalliques autour des dernières ramifications de la veine porte et des veines sus-hépatiques. Ces dépôts étaient encore plus abondants dans les reins, et l'analyse chimique fit voir que les grains du foie renfermaient $0^{gr},009$ de chlorure d'argent, c'est-à-dire $0^{gr},047$ p. 100 d'argent, métallique. Là encore, les parenchymes du foie et du rein se trouvaient irrités par la présence de substances étrangères et atteints d'un début de sclérose facile à comprendre, étant données les fonctions spéciales de ces organes ; pour la même raison, il y a lieu

1. Ch. BOUCHARD, *Thérapeutique des maladies infectieuses*. Paris, 1889, p. 313.

2. C. FROMMANN, Obs. d'Argyriaris avec dépôts métalliques dans les intestins, le foie, les reins et la rate (*Arch. f. Path. Anat. und Physiologie*. Berlin, 1860, XVII, p. 135.

de se demander si une infiltration pigmentaire abondante comme celle du paludisme ne pourrait engendrer un certain degré de sclérose hépatique et rénale.

*Anatomie et physiologie pathologiques.* — Les caractères anatomiques de la cirrhose anthracosique nous sont fournis par un fait personnel que voici : un fondeur en cuivre, âgé de 45 ans, depuis longtemps atteint de lésions pulmonaires, fait en dernier lieu de l'ascite et succombe à la suite d'un érysipèle des jambes. Les poumons, infiltrés de poussières charbonneuses, entièrement noirs et sclérosés, présentent à droite seulement une petite caverne sans traces de tubercules (Voy. mon *Atlas d'anat. pathol.*, pl. 30, fig. 1, 1′, 1″), le cœur est normal, à part un certain degré de dilatation du ventricule droit, le système veineux intact. La face externe du gros intestin offre une teinte grisâtre, plus foncée ou même noire au niveau des appendices graisseux, et les mésocôlons sont parsemés de taches et de traînées noirâtres parallèles à la direction des vaisseaux sanguins; les glandes lymphatiques correspondantes, augmentées de volume ont une teinte noire ou grisâtre. Les appendices épiploïques sont infiltrés de granules noirs, groupés et abondants en plusieurs endroits voisins de la membrane séreuse. La surface interne du gros intestin est injectée, grisâtre et semée de points noirs circonscrivant les follicules. Le mésentère présente dans sa plus grande étendue une teinte noire, principalement autour des veinules, les ganglions lymphatiques qui y sont compris sont hypertrophiés et noirâtres. Ces organes, comme du reste les intestins colorent les doigts, pour peu qu'ils soient humides. L'examen microscopique démontre que cette coloration est produite par des grains noirs, anguleux, irréguliers de forme et de volume. Ces grains, qui infiltrent la membrane péritonéale, le tissu adipeux et les glandes lymphatiques elles-mêmes, se retrouvent jusque dans les vaisseaux lymphatiques et veineux, en sorte que leur pénétration est incontestable, et comme l'acide sulfurique concentré et l'acide chlorhydrique restent sans action sur ces particules, leur nature n'est pas douteuse.

Il existe de la sérosité épanchée dans la cavité abdominale, et le foie, diminué de volume, présente tous les caractères de la cirrhose. Sa capsule est épaissie, d'un jaune brun, et sa surface inégale est semée d'îlots plus ou moins saillants et irréguliers de l'étendue d'une pièce de 0 fr. 50 à celle d'une pièce de 5 francs. A la coupe, on voit des îlots de même dimension, circonscrits par des tractus fibreux plus ou moins épais. Le parenchyme, ferme et résistant sous le doigt, crie sous le scalpel.

Une altération hépatique assez semblable est signalée dans un cas, rapporté par Martineau, chez un malade exerçant la profession de fondeur en cuivre, mort à l'âge de 48 ans, et dont les poumons se trouvaient également infiltrés de poussières charbonneuses. Le foie, diminué de volume, induré, présentait, à la coupe, une foule de petits grains jaunâtres, facilement énucléables; le tissu cellulaire interlobulaire etait épaissi, et l'organe tout entier offrait les caractères de la cirrhose. Enfin, dans un fait observé par Colombel, il est dit que le foie, volumineux, offre des marbrures d'une teinte plus jaune que la teinte normale, effet d'un commencement de cirrhose.

Le rapprochement de ces faits nous permet de tracer le tableau anatomique de la cirrhose anthracosique et en même temps d'en suivre l'évolution, puisque le dernier nous donne l'état de la cirrhose anthracosique à son début, tandis que le premier la fait connaître à sa phase avancée. Les caractères de cette cirrhose se rapprochent de ceux de la cirrhose alcoolique. Le foie est ferme, induré, parsemé de granulations ou mieux d'îlots plus ou moins saillants, tant à sa surface que dans sa profondeur, et si, tout d'abord, il présente une légère augmentation, plus tard, par suite du retrait du tissu conjonctif de nouvelle formation, il diminue de volume. Ce qui le distingue, c'est l'irrégularité des saillies, beaucoup plus grandes ici que chez les buveurs de vin où cet organe est parsemé de granulations à peu près égales, c'est encore la marche chronique et lente du processus pathologique, qui se rapproche de celui de la cirrhose syphilitique dont les îlots sont ordinairement plus étendus.

*Symptômes et évolution.* — Les symptômes en rapport avec ce type d'altération, diffèrent peu de ceux des cirrhoses alcoolique et syphilitique, car, si l'ascite est quelquefois observée, comme dans l'hépatite du buveur, il faut reconnaître qu'elle fait souvent défaut, comme dans l'hépatite syphilitique.

L'ictère, assez commun chez le buveur, ne se voit pas ou très rarement, chez le fondeur où la cirrhose, venant s'ajouter à l'anthracose pulmonaire, ne joue qu'un rôle accessoire. Les malades, en effet, succombent ordinairement à l'infiltration charbonneuse des poumons, en proie à une dyspnée excessive, ou encore à de l'anasarque avec ou sans ascite, lorsque le cœur droit est forcé, sinon, comme dans notre cas, à une complication. Les fonctions digestives sont profondément troublées, il existe du météorisme, parfois de la diarrhée, rarement une dilatation prononcée des veines sous-cutanées abdominales.

La marche de cette cirrhose est essentiellement chronique, et comme les poumons sont toujours plus altérés que le foie, ce sont eux qui, en dehors de toute complication, entraînent généralement la mort.

*Sémiologie.* — Le diagnostic de l'hépatite anthracosique n'est pas sans difficultés, car il est nécessaire de distinguer cette affection non seulement des hépatites scléreuses, mais encore des stases sanguines du foie qui peuvent se produire chez les personnes plongées au sein d'une atmosphère chargée de poussières insolubles, lesquelles, tant par l'encombrement pulmonaire que par la toux qu'elles provoquent, finissent par amener la dilatation du cœur droit.

La cirrhose anthracosique, manifestement distincte de la cirrhose paludique et de la cirrhose syphilitique, comme nous le verrons plus loin, est plus facile à confondre avec la cirrhose atrophique du buveur. Elle s'en sépare par les granulations moins régulières de sa surface, par l'induration moins prononcée du parenchyme hépatique, l'absence de l'ictère, la rareté de l'ascite, et enfin par l'altération concomitante des poumons et l'expectoration charbonneuse. Le foie cardiaque, toujours lisse à sa surface ou à peine granulé, vivement douloureux à la pression et à la percussion, ne peut être confondu avec le foie indolore et granuleux lié à l'absorption de poussières insolubles.

La cirrhose anthracosique, par elle-même assez peu redoutable, à cause de sa lente évolution, est moins grave en tout cas que le désordre concomitant des poumons; cependant elle établit un trouble fonctionnel permanent et la difficulté de débarrasser le foie des poussières qui l'infiltrent est une perspective peu consolante.

*Thérapeutique.* — Le traitement de cette affection ne diffère pas sensiblement de celui des autres cirrhoses, aussi, malgré mon défaut d'expérience sur la matière, je n'hésiterais pas, le cas échéant, à prescrire d'abord la suppression de la cause, ensuite le régime du lait et l'emploi de l'iodure de potassium.

**Colombel.** *Infiltration charbonneuse des poumons (maladie des fondeurs en cuivre).* (*Bull. de la Soc. anat.* Paris, 1861, XXXVI, p. 260.) — **Martineau.** *Infiltration charbonneuse des poumons (maladie des fondeurs en cuivre.* (*Ibid.*, p. 304.) — **Robert.** *De la phtisie charbonneuse et de quelques considérations sur la pénétration des corps pulvérulents.* (Thèse de Paris, 1862.) — **Villaret.** *Cas rare d'anthracosis, suivi de quelques considérations, etc.* (Thèse, Paris, 1862.) — **Lancereaux (E.).** *Hépatite proliférative due à l'action des poussières de charbon ou cirrhose anthracosique.* (*Atlas d'anat. pathol.* Paris, 1871, p. 62.)

### 3° Hépatite paludique.

Beaucoup plus rare dans notre climat que la cirrhose du buveur, l'hépatite paludique est relativement commune dans la plupart des contrées marécageuses; aussi les faits observés chez nous se rapportent-ils pour la plupart à des individus qui ont séjourné dans les colonies, sinon dans des milieux où le paludisme est endémique.

*Historique.* — Les auteurs anciens ont signalé, sous le nom d'engorgement de la rate et du foie, la tuméfaction de ces organes, faisant suite aux accès de fièvre intermittente, ou simplement au séjour dans un pays paludéen; mais, ils n'ont pas étudié cette affection d'une façon suffisante, et comme les accès de fièvres, syndrome dont ils faisaient la maladie, absorbaient toute leur attention, le paludisme viscéral demeura à peu près entièrement dans l'oubli.

Effectivement, si on parcourt les ouvrages qui traitent des fièvres intermittentes, on trouve qu'il y est à peine fait mention de l'état du foie; ce que l'on en dit est vague et ne mérite pas d'être cité. Haspel[1], par exemple, écrit que, à la suite d'accès nombreux et répétés de fièvre intermittente, « on voit fréquemment se développer une espèce particulière d'atrophie du foie, dans laquelle le parenchyme hépatique acquiert la dureté et quelquefois la consistance du cartilage », et plus loin, il rapporte que « le foie des personnes atteintes de ces accidents a été trouvé hypertrophié et très consistant, ou, au contraire, friable et sans consistance, avec coloration jaune clair, olivâtre ou vert foncé ». Griesinger[2], dans un ouvrage plus récent, se contente de mentionner l'augmentation de volume du foie dans le paludisme, sans s'occuper des caractères de la lésion hépatique engendrée par cette intoxication, comme l'indique la citation qui suit : « Dans la tuméfaction chronique, l'augmentation du volume du foie est tantôt modérée, tantôt très considérable; l'hypertrophie se fait dans tous les diamètres, mais elle a lieu surtout du côté de la surface (forme de gâteau); les modifications du tissu consistent dans une simple hypertrophie, plus rarement dans ce qu'on appelle la dégénérescence lardacée ; dans quelques cas, on peut désigner, sous le nom de foie noix de muscade, un foie contenant surtout de la graisse; dans les cachexies graves, on observe assez souvent des ratatinements

1. Haspel, *Traité des maladies de l'Algérie.* Paris, 1850, I, 326 et t. II, 230.
2. Griesinger, *Traité des malad. infect.*, trad. fr. par Lemaître. Paris, 1878, p. 41.

secondaires de l'organe, qui le rapprochent alors du foie granulé, et la lésion peut recevoir avec raison le nom de cirrhose. »

Les auteurs qui traitent des maladies du foie ne sont pas plus précis sur la matière, et Frerichs, lui-même, se contente de rapporter trois cas de cirrhose atrophique précédés d'une fièvre intermittente persistante, et même, dans deux de ces cas, il existait des excès alcooliques antérieurs ; la physionomie de la glande hépatique indique, du reste, qu'il s'agit d'une cirrhose alcoolique et non d'une hépatite paludique. Par conséquent, jusqu'au moment où parurent les premières livraisons de notre *Atlas d'Anatomie pathologique*, c'est-à-dire jusqu'en 1867, on n'était nullement fixé sur les caractères propres des lésions hépatiques d'origine paludéenne.

C'est alors qu'à la suite d'une description des cirrhoses alcoolique et syphilitique, fut faite la première étude scientifique de la cirrhose paludéenne[1]. Dès cette époque, en effet, nous étions, comme aujourd'hui, convaincu que la meilleure méthode pour arriver à une classification naturelle des déterminations anatomo-pathologiques, considérées à tort comme des maladies, était la méthode étiologique. Malheureusement, la voie dans laquelle je cherchais à engager la pathologie ne fut pas suivie ; la méthode symptomatique conserva les préférences des pathologistes, et on en arriva, comme nous l'avons dit plus haut, à diviser les cirrhoses, d'après le volume de l'organe, en cirrhose atrophique et en cirrhose hypertrophique[2]. En l'année 1878, deux médecins militaires[3], après avoir séjourné en Algérie, publièrent un travail ayant pour titre : *Des affections paludéennes du foie*. Ce titre était des mieux choisis ; mais, ces auteurs observant dans un milieu où l'alcoolisme est aussi répandu que le paludisme ne surent pas démêler les effets de chacune de ces maladies, et attribuèrent au miasme paludéen, sous le nom d'*hépatite parenchymateuse nodulaire*, des faits de cirrhose alcoolique des mieux caractérisés, et, chose plus difficile à croire, des cas de cancer parenchymateux du foie[4]. Jusque-là donc, la cirrhose paludique avait fait peu de progrès, quand, en 1880, un de nos élèves, le docteur Piquet[5], s'appuyant sur neuf observations recueillies pour la plupart dans notre service hospi-

1. E. Lancereaux, *Atlas d'anat: path.* Paris 1871, p. 60, obs. 61 et pl. 7, fig. 5.

2. La cirrhose paludique est généralement décrite sous le nom de cirrhose hypertrophique biliaire.

3. Kelsch et Kiéner, notamment les observations IV et V, dans *Arch. de physiologie normale et pathologique*, 1878, p. 388.

4. Les mêmes, dans le même recueil, observ. II et III, p. 360 et 368.

5. Ch. Piquet, De l'hépatite interstitielle paludéenne (*thèse* Paris, 1880).

talier, chercha à tracer les caractères cliniques et anatomiques de cette affection, sur laquelle je suis revenu à plusieurs reprises dans mes leçons cliniques[1].

*Étiologie et pathogénie.* — La cause de l'hépatite paludique ne diffère pas de celle qui engendre les fièvres maremmatiques, c'est l'agent de l'intoxication palustre, quelle qu'en soit la nature. Cet agent, joue par rapport à cette hépatite un rôle analogue à celui du virus syphilitique par rapport à la cirrhose de même nom, et en effet, l'une et l'autre sont des affections également tardives. La plupart des maladies ont en réalité deux phases successives, caractérisées : la première par des localisations anatomo-pathologiques, mobiles, superficielles et passagères, la seconde par des lésions fixes, profondes et durables (voir nos *Leçons de clinique méd.*, Paris, 1879-91). La fièvre intermittente, avec ses poussées spléniques et autres, appartient, comme la roséole syphilitique, à la première de ces phases, tandis que les hépatites que nous qualifions de syphilitique et de paludique font partie de la seconde.

Il serait intéressant de déterminer les conditions qui prédisposent à la cirrhose paludique, mais la connaissance que nous en avons est trop récente pour qu'il nous soit possible de donner à ce sujet des indications définitives. Toutefois, l'analyse de quarante-cinq observations personnelles nous apprend que l'âge où survient cette affection est invariablement subordonné au moment où le malade a été soumis à l'influence du milieu paludéen, car nous trouvons :

| | | |
|---|---|---|
| De 10 à 20 ans. . . . . | 3 | malades. |
| De 20 à 30 — . . . . . | 20 | — |
| De 30 à 40 — . . . . . | 12 | — |
| Au-dessus de 40 ans . . | 10 | — |
| Total. . . | 45 | malades. |

L'hépatite paludique est ainsi une affection de tous les âges, de la jeunesse plus encore que de la vieillesse. Les enfants en sont atteints, dès leurs premières années, dans les pays marécageux où l'on ne fait rien pour les préserver, ainsi qu'il arrivait autrefois en Sologne, et, dans quelques cas même, il semble que cette affection puisse être l'effet de l'hérédité. La physionomie spéciale des enfants des contrées marécageuses, et la tuméfaction du foie et de la rate qui leur est propre sont d'ailleurs depuis longtemps connues.

1. E. Lancereaux, Des cirrhoses du foie ou hépatites prolifératives (leçons clin. recueillies par O. Gueillot, *Revue de médecine*, 1882, p. 862. — *Leçons de clinique méd. faites à l'hopital de la Pitié*, Paris 1890, p. 103). — Comp. Potain, Cirrhose hypertrophique d'origine paludéenne (*Annales de méd.*, Paris, 1895).

Le milieu dans lequel la cirrhose paludéenne peut être contractée est variable : 14 de nos malades l'ont prise en France, 4 en Algérie, 3 au Sénégal, 4 en Cochinchine et au Tonkin, un en Tunisie, 4 en Italie et les autres dans différents pays de l'Europe. Trente-sept nous ont accusé des accès de fièvre intermittente en général assez peu nombreux; huit ne se souvenaient pas d'avoir été atteints par ces fièvres, mais ils vivaient dans des habitations situées au voisinage de marais ou, tout au moins, de lieux suspects de paludisme, et d'ailleurs, les caractères de l'affection hépatique ne pouvaient laisser de doute sur son origine. Le paludisme, de même que l'alcoolisme et le saturnisme, présente, suivant les conditions d'action de l'agent toxique, deux formes d'intoxication, l'une aiguë, l'autre chronique, avec des modalités symptomatiques différentes, car, de même que l'ivresse, qui se lie à l'action d'une abondante ingestion de liquide alcoolique, se distingue de l'alcoolisme chronique, de même une intoxication paludique aiguë, qui se révèle surtout par des accès fébriles, diffère d'une intoxication lente et chronique, se manifestant de préférence par des lésions splénique et hépatique. Sept de nos malades appartenaient au sexe féminin, 38 au sexe masculin, ce qui tient sans doute à ce que les femmes se déplacent moins que les hommes et sont ainsi moins exposées au paludisme. Or, ce fait ne manque pas d'un certain intérêt sémiologique, car, si un ictère prolongé avec tuméfaction du foie est, chez l'homme, presque toujours lié à une intoxication palustre, par contre, chez la femme, il tient la plupart du temps à l'obstruction des voies biliaires.

Nos malades avaient des habitudes de tempérance et l'agent paludéen était l'unique cause du désordre hépatique; mais il n'est pas moins vrai que les boissons alcooliques agissent, dans quelques cas, comme cause prédisposante de l'hépatite paludique, et qu'il résulte de là, une affection dans laquelle les caractères du foie lésé peuvent se trouver légèrement modifiés. C'est là, sans doute, l'interprétation qu'il conviendrait de donner à certaines hépatites à caractères spéciaux, rencontrées chez des paludiques, et dont l'observation qui suit est un bel exemple :

*Cirrhose du foie, paludisme et œnolisme; insuffisance hépatique et pneumonie.*

L.. Alphonsine, âgée de 61 ans, sans antécédents, héréditaires, contracte à l'âge de 35 ans des fièvres intermittentes qui cessèrent et revinrent à plusieurs reprises pendant deux années. De 20 à 45 ans elle exerce la profession de marchande de vins et présente des phénomènes manifestes d'intoxication œnolique, tels que : pituites, cauchemars, crampes et fourmillements aux extrémités. A part ces accidents, elle s'est bien portée, excepté depuis une année où elle remarqua l existence d'une teinte légèrement jaunâtre, subictérique des conjonctives et du visage; cette teinte s'accentua peu à peu et lorsqu'elle entre à l'hôpital, le 20 janvier 1896, elle se trouve atteinte d'un ictère foncé verdâtre, avec sécheresse de la peau, maigreur excessive, dilatation des veines souscutanées de la région supérieure de l'abdomen, météorisme sans ascite appréciable.

Le foie, volumineux, s'étend de la quatrième côte à deux travers de doigt au-dessous de l'ombilic, au niveau de la ligne mammaire, et se perd sous le bord costal gauche, au niveau du cartilage de la dixième côte. Sa surface est lisse ou à peine granulée et très ferme. La rate, volumineuse, mesure quatorze sur vingt et un centimètres; son extrémité antérieure s'étend jusqu'au rebord costal. Les organes thoraciques et les centres nerveux sont normaux; la faiblesse est extrême. Deux litres d'urine sont rendus dans les vingt-quatre heures; d'une densité de 1 020, ce liquide ne contient ni sucre, ni albumine; mais une forte proportion de pigment biliaire. Les fèces sont décolorées (Régime lacté et iodure de potassium). — Cet état se continue jusqu'au 1er février; à cette époque, les urines, sans être albumineuses, tombent de deux litres à cinq cents grammes. La malade est prise d'une violente céphalée frontale et occipitale, d'insomnie et d'abattement; sa respiration est laborieuse, accompagnée de plaintes, son pouls est à 140, sa langue est sèche, son appétit nul; les selles sont colorées et brunâtres. Lavements purgatifs et pilules diurétiques.

Le 7 février, amélioration notable : les urines ont augmenté et la langue est moins sèche; les jours suivants, le mieux se continue, mais il persiste un léger degré d'oppression.

Le 28 février, un violent frisson survient tout à coup, la température s'élève de 37° à 39°. Le lendemain, toux et expectoration de crachats visqueux, striés de sang, renfermant de nombreux diplocoques, non encapsulés, et quelques bâtonnets se colorant par la méthode de Gram; râles crépitants fins au sommet droit et léger souffle. Les globules rouges sont aux globules blancs dans la proportion de 1 sur 250, et la valeur globulaire en hémoglobine 0,9. Langue sèche, prostration extrême, incontinence des matières. Une eschare apparaît au niveau du sacrum, et la mort a lieu le 1er mars dans le coma, avec une température de 40°.

Le sommet du poumon droit est le siège d'un foyer pneumonique; le cœur est normal, à part une légère pâleur du myocarde; le système artériel est à peu près intact. — La cavité péritonéale renferme environ 500 centimètres cubes d'une sérosité jaunâtre et transparente. Le foie, du poids de 2 300 grammes, offre une teinte vert foncé, presque uniforme; et sa surface lisse et brillante au premier coup d'œil, est chagrinée à la lumière réfléchie et parsemée de nombreuses dépressions étoilées, qui circonscrivent des granulations à peine apparentes; sa consistance est ferme; son tissu résiste au couteau; sa surface de section est granulée et verdâtre; les voies biliaires sont libres, leur calibre est normal et la vésicule renferme une petite quantité de bile jaune verdâtre. — Tuméfaction des ganglions lymphatiques du hile du foie, sans compression du canal cholédoque ou des vaisseaux qui l'accompagnent. Même état des ganglions de la petite courbure de l'estomac, du bord supérieur du pancréas et de plusieurs de ceux qui se trouvent situés en avant de la colonne vertébrale. Tous ces ganglions sont mous, de couleur vert noirâtre, tandis que ceux des aines, des aisselles et des poumons sont de volume normal, et de couleur grisâtre.

La rate, volumineuse, pèse 750 grammes; sa surface extérieure est lisse, d'un rouge jaunâtre, sa consistance ferme, sa surface de section sèche et de teinte brun foncé. Les reins, le tube digestif et l'encéphale n'offrent d'autre particularité qu'un léger degré de pigmentation.

L'examen microscopique, du foie démontre que l'épaississement du tissu conjonctif est considérable au niveau des espaces portes, et que de là, partent d'épais prolongements pénétrant plus ou moins loin dans le parenchyme glandulaire. Cet épaississement s'observe encore autour de la veine lobulaire centrale, tandis que les branches de la veine porte et des veines sus-hépatiques, de l'artère hépatique et des conduits biliaires ont leurs parois intactes.

Le tissu conjonctif des espaces portes, constitué par des faisceaux de fibres qui délimitent des espaces fusiformes, remplis de cellules lymphatiques, est sillonné de larges capillaires gorgés de sang. Un tissu conjonctif de nouvelle formation accompagne les capillaires sanguins du lobule, pénètre entre les travées cellulaires qu'il dissocie, et réalise ainsi la cirrhose diffuse. Par places, les capillaires sont dilatés et rompus : de là, de petits foyers hémorrhagiques, formées de globules rouges, mélangés à des débris cellulaires. Dans ces mêmes capillaires, on constate la présence de nombreuses embolies microbiennes, formées par des cocci volumineux qui restent colorés lorsqu'on a traité la coupe par la méthode de Gram.

Les cellules hépatiques colorées par un pigment verdâtre, biliaire, sont plus ou moins altérées; leurs travées sont fragmentées en petits blocs, et elles sont constituées par un protoplasma trouble, infiltré de granulations pigmentaires; la plupart d'entre elles sont détruites, car leurs noyaux ont cessé de se colorer, d'autres, moins altérées, offrent fort peu de pigment, et leurs noyaux continuent à prendre la matière colorante.

En conséquence, si la coupe microscopique rappelle, par son ensemble, celle d'un foie atteint de cirrhose paludique, elle en diffère par l'infiltration conjonctive diffuse du parenchyme hépatique, et par le fait de la sclérose autour des veines centrales du lobule. Or ces altérations, se rencontrant chez certains buveurs de vin, nous portent à penser qu'il s'agit ici d'une lésion mixte. Sur un fond paludique, sont venus se greffer des désordres produits par l'abus du vin; et en effet, notre malade présentait des signes d'intoxication par cette boisson.

Toute substance, pouvant fatiguer le foie et en particulier les excès alimentaires, favorables aux hypérémies hépatiques, prédisposent à l'hépatite paludique, du moins dans les contrées tropicales où l'alimentation doit toujours être modérée et en rapport avec les nécessités du climat.

La pathogénie de l'hépatite paludique, pour être bien connue, exige un déterminisme exact de l'agent maremmatique. Si cet agent est bien, comme nous le pensons, l'hématozoaire décrit par Laveran, il resterait à étudier son mode d'action sur la rate et le foie et à rechercher par quel procédé, direct ou indirect, il produit l'augmentation de volume de ces organes, irrite leur tissu conjonctivo-lymphatique, et y fait naître le tissu conjonctif embryonnaire qui en s'organisant engendre la cirrhose.

*Anatomie et physiologie pathologique.* — Le plus grand intérêt s'attache à la description de tous les désordres anatomiques, propres au paludisme chronique; c'est, en s'appuyant de leurs caractères et de leur évolution, qu'il est possible, en effet, d'en faire des lésions spéciales. Le foie se tuméfie, tout d'abord, devient très gros et rarement son volume est inférieur au volume normal; d'ordinaire plus volumineux d'un quart ou même d'un tiers, il mesurait, dans un cas personnel, $0^{m},36$ dans son grand diamètre, $0^{m},28$ dans son plus petit diamètre, au niveau du lobe droit, $0^{m},19$ au niveau du lobe gauche, et offrait une épaisseur de $0^{m},12$. En même temps que le volume, le poids est augmenté et dépasse généralement 2 kilogrammes; il oscillait dans la plupart de nos faits entre 2 500 et 3 000 grammes, il était de $4^{kg},320$ dans un cas rapporté par Collin. Toutefois, si la survie permet au tissu conjonctif de nouvelle formation de parvenir à l'état adulte, cet organe diminue de volume par le fait de la rétraction de ce tissu, et finit par ne plus peser que 1 800 et même 1 500 grammes. Malgré ces changements, la forme du foie est généralement conservée, ses bords sont tranchants ou très peu épais; la capsule de Glisson adhère rarement au diaphragme ou aux organes voisins, mais elle est quelque peu épaissie et opaline. La surface extérieure de la glande est lisse ou bien inégale, comme chagrinée, parsemée de granulations fines, à peine appréciables.

Ces granulations, ordinairement colorées par la bile et par du pigment sanguin, offrent une teinte verdâtre ou rougeâtre, en sorte que, par sa couleur, le foie paludique ressemble assez bien à un porphyre vert ou rouge, suivant le degré d'infiltration biliaire ou de pigmentation sanguine. Lorsque la lésion est ancienne, la surface du foie se trouve parsemée de faibles dépressions étoilées, constituées par un tissu conjonctif jaune grisâtre ou verdâtre, d'où rayonnent des sillons très superficiels, au fond desquels rampe un petit vaisseau. Ces sillons, au fur et à mesure qu'ils s'éloignent de la dépression, s'effacent et se confondent avec d'autres, venus du voisinage, et circonscrivent ainsi des portions de parenchyme peu saillantes, et dont l'étendue varie, entre celle d'une pièce de 50 centimes et celle du franc.

La surface de section offre un aspect granité, peu différent de celui de la surface extérieure, et se trouve également parsemée, dans quelques cas, de légers sillons circonscrivant des îlots d'un jaune verdâtre avec des taches pigmentaires. La consistance de la glande, plus grande qu'à l'état normal, est ferme, élastique; sa résistance est augmentée, son tissu se laisse difficilement pénétrer par le doigt qui le presse, et crie quelque peu sous le scalpel.

Les voies biliaires sont libres et intactes, parfois dilatées et distendues par un excès de bile, de teinte gris foncé, brun verdâtre, le plus souvent visqueuse.

A ces modifications anatomiques correspondent des change-

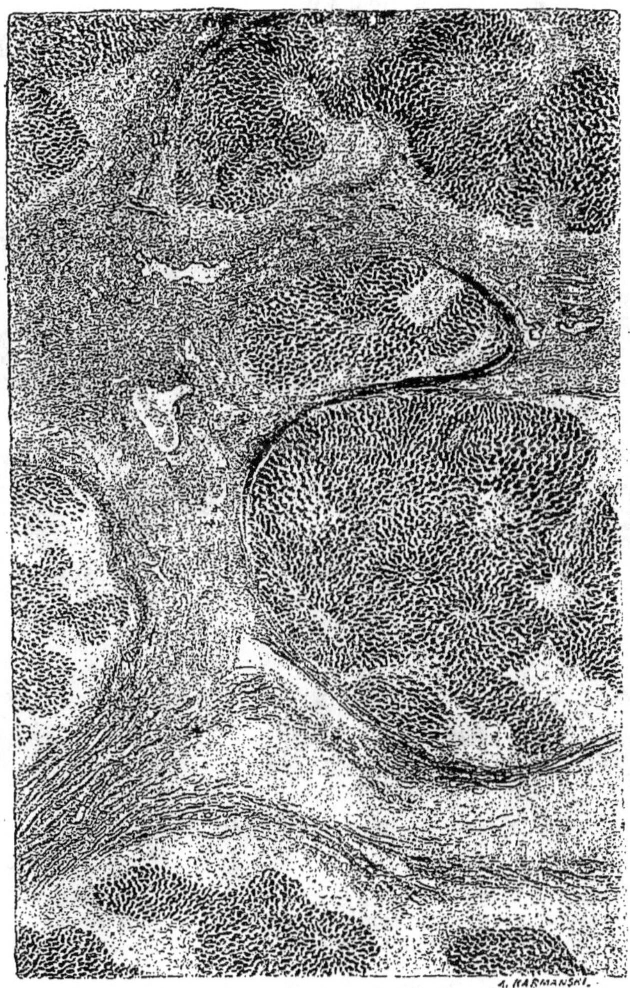

Fig. 19. — Cirrhose paludique. Coupe microscopique $\frac{15}{1}$ destinée à montrer la distribution topographique de cette affection. Cette cirrhose multilobulaire, avec pénétration du tissu scléreux dans les acini, diffère notablement de la cirrhose alcoolique.

ments histologiques qui portent tout à la fois sur le stroma conjonctivo-vasculaire et sur les cellules du foie. Principal siège de la localisation morbide, le stroma conjonctif ne présente pas une lésion systématisée, comme dans la cirrhose alcoolique commune. A l'inverse de ce que l'on voit dans cette dernière, les parois des veines sus-hépatiques restent intactes au milieu d'un parenchyme d'apparence normale; quant aux espaces portes, ils présentent un tissu conjonctif abondant, d'où partent, sous forme de languettes, des prolongements qui, sur quelques points, se terminent au milieu des lobules par une extrémité renflée. Considéré dans son ensemble, le tissu conjonctif forme des anneaux incomplets qui divisent le parenchyme hépatique en îlots

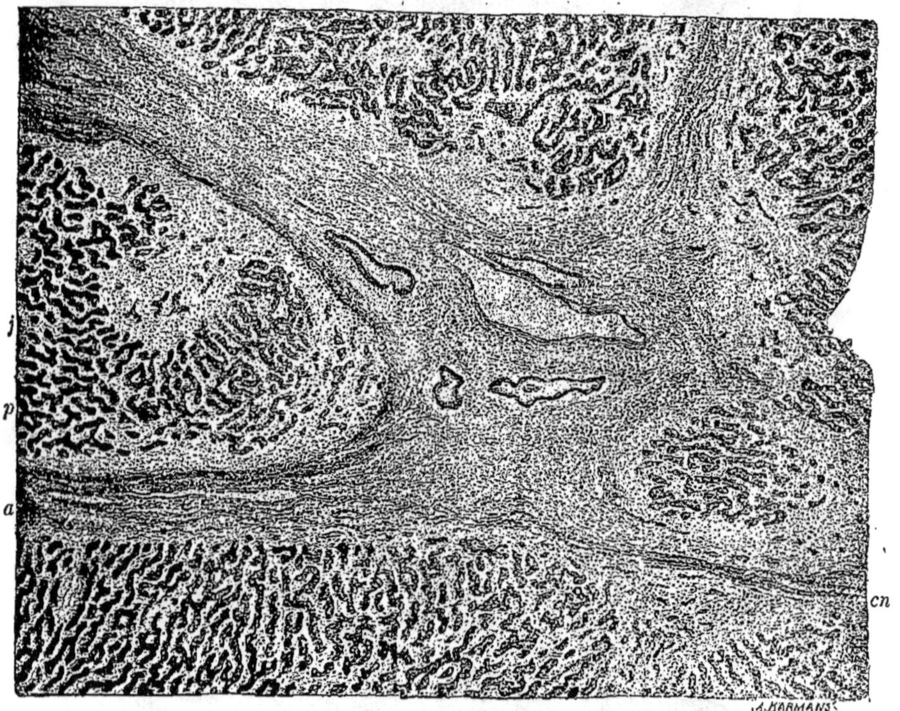


Fig. 20. — Une portion de la figure précédente vue à un plus fort grossissement $\frac{45}{1}$.
Au milieu on voit un espace porte contenant une branche de la veine porte à laquelle est accolée une artériole hépatique, et trois conduits biliaires, dont les parois sont absolument normales.
*a*, tissu conjonctif adulte formé de faisceaux de fibres, entre lesquels on distingue les espaces fusiformes remplis de leucocytes; *j*, tissu conjonctif plus jeune; *p*, parenchyme glandulaire normal; *cn*, prétendus canalicules biliaires de nouvelle formation.

constitués par plusieurs lobules, communiquant largement entre eux (fig. 19 et 20). Sur quelques points toutefois, les prolongements produisent, en se réunissant, des anneaux complets qui limitent des portions de parenchyme, de dimensions variables, de telle sorte que, à côté de grands anneaux conjonctifs circonscrivant 3, 4 et même plusieurs lobules, il s'en trouve d'autres petits qui ne contiennent qu'un fragment de lobule. Facilement colorées par le carmin, ces traînées conjonctives sont en général formées par un tissu adulte ; mais, un examen attentif montre, dans leurs prolongements, un tissu plus jeune.

La plupart des veines sus-hépatiques situées au milieu des îlots glandulaires conservent leur lumière et leurs parois intactes ; certaines d'entre elles, enveloppées par le tissu de sclérose, se reconnaissent difficilement, mais il est facile de constater que leur lumière est conservée. Les branches de la veine porte, entourées d'un tissu conjonctif abondant, n'ont pas moins leurs parois et leur lumière normales. Les artères hépatiques demeurent intactes, les conduits biliaires, dont l'épithélium est conservé, n'offrent aucun épaississement de leurs parois, et le tissu conjonctif n'est pas plus altéré à leur voisinage qu'ailleurs.

A l'aide d'un fort grossissement, il est facile de reconnaître

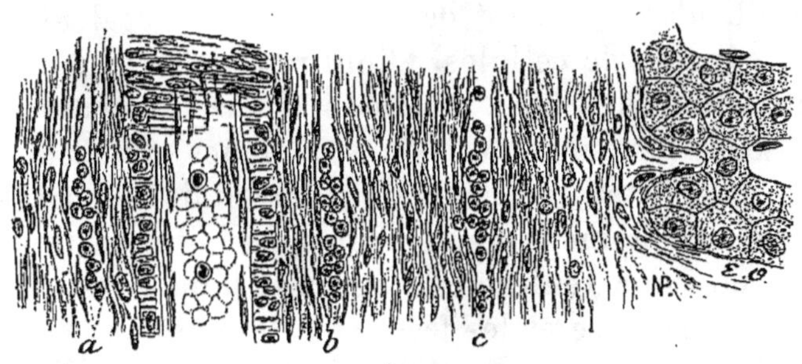


Fig. 21. — Cirrhose paludique. Section d'un prolongement conjonctif parti d'un espace porte (fort grossissement). On voit à gauche de la figure une artériole sectionnée longitudinalement et entourée de faisceaux fibreux avec noyaux allongés. En trois endroits *a,b,c*, ces faisceaux fibreux s'écartent et laissent entre eux des espaces fusiformes remplis de petites cellules à noyaux ronds. — A droite de la figure on voit deux travées de cellules hépatiques.

que les faisceaux de fibres des espaces portes, écartés de distance en distance, laissent entre eux des fentes plus ou moins allongées, tapissées par des noyaux aplatis, et dans la plupart desquelles on peut observer une véritable accumulation de leucocytes, ce qui conduit à les considérer comme des fentes ou des vaisseaux lymphatiques (fig. 21). Riche en capillaires sanguins, le tissu sclérosé renferme relativement peu de canalicules biliaires ; toutefois, à la limite des îlots glandulaires, les faisceaux fibreux, minces et peu serrés, parsemés d'un grand nombre de noyaux ronds, offrent dans leurs intervalles, des sortes de tubes sinueux, tapissés par une seule rangée de cellules cubiques et considérés, à tort, comme des canalicules biliaires de formation nouvelle. Effectivement, l'apparition, sur le trajet des capillaires sanguins, de noyaux et faisceaux conjonctifs, écarte les trabécules hépatiques, diminue leur volume, les déforme, les comprime et tend à faire prendre aux cellules épithéliales le caractère des éléments des canalicules biliaires (voy. fig. 20, *cn*).

Les trabécules hépatiques conservent, en général, leur disposition normale, mais le protoplasma cellulaire contient de fines granulations pigmentaires, toujours moins abondantes au centre des îlots glandulaires qu'à la périphérie; les contours des cellules sont très nets et leurs noyaux volumineux, semi-transparents, présentent un nucléole manifeste. A la périphérie des îlots glandulaires, là où le tissu conjonctif a envahi le parenchyme, les trabécules hépatiques sont comme fragmentées, les cellules qui les composent sont troubles et infiltrées d'une grande quantité de granulations pigmentaires, ce qui donne à ces éléments une teinte brun verdâtre, et même il n'est pas rare de trouver des amas de bilirubine formant de véritables petits calculs, compris entre les rangées de cellules. L'infiltration de ces éléments par des gouttelettes adipeuses, beaucoup moins fréquente que dans la cirrhose du buveur, se voit dans quelques cas, et nous avons pu la constater chez une femme qui buvait de l'alcool, en sorte qu'elle n'était qu'une complication. La bile continue d'être sécrétée; celle que renferme la vésicule biliaire est de couleur foncée, très visqueuse et les fèces sont le plus souvent colorées. Les voies biliaires externes ont des dimensions normales, ou sont quelque peu élargies, comme s'il y avait un excès de sécrétion ou un obstacle à l'excrétion.

Ces diverses lésions, notablement distinctes de celles de la cirrhose œnolique, permettent de se rendre compte des différences symptomatiques et évolutives de chacune de ces affections. Chez le buveur, la prolifération conjonctive débute en même temps à la périphérie et au centre du lobule, s'étend progressivement et d'une façon uniforme, de telle façon que celui-ci se trouve envahi simultanément dans deux directions, l'une centripète, qui a son point de départ dans l'espace porte, l'autre centrifuge qui part de la veine centrale, et s'étend en rayonnant. Chez le paludique, au contraire, le centre des lobules est intact, et le tissu conjonctif qui les entoure ne les pénètre pas uniformément sur tout leur pourtour, mais pousse, çà et là, des sortes de prolongements qui les envahissent et les dissocient partiellement. Aussi, tandis que, dans le premier cas, le système veineux lobulaire est le siège spécial de la localisation anatomique, dans le second, la sclérose est dirigée par quelque chose qui, des espaces portes, s'insinue entre les lobules et les pénètre. Ce n'est ni la veine porte, ni l'artère hépatique, ni les conduits biliaires, puisque le microscope ne nous révèle aucune altération de ces parties; mais, si on se rappelle qu'il existe dans le tissu sclérosé, un certain nombre de fentes ou vaisseaux lymphatiques, et que la plupart des prolongements conjonctifs interlobulaires renferment une artériole intacte, et, à côté d'elle, deux ou trois *troncs lymphatiques*, plus ou moins ectasiés, on est conduit à penser que dans l'hépatite paludique le point de départ du processus scléreux est une *lymphangite*, ce que vient confirmer du reste l'altération concomitante de la rate et des ganglions lymphatiques abdominaux.

Expression symptomatique d'une maladie générale, cette hépatite coexiste en réalité avec des lésions diverses qu'il est nécessaire d'en rapprocher. La rate, dans la plupart des cas, est le siège d'une augmentation de volume, fort différente de celle que l'on observe dans la cirrhose commune du buveur. Son poids, toujours considérable, oscille entre 700 et 900 grammes, et peut s'élever jusqu'à 1 500 et même 2 000; sa forme est allongée, elliptique et aplatie (forme de gâteau). Sa surface est lisse, rarement surmontée de fausses membranes et adhérente au diaphragme. Sa consistance est ferme, sa coupe lisse, sa teinte diversement colorée par du pigment. Tous ces caractères suffisent à distinguer la rate paludique de celle des affections cardiaques, de la rate leucémique et aussi de la rate de l'intoxication alcoolique; mais l'examen histologique vient encore aider à cette séparation. Vu au microscope, le parenchyme splénique se fait remarquer par l'épaississement de la trame conjonctive, par la pigmentation des éléments lymphoïdes et des cellules endothéliales, comme aussi, par la présence de leucocytes extravasés ou accumulés dans les vaisseaux. (Voyez fig. 23 et 24.)

Les ganglions lymphatiques prévertébraux et mésentériques sont fermes, tuméfiés, le plus souvent pigmentés, et leur altération doit être rapprochée de celles de la rate et du foie, car elle est, comme ces dernières, un effet direct de l'agent paludéen. Le péritoine et les épiploons sont parsemés de taches pigmentaires, et celles-ci se retrouvent encore dans d'autres organes, l'estomac et surtout le cerveau. Le pancréas est ordinairement pigmenté, de teinte rouillée et souvent même sclérosé. Les reins, d'un volume à peu près normal, présentent une teinte jaune claire, provenant de l'infiltration biliaire de leurs éléments glandulaires. Ceux-ci sont peu modifiés, contrairement au stroma conjonctif qui, sclérosé dans quelques cas, finit par amener leur rétraction et l'état granulé de la surface parenchymateuse. La plupart des tissus et des organes, la peau en particulier, sont infiltrés de pigment biliaire ou sanguin, en sorte que leur fonctionnement se trouve modifié, comme il est possible de s'en rendre compte par l'observation suivante qui est tout à la fois un appui à la description anatomique qui précède et une préparation à l'étude symptomatologique qui vient après :

*Paludisme, accès de fièvre intermittente, sclérose du foie et de la rate; héméralopie.*

F..., Célestin, âgé de 42 ans, palefrenier, né en Italie, de parents bien portants, fut élevé près de Chambéry (Savoie) où il resta jusqu'à l'âge de 11 ans, employé à garder les bestiaux, non loin d'un lac. Il ne se rappelle pas avoir eu d'accès de fièvre intermittente, mais il habite ensuite Culoz, puis il revient à Chambéry qu'il quitte au bout d'un an et demi pour aller dans la Bresse où il reste comme domestique de ferme, de 13 à 18 ans. Là, il eut quelques accès de fièvre intense, précédés de frisson et suivis de sueurs, qu'un médecin traita au moyen d'un breuvage amer (au dire du malade). A l'âge de 19 ans il vient à Paris où il se porte à peu près bien jusqu'à l'âge de 36 ans, quand un médecin qui le soignait pour une bronchite trouva qu'il avait le ventre gros et lui appliqua des pointes de feu à l'épigastre et au niveau de l'hypochondre droit. Mais, à partir de ce moment, il reste abattu, somnolent, sans appétit et sans forces. Un mois plus tard (octobre 1888), il est pris d'accès de fièvre caractérisés par un frisson intense suivi de chaleur, et se terminant par des sueurs abondantes. Ces accès fébriles se répètent presque quotidiennement, pendant une quinzaine de jours, pour cesser ensuite, pendant le même laps de temps, et reprendre à nouveau de la même manière, malgré l'emploi simultané de la quinine et de la liqueur de Fowler. En 1890, ce malade est admis à l'hôpital Saint-Antoine où on diagnostique une hypermégalie hépatique avec ictère; il est pris de nouveaux accès fébriles avec une température qui s'élève jusqu'à 41°, et sort au bout de deux mois, sans amélioration notable. Il essaye ensuite de reprendre son travail, mais il lui faut bientôt le quitter à cause de nouveaux accès de fièvre qui reviennent à des périodes plus ou moins rapprochées, et pendant lesquels l'ictère s'accentue, et la faiblesse s'accroît. En mai 1894, ce malade, admis à nouveau à l'hôpital Saint-Antoine, dans un service de chirurgie, allait être opéré pour une tumeur, quand, une ponction aspiratrice préalable n'ayant donné qu'une faible quantité de sang, l'opération n'eut pas lieu. Il quitte l'hôpital; mais, vers le 15 août, il perd à nouveau l'appétit, l'ictère s'accuse et il survient de l'abattement, une faiblesse générale et des vertiges qui l'amènent dans notre service, à l'Hôtel-Dieu.

A son entrée, le 27 août 1894, la peau présente une teinte jaune brunâtre, bronzée, différente de celle de l'ictère par rétention, et aussi un prurit intense. L'amaigrissement est prononcé, surtout au niveau des membres et du thorax, ce qui contraste avec l'énorme développement du ventre à sa partie supérieure; les fausses côtes sont déjetées en dehors. Il n'y a toutefois ni ascite, ni dilatation des veines sous-cutanées abdominales, mais seulement un léger degré de météorisme. Le foie, très volumineux, est lisse et ferme; la matité commence en haut entre la quatrième et la cinquième côte, et descend, en bas, jusqu'à l'ombilic. La rate, énorme, mesure dans son petit diamètre de 18 à 19 centimètres et dans son grand diamètre de 28 à 29 centimètres. Rien à noter du côté des testicules.

Le malade se plaint de pesanteur et de somnolence à la suite des repas, de ballonnement du ventre, d'éructations gazeuses, et de constipation; il a des pituites tantôt blanches, tantôt vertes, le matin à son réveil, des nausées et des efforts pénibles de vomissement. Les urines émises dans les 24 heures sont de un litre et demi, leur densité est de 1,017; leur réaction acide; leur coloration jaune foncé; ce liquide contient, 11gr,50 d'urée par litre; 1gr,20 d'acide phosphorique; 6gr,50 de chlorures; il ne renferme ni albumine ni sucre, ni urobiline, ni pigments biliaires. Le cœur est normal, le pouls régulier, 70 pulsations; rien aux poumons, à part quelques râles sonores. Le sommeil est mauvais, le malade accuse des cauchemars et des rêves terrifiants, des réveils en sursaut et en sueur, des crampes dans les mollets, la nuit surtout et enfin des picotements et des fourmillements dans les pieds. Il a une hypéralgésie très marquée au niveau de la plante des pieds qui, jointe aux phénomènes précédents, conduit à reconnaître un certain degré d'intoxication par les boissons avec essences, et, en effet, notre malade reconnaît qu'il prend chaque jour plusieurs apéritifs (absinthe, amer Picon, vermouth). Néanmoins en présence des phénomènes si nets observés chez lui, nous n'hésitons pas à porter le diagnostic de : *hépatite et splénite paludiques*, et à prescrire le régime lacté absolu, 2 grammes d'iodure de potassium et une douche chaque jour.

Jusqu'au 15 octobre 1894, l'état se maintient stationnaire; la température oscille entre 35°,5 et 37° C. et près de 2 litres d'urine sont rendus dans les vingt-quatre heures. L'appétit est conservé, mais il existe une tension douloureuse à la pression du ventre, et vers le soir une légère enflure du bas des jambes. L'ictère persiste, accompagné d'un prurit intense, sans héméralopie. Le 15 octobre, vers 3 heures du soir, survient un violent frisson suivi de chaleur et de sueurs abondantes, et ce même accès se répète quotidiennement jusqu'au 17 novembre, malgré l'administration quotidienne de 1 à 2 grammes de quinine. La température du matin, qui est de 35°,9 à 35°,5, monte au moment de l'accès jusqu'à 39° et plus. Celui-ci se révèle par la sensation de petits frissons dans le dos, lourdeur de tête et faiblesse générale, telle que l'action de se mettre au lit est chose des plus pénibles. Une fois couché, le malade est pris d'un grand frisson, avec des claquements de dents, puis il s'endort d'un sommeil lourd, pendant une heure à une heure et demie, et s'éveille tout couvert de sueurs, avec de la céphalée et de la faiblesse, phénomènes qui cessent au bout de peu de temps.

A partir de décembre 1894 jusqu'au commencement de 1895, l'état général du malade s'améliore, et l'embonpoint tend à revenir. Pendant l'année 1895 il demeure stationnaire, et son poids, qui était de 58 kilos au commencement de l'année, est de 57 kilos au mois de décembre. A ce moment, le refus de continuer le régime lacté, nous oblige à tolérer le régime solide; le traitement est continué, plus un grand lavement d'eau de la chambre chaque jour. La teinte de la peau est toujours bronzée et les sclérotiques légèrement jaunâtres; le prurit est persistant, intense au niveau du cou, de la tête et des jambes. De temps à autre, dans le cours de l'été, il se produit de l'héméralopie; chaque soir, au crépuscule, le malade voit trouble, et les objets lui apparaissent comme dans un brouillard. La température oscille entre 36° et 38°, mais de temps à autre, vers 3 heures du soir, elle monte brusquement jusqu'à 39° et même

39°,5, tandis que le malade éprouve des frissons, accompagnés de malaise, d'une somnolence irrésistible et même d'un sommeil profond; puis au bout de deux à trois heures, il s'éveille, se sent faible, étourdi et accablé, ce qui ne l'empêche pas de manger. La nuit, il dort et se trouve bien le lendemain matin. Ces accès se montrent d'une façon irrégulière, de préférence au printemps et à l'automne, parfois aussi, pendant l'été; ils se manifestent d'abord tous les quatre ou cinq jours, puis, tous les quinze ou vingt jours.

La pointe du cœur bat dans le cinquième espace, à 8 centimètres de la ligne médiane. Les battements ont une intensité moyenne, et ne s'accompagnent d'aucun bruit anormal. Les pulsations oscillent entre 60 et 70 par minute en dehors des accès; les artères ne sont ni dures ni sinueuses. Le sang présente une diminution du nombre des globules rouges (4 000 000) et une faible augmentation des globules blancs (20 000), proportion 1/200; sa valeur globulaire en hémoglobine est : 0,8; les globules rouges sont normaux avec tendance marquée à se mettre en piles; nous n'y trouvons ni hématozoaires ni autres parasites.

Le malade ne tousse et ne crache pas; ses poumons sont intacts, son thorax, amaigri, contraste avec un abdomen volumineux, surtout au niveau des hypochondres. Il n'y a ni ascite, ni météorisme, ni circulation veineuse collatérale. Mais le foie, augmenté de volume, a sa limite supérieure au-dessous de la 4e côte, tandis que son bord inférieur, ferme et tranchant, descend jusque dans la fosse iliaque droite, et, sur la ligne médiane, à 3 centimètres au-dessous de l'ombilic, pour se perdre ensuite sous l'extrémité antérieure de la 9e côte gauche. La *rate* conserve son volume; elle mesurait en avril 18 sur 27 centimètres, en novembre 17 sur 26. Son bord supérieur, oblique en bas et en avant, longe la 7e côte, tandis que l'inférieur se trouve au plus à un travers de doigt au-dessus de la crête iliaque. Son extrémité postéro-supérieure est à 6 cent. 5 de l'épine dorsale, tandis que l'antérieure déborde de trois travers de doigt le rebord costal, et se confond, à ce niveau, avec celle du foie. Les urines oscillent, comme quantité, entre 1 500 et 2 500 centimètres cubes; de couleur rouge foncé, jaunâtre, elles sont transparentes et acides, d'une densité de 1 020 environ; elles renferment 25 grammes d'urée par jour, sans traces de sucre ou d'albumine. Par addition d'acide azotique, il se développe, à la limite de séparation des deux liquides, une teinte vieil acajou, sans superposition des teintes caractéristiques des pigments biliaires. Les fèces, de teinte café au lait pendant les accès fébriles, sont pâteuses, dures et colorées dans leurs intervalles.

L'état de ce malade se maintient à peu près stationnaire pendant les premiers mois de l'année 1896, sa température oscille entre 36° et 37°, et il a très peu d'accès fébriles. Mais, au commencement du mois d'août, surviennent deux violents accès (39°,5 et 40°), à un jour d'intervalle, puis la température redevient normale et oscille entre 36°,5 et 37°,5 jusqu'au 15 décembre, quand, après une élévation passagère à 38°,5, elle s'abaisse encore.

Toutefois, les forces diminuent peu à peu, et le poids du corps le 9 novembre est seulement de 53 kilos; l'appétit s'en va et le malade doit se remettre au régime du lait qu'il n'aurait jamais dû abandoner. Dès ce moment, l'ictère devient de plus en plus foncé, la face est jaune noirâtre, la peau du tronc jaune sale; il n'y a ni prurit, ni héméralopie. Pour la première fois, nous constatons la présence de la *biliverdine* dans l'urine, et cette substance s'y maintient en quantité de plus en plus considérable. Les matières fécales sont décolorées et pâteuses, bien que le foie et la rate n'offrent pas de changements physiques appréciables. Les urines rendues, dans les vingt-quatre heures, s'élèvent à près de deux litres; d'une densité de 1 010, elles renferment 18 grammes d'urée, sans sucre ni albumine, et l'acide nitrique y décèle la présence de pigments biliaires, abondants.

La faiblesse s'accentue à partir du 15 décembre, en même temps que les urines, tombées à un litre, renferment une grande quantité de pigments biliaires, de l'albumine et seulement 6gr,50 d'urée. Le soir du 16 décembre, la température axillaire monte brusquement de 36°,4 à 38°,5. Le pouls bat 100 fois à la minute; il est régulier et fort. Le malade accuse des douleurs abdominales et se plaint d'un hoquet, pour lequel nous lui faisons appliquer un vésicatoire à l'épigastre. Il devient somnolent, dort d'une façon continue à partir du 20, et si, on le secoue, il s'éveille et ouvre les yeux (regard fixe, étrange), puis, il s'assoupit à nouveau, après avoir reconnu les personnes qui l'entourent; il ne délire pas et se plaint de souffrir partout, surtout dans le ventre où la pression des masses musculaires paraît lui être particulièrement pénible. Lc hoquet revient de temps à autre, et le malade refuse tout aliment. Les traits sont tirés, les yeux demi-clos et convulsés en haut, les pupilles égales et rétrécies, les sclérotiques, d'un jaune brunâtre, ont leurs vaisseaux congestionnés; il existe, sur la sclérotique gauche, quelques petites taches hémorrhagiques. La peau est devenue presque noire, la langue est sèche, le météorisme considérable et l'oppression intense. La respiration présente le type costal supérieur; l'inspiration est normale, l'expiration longue, accompagnée, depuis plusieurs jours, de plaintes pénibles à entendre et de râles trachéaux. Le pouls qui, le 15 décembre, battait encore 80 fois par minute, tombe, le lendemain à 40; il se fait remarquer par sa faiblesse; les battements du cœur sont d'ailleurs presque imperceptibles. La température qui, le soir du 15 décembre, était montée brusquement à 38°,5 descend le lendemain matin à 36°, le soir à 36°,4. Le 17 au matin 34°,7 et au soir 35°. Les 18 et 19, elle se maintient le matin à 34°, et le soir à 34°,2. Le 20 décembre au matin 34°; le soir 33°,8; et le 21, elle continue à baisser, ne donnant plus que 31° dans l'aisselle, 31°,5 dans le rectum. Malgré cet abaissement de température, contrôlé jusqu'aux derniers moments, à l'aide de plusieurs thermomètres, la peau du malade n'est pas froide mais la quantité des urines suit une courbe parallèle à celle de la température. Du 15 au 18 décembre, le malade a rendu journellemeut entre 500 et 200 grammes d'urine, et du 19 au 22 anurie complète, avec vessie vide. Le 23 décembre, à la suite d'un lavement des peintres, le malade rend une grande quantité de matières claires, semi-liquides, pâteuses, peu colorées, de teinte café au lait sans aucun vomissement. Il succombe à 9 heures du soir, couvert de sueur, après une agonie de quelques heures, pendant lesquelles la respiration était devenue convulsive, avec inspiration brève et profonde. Le pouls ne battait plus que 24 fois par minute, et la température était tombée à 28°,3.

La peau du cadavre a une teinte jaune verdâtre, très foncée; il n'y a ni purpura ni œdème. Les cavités pleurales sont libres d'adhérences et ne contiennent pas de liquide. Les deux poumons présentent des altérations à peu près semblables : les lobes supérieurs, à part un léger emphysème, sont intacts, tandis que les inférieurs, violacés, congestionnés et œdématiés, tombent au fond de l'eau, bien qu'ils n'aient ni la consistance, ni la friabilité du poumon franchement hépatisé. A la surface des lobes inférieurs, et principalement sur leur face diaphragmatique, on remarque un faible dépôt fibrineux. La membrane muqueuse des bronches présente une teinte jaune. Les ganglions du hile des poumons paraissent normaux. La cavité péricardique est sèche, quoique ses deux feuillets séreux soient tapissés d'un dépôt de fibrine d'aspect tomenteux, très peu épais, adhérent, néanmoins facile à enlever.

Le myocarde est normal. Les cavités du cœur contiennent chacune un gros caillot fibrineux et des caillots cruoriques; les valvules aortiques sont intactes. L'ensemencement de la sérosité péricardique, du sang du cœur, du foie et de la rate, donne des cultures pures de *colibacilles*.

L'*estomac* contient un mucus épais, adhérent à la membrane muqueuse congestionnée, et parsemée, par places, d'un piqueté hémorrhagique. L'intestin, normal, sur toute sa surface extérieure, a sa tunique interne congestionnée et œdématiée, de couleur rouge foncé au niveau de l'intestin grêle, et presque noire au niveau du gros intestin. Dans sa portion initiale, l'intestin grêle contient de la bile très foncée, un mucus épais et adhérent; tandis que dans le gros intestin, il existe des matières pâteuses, décolorées, de teinte café au lait; nulle part, il n'y a d'érosions ou d'ulcérations. Le mésentère est le siège d'une couche épaisse de graisse, et ses ganglions ne paraissent pas augmentés de volume.

Le *foie*, très volumineux, non adhérent, pèse 2 900 grammes; il est développé dans le sens transversal et antéro-postérieur. Son lobe gauche est énorme et occupe toute la partie antérieure du ventre, tandis que le droit est situé presque en entier dans le flanc droit. Sa surface, brillante, vue à la lumière réfléchie, paraît comme chagrinée; au toucher on sent qu'elle n'est pas lisse comme à l'état normal, et qu'elle présente des ondulations, sans granulations ou sillons bien manifestes. La capsule laisse voir, par transparence, le parenchyme qui a une teinte granitée; sur un fond vert foncé se détachent de petits îlots noirs, verts et jaunes. La surface de section présente une coloration plus uniforme, brun verdâtre; elle a un aspect inégal, mais on n'y observe pas d'anneaux conjonctifs entourant des îlots glandulaires. La consistance du parenchyme hépatique est tellement ferme qu'il est impossible de l'écraser avec les doigts ou de le déchirer avec les ongles; au reste, le couteau éprouve de la difficulté à l'entamer. Au niveau du hile, on trouve de nombreux ganglions lymphatiques volumineux, pigmentés, verdâtres, entourant le canal cholédoque et les vaisseaux du hile, mais sans leur adhérer et sans les comprimer.

La veine porte et l'artère hépatique paraissent absolument intactes; il en est de même du canal cholédoque qui présente un calibre normal et une membrane muqueuse saine, teintée en vert foncé par la bile. Ce canal était perméable pendant la vie, car, après avoir ouvert le duodénum en pressant sur la vésicule biliaire, on fait sourdre, par l'orifice de l'ampoule de Vater, une bile épaisse et très colorée. Quant au canal hépatique, il n'offre rien d'anormal, et, de même que ses ramifications, il n'est pas dilaté. La vésicule, petite, contient une faible quantité de bile verte, presque noire, très visqueuse et filante.

La topographie du foie ne paraît pas modifiée à un faible grossissement, car on distingue nettement les espaces portes, les veines sus-hépatiques et le parenchyme glandulaire. Toutefois, au lieu de grandes nappes de tissu scléreux avec prolongements circonscrivant des îlots glandulaires, le tissu conjonctif est relativement peu abondant, au niveau des espaces portes (du moins le tissu adulte) et le parenchyme glandulaire est à peine divisé. Ce qui frappe surtout, c'est l'accumulation de nombreux noyaux conjonctifs, jeunes, formant comme des follicules irrégulièrement disséminés et situés pour la plupart à la périphérie des lobules. Vu à un plus fort grossissement, le tissu conjonctif des espaces portes est à peine plus abondant qu'à l'état normal ; il est formé d'un tissu adulte qui ne contient pas de pseudo-canalicules biliaires; mais présente, çà et là dans le voisinage des artérioles, des amas plus ou moins considérables de jeunes cellules. Les parois des veines, des artères et des conduits biliaires contenus dans les espaces portes sont absolument normales; il en est de même de celles des veines sus-hépatiques. Par contre, les travées de cellules hépatiques sont très écartées et comme comprimées latéralement; ces cellules, légèrement pigmentées, prennent néanmoins fort bien la matière colorante. Les capillaires qui séparent ces travées sont très larges et leurs parois, très épaissies, constituent la principale lésion de la glande hépatique (fig. 22). Par places, ces capillaires étouffent pour ainsi dire les travées de cellules hépatiques, qui sont aplaties et revêtent l'aspect d'une mince languette. Malgré leur volume considérable, ils ont une faible lumière, résultant de leur épaississement par un tissu conjonctif adulte. Ainsi, ce ne sont pas tant les parois des capillaires qui sont altérées que la gaine lymphatique qui les entoure; on voit, en effet, sur certaines coupes, entre deux travées hépatiques, un fin capillaire renforcé d'un tissu formé de fibrilles, entrecroisées dans tous les sens, et de nombreux noyaux plus ou moins jeunes; par places même, ce tissu péricapillaire est devenu plus compact et son épaisseur égale 2 à 3 fois celle d'une travée hépatique ordinaire.

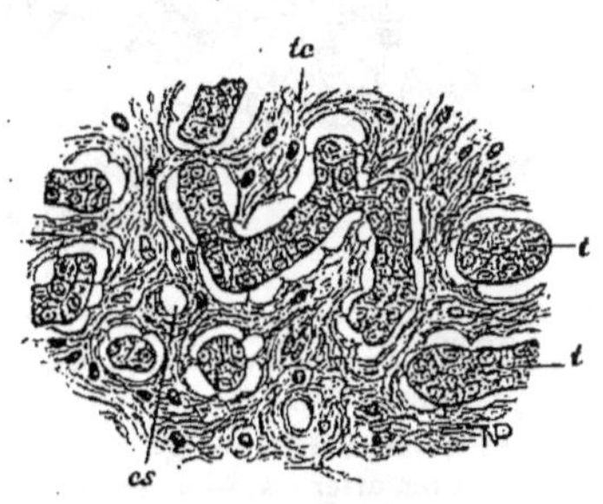


Fig. 22. — Coupe microscopique du foie (fort grossissement).

*t*, travées cellulaires. — *cs*, capilliares sanguins. — *tc*, tissu conjonctif.

Le pancréas, volumineux et de consistance très ferme, n'est pas pigmenté; son bord supérieur est en rapport avec de nombreux ganglions lymphatiques, fortement tuméfiés. Des coupes de cet organe, vues au microscope, indiquent simplement un léger degré de sclérose conjonctive, sans lésions appréciables des cellules épithéliales. La *rate*, volumineuse, pèse 800 grammes. Son grand axe est dirigé d'avant en arrière et son extrémité postérieure se trouve très près de la colonne vertébrale. Sa consistance est ferme, indurée, sa capsule peu épaisse laisse voir par transparence la couleur violacée, foncée du parenchyme splénique dont la surface extérieure est lisse. Sa surface de section offre une teinte violacée, claire, sur laquelle se dessinent des tractus conjonctifs grisâtres, peu épais, et de nombreux petits points noirs, constitués par des caillots sanguins obstruant la lumière des veinules qui paraissent dilatées. L'artère et la veine spléniques ne présentent rien de particulier à signaler. Le réticulum splénique est épaissi et les sinus veineux sont manifestement dilatés, comme le montrent les figures 23 et 24. L'élément lymphatique est ici comme dans le foie le siège spécial de l'altération.

Les ganglions lymphatiques ont leur stroma épaissi. Les *capsules surrénales* paraissent normales, à part un certain degré de pigmentation.

Les *reins*, volumineux, pèsent chacun 190 grammes; leur surface est lisse et leur capsule, transparente, se détache facilement. Leur surface de section laisse voir la substance corticale, épaissie, de teinte jaunâtre avec de fines stries rouges, perpendiculaires, tandis que la substance médullaire, à part un léger degré de pigmentation, paraît intacte; la zone qui sépare les deux substances corticale et médullaire est le siège d'une pigmentation intense. Le stroma conjonctif, vu au microscope, est plus épais que normalement et présente par places, au pourtour des vaisseaux surtout, des amas de cellules embryonnaires, analogues à ceux que renferme le foie. Les glomérules n'ont rien de particulier, non plus que les vaisseaux sanguins. Les tubes sécréteurs

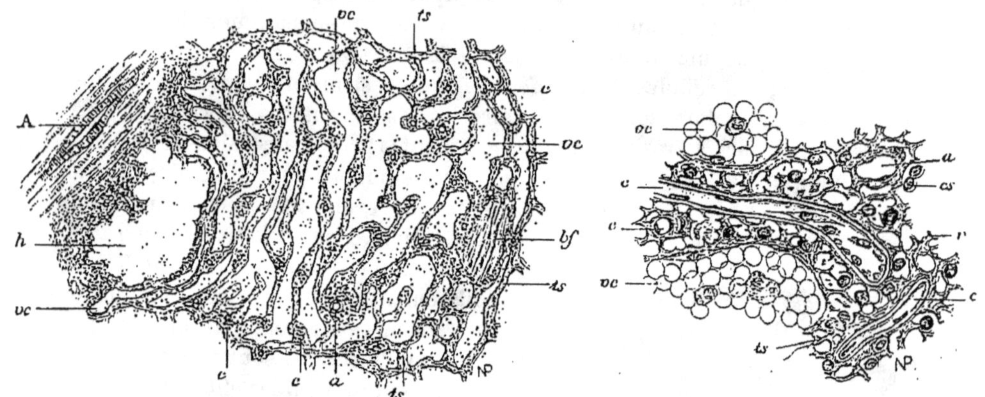


Fig. 23. — Coupe microscopique de la rate (faible grossissement).

A, artère splénique. — *bf*, bande fibreuse. — *a*, artérioles. — *c*, capillaires. — *vc*, veines capillaires. — *ts*, travées spléniques. — *h*, hémorrhagie.

Fig. 24. — Une portion de la fig. 23 vue à un fort grossissement.

*vc*, veines capillaires. — *c*, capillaires artériels. — *a*, artériole. — *ts*, travée splénique. — *r*, réticulum.

offrent une légère dilatation et les cellules qui les tapissent sont troubles et aplaties. Les tubes excréteurs ont, sur quelques points, leur lumière obstruée par une masse amorphe. Les uretères et la vessie sont intacts; cette dernière est vide.

La dure-mère est teintée fortement en jaune et paraît épaissie. Il y a, en outre, sous l'arachnoïde, à la convexité des hémisphères un œdème considérable, du moins dans les parties déclives. La substance des hémisphères cérébraux n'offre rien de particulier; il en est de même du mésocéphale, du cervelet et du bulbe.

*Symptomatologie.* — Les désordres symptomatiques de l'hépatite paludique, les uns physiques, les autres fonctionnels, varient naturellement avec les phases d'évolution de cette affection. Les premiers conduisent à reconnaître que le foie à peine tuméfié, dans le principe, s'accroît avec lenteur, dans toutes ses dimensions, déborde de plusieurs travers de doigt, descend jusqu'à l'ombilic où même jusqu'à l'épine iliaque antérieure et supérieure, et finit par remplir la presque totalité de la cavité abdominale. La rate, en même temps et souvent plutôt, subit des altérations qui se traduisent par une augmentation graduelle de son volume; elle devient relativement plus volumineuse que le foie, et arrive à franchir le rebord costal gauche, et à descendre dans l'abdomen, en croisant le lobe gauche du foie. La percussion et la palpation, pratiquées selon les règles, mettent hors de doute cette évolution progressive; elles permettent de délimiter le bord antérieur du foie, obliquement dirigé de haut en bas et de gauche à droite, de même que celui de la rate dont le grand axe, d'abord parallèle au rebord costal gauche, s'incline peu à peu en bas et en avant, à mesure que son volume augmente. La forme de ces organes est peu modifiée, leur consistance est ferme, résistante, indurée, leur surface lisse, peu ou pas granuleuse.

L'abdomen, sans changement appréciable, au début, se tuméfie, plus tard, par le fait de l'augmentation de volume du foie et de la rate, et aussi du météorisme et de l'ascite. Le météorisme, toujours tardif, est moins accentué que chez le buveur, et, si la cavité abdominale ne renferme souvent aucune trace de sérosité, il n'arrive pas moins de constater quelquefois l'existence d'une ascite qui se développe avec lenteur. Le liquide épanché, albumineux et citrin, assez peu abondant, ne dépasse pas quelques litres; aussi la paracentèse est-elle rarement nécessaire, si ce n'est dans certains cas où une péritonite membraneuse vient compliquer l'altération du foie. En tout cas, la dilatation des veines sous-cutanées abdominales est relativement rare, et cette circonstance, jointe à l'ictère, rapproche l'hépatite paludique de la forme graisseuse de la cirrhose du buveur; c'est pourquoi la plupart des faits connus de ces affections ont presque toujours été confondus et désignés sous le nom de *cirrhose hypertrophique biliaire*.

Les troubles fonctionnels se manifestent, dès l'abord, par de l'anémie et une déperdition lente et progressive des forces. Les téguments se décolorent peu à peu, le teint pâlit et devient jaunâtre; le malade se fatigue pour un rien, s'essouffle en marchant et, au bout d'un temps plus ou moins long, il doit cesser tout travail. Puis, survient un *ictère* à caractères particuliers, lequel, d'abord léger, et en général désigné sous le nom d'*ictère hémaphéique*, s'accentue, à un certain moment, et devient biliaire. Le tégument externe revêt, dans le principe, une coloration jaune brunâtre ou bronzée, très différente de la teinte jaune citron de l'ictère par rétention biliaire, et ce n'est que dans les dernières périodes de la maladie que la peau devient verdâtre ou même noirâtre, alors que du pigment biliaire apparaît dans l'urine. Noté par nous trente-cinq fois sur 45 cas, cet ictère se fait remarquer par une durée de plusieurs années, à moins qu'une complication ne vienne trancher tout à coup les jours du malade; il s'accompagne parfois d'un prurit intense, mais ne produit pas le ralentissement du pouls observé dans d'autres circonstances.

Les fonctions digestives, normales, pendant un certain temps, s'altèrent ensuite peu à peu : l'appétit diminue, les digestions deviennent difficiles, il survient, avec ou sans douleurs, des crises diarrhéiques qui tendent à se prolonger de plus en plus. Les matières sont jaunâtres, ou encore peu colorées et fétides. Le malade reste dans cet état, pendant un temps variable, lorsque, tout à coup, sans cause appréciable, le plus souvent dans l'après-midi, il est pris de malaise, de courbature, éprouve des frissonnements ou même un grand frisson, avec une température qui monte à 39° et 40°; puis, il est envahi par un sommeil irrésistible, et quand il se réveille, il est trempé de sueurs et accablé. Ces accès reviennent chaque jour, et quelquefois périodiquement, pendant un temps plus ou moins long, et chaque fois, l'appétit se perd, l'ictère augmente d'intensité, la quantité des urines baisse et les fèces, d'ordinaire colorées, revêtent une teinte grisâtre ou café au lait. Quelques jours après la cessation des accès, la diurèse se rétablit, les matières deviennent foncées, l'ictère diminue sans disparaître en entier, l'appétit reparaît, et l'état général s'améliore, en même temps que se modifie l'état des urines et des matières fécales.

Les urines rendues dans les vingt-quatre heures, varient comme quantité entre 1 500 et 2 000 cc.; elles ont une couleur jaune, rouge acajou, une réaction acide, une densité de 1 020 à 1 025, et renferment une quantité d'urée presque normale, de 25 à 30 grammes par vingt-quatre heures. Les chlorures et les phosphates conservent leur taux habituel, et les éléments anormaux, tels que sucre et albumine, font défaut. Si dans un verre à pied, on ajoute à cette urine un peu d'acide nitrique nitreux, celui-ci tombe au fond, et à la limite des deux liquides, on observe une zone rouge, acajou foncé, virant au pourpre. Cette teinte est plus intense pendant les paroxysmes fébriles, alors que la quantité des urines des vingt-quatre heures tombe à 1 litre et même au-dessous, et on y trouve aussi des traces d'urobiline. La zone verte, caractéristique des pigments biliaires, ne s'observe que dans des conditions déterminées, comme dans les dernières périodes de la maladie, lorsque à la cirrhose s'ajoutent des altérations du parenchyme hépatique, prélude de l'insuffisance hépatique. Les fèces, pendant ce temps, deviennent pâteuses, se décolorent et prennent une teinte grisâtre ou café au lait.

Au milieu de ces désordres, la circulation reste intacte, le pouls est normal et la respiration n'offre aucun trouble appréciable, du moins en dehors des accès fébriles signalés plus haut. Le foie, malgré son volume et les modifications qu'il a subies, continue à fonctionner; la nutrition, contrairement à ce qui se passe dans la cirrhose atrophique, est peu troublée; les malades maigrissent, mais conservent toujours un certain embonpoint, si ce n'est dans la phase avancée de leur maladie où ils dépérissent rapidement; ils peuvent continuer leur travail, sauf à l'interrompre de temps à autre. Un de nos clients a soutenu le siège de Metz, comme soldat, un autre celui de Paris, comme garde national, tous deux sont restés, pendant des années, dans des conditions de santé surprenantes, malgré la gravité de leur affection.

L'héméralopie ou cécité nocturne, phénomène curieux qui empêche de voir les objets et de pouvoir se conduire dès qu'arrive le crépuscule, est fréquemment observée dans le cours de l'hépatite paludique, puisque nous l'avons constatée treize fois sur nos quarante-cinq cas. Elle se manifeste, en général, sous forme de crises intermittentes, survenant de préférence dans la saison chaude, et cédant parfois, comme les accès de fièvre, à l'emploi des douches ou même de la quinine; c'est ce que nous avons pu constater à plusieurs reprises et en particulier dans les deux faits qui suivent :

D... E..., 28 ans, contracte en Algérie des accès de fièvre tierce pendant les cinq années qu'il y passe comme soldat. Ces accès reparaissent à plusieurs reprises à la suite de son retour en France, et, cinq ans plus tard, le 8 avril 1880, il entre dans notre service à l'hôpital de la Pitié pour se faire soigner d'une affection du foie. Son teint est jaunâtre, bronzé, sa rate et son foie, volumineux, dépassent chacun le rebord costal de deux à trois travers de doigt; ils sont lisses et offrent tous les caractères de la splénite et de l'hépatite paludiques. Sa vision était normale, quand, au mois de juin, le malade s'aperçoit qu'il lui est impossible de lire et même de se conduire, dès que survient le crépuscule; ce trouble cesse au bout de quelques jours à la suite de l'emploi de la quinine et de quelques douches froides. Le malade raconte qu'il est sujet à ce même accident, depuis deux ans, et qu'il l'a éprouvé l'été dernier.

P... A..., 29 ans, né dans Seine-et-Oise, passe sa jeunesse dans un milieu marécageux où on extrait de la tourbe et habite une maison située à 300 mètres d'un étang dont les bords sont très bourbeux. Il ne se souvient pas d'avoir jamais eu d'accès de fièvre intermittente, mais, le 14 juillet 1879, il était occupé à extraire de la tourbe quand il fut pris d'un étourdissement, tomba par terre et dut être transporté chez lui où, pendant quinze jours, il garda le lit. Chaque soir il est en proie à un accès de fièvre avec courbature, inappétence, soif ardente et impossibilité de reconnaître les personnes qui l'entourent. Peu de temps après, il est pris de jaunisse et transporté à l'hôpital d'Étampes, où il séjourne un certain temps. Rentré chez lui, il se sent faible, peu apte au travail et continue d'être jaune. L'année 1880 se passe dans le même état, malgré une saison à Vichy, et, le 21 juin 1881, il est admis dans notre service hospitalier. La teinte ictérique des téguments persiste toujours et donne au malade l'aspect d'un individu de race jaune. L'abdomen est développé à sa partie supérieure; le foie descend jusqu'à l'ombilic, dépasse, à gauche, la ligne blanche de plusieurs travers de doigt, il recouvre quelque peu la rate, qui déborde dans l'abdomen. Ces deux organes sont lisses, fermes et indolents au palper. Le malade, triste et fatigué, a, de temps à autre, des épistaxis; et, de plus, il a observé que, depuis six mois environ, il lui est arrivé, à plusieurs reprises, de cesser de voir, lorsque la nuit tombe, à tel point qu'il était obligé, pour manger, d'avoir, selon sa propre expression, *une lumière sous le nez*. Dans le jour, sa vue est normale. Les urines ne renferment ni sucre ni albumine, mais une faible quantité de pigment biliaire; les globules rouges sont diminués, et les globules blancs augmentés. Après avoir séjourné dans notre service près de deux ans, pendant lesquels il fut atteint d'une amygdalite suivie d'un phlegmon du cou dont il guérit, ce malade nous quitta très amélioré et put reprendre son travail; mais il nous a été dit qu'il succomba trois ans plus tard.

La coexistence de l'héméralopie avec les affections du foie est depuis longtemps connue, et même, quelques auteurs ont cherché à établir une relation entre ces affections et la cécité nocturne[1]. Or, les désordres hépatiques dans le cours desquels a été observée l'héméralopie, étant presque toujours accompagnés d'ictère chronique, d'augmentation du volume du foie et de la rate, il est possible d'attribuer à cette cécité une origine paludéenne méconnue, et de croire que le paludisme en est peut-être la cause autant que le désordre hépatique. Deux circonstances principales viennent, à notre avis, appuyer cette manière de voir : d'une part, la constatation particulière de ce symptôme dans les régions tropicales et dans les lieux où règnent les fièvres pernicieuses; d'autre part, la fréquence de sa manifestation dans la cirrhose paludique où il constitue un signe diagnostique de grande valeur. Un autre symptôme observé dernièrement dans le cours des ictères chroniques, le xanthélasma a été vu par nous au niveau des genoux et des pieds chez un malade atteint tout à la fois d'une hépatite et d'une splénite paludiques.

Certains désordres organiques, qu'il convient de rattacher au paludisme coexistent encore avec les indurations hépatique et

1. CORNILLON, De l'héméralopie dans les affections du foie (*Progrès médical*, 1881, n° 9). — PARINAUD, De l'héméralopie dans les affections du foie et de la nature de la cécité nocturne (*Arch. générales de médecine*, avril 1881, t. I, p. 403). — J. MACÉ et W. NICATI, Héméralopie et torpeur rétinienne, deux formes opposées de daltonisme (*Ac. des sciences*, 13 juin 1881, et *Gaz. médicale* de Paris, 1881, p. 387).

splénique : telles sont : la sclérose du poumon et des reins, l'aortite en plaques et les crises d'angine de poitrine qui en sont la conséquence, comme l'indique l'observation suivante :

*Paludisme contracté à Madagascar. — Sclérose du foie et de la rate. — Aortite en plaques.*

A... Louis, 34 ans, garçon pharmacien, n'a eu d'autre maladie qu'une fièvre typhoïde à l'âge de 12 ans. A partir de 18 ans (1880), il séjourne à Madagascar pendant trois ans, et souffre, à plusieurs reprises, d'accès de fièvre palustre (type tierce).

En 1887, ayant constaté que son ventre offrait un développement un peu considérable, ce malade, atteint en même temps d'un léger ictère, vint réclamer nos soins. Son foie et sa rate sont volumineux, indurés, et manifestement altérés par le miasme paludéen, car la rate est relativement plus volumineuse que le foie, et il n'existe aucun signe d'une intoxication alcoolique. Régime lacté absolu, iodure de potassium et hydrothérapie. Cet état se maintient à peu près stationnaire, à part quelques accès de fièvre, survenant à des époques plus ou moins éloignées. En janvier 1896, ce malade est pris tout à coup, en soulevant une charge, d'une douleur angoissante à la région précordiale, avec palpitations et oppression; en même temps, il éprouve dans le bras gauche des fourmillements et une sorte d'engourdissement fort pénible. La crise dure, pendant quelques minutes, et se termine par une sueur froide et un tremblement général de plus d'un quart d'heure.

En février 1896, ce malade entre de nouveau dans notre service; il a le teint subictérique, et le ventre volumineux, au niveau des hypochondres surtout, sans météorisme ou ascite. Son foie très volumineux est lisse et ferme, le bord antérieur descend jusqu'à l'ombilic, la rate est volumineuse : 17/26 centimètres. Le cœur, hypertrophié, a des battements énergiques qui ébranlent la paroi costale et l'épigastre. A l'auscultation, il existe à l'aorte un souffle systolique limité et un peu rugueux qui nous conduit à diagnostiquer une aortite en plaques, lésion toujours redoutable à cause de sa transmission au plexus cardiaque et des crises douloureuses (angine de poitrine), qui en sont la conséquence.

Pendant un séjour de plusieurs mois à l'hôpital, le malade est repris de temps à autre d'accès fébriles quotidiens, d'une durée de 10 à 15 jours, pendant lesquels l'ictère devient plus foncée et les matières intestinales sont décolorées, sans qu'il y ait pour cela de biliverdine dans les urines. Soumis à un régime lacté absolu, pendant près de six mois, il s'améliore, son ictère s'efface peu à peu, le foie et la rate diminuent de volume, et, lors de sa sortie, il peut être considéré comme à peu près débarrassé de ses lésions hépatique et splénique; toutefois le souffle aortique persiste, le cœur demeure volumineux et les crises angineuses reviennent encore de temps à autre.

Un autre malade, atteint de paludisme, et traité en ce moment dans nos salles, présente également une sclérose du foie et de la rate; de plus, une aortite de la première portion de l'aorte avec crises d'angine de poitrine.

La réunion des différentes manifestations pathologiques :

héméralopie, aortite en plaques, cirrhose du foie et de la rate, chez ces malades, est plus qu'une coïncidence, car, les caractères de ces désordres indiquent une nature commune, mettent en évidence l'influence d'une même cause et la valeur de notre classification étiologique. Un fait d'une importance non moins grande est la coïncidence de la cirrhose paludique et de l'infantilisme, comme le démontrent plusieurs faits soumis à notre observation et en particulier le suivant :

*Séjour en Sologne de 8 à 10 ans. — Infantilisme. — Accès de fièvre intermittente à 20 ans. — Sclérose du foie et de la rate. — Ictère; héméralopie; épistaxis, etc.*

P... Alfr., âgé de 22 ans, est né à Paris où il habite jusqu'à l'âge de 8 ans. A partir de ce moment, il est envoyé en Sologne (Romorantin), où il est occupé à la garde de bestiaux pâturant dans le voisinage de marais. Il ne se souvient pas d'avoir eu d'accès de fièvre intermittente, et à l'âge de 11 ans, il revient à Paris où il séjourne jusqu'en 1889, époque où il est appelé à faire son service militaire. A la fin de septembre 1890, étant au camp de Châlons, il est pris chaque jour, vers trois heures de l'après-midi, d'accès de fièvre intermittente, débutant par un frisson suivi de chaleur et de sueurs abondantes. Il est admis à l'hôpital militaire où il reste jusqu'à la fin de décembre, ayant à plusieurs reprises des accès fébriles, des épistaxis et des saignements des gencives; puis, il est envoyé en congé. Il reprend son service, en février 1891; mais, bientôt après, il est forcé de rentrer à l'hôpital, car son ventre est devenu très volumineux, et de plus, il a de l'œdème des jambes, de la diarrhée, des vomissements et une teinte subictérique de la peau. On lui prescrit pendant son séjour de la quinine et le régime lacté, puis il subit l'opération de la paracentèse et est ensuite réformé. En juillet 1892, ce malade admis dans notre service hospitalier à l'Hôtel-Dieu de Paris, présente une teinte légèrement ictérique des téguments, un foie qui descend presque à l'épine iliaque et mesure 32 centimètres au niveau de la ligne mammaire, une rate qui déborde dans la cavité abdominale, et mesure 44 sur 27 centimètres. Il n'existe pas d'ascite; les urines foncées, d'une densité de 1,015, ne sont ni sucrées, ni albumineuses, mais elles renferment une faible proportion de pigments biliaires; les autres organes ne sont pas altérés, à part les testicules dont le volume est au plus celui de ces mêmes organes chez un enfant de 12 ans; le pubis et la figure sont glabres et le développement général très faible. Nous diagnostiquons tout d'abord une intoxication palustre à forme chronique, bien que le malade nie avoir jamais quitté Paris. C'est plus tard que son séjour en Sologne nous fut révélé, et cette circonstance jointe à l'état du foie et de la rate, au retour multiplié d'accès de fièvre intermittente, vint encore confirmer notre diagnostic. Nous préconisons le régime lacté intégral, l'hydrothérapie et l'emploi de l'iodure de potassium, et sous l'influence de ces moyens, le malade nous quitte à la fin de novembre 1892, dans un état d'amélioration notable.

Pendant l'année 1893, il est admis dans plusieurs autres services où l'on diagnostique une cirrhose hypertrophique. Le 7 août 1894, se trouvant moins bien, il revient dans notre service : il a la peau sèche, écailleuse, légèrement ictérique, chamois, des traces de prurigo sur les jambes et les veines de la région supérieure de l'abdomen quelque peu dilatées. Le foie dur et volumineux, lisse à la palpation, mobile et indolore, descend jusqu'à la crête iliaque, la rate s'étend obliquement, depuis la colonne vertébrale en arrière jusqu'à l'ombilic en avant, elle est indurée, lisse et mobile. L'intelligence est faible, la respiration et la circulation sont intactes; l'appétit est conservé, les matières fécales à peine décolorées; les urines, dont la quantité varie entre 1500 et 2000 cc., ont une densité de 1,012; elles ne contiennent pas trace d'albumine, mais elles donnent par l'addition d'acide nitrique une teinte grenadine. De temps à autre, il survient des épistaxis, des saignements des gencives et même de légères hématuries; le malade qui, à plusieurs reprises, a eu pendant l'été plusieurs accès d'héméralopie, n'en présente plus. Le traitement déjà usité est repris et continué jusqu'en avril 1895, époque à laquelle ce malade quitte l'hôpital, dans un état d'amélioration très sensible, au point de vue de ses organes et de sa santé générale. Toutefois nous apprenons en juin 1897 qu'il vient de succomber.

Quelques autres malades ayant contracté une intoxication palustre pendant le jeune âge nous ont également frappé par leur faible développement et surtout par celui des organes génitaux. Ainsi nous avons été amené à rechercher la raison de cet infantilisme, et il nous a paru devoir être attribué à l'altération du foie et de la rate, car cette altération n'a jamais fait défaut

Ces malades atteints de paludisme entre neuf et douze ans, bien qu'arrivés à l'âge de vingt-sept et vingt-huit ans, avaient la figure imberbe, la voix infantile, les testicules très petits et un faible développement général. Trois autres malades, atteints vers l'âge de dix-neuf ans, offraient les testicules plus développés, mais, leur système pileux (barbe et poils du pubis) était encore rudimentaire. Il en est autrement de ceux qui contractent le paludisme plus tard; cette maladie alors ne peut influer sur l'accroissement.

Les hémorrhagies, rares au début de l'hépatite paludique, deviennent plus communes dans la période avancée de cette affection, quand les cellules hépatiques viennent à s'altérer. Le nez, le tube digestif et les voies aériennes sont leur siège habituel Des épistaxis, en général peu abondantes et sans gravité, apparaissent tout d'abord; plus tard, il survient des hémorrhagies des gencives, des hématémèses, des entérorrhagies, des hémoptysies ou encore des hématuries. Ces derniers accidents, semblables à ceux de l'ictère grave hémorrhagique, sont quelquefois d'une abondance extrême.

Un confrère d'une trentaine d'années me fit appeler pour une hématémèse qui était la seconde, et me montra une cuvette qui ne contenait pas moins d'un litre de sang. Je me contentai de lui donner quelques avis et lui demandai à le revoir avec les médecins qui le soignaient pour un ulcère de l'estomac. L'ayant examiné avec soin, je constatai que son foie débordait de plus de trois travers de doigt, et que sa rate était énorme. C'est alors que, vu l'absence d'ascite et le développement régulier de ces organes, je fus conduit à diagnostiquer du paludisme viscéral. Notre confrère reconnut qu'il avait habité des pays paludéens, mais il ne se souvenait pas d'avoir jamais eu d'accès manifestes de fièvre intermittente. Néanmoins, je fus assez heureux pour faire partager mon diagnostic, et un traitement approprié fut prescrit. Il y eut une nouvelle hématémèse, et le foie, sous l'influence du régime lacté, de l'hydrothérapie, de l'emploi de l'iodure de potassium, diminua notablement ainsi que la rate. Aujourd'hui, ce confrère est bien portant.

Ces hémorrhagies précèdent souvent d'autres troubles non moins sérieux, savoir : un délire plus ou moins intense et surtout nocturne, de la prostration ou du coma. Tous ces phénomènes, généralement associés à l'accroissement de l'ictère, à l'apparition du pigment biliaire dans les urines, s'accompagnent d'amaigrissement et d'une hypothermie plus ou moins considérable, à part quelques cas, où l'on constate un état fébrile avec élévation de température, ne dépassant pas 39°. Enfin, la rougeur, la sécheresse de la langue, de la membrane muqueuse de la bouche et du pharynx, des vomissements et de la diarrhée s'ajoutent fréquemment à ces symptômes; d'autres désordres viennent enfin compliquer la situation, comme la pneumonie, l'érysipèle, le furoncle, accidents presque toujours mortels.

*Évolution et modes de terminaison.* — La marche de la cirrhose paludique est continue, progressive et en même temps très lente, du moins si on la compare à celle de la cirrhose alcoolique; ses phases diverses se réduisent à trois principales. La première ou phase pré-ictérique précède l'apparition de l'ictère; elle a pour caractère la tuméfaction de la rate et du foie et un état anémique plus ou moins prononcé; sa durée est variable, puisque l'ictère apparaît longtemps après le début de l'affection hépatique. La seconde phase ou période d'état se distingue par un ictère particulier, remarquable par sa faible intensité, sa longue durée et l'absence de toute colique hépatique. Associé à des accès fébriles intermittents, à une augmentation considérable du volume du foie et de la rate, cet ictère n'empêche pas le patient d'aller et venir, il est rarement accompagné de la décoloration absolue des fèces, de la présence de pigment biliaire dans les urines, et l'ascite qui lui fait parfois cortège est en général peu abondante.

La phase qui suit ne survient, à moins de complications, que plusieurs années après le début du mal. Elle est caractérisée par l'exagération des symptômes préexistants, par des hémorrhagies repétées et plus abondantes que celles de la première période, par des complications inflammatoires diverses, et en dernier lieu par un délire tranquille, sinon, par un délire d'action, de la prostration et du coma, tous phénomènes indicateurs d'une insuffisance fonctionnelle du foie, et, qui trop souvent se terminent au bout de quelques jours par la mort dans l'hypothermie.

Ce mode de terminaison est certainement le plus fréquent, mais la guérison n'est pas impossible; les faits qui suivent le prouvent suffisamment.

*Paludisme contracté en Cochinchine. — Sclérose du foie et de la rate. — Guérison après deux ans de traitement.*

Is. E..., 42 ans, marchand forain, atteint d'une pleurésie à l'âge de 8 ans, a contracté la syphilis à 16 ans. De 18 à 20 ans, il habite la Cochinchine où il est atteint de fièvre palustre. A 20 ans, il va en Algérie (Constantine) où il reste 6 ans, et pendant tout ce temps il voit reparaître plusieurs fois ses accès fébriles.

Réformé pour faiblesse générale et anémie, il rentre en France en 1880 et se porte relativement bien jusqu'en novembre 1891, quand il fut pris de diarrhée, puis d'un léger ictère et de fréquentes épistaxis en même temps que son ventre prenait de l'accroissement. En mars 1892, il est reçu à l'Hôtel-Dieu où nous constatons que son foie, lisse, ferme, induré, descend jusqu'à l'ombilic et la fosse iliaque droite. Sa rate, relativement plus volumineuse, s'avance dans l'abdomen, de telle façon que son extrémité antérieure se trouve située à égale distance du rebord costal et de la ligne médiane. La peau est bronzée, subictérique; il n'y a pas d'ascite, mais il existe un léger météorisme. Le diagnostic de cirrhose paludique est manifeste, car il s'agit d'un malade sobre et l'absence d'inégalités hépatiques, aussi bien que l'énorme volume de la rate conduit à rejeter l'idée d'un foie syphilitique. Un régime lacté absolu, l'emploi de l'iodure de potassium à la dose de deux gr. et l'hydrothérapie sont les moyens thérapeutiques auxquels nous soumettons ce malade. Nous ayant quitté au bout de quelques semaines, il vient nous revoir tous les quinze jours et continue ce traitement. Toutefois, en octobre 1893, il est repris, à la suite d'une diarrhée, d'accès de fièvre caractérisés par un frisson suivi de chaleur, de sueurs et de somnolence. Ces accès, malgré l'emploi de la quinine, reparaissent à chaque instant, pendant environ deux mois, tandis que l'amaigrissement et la faiblesse s'accentuent. En septembre 1894, ce malade vient nous revoir à l'occasion d'une bronchite. Nous constatons que son ictère est peu accentué (teinte bronzée) que son foie, toujours volumineux, descend jusqu'à l'ombilic. Sa rate a diminué de volume, néanmoins son extrémité antérieure déborde sensiblement le rebord costal, car elle mesure 20/30 centimètres. Enfin, en décembre 1895, il se trouve considérablement amélioré, et on peut le considérer comme guéri; il a bon appétit et, depuis un an qu'il a quitté le régime du lait, il a engraissé et n'a plus d'ictère. Le ventre est presque normal, sans météorisme ni ascite; le foie, diminué de volume, a son bord inférieur qui dépasse de un à deux travers de doigt seulement le rebord costal, la rate s'est retirée sous les fausses côtes et mesure à peine 14/21 centimètres.

Un jeune garçon vécut pendant six ans tout près d'un étang, sans éprouver jamais d'accès manifestes de fièvre intermittente. Parvenu à l'âge de dix ans, il était fort peu développé et sa seconde dentition était à peine achevée. Appelé à lui donner des soins, je trouve une teinte subictérique de la peau, un foie volumineux débordant de deux à trois travers de doigt, une rate énorme en forme de gâteau remplissant tout l'hypochondre gauche; je conseille le régime intégral du lait, des lotions froides alcoolisées, chaque matin, sur tout le corps, et une dose quotidienne de 0gr,50 à 1 gramme d'iodure de potassium. Au bout de 8 mois de ce traitement, une amélioration sensible s'était produite, la coloration bronzée avait fait place à un teint clair et rosé; la santé générale était excellente; le foie et la rate avaient repris leur volume presque normal. D'autres malades soumis au même traitement. et particulièrement le fils d'un confrère dont le foie et la rate remplissaient tout l'abdomen, se trouvèrent guéris de la même façon au bout d'une année de régime et de traitement.

La guérison de l'hépatite paludique est donc possible, et si l'on tient compte de la lente évolution du mal, il y a lieu de croire qu'elle deviendra commune le jour où on arrivera à soumettre les malades à un régime sévère et à un traitement approprié. Nous avons été à même de constater ce fait non seulement dans la première phase de l'affection, mais encore dans la seconde; son impossibilité, même dans la troisième, ne nous est pas démontrée, lorsqu'il s'agit de malades souples et obéissants.

*Sémiologie.* — Facile à reconnaître à son début à cause de l'augmentation simultanée du volume du foie et de celui de la rate, l'hépatite paludique est encore plus nettement distincte lorsque l'ictère s'est manifesté. La faible intensité et la longue durée de ce symptôme, en l'absence de tout accès de coliques hépatiques et de décoloration des fèces; sa coexistence avec une santé générale, relativement bonne, sont des circonstances favorables à l'idée d'une affection paludéenne du foie. L'augmentation générale et simultanée du volume du foie et de la rate, sans la moindre douleur à la palpation et à la percussion, sans dilatation appréciable des veines sous-cutanées de l'abdomen, et souvent aussi sans ascite manifeste, viennent mettre hors de doute le diagnostic de la cirrhose paludique.

Les affections hépatiques qu'il est possible de confondre avec celle-ci sont multiples et diverses. Avant l'apparition de l'ictère, le foie et la rate, déjà notablement tuméfiés, peuvent être considérés comme atteints de dégénérescence amyloïde ou de lymphadénie, mais l'absence de lésions tuberculeuses ou suppuratives prolongées, jointe à des antécédents paludéens, conduiront à admettre l'existence d'une cirrhose paludique; et d'ailleurs, la lymphomatose hépatique est presque toujours accompagnée de leucémie, et la dégénérescence amyloïde d'une diarrhée incoercible et d'albuminurie. L'hépatite paludique a également des analogies avec la forme graisseuse de la cirrhose du buveur; mais, si le foie et la rate sont simultanément lésés dans chacune de ces affections, il faut savoir que l'hypermégalie splénique prédomine toujours dans le paludisme, et que c'est l'inverse dans l'alcoolisme. Ces affections se distinguent, en outre, par leur évolution, car la marche de la cirrhose graisseuse est généralement aiguë, tandis que celle de la cirrhose paludique est essentiellement chronique : la première, quand survient l'ictère, évolue en quelques semaines ou en quelques mois, la seconde en plusieurs années. La cirrhose graisseuse, d'ailleurs, est forcément associée à des phénomènes d'intoxication alcoolique, contrairement à l'hépatite paludique qui est précédée de ceux d'une intoxication malarienne.

A sa dernière période, l'hépatite paludique revêt quelquefois les allures d'un ictère grave (fièvre ictérique), mais il suffit de tenir compte de la durée du mal et de son évolution pour distinguer absolument ces deux états. Une affection non moins difficile à séparer de cette hépatite, tant à cause de l'ictère que de l'augmentation de volume du foie qui l'accompagne, c'est l'obstruction du canal cholédoque par un calcul, par une tumeur cancéreuse ou par tout autre obstacle. Les caractères accentués de l'ictère, la décoloration des fèces et l'absence d'augmentation du volume de la rate sont autant de circonstances qui permettront de lever les doutes et conduiront à éliminer l'hépatite paludique. M'appuyant sur la présence d'une hypermégalie splénique considérable, je parvins, dans un cas obscur, à diagnostiquer une hépatite paludique, malgré l'existence d'un ictère intense qui, étant donné l'âge de la malade, pouvait faire redouter l'existence d'un cancer des voies biliaires ou de la tête du pancréas. L'épithéliome parenchymateux du foie se distingue enfin par son évolution et par une ascite abondante, ainsi que nous le verrons plus loin.

Abandonnée à elle-même, la cirrhose paludique doit être considérée comme une affection des plus sérieuses, puisque la mort en est la conséquence habituelle. Cependant, étant donnée la marche lente de cette affection, il ne faut jamais désespérer de l'enrayer et même d'obtenir une guérison définitive, à l'aide d'une médication et d'un régime appropriés.

La guérison est possible tant que le mal n'a pas franchi sa seconde étape et que le parenchyme hépatique n'est que peu modifié. Plus tard, la diminution de l'appétit, le mauvais état des voies digestives, le fréquent retour des accès de fièvre, l'ascite, les hémorrhagies surtout et le délire, indices certains d'altérations sérieuses des cellules hépatiques, sont autant de signes inquiétants qu'exagèrent encore l'adynamie et le coma.

*Prophylaxie et thérapeutique.* — Effet d'une intoxication chronique plutôt que d'une intoxication aiguë, la cirrhose paludique sera évitée si on sait se mettre à l'abri de la première de ces intoxications, ce que l'on fera en conseillant, aux jeunes gens surtout, d'habiter des lieux sains, bien exposés, éloignés de mares ou d'étangs malpropres. Mais, comme cette affection peut succéder aussi au paludisme aigu, il y a lieu de s'éloigner, autant que possible, des milieux où celui-ci se développe.

Malgré son origine, l'hépatite paludique n'est pas une affection que l'on puisse combattre à l'aide du sulfate de quinine. Cet agent, si utile contre les désordres dynamiques : accès de fièvre, névralgies, congestions actives, etc., reste sans effet vis-à-vis des lésions scléreuses qui caractérisent la phase ultime de l'intoxication palustre. La disparition de ces dernières ne peut s'effectuer, qu'à l'aide de moyens propres à modifier la nutrition désordonnée des organes affectés. Les préparations iodurées et l'hydrothérapie sont, parmi les agents thérapeutiques connus, ceux qui ont la plus grande valeur. L'iodure de potassium capable d'arrêter, dans leur développement, les formations conjonctives que fait naître le virus syphilitique, peut encore modifier ces mêmes formations, lorsque, produites par le paludisme, elles ne sont pas parvenues à une organisation définitive. Notre expérience ne laisse aucun doute à cet égard, et bien des fois il nous est arrivé d'administrer, avec avantage, ce médicament, à la dose quotidienne de deux à trois grammes, pendant plusieurs mois.

L'hydrothérapie, en excitant les extrémités des nerfs cutanés, exerce à son tour une action énergique sur la nutrition générale, et modifie en même temps la circulation locale des organes sur lesquels on la dirige. Les douches écossaises et surtout les douches froides, très courtes, ont de réels avantages sur la santé générale, sur l'état du foie et de la rate dans la première phase de l'affection, à la condition d'être quotidiennes et continuées pendant plusieurs mois.

Le régime, pour avoir moins d'importance dans cette affection que dans la cirrhose du buveur, a cependant une utilité réelle, et comme le lait est l'aliment qui donne le moins de travail au foie, nous avons pour principe, depuis plusieurs années, de soumettre au régime lacté intégral nos malades atteints d'hépatite paludique, et nous en avons obtenu les meilleurs résultats. Si l'appétit est conservé, nous accordons, quelquefois, des viandes grillées et des œufs, mais, pour peu que ces aliments soient mal supportés, nous revenons au régime intégral du lait. Ce régime, d'une efficacité indiscutable, s'impose d'une façon absolue lorsque l'appétit est diminué et aboli, la langue rouge et sèche, et l'urine rare. Plusieurs jeunes gens dont le foie et la rate descendaient jusque dans l'hypogastre ont radicalement guéri au bout d'une année de régime lacté intégral et de l'emploi de l'iodure de potassium à la dose de 1 à 2 grammes par jour. A l'hôpital, comme en ville, nous avons pu constater les bons effets de l'union de ces moyens.

Dans sa phase ultime, la cirrhose paludique exige l'emploi d'autres agents. Le quinquina, le tannin, l'ergot de seigle, les injections de sérum artificiel sont, avec le repos, les meilleurs moyens à opposer aux hémorrhagies internes; le perchlorure de fer sera réservé pour les hémorrhagies externes et pour celles du tube digestif. L'insomnie et le délire seront combattus par l'emploi du chloral, l'adynamie se trouvera améliorée par les lotions froides alcoolisées. L'état fonctionnel des reins attirera l'attention, car l'insuffisance rénale est, dans ces conditions, la cause des plus graves désordres. Ceux-ci indiquent forcément l'emploi des diurétiques et des purgatifs qui, en éliminant les matières excrémentielles retenues dans l'organisme, permettent de prolonger ou même de conserver l'existence du malade. Aussi. me suis-je toujours bien trouvé de l'emploi de cinq à sept pilules diurétiques, composées de scille, scammonée et digitale[1], auxquelles il est bon d'ajouter des purgatifs drastiques, lorsqu'elles ne provoquent pas de diarrhée. La caféine et la théobromine, substances bien connues par leurs propriétés diurétiques, peuvent encore donner

1. La formule de ces pilules est la suivante :

℞ Scille. . . . . . . . . . . . . . . . . }
Scammonée. . . . . . . . . . . . . . . } ââ. . . . . . 0gr,05
Digitale. . . . . . . . . . . . . . . . }
Miel, sirop de gomme ou glycerine . . . . . . . . . . Q. s.

Pour une pilule non argentée, n° 50.

d'excellents résultats à la dose quotidienne de un à deux grammes en provoquant une diurèse suffisante. En même temps, il sera nécessaire de recourir à l'emploi des antiseptiques et à de grands lavements pour se mettre à l'abri d'une infection bacillaire d'origine intestinale.

**Strack.** *Icterus ex febre intermittente*, 196. — **Twining (W.).** *Chronic diseases of the Liver* (in *Clin. illustration of the more important diseases of Bengal*, 2 édit., London, 1835, I, 345.) — **Ranald-Martin (J.).** *Chronic enlargement of the liver in the influence of tropical climate on European constitution.* London, 1856, 575. — **Drasch (L.).** *Malad. du foie et de la rate d'après des observat. faites dans les Pays riverains du Bas-Danube.* Paris, 1860. — **Colin (L.).** *Hypertrophie remarquable du foie et de la rate, suite de cachexie palustre.* (*Gaz. des hôpitaux*, 1863, p. 65.) — **Blachez.** *Ict. et hypertrophie du foie.* (*Union méd.*, 1865, XXVII, 225.) — **Ferreira di Jenos (L.).** *Essai sur l'hépatite du Para.* Mém. présenté en avril 1868 à l'Ac. de méd. de Rio-Janeiro. Anal. par Bourel-Roncière dans *Arch. gén. de méd. navale.* Paris, 1872, t. VIII, p. 356.) — **Lancereaux (E.) et Lacherbauer (P.).** *Atlas d'anat. pathol.* Paris, 1871, p. 60, pl. 7, fig. 5 et 5'. — **Diégo Coco.** *Hépatite interstit. chez un homme de vingt-deux ans atteint de malaria.* (*Il Morgagni*, 1868, t. X, p. 469.) — **Steffen (A.).** *Fall von Lebercirrhose bei Kindern.* (*Jahrb. f. Kinderheilkunde*, 1869, t. II, p. 211. Anal. dans *Schmidt's Jahrb.*, 1869, t. CLXIII, p. 197.) — **Hayem.** *Contribution à l'étude de l'hépatite interstitielle chronique avec hypertrophie.* (*Arch. de physiologie norm. et patholog.* Paris, 1874, 127.) — LE MÊME. *Bull. de la Soc. anat.*, 4 juin 1875, p. 401. — **Pitres.** *Cirrhose hypertrophique péri-lobulaire.* (*Ibid.*, p. 414.) — **Cornil (V.).** *Note pour servir à l'histoire anatom. de la cirrhose hépatique.* (*Arch. de physiologie norm. et pathol.*, 1874, p. 265. — **Obédénare et Cornil.** (*Bull. de la Soc. anat.*, 1874, t. XLIX, p. 856. — **Cazalis (J.).** *Deux observat. de cirrhose du foie chez l'enfant.* (*Ibid.*, 1874, t. XLIX, p. 878. — **Dyce Duckworth.** *Notes upon some of hepatic enlargement.* (*St. Bartholomew's hosp. Reports.* London, 1874, X, 53-64. — **Habershon.** — **Bouchet (H.).** *Étude clinique comparée de trois cas d'ictère.* (Thèse, Paris, 1875. Obs. I, p. 66.). — **L. da Cunha.** *Hépatite interstitielle d'origine paludéenne.* (*Revista med.* Rio de Janeiro, octobre 1877.) — **Hanot (V.).** *Étude sur une forme de cirrhose hypert. du foie.* (Thèse de Paris, 1876.) — **Kiener (P.) et Kelsch (S. A.).** *Affections paludéennes du foie.* (*Arch. de physiol. normale et path.*, 1878, sér. 2, t. V, p. 571 et 1879, sér. 2, t. VI, p. 354.) — **Lancereaux (E.).** *Le Praticien.* Paris, 1882, V, 125-127 et *Leçons de Clinique méd.* Paris, 1890, p. 103. — **Picquet (Ch.).** *De l'hépatite interstitielle paludéenne.* (Thèse de Paris, 1880. — **Véron.** *Cirrhose paludo-alcoolique.* (*Arch. génér. de méd.*, sept. 1884, p. 308.) — **Jones (J.).** *Cirrhosis of the liver caused by the prolonged action of the malarial poison.* (*Trans. Louisiana med. Soc.* New Orleans, 1886, VIII, 148.) — **Kiener et Engel.** *Sur les rapports de l'urobilinurie avec l'ictère.* (*Compt. rend. de la soc. de Biologie.* Paris, 1888, p. 698.) — **Potain.** *Cirrhose hypertrophique d'origine palustre.* (*Union méd.*, Paris, 1892, II, 784.) — **Leclerc (H.) et Dide (M.).** *Sur un cas de cirrhose palustre.* (*Bull. de la Soc. anat.*, Paris, 1894, 671.)

### 4° HÉPATITE SYPHILITIQUE

Les premiers syphiligraphes avaient l'idée d'une action exercée par le virus syphilitique sur le foie, mais ils n'étaient nullement d'accord au sujet des changements opérés par cet agent sur l'organe hépatique. Effectivement, tandis que les uns voyaient, dans la syphilis du foie, un accident consécutif, les autres faisaient de la glande hépatique le foyer principal de la maladie. Basée sur une conception de l'esprit plutôt que sur l'observation, cette dernière opinion ne tarda pas à tomber dans l'oubli, tandis que la première a survécu.

Au siècle dernier, et dans les premières années de celui-ci, plusieurs auteurs publièrent quelques faits incomplets, il est vrai, de désordres hépatiques liés à la syphilis. Ces faits étaient à peu près tombés dans l'oubli, quand Ricord et Rayer, puis Dittrich de Prague et Gubler attirèrent de nouveau l'attention sur ces mêmes désordres. Depuis lors, le foie syphilitique est bien connu, grâce surtout aux travaux de Virchow, Frerichs et aussi à ceux qui nous sont personnels (voy. notre *Traité historique et pratique de la syphilis*. Paris, 1866; 2e édit. Paris, 1873). Ces travaux ont montré que les affections du foie comptent parmi les manifestations viscérales les plus communes et qu'elles revêtent des caractères véritablement spécifiques. Ces caractères diffèrent toutefois, selon que la syphilis est acquise ou héréditaire; en conséquence, nous étudierons séparément :

1° L'hépatite de la syphilis acquise;

2° L'hépatite de la syphilis héréditaire.

### A. — *Hépatite ou cirrhose syphilitique acquise.*

*Étiologie et pathogénie.* — La cause efficiente de la syphilis est la pénétration dans l'organisme humain d'un germe animé, dont les caractères n'ont pu encore être déterminés, mais qui n'a pas moins la propriété de modifier certains tissus et même l'organisme tout entier. Cet agent se trouve renfermé dans un liquide ou suc transparent, suintant à la surface du chancre, des plaques muqueuses et de quelques autres lésions; il est aussi contenu dans le sang, du moins au cours des deux premières phases de la maladie; aussi, est-ce à ce moment-là surtout qu'il convient d'éviter la contamination.

Les causes occasionnelles de l'hépatite syphilitique sont diverses; nous mentionnerons : le traumatisme et les excès de boisson, dont l'action irritante sur le foie peut contribuer à la localisation du virus syphilitique sur cet organe, les excès d'alimentation qui, en irritant le parenchyme hépatique, sont de nature à le prédisposer à subir l'action de ce même agent. D'autres circonstances peuvent agir dans le même sens, mais, étant communes à d'autres maladies, nous n'avons pas à en parler.

La pathogénie de la syphilis hépatique est jusqu'ici des plus obscures ; cependant, si nous remarquons que le virus syphilitique s'étend et se propage par le système lymphatique, et que les lésions spécifiques du foie se développent au pourtour des artérioles hépatiques et des canaux biliaires, c'est-à-dire là où il se rencontre, nous sommes conduit à reconnaître que ce système est le milieu le plus convenable à l'existence de l'agent ou microbe qui est l'essence même du virus syphilitique. Par sa présence, ce microbe excite l'apparition d'éléments lymphoïdes et la formation d'un tissu conjonctif embryonnaire qui parvient à se constituer définitivement dans les points où il est peu abondant, et qui subit une régression granulo-graisseuse complète partout où son exubérance ne lui permet pas de trouver des éléments suffisants de nutrition. Il résulte de là que le foie dans la syphilis acquise, comme dans la syphilis héréditaire, est le siège de lésions apparaissant sous deux formes un peu différentes : l'une diffuse, dans laquelle le produit phlegmasique tend à une organisation définitive, c'est la *forme cirrhotique;* l'autre circonscrite, dans laquelle une partie de ce même produit subit la transformation granulo-graisseuse et peut être spontanément résorbé, c'est la *forme gommeuse.*

*Anatomie et physiologie pathologiques.* — FORME DIFFUSE OU CIRRHOSE SYPHILITIQUE. — Le foie, dans cette forme de la syphilis acquise, adhère plus ou moins intimement aux parties voisines par des tractus membraneux, des brides fibreuses résistantes qui le fixent surtout au diaphragme, plus rarement à d'autres organes, et apportent certaines difficultés à son extraction de la cavité abdominale. Ces brides prennent naissance au niveau de dépressions ou de sillons profonds, qui impriment à la surface de l'organe une physionomie toute particulière. Cette surface, en effet, n'est plus lisse et régulière, mais lobulée, mamelonnée, surmontée d'îlots inégaux de substance hépatique, d'un diamètre de trois, cinq, sept centimètres et même plus (fig. 25). Peu nombreux dans quelques cas, ces sillons sont d'autres fois resserrés et parcourent, dans une grande étendue, la surface de la glande à laquelle ils donnent un aspect de circonvolutions intestinales (fig. 26); plus resserrés encore, ils constituent la forme la plus aiguë et la plus hâtive de la cirrhose hépatique. De leur profondeur partent des traînées ou bandes fibreuses qui s'étendent dans l'épaisseur du parenchyme hépatique, limitent des îlots plus ou moins larges, assez semblables à ceux de la surface extérieure, en sorte que la coupe est lobulée à la façon de cette dernière (voy. mon *Atlas d'anat. pathologique*. Paris, 1870, texte, p. 55, fig. 1 et 2).

La capsule de Glisson et les cloisons qui en émanent, principal siège de la localisation anatomique, offrent un épaississement plus ou moins considérable par suite de la formation d'un tissu

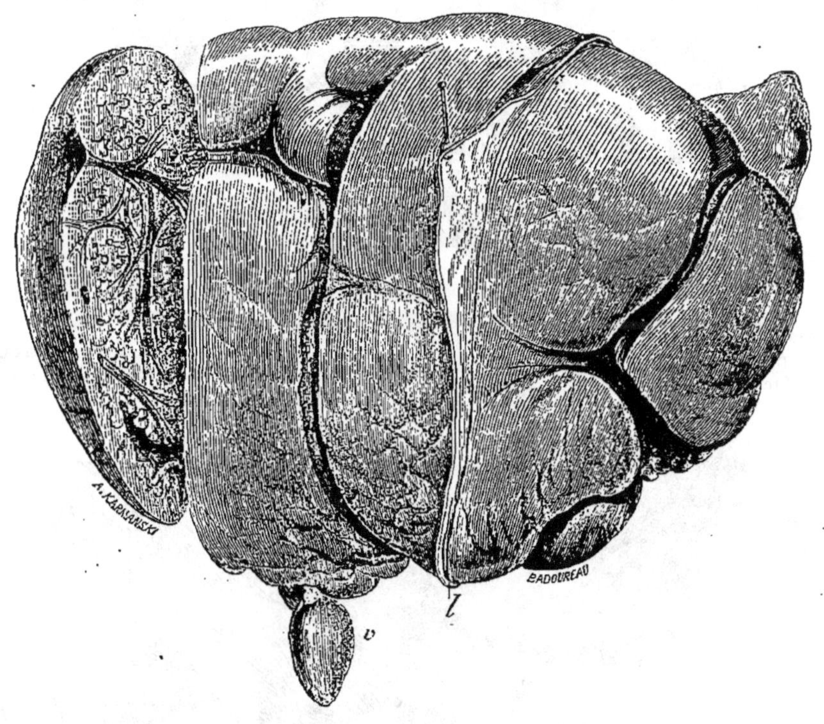


Fig. 25. — Foie syphilitique réduit de la moitié environ de son volume et labouré de profonds sillons au niveau de sa face antéro-supérieure, tandis que sa surface de section est semée de bandes ou tractus blanchâtres, fibroïdes. *l*, ligament suspenseur.

conjonctif de nouvelle formation, lequel, en s'organisant, amène leur rétraction et une déformation spéciale du foie. La substance parenchymateuse comprise entre les prolongements fibreux est ferme, élastique, parfois friable à la pression du doigt, jaunâtre ou grisâtre et plus ou moins altérée.

Cette forme de l'hépatite syphilitique est constituée à son début, par de jeunes cellules dites cellules embryonnaires, et plus tard par un tissu fibroïde ou fibreux contenant un très petit nombre de ces éléments. C'est ce tissu qui, en raison de la durée du mal, se présente le plus souvent à l'examen du pathologiste et traverse le parenchyme hépatique (fig. 27 et 28) sous forme de traînées qui, tantôt proviennent de la capsule extérieure et tantôt

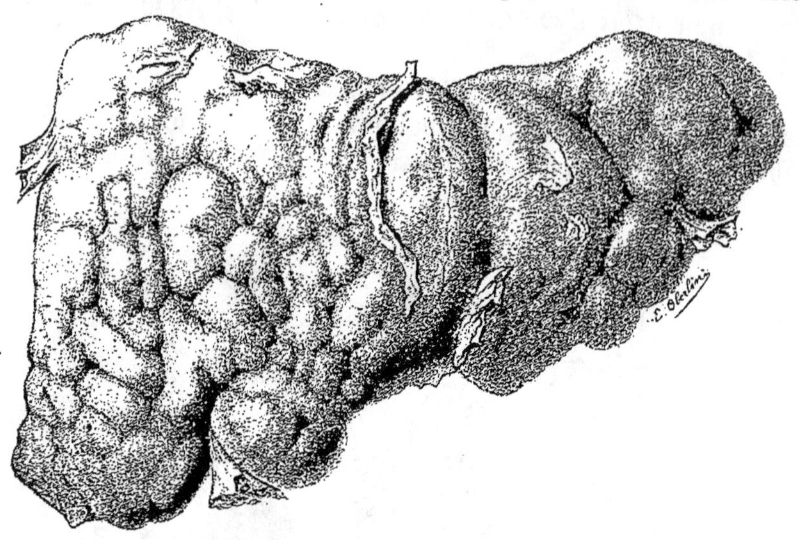

Fig. 26. — Foie atteint de cirrhose syphilitique et dont la surface libre se trouve parsemée de sillons profonds qui limitent des îlots volumineux, et irréguliers, faciles à distinguer des granulations de la cirrhose alcoolique.

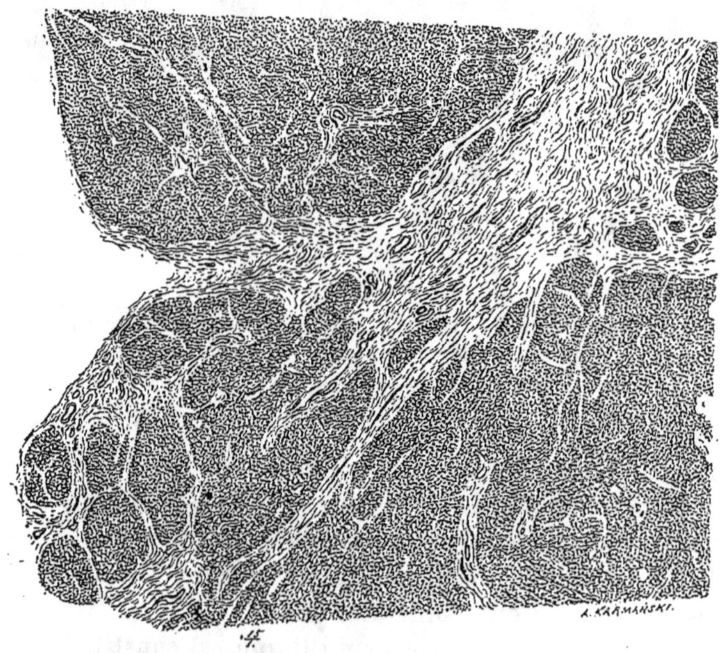

Fig. 27. — Coupe microscopique $\frac{15}{1}$ du foie représenté fig. 26. La traînée fibreuse est prise au niveau d'un sillon.

prennent naissance au pourtour des artères, et de là irradient dans différents sens. Ainsi, connaissant la tendance de localisation de la syphilis par rapport aux artérioles et aux gaines qui les entourent, il est indubitable que, dans le foie, ces parties sont le

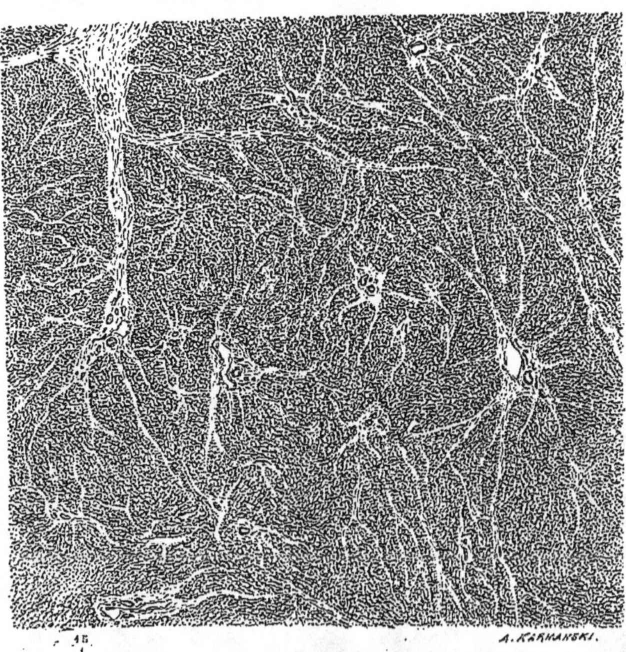


FIG. 28. — Autre coupe microscopique du foie représenté fig. 26. Cette dernière est prise au niveau d'un îlot de substance hépatique. Elle démontre clairement que le tissu de nouvelle formation a son point de départ au niveau des espaces portes et au pourtour des artérioles et qu'il se continue dans leur direction.

point de départ habituel de l'altération syphilitique (fig. 29). En

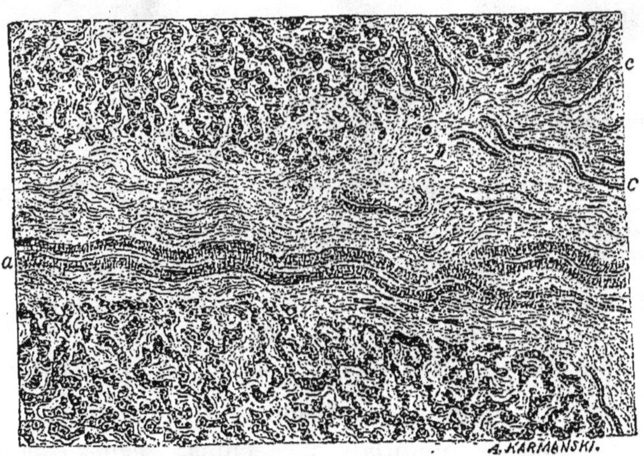


FIG. 29. — Coupe microscopique $\frac{15}{1}$ d'un foie atteint de cirrhose syphilitique. *a*, artériole hépatique dont les parois sont très épaissies; *c*, *c*, *c*, faux canalicules biliaires.

tout cas, la disposition que revêt le tissu de nouvelle formation dans la cirrhose syphilitique, différencie nettement cette affection, par l'étendue des îlots et la profondeur des sillons, de celle qui appartient à la cirrhose alcoolique (cirrhose bi-veineuse) et à la cirrhose paludique (cirrhose lymphatique) où la surface du foie demeure lisse, à peine granulée ou simplement chagrinée.

Les cellules glandulaires sont presque toujours altérées, sinon au début, du moins à une période avancée du mal. Leur altération est variable; ordinairement atrophiées et granuleuses au voisinage des cloisons fibreuses, elles sont, plus loin, infiltrées de gouttelettes graisseuses ou encore de blocs d'une substance

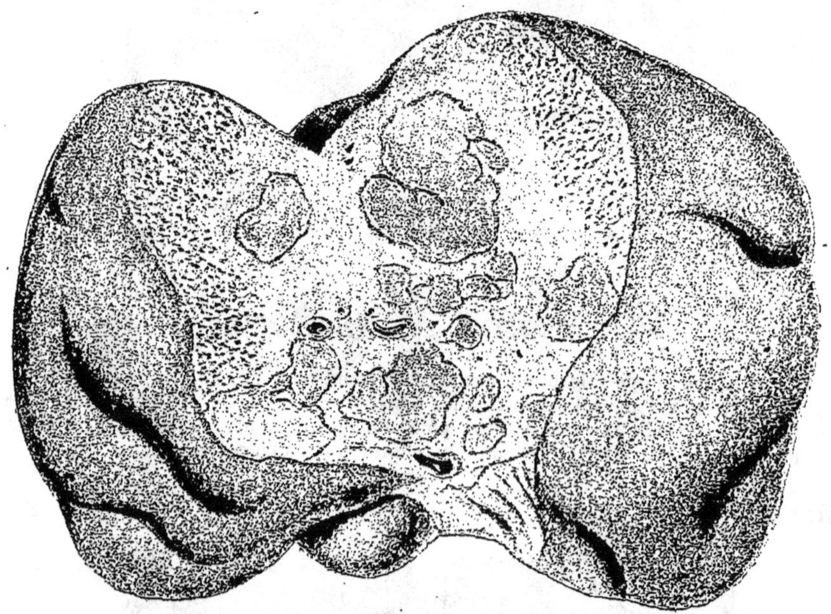

Fig. 30. — La face antéro-supérieure d'un foie syphilitique incisée pour montrer un amas de tumeurs gommeuses disséminées au sein d'un tissu fibreux et résistant.

albuminoïde. Cette dernière lésion, dite dégénérescence amyloïde, affecte en même temps les petits vaisseaux; mais c'est à tort qu'on l'a attribuée à la syphilis, vu que cette maladie n'engendre jamais que des lésions du stroma conjonctivo-vasculaire, comme nous pouvons le voir encore dans la forme gommeuse.

Forme gommeuse. — Cette seconde forme de la syphilis hépatique acquise se distingue par la présence, au sein du parenchyme hépatique, de masses nodulaires, fermes, sèches, jaunâtres, d'apparence caséeuse, formant des saillies à sa surface ou dans son épaisseur, et, qui en se résorbant laissent des pertes de substance et des dépressions irrégulières et profondes (fig. 30).

Ces masses, généralement désignées, depuis Fallope, sous le nom de gommes, sont disséminées à la surface de l'organe presque toujours adhérent au diaphragme, ou répandues dans sa profondeur et entourées d'un tissu grisâtre ou brunâtre, à la surface duquel elles font saillie, et se présentent sous la forme de nodosités ou tumeurs arrondies, du volume d'une lentille, d'un haricot, d'un noyau de cerise ou d'une noix (voy. la pl. I, fig. 3 et 4 de mon *Traité de la syphilis*). Plus ou moins molles à leur centre, fermes et sèches à leur périphérie, constamment circonscrites par une zone de tissu fibroïde qui leur constitue un caractère des plus importants, les gommes hépatiques sont généralement multiples, disséminées à la surface de la glande, isolées ou groupées

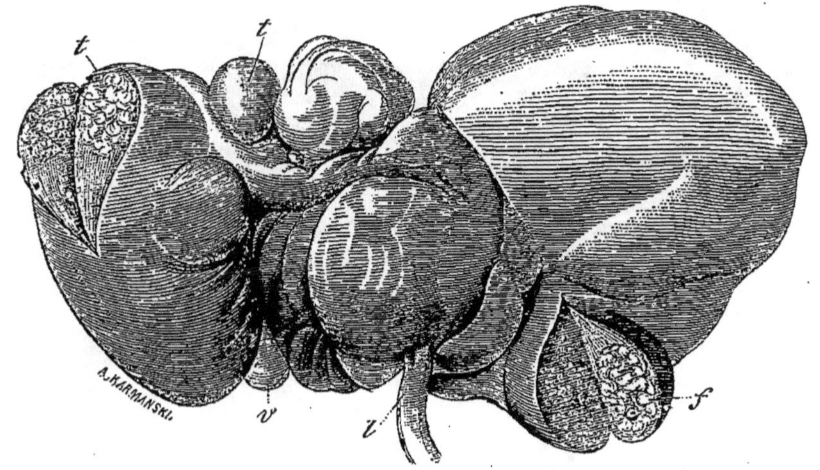


Fig. 31. — Foie atteint de syphilis déformé par la résorption de plusieurs gommes et dit foie ficelé.

*t*, *t*, *f*, tumeurs gommeuses; *v*, vésicule biliaire; *l*, ligament suspenseur.

sur un ou plusieurs points de sa profondeur, ou encore confondues en une ou plusieurs masses du volume d'une cerise ou d'une pomme d'api (fig. 30). Leur surface de section n'est pas entièrement lisse, mais souvent inégale et comme parsemée de petites lacunes, disposition qui tient tant à la rétraction du tissu qui les entoure, qu'aux résorptions et aux pertes de substance qui se produisent dans leur épaisseur (fig. 31 et 32). Ce caractère, qui n'est pas à négliger, n'a pas l'importance de la zone de tissu conjonctif vascularisé et grisâtre qui leur forme une sorte de coque, et d'où il est parfois facile de les énucléer; mais, joint à la teinte jaunâtre et à la sécheresse si particulière du tissu gommeux, il ne peut laisser de doute, à un œil exercé, sur l'origine et la nature de l'altération.

Celle-ci est constituée dans le principe par l'apparition au pourtour des artérioles, et partant dans le voisinage de la veine porte qui peut être effacée exceptionnellement, au pourtour des canalicules biliaires, d'éléments conjonctifs embryonnaires qui finissent par constituer une nodosité plus ou moins volumineuse. Au bout d'un certain temps de l'agglomération de ces éléments, la partie centrale de la masse, soit par le fait de l'oblitération du vaisseau qui en est le point de départ, soit pour une autre cause, cesse de se nourrir, régresse et forme ainsi le produit gommeux; mais en même temps, à la périphérie de ce produit, existe un tissu jeune qui continue de vivre et se trans-

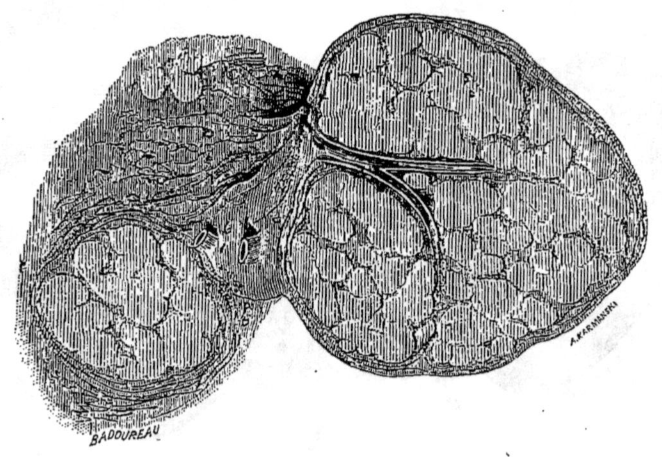


Fig. 32. — Coupe perpendiculaire, à gauche de la vésicule biliaire, du foie représenté fig. 31. Les nodules blanchâtres, ou gommes, sont circonscrits par un tissu fibroïde.

forme peu à peu en tissu fibroïde ou fibreux. La gomme est ainsi formée de deux parties semblables, quant à leur origine, mais fort distinctes quant à leur évolution. Effectivement, tandis que la partie centrale tend à régresser de plus en plus et à disparaître, la partie périphérique se vascularise et s'organise d'une façon définitive, comme si elle était destinée à résorber la première (fig. 33, *g* et *z*).

Examinée au microscope, la masse jaune centrale consiste en une agglomération de petites cellules sphériques ou ovoïdes, semblables aux cellules embryonnaires du tissu conjonctif, disposées au sein d'un tissu fibrillaire et plus ou moins fortement nécrosées. Ces éléments déformés et infiltrés de granulations grisâtres et de gouttelettes graisseuse, finissent par tomber en déliquium et par se transformer en une sorte d'émulsion lactescente, tandis que les éléments cellulaires de la périphérie de la végétation, nourris par les vaisseaux du voisinage, se constituent en un tissu fibroïde au sein duquel apparaissent de nombreux vaisseaux, qui contribuent à la résorption de la partie centrale. Semblable à un tissu de cicatrice, cette dernière partie se rétracte, revient sur elle-même, comble peu à peu les lacunes et les vides résultant de la résorption de la portion gommeuse et du parenchyme hépatique étouffé entre plusieurs nodosités agglomérées, de telle sorte que, à un certain moment, l'on ne voit plus, à leur place, qu'un tissu fibreux et les parois épaissies des

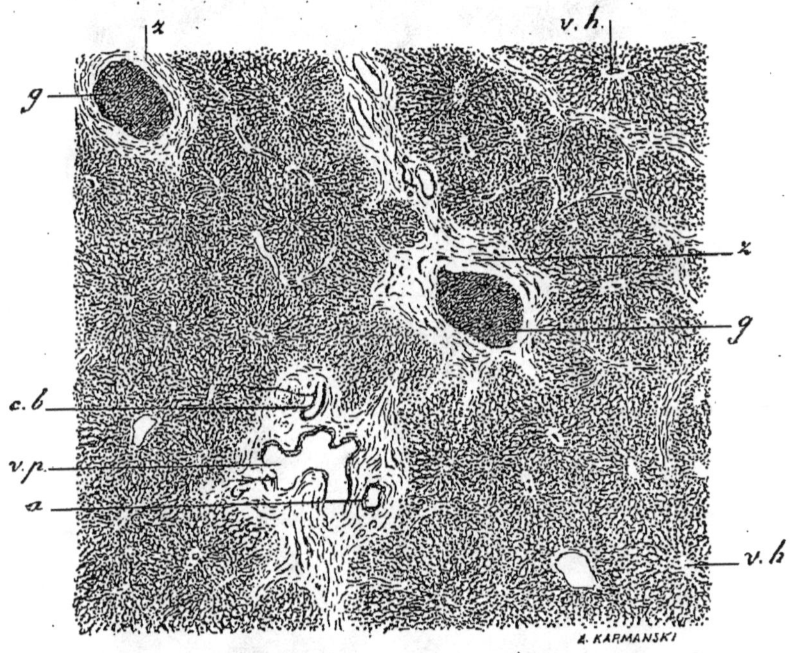


Fig. 33. — Coupe microscopique d'un foie syphilitique.

*g*, *g*, tumeurs gommeuses développées dans les espaces portes au pourtour des artérioles hépatiques; *z*, zone de tissu fibreux périphérique; *a*, artériole hépatique dont les parois sont épaissies; *vp*, veine porte; *cb*, canalicule biliaire; *vh*, *vh*, veines sus-hépatiques.

artères qui ont été le point de départ du processus gommeux (fig. 34 *a*).

De là, des cicatrices de formes diverses souvent étoilées, déprimant la surface du foie, lorsque les gommes sont superficielles, des dépressions de la surface de section, lorsqu'elles sont profondes[1], et enfin, lorsqu'elles sont multiples et agglomérées, des destructions étendues, résultant tout à la fois de la résorption des gommes syphilitiques et de l'atrophie des cellules comprimées à leur voisinage. Dans ces conditions, le foie est le siège de profondes dépressions, de pertes de substance qui lui donnent des apparences diverses, représentées figures 35 et 36. Assez sou-

1. Voy. les fig. 4, 5 et 6, p. 256 et 257 de mon *Traité de la syphilis*. Paris 1873.

vent même, l'un des lobes disparaît en grande partie : c'est tantôt le lobe droit, tantôt le lobe gauche qui, réduits à l'état de moignons fibreux, produisent des déformations considérables de la glande hépatique, sur l'importance diagnostique desquelles on ne peut trop insister. Ces déformations ne tiennent pas seulement au travail de destruction pathologique, elles résultent

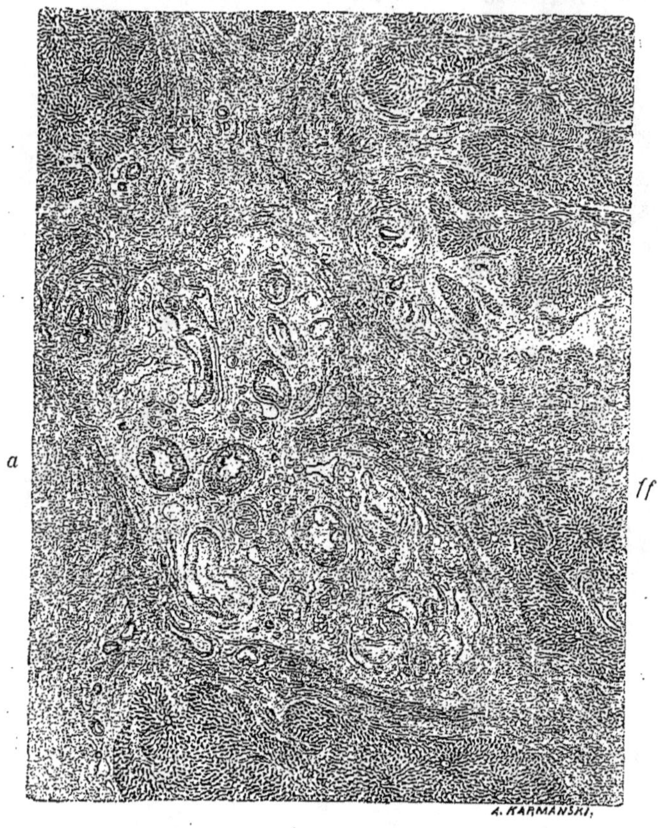


Fig. 34. — Coupe microscopique $\frac{1}{10}$ d'un foie syphilitique au niveau d'un point rétracté et déprimé par suite de résorption gommeuse et de néoformation conjonctive.
*a*, artérioles dont les parois sont épaissies (péri et endo-artérite) ; *f,f*, tissu fibroïde ; *p*, parenchyme hépatique.

encore d'un travail de régénération ou de simple hypertrophie des éléments du foie, ainsi qu'il arrive pour le rein dont le congénère a été détruit.

Les cellules hépatiques offrent, en effet, des caractères bien différents, selon la situation qu'elles occupent par rapport aux produits gommeux : détruites au niveau de la masse néoplasique, elles sont atrophiées dans son voisinage, et, sur d'autres points, hypertrophiées et doublées de volume. Quelques auteurs prétendent même avoir vu, à côté des cellules anciennes, des éléments jeunes qui les ont conduits à admettre l'existence d'un processus de réparation hépatique. En tout cas, lorsque l'un des lobes hépatiques est seul altéré, l'autre lobe augmente dans toutes ses dimensions, et acquiert rapidement un volume qui compense partiellement, du moins, la fonction de la portion détruite. Les cellules hépatiques, enfin, s'infiltrent de substances qui diminuent leur puissance fonctionnelle et produisent les dégénérescences albuminoïde et graisseuse, dont nous aurons à parler plus loin.

Les altérations des vaisseaux artériels varient de la même facon : leurs parois, fortement épaissies au centre et dans le

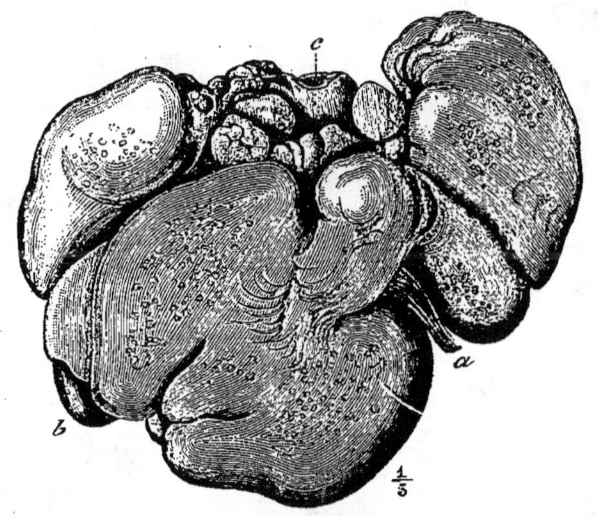


Fig. 35. — Foie atteint d'hépatite gommeuse avec déformation de l'organe due à la résorption de nodules gommeux agglomérés, vers sa partie supéro-postérieure.

voisinage des produits gommeux, ont leur lumière notablement rétrécie ou oblitérée, ce qui ne peut surprendre, puisqu'elles sont le point de départ de la localisation syphilitique. La veine porte, elle-même, peut prendre part à l'altération et nous avons vu, à plusieurs reprises, des branches de ce vaisseau rétrécies ou obstruées par des concrétions fibrino-membraneuses (obs. XXVIII, p. 256 de notre *Traité de la syphilis*). Dans les parties du foie demeurées intactes, les petits vaisseaux sont ordinairement dilatés tant par l'afflux sanguin que par le travail d'hypertrophie et de prolifération cellulaire. Quant aux canaux biliaires, ils demeurent normaux, excepté lorsque des dépôts gommeux prennent naissance dans leur voisinage, auquel cas, ils sont rétrécis ou ectasiés. Les nodosités gommeuses ont alors l'apparence d'une petite géode, dont l'intérieur est coloré par le pigment biliaire.

L'altération syphilitique du foie peut être isolée, mais le plus souvent elle se trouve associée à d'autres lésions des téguments ou des viscères. La peau présente, aux membres inférieurs surtout, des stigmates de localisations syphilitiques antérieures, sinon des lésions gommeuses en voie d'évolution. Les os sont atteints d'exostoses ou de gommes; les testicules, en raison de leur composition histologique, offrent des désordres analogues à ceux de la glande hépatique; les voies aériennes ont leur membrane muqueuse couturée de cicatrices et les méninges sont quelquefois

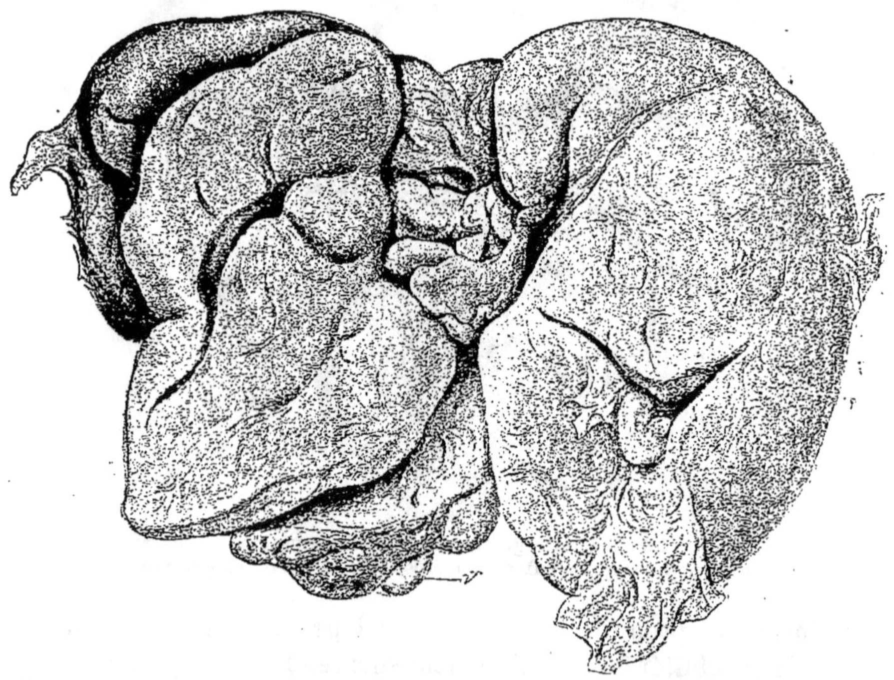

Fig. 36. — Hépatite gommeuse avec adhérences au diaphragme, déformation et dépression de la surface du foie consécutive à la résorption de plusieurs nodules gommeux. Le lobe droit est plus altéré et plus petit que le lobe gauche partiellement hypertrophié.

épaissies par des dépôts gommeux. Il existe enfin, dans certains cas, une dégénérescence amyloïde du tube gastro-intestinal, de la rate et des reins, dont le rapport avec la syphilis est loin d'être nettement éclairci. Indépendamment de cette dégénérescence, la rate est toujours tuméfiée, par suite de l'infection syphilitique et quelquefois aussi par le fait de la stase sanguine résultant de l'obstacle apporté à la circulation porte. Ces deux ordres de lésions sont d'ailleurs distincts, car l'organe splénique, dans le premier cas, conserve sa coloration et sa consistance, tandis que, dans le second, il devient ferme et coloré. Les ganglions lymphatiques prévertébraux, ceux du hile du foie, à l'instar de la rate, sont toujours tuméfiés, si nous nous rapportons à notre observation. Le tube digestif est le siège de congestion, toutes les fois qu'il y a stase sanguine dans la veine porte; il en est de même du péritoine qui présente en outre des fausses membranes tellement adhérentes, dans certains cas, qu'il devient difficile d'extraire le foie de la cavité abdominale. Ces adhérences, dans quelques cas, compriment le foie et ses vaisseaux au point d'engendrer de l'ascite comme nous avons pu le voir. La péri-hépatite, relativement commune dans la syphilis est caractérisée tantôt par la présence de bandes fibreuses, résistantes, tantôt par des membranes faisant adhérer la rate au diaphragme et les anses intestinales entre elles : c'est la péritonite membraneuse syphilitique, non plus partielle, mais généralisée dont une observation intéressante a été consignée dans notre *Traité d'anatomie pathologique*, Paris, 1879-1881, p. 311.

*Symptomatologie.* — Les désordres symptomatiques liés à la syphilis hépatique ne comportent pas nécessairement les divisions que nous avons adoptées dans l'étude des lésions, et, pour ce motif, dans le cours d'un exposé général, nous nous contenterons de faire remarquer les particularités plus spéciales à chacun d'eux. Ces désordres sont physiques ou fonctionnels; les premiers fournis par la palpation et la percussion ont la plus grande importance, et doivent être analysés avec soin. Le volume du foie est variable, augmenté ou diminué, sinon en totalité, du moins en partie. Dans certains cas où il a été possible de suivre les changements divers subis par cet organe, pendant le cours de la maladie, on a constaté qu'à une période d'accroissement avait succédé une période d'atrophie. Cette évolution, facile à comprendre, après l'étude anatomique qui précède, appartient particulièrement à l'hépatite scléreuse diffuse. Dans certains cas pourtant, au lieu de diminuer de volume, le foie continue à s'accroître par le dépôt, au sein des cellules hépatiques de substances grasses ou de matières albuminoïdes. Augmenté de volume, cet organe donne au palper, dans la forme scléreuse, la sensation d'une dureté manifeste, d'une surface inégale, bosselée; dans la forme gommeuse, celle de saillies ou mieux de nodosités fermes, nettement circonscrites, ou disséminées dans tout l'organe (fig. 37).

La diminution de volume est tantôt générale, tantôt limitée à un seul lobe; elle était générale dans un cas où cette glande se trouvait enveloppée d'une fausse membrane épaisse et résistante qui l'étreignait tout entière, y compris les vaisseaux et les canaux biliaires, et comme sa forme était conservée, on pouvait se croire en présence d'une cirrhose alcoolique vulgaire. Lorsqu'elle est localisée à un seul lobe, l'atrophie du foie intéresse tantôt le lobe gauche qui devient à peine appréciable à la percussion, tantôt le lobe droit, comme dans un cas où, pendant plusieurs années, l'hypochondre droit fortement rétracté d'un de mes malades,

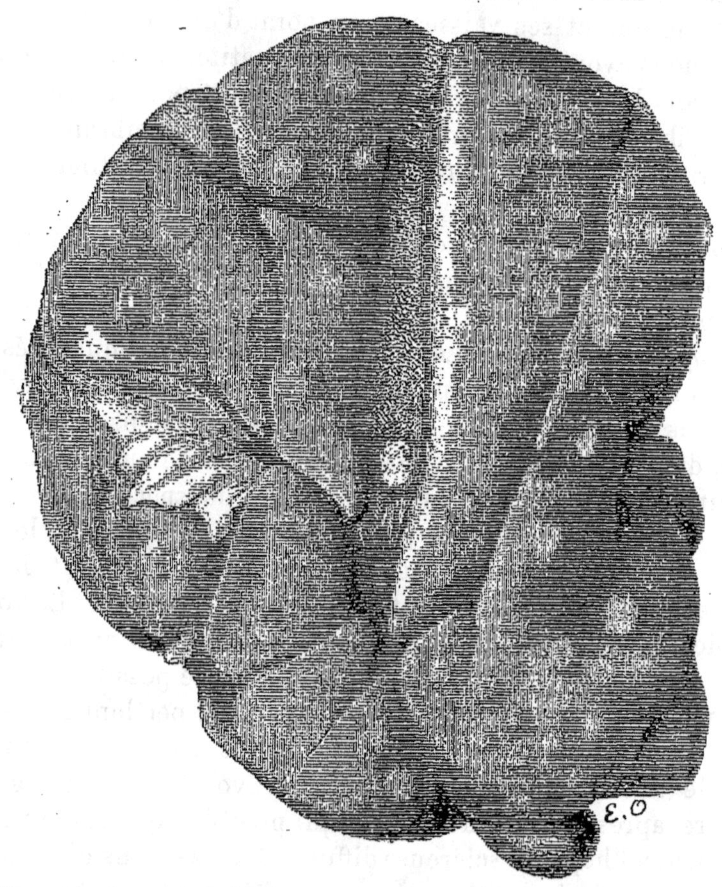


FIG. 37. — Foie parsemé de nodosités gommeuses tant à sa surface que dans sa profondeur, comme l'indique la section. Destruction presque totale du lobe gauche ; adhérences diaphragmatiques au niveau du lobe droit.

donnait presque partout de la sonorité. Ainsi, il importe de se rendre compte de la situation, de la fixité du volume du foie, de sa consistance, des lobulisations et des saillies qui existent à sa surface, de l'inégalité de ses lobes, dont l'un descend très bas, tandis que l'autre est impossible à trouver, et, enfin, de l'état de son bord libre, découpé par des scissures ou des dépressions profondes, qui le rendent tout à fait irrégulier.

Ces différents états qu'une percussion bien entendue, et la palpation surtout, permettent d'apprécier le plus souvent, avec exactitude, sont pour ainsi dire spéciaux à la syphilis. Il n'y a pas, comme nous le verrons, d'affections du foie où se rencontre une déformation aussi prononcée de cette glande; dans les cirrhoses alcoolique et paludique, comme nous le savons, les deux lobes conservent leurs proportions réciproques. Les adhérences presque constantes du foie au diaphragme ne permettent pas de constater, pendant la respiration, le mouvement de glissement de la paroi abdominale sur cet organe; la main qui palpe sent immédiatement la glande immobile sous cette paroi, et lorsque les adhérences ne sont pas intimes, elle peut avoir une impression de frémissement ou de frottement, quelquefois perceptible même à l'auscultation.

Les troubles fonctionnels sont très variables, ce qu'il est facile de comprendre, étant connues les lésions; ils sont si peu accusés, dans certains cas, que, même après une exploration physique du foie, on est étonné, à la mort, de trouver dans cet organe, des lésions dont l'existence avait été entièrement méconnue, pendant la vie. Il est rare, néanmoins, que les malades, en raison surtout de la grande fréquence de la périhépatite, ne se plaignent pas d'une douleur, plus ou moins vive, dans l'hypochondre droit. Cette douleur consiste tantôt en une simple sensation de gêne, de malaise ou de pesanteur, tantôt en une sensation plus vive, continue, exacerbante, presque toujours exagérée par la palpation, la percussion et surtout par les mouvements du thorax, avec des irradiations vers l'épaule ou toute autre partie du corps. Ce symptôme, toutefois, n'est pas seulement variable, il est encore inconstant, et peut faire défaut dans la phase avancée du mal. Chez un malade de ma clientèle dont le lobe droit du foie, à peu près entièrement détruit par des productions gommeuses résorbées, adhérait intimement au diaphragme et aux côtes, tandis que le lobe gauche hypertrophié descendait jusqu'à l'ombilic, il y eut jusqu'à la mort une douleur fixe de l'hypochondre droit qui me parut devoir être attribuée à des adhérences membraneuses, et comparée aux douleurs persistantes qui succèdent à certaines pleurésies.

L'ascite, symptôme d'une grande valeur, est loin d'être constante; presque toujours accompagnée de la dilatation des veines sous-cutanées de la région supérieure de l'abdomen, elle appartient aux deux formes de la syphilis du foie, tout en étant plus commune dans la forme diffuse ou cirrhotique. Noté par Schutzenberger, Virchow, Leudet, etc., ce symptôme a été constaté dans près de la moitié des cas de syphilis hépatique qui nous sont personnels. Son développement est, en général, lent et progressif, mais sans que cette circonstance, sur laquelle Gubler, Leudet et moi-même avons tout d'abord fixé l'attention, puisse beaucoup servir au diagnostic de la cirrhose syphilitique, car, il lui arrive parfois de prendre, en peu de jours, un accroissement considérable. Ce symptôme, en somme très variable, n'a pas la marche régulière et progressive qu'il présente dans la cirrhose du buveur, en raison des conditions mêmes dans lesquelles il survient. Si dans quelques cas, il se lie à la compression des ramifications des capillaires de la veine porte, le plus souvent, il est dû à la compression des branches ou du tronc de ce vaisseau par des gommes ou des cicatrices fibreuses, ou bien encore, comme je l'ai vu dans deux cas, par des fausses membranes résistantes enveloppant l'organe tout entier. Au reste, des fausses membranes analogues peuvent se rencontrer dans une certaine étendue du péritoine, y produire de l'ascite, ou même contribuer à la résorption spontanée de l'épanchement. Cette résorption n'est pas rare à la suite d'un traitement spécifique qui, en modifiant la lésion anatomique, diminue ou fait disparaître l'obstacle apporté à la circulation de la veine porte. La ponction enfin peut devenir nécessaire, et ce serait une faute d'hésiter à la pratiquer.

L'ictère est rarement observé dans le cours des lésions syphilitiques du foie, ce qu'il est facile de s'expliquer par la localisation habituelle de ces lésions au stroma conjonctivo-vasculaire. Lorsqu'il existe, il est presque toujours l'effet d'une compression des canaux biliaires, soit par la tuméfaction des ganglions lymphatiques, soit de préférence par une cicatrice étendue (Frerichs), ou, comme Biermer et moi-même l'avons vu, par une périhépatite membraneuse qui enserre le foie tout entier. Ce symptôme, en tout cas, est remarquable par sa marche lente, sa longue durée et sa grande intensité, ainsi que l'on en peut juger par l'observation suivante :

*Syphilis hépatique; ictère biliaire; épistaxis; guérison. Plus tard lymphangite réticulée des membres inférieurs et de l'abdomen. Mort.*

C... E., âgée de 55 ans, blanchisseuse, était admise une première fois par nous à l'hôpital, le 14 mai 1888, avec une teinte ictérique très accentuée des sclérotiques et des téguments, qui datait de plus de dix mois et pour laquelle elle avait déjà été soignée à l'hôpital Cochin. Pâle, anémiée avec œdème des jambes, cette malade est météorisée et son abdomen mesure $0^m,97$ de circonférence au niveau de l'ombilic. Les veines superficielles sont dilatées des deux côtés. Le foie, inégal, induré et irrégulièrement bosselé, offre à côté de portions assez molles, des parties dures et résistantes, et une matité de $0^m,22$ au niveau de la ligne mammaire. La rate est volumineuse, 0m,13 sur 0m,22; il y a de l'inappétence et de la diarrhée; les urines contiennent de la matière colorante biliaire. Nous hésitons entre trois affections : la cirrhose graisseuse, l'épithéliome primitif et une affection syphilitique du foie, bien qu'il n'existe, en fait d'antécédents, qu'un enfant mort-né. Cette dernière affection est celle à laquelle nous nous rattachons. (Iodure de potassium. Régime lacté.)

Le 12 juin, amélioration notable; le foie est moins volumineux et l'œdème a disparu; absence d'albumine, de sucre et de bile dans les urines; les épistaxis persistent. Le 7 juillet, la malade, se sentant bien, demande sa sortie. La teinte subictérique est à peine marquée; le foie déborde au plus de deux travers de doigt le rebord costal.

Le 20 octobre, cette même malade nous revient avec un ictère prononcé et une fièvre intense due à une lymphangite réticulée de tout le membre inférieur droit et de l'abdomen. Le point de départ de cette lymphangite est un ulcère variqueux non soigné, et situé à la partie externe de la jambe. Les organes thoraciques ne sont pas lésés; le foie n'offre rien de spécial au palper; la rate est volumineuse. Les urines renferment de la bile. Les jours suivants, la lymphangite s'étend à l'autre côté, et la malade meurt le 1er novembre dans un état ataxo-adynamique.

A l'autopsie, les poumons sont congestionnés à leurs bases; le cœur n'est pas altéré. Le foie présente, au niveau du hile, une masse gommeuse rétractée et circonscrite par un tissu fibroïde qui comprime les organes du hile et vient donner l'explication de l'ictère et de l'ascite. Cette masse, de la grosseur d'une pomme d'api, est accompagnée de deux nodosités plus petites, placées dans son voisinage. Le reste du foie présente une teinte jaune, produite par l'infiltration biliaire, et surtout manifeste à la face antérieure de l'organe où la masse gommeuse du hile se traduit par une dépression située un peu au-dessus de la vésicule biliaire.

La rate, indurée et volumineuse, pèse le double de son poids normal. Les ganglions lymphatiques pré-vertébraux sont plus que doublés de volume. Les reins, le tube digestif, les organes génitaux ne présentent pas trace d'altération.

Circonscrite par une zone épaisse de tissu fibreux, la masse gommeuse, examinée au microscope, est composée d'une matière grenue, homogène et opaque, formée d'éléments disposés au sein d'une substance légèrement fibrillaire, plus ou moins clairs et réfringents. Ces éléments cellulaires ou nucléaires, difformes; granuleux et en voie de destruction, ne prennent pas les matières colorantes. De la zone fibreuse partent, en rayonnant, des travées qui s'enfoncent dans le tissu du foie, elles sont grêles et très courtes. Le reste du tissu hépatique n'est pas sclérosé, mais les canaux biliaires intrahépatiques sont dilatés; les travées de cellules imprégnées de bile et difficiles à colorer présentent une infiltration de grains de pigment biliaire.

Les hémorrhagies, moins communes dans l'hépatite syphilitique acquise que dans l'hépatite syphilitique héréditaire, sont le plus souvent indépendantes de l'ictère. Déjà mentionnés dans quelques-unes des rares observations rapportées par les auteurs du XVIe siècle, ces symptômes, connus de Cirillo, se manifestent non seulement sous la forme d'épistaxis et d'hémoptysies, mais encore par des hématémèses, du mélæna, du purpura, etc.

Léonard Botal[1] signale dans la syphilis, l'existence de selles dysentériformes brunes ou noirâtres, semblables à du marc de café. Chez un malade, pour lequel je fus appelé en consultation, à la suite de plusieurs atteintes d'un mélæna qui avait conduit deux confrères à diagnostiquer un cancer de l'intestin, il me fut facile de reconnaître que le lobe droit du foie avait été presque totalement détruit par des produits gommeux, ce qui avait amené l'hypertrophie du lobe gauche; la langue était du reste affectée de syphilis, et présentait plusieurs cicatrices. Des hémoptysies sont également l'occasion d'erreurs de diagnostic, si l'attention n'est attirée vers le foie et la rate; aussi, en présence d'hémorrhagies répétées, et avant de diagnostiquer une hémophilie, affection mal déterminée, le médecin doit-il faire un examen attentif du foie et de la rate, et songer à la syphilis, comme le montre le fait suivant, dans lequel la mort a été amenée par des hématémèses répétées.

*Hépatite ou cirrhose syphilitique; ascite; hématémèses et mort.*

G... A... âgée de 44 ans, ouvreuse, n'a que de bons antécédents héréditaires. Mariée à 26 ans, elle eut, à 29 ans, sa première grossesse qui se termina par une fausse couche; l'année suivante, nouvelle fausse couche; enfin, la troisième année, elle donna naissance à un enfant qui mourut, au bout d'un mois, avec des lésions syphilitiques. Quant à la malade, elle ne se rappelle pas avoir présenté d'éruptions ou autres manifestations spécifiques, à part quelques maux de gorge, survenus peu de temps après son mariage. Depuis lors, elle s'est relativement bien portée, jusqu'en 1888. Agée alors de 36 ans, elle s'aperçoit que son abdomen augmente de volume; en même temps, elle éprouve des douleurs vagues dans l'hypochondre droit, conserve son appétit, digère à peu près bien, et néanmoins, elle maigrit sensiblement.

En juillet 1890, époque où elle vint nous consulter, cette malade, amaigrie et anémiée, offre une pâleur excessive avec teinte légèrement jaunâtre des téguments, du météorisme et aussi de l'ascite.

Le *foie*, volumineux, déborde de 3 travers de doigt le rebord costal. A la palpation, on sent que le lobe droit est induré et présente des bosselures séparées par de profondes dépressions. La *rate* est augmentée de volume et mesure 14/22 centimètres. Les autres organes n'ont rien de particulier. Les *urines*, claires, transparentes, acides, d'une densité de 1,022, ne contiennent aucun élément anormal.

Le diagnostic porté est : *syphilis hépatique*. Des frictions mercurielles sont pratiquées, chaque jour, pendant quatre jours, puis reprises après un jour de repos, et l'iodure de potassium est prescrit à la dose de 3,50 grammes par 24 heures. Trois semaines plus tard, la malade, très améliorée, quitte l'hôpital; elle n'est plus jaune, a engraissé de 2 kilogrammes et les bosselures de la surface de son foie sont moins appréciables.

A partir de sa sortie de l'hôpital, elle se porte bien jusqu'au commencement

1. L. Botal. *Luis veneree curandæ ratio*, *in Luisini Aphrodisiaco*, p. 891.

d'octobre 1896, quand, sans cause appréciable, elle perd l'appétit et commence à éprouver des troubles digestifs : renvois, aigreurs, crampes d'estomac, ballonnement du ventre, etc. Elle continue à travailler, quoique maigrissant à vue d'œil et devenant de plus en plus faible. Le 2 novembre, elle est prise de vomissements alimentaires suivis d'une abondante *hématémèse*, qui l'anémie considérablement; le 5 novembre, elle entre de nouveau dans notre service à l'hôpital du Perpétuel-Secours.

Très maigre et très pâle, elle présente une légère teinte jaunâtre des sclérotiques; son ventre est météorisé, mais elle n'a ni ascite, ni circulation veineuse collatérale. Son *foie* est volumineux et la palpation permet de constater sur sa face libre des bosselures dont deux, de la grosseur d'une mandarine, sont surtout très nettement perçues par la main; l'une siège dans l'hypochondre droit près du bord antérieur de l'organe, l'autre plus en dedans vers l'épigastre. La *rate* mesure 13/21 centimètres.

*Cœur* normal, pouls 88, régulier, mais faible. *Poumons :* légère induration du sommet droit. Au niveau des jambes, il n'y a ni œdème ni cicatrices, mais de l'hyperalgésie plantaire liée à une intoxication légère par l'essence de *menthe*. Le 20 novembre apparition d'une ascite qui augmente progressivement ainsi que le météorisme.

Le 2 décembre il existe des signes de circulation veineuse collatérale, à la région de l'abdomen; frictions mercurielles et iodure de potassium (4 grammes par jour). Une amélioration ne tarde pas à se produire, tant dans l'état local que dans l'état général de la malade; plus tard le météorisme et l'ascite font des progrès; le 30 décembre cette dernière remonte à l'ombilic, se maintient ensuite à peu près stationnaire, quand tout à coup, le 10 mars 1897, la malade est prise d'hématémèses abondantes, et rend du sang rouge, liquide, mélangé de caillots. Une potion contenant du perchlorure de fer et des injections sous-cutanées d'ergotine parviennent à arrêter l'hémorrhagie, qui reprend le 11 mars, dans la nuit, puis le 12 mars, cette fois relativement peu abondante, ce qui n'empêche pas la malade anémiée de succomber le lendemain.

A l'ouverture du thorax, il existe à droite et à gauche une symphyse pleurale étendue de haut en bas. Les bases des deux poumons sont tellement adhérentes au diaphragme, qu'on est obligé de couper ce muscle pour pouvoir extraire ces organes dont l'un, celui de droite, offre une légère induration; il existe quelques granulations tuberculeuses à son sommet. Le *cœur* petit, en systole a ses cavités vides; l'*aorte* est intacte.

L'incision de l'abdomen est suivie de l'issue de 5 à 6 litres d'un liquide clair, citrin et transparent. L'estomac et l'intestin, quelque peu météorisés, sont normaux. L'œsophage, ouvert, présente dans presque toute son étendue, mais principalement vers sa partie inférieure, des veines dilatées, variqueuses, dont l'une, rompue à 2 centimètres au-dessus du cardia, laisse apercevoir un orifice elliptique, gros comme une petite lentille, duquel s'échappe un peu de sang. Le mésentère est surchargé de graisse; l'épiploon adhère au foie par-dessus l'estomac; les ganglions mésentériques sont normaux.

Le *foie*, que des adhérences épaisses attachent au diaphragme, à l'estomac et au côlon, pèse 1 500 grammes. Sa surface est très irrégulière : des sillons très profonds s'enfoncent dans sa profondeur et délimitent des portions saillantes, inégales, dont le volume varie de celui d'une noisette à celui d'une mandarine. Sur la coupe on voit d'épais tractus conjonctifs qui partent du fond des sillons sus-mentionnés et qui aboutissent à des épaississements plus considérables de tissu conjonctif. Le parenchyme glandulaire a une couleur jaune pâle; il est ferme. La vésicule contient une bile jaunâtre, d'aspect normal; le canal cholédoque est perméable.

Le *pancréas* ne présente rien à noter. La *rate* (500 grammes) adhère intimement au diaphragme par sa face externe; elle est molle, mais non diffluente et de teinte pâle rougeâtre.

Les *reins* (150 grammes) ne présentent rien de particulier; il en est de même des capsules surrénales et des organes génitaux. Le crâne est intact et l'encéphale simplement anémié.

Une coupe du foie, vue au microscope, montre que de la capsule épaissie partent des prolongements conjonctifs de deux ordres : les uns, très épais, naissent du fond des sillons, pénètrent loin dans l'intérieur du parenchyme et vont se terminer dans des amas conjonctifs plus considérables, de forme polyédrique et situés au niveau d'un espace porte; les autres relativement minces, sillonnent, dans tous les sens, le parenchyme hépatique en délimitant ainsi des îlots de dimensions fort différentes.

A un plus fort grossissement, on constate, au milieu de la plupart des travées conjonctives, une artère plus ou moins volumineuse, dont les parois sont manifestement épaissies. Les grands espaces conjonctifs dont il vient d'être question ainsi que les prolongements qui en partent sont formés par un tissu fibreux contenant peu de noyaux. Par places, et surtout à la périphérie de ces espaces on voit des amas de cellules embryonnaires formant de petits nodules gommeux. Les branches de la *veine porte* et des veines *sus-hépatiques* ne présentent aucune altération; il en est de même des conduits biliaires. Le parenchyme glandulaire semble peu modifié.

Les troubles digestifs, presque constants, constituent, dans certains cas, le seul désordre lié à l'affection syphilitique du foie. Tout d'abord assez peu marqués, ils s'accentuent ensuite d'une façon progressive; l'appétit diminue et se perd, les digestions deviennent lentes; les malades ont de la pesanteur, du météorisme, des éructations, des nausées, des vomissements muqueux, et surtout des selles diarrhéiques, irrégulières, formées de matières séreuses et blanchâtres, ou encore de matières brunâtres et noirâtres. En même temps, apparaissent un léger météorisme lié au trouble de la sécrétion biliaire, un amaigrissement progressif, et enfin, lorsque la lésion est ancienne et étendue, l'anémie et le marasme.

La rate, toujours tuméfiée, dépasse exceptionnellement le rebord costal; la palpation, dans quelques cas, parvient à reconnaître l'augmentation de volume des ganglions prévertébraux. Les urines sont fréquemment albumineuses, et cette circonstance, jointe à la déformation du foie, au trouble des fonctions hépatiques et à la tuméfaction de la rate est d'un grand poids pour le diagnostic de la syphilis hépatique.

La circulation est rarement troublée, à moins de la coexistence d'une myocardite spécifique, et la fièvre exceptionnelle. L'œdème des membres inférieurs a été quelquefois constaté dans le cours de lésions anciennes ayant détruit une partie de la glande; il peut être l'effet de thromboses veineuses. La peau offre de fréquentes modifications, car, sans parler des gommes, des ulcérations ou des cicatrices que l'on y rencontre, elle est en général sèche, ridée, remarquable par une teinte plombée jaunâtre, ou jaune bronzé uniforme.

Les appareils nerveux et respiratoire fonctionnent régulièrement, à moins de lésions spécifiques au sein de leurs tissus; mais la respiration peut être gênée par les adhérences que contracte le diaphragme avec le foie et la base des poumons.

*Évolution et modes de terminaison.* — L'hépatite syphilitique, si l'on excepte quelques faits de cirrhose diffuse, a une marche lente, chronique, progressive, insidieuse ou même cachée. Elle parcourt assez souvent toutes ses phases sans produire de désordres appréciables, à part quelques troubles digestifs, des douleurs vagues au niveau de l'hypochondre droit et un certain état de langueur et d'amaigrissement. Or, même dans ces conditions, un examen attentif du foie et de la rate permet déjà de la soupçonner, et cet examen rapproché de la lenteur de la marche peut suffire pour la reconnaître. Parfois, il est vrai, on ne tarde pas à voir apparaître de l'ascite et de l'ictère qui mettent hors de doute l'existence d'une affection hépatique dont la nature seule reste à déterminer.

L'hépatite syphilitique ne dure pas moins de plusieurs années, l'hépatite gommeuse surtout, toujours mieux circonscrite, et, par cela même, moins dangereuse que l'hépatite diffuse. Chez un de mes malades, j'ai pu faire remonter à 10 ans le début d'une syphilis du foie dont le lobe droit se trouvait réduit à un simple moignon fibreux, adhérent intimement au diaphragme; mais, en réalité, le lobe gauche hypertrophié venait compenser la fonction du lobe droit, en grande partie abolie; cette compensation prolongea l'existence du malade et permit la guérison de l'affection hépatique. Celle-ci, d'ailleurs, n'est pas toujours le fait du traitement, bien souvent elle est spontanée, comme j'ai pu le constater à plusieurs reprises par des résultats d'autopsie. J'ai rapporté autrefois[1] des faits probants de ce mode de terminaison, et depuis lors, d'autres cas non moins nombreux, se sont présentés à mon observation. Au reste, tous ceux de mes malades qui ont été

1. Voyez notre *Traité historique et pratique de la syphilis*, Paris, 1873, p. 284.

soumis à un traitement approprié, ont guéri, et m'ont permis de constater, en même temps que la disparition des bosselures ou nodosités gommeuses, situées à la surface du foie, la cessation des troubles fonctionnels leur faisant cortège. La forme cirrhotique de la syphilis hépatique, quoique plus difficile à combattre, n'est pas moins favorablement influencée par une thérapeutique prompte et appropriée.

La terminaison fatale, à part les cas où l'ascite prend des proportions considérables et produit l'asphyxie, survient d'ordinaire à la suite d'hémorrhagies ou d'un état de marasme progressif qui n'est, sans doute, que le résultat de la destruction du foie. Fréquemment, aussi, elle est l'effet d'une lésion concomitante, comme la leucomatose des reins, du foie et du tube digestif, ou de complications diverses, en tête desquelles se placent l'érysipèle et la pneumonie; rarement elle est l'effet d'une intoxication coli-bacillaire.

*Sémiologie.* — Subordonnés au siège et à l'étendue du désordre matériel, les troubles fonctionnels, engendrés par les affections syphilitiques du foie, n'ont, en réalité, rien de pathognomonique, mais, en raison des lésions spéciales de la glande hépatique, il y a lieu d'arriver à soupçonner ou même à affirmer leur existence. Aussi, à l'encontre de beaucoup d'auteurs, nous croyons à la possibilité de diagnostiquer cette affection, en l'absence même de tout autre signe de syphilis constitutionnelle. Ce diagnostic offre de réelles difficultés, dans la première période du mal, alors qu'il n'existe aucune déformation manifeste de l'organe; cependant, la sensation de nodosités, à la surface de la glande hépatique ou même la simple augmentation de volume de cette glande, simultanément avec celle de la rate, en dehors d'excès de boissons, sont, avec la connaissance d'antécédents spécifiques et la conservation à peu près complète de la santé, des circonstances favorables à l'hypothèse d'un foie syphilitique. A une phase plus avancée, l'irrégularité du bord libre du foie, l'existence de stigmates de syphilis cutanée, osseuse ou testiculaire, la tuméfaction de la rate rendent l'origine spécifique d'une affection hépatique très probable, sinon certaine, et si, à cette affection s'associent un faible météorisme, un amaigrissement peu prononcé et une lente évolution, cette hypothèse devient plus vraisemblable encore. Dans la période ultime, la décoloration et la teinte bronzée de la peau, un météorisme léger, avec ou sans ascite, avec ou sans ictère, l'existence, à la palpation de la glande hépatique, de bosselures arrondies et indurées, d'une déformation manifeste jointe à de l'albuminurie avec ou sans anémie, sont des signes d'une valeur telle que leur réunion permet d'affirmer l'existence d'une syphilis hépatique, même en dehors de tout antécédent spécifique avoué. L'irrégularité de la forme du foie, l'albuminurie et l'anémie composent, en effet, une triade symptomatique qui nous a souvent permis de poser le diagnostic de syphilis hépatique, en l'absence de toute manifestation extérieure, et toujours, nous avons vu ce diagnostic se confirmer par le succès d'un traitement approprié.

Les principales affections qu'il arrive de confondre avec les désordres syphilitiques du foie sont : les cirrhoses paludique et alcoolique, la péritonite tuberculeuse, l'épithéliome hépatique et l'hydatide du foie. La cirrhose paludique se distingue facilement par le volume toujours considérable et régulier de la rate et du foie, par l'ictère léger qui l'accompagne d'une façon presque constante. La cirrhose alcoolique est l'affection hépatique qui a le plus d'analogie avec la cirrhose syphilitique, quand celle-ci s'accompagne d'ascite. Ces deux affections offrent, en effet, un dépérissement général, du météorisme, de l'ascite avec dilatation des veines sous-cutanées de l'abdomen, et parfois de l'ictère; mais l'intensité des symptômes et la marche diffèrent dans chacune d'elles. Les troubles fonctionnels de l'hépatite alcoolique, affection généralisée à toute la glande, sont plus accusés que ceux de l'hépatite syphilitique, dont la localisation est toujours partielle. Le météorisme et l'ascite apparaissent tout d'abord dans la cirrhose du buveur, et acquièrent vite leur maximum d'intensité, tandis que, dans la cirrhose syphilitique, ces phénomènes font défaut ou tardent à se produire. De même, l'amaigrissement toujours rapide dans la première de ces affections, est tardif et peu manifeste dans la dernière. L'hépatite alcoolique, enfin, est précédée ou accompagnée de troubles variés, tels que dyspepsie, anorexie, crampes, fourmillements aux extrémités, rêvasseries, cauchemars, etc., tous phénomènes propres à l'intoxication par la boisson, et qui font défaut dans l'hépatite syphilitique, à moins de la coexistence de cette affection avec l'alcoolisme. Les signes physiques viennent en aide à ce diagnostic : car le foie syphilitique se reconnaît à sa fixité et à son irrégularité, en opposition avec la mobilité et la régularité du foie du buveur, lorsque ce dernier n'est pas compliqué de péritonite tuberculeuse avec adhérences de l'épiploon à son bord libre. Cette péritonite, en effet, peut en imposer, par ses fausses membranes qui adhèrent à la glande hépatique, pour une déformation du foie et faire croire à une hépatite syphilitique; mais elle s'en distingue par la mollesse de la masse adhérente, en opposition avec la dureté des gommes et l'intimité des adhérences de la périhépatite syphilitique. D'ailleurs, les douleurs abdominales au début de la péritonite tuberculeuse, les vomissements, la diarrhée et la généralisation de la lésion à tout le ventre sont des circonstances qui laissent peu de prise au doute. Cette péritonite, enfin, est souvent associée à des lésions tuberculeuses des poumons, des plèvres ou de tout autre organe, et c'est encore là un élément important de diagnostic. Le kyste hydatique, comme l'hépatite gommeuse, se traduit par une ou plusieurs tumeurs avec hypertrophie consécutive de la portion du foie non altérée : aussi ces deux affections sont-elles fréquemment confondues. Il se distingue par une élasticité propre, par le liquide transparent et non albumineux qui s'en écoule, lorsqu'on vient à pratiquer une ponction exploratrice. L'épithéliome primitif ou glandulaire du foie se différencie par un ictère constant avec ascite, l'absence d'appétit, le dépérissement, comme aussi par une évolution progressive et rapide.

Le pronostic des affections syphilitiques du foie n'est pas très sérieux, puisque, la plupart du temps, circonscrites à une partie de la glande, ces affections peuvent disparaître même spontanément, en laissant une perte de substance que vient compenser l'hypertrophie de la partie demeurée saine. Cependant, elles mettent en danger la vie des malades, et peuvent entraîner la mort, si elles restent méconnues. L'ascite, les hémorrhagies et la diarrhée sont des signes indicateurs d'un état sérieux, susceptible de devenir mortel, et pourtant, moins redoutable dans la syphilis que dans toute autre maladie. Aussi, la guérison est-elle la règle, même en l'absence de tout traitement, et les cas de mort que j'ai eu à déplorer ont été l'effet d'une périhépatite, d'une dégénérescence albuminoïde concomitante, d'hématémèses successives, et plusieurs fois de complications pneumonique ou érysipélateuse.

Le pronostic peu inquiétant, tant que le foie est volumineux, plus sérieux lorsque cet organe se trouve détruit par la fonte de tumeurs gommeuses ou lorsqu'il devient amyloïde, parce qu'alors, le foie est altéré dans une grande étendue.

*Prophylaxie et thérapeutique.* — La prophylaxie de l'hépatite syphilitique acquise ne diffère pas de celle de la syphilis en général, et par conséquent nous n'avons pas à nous en occuper ici; qu'il nous suffise de renvoyer à ce que nous en avons dit dans notre *Traité de la syphilis*, 2e édit. Paris, 1873.

La thérapeutique de cette affection, en tout semblable à celle des manifestations spécifiques des autres organes, doit être prompte et énergique. L'iodure de potassium et le mercure sont les agents qu'il convient d'employer isolément ou simultanément. Le premier de ces médicaments doit être administré en solution ou autrement, à la dose de trois à cinq grammes par 24 heures [1]. Le second peut être prescrit de différentes façons, mais la méthode ancienne des frictions est toujours l'une des meilleures, si on a soin de surveiller la bouche. Elle a les avantages, sans avoir les inconvénients des injections hypodermiques de mercure, mises en honneur dans ces derniers temps, à l'exception toutefois de l'huile mercurielle bi-iodurée, bien préparée [2]. Le traitement sera continué pendant plusieurs mois, tant que la lésion hépatique existera, puis, autant de temps au moins qu'elle en aura mis à disparaître, et comme il est difficile de savoir exactement si la guérison est définitive, il sera bon d'y revenir plus tard.

L'alimentation, sans avoir la même importance que dans la cirrhose alcoolique, n'est pas indifférente, et s'il n'y a pas urgence à soumettre les malades au régime lacté intégral, il y a lieu néanmoins de les engager à s'abstenir de toute substance pouvant irriter les éléments histologiques du foie. Le vin, l'alcool, les épices devront être proscrits, la viande sera donnée en petite quantité et l'on évitera de trop charger l'estomac.

Une bonne hygiène, l'exercice, la vie au grand air sont des conditions favorables à la résorption des produits syphilitiques et à la reconstitution d'un organisme déchu. L'hydrothérapie bien administrée peut être à un moment donné d'un grand secours pour rétablir les fonctions digestives et la santé générale.

**Lancereaux (E.).** *Hépatite syphilitique* avec *Bibliographie* dans *Traité historique et pratique de la syphilis*, 1re édit., Paris, 1866, 2e édit. Paris, 1873, p. 258. — **Gubler (A.).** *Altérations du foie chez des individus atteints de syphilis.* (*Comptes rend. de la Soc. de biol.*, 1849. Paris, 1850, I, 42, 46.) — **Gaillard.** (*Bull. de Société anatomique.* Paris, 1852, p. 272.) — **Cruveilhier.** (*Ibid.*, p. 459.) — **Hubert (C.).** *Beitrag zur Lehre von der Lebersyphilis.* Erlangen, 1857. — **Axenfeld.** *Altération syphilitique du foie.* (*Bull. Soc. anat. de Paris*, 1863, p. 307-313.) — **Dubuc.** (*Bull. Soc. anat. de Paris*, 1863, p. 470-473.) — **Planque (J.-A.).** *De la syphilis hépatique.* Strasbourg, 1863. — **Hémey.** *Altération du foie de nature probablement syphilitique.* (*Bull. Soc. anat.* Paris, 1863, p. 239-241.) — **Heckford (N.).** *A case of syphilitic cirrhosis considered in connection with other lesions of the liver.* (*Indian med. Gaz.* Calcutta, 1866, I, 2.) — **D'Ormea (S.).** *Dell' itterizia nella sifilide. Considerazioni pratiche.* (*Gior. ital d. mal. ven.* Milano, 1866, t. II, p. 21-39.) — **Rica.** *Sifilis hepatica.* (*Rev. de sanid. mil. y gen. de cien.*

1. Voir, au point de vue de l'emploi de l'iodure de potassium, notre *Traité pratique de la syphilis*, 2e edit., Paris, 1873, p. .

2. Cette huile renferme par centimètre cube 4 milligrammes de biiodure de mercure.

*med.* Madrid, 1866, III, p. 615-645.) — **Dymock** (**W.**). *Case of syphilitic cirrhosis.* (*Indian med. Gaz.* Calcutta, 1867, t. II, p. 74.) — **Steinmeier** (**H.**). *Ueber hepatitis syphilitica.* Wurzburg, 1868. — **Kahl** (**J.-C.-F.**). *Beitrag zur Anatomie und Symptomatologie der syphilitischen Affectionen der Leber.* Leipzig, 1869. — **Deroy.** *Gommes du foie.* (*Bull. Soc. anat.* Paris, 1870-1871.) — **Saltor.** *Hepatitis sifilitica con ascitis.* (*Indépend. méd.* Barcel., 1870, I, n°.) — **Payne** (**J. F.**). *Three cases of syphilitic growths in the liver.* (*Transact. of the path. Soc.* London, 1870, t. XXI, p. 207.) — **Morris** (**H.**). (*Ibid.*, p. 214.) — **Whipham** (**T.**). *Syphilitic disease of the larynx and liver.* (*Ibid.*, p. 218.) — **Morell Mackenzie.** (*Ibid.*, 1871, t. XXII, p. 33.) — **Lancereaux** (**E.**). *De l'hépatite syphilitique.* (*Gaz. méd.* Paris, 1873, 363.) — **Pepper** (**W.**). *Syphilitic gumma of liver and brain.* (*Tr. Path. Soc.* Phila., 1871-73.) — **Morgan.** *Syphylitic deposit in the liver.* (*Dublin q. j. m. Sc.*, 1871, p. 230-232.) — **Barié** (**E.**). *Foie syphilitique.* (*Bull. Soc. anat. de Paris*, 1873, p. 156-158.) — **Bourdain.** *Comment on meurt par la syphilis; syphilis hépatique.* (*J. des conn. méd. prat.* Paris, 1874, p. 81-84.) — **Gaillard-Lacombe.** *Étude sur les accidents hépatiques de la syphilis chez l'adulte.* Paris, 1874. — **Hervey.** *Gommes du foie.* (*Bull. Soc. anat. de Paris*, 1874, p. 262.) — **Homolle.** *Foie normalement lobulé; cicatrices considérées comme étant d'origine syphilitique.* (*Bull. Soc. anat.*, 1874, p. 53-55). — **Marcano.** *Sur la cirrhose syphilitique.* (*Bull. Soc. anat. de Paris*, 1874, 562-565.) — **Martineau** (**L.**). *Cirrhose hypertrophique aiguë chez une femme syphilitique.* (*Bull. de Soc. méd. des hôpitaux*, 1875, p. 190-197.) — **Maunoury.** *Gomme du foie et du poumon.* (*Bull. Soc. anat.* Paris, 1875, 844.) — **Moutard-Martin** (**R.**). *Syphilis hépatique interstitielle et gommeuse.* (*Soc. anat.* Paris, 1875, p. 284-290.) — **Amoroso** (**G.**). *Di un grosso tumore dei fegato da sifilide; sue molteplici e contemporenee manifestazioni.* (*An. clin. d. osp. incur.* Napoli, 1876, p. 231, 245.) — **Cliquet** (**E.**). *De l'hépatite syphilitique*, etc. Paris, 1876. — **Biermer.** *Ueber Lebersyphilis.* (*Jahresb. d. schles. Gesellsch. f. vat. Kult.* 1876. Breslau, 1887.) — **Norris** (**J. C.**). *Gummata in the liver.* (*Tr. Path. Soc.* Phil., 1876, t. V, p. 56, 59.) — **Boussi.** *Hépatite interstitielle syphilitique.* (*Bull. Soc. anat.* Paris, 1877, p. 191.) — **Goliner** (**J.**). *Ueber die Veränderungen der Leber bei constitutionneller Syphilis.* Berlin, 1877. — **Verflasen** (**G. T.**). *Beitrag zur Anatomie und Symptomatologie der syphilitischen Affectionen der Leber.* Jena, 1877. — **Armanni** (**L.**). *Contribuzione all' anatomia patologica della sifilide del fegato.* (*Resoc. Accad. med. chir. di Napoli*, 1878, t. XXXII, p. 65.) — **Bellouard** (**V.**). *Foie syphilitique rencontré sur un sujet mort d'infiltration gangréneuse.* (*Bull. Soc. anat. de Paris*, 1878, p. 536.) — **Chambard** (**E.**). *Gomme du foie.* (*Progrès médical.* Paris, 1878, p. 764.) — **Wilks** (**S.**). *Softening of syphiloma of the liver.* (*Trans. of the path. Soc.* London, 1878, XXIX, 135.) — **Sharkey** (**S. J.**). *Case of syphilis perihepatitis.* (*Ibid.*, XXXIV, 118.) — **Demange.** *De la syphilis hépatique.* (*Rev. méd. de l'Est.* Nancy, 1879, t. XI, p. 481.) — **Delavarenne** (**E.**). *Essai sur la syphilis du foie chez l'adulte.* Paris, 1879. — **Leduc.** *Cirrhose hépatique d'origine syphilitique.* (*Bull. Soc. anat.* Paris, 1880, p. 636.) — **Stackler.** *Syphilis généralisée du foie*, etc. (*Ibid.*, p. 245.) — **Chvostek.** *Ueber syphilitische Hepatitis.* (*Vrtljsschr. f. Dermat.* Wien, 1881, p. 385-390.) — **Raab** (**C.**). *Ueber einen Fall von Hepatitis syphilitica.* Würzburg, 1881. — **Schulte** (**T.**). *Beitrag zur syphilitischen Erkrankung der Leber.* Würzburg, 1881. — **Barth** (**H.**). *Sur un cas de gomme du foie probablement dû à une syphilis tardive.* (*France médicale.* Paris, 1882, p. 605-614.) — **Schiffers** (**F.**). *Note sur un cas de syphilis du foie dans lequel l'affection est restée limitée à cet organe.* (*Ann. Soc. méd. de Gand*, 1883, p. 33.) — **Lancereaux** (**E.**) et **Éloy** (**Ch.**). *Du diagnostic* de la syphilis hépatique. (*Union médicale*, 7 avril 1883, p. 565.) — **Lancereaux** (E.). *Leçons de clinique médicale.* Paris, 1891, t. I. — **Bourrel** (C.). *De la syphilis hépatique.* Paris, 1884. — **Ciaramelli** (G.). *Sifilide del fegato.* (*Med. contemp.* Napoli, 1884, I, 283; 615.) — **Huchard.** *De la syphilis hépatique.* (*Paris méd.* 1884, t. IX, p. 433-437.) — **Cardarelli** (A.). *Sifilide del fegato.* (*Eco d. clin.* Napoli, 1886, p. 129-132.) — **Depasse.** *Hépatite syphilitique.* (*Rev. mensuelle des maladies de l'enfance.* Paris, 1886, p. 360-365.) — **Peiser** (L.). *Die Lebersyphilis.* (*Deutsche med. Zeitung*, 7 avril 1887.)

## B. — *Hépatite ou cirrhose syphilitique héréditaire.*

*Étiologie et pathogénie.* — Cette hépatite transmissible par le père dont le spermatozoïde sert de véhicule à l'agent virulent, l'est plus fréquemment encore par la mère, et cela de deux façons : tantôt par l'ovule qu'imprègne le virus, tantôt par le sang qui le renferme, et infecte le produit de conception. Le moment le plus favorable à cette infection est certainement la période secondaire, mais il serait erroné de croire que la transmission de la syphilis ne puisse avoir lieu dans la phase initiale et même dans la période tertiaire de cette maladie, alors même qu'il n'existe aucune lésion apparente. Un garçon robuste, âgé de vingt-huit ans, se maria quatre ans après le début d'une syphilis soumise à un traitement mercuriel prolongé, pendant lequel son embonpoint devint excessif. Sa femme, qui ne tarda pas à devenir grosse, avorta à sept mois et demi, et présenta, six semaines plus tard, sans avoir eu le moindre accident local, une éruption papuleuse, généralisée, et une fièvre intense que modifia à peine un traitement des plus intensifs. Cette éruption persista plus de deux mois, et, au bout d'une année, survint une angine caractérisée par l'épaississement du voile du palais, et qui ne tarda pas à être suivie de la perforation de ce voile, avec symphyse pharyngée. Il n'y eut pas de doute pour moi que, dans ce cas, le fœtus, après avoir reçu la maladie du père, avait infecté sa mère, comme celle-ci peut à son tour infecter le fœtus. L'agent virulent, localisé sur un point au début de la lésion initiale, est ensuite disséminé dans tout l'organisme (période secondaire), et, plus tard (période tertiaire), comme remisé dans quelques-unes des parties du corps.

De toutes les manifestations viscérales de la syphilis héréditaire, celles du foie comptent parmi les plus fréquentes, à cause sans doute de la suractivité fonctionnelle de cet organe, aux premiers temps de l'existence. Le moment de leur apparition est variable, c'est depuis le quatrième ou le cinquième mois de la vie intra-utérine jusqu'à un âge indéterminé que le début insidieux de ces désordres rend difficile à préciser. Très commune chez le fœtus qu'elle tue dans le sein maternel, et aussi chez le nouveau-né, la syphilis héréditaire du foie, déjà rare chez l'enfant, est plus rare encore chez l'adolescent et l'adulte, de telle sorte que sa fréquence est, pour ainsi dire, en raison inverse de l'âge, ce qui est du reste la loi de la transmission des maladies microbiennes.

*Anatomie et physiologie pathologiques.* — Les caractères anatomiques présentés par le foie, atteint de syphilis héréditaire, varient avec l'âge de l'être infecté; mais la lésion hépatique n'est pas moins, comme dans la syphilis acquise, disséminée dans la glande ou circonscrite et localisée sur quelques points, de telle sorte qu'elle se présente, tantôt sous la forme diffuse ou cirrhotique, tantôt sous la forme gommeuse.

De beaucoup la plus commune, la forme diffuse de l'hépatite syphilitique héréditaire se montre, quelquefois, à partir du cinquième ou du sixième mois de la vie intra-utérine, tue assez généralement le fœtus, et provoque un avortement du septième au neuvième mois de la grossesse, sinon peu de temps après la naissance. Dans ces conditions, un liquide séro-sanguinolent est presque toujours épanché dans la cavité péritonéale, la membrane séreuse est comme lavée, rarement altérée par la présence de fausses membranes, le foie est augmenté de volume, non déformé; sa surface libre est lisse, sans granulations, sa consistance est ferme, élastique, sa coloration grisâtre ou jaunâtre, au point que Gubler a pu comparer son aspect à celui de la pierre à fusil. Toute la glande, diversement altérée, offre, à la coupe, des teintes diverses d'un gris clair ou verdâtre, semées de petites tâches blanchâtres, non saillantes (voy. mon *Atlas d'anat. pathol.* Paris, 1871, pl. VII, fig. 5). Ces caractères sont encore ceux qui se rencontrent, chez le nouveau-né et chez l'enfant, mais il faut reconnaître que plus l'âge est avancé, plus la lésion hépatique de la syphilis héréditaire tend à se circonscrire et à se rapprocher de celle de la syphilis acquise, sans lui devenir absolument identique.

Histologiquement, l'hépatite fœtale est une cirrhose jeune, où on ne trouve pas les tractus fibreux, organisés, qui se rencontrent dans la cirrhose de la syphilis acquise. Elle se caractérise par la présence de petites cellules, rondes ou ovoïdes, pourvues d'un noyau volumineux qui se colore vivement par le carmin, et dont la topographie est fort irrégulière. Effectivement, tandis que, sur certains points, ces éléments ne sont pas beaucoup plus nombreux qu'à l'état normal, sur les points qui offrent une teinte grisâtre ou blanchâtre à l'œil nu, ils sont extrêmement abondants. Des espaces portes, leur siège initial habituel, ils pénètrent le long des capillaires, à l'intérieur des lobules, dont ils dissocient les travées cellulaires. A un degré extrême, tout le lobule est envahi ; les cellules glandulaires se trouvent en contact avec les éléments embryonnaires de nouvelle formation, et alors, la cirrhose est véritablement monocellulaire. Toutefois, il est difficile de donner une désignation nette et précise à la distribution de cette lésion, mais si la cirrhose alcoolique est annulaire, la cirrhose paludique insulaire, l'hépatite

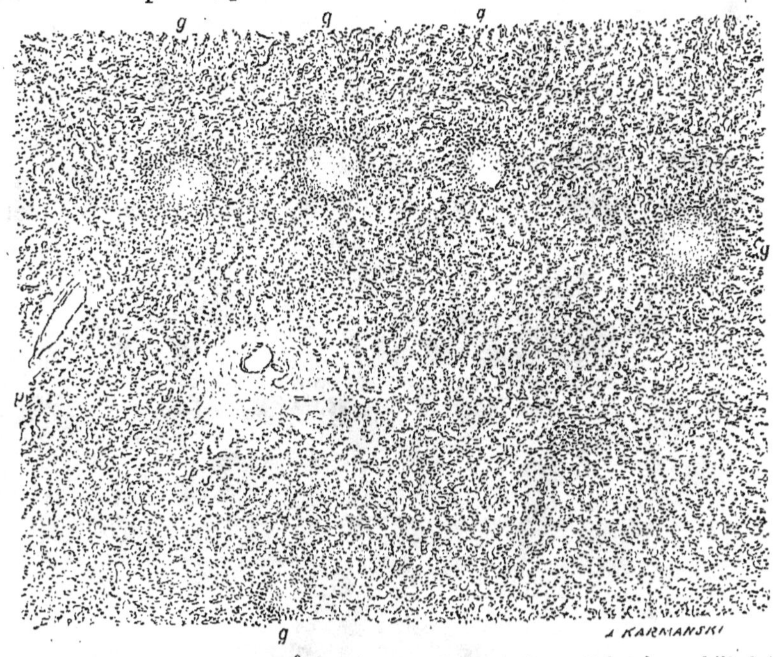


Fig. 38. — Coupe microscopique $\frac{0}{1}$ du foie d'un jeune enfant atteint de syphilis héréditaire. On y voit, en même temps que de petits amas d'éléments conjonctifs jeunes, des nodosités ou gommes, en voie de régression, disséminées dans l'épaisseur du parenchyme et circonscrites par des éléments embryonnaires qui tendent à s'organiser.

E.Oberlin,gr.

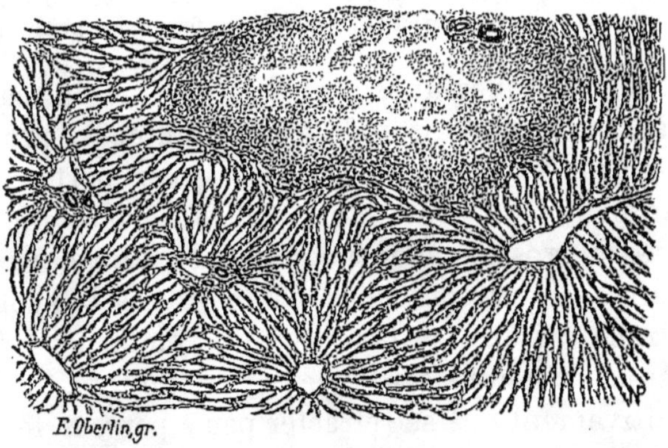

Fig. 39. — Coupe microscopique d'une gomme du foie dont les éléments du centre, dégénéré, sont en voie de résorption et ceux de la circonférence en voie d'organisation.

syphilitique des enfants est diffuse, serpigineuse, inégalement répartie dans les espaces portes et dans les lobules; comme telle, elle se rapproche beaucoup plus de la cirrhose paludique que de la cirrhose du buveur.

Cette sclérose hépatique, produit de la syphilis héréditaire, est tantôt simple, tantôt associée à la forme gommeuse; et en effet, les points blanchâtres disséminés à la surface du foie et que Gubler comparait à des grains de semoule sont de véritables petites gommes, constituées par des agglomérats de cellules

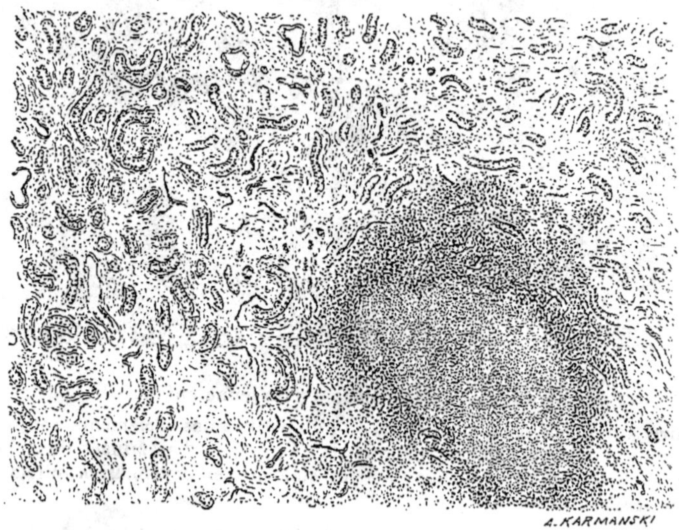


Fig. 40. — Coupe microscopique $\frac{20}{1}$ du testicule de l'enfant dont le foie est représenté (fig. 38). Indépendamment de l'épaississement du stroma conjonctif comprimant les canalicules spermatiques, on aperçoit une gomme volumineuse circonscrite par de nombreuse cellules jeunes de tissu conjonctif sous forme de points noirs.

embryonnaires, dont quelques-unes sont déjà en voie de régression. Les nodosités, qui caractérisent la forme gommeuse proprement dite, prennent naissance au niveau des espaces portes et au pourtour des artérioles; elles sont en général plus volumineuses et peuvent acquérir la grosseur d'un petit pois ou d'un noyau de cerise (fig. 38). Elles sont circonscrites, comme dans la syphilis acquise, par une zone grisâtre, et tandis que les éléments qui les composent dégénèrent et sont résorbés, ceux de cette zone tendent à s'organiser définitivement et à se rétracter peu à peu sur le produit gommeux qui disparaît, ainsi que cela se voit dans la syphilis acquise (fig. 39). La distribution de ces gommes et celle du produit de l'hépatite diffuse, ne diffère pas de ce qui existe dans la syphilis acquise, car, l'appareil veineux hépatique est presque constamment intact, alors même qu'il se trouve comprimé par des amas embryonnaires, tandis que les artères et les canalicules biliaires sont le plus souvent lésés. L'altération des éléments propres du foie est directement en rapport avec le degré d'envahissement du lobule par la prolifération embryonnaire. Les cellules glandulaires, dans les îlots hépatiques les plus atteints, sont comprimées et déformées par l'intrusion des éléments spécifiques; un certain nombre finissent par subir la dégénérescence granulo-graisseuse, et plus rarement la dégénérescence albuminoïde.

D'autres organes offrent la signature de la syphilis. Les ganglions pré-vertébraux sont tuméfiés, la rate est augmentée de volume, tantôt hypérémiée, par suite de la compression des veinules-portes, tantôt, et le plus souvent, hyperplasiée et sclérosée à l'instar du foie; les capsules surrénales, les testicules, comme le montre la figure 30, les poumons et surtout les os et le système nerveux peuvent enfin présenter des désordres syphilitiques; le péritoine fréquemment atteint, chez le nouveau-né, renferme un liquide sanguinolent et souvent des fausses membranes.

La syphilis héréditaire du foie, de plus en plus rare à mesure qu'on s'éloigne de la naissance, se rencontre néanmoins dans un certain nombre de cas, souvent difficiles à déterminer. Deux malades placés dans ces conditions ont été observés par nous, et malgré l'incertitude qui plane sur leurs antécédents, il m'a paru qu'il y avait lieu de rattacher à une syphilis héréditaire plutôt qu'à toute autre cause, l'affection hépatique dont ils étaient atteints.

*Syphilis héréditaire; cirrhose du foie; hémorrhagies répétées; psoïtis; mort par syncope.*

S... Eugène, 24 ans, infirmier, était âgé de 5 ans, lorsqu'il perdit son père accidentellement et bientôt après sa mère. Ayant peu connu ses parents, il ne peut nous renseigner sur leur état de santé. Il se rappelle avoir eu de 6 à 12 ans des épistaxis qui survenaient cinq à six fois environ dans l'année. Sans cause occasionnelle appréciable, il était pris de saignements de nez très abondants, qui se répétaient 5 à 10 fois dans la même journée, et cela, pendant plusieurs jours consécutifs, avec vomissements d'un sang rouge ou noir provenant du sang ingéré. La répétition de ces hémorrhagies est suivie de décoloration des téguments, de faiblesse, de vertiges et de nausées, sans aucune autre souffrance particulière, après quoi il se remet; puis les crises hémorrhagiques recommencent au bout d'un certain temps. A 7 ans, jouant avec ses camarades, il tombe sur le front, et présente, aussitôt, une énorme bosse sanguine; un médecin l'ouvre, et au dire du malade, au bout d'un mois, il coulait encore du sang par la plaie. Dans l'intervalle de ces accidents, il se porte bien, a bon appétit, demeure pâle, et, quoique pouvant courir, il est plus facilement essoufflé que d'autres enfants de même âge. A 12 ans, il est placé dans un orphelinat, et employé comme apprenti menuisier; mais, pour une piqûre insignifiante, il saigne pendant 3 à 4 jours, et le moindre coup donne naissance à des bosses sanguines, à des ecchymoses considérables; il continue à avoir de fréquentes épistaxis. En mars 1894, il est pris brusquement de vives douleurs siégeant dans la fosse iliaque gauche, et quelques jours plus tard, il rend à plusieurs reprises, par l'anus, des *matières noires*. En mai 1894, il vient à Paris, et, vers la fin de juin, il est repris de douleurs dans la fosse iliaque, dans l'aine gauche, puis de mélæna, et enfin, vers la fin d'août, à la suite d'une marche un peu longue, surviennent de violentes douleurs dans l'aine gauche et, le 9 septembre, ce malade est admis dans notre service à l'Hôtel-Dieu.

Son teint est pâle, ses traits légèrement tirés; des ecchymoses plus ou

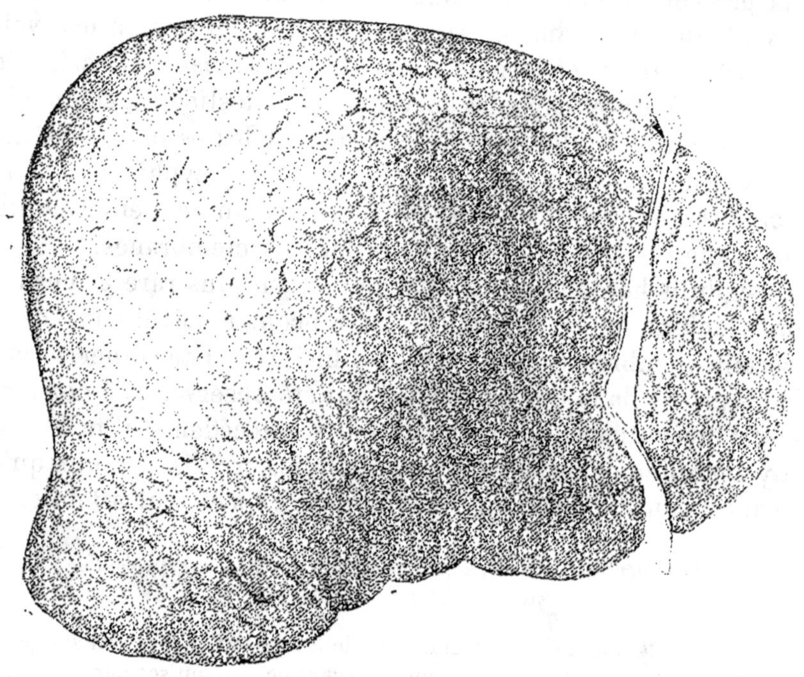

Fig. 41. — Foie, 1/2 grandeur nat., atteint de sclérose et parsemé de petits sillons lui donnant un aspect lobulé.

moins larges existent au niveau du coude droit, de la cuisse droite et des deux malléoles; de nombreuses pétéchies de la grosseur d'une lentille couvrent les parties antérieures des deux genoux et des deux jambes. La cuisse gauche est fléchie sur le bassin en abduction et rotation externe. Les mouvements, ceux d'extension surtout, sont pénibles et très limités. Tout le membre inférieur gauche est œdématié, principalement au niveau de la cuisse. Dans la fosse iliaque correspondante, il existe à la palpation un empâtement profond qui s'étend, en haut, vers la région lombaire. Les ganglions du pli de l'aine sont douloureux et la peau qui les recouvre est œdématiée, légèrement rouge ; une ponction exploratrice pratiquée au niveau du psoas ramène du pus mélangé de sang : température 37°,9. Le cœur et les poumons sont normaux. La rate est notablement augmentée de volume; le foie dépasse peu le rebord costal; les urines ne sont pas albumineuses.

Au bout de quelques jours, l'état général s'aggrave, l'empâtement de la fosse iliaque fait des progrès, la température oscille entre 38° et 38°,5. Notre distingué collègue le Dr Polaillon pratique, alors, au 1/3 supérieur de la face interne de la cuisse, une incision qui donne issue à plus d'un litre de pus mélangé de sang ; l'opération est bien supportée, la plaie ne saigne pas, le lendemain l'état du malade paraît satisfaisant, quand tout à coup il s'affaisse et meurt de syncope au moment d'un repas.

Le cadavre présente des ecchymoses au niveau de la cuisse droite, du jarret gauche et aussi autour des malléoles. Il n'existe ni liquide, ni adhérences dans les cavités pleurales, et les lobes inférieurs des deux poumons sont con-

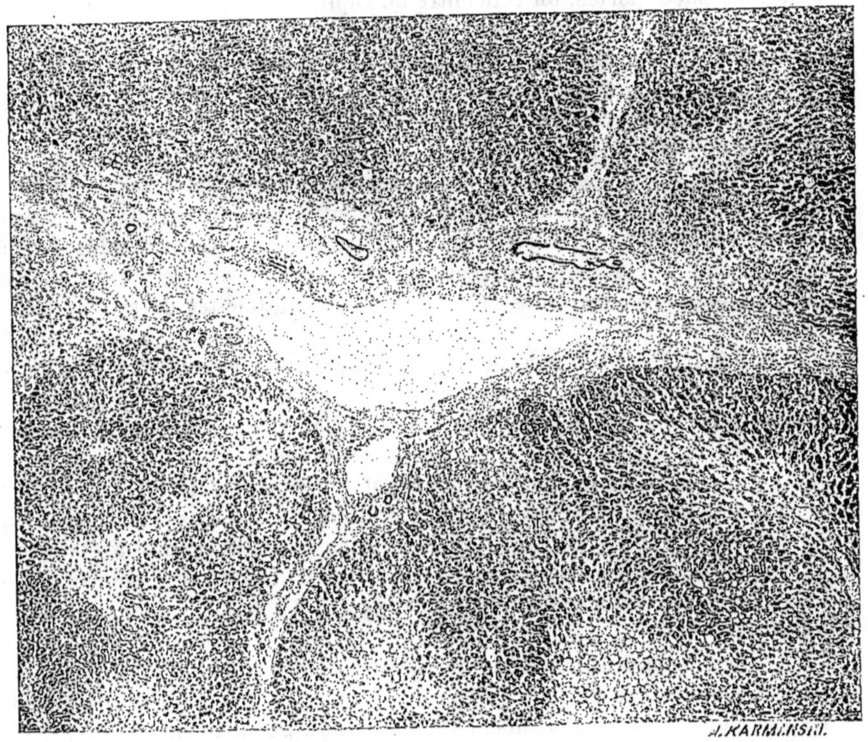


Fig. 42. — Coupe microscopique $\frac{30}{1}$. Tissu conjonctif de nouvelle formation qui d'un espace porte s'étend de façon à circonscrire un certain nombre de lobules. Les espaces clairs de ces derniers sont les points d'altération des cellules glandulaires.

gestionnés. Le cœur, en état de systole, vide de sang, a ses parois épaissies, et ses valvules normales. L'aorte est intacte, et son calibre, petit, mesure transversalement :

| | |
|---|---|
| Au niveau de la crosse. . . . . . | 6 centimètres. |
| — de l'aorte thoracique. . . . | 4 cent. 3 |
| — — abdominale. . . . | 3 centimètres. |

Le tube digestif ne présente rien à noter ; la cavité péritonéale est normale. Le foie petit, de couleur brune et légèrement verdâtre, de consistance ferme et résistante, pèse 1 300 gr. ; sa surface offre des îlots à peine saillants, séparés les uns des autres par des sillons grisâtres, peu profonds, et dont les dimensions varient entre celles d'une lentille et celles d'une pièce de 0 fr. 50 (fig. 41).

La surface de section présente les mêmes îlots circonscrits par de minces zones de tissu conjonctif. La vésicule biliaire est vide, le canal cholédoque perméable, l'ampoule de Vater normale.

Légère hyperphasie conjonctive au pourtour des espaces portes, donnant lieu à des prolongements minces, mais très longs, qui délimitent des portions de parenchyme, comprenant un grand nombre de lobules. Dans les espaces portes, les branches veineuses ainsi que celles des conduits biliaires sont intactes, tandis que les parois des artères hépatiques sont, par places, manifestement épaisies (péri-artérite). Dans les prolongements conjonctifs qui partent des espaces portes, on rencontre un capillaire ou bien une fine artériole. Le tissu conjonctif est adulte, formé de faisceaux de fibres, entre lesquels on trouve des cellules peu nombreuses, et sur quelques points, à la circonférence des lobules, de rares canalicules biliaires, formés aux dépens des travées cellulaires voisines (fig. 42).

Celles-ci sont néanmoins à peu près normales à la circonférence des lobules, car les cellules qui les constituent se colorent bien. Au voisinage des veines sus-hépatiques, on constate, par contre, une fragmentation considérable de ces travées; les cellules qui les constituent ne sont plus accolées les unes aux autres, mais séparées, quoique leurs noyaux se colorent encore; mais la plupart d'entre elles contiennent des gouttelettes de graisse plus ou moins volumineuses.

Les reins (175 gr.) paraissent normaux, à part une légère distension du bassinet gauche, vraisemblablement liée à la compression de l'uretère par la poche purulente de la fosse iliaque. Ils n'offrent d'autre modification histologique qu'une légère tuméfaction des épithéliums sécréteurs.

La rate, du poids de 220 grammes, est quelque peu indurée, le pancréas normal. La loge du *psoas* gauche est remplie de haut en bas d'un pus mélangé de nombreux caillots sanguins; cette énorme poche purulente a été ouverte en bas par le chirurgien. Les veines fémorale et iliaque correspondantes sont libres, et l'artère fémorale est intacte; ce qui n'a pas empêché l'œdème du membre.

Les méninges sont congestionnées et on aperçoit entre la dure-mère et la pie-mère, au niveau du lobe frontal droit, quelques hémorrhagies capillaires. Le cerveau, comme tout l'encéphale, est intact. Les articulations des genoux ont leurs membranes synoviales remplies d'un sang, ayant la couleur du café; leurs cartilages d'encroûtement sont rugueux et de teinte jaunâtre. Des lésions identiques existent dans d'autres articulations. Les nerfs sciatiques aux genoux, et les nerfs médians aux coudes, présentent des hémorrhagies périphériques et interstitielles; de nombreuses hémorrhagies se rencontrent encore dans l'épaisseur du tissu cellulaire sous-cutané et de plusieurs muscles.

S'il est difficile de remonter à la source des nombreuses altérations observées dans ce cas et d'en indiquer la filiation, il y a néanmoins de sérieuses raisons pour admettre que l'altération du foie a été la cause des hémorrhagies constatées chez ce malade. Quant à la nature de cette lésion, elle est difficile à déterminer, si on ne tient compte de ses caractères, et alors, elle paraît se rattacher à la syphilis héréditaire de préférence à toute autre maladie. Un autre malade sur lequel nous aurions désiré être mieux renseigné nous paraît devoir en être rapproché par l'état assez semblable de son foie.

Il s'agit d'un homme de 30 ans, imprimeur typographe depuis l'âge de 12 ans, qui a eu des coliques de plomb, et, depuis l'âge de 17 ans, une polyurie nocturne. Ses parents sont vivants et se portent bien, de même que cinq frères et sœurs. Malade depuis assez longtemps, il est admis dans notre service, le 22 septembre 1893. C'est un garçon de taille moyenne, plutôt petit, fort pâle, ayant les jambes et la paroi abdominale œdématiées. Il se plaint de douleurs

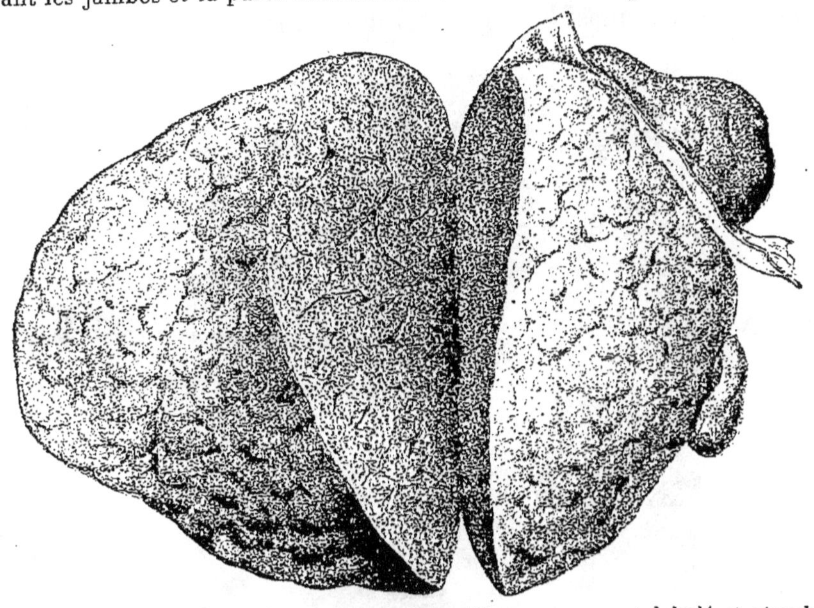

Fig. 43. — Foie atteint de sclérose, parsemé de sillons avec aspect lobulé et atrophie du lobe gauche.

à la région précordiale et à la pointe du cœur dont les battements s'entendent dans une grande étendue; il accuse de la dyspnée et présente d'ailleurs un léger épanchement séreux à gauche. Son foie ne déborde pas les fausses côtes; sa rate est volumineuse. Ses urines, d'une densité de 1,010, contiennent une grande quantité d'albumine; elles sont abondantes, deux à trois litres, dans les 24 heures, avec le régime lacté. Le diagnostic porté est néphrite interstitielle et l'iodure de potassium est prescrit. Malheureusement, le malade nous quitte le 1er octobre, et peu de temps après il rentre dans le service d'un de nos collègues où il succombe.

Indépendamment des lésions des reins qui nous paraissent se rattacher au saturnisme, le malade offre une péricardite récente, une grosse rate et un foie cirrhotique. L'aspect extérieur de ce dernier organe étant semblable à celui du malade qui fait le sujet de l'observation précédente, il nous a paru qu'il pouvait avoir la même origine. Il présente, en effet, comme ce dernier, des îlots de substance hépatique à peu près réguliers, séparés par de fins sillons qui se retrouvent à la coupe (fig. 43). Au microscope, on aperçoit des traînées conjonctives disposées au pourtour et dans l'épaisseur des lobules de façon à former des îlots un peu irréguliers. Les cellules épithéliales comprimées et légèrement atrophiées, sur quelques points, ne sont pas autrement altérées (fig. 44).

*Symptomatologie.* — Les symptômes de la cirrhose syphilitique héréditaire, comme ceux de toute autre affection hépatique, sont, les uns physiques, les autres fonctionnels. Les phénomènes physiques ont d'autant plus de valeur que le jeune enfant ne peut, comme l'adulte, rendre compte de ses souffrances; c'est pourquoi, il importe, chez lui, de ne jamais négliger l'examen du foie et de déterminer exactement, par la palpation et la percussion, son volume exact, aussi bien que celui de la rate. Par ces procédés on

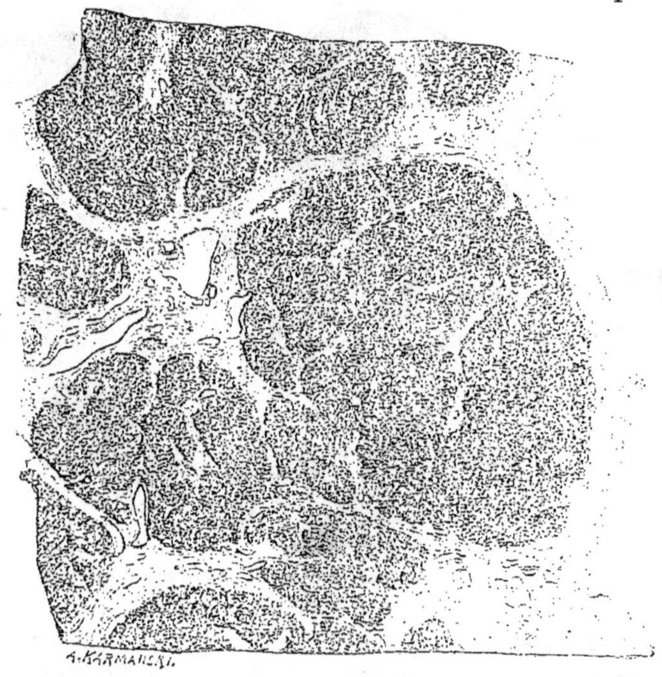

Fig. 44. — Coupe microscopique $\frac{6}{1}$ du foie de la fig. 40. Le tissu conjonctif sclérosé circonscrit un certain nombre de lobules et forme des îlots plus ou moins étendus qui séparent nettement cette lésion de celle des cirrhoses alcoolique et paludique.

arrive à reconnaître que, dans la syphilis héréditaire, le foie et la rate sont tuméfiés, le premier pouvant atteindre l'ombilic et le second le rebord costal, et qu'ils ont une consistance ferme, indurée et une surface ordinairement lisse, régulière ou très peu déprimée.

Les troubles fonctionnels liés à ces lésions se perdent ordinairement au milieu des manifestations multiples de la maladie générale; aussi, en présence d'un nouveau-né maigre, malingre, anémié, couvert d'éruptions cutanées et de plaques muqueuses, il importe de ne jamais négliger l'examen de l'abdomen et de déterminer la part d'accidents qu'il convient d'attribuer aux organes qui s'y trouvent renfermés et surtout au foie et à la rate. Quand une cirrhose hépatique existe sans que l'enfant porte, à l'extérieur, de stigmates de syphilis, le premier symptôme qui éveille l'attention est presque toujours une hémorrhagie. Celle-ci a pour siège ordinaire les fosses nasales ou l'ombilic, mais elle se produit encore par la bouche, par l'intestin, par la verge, et enfin à la surface de la peau, sous forme de taches purpurines situées de préférence aux deux jambes. Sur 14 faits personnels de cirrhose syphilitique héréditaire, il m'est arrivé de constater 12 fois des hémorrhagies ; aussi lorsque cet accident survient, chez un jeune enfant ou même chez un adulte, doit-on penser à la syphilis et chercher la tuméfaction du foie et de la rate, comme le démontre le fait rapporté plus haut.

L'abdomen, développé et météorisé, présente, dans un assez grand nombre de cas, un épanchement ascitique peu considérable, qui n'est pas toujours l'effet de la lésion hépatique et qu'il y a lieu de rattacher quelquefois à une péritonite concomitante. La dilatation des veines tégumentaires de l'abdomen, assez commune, est un indice de la compression des veinules du système porte et de l'altération du foie. L'ictère est plutôt rare, les selles restent colorées et les urines ne renferment pas de pigment biliaire, ce qui est en rapport avec l'intégrité habituelle des cellules glandulaires et l'état des canalicules biliaires. Il faut reconnaître, toutefois, que les enfants ont souvent un teint jaunâtre, et qu'un certain nombre de cas, désignés sous le nom d'ictère grave des nouveau-nés, peuvent être rapportés à la cirrhose syphilitique.

L'état général demeure, tout d'abord, à peu près bon, et l'appétit est conservé ; mais, au bout d'un certain temps, l'enfant digère mal, il maigrit, sa physionomie exprime la souffrance, son visage se tire, ses yeux s'excavent, son teint devient bistre ou blafard ; puis, apparaissent des vomissements et une diarrhée verte, accompagnée d'érythème des fesses ou d'autres éruptions. L'affaiblissement s'accentue, le petit malade refuse de prendre des aliments et tombe dans un état de prostration qui résulte du trouble fonctionnel du foie, de celui des voies digestives, et finit habituellement par l'emporter. La syphilis héréditaire du foie survenant chez l'adulte présente des symptômes analogues, moins rapides et moins aigus.

*Évolution et modes de terminaison.* — Cette affection marche avec d'autant plus de rapidité que l'enfant est plus jeune ; aussi, est-elle toujours plus redoutable chez le fœtus et le nouveau-né que chez l'adolescent et l'adulte où les actes pathologiques s'accomplissent avec plus de lenteur. Elle offre deux phases d'évolution : une première, ou phase précirrhotique, passe la plupart du temps inaperçue, et se révèle seulement à l'autopsie d'enfants syphilitiques, n'ayant présenté, pendant la vie, aucun désordre manifeste du côté de l'abdomen. Un certain nombre de nourrissons syphilitiques récupèrent la santé, lorsqu'ils sont convenablement traités, et, comme il est difficile d'admettre qu'il n'y en ait pas quelques-uns dont la glande hépatique n'ait été altérée, il convient d'approuver la conduite des médecins, qui soumettent systématiquement à un traitement spécifique les enfants nés de parents syphilitiques. La seconde phase, ou phase cirrhotique, est caractérisée par l'apparition d'accidents abdominaux : troubles digestifs, météorisme, ascite, etc., d'hémorrhagies diverses, d'un dépérissement progressif qui conduit fréquemment à la mort, et peut néanmoins se terminer par la guérison. Celle-ci s'opère lentement, dans un espace de temps variable qui, en général, n'est pas moins d'une année. Enfin, soit que l'affection hépatique ait été arrêtée dans sa marche, soit que son apparition ait été retardée, le jeune malade, ordinairement débile, ne présente de désordres hépatiques que vers l'époque de la puberté et même plus tard. Ces désordres se manifestent alors par la tuméfaction du foie et de la rate, avec météorisme et troubles digestifs, puis, par des hémorrhagies, épistaxis ou autres, pouvant se répéter pendant plusieurs années.

La forme diffuse de la cirrhose héréditaire évolue, en général, plus rapidement que la forme gommeuse et son issue est plus souvent fatale. Celle-ci est le fait d'un dépérissement de tout l'organisme, d'hémorrhagies multiples, de phénomènes d'insuffisance hépatique ou d'affections concomitantes des fosses nasales, des poumons, du péritoine, etc.

*Sémiologie.* — Le diagnostic de l'hépatite syphilitique héréditaire repose sur un mauvais état de santé générale, un certain degré de maigreur, des hémorrhagies répétées, et, enfin, sur la constatation d'une hypermégalie du foie et de la rate. Il importe de savoir que, dans l'hérédo-syphilis, contrairement à ce qui se passe dans la syphilis acquise, les désordres viscéraux sont précoces et se montrent en même temps que les éruptions cutanées. La présence de syphilides vient en aide au diagnostic; mais, en leur absence, il convient de procéder à l'examen des parents, de rechercher, chez la mère, les avortements antérieurs, de s'enquérir du moment où ils ont eu lieu, de leurs divers modes; car si l'avortement des premiers mois de la grossesse n'a aucune signification, au point de vue du diagnostic rétrospectif de la syphilis, celui qui survient vers le sixième mois et, plus tard, avec un fœtus macéré, a, par contre, une grande valeur sémiologique.

L'existence, chez l'enfant, d'une tuméfaction simultanée du foie et de la rate doit toujours faire soupçonner la syphilis, quand surtout le foie est induré et la rate relativement moins tuméfiée que le foie. Des hémorrhagies répétées, chez un jeune enfant, chez un adolescent, et même chez un adulte éveilleront avec juste raison, dans l'esprit du praticien, l'idée d'une affection du foie et la possibilité d'une syphilis ; par malheur, l'examen de ces organes est généralement négligé, et l'on croit trop facilement à l'hémophilie, sans bien savoir ce qu'il faut entendre par ce mot. C'est ce qui arriva pour un des malades dont nous avons parlé plus haut. Il ne faut donc pas oublier que l'hépatite syphilitique héréditaire peut se rencontrer, même chez l'adulte, et que, malgré de réelles difficultés de diagnostic, il est néanmoins possible de la reconnaître, tant par ses caractères anatomiques que par ses caractères cliniques.

*Prophylaxie et thérapeutique.* — La prophylaxie consiste à n'autoriser le mariage d'un sujet syphilitique qu'autant que sa maladie n'est plus transmissible, mais en l'absence d'un critérium certain de la guérison de la syphilis, le médecin se trouve dans le plus grand embarras pour décider le moment opportun du mariage. On voit, en effet, des individus procréer des enfants sains peu de temps après la période secondaire, et d'autres, parvenus à la période tertiaire, donner naissance à des enfants infectés. Ce fait est facile à expliquer, depuis que, instruits par les recherches de Pasteur sur les vers à soie, nous avons admis que la transmission de la syphilis s'opère par l'imprégnation des spermatozoïdes ou de l'ovule, et n'est pour ainsi dire qu'un accident[1]. En présence de deux intérêts différents : la réussite du mariage d'une part, le danger de procréation d'êtres malades d'autre part, le mieux, à notre avis, est d'en arriver à un terme moyen, et d'attendre, avant d'autoriser le mariage, que trois années, au moins, se soient écoulées, depuis le début de la maladie, dont une année sans aucune manifestation spécifique.

La thérapeutique de la cirrhose syphilitique héréditaire exige un traitement sérieux et prompt. Une fois reconnue, cette affection doit être immédiatement combattue par les frictions mercurielles, moyen efficace, chez le jeune enfant, et à notre avis, le plus pratique. Toutefois, on peut recourir à l'emploi de la *liqueur de Van Swieten* à la dose de 3 à 5 grammes par jour, dans de l'eau ou du lait ; le calomel à l'intérieur est également utile. L'action du mercure sera secondée par l'emploi de petites quantités d'iodure de potassium, administrées avec le lait, et qui varieront selon l'âge des

1. E. LANCEREAUX, *Traité historique et pratique de la syphilis*, 2e édit., Paris, 1873.

malades. L'hygiène ne sera pas négligée : l'enfant infecté doit vivre dans un appartement chauffé et bien aéré, être soumis à des ablutions fréquentes pour éviter des éruptions cutanées, prendre des bains salés et recevoir une alimentation exclusivement lactée. Le nouveau-né sera nourri par sa mère, car il y aurait de graves inconvénients à le confier à une nourrice saine, ou bien il sera élevé au biberon, à la condition expresse que cet appareil sera proprement tenu, que les repas auront lieu régulièrement toutes les deux heures, et que le régime lacté sera intégral. A un âge plus avancé de la vie, le traitement de la syphilis héréditaire se rapproche de celui de la syphilis acquise. Aux préparations mercurielles, vient s'ajouter l'emploi de l'iodure de potassium, à la dose de 1 à 3 grammes ; ce médicament, bien supporté par l'enfant, a une efficacité réelle dans les cas de syphilis tardive.

**Friedleben.** *Beiträge zur Lehre von den Krankh. der Leber in Fœtus.* (*Archiv f. physiol. Heilk.* Stuttg., 1849, VIII, 55.) — **Gubler (A.).** *Mém. sur une nouvelle affection du foie liée à la syphilis héréditaire chez les enfant du premier âge.* (*Mém. de la Soc. de Biologie*, 1853, IV, 25.) — **Willigk (A.).** *Ein Fall von angeb. (syphilitischer?) Leberentzundung.* (*Vierteljahrschr f. d. ph. Heilkunde.* Prag, 1856, I, 21.) — **Proust.** *Syphilis du foie dans une petite fille de six semaines.* (*Bull. Soc. anat.* Paris, 1860, t. XXXV, p. 398.) — **Verliac.** *Gommes syphilitiques du poumon et du foie rencontrées chez un fœtus de sept mois.* (*Bull. Soc. anat.* Paris, 1863, XXXVIII, 545-547.) — **Gouraud.** *Tumeurs gommeuses du foie chez un enfant de treize ans.* (*Ibid.*, 502-506.) — **Fagge (C. H.).** *Yellow atrophy of the liver, apparently consecutive to a diffused change in the organ due to constitutional syphilis.* (*Tr. path. Soc. Lond.*, 1866-1867, t. XVIII, p. 136-140.) — **Diday (P.).** *Lettre sur l'induration syphilitique du foie chez les enfants nouveau-nés.* (*Gaz. méd. de Paris*, 1852, 3e série, t. VII, p. 212.) — **Hutchinson (J.).** *On inheredited syphilis.* (*London hosp. Reports*, vol. II, 1865.) — **Lancereaux (E.).** *Traité historique et pratique de la syphilis.* Paris, 1866 ; 2e édit. Paris, 1873, p. 422 et 438. — **Leudet (G.).** *Recherches cliniques sur l'étiologie, la curabilité et le traitement de la syphilis hépatique.* (*Arch. gén. de méd.*, 1866, t. I, p. 151 et 325.) — **Prévost (J.-L.).** *Tumeurs du foie observées sur un fœtus mort-né d'une mère syphilitique.* (*Compt. rend. de la Soc. de biologie.* Paris, 1861, p. 92.) — **Wilks (S.).** *Congenital syphilitic diseases of the liver.* (*Lancet.* London, 1859, II, 85.) — Le même. *Syphilitic cirrhosis of liver from an infant.* (*Trans. of pathol. Soc. of London*, 1866, t. XVII, p. 167.) — **Schüppel.** *Ueber Peripylephlebitis syphilitica bei Neugeborenen.* (*Archiv d. Heilkunde*, 1870, t. XI, p. 174.) — **Samuel J. Gee.** *Complete obliterat. of the mouths of the hepatic veins* (*St. Bartholomew's Hospital Reports*, 1871, t. VII, p. 144.) — **Klebs.** *Hépatite interst. d'un nouveau-né.* (*Bull. Soc. méd. romande.* Lausanne, 1871, V, 319.) — **Ory et Déjerine.** *Syphilis du foie chez un enfant de deux mois.* (*Bull. de la Soc. anat.*, 1875, p. 447.) — **Caillé (Ag.).** *Zur pathologischen Anatomie der congenitalen Lebersyphilis.* Würzburg, 1877. — **Thomas Barlow.** *Receding gummata of liver in case of congenital syphilis.* (*Transact. of the pathol. Soc. of London*, 1876, t. XXVII, p. 202.) — **W. Caylus.** (*Ibid.*, p. 194.) — **Behrend (G.).** *Zur Lehre von der* *hereditären Syphilis.* (*Berlin. klin. Wochenschrift*, 11 mars, 1870, p. 140.) — **Laschewitz.** *Uber Syphilis hereditaria tarda.* (*Vierteljahrschr. f. Dermatologie und Syphilis*, 1878, p. 269, et *Revue des sc. méd.*, XIII, 644.) — **Thomas Oliver.** *Cirrhose du foie chez un enfant de trois mois.* (*British med. Journal*, 5 juin 1880, et *Gaz. méd. de Paris*, 1881, p. 223. — Le même. (*British med. Journal*, 1876, t. II, p. 519.) — **Sidney Coupland.** *Two cases of hereditary syphilis.* (*Trans. of the pathol. Soc. of London*, 1880, t. XXXI, p. 376, et *Gaz. méd. de Paris*, 1880, p. 648.) — **Pye-Smith (P. H.).** *Cirrhosis of the Liver in a boy, with interstitial pneumonia and chronic peritonitis.* (*Ibid.*, 1881-82, XXXIII, 172-177.) — **Engel.** *De l'hépatite syphilitique chez les enfants.* (*American Journ. of Obstetrics*, janv. 1883, et *Gaz. méd. de Paris*, 1883, p. 221.) — **Barthélemy.** *Syphilis héréditaire tardive. Lésions du foie.* (*Archiv. gén. de méd.*, Paris, 1884, t. I, p. 513 et 674.) — **Parrot (J.).** *La syphilis héréditaire et le rachitisme.* Ouvrage publié par le Dr Troisier. Paris, 1886. — **Bristowe.** *Case of gummata of the liver in a boy.* (*Med. Press et Circ.* London, 1886. p. 405.) — **Hudelo.** *Contribution à l'étude des lésions viscérales dans la syphilis héréditaire; lésions du foie.* (Thèse de Paris, 1890).

### *Les cirrhoses hépatiques chez l'enfant.*

Affection rare chez le vieillard, la cirrhose hépatique, pour être moins commune chez l'enfant que chez l'adulte, se voit néanmoins dans un certain nombre de cas.

Sa fréquence relative est difficile à déterminer, et nous devons reconnaître que, à cet égard, les auteurs sont loin de s'entendre. Si ce point est sans grande importance, il faut savoir pourtant que la cirrhose de l'enfant est moins rare qu'on ne le suppose en général. Cette affection ne diffère pas de celle de l'adulte, et, de même que cette dernière, elle est sous la dépendance de maladies diverses, qui sont avant tout : l'alcoolisme, le paludisme et la syphilis. Ses caractères cliniques ont une parfaite ressemblance avec ceux des cirrhoses ordinaires, et, si nous lui consacrons un article à part, c'est uniquement pour montrer que la pathologie, loin d'être compliquée comme nous la présentent les ouvrages classiques, est une science des plus simples. Si tous les auteurs avaient compris de la sorte l'étude de la cirrhose hépatique de l'enfant, son histoire serait moins embrouillée, et l'on ne serait pas arrivé, en s'appuyant sur l'axiome peu scientifique du *post hoc, ergo propter hoc*, à admettre l'existence de cirrhoses rubéolique, scarlatineuse, tuberculeuse, etc., sans se préoccuper de savoir si ces prétendues cirrhoses avaient des caractères propres et différents de ceux des espèces nettement déterminées. Mais, d'ailleurs, lorsque ces maladies viennent à modifier les organes glandulaires, c'est, comme nous le savons, aux tissus épithéliaux qu'elles s'adressent (voir p. 162 et suiv.), et non pas au stroma conjonctivo-vasculaire.

Une espèce de cirrhose, peu étudiée jusqu'ici, se rencontre néanmoins chez le jeune enfant, par suite du rétrécissement ou de l'imperforation des voies biliaires : c'est une variété de la *cirrhose biliaire;* elle trouvera sa place dans le chapitre que nous consacrerons plus loin à l'étude des malformations des canaux hépatiques.

1° *Cirrhose alcoolique.* — Plus commune qu'on ne le croit généralement, la cirrhose alcoolique de l'enfant a été rencontrée 7 fois sur 25 cas rassemblés par Birch-Hirschfeld (*Gerhardt's Handbuch*). Palmer Howard prétend que la proportion centésimale des principaux facteurs étiologiques de la cirrhose de l'enfant, est l'alcool, dans 15,8 p. 100 des cas; mais ces chiffres n'ont qu'une valeur de peu d'importance. Ce qu'il faut savoir, c'est que la boisson, le *vin* surtout en France, est une des causes les plus communes de la cirrhose, sinon chez le jeune enfant, du moins chez l'adolescent. L'enfant, en effet, n'est jamais atteint, dans les premières années de sa vie, pour la raison que la cirrhose œnolique met toujours plusieurs années à se produire : aussi un certain doute doit-il planer sur le cas rapporté par Marfan, d'une fillette de 4 ans qui aurait été atteinte de cirrhose alcoolique. La même réserve me paraît devoir être faite à propos d'un fait observé par Sainsbury, car, il ne suffit pas à un enfant de boire quelques verres d'eau-de-vie pour devenir cirrhotique, et, si j'en juge par les lésions constatées dans ce cas, il me semble qu'il s'agit plutôt d'une cirrhose syphilitique héréditaire. C'est à partir de 9 et 10 ans, ou mieux à partir de l'âge de 12 et 14 ans, que s'observe la cirrhose alcoolique de l'enfant, ainsi qu'en témoignent les faits rapportés par Wilks, Murchison, Taylor, etc., et quelques-uns qui nous sont personnels, entre autres, celui d'un jeune garçon de 12 ans, en bonne voie de guérison, malgré de l'ascite, de l'anasarque et de l'albuminurie et ceux de deux jeunes filles, l'une de 13 et l'autre de 14 ans, dont voici les observations :

*Œnolisme et cirrhose hépatique.*

P... Jeanne, Parisienne d'origine, âgée de 13 ans et demi lors de son entrée à l'hôpital, le 10 mars 1895, est née de parents robustes et non syphilitiques; elle perdit, il y a 5 ans, son père, grand buveur de vin et atteint à trois reprises différentes d'un délire aigu, à l'âge de 48 ans, à la suite d'une cirrhose du foie avec ascite, œdème des membres et ictère. Sa mère, âgée de 46 ans, ancienne marchande de vin, et intempérante, offre un tremblement manifeste des lèvres et des mains.

De 7 enfants nés de ce ménage, quatre sont morts en bas âge, il reste une petite fille de 5 ans qui présente un gros ventre, un garçon de 26 ans bien portant, et la jeune personne qui est le sujet de cette observation. Interrogée sur le régime auquel sa fille se trouvait soumise, la mère affirme lui avoir fait prendre à chaque repas, depuis l'âge de 3 ans, en moyenne 2 verres de vin coupé de moitié d'eau, et de lui en donner en outre entre les repas. Chaque verre contenant 200 grammes, c'est donc 500 grammes de vin au moins que prenait chaque jour, depuis l'âge de 3 ans, notre jeune malade ; d'ailleurs, elle était très mal nourrie, et sa mère la maltraitait fréquemment. Atteinte d'une rougeole à 7 ans, d'une fièvre typhoïde suivie d'une pneumonie et d'une pleurésie purulente droite à 9 ans, elle tousse et crache habituellement.

Il y a 3 à 4 ans que son ventre est devenu volumineux, et, depuis un an elle a eu plusieurs épistaxis, dont une très abondante. Elle accuse des crampes nocturnes, des douleurs dans les côtés de la poitrine, qui auraient commencé, il y a 4 à 5 ans dans les membres inférieurs, et se plaint de fourmillements aux extrémités, de cauchemars, de pituites fréquentes le matin ; elle digère mal et vomit parfois les aliments. Bien qu'âgée de 13 ans et demi, elle a l'apparence d'un enfant de 8 à 9 ans, mesure $1^{m},25$ de haut et $0^{m},66$ de circonférence au niveau de l'ombilic : ses seins ne sont pas développés, et elle ne présente aucune trace de nubilité ; maigre et pâle, elle a des dents normales, un cou mince, un corps thyroïde intact, une haleine fétide, elle tousse et expectore sans présenter cependant aucune trace de tuberculose. Le cœur est volumineux, le pouls régulier et faible, 80 pulsations. L'abdomen, très élargi, ainsi que la base du thorax, est le siège d'un léger météorisme avec ascite, mais les veines sous-cutanées abdominales sont peu apparentes. Le foie, énorme, remonte au-dessus du mamelon et descend jusqu'à la fosse iliaque droite ; il est ferme et non douloureux à la palpation et à la percussion. La rate, volumineuse, mesure 11 sur 16 centimètres. Les urines rendues dans les 24 heures, 1 500 grammes environ, sont claires et transparentes, d'une densité de 1,010, elles contiennent $0^{gr},50$ d'albumine et 12 grammes d'urée par litre. L'intelligence est à peu-près normale. La motilité est intacte, et, sauf un léger degré d'analgésie au niveau de la plante des pieds, la sensibilité le serait également.

Pendant son séjour à l'hôpital, cette malade offre, à plusieurs reprises, des phénomènes urémiques caractérisés par une diminution des urines avec céphalée et vomissements bilieux ; ces phénomènes disparaissent très rapidement sous l'influence du régime absolu du lait et de l'emploi de purgatifs. Le 15 octobre, le foie et la rate sont moins volumineux, l'état général est meilleur. Le 9 mars 1896, c'est-à-dire un an après l'entrée à l'hôpital, le foie, qui, sur la ligne médiane, descendait à deux travers de doigt au-dessus du pubis, ne dépasse pas l'ombilic ; une dernière crise d'urémie se manifeste avec douleurs lombaires, diminution des urines et augmentation de la quantité de l'albumine (3 grammes par litre). Puis, le 1er mai 1896, notre jeune personne, se sentant beaucoup mieux, n'ayant plus trace d'ascite, et surtout désireuse de reprendre sa liberté, nous quitte dans un état d'amélioration considérable, conservant la taille qu'elle avait à son entrée. Depuis lors, elle s'est à peu près bien portée et paraît s'être développée quelque peu.

*Œnolisme et cirrhose hépatique ;*
*absinthisme et paralysie des extrémités inférieures ; nanisme.*

Juliette C..., âgée de 14 ans, est née d'un père, cocher, grand buveur de vin, mort, à 43 ans, d'une cirrhose avec ascite et léger ictère ; sa mère, âgée de 38 ans, marchande de vin, présente un tremblement manifeste des lèvres, se plaint de cauchemars terrifiants et de crampes dans les jambes; elle n'a pas d'autre enfant et n'a pas fait de fausses couches. Bien constituée et de taille au-dessus de la moyenne, elle s'est toujours bien portée, et affirme n'avoir jamais eu la syphilis.

Vers l'âge de 22 mois, on commence à donner à manger à l'enfant, jusqu'alors nourrie au biberon, et en même temps, pour la fortifier, on lui fait boire, au repas et aussi dans le courant de la journée, du vin coupé d'eau ou pur; de la sorte, elle prend chaque jour, depuis cet âge, de 5 à 10 verres contenant chacun moitié vin, moitié eau, à savoir : 2 à 3 verres au repas de midi, 2 à 3 verres au goûter de 4 heures, et enfin 2 à 3 verres au repas du soir. Or, comme ces verres contiennent 200 grammes de liquide, il en résulte que, depuis l'âge de 2 ans, l'enfant a ingéré chaque jour près d'un litre de vin.

Cette boisson prise d'abord sans dégoût finit par répugner, ce qui n'empêcha pas la mère, convaincue qu'il n'y avait que le vin pour donner des forces, d'obliger sa fille à en continuer l'usage. Vers l'âge de 7 à 8 ans, survinrent des troubles digestifs plus accentués, et la mère, « pour faire passer la digestion », administrait à sa fille, après chaque repas, un petit verre de *crème de menthe*, qu'elle remplaçait quelquefois par de la chartreuse ou du raspail. Vers l'âge de 10 ans, la malade commença à vomir le vin, surtout quand on le lui donnait pur. Désolée de ne pouvoir fortifier sa fille par ce moyen, la mère eut recours aux vins de quinquina, de Saint-Raphaël, de Malaga, etc., dont elle lui faisait prendre un verre à bordeaux à chaque repas, et ajoutait parfois un petit verre de byrrh, pour ouvrir l'appétit. Cette malheureuse femme, qui paraît aimer son enfant, croit et dit avoir fait tout ce qu'il était possible pour rendre la santé à sa fille; aussi serait-elle affligée d'apprendre qu'il n'en est rien et que son régime avait un effet tout opposé.

L'enfant, envoyée à l'école à l'âge de 5 ans, était déjà plus petite que ses camarades de classe, mais la différence n'était pas frappante. A partir de l'âge de 6 ans elle a à peine grandi, car sa taille a peu changé depuis lors. Déjà avant l'âge de 6 ans, elle avait des cauchemars et des rêves terrifiants avec réveil en sursaut, sueurs nocturnes, crampes dans les jambes, et depuis deux ans, elle éprouve en outre des picotements et des fourmillements aux pieds et aux mains. Tous ces symptômes ont pris peu à peu une grande intensité et se sont accompagnés de douleurs contusives dans les jambes, principalement sur le trajet des nerfs, et, depuis quelque temps, la jeune malade a commencé à éprouver de la difficulté dans la marche, et se trouve dans l'impossibilité de quitter le lit.

Il n'existe chez elle ni trace de syphilis, ni accident paludique, et cependant, elle se fait remarquer par un arrêt considérable de développement, à tel point qu'elle ressemble à un enfant de 5 à 6 ans, au plus. Son poids, tout habillée, est de 15 kilogrammes. La hauteur de sa taille, depuis le talon jusqu'au vertex, mesure 97 centimètres; sa tête est petite et sa physionomie enfantine, mais sérieuse et triste, car elle ne rit jamais; par contre, son intelligence est vive.

Les dents, sales, sont normales et régulièrement implantées, l'haleine est fétide, le cou court, le corps thyroïde petit; le thorax, aplati à sa partie supérieure, se trouve élargi au niveau de sa base, où les côtes sont déjetées en dehors par la tuméfaction simultanée du foie et de la rate; il n'y a du reste aucune déviation osseuse.

Le foie remonte, en haut, au-dessus de la quatrième côte, et en bas, dépasse le rebord costal. La rate, volumineuse, mesure 10 sur 15 centimètres. Les veines sous-cutanées abdominales sont dilatées et apparentes; la plupart partent de l'aisselle ou du sternum, entre les deux mamelons, et descendent vers l'ombilic. L'abdomen est volumineux, tant à cause d'un météorisme considérable que d'une ascite remontant jusqu'au nombril.

Les battements du cœur sont perçus jusque dans l'aisselle gauche et au niveau du mamelon droit; ils sont réguliers, assez forts et fréquents (120). Les poumons n'offrent aucun désordre appréciable. La quantité d'urine rendue dans les 24 heures est de 1 litre environ avec une densité de 1,005, et une coloration très pâle; peu chargé de principes solides, ce liquide renferme de l'albumine en faible proportion.

Les membres supérieurs et inférieurs sont petits et grêles, principalement les jambes où existe une atrophie musculaire des plus manifestes. Ces membres sont d'ailleurs parésiés, la malade les remue avec difficulté et ne peut se tenir debout; ses pieds, pendants et très légèrement déviés, rappellent quelque peu les pieds bots équins. La sensibilité spéciale est normale, mais la sensibilité générale, légèrement diminuée à la face plantaire, est exaltée et même excessive au dos des pieds, sur le trajet des jambes. Il existe des crampes nocturnes, des sensations de picotements et de fourmillements, des élancements douloureux dans la direction des nerfs sciatique et poplité externes. La symétrie de ces accidents, la localisation de la paralysie aux muscles extenseurs, atrophiés, et l'hypéralgésie cutanée, sont autant de signes qui ne permettent pas de douter de l'existence d'une névrite liée à l'abus de l'essence de menthe. Régime lacté absolu, et chloral, 1gr,50 à 2 grammes, chaque soir.

Le 28 juin, il survient une céphalée intense, des vomissements verdâtres avec diarrhée et oppression, puis la quantité des urines tombe à 500 grammes. Ces accidents, rattachés par nous à l'urémie et traités par l'emploi des purgatifs et des diurétiques, en particulier par la caféine, disparaissent vers le 15 juillet; la quantité des urines remonte à 1 litre, la densité reste faible : 1,004; l'albumine persiste, 50 centigrammes dans les 24 heures, 5gr,50 d'urée et 2gr,50 de chlorure. A partir de ce moment, l'état général demeure satisfaisant, moyennant une selle liquide chaque jour; puis, sous l'influence du chloral, les cauchemars et les réveils en sursaut, avec cris déchirants, disparaissent, le sommeil est meilleur. Malheureusement, notre jeune malade refuse le régime du lait et reprend le régime ordinaire, de telle sorte que l'état de son foie demeure sans amélioration, malgré la diminution des douleurs des membres et des troubles de la sensibilité. Après un mois de séjour à l'hôpital, cette jeune fille, prise d'ennui, demande sa sortie; elle succombait un mois plus tard.

Ces deux jeunes malades buvaient en abondance du vin de marchand de vin à 0 fr. 60 ou 0 fr. 80 le litre; l'une d'elles, grâce aux funestes préjugés de sa mère, prenait en outre des boissons avec essences et nous présenta ainsi les effets d'une double intoxication : la tuméfaction du foie et de la rate, avec ascite, produite par l'abus du vin; la paralysie des extrémités liée à l'usage de l'essence de menthe[1]. C'est donc le vin qu'il fallut surtout accuser

1. Voy. E. Lancereaux, L'alcoolisme chez les enfants (*Bull. de l'Académie de méd.*, séance du 13 octobre, Paris, 1896).

dans ces cas, et si le plus souvent l'alcool est mis en cause, la raison en est sans doute dans la croyance que la cirrhose est due à cette substance.

Chez deux enfants d'une même famille, âgées : l'une de dix ans, l'autre de onze et atteintes de cirrhose du foie, Jollye fait remarquer que l'une et l'autre prenaient beaucoup de vinaigre dans leurs aliments et avaient eu la rougeole. Cette maladie n'était certainement pas la cause de l'affection hépatique, car la fréquence de celle-ci serait alors des plus grandes, étant donné le nombre considérable d'enfants rubéoliques ; mais il ne me serait pas possible d'en dire autant du vinaigre.

La physionomie anatomique de la cirrhose alcoolique de l'enfant ne diffère pas de celle de la même affection chez l'adulte ; ce fait, que démontraient déjà nos observations, a été vérifié par nous dans un récent voyage à Londres où nous avons pu voir, dans les riches musées de cette capitale, des foies d'enfants cirrhotiques, absolument semblables à ceux que nous présentent nos buveurs adultes. Tout d'abord, la glande se tuméfie et s'étend de la quatrième côte au-dessous du rebord costal qu'elle dépasse de un à plusieurs travers de doigt ; plus tard, elle se rétracte peu à peu, et en même temps elle s'indure, tandis que sa surface se couvre de granulations miliaires, pisiformes ou lenticulaires. Histologiquement, elle a les caractères de la cirrhose annulaire bi-veineuse, mais, dans quelques cas aussi, le foie demeure volumineux et présente ceux de la cirrhose diffuse ou de la cirrhose graisseuse, en sorte que les différentes formes de la cirrhose du buveur adulte peuvent se rencontrer chez l'enfant.

Les symptômes liés à ces variétés diffèrent quelque peu avec chacune d'elles, et si, dans la première, l'ascite est à peu près constante, ainsi que nous l'avons vu, elle est exceptionnelle dans la dernière ; par contre, l'ictère peu commun dans la cirrhose rétractile, s'observe fréquemment dans la cirrhose graisseuse, sans qu'il y ait de matière colorante biliaire dans les urines.

La rate est toujours tuméfiée et cela dès le début de l'affection, mais elle n'acquiert pas les dimensions considérables qu'elle présente dans la cirrhose paludique. Les urines sont quelquefois albumineuses, comme chez les deux jeunes filles et le jeune garçon de douze ans soumis à notre observation ; il n'en est pas toujours ainsi, et cependant, il suffit que leur quantité vienne à diminuer, pour voir apparaître, comme chez l'adulte, des crises d'urémie. Les épistaxis, le purpura et même d'autres hémorrhagies ne sont pas rares, et les phénomènes de l'insuffisance hépatique viennent trop souvent terminer l'existence, après un espace de temps variable pour chacune des formes indiquées.

L'évolution de la cirrhose alcoolique est d'ordinaire plus rapide chez l'enfant que chez l'adulte, la guérison n'est pas moins facile pourvu qu'on intervienne assez tôt. Le régime lacté intégral, l'emploi de l'iodure de potassium, les diurétiques lorsque les urines sont insuffisantes : tels sont les principaux moyens qu'il convient de mettre en usage; mais pour réussir, le traitement doit être énergique et prompt.

2° *Cirrhose paludique*. — La cirrhose paludique s'observe dans les premières années de l'existence, le plus souvent à partir de l'adolescence, chez des enfants qui ont séjourné dans un milieu paludique ou au voisinage d'un étang. Plus exposé que l'adulte à contracter le paludisme, l'enfant est, comme lui, parfois atteint de cirrhose splénique et hépatique, sans avoir jamais eu d'accès fébriles. Tel est le cas rapporté plus haut d'un garçon qui, gardien de bestiaux de huit à dix ans aux environs de Romorantin, ne se souvenait pas du moindre accès de fièvre, quand, tout à coup, faisant son service militaire au camp de Châlons, il fut pris, à la suite de fatigue, d'accès de fièvre intermittente qui cédèrent à l'emploi de la quinine.

Le paludisme, comme l'alcoolisme, le saturnisme et la plupart des maladies chroniques, se montre sous deux formes successives, distinctes : l'une congestive, l'autre scléreuse. Les accès fébriles et les poussées hyperémiques traduisent les manifestations habituelles de la première période du paludisme; la sclérose de la rate, du foie, des poumons, l'aortite en plaques, sont les effets ordinaires de la seconde période, qui n'est pas forcément précédée d'accès de fièvre. Aussi, les médecins qui ne sont pas renseignés sur ce point, et convaincus, comme nous, de la spécificité d'action des causes pathologiques sur les organes, ont-ils de la peine à reconnaître la cirrhose paludique, aussi bien chez l'enfant que chez l'adulte.

Trousseau[1] signale cependant l'existence d'engorgements de la rate et du foie chez les individus qui séjournent dans des pays marécageux sans qu'ils aient eu antérieurement d'accidents fébriles, et il ajoute : « Il n'est pas rare, ainsi que j'ai eu l'occasion de l'observer en Sologne, de voir des enfants naître avec des engorgements viscéraux et cette teinte cachectique des téguments qui témoignent que, dans le sein de leurs mères, ils avaient subi

1. A. TROUSSEAU, *Clinique médic de l'Hôtel-Dieu*, Paris, 1862, p. 752.

la funeste influence du milieu dans lequel celles-ci vivaient. » D'autres auteurs ont fait la même remarque, et nous avons pu en vérifier la justesse. En conséquence, l'hépatite paludique n'est pas seulement acquise, elle est encore héréditaire, et il n'y a pas lieu d'en être surpris, pour qui sait la fréquence des avortements dans les contrées marécageuses.

Chez l'enfant, de même que chez l'adulte, l'hépatite paludique se distingue par la tuméfaction du foie, et par une augmentation relativement considérable du volume de la rate. Effectivement, tandis que le foie descend à l'ombilic ou jusque dans la fosse iliaque droite, la rate déborde à droite de la ligne blanche, et s'étend parfois jusqu'au pubis, alors qu'en haut, elle refoule le diaphragme. Les fonctions digestives sont troublées, les téguments pâlissent, revêtent une teinte jaune bistre, subictérique ou ictérique et la croissance est entravée[1]. Les jeunes malades sont, en effet, peu développés pour leur âge, et cette circonstance, jointe à la tuméfaction de la rate, se rencontrant dans la plupart des cas rapportés par Gilbert et L. Fournier[2], nous porte à croire que ces faits se rattachent vraisemblablement au paludisme. Les hémorrhagies, assez communes dans ces conditions, ont pour siège la peau, les fosses nasales ou même les viscères, et si le désordre du foie n'est arrêté par un traitement approprié, il finit par amener de l'insuffisance hépatique et la mort.

La marche de la cirrhose paludique de l'enfant est des plus lentes, et si elle n'empêche pas toujours celui-ci de vivre, elle modifie du moins son développement, comme il était facile de le constater en Sologne avant les progrès récents de l'agriculture. Les enfants de cette contrée, atteints de ce qu'on appelait alors le gros ventre, demeuraient, pour la plupart, petits, malingres et chétifs.

L'hépatite paludique de l'enfant se distingue, indépendamment de son évolution, par une énorme tuméfaction du foie et de la rate, par une grande anémie, un léger ictère, et exceptionnellement par de l'ascite, caractères importants qui empêchent de la confondre avec la cirrhose alcoolique, dont la marche est plus rapide, l'anémie moins accentuée, et dans laquelle le foie et la rate surtout n'acquièrent jamais de dimensions très considérables.

Le traitement de la cirrhose paludique aura pour objet de donner aux enfants un air pur et abondant, de les soumettre à

1. Voy. dans nos *Leçons de clinique médicale :* Les glandes vasculaires sanguines. Paris, 1894, p. 49.

2. A. Gilbert et L. Fournier, La cirrhose hypertrophique avec ictère chez les enfants, (*Soc. de biologie*, 1er juin 1895).

l'usage de lotions froides quotidiennes, et enfin à un régime lacté absolu, en même temps qu'on leur fera prendre, chaque jour, de 0gr,50 à 1 gramme d'iodure de potassium, substance généralement bien supportée dans le jeune âge.

3° *Cirrhose syphilitique.* — Cette affection atteint l'enfant dès le sein maternel et le tue fréquemment vers le septième mois de la vie intra-utérine. Elle se montre, en outre, habituellement pendant les quelques mois qui suivent la naissance, plus rarement au bout d'un certain nombre d'années, bien qu'il nous soit arrivé de la rencontrer chez des enfants de dix à quinze ans et plus, associée ou non à des lésions cutanées et à des exostoses spécifiques. Contrairement à la cirrhose alcoolique, elle est d'autant plus commune que l'enfant est plus rapproché de sa naissance; aussi toute cirrhose observée dès les premiers mois de la vie, doit-elle tout d'abord éveiller l'idée ou d'une affection spécifique ou d'une imperforation des voies biliaires.

Donner ici la description de cette cirrhose serait superflu, puisque l'étude en a été faite plus haut (voy. p. 404); rappelons seulement que cette lésion se localise d'une façon spéciale au système artériel du foie, et se manifeste sous la forme d'hépatite diffuse ou d'hépatite gommeuse, avec tuméfaction simultanée du foie et de la rate, celle de ce dernier organe étant relativement moins considérable. L'ascite existe dans un certain nombre de cas, l'ictère se rencontre quelquefois et presque toujours d'une façon accidentelle. Les hémorrhagies sont communes, mais non constantes; les phénomènes d'insuffisance hépatique, assez rares, si ce n'est quand l'affection se montre au cours de la vie intra-utérine, dès les premiers mois de la naissance, car alors, elle est le plus souvent généralisée à tout l'organe. A part ces cas, la guérison est la règle, si l'affection est traitée assez tôt; sinon elle finit par tuer, après une plus ou moins longue durée.

L'hépatite syphilitique de l'enfant se reconnaît, à la période de la vie où elle apparaît, par l'état respectif du foie et de la rate, par une évolution ordinairement lente, insidieuse, comme aussi par la concomitance de désordres syphilitiques. Elle se distingue de la cirrhose œnolique par l'état du foie qui peut dépasser le rebord costal, sans remonter jusqu'à la quatrième côte. Le volume, relativement considérable de la rate, dans la cirrhose paludique, est un signe qui ne se voit ni dans la cirrhose œnolique, ni dans la cirrhose syphilitique, et, par conséquent, il n'est pas plus difficile de différencier ces affections chez l'enfant que chez l'adulte.

Il serait plus difficile de séparer la cirrhose paludique de l'enfant de l'hépatite syphilitique, sans l'énorme tuméfaction splénique qui lui fait cortège, l'existence habituelle d'ictère ou de coloration bronzée des téguments, et la coexistence habituelle, avec cette dernière affection, de manifestations spécifiques. Aussi, croyons-nous à la possibilité du diagnostic spécifique des cirrhoses de l'enfance, si l'on sait tenir compte des caractères et de l'évolution propres à chacune d'elles.

En somme, l'examen attentif des cas connus de cirrhose, chez l'enfant, conduit à la conclusion que cette affection a les mêmes origines que chez l'adulte, et qu'elle ne diffère pas absolument. Effet de la syphilis ou d'un vice de conformation des voies biliaires chez le nouveau-né, elle est un peu plus tard ou syphilitique ou paludique, et, à partir de l'âge de dix à douze ans, fréquemment alcoolique. C'est aux caractères de ces manifestations hépatiques et à leur évolution que l'homme de science, désireux de faire un diagnostic complet, doit s'adresser pour en déterminer l'espèce, tout en tenant un certain compte des antécédents du malade et des désordres concomitants. Nous sommes loin de prétendre qu'il n'y ait pas d'autres espèces de sclérose hépatique que celles dont nous venons de parler, mais, pour en admettre de nouvelles, il est nécessaire de nous faire connaître leurs signes distinctifs.

**Bibliographie.** — **Rilliet et Barthez.** *Maladies des enfants.* Paris, 1843, t. III, p. 454. — **Friedleben.** (*Archiv f. physiol. Heilkunde.* Stuttgart, 1849, VIII, 55-68.) — **Gordon** (S.). *Cirrhosis of the liver; its different causes; its occurence in very young subjects.* (*Dublin Q. J. M. Sc.*, 1854, XVII, 345-348.) — **Weber** (F.). *Beiträge zur path. Anatom. der Neugebornen.* Kiel, 1854, III, 49. — **Wilks.** *Cirrhosis of the liver in a child.* (*Tr. path. Soc. London*, 1862-3, XIV, 175, XVII, 167.) — **Vkinfiea** (N.). *O puzir chatisch glistach pecheni u dietei.* St-Pétersbourg, 1865. — **Reynolds.** *Cirrhosis of liver in a child three years old : jaundice; ascites.* (*Med. Times and Gaz.* London, 1866, I, 35.) — **Hillier.** (*Transact. of the clinical Soc. of London*, 1868, I, 107.) — **Steffen** (A.). *Falle von Lebercirrhose bei Kindern.* (*Jahrb. f. Kinderheilk.*, 1869. II, 211, et *Schmidt's Jahrb.*, 1869. CLXIII, 197.) — **Schüppel.** *Weber Peripylephlebites syphilita bei Neurogeborenen* (*Archiv d. Heilkunde.* Leipzig, 1870, 74.) — **Hodge** (H. L.). *Fatal hemorrhage from the liver in an infant 2 1/2 days old; autopsy.* (*Proc. path. Soc. Phila.*, 1871, III, 145.) — **Gee** (S.). *Oblitération simultanée des veines hépatiques.* (*St. Bartholomew's Hospit. Reports.* London, 1871, VII, 144.) — **Hauerwaas** (F.). *Zur Casuistik der Lebercirrhose im Kindesalter*, 8°, Wurzburg, 1871. — **Foot** (A. W.). *Cirrhosis of the liver in a child.* (*Irish Hosp. Gaz.* Dublin, 1873, t. I, p. 92.) — **Cazalis** (J.). *Deux observat. de cirrhose du foie chez l'enfant.* (*Bull. de la Soc. anat.* Paris, 1874, p. 881.) — **Thorowgood.** *Cirrhosis of the liver in a child.* (*Proc. M. Soc. London*, 1875-77, III, 16, et *Med. Press and circular*, décembre 1875, 493.) — **Griffiths** (T. D.). *Cirrhosis of the liver in a child aged ten years.* (*Tr. path. Soc. London*, 1876, IX, 186-189.) — **Oliver.** (*British med. Journ.* London,

1876, II, 519.) — **Unterberger.** (*Jahrb. f. Kinderheilkunde*, 1876, XI, 390.) — **Murchison** (**C.**). *Typical cirrhosis of liver in a boy aged nine.* (*Tr. path. Soc. London*, 1876, XXVII, 196, et XXXVI, 199-201.) — **Cayley** (**W.**). *Cirrhosis of the liver in a child aged six years.* (*Ibid.* 1876, t. XXVII, p. 194-196.) — **Legg** (**J. W.**). *Cirrhosis of the liver in children.* (*St. Barth. Hosp. Rep.* London, 1877, XIII, 148-160. Avec bibliographie.) — **Hayden.** (*Dublin Journ. of med. Sc.*, July 1877, 87.) — **Grisey** (**A.**). *De la cirrhose chez les enfants.* Paris, 1878. — **Duvernoy** (**E.**). *Compression du canal cholédoque chez un enfant de quatorze ans par des ganglions lymphatiques; cirrhose hypertrophique consécutive; mort par hémorrhagie.* (*Bull. Soc. Anat. de Paris*, 1879, p. 520-523.) — **D'Espine** (**A.**). *Observation de cirrhose biliaire à forme rapide chez un nouveau-né.* (*Gaz. méd. de Paris*, 1880, 555-627.) — **Osborn** (**S.**). *Cirrhosis of liver in a child with congenital hydrocele.* (*Tr. path. Soc. London*, 1880-81, XXXII, 133-137.) — **Laure** (**P.**) et **Honorat.** *Étude sur la cirrhose infantile.* (*Rev. mensuelle des malad. de l'enfance*, mars et avril 1887.) — **Palmer Howard.** *Hepatic cirrhosis in children.* (*American Journ. of the med. Sc.*, october 1887, et *Rev. des sc. méd.* Paris, 1888, XXXII, 192.) — **Smith.** *Cirrhose hypertrophique chez un enfant.* (*Bull. méd.* Paris, 1889, 1413.) — **Turget** (**J. H.**). *Cirrhosis of liver in a child.* (*Trans. of the path. Soc. London*, 1889, XL, 136.) — **Biggs.** *Cirrhose alcoolique chez un enfant de treize ans.* (*Bullet. médical.* Paris, 1890, p. 992. — **Ormerod** (**J. A.**). *Cirrhosis of the liver in a boy, with obscure and fatal nervous symptoms.* (*St. Bartholomew's Hosp. Reports.* London, 1890, XXVI, 57.) — **Jollye** (**F.**). *Hepatic cirrhosis occurring in two children of the same family.* (*British med. Journ.*, 23 avr. 1892, p. 858, et *Rev. des sc. méd.* Paris, 1893, XLI, 203. — **Edw. Stack.** *Notes sur la cirrhose hépatique des enfants.* (*Practitioner*, mars 1892, et *Rev. gén. de méd., de chirurg. et d'obstétrique.* Paris, 1892, 114.) — **Saunal.** *La cirrhose alcoolique chez les enfants.* (Thèse Paris, 1892.) — **Arthur Hall** (**J.**). *Cirrhosis of the liver in a girl of eleven years.* (*St. Bartholomew's Hospit. Reports.* London, 1892, XXVIII, 167.) — **D'Espine.** *Cas de cirrhose infantile.* (*Semaine médicale.* Paris, 1893, 380.) — **Gilbert** (**A.**) et **Fournier** (**L.**). *La cirrhose hypertrophique avec ictère chez les enfants.* (*Soc. de biologie*, 1er juin 1895, et *Revue mensuelle des maladies de l'enfance.* Paris, 1895, nº XII, p. 309.) — **Sainsbury.** *Cirrhose alcoolique du foie chez un enfant, ascite, méningite, mort.* (*Bulletin. méd.* Paris, 1894, 105.) — **Blagoweschtschenski.** *Cirrhose atrophique du foie chez un enfant de dix ans.* (*Ibid.*, 1894, 309.) — **Taylor** (**F.**). *Cirrhosis of the liver in a child.* (*Tr. path. Soc. London*, 1879-1880, XXXI, 119-125.) — Le même. *Cases of cirrhosis of the liver in children* etc. (*Guy's Hospital Reports.* London, 1895, LII, 45.) — **Clarke** (**M.**). *Cirrhose du foie chez l'enfant* (*Brit. med. Journ.*, 30 juin 1894). — **Roland** (**J.**). *La cirrhose alcoolique infantile.* (Thèse de Paris, 1895.) — **Marfan.** *Cirrhose alcoolique chez une enfant de quatre ans.* (*Bullet. méd.* Paris, 1897, nº 6.)

## Parallèle des cirrhoses hépatiques.
## Cirrhose diabétique, cirrhoses infectieuses, etc.

Tout corps étranger au foie détermine, au sein de son parenchyme, une réaction de défense en vertu de laquelle les éléments du tissu conjonctif se multiplient et tendent à former un tissu scléreux, en tout semblable à un tissu de cicatrice. Ainsi agissent les calculs biliaires, les parasites du foie : kystes hydatiques, actinomycose, etc., et même certains microbes, lorsqu'ils ne produisent pas de suppuration. Ces lésions, semblables à celles que déterminent partout ailleurs les corps étrangers à l'organisme, nous les avons désignées sous le nom de cirrhoses secondaires[1]; car, intimement liées à la maladie qui leur a donné naissance, elles ne peuvent en être séparées.

A côté de ces lésions, toujours circonscrites, se place un autre type cirrhotique, résultant d'un obstacle à l'écoulement de la bile, et qui, selon le siège de cet obstacle, est tantôt circonscrit, tantôt généralisé : c'est la *cirrhose biliaire*, dont l'étude s'associe naturellement à celle des altérations des canaux hépatiques. Toutes ces cirrhoses trouveront leur place ailleurs, et le parallèle qui nous importe est celui des affections que nous venons de décrire et que, par comparaison, nous appelons *cirrhoses primitives*. Si, comme nous l'avons fait autrefois (*Atlas d'anat. patholog.*, Paris, 1871, p. 62), nous soumettons ces dernières affections à une étude comparée, nous arrivons à des données générales du plus haut intérêt, tant au point de vue de la localisation de la lésion anatomique que de la spécificité d'action des causes. Le désordre anatomique, dans chacun de ces types, demeure limité au tissu conjonctif, et si les éléments glandulaires viennent à s'altérer, c'est secondairement, ou en vertu d'une condition pathogénique différente de celle qui a amené la lésion conjonctive ; en conséquence *il n'y a pas de cirrhose mixte.* La localisation, variable suivant la nature et le mode d'action de l'agent pathogène, s'adresse tantôt au système veineux, tantôt au système lymphatique, tantôt au système artériel, ou enfin au système d'excrétion biliaire, et les différences symptomatiques, qui résultent de ces variétés de siège, mettent le médecin à même de remonter à la source de l'affection hépatique.

Par leur passage à travers la veine porte et ses divisions, les boissons alcooliques, le vin en particulier, engendrent une cirrhose qualifiée à juste titre de cirrhose bi-veineuse, en raison de sa localisation spéciale aux extrémités terminales de ce vaisseau[2]. L'agent du paludisme, ne subissant pas, comme une substance inanimée, l'impulsion du courant sanguin, choisit son milieu qui est la lymphe, aussi le voit-on localiser ses effets au système lymphatique abdominal, altérer la rate, les ganglions lymphatiques de l'abdomen, et le système lymphatique du foie. De

1. E. Lancereaux, Des cirrhoses du foie ou hépatites prolifératives (*Revue de médecine*, Paris, 1882, II, 862-885).

2. Semblable cirrhose a été constatée par nous sur des foies de bœufs nourris de pulpes de betteraves, à cause sans doute des sels de potasse renfermés dans ces pulpes.

même que l'agent paludique, le microbe, jusqu'ici inconnu de la syphilis, trouve son milieu d'existence dans le système de la lymphe, de préférence dans les gaines ou manchons lymphatiques des artères du foie, qui sont le siège spécial de sa localisation, remarquable par ses grandes traînées conjonctives. Effet d'un obstacle à l'écoulement de la bile, la cirrhose dite biliaire a pour point de départ les canaux hépatiques, en sorte que chacune de nos cirrhoses, en raison de la différence de sa cause, a un siège initial particulier, d'où une physionomie et une évolution spéciales.

Effectivement, le foie du buveur, altéré dans toute son étendue, parvient à se rétracter de façon à présenter à sa surface des saillies miliaires ou pisiformes, à peu près régulières, qui lui donnent un aspect plus ou moins fortement granulé, tandis que le foie paludique, ne pouvant revenir de la même façon sur lui-même, demeure lisse ou à peine déprimé, sur quelques points, et le foie syphilitique, en raison du retrait des bandes fibreuses développées sur le trajet des artères ou des cloisons qui émanent de la capsule de Glisson, donne naissance à des sillons profonds, séparés par de larges îlots de substance saine. Quant au foie de la cirrhose biliaire, il est infiltré de pigment biliaire, et non de pigment sanguin, comme le foie paludique; mais, de même que ce dernier, il se rétracte fort peu et conserve assez bien sa forme et son état lisse. En conséquence, un clinicien exercé saura, la plupart du temps, distinguer exactement chacun de ces types, même en l'absence des antécédents pathologiques du malade, à la condition de savoir tenir compte tout à la fois des caractères cliniques et histologiques du foie altéré. Il doit en être ainsi, sans quoi la médecine ne serait pas une science, attendu que dans toute science il faut savoir remonter de l'effet à la cause, et inversement. Par malheur, l'axiome si vrai et si fondamental de la spécificité des causes en pathologie est loin d'être accepté, malgré les preuves accumulées autrefois par nous pour le mettre en évidence (voir *Atlas d'anatomie pathologique*, Paris, 1871).

A ces états macroscopiques correspondent, en effet, des différences histologiques, qu'il est inutile de rappeler ici, et des différences symptomatiques d'un haut intérêt sémiologique. La cirrhose bi-veineuse, par exemple, ou cirrhose alcoolique est pour ainsi dire forcément suivie d'ascite, lorsque le tissu embryonnaire de nouvelle formation vient à se rétracter, tandis que la cirrhose artérielle ou cirrhose syphilitique, n'apportant aucun obstacle sérieux à la circulation veineuse, évolue sans produire ce symptôme, à moins d'une périhépatite membraneuse ou de gommes rétractées comprimant la veine porte. L'ascite, de même, est rare dans la cirrhose paludique, tandis que l'ictère, y est presque constant. Ce dernier phénomène, exceptionnel dans la cirrhose d'origine artérielle ou syphilitique, est relativement rare dans la cirrhose bi-veineuse ou alcoolique, et se manifeste à peu près uniquement lorsque les cellules du foie viennent à s'altérer.

L'inappétence existe dans chacun de ces types, mais le dépérissement est très variable. La maigreur, toujours prompte au moment de la phase rétractile de la cirrhose du buveur, à cause de l'obstacle apporté au passage des substances alibiles jusque dans le sang artériel, n'est pas beaucoup moins rapide dans la cirrhose biliaire, mais elle est plus lente et moins intense dans les cirrhoses paludique et syphilitique. Nous passerons sous silence l'examen des urines et des autres organes, à part la rate dont l'augmentation de volume diffère, avec chacune de ces affections : extrêmement volumineuse dans le paludisme, elle l'est beaucoup moins dans la syphilis, encore moins dans l'œnolisme, et peu ou pas dans la rétention biliaire.

Toutes ces affections se font remarquer par une marche lente et chronique, et par une longue durée, mais elles n'offrent pas moins des différences sensibles. Tandis que les cirrhoses syphilitique et paludique ont un début insidieux, et une durée de plusieurs années, les cirrhoses biliaire et œnolique peuvent à la rigueur évoluer en quelques mois ; ces dernières tuent d'une façon presque constante, les premières beaucoup plus rarement. En dépit de toutes ces distinctions, il est à remarquer que les phénomènes terminaux ne diffèrent pas sensiblement dans chacune de ces affections, et que la mort survient, en général, au milieu des phénomènes de l'insuffisance hépatique, de même que la plupart des lésions rénales finissent par l'urémie, et les désordres circulatoires par l'asystolie.

Fort de la connaissance de ces caractères distinctifs, un médecin instruit parvient facilement à diagnostiquer au lit du malade chacun de ces types cirrhotiques, et par l'analyse clinique à déterminer la part d'altération de chacun des éléments du foie, et à se faire ainsi une juste idée du pronostic et des indications thérapeutiques. Ces dernières varient avec chacun d'eux : l'iodure de potassium et les mercuriaux ont les plus grands avantages dans la syphilis hépatique, non pas, comme on le croit aujourd'hui, en s'adressant à l'agent pathogène de la syphilis, mais à sa seule manifestation locale dont ils activent la résorption. Les cirrhoses alcoolique et paludique, constituées à leur début, comme la cirrhose syphilitique, par un tissu conjonctif embryonnaire, se trouvent également bien de l'emploi de l'iodure de potassium et du calomel, agents qui, s'ils n'arrêtent la formation de ce tissu, aident au moins à sa transformation. Les effets plus certains de ces médicaments, dans les cas de syphilis, tiennent à la nature même des lésions de cette maladie, constituées par des éléments dont la tendance à la mortification et à la guérison spontanée est plus grande que celle des lésions paludique et alcoolique. La quinine, du reste, si efficace dans le paludisme aigu, devient d'une impuissance absolue dans la cirrhose qui est la manifestation du paludisme chronique; l'hydrothérapie par contre a de grands avantages.

Les malades, en tout cas, doivent être mis à l'abri de la cause qui a amené leur affection, et soumis à un régime convenable, d'autant mieux que le foie, plus que tout autre organe, subit l'influence de l'alimentation. Le lait, aliment complet, facile à digérer, est le régime qui convient à ces états pathologiques. Après avoir constaté ses bons effets dans la cirrhose du buveur, nous l'avons conseillé dans l'hépatite paludique, et il nous a été démontré que, pris à l'exclusion de tout autre aliment, il était d'une grande utilité, attendu qu'il nous a permis d'obtenir des guérisons radicales qui, sans lui, n'auraient pas eu lieu.

Dans cette étude comparée des cirrhoses il n'a pas été question, à cause de sa rareté et de sa faible importance, de la cirrhose anthracosique, ou cirrhose par poussières insolubles; mais, diront quelques auteurs, il y a bien d'autres cirrhoses dont il n'est fait aucune mention, par exemple, la cirrhose diabétique, la cirrhose saturnine, la cirrhose résultant de l'action de toxines, etc. Loin de moi, l'idée de nier qu'il n'y ait d'autres cirrhoses que celles dont il vient d'être parlé. Je suis même disposé à admettre que d'un jour à l'autre, l'emploi de substances nouvelles dans l'alimentation, dans les boissons, pourrait bien engendrer des hépatites scléreuses non encore décrites. Toutefois, pour l'instant, il me faut avouer qu'il n'en est pas d'autres qu'il soit possible d'accepter définitivement.

Qu'est-ce, en effet que la cirrhose diabétique? une conséquence de la glycosurie comme semble l'indiquer son titre et comme le pensent quelques auteurs[1]? Nullement, et les preuves en sont dans

1. HANOT et A. CHAUFFARD, Cirrhose hypertrophique pigmentaire dans le diabète sucré (*Revue de médecine*, Paris, 1882, p. 386). — M. LETULLE, Deux de cas de cirrhose pigmenté du foie dans le diabète sucré. (*Bull. et mém. de la Soc. méd. des hôpitaux, Paris*, 1885, ser. 3, 406-428 2 pl). — V. HANOT et SCHACHMANN, Sur la cirrhose pig-

sa rareté et dans le fait de son absence au cours du diabète pancréatique où la glycosurie est des plus abondantes et de son existence indépendamment de cette maladie, comme nous l'avons vu autrefois[1] et comme Letulle l'indiquait tout dernièrement encore. Si, en réalité, une relation étiologique a lieu entre la cirrhose et la glycosurie, c'est cette dernière qui est l'effet plutôt que la cause. La démonstration certaine est sans doute difficile à donner avec les cas connus de cirrhose diabétique où trop souvent les auteurs ont négligé l'étude du pancréas, toujours si importante dans le diabète. Pourtant, il nous faut reconnaître que cet organe est fréquemment altéré, sclérosé, pigmenté, et que même ses acini sont parfois atrophiés, ainsi qu'il résulte d'un passage de la thèse du Dr Dutournier[2] : « Dans les cas où il a été examiné, écrit cet auteur, le pancréas, pigmenté dans sa totalité, revêt une teinte rousse plus ou moins foncée, comparée à la rouille ou à la chair musculaire. Sur une section, on trouve les acini colorés en brun et paraissant diminués de volume par suite du développement du tissu conjonctif inter-lobulaire; sa consistance est très dure, tellement dure parfois que l'ongle ne peut l'entamer. Comme volume, il est plutôt atrophié, avec des canaux perméables. » En présence de cette description, et de la connaissance du rôle joué par les altérations du pancréas sur le diabète, il y a lieu de croire que la glycosurie, dans la cirrhose bronzée, est l'effet d'une lésion concomitante de cet organe; aussi devrait-on examiner avec grand soin le pancréas dans tous les cas de ce genre.

La cirrhose pigmentaire, d'ailleurs, ne peut constituer une espèce à part, car il suffit d'interroger les malades, atteints de cette affection, pour reconnaître qu'ils sont les uns alcooliques, les autres paludéens, et l'examen macroscopique et histologique du foie est entièrement conforme à ces données, en ce sens que cet organe présente les caractères tantôt de la cirrhose du buveur,

mentaire dans le diabète sucré (*Archiv. de physiol. norm. et pathol.* Paris, 1886, ser. 3, VII, 50-87, 1 pl.).

1. Voy. notre *Atlas d'anat. pathologique*, pl. 13 fig. 2,2, fig. 4 et fig. 5, 5, où se trouvent rapportés quatre faits de cirrhose pigmentaire. Les cellules hépatiques sont le siège spécial du pigment dans trois de ces faits qui reconnaissaient une origine paludique; dans le quatrième, au contraire, d'origine alcoolique, le pigment occupe le tissu conjonctif de nouvelle formation. Frerichs d'ailleurs, bien avant nous, avait parlé de cette cirrhose.

2. A. Dutournier, Contribution à l'étude du diabète bronzé (*thèse de Paris*, 1895, avec bibliographie à peu près complète. — Comparez : H. Rendu et Massary. *Cirrhose et diabète bronzé* (*Bullet. et Mém. de la Soc. méd. des hôpitaux de Paris*, année 1897, p. 163. — E. Jeanselme, *Hématologie et pathogénie du diabète bronzé* (*Ibid.*, p. 179). — Troisier, *Un cas de diabète bronzé* (*Ibid.*, p. 203). — M. Letulle, *Note sur trois observations de cirrhose hypertrophique pigmentaire non diabétique* (*Ibid.*, p. 205).

tantôt de la cirrhose paludique. Sur quatre cas de cirrhose pigmentaire rapportés dans notre *Atlas*, trois ont une origine paludique, le quatrième une origine alcoolique; quant à ceux qui ont été publiés depuis lors, ils sont pour la plupart d'origine alcoolique. Il en était ainsi dans un fait récemment observé par nous, celui d'un homme d'une cinquantaine d'années, grand buveur de vin, exercant la profession de cuisinier, et chez lequel

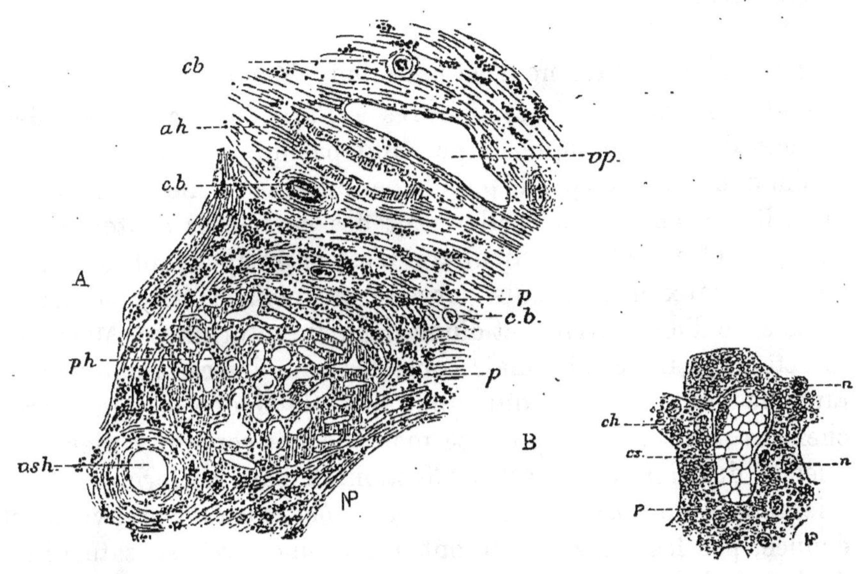


FIG. 45.

A, coupe microscopique d'un foie atteint de cirrhose pigmentaire, avec diabète. Le pigment est contenu dans des espaces fusiformes au sein du tissu de nouvelle formation et se rencontre encore dans les cellules hépatiques; *vp*, veine porte; *ah*, artère hépatique; *cb*, canalicules biliaires; *vsh*, veine sus-hépatique; *ph*, parenchyme hépatique; *p*, pigment; B, Portion de la coupe précédente vue à un fort grossissement; *cs*, capillaire sanguin entouré de cellules hépatiques : *ch*, infiltrées de pigment : *p*, pigment; *nn*, noyaux cellulaires.

la glande hépatique volumineuse, peu granulée à sa surface, présentait à l'examen histologique tous les caractères de la cirrhose œnolique, et de plus, une pigmentation accentuée au pourtour et au centre des lobules. Les cellules hépatiques contenaient un certain nombre de granulations pigmentaires, mais celles-ci avaient leur siège plus spécial, comme le démontre la figure 45, au sein du tissu conjonctif de nouvelle formation (comparez notre *Atlas*, pl. 13, fig. 5 et 5'). Un coup d'œil porté sur cette figure permet d'y découvrir les grands caractères de la cirrhose bi-veineuse, et partant de la cirrhose œnolique, car non seulement la prolifération conjonctive existe dans les espaces portes et au pourtour des lobules, mais encore au sein des parois épaissies de la veine centrale. Le pigment dans tous ces cas est d'origine sanguine pour ce fait qu'il renferme du fer, contrairement au pigment de provenance cellulaire, tel que celui des cellules de la couche muqueuse de *Malpighi* et du cancer mélanique.

En somme la cirrhose hépatique diabétique, comme l'indiquent sa lésion, son évolution et ses manifestations cliniques, n'est qu'une cirrhose ordinaire, alcoolique ou paludique; c'est donc à tort qu'on a cherché à l'attribuer au diabète et à en faire une espèce particulière.

La cirrhose saturnine n'est pas mieux démontrée, et pour qui connaît les habitudes des peintres à Paris, elle a de grandes chances d'être alcoolique. Il ne suffit pas qu'un cirrhotique soit atteint d'intoxication par le plomb, pour que sa cirrhose soit saturnine, il faut encore que celle-ci ait des caractères anatomiques, cliniques et évolutifs particuliers. C'est en m'appuyant de caractères spéciaux que je suis parvenu autrefois à faire admettre l'existence d'une névrite[1] et d'une néphrite saturnines[2]. Mais, ces caractères je ne les ai jamais constatés dans les cas relativement rares de cirrhose hépatique qu'il m'a été donné de rencontrer chez des saturnins, et, pour ce motif, je suis conduit à nier l'influence du plomb sur cette affection. A part la formule antiscientifique du *post hoc, ergo propter hoc*, aucune preuve n'est donnée, par les auteurs qui ont admis une cirrhose saturnine, de la relation étiologique de cette cirrhose avec l'intoxication par le plomb. Les observations rapportées à ce sujet par notre ancien interne, le Dr Laffitte, auquel nous avions suggéré l'idée de faire dans notre laboratoire des recherches sur la cirrhose du buveur laissent beaucoup à désirer. L'une de ces observations, prise dans notre service même, et qui a rapport à un sellier atteint de cirrhose et de tuberculose du poumon droit, est pour le moins fort suspecte, et nous paraît n'être qu'une cirrhose alcoolique, aussi l'auteur s'est-il gardé d'établir une distinction entre la cirrhose du buveur et la cirrhose saturnine. Pourtant en pareil cas, il faut des preuves positives, et non de simples négations; une observation du Dr Coutenot, également attribuée au plomb, est encore l'effet de l'alcoolisme.

1. E. LANCEREAUX, De l'altération des nerfs et des muscles dans l'intoxication saturnine (*Soc. de biologie* et *Gaz. méd.*, Paris, 1862, p. 709; *Union méd.*, Paris, 1863, t. XX, p. 513; *Atlas d'anatomie pathologique*, Paris, 1871, pl. 53, fig. 2, et art. REIN, *Dict encyclop. des Sc. méd.*, avec tableau, série 3, t. III, p. 214.

2. A. LAFFITTE, *Intox. alcool. expér. et cirrhose de Laënnec*, Paris, 1892. — COUTENOT, *Gaz. des hôpitaux*, Paris, 1865, 450.

Plusieurs auteurs[1], français et étrangers, ont décrit des cirrhoses hépatiques d'origine infectieuse, mais lorsqu'on analyse leurs observations où les caractères anatomiques et histologiques, l'évolution de ces affections, et même, la plupart du temps, les habitudes du malade sont passées sous silence, on arrive à la conclusion que ces faits n'ont pas de valeur sérieuse. D'ailleurs, les foyers d'apparence embryonnaire, observés dans le foie des malades atteints de fièvre grave, sont, comme nous l'avons dit, constitués par des éléments lymphatiques extravasés, ou par des éléments conjonctifs développés au pourtour d'un foyer de nécrose cellulaire, et n'arrivent jamais à former une cirrhose systématisée; les recherches intéressantes de Roger, de Scagliosi, sur le lapin et sur le cobaye, nous paraissent, dans l'espèce, peu applicables à l'homme.

Le Dr Krawkoff[2], médecin russe, prétend avoir pu rendre cirrhotiques des pigeons et des poulets soumis à l'infection chronique par le staphylocoque pyogène doré, par le bacille pyocyanique, par le bacille du choléra, et même par des bactéries de putréfaction. Se basant sur ces expériences, il pense que l'alcool et d'autres irritants provoquent une gastro-entérite chronique, et que par suite, les produits de putréfaction intestinale absorbés d'une façon anormale, engendrent la cirrhose. Cette origine gastrique de la cirrhose du buveur, également soutenue par un de nos internes, le Dr Laffitte, n'est pas mieux démontrée, car si le vin et l'alcool irritent le tube digestif, ils peuvent également irriter le foie, et l'on ne voit guère la cirrhose survenir dans les cas de gastro-entérite autres que ceux où il existe des excès de boisson. Telle n'est pas toutefois la manière de voir d'un de nos élèves les plus distingués, le Dr Boix[3]. Mettant en doute la genèse de la cirrhose par l'alcool, il tend à croire qu'en dehors de toute habitude alcoolique, on rencontre souvent, chez les dyspeptiques, un

1. Laure, Les lésions histologiques du foie dans les maladies infectieuses, etc. (*Comptes rendus de la Soc. de biologie*, 29 mai 1886). — P. Blocq et H. Gillet, Des cirrhoses graisseuses considérées comme hépatites infectieuses (*Archiv. gén. de méd.*, Paris, 1888, I, 641 et II, 60, 181). — Bourdillon, Cirrhose post-typhoïdique (*Journ. des Soc. savantes*, Paris 1891, 419). — H. Roger, Lésions hépatiques d'origine infectieuse (*Société de biologie*, 1er juillet 1893, 693). — Scagliosi, Le rôle de l'alcool et des maladies aiguës infectieuses dans l'étiologie de l'hépatite interstitielle (*Archiv f. path. Anat. und Physiol.*, Berlin, 17 sept. 1896, anal. dans *Archiv. gén. de médecine*, janvier 1897, p. 115).

2. Krawkoff, De la dégénérescence amyloïde et des altérations cirrhotiques du foie provoquées expérimentalement chez les animaux (*Archiv. de méd. expériment. et d'anat. pathologique*, Paris, 1896, VIII, 106 et 244).

3. E. Boix, Le foie des dyspeptiques (*thèse de Paris*, 1895).

état pathologique du foie qui se traduit par l'augmentation de volume de l'organe, et qu'il nomme le *foie dyspeptique*. Passagère, cette augmentation de volume constitue la congestion hépatique; permanente, c'est la cirrhose dyspeptique.

L'existence de cette cirrhose repose sur deux ordres de faits, les uns cliniques, les autres expérimentaux. Parmi les premiers, il en est un qui est suivi d'autopsie et qui pourrait avoir une grande importance, si un beau dessin histologique ne démontrait avec la plus grande netteté qu'il s'agit d'une cirrhose diffuse, biveineuse, sur l'origine alcoolique de laquelle le doute n'est pas possible, bien que, dans l'observation, il soit écrit en lettres italiques que la malade n'avait jamais pris de liqueurs, et n'avait jamais bu à ses repas que du vin coupé d'eau. Nous sommes fort indifférent à la question de savoir si cette malade prenait ou non des liqueurs, puisque nous savons que ces boissons n'engendrent pas la cirrhose, mais il n'en est pas de même du vin; aussi, malgré l'affirmation de l'usage de l'eau rougie, il nous reste les doutes les plus profonds en présence de l'état du foie, quand, pendant plus de trente ans, nous avons été à même de remarquer toutes les précautions prises par les malades et leur entourage pour tenir secrètes leurs habitudes. Il eût fallu, pour nous fixer sur ce point, interroger la patiente sur les phénomènes éthyliques qu'elle pouvait présenter et nous dire si, oui ou non, elle avait des pituites matinales, des crampes, des rêves, des cauchemars, etc., car, l'existence ou l'absence de ces signes a toujours une valeur de beaucoup supérieure aux récits, souvent faux, des malades. C'est pourquoi, cette seule observation ne pouvant nous convaincre, il nous est difficile, en présence du grand nombre de dyspeptiques, non cirrhotiques, d'admettre que les troubles de l'estomac puissent être une cause de cirrhose. Je ne m'appesantirai pas sur la partie expérimentale de ce travail, mais, il est un fait que je ne puis passer sous silence, c'est celui d'un lapin nourri de son, arrosé d'acide butyrique seul, pendant deux mois et vingt-huit jours, et dont le foie présentait une cirrhose manifeste. En admettant que cette cirrhose ne soit pas parasitaire, ce qu'on a oublié de nous dire, ce fait démontre simplement que l'acide butyrique, administré d'une certaine façon, peut produire une cirrhose hépatique; mais les conditions dans lesquelles cette expérience est réalisée sont tellement différentes de celles d'un dyspeptique, qui a peu ou pas d'acide butyrique dans son estomac, qu'elle laisse persister notre doute, malgré les éminentes qualités que nous avons été à même de constater chez son auteur.

La conclusion à tirer de cette trop longue discussion est que, sans nier la possibilité d'autres cirrhoses hépatiques que celles dont nous avons tracé le tableau clinique, il nous faut reconnaître qu'aucune autre n'a été nettement démontrée jusqu'ici, et qu'à cet égard, le mieux est de s'en tenir, chez nous du moins, aux espèces que nous avons établies autrefois dans notre *Atlas d'anatomie pathologique*, et qui nous paraissent toujours être l'expression de l'exacte vérité.

## V. — HÉPATITE TUBERCULEUSE

*Étiologie et pathogénie.* — Intimement liée, comme tous les états pathologiques, au fonctionnement organique, l'hépatite tuberculeuse est plus fréquente et, d'ordinaire, plus étendue chez l'enfant que chez l'adulte[1], parce que, sans doute, la fonction hépatique y est plus active, et c'est la même raison qui fait que l'oiseau en est assez souvent atteint. Les causes prédisposantes de cette affection ne diffèrent pas de celles de la tuberculose en général, ce sont toutes les influences qui tendent à dénourrir l'organisme. La cause efficiente, aujourd'hui nettement déterminée, est un bacille qui parvient à la glande hépatique, comme les agents pyogènes, par des voies différentes : le sang artériel, le sang de la veine porte et les voies biliaires. Dans le premier cas, le poumon ou tout autre organe est le point de départ habituel de l'infection ; dans le second et le troisième, c'est l'intestin ou les ganglions mésentériques.

Quoique le bacille soit la cause constante de la granulation tuberculeuse, la localisation de celle-ci ne diffère pas moins, selon les circonstances prédisposantes : ainsi, les excès de boissons donnent ordinairement naissance à un foie gras avec granulations tuberculeuses disséminées, tandis que les lésions ganglionnaires ou intestinales engendrent de préférence des localisations sur le trajet du système porte ou des voies biliaires. Ces localisations diverses ne diffèrent pas seulement par leurs caractères anatomiques, mais encore par leurs manifestations symptomatiques, et, de là, les variétés de l'hépatite tuberculeuse, admises dans notre *Atlas d'anatomie pathologique*, et qui sont, en dehors de la *périhépatite*, l'*hépatite tuberculeuse disséminée* ou *parenchymateuse* d'origine sanguine qui débute par la tunique externe des artères et l'*hépatite biliaire*, particulièrement localisée aux cana-

1. Sur 120 adultes Louis rencontra des tubercules du foie dans 2 cas, tandis que Rilliet et Barthez sur 312 enfants en trouvèrent 71 avec des tubercules dans le foie.

licules biliaires. Quant à l'hépatite des voies biliaires externes, son étude viendra plus loin.

*Anatomie et physiologie pathologiques.* — L'hépatite tuberculeuse d'origine vasculaire ou parenchymateuse a pour siège plus spécial les artérioles des espaces portes. Subordonné dans une certaine mesure à l'abondance des tubercules, le volume du foie est en général augmenté, rarement excessif, à moins d'une forte infiltration graisseuse. La tuberculose hépatique, par elle-même, n'accroît que modérément le volume du foie, et si, dans un certain nombre de cas, celui-ci est très gros, c'est surtout à l'alcoolisme qu'il le doit. La fréquente coïncidence de la cirrhose du buveur avec la tuberculose nous est connue, et il n'y a pas lieu d'être surpris si, dans un foie alcoolique, on trouve des tubercules, puisque à la prédisposition générale de l'organisme, s'ajoute une prédisposition locale, résultant de l'action des liqueurs fermentées ou distillées sur cet organe; aussi, le foie tuberculeux, tantôt hypertrophié, tantôt atrophié, diffère-t-il assez peu du foie du buveur. C'est pour avoir méconnu ces faits que Hanot et Gilbert[1] ont été conduits à donner de l'hépatite tuberculeuse, affection des plus simples, une description obscurcie par un trop grand nombre de divisions et de subdivisions, et à émettre, comme règle, un principe non scientifique, à savoir que, des lésions identiques en elles-mêmes peuvent provenir de l'action d'agents différents, ce qui revient à dire que les mêmes cause n'engendrent pas toujours les mêmes effets. Il suffit de lire la description, bien faite d'ailleurs, de l'*hépatite tuberculeuse graisseuse hypertrophique* de ces auteurs, pour reconnaître les caractères que nous avons donnés de la forme graisseuse de la cirrhose du buveur, y compris l'extension du volume du foie en haut, au-dessus du mamelon. Or, ces caractères ne se retrouvant pas dans l'état gras et amyloïde de cette glande, associé à la tuberculose, la variété qu'ils décrivent n'est que la forme graisseuse de la cirrhose alcoolique. Les mêmes réflexions s'appliquent à l'*hépatite tuberculeuse graisseuse atrophique,* qui n'est que notre cirrhose rétractile avec altération graisseuse des cellules hépatiques, et à la *cirrhose tuberculeuse* qui est l'état ordinaire de la même cirrhose; quant au foie gras tuberculeux des mêmes auteurs, c'est, à n'en pas douter, l'altération stéatosique et albuminoïde des tuberculoses avancées.

Le poids du foie tuberculeux n'est pas moins variable que son volume, il oscille entre 1 400, 1 500 ou 2 500 grammes et plus.

1. V. Hanot et Gilbert, Sur les formes de la tuberculose hépatique (*Archives génér. de médecine*, novembre 1889, t. II, p. 513).

Sa consistance, en rapport avec la proportion relative de la graisse, des tubercules et du tissu sclérosé, est tantôt douce, onctueuse, tantôt ferme et résistante; sa coloration est, pour les mêmes motifs, très variable, jaune, rougeâtre ou grisâtre, et la plupart de ces différences se retrouvent à la coupe. Ces phénomènes n'ont rien de caractéristique, mais il en est un qui ne peut tromper, c'est la présence de granulations tuberculeuses. Ces granulations, assez souvent disséminées à la surface de l'organe, sous la capsule de Glisson, se voient en outre sur des coupes pratiquées dans sa profondeur; elles sont ordinairement miliaires (1/2 à 1 millimètre), grisâtres, semi-transparentes, ou jaunâtres et opaques, en tout semblables aux fines granulations tuberculeuses des poumons et des autres organes. Cependant, par suite de leur agglomération sur un point, ces granulations acquièrent jusqu'au volume d'un pois, d'une lentille ou plus et, au lieu d'être éparpillées en différents points, elles forment des lignes grisâtres sur le trajet des vaisseaux. Le foie dans cette forme parenchymateuse est tantôt libre dans la cavité abdominale, tantôt adhérent au diaphragme et aux organes voisins par des fausses membranes organisées, parsemées d'un plus ou moins grand nombre de granulations tuberculeuses, de masses caséeuses, jaunâtres ou blanchâtres, sortes d'abcès tuberculeux, au milieu desquels la glande, jaunâtre et graisseuse, ne se découvre que difficilement.

La *variété biliaire de l'hépatite tuberculeuse* n'est pas seulement distincte par le siège de sa lésion, elle l'est encore par les désordres fonctionnels qu'elle détermine et qui méritent une étude à part. Plus spéciale à l'enfance, cette hépatite a été vue par Barrier, à qui on doit la première description des cavernes biliaires que Rilliet et Barthez comparent aux cavernes péri-bronchiques, tandis que Cruveilhier les considère comme de simples kystes biliaires. Virchow en fait une dilatation des conduits biliaires avec transformation caséeuse, Rokitansky et plus récemment Kotlar les rattachent à la fusion de tubercules miliaires; Sabourin, puis enfin Pilliet, Émile Sergent les attribuent à des granulations tuberculeuses qui agiraient sur les voies biliaires de dehors en dedans.

Le foie, en tout cas, est le plus souvent tuméfié, soit par l'étendue de la lésion tuberculeuse, soit par une altération graisseuse concomitante, soit enfin par ces circonstances réunies; il dépasse le rebord costal, et, à moins d'excès de vin ou d'adhérences venant le déplacer, il ne remonte pas au-dessus du mamelon. Sa consistance variable est tantôt indurée, tantôt un peu molle; sa surface libre, assez souvent granuleuse, se trouve parsemée de nodosités grisâtres, plus ou moins confluentes, ou de petites masses isolées. Sa surface de section offre les mêmes nodosités, fréquemment teintées en jaune verdâtre. Celles-ci, du volume d'un gros pois ou d'une noisette, présentent à leur centre un orifice dont les bords ont une couleur jaune, ou bien elles sont ramollies et creusées d'une cavité qui les fait ressembler à une géode renfermant à son intérieur un liquide trouble, mélangé de bile, ou un magma blanchâtre et parfois de petits grains de matière colorante. D'autres masses, enfin, n'ont plus que de minces parois et offrent l'apparence de kystes à contenu bilieux comme l'a vu Cruveilhier (*Anat. pathol. du corps humain*, livr. 12, pl. 4, fig. 2, 2' et fig. 3) et comme je l'ai constaté, à plusieurs reprises, une fois entre autres chez un enfant de dix mois, exempt de tuberculose pulmonaire. Parfois, disséminés sans ordre appréciable, ces nodosités et ces kystes sont le plus souvent rangés à la façon de grains de chapelet, disposition des plus manifestes dans un foie qui me fut adressé par mon regretté collègue Triboulet. Un de mes malades, homme de 35 ans, atteint de tuberculose des ganglions bronchiques, de péricardite tuberculeuse et aussi de tuberculose des ganglions sus-pancréatiques, c'est-à-dire des ganglions les plus voisins des canaux hépatiques, avait le foie volumineux, parsemé de nodosités tuberculeuses, fermes, du volume d'une lentille ou d'un noyau de cerise, et qui, incisées, offraient une coloration d'un blanc mat, et une concrétion biliaire à leur centre. Quelques-unes de ces nodosités, de la grosseur d'une cerise, étaient creusées d'une cavité renfermant un liquide légèrement visqueux, teinté de bile (fig. 46). La rate, tuméfiée et surtout très large, était le siège de masses blanches assez uniformes dont quelques-unes se trouvaient ramollies à leur centre ou creusées d'une petite cavité (fig. 47). — Un homme de 50 ans, emporté par une tuberculose très avancée des deux poumons, avait un foie d'apparence normale à l'extérieur, mais, l'ayant sectionné par tranches, j'y rencontrai une quinzaine de tumeurs kystiques verdâtres, arrondies, du volume d'une noi-

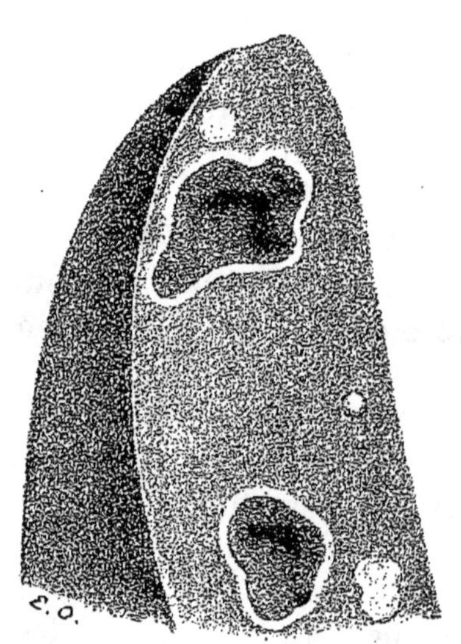

Fig. 46. — Section d'un foie atteint de tuberculose et présentant, à côté de petites masses tuberculeuses, de larges excavations colorées par la bile.

sette ou d'une petite noix, circonscrites par une membrane extérieure fibreuse, et dont le contenu était muqueux et biliaire. L'un de ces kystes renfermait un caillot sanguin, rouge brunâtre, en voie de transformation, comme si un petit anévrysme se fût rompu dans sa cavité ; aucun canal ne paraissait y aboutir. N'y avait-il dans ce fait qu'une simple coïncidence, ou bien ces kystes étaient-ils en rapport avec la tuberculose des poumons et des ganglions de l'abdomen? Cette dernière hypothèse est la nôtre, pour ce fait, qu'il existe fréquemment dans le même foie, à côté de masses tuberculeuses compactes, d'autres masses semblables, creusées d'une cavité et renfermant de la bile, puis enfin, des tumeurs d'apparence kystique comme celles qui se voient dans le grand *Atlas* de Cruveilhier.

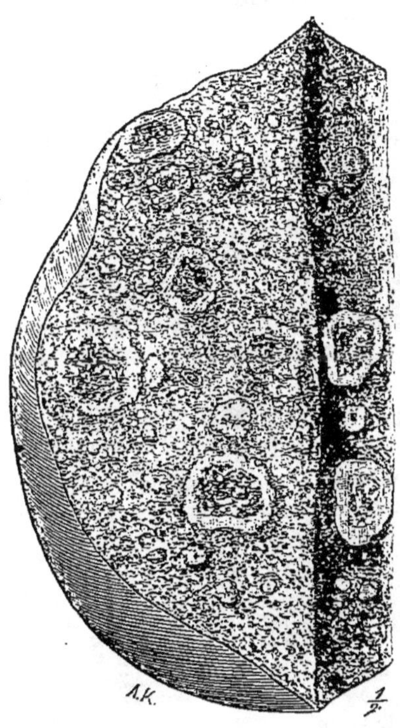

FIG. 47. — Surface de section de la moitié d'une rate destinée à montrer de nombreuses masses tuberculeuses ramollies à leur centre, en forme de cavernes.

L'examen histologique montre que les vaisseaux sont le siège de la tuberculose parenchymateuse. et les conduits de la bile ceux de la tuberculose biliaire. Les granulations tuberculeuses périvasculaires situées surtout au niveau des espaces portes, ne diffèrent pas de ce qu'elles sont partout ailleurs. Le plus souvent développées dans la gaine lymphatique ou la tunique externe des petits vaisseaux, elles sont formées de jeunes éléments lymphoïdes, de cellules géantes, circonscrites par des bacilles tuberculeux, qui permettent de les distinguer des gommes miliaires, dont elles diffèrent encore par l'absence, à leur circonférence, d'un tissu fibreux organisé; leur situation et leur envahissement finissent par obstruer quelquefois la lumière vasculaire (fig. 48 *ft*).

Les granulations péri-biliaires offrent des variétés résultant de l'abondance des tubercules et de la période de leur évolution. Elles ont pour siège ordinaire l'espace porte, et se développent à la périphérie de la veine ou dans la paroi même du canal de la bile qu'elles envahissent en totalité ou en partie, tout en respectant l'épithélium, tandis que la veine voisine, souvent thrombosée, est perdue au milieu des nodules tuberculeux (fig. 48 *cb*). Formé d'un amas de cellules embryonnaires et de cellules géantes, ce tubercule offre à son centre un petit point jaune ou verdâtre. Lorsqu'il s'agit de gros tubercules caséeux, imprégnés de pigment biliaire, l'analyse microscopique devient difficile; elle l'est encore plus en présence d'une caverne biliaire, remplie

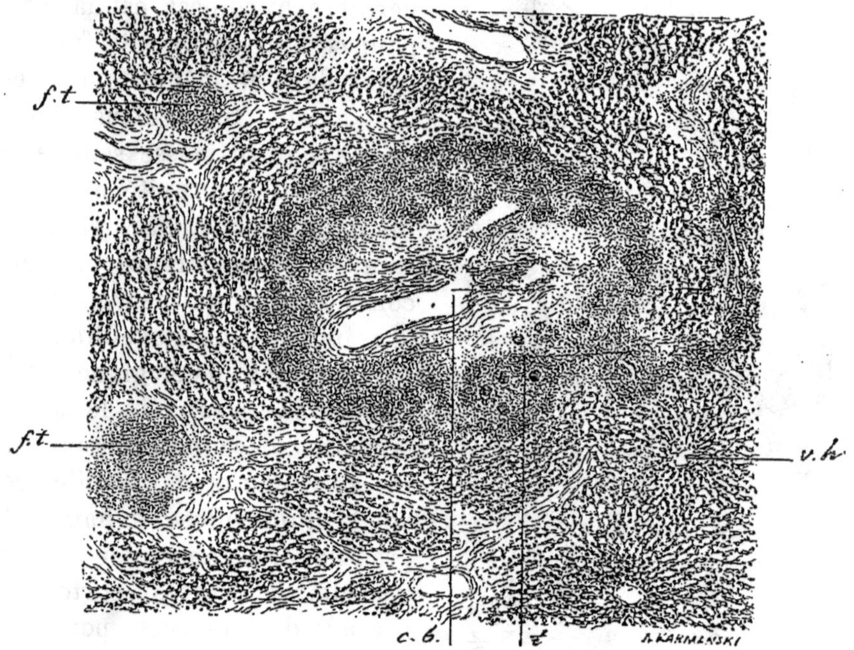


Fig. 48. — Coupe microscopique d'un foie atteint de granulations tuberculeuses. *t*, masse tuberculeuse au pourtour d'un canalicule biliaire *cb*. — *vh*, veine sus-hépatique. — *ft*, tubercules situés dans des espaces portes.

d'une boue verdâtre, puriforme, en sorte qu'il faut s'en rapporter avant tout à l'observation de la granulation. Celle-ci apprend que les masses caséeuses biliaires, proviennent d'une infection par la veine porte plutôt que par les canaux biliaires. Kotlar, d'ailleurs, n'hésite pas à nier l'existence d'une angiocholite tuberculeuse, et pense que les cavernes du foie résultent de la destruction caséeuse d'amas de granulations tuberculeuses miliaires, au sein desquelles les conduits biliaires se trouvent englobés.

Sergent, après avoir reconnu que la bile ne modifie en rien les caractères biologiques du bacille de Koch, s'est élevé contre cette manière de voir, mais ayant essayé en vain de reproduire expérimentalement, à l'aide d'injections de bacilles dans les voies biliaires, la tuberculose de ces parties, il pense que celle-ci ne peut se faire du dedans au dehors, qu'elle est consécutive à la thrombose et à la périphlébite portale, que le sang de la veine porte charrie le bacille, et que ce sont les altérations préalables des voies biliaires qui créent la localisation. Notons que les ganglions du hile du foie sont plus ou moins infiltrés de tubercules, et que les poumons offrent des granulations disséminées quand le foie est atteint de tuberculose miliaire, tandis que les intestins sont à peu près toujours ulcérés lorsqu'il existe des masses caséeuses sur le trajet des voies biliaires.

La *périhépatite tuberculeuse* rappelle la périhépatite syphilitique dont elle diffère par la présence de granulations miliaires et de masses caséeuses. Bien qu'associée à l'hépatite de même nom, elle est le plus souvent concomitante d'une tuberculose péritonéale, et se manifeste par des fausses membranes qui font intimement adhérer le foie au diaphragme et aux organes voisins. Cette symphyse hépatique ne manque pas d'une certaine valeur sémiologique; mais elle peut être, dans quelques cas, l'occasion d'une erreur de diagnostic : c'est lorsque des fausses membranes, adhérentes au foie, s'étendent dans la cavité péritonéale et, prolongeant cette glande, la font paraître plus volumineuse qu'elle n'est réellement, ainsi que nous l'avons dit plus haut, en indiquant les moyens d'éviter cette erreur (voyez p. 303).

*Symptomatologie et évolution.* — Nous possédons peu de données cliniques sur la tuberculose du foie. La variété parenchymateuse est le plus souvent une trouvaille d'autopsie, car la tuméfaction hépatique qui lui fait cortège est l'effet ordinaire d'une cirrhose, ou d'une adipose concomitante. Il en est de même du météorisme et des troubles digestifs; quant à la diarrhée, elle se lie à l'existence d'une tuberculose intestinale, tandis que les vomissements et l'ascite, observés dans quelques cas, se rattachent de préférence à une péritonite tuberculeuse concomitante. Ainsi, la tuberculose disséminée n'a pas de symptômes spéciaux.

Il en est autrement de la tuberculose localisée aux voies biliaires; celle-ci, par les modifications qu'elle imprime à la lumière des canaux hépatiques, devient l'occasion d'obstructions biliaires qui se traduisent par des douleurs plus ou moins intenses, simulant des accès de coliques hépatiques. Une personne soignée par nous avait éprouvé, plusieurs mois avant d'être atteinte de tuberculose pulmonaire, de violentes coliques dans l'hypochondre droit, accompagnées sinon suivies d'un mouvement fébrile. Ces coliques différaient des coliques hépatiques par la fréquence de leur retour, l'absence constante d'ictère et de coloration des urines. Cette personne ayant présenté, en dernier lieu, une légère tuméfaction au niveau et un peu au-dessus du bord libre du foie, dans la région de la vésicule, il nous parut certain que cette masse, de consistance molle, sans élasticité aucune, était due à des dépôts caséeux de la vésicule biliaire ou de son voisinage; elle était, en tout cas, nettement distincte d'un épithéliome vésiculaire, par la sensation d'empâtement et de mollesse qu'elle donnait aux doigts. Ce diagnostic fut vérifié par l'autopsie.

Les nodosités tuberculeuses, à peine saillantes à la surface du foie, sont difficilement appréciables au palper; cependant, lorsqu'elles coexistent avec une tuméfaction hépatique, elles peuvent ne pas échapper à des doigts exercés, mais il restera à les distinguer des nodosités cancéreuses ou gommeuses, toujours plus dures et plus résistantes. L'ictère, peu commun, trouve son explication dans un obstacle au cours de la bile, l'ascite fait défaut. La santé générale est d'ordinaire profondément altérée; il existe de la fièvre, un amaigrissement progressif, parfois rapide, avec modification des traits du visage, teinte grisâtre et sécheresse du tégument externe, mais il est vrai de dire que ce dépérissement tient au moins autant aux lésions associées des organes qu'à celles du foie.

La marche de l'hépatite tuberculeuse est lente, progressive, et sa terminaison, à peu près toujours fatale, provient rarement d'une insuffisance hépatique; elle résulte, en général de désordres pulmonaires ou intestinaux. La mort survient dans le marasme, à la suite d'une diarrhée persistante, ou succède, comme nous l'avons vu à plusieurs reprises, aux progrès d'une cirrhose concomitante.

*Séméiologie.* — Le diagnostic de la tuberculose hépatique offre de sérieuses difficultés, tant à cause de son début insidieux dans le cours d'une autre maladie, la cirrhose alcoolique par exemple, que des manifestations tuberculeuses qui la précèdent et qui attirent plus particulièrement l'attention du médecin. Il est impossible, en effet, de diagnostiquer quelques granulations tuberculeuses dans un foie gras et cirrhotique; c'est, néanmoins, en présence d'un foie ainsi affecté, et d'une tuberculose miliaire qu'il y a lieu de soupçonner la présence de tubercules disséminés de la glande hépatique, car ceux-ci font le plus souvent défaut avec le foie gras ou amyloïde survenant à la fin d'une tuberculose intestinale.

La péri-hépatite tuberculeuse, qui se reconnaît aux adhérences du foie au diaphragme et à la présence de masses molles, irrégulières, au niveau du bord libre de cet organe, ne sera pas confondue avec la péri-hépatite syphilitique qui, n'ayant pas ces mêmes masses, présente une rétraction plus grande; elle se distingue du foie alcoolique, dont le bord inférieur, en dehors de la tuberculose, est ordinairement libre.

La variété biliaire de l'hépatite tuberculeuse se rapproche de la lithiase par les phénomènes douloureux qu'elle détermine et qui peuvent être pris pour des coliques d'origine calculeuse. Elle s'en sépare, toutefois, par l'absence habituelle d'ictère, le retour fréquent des coliques à la suite des repas, et par un léger mouvement fébrile. Des nodosités tuberculeuses du volume d'une noisette ou d'une cerise, peuvent, à la rigueur, être senties à travers la paroi abdominale et prises pour des gommes syphilitiques; mais la régularité du volume du foie, la coexistence d'une tuberculose intestinale ou pulmonaire sont, avec la faible induration de ces nodosités, des circonstances propres à faciliter le diagnostic et à faire admettre l'existence d'une tuberculose hépatique.

Le pronostic de l'hépatite tuberculeuse est grave, tant à cause des circonstances dans lesquelles survient cette affection que des désordres multiples qui lui font cortège. Une diarrhée incoercible, un état fébrile auquel vient s'ajouter une excessive maigreur, constituent une réunion de symptômes propres à faire redouter une fin prochaine.

*Prophylaxie thérapeutique.* — La prophylaxie de l'hépatite tuberculeuse est dans l'abstinence des boissons distillées et fermentées, des excès de tout genre, puis enfin, dans des lavages antiseptiques du tube digestif lorsque celui-ci est atteint de tuberculose.

Le traitement de cette hépatite s'adresse plus à l'organisme qu'à l'organe affecté; c'est, avant tout, un traitement hygiénique qui comporte une aération suffisante, un régime azoté réparateur et de légers exercices. Il y a lieu, en même temps, de relever l'appétit des malades par des amers, de leur donner de la pepsine, de leur conseiller aux repas la bière ou le lait, de préférence au vin et de stimuler la peau à l'aide de lotions froides, alcoolisées. Une cirrhose concomitante serait combattue par le régime absolu du lait et l'emploi de l'iodure de potassium; s'il survenait de l'insuffisance hépatique, il faudrait, pour ramener les urines, recourir aux diurétiques et de préférence à la digitale. La diarrhée sera modérée par des moyens appropriés; l'insomnie, les cauchemars et même certaines formes de délire résultant d'excès de boissons se trouveront bien de l'emploi du chloral à doses massives, 2 grammes à 3gr,50, de façon à provoquer un sommeil d'environ six heures.

- **Francis** (J. W.). *Case of tubercles of the liver* (*Cases of morbid anat.* New-York, 1815, p. 34-36.) — **Robinson** (R.). *Case of common tubercle of the liver with enlarged spleen, and renal abscess with calculi.* (*Edinb. M. et S. J.*, 1823, XIX, 33-41.) — **Maitland** (R.). *Tubercles of the liver and pancreas.* (*Edinb. M. et S. J.*, 1825, t. XXIV, p. 73.) — **Cruveilhier** (J.). *Atlas d'anat. pathol.*, livr. XII, pl. IV, fig. 2. Paris, 1829-35. — **Barrier.** *Trait. des malad. de l'enfance*, t. II, p. 218. — **Rilliet** et **Barthez.** *Maladies des enfants.* Paris, 1854, t. III, p. 847. — **Holmes** (D.). *Enlarged and tuberculous condition of the liver.* (*Boston M. a. S. J.*, 1841, t. XXIV, p. 229-231.) — **Kelly** (N. K.). *Case of tuberculous liver.* (*Boston M. a. S. J.*, 1841, t. XXIV, p. 270-272.) — **Ferral.** *Icterus; tubercles in the liver; ulceration and perforation of Gall-Bladder*, etc. (*Dublin j. m. Soc.*, 1843, t. XXIII, p. 169.) — **Hare.** *Tubercles in the liver, in connection with the question of so-called « dilatation ot the gallducts » occurring in some cases of general tuberculosis.* (*Tr. path. Soc. London*, 1858-9, t. X, p. 182-184.) — **Wagner** (E.). *Die Tuberculose der Leber.* (*Arch. d. Heilk.* Leipzig, 1861, t. II, p. 33-68.) — Le même. (*Archiv. gén. de méd.*, 1884, II, 611.) — **Dumayne.** *Tubercule du foie; ratatinement cirrhotique de cet organe.* (*Gaz. des hôpitaux.* Paris, 1863, t. XXXVI, p. 65.) — **Joffroy.** *Dépôts caséeux* (*tubercules*) *dans un foie de dinde.* (*Bull. Soc. anat. de Paris*, 1868, p. 224-227.) — **Schuppel.** *Zur Histogenese der Lebertuberculose.* (*Archiv d. Heilkunde*, 1868, 524, et *Gaz. méd.* Paris, 1870, p. 7.) — **Lancereaux** (E.). *Atlas d'anat. pathol.* Paris, 1871, texte, p. 70 et pl. 9, fig. 1 et 1'.) — **Meschede** (Fr.). *Miliartuberculose, Zumal in der Leber und in der Medullarsubstanz des Gehirns.* (*Archiv f. pathol. Anatom. und Physiolog.*, 1872, t. LIV, p. 430.) — **Thaon** (L.). *Note sur la tuberculose du foie.* (*Bull. Soc. anat. de Paris*, 1872, p. 542-544.) — **Tublet.** *Tuberculose des voies biliaires.* (Thèse Paris, 1872.) — **Sidney Coupland.** *Disseminated nodular growts in the liver, diffuse cirrhosis; chronic peritonitis; ascites; enlargement and caseation of the cervical and mesenteric glands; indurated tubercle in the lungs.* (*Trans. of the pathol. Soc. of London*, 1874, t. XXV, p. 142.) — **Goodharl** (J. F.). *Ext. Tubercular disease of the liver.* (*Trans. of the path. Soc. of London*, 1876, t. XXVII, p. 196.) — **Orth** (J.). *Ueber localisirte tuberculose der Leber.* (*Archiv f. path. Anat. und. Phys.*, Berlin 1876, t. LXVI, p. 113.) — **Gaucher** (E.). *Tuberculose des voies biliaires.* (*Bull. de la Soc. anat.* Paris, 1879, p. 545.) — **Markol** (T. M.). *Acute miliary tubercular disease of the liver.* (*Tr. New York path. Soc.*, 1879, p. 63.) — **Arnold** (J.). *Ueber Lebertuberculose.* (*Archiv f. path. Anat. und Physiol.* Berl., 1880, LXXXII, 377.) — **Fraenkel** (A.). *Klinische Mittheilungen über Lebertuberkulose.* (*Ztschr. f. klin. Med. Berl.*, 1882, t. V, p. 107-126.) — **Trabert.** *Tuberculosis of the liver.* (*Semiann. Tr. Lancaster city. m. Soc.*, 1882, p. 24.) — **Mathieu** (A.). *Tuberculose miliaire; phénomènes d'ictère grave; examen histologique des reins et du foie.* (*Arch. gén. de médecine*, Paris, 1882, p. 733.) — **Luc** (H.). *Cavernules tuberculeuses du foie chez un enfant de dix-huit mois, mort de tuberculose généralisée.* (*Bull. Soc. anat.* Paris, 1882, t. LVII, p. 528.) — **Sabourin** (Ch.). *Tuberculose des voies biliaires intrahépatiques.* (*Archiv. de physiol. norm. et path.* Paris, 1883, sér. 3, t. II, p. 52.) — Le même. *Le foie des tuberculeux.* (*Ibid.*, sér. 3, t. IV, p. 47.) — **Sutton** (J.-B.) et **Heneage Gibbes.** (*Trans. of the path. Soc. of London*, 1884, t. XXXV, p. 477.) — **Harley** (J.). *A case of acute tubercle of the liver agreeing completely with the so-called actiomycosis.* (*Proc. roy. m. et chirurg. Soc. London*, 1885-1886, p. 18-23. Voir aussi *Med. chir. Trans.*) — **Martin** (H.) et **Ledoux-Lebard.** *Le foie tuberculeux du lapin après injection intra-veineuse de bacilles tuberculeux.* (*Comptes rendus Soc. biologie*, 21 avril 1888.) — **Cornil** (V.). (*Ibid.*, 12 mai 1888.) — **Gilbert** et

**Lion.** *Note sur la tuberculose expérimentale du foie.* (*Ibid.*, 3 novembre 1888.) — **Gombault** et **Bréda.** *Colique hépatique. Abcès aréolaire tuberculeux du foie. Abcès sous-diaphragmatique. Broncho-pneumonie tuberculeuse.* (*Bull. de la Soc. anat.*, 1887, p. 737.) — **Pilliet** (**A. I.**). *Carie costale. Caverne tuberculeuse de la face convexe du foie.* (*Bull. Soc. anat.*, mai 1888, 5e série, t. II, p. 589. — Le même. (*Ibid.*, 1891, 522.) — Le même. *Étude d'histologie pathologique sur la tuberculose expérimentale et spontanée du foie.* (Thèse Paris, 1892). — Le même. *Tuberculose des voies biliaires.* (*Tribune méd.*, Paris, 1892, 21 et 39.) — **Hanot** (**V.**) et **Gilbert** (**A.**). *Sur les formes de la tuberculose hépatique.* (*Arch. gén. de méd.* Paris, 1889, II, 513.) — Les mêmes. *Note sur la cirrhose tuberculeuse expérimentale.* (*Soc. de biologie*, 31 octobre 1890, 580.) — **Wethered.** *Tubercular excavation of Liver.* (*Transact. of the pathol. Society London*, 1889, XL, 139.) — **Hutinel.** *Sur une forme clinique d'hépatite tuberculeuse chez les enfants.* (*Bull. méd.*, Paris, 1889, p. 159.) — Le même. (*Ibid.*, 1890, 33.) — **Mackensie** (**H. W. G.**). *Tubercular disease of the liver*, etc. (*Transact. of the patholog. Soc. London*, 1890, XLI, 156.) — **Faure-Miller** (**R.**). *Tuberculose biliaire.* (*Bull. Soc. anat.*, 1890, 147.) — **Legrain.** *Abcès miliaires tuberculeux du foie.* (*Bull. de la Soc. anatom.* Paris, 1892, 149.) — **Kotlar.** (*Zeitsch. f. Heilkunde*, XV, p. 121, et *Bull. méd.* Paris, 1894, 890.) — **Macaigne** et **Finet.** *Tuberculose du foie, hépatite nodulaire diffuse.* (*Bull. Soc. anat.*, 1894, 354.) — **Émile Sergent.** *La bile et le bacille de Koch*, etc. (*Soc. de biologie*, 17 mai 1895, 351.) — Le même. *Tubercules et cavernes biliaires, pathogénie de la tuberculose des voies biliaires.* (Thèse Paris, 1895.) — **Gilbert** (**A.**) et **Claude** (**H.**). *Tuberculose expérimentale du foie par l'artère hépatique.* (*Soc. de biologie*, 22 mai 1896, 483.) — Lauth. *Essai sur la cirrhose tuberculeuse*, Paris, 1888.

## VI. — HÉPATITE LÉPREUSE

*Étiologie et pathogénie.* — Sans être un siège de prédilection des manifestations de la lèpre, la glande hépatique n'est pas moins quelquefois atteinte au cours de cette maladie. Les lésions qu'on y rencontre, étant en tout semblables à celles que détermine dans d'autres organes le bacille lépreux, il est juste de les attribuer à la présence de cet agent pathogène.

Comme tout microbe, celui de la lèpre a besoin d'un terrain favorable, et les conditions, qui président à son développement et à son action, sont les unes générales les autres locales. Les conditions générales, pour la lèpre comme pour la tuberculose, proviennent d'une dénutrition de tout l'organisme, c'est-à-dire d'une alimentation et d'une aération insuffisantes, de la fatigue, et d'excès de tout genre. Les conditions locales s'adressent directement au foie et proviennent surtout d'un mauvais régime; mais nous devons reconnaître cependant que, jusqu'ici, ces causes n'ont pas été très rigoureusement déterminées.

*Anatomie et physiologie pathologiques.* — Anatomiquement l'hépatite lépreuse a été peu étudiée, mais nous savons que, localisée au tissu conjonctif hépatique, elle se manifeste, comme l'hépatite syphilitique, sous deux formes : l'une diffuse ou cirrhotique, l'autre tuberculeuse ou noueuse. Dans la première de ces formes, le foie est peu modifié, à peine augmenté de volume, il est lisse ou très peu granuleux, grisâtre ou jaunâtre, et de consistance assez ferme. Des coupes minces de cet organe, vues au microscope, permettent de constater, au pourtour des artérioles, des éléments embryonnaires de tissu conjonctif, qui, sans pénétrer à l'intérieur des lobules, s'étendent quelque peu dans leurs interstices et parviennent à former un tissu fibreux, au sein duquel se rencontrent les bacilles. Dans la seconde forme, la glande hépatique est le siège de masses de grandeurs diverses, qui ne dépassent pas le volume d'une noisette. De teinte jaunâtre, assez prononcée, ces tubercules, situés spécialement sur le trajet des artères, se voient le plus souvent à l'état de ramollissement, laissant échapper à l'incision une matière jaune, épaisse, en contact immédiat avec la substance hépatique, à peu près normale. Semblables tubercules, assez peu volumineux, d'un jaune blanchâtre ont été vus dans un cas à la surface externe de la vésicule biliaire, qui était remplie en partie d'une bile épaisse, noirâtre, et en partie de calculs biliaires (Danielssen et Bœck). Les cellules hépatiques peuvent rester normales, mais souvent aussi, elles s'infiltrent de substances grasses ou albuminoïdes.

*Symptômes et évolution.* — Les symptômes propres à l'hépatite lépreuse sont en général peu accusés, en tout cas, fort peu étudiés. A part une légère augmentation de volume du foie que la percussion et la palpation mettent en évidence, il n'y a qu'un petit nombre de symptômes qu'il soit possible de rattacher à cette affection. L'anorexie et le météorisme lui appartiennent, sans doute, mais ces troubles se voient dans un grand nombre d'états pathologiques; l'ascite et l'ictère sont des phénomènes rares; quant au dépérissement, il est commun chez les lépreux, et ne se rattache pas uniquement à l'altération hépatique.

L'hépatite lépreuse évolue d'une façon lente, insidieuse et progressive, sans réaction et souvent aussi sans aucun signe appréciable. Elle dure des années plutôt que des mois, et néanmoins termine rarement l'existence du lépreux, toujours atteint de quantité d'autres désordres; aussi n'est-elle dans la plupart des cas qu'une trouvaille d'autopsie.

*Sémiologie.* — Le diagnostic de cette affection offre de réelles difficultés, et si l'exploration physique du foie peut renseigner le médecin sur la tuméfaction dont il est le siège, elle ne lui en indique pas la cause. Cependant la sensation de nodosités à la surface du foie, chez un lépreux, constitue une grande présomption en faveur d'une hépatite de la lèpre, sans permettre d'affirmer son existence. La syphilis peut donner naissance, du côté du foie, à des lésions assez semblables, mais si celles-ci sont parfois limitées à ce seul organe, il n'en est pas de même de celles de la lèpre qui presque toujours se trouvent simultanément répandues sur le corps. Le diagnostic de l'hépatite lépreuse doit ainsi reposer tout à la fois sur la connaissance des diverses hépatites et sur celle des manifestations de la lèpre.

L'hépatite lépreuse est une affection sérieuse, non tant par elle-même que par les nombreux désordres auxquels elle s'ajoute habituellement. Une maigreur progressive, une dénutrition générale, l'œdème des membres sont autant de signes propres à inspirer de vives inquiétudes.

*Thérapeutique.* — Le traitement de cette affection ne diffère pas de celui de toutes les manifestations de la lèpre, et, par conséquent, nous avons peu de choses à en dire. Toutefois nous ferons observer que l'hépatite lépreuse, constituée par la formation d'éléments embryonnaires de tissu conjonctif, est susceptible d'être améliorée par l'emploi de l'iodure de potassium, du calomel et des préparations mercurielles. Aussi, dans un cas de ce genre, je n'hésiterais pas à prescrire ces moyens, et à les continuer pendant un ou plusieurs mois, car, dans la lèpre comme dans toute autre maladie, les indications peuvent varier avec l'organe affecté, et surtout avec la phase plus ou moins avancée du désordre matériel. A ces moyens s'ajoute naturellement une hygiène convenable, des soins de propreté et un régime approprié.

**D. C. Danielssen** et **W. Boeck**. *Traité de la Spedalsked.* Paris, 1848, p. 225. — **V. Cornil**. Note sur le siège des parasites de la lèpre. (*Mém. de la Société méd. des hôpitaux*, Paris, 1881, sér. 2, t. XVIII, p. 151.) — **H. Leloir**. *Sur la lèpre, en Norvège* (*Rapport au Ministère de l'Instr. publique.* Paris, 1874, et *Journ. des conn. méd.*, Paris, 1885, p. 194.)

## VII. — HÉPATITE MORVEUSE

La morve est une maladie dont les localisations viscérales ont pour siège d'élection les poumons, mais qui peuvent se rencontrer dans le foie, bien qu'elles y soient exceptionnelles, à cause, sans doute, de la rapidité d'évolution du processus morveux. Cependant, l'hépatite morveuse a été observée chez le cheval par Cadiot et Gilbert[1]. Dans un cas, rapporté par ces auteurs, le foie était simultanément atteint de nodules morveux et de lésions diffuses ou cirrhotiques, et ces deux sortes de manifestations, distinctes, par places, se trouvaient fusionnées sur un grand nombre de points, en sorte qu'ils avaient la même origine. La cirrhose périlobulaire envoyait de nombreuses expansions dans les lobules, et avait, pour siège initial, les veinules et les artérioles dont un grand nombre étaient oblitérées.

Ces lésions, peu ou pas observées chez l'homme, pourraient à la rigueur s'y rencontrer, et, comme leur ressemblance avec celles de la syphilis humaine est des plus manifestes, elles seraient facilement confondues, sans la présence du bacille morveux. A ce point de vue surtout nous avons jugé utile d'en dire un mot, afin de mettre le praticien à l'abri d'une erreur possible.

## Art. III. — Néoplasies hépatiques. — Historique et classification.

Différentes des phlegmasies par leur accroissement indéfini, les néoplasies hépatiques, pour ce fait, sont des affections d'une gravité excessive, dignes par conséquent de toute l'attention du médecin.

Facilement reconnaissables, ces lésions ont été observées par les plus anciens anatomo-pathologistes : Rüysch, Morgagni, Stoll, Vanswieten, etc., en ont parlé, les désignant sous les noms de squirrhe, stéatome, tubercule, tumeurs, et les confondant avec des affections multiples : la cirrhose, la gomme, les abcès, les kystes et autres désordres hépatiques.

Bayle et Lugol, en 1812, s'efforcèrent de dégager le cancer et de le séparer d'une partie des affections avec lesquelles il était confondu; Cruveilhier, Andral, R. Bright, Heyfelder, Durand-Fardel, etc., suivirent leurs traces et publièrent sur la matière des observations intéressantes. Monneret, un peu plus tard, s'appliqua à différencier le cancer secondaire du cancer primitif.

Lorsque la classification des tumeurs, établie par Laënnec sur la consistance et la forme de ces productions, se trouva ébranlée par l'application du microscope à l'étude de l'anatomie pathologique, les recherches des premiers histologistes et en particulier celles de Ch. Robin et de Virchow eurent pour tendance de rattacher la plupart des tumeurs aux éléments histologiques normaux

1. Cadiot et Gilbert, Sur la cirrhose morveuse du foie chez le cheval (*Société de biologie*, 2 août 1895 p. 598).

Néanmoins, les lésions dites carcinomateuses étaient toujours envisagées comme des provenances du tissu conjonctif, malgré certaines tendances de Ch. Robin, Thiersch, etc., à attribuer une origine épithéliale à quelques-unes d'entre elles. Les idées à ce sujet étaient loin d'être claires et l'origine du cancer demeurait obscure, quand, ayant reconnu que le siège initial de cette affection est toujours un organe pourvu d'épithéliums, il me fut facile de montrer que les tumeurs secondaires représentaient toujours à l'état embryonnaire ou adulte le tissu au sein duquel la tumeur primitive avait pris naissance. Puis, comme tous les tissus de l'organisme dérivent des deux feuillets blastodermiques, ectoderme et entoderme, je fus conduit à classer les tumeurs ou néoplasies pathologiques sous deux chefs principaux et je les désignais : les unes sous le nom de *néoplasies épithéliales*, les autres sous celui de *néoplasies conjonctives*[1].

Cette classification générale pouvant servir de modèle à celle des néoplasies des organes, nous l'adopterons pour l'étude des tumeurs du foie, et nous décrirons successivement :

1° Les néoplasies épithéliales du foie;

2° Les néoplasies conjonctives de cette même glande.

Cette étude sera simple et facile si, au lieu de la faire reposer, comme autrefois, sur des apparences morbides, nous lui donnons pour base la connaissance de la structure intime et du développement du foie. Les néoplasies de cette glande, n'étant que des végétations anormales des tissus qui la composent, naissent et se développent forcément suivant les lois qui président à la formation et au développement de chacun de ces tissus.

## § I. — NÉOPLASIES ÉPITHÉLIALES DU FOIE (ADÉNOMES ET EPITHÉLIOMES HÉPATIQUES)

A l'instar de toutes les néoplasies des glandes épithéliales, celles du foie forment, en raison de leur plus ou moins grande tendance à l'envahissement de l'organisme, deux genres distincts, tant par leur structure que par leur évolution. Les unes, localisées et circonscrites, n'envahissent jamais ni le tissu conjonctif voisin, ni les vaisseaux lymphatiques qui en émanent, et s'arrêtent à un certain moment de leur développement : ce sont *les adénomes;* les autres, étalées, s'étendent aux tissus voisins, se généralisent à

1. E. Lancereaux, *Traité d'anatom. pathologique*, Paris, 1875-77, t. I, préface IX, et page 298.

d'autres organes, et se multiplient d'une façon indéfinie : ce sont *les épithéliomes*.

Le mode de formation et de développement de ces néoplasies est toujours obscur, et l'étude ne peut en être faite qu'en s'appuyant sur l'anatomie et la physiologie normales. Depuis longtemps, nous avons considéré l'épithéliome[1] comme une glande en voie de développement anormal, et, en effet, cette affection procède d'une végétation épithéliale qui irrite le tissu conjonctivo-vasculaire ambiant et le fait bourgeonner. Celui-ci pénètre la masse épithéliale, lui sert de soutien et lui procure les éléments nécessaires à sa vie, à son accroissement et même à sa fonction. La seule différence entre ces états consiste dans la régularité du processus, pour la glande normale, dans son irrégularité, pour la néoplasie épithéliale ; aussi, la connaissance du développement des glandes permet-elle de saisir le mécanisme pathologique de l'épithéliome. La connaissance de leur fonctionnement va nous donner la clef de celui de l'adénome.

On sait que les glandes peuvent être divisées en deux catégories, selon que leur sécrétion est le fait d'une simple exsudation des produits élaborés par la cellule épithéliale (glandes mérocrines), ou celui de la prolifération et de la destruction de cet élément (glandes holocrines). Supposons que, sous une influence pathologique méconnue jusqu'ici, une glande mérocrine vienne à fonctionner non plus normalement, mais à la façon d'une glande holocrine, nous aurons devant nous l'image de l'adénome. Les éléments de cette glande commenceront, en effet, par se multiplier, et formeront, dans une première phase, un amas qui augmentera les dimensions de l'acinus ou distendra le tube glandulaire ; puis, dans une seconde phase, un certain nombre de ces éléments tomberont en déliquium ou subiront une transformation muqueuse et kystique. C'est ainsi que procède l'adénome, et conséquemment, si l'épithéliome nous apparaît comme une glande anormale dans son développement, c'est-à-dire comme une monstruosité glandulaire, l'adénome se montre à nous comme une glande anormale dans son fonctionnement, comme une anomalie fonctionnelle.

**Farre.** *The morbid Anatomy of the liver.* London, 1812. — **Abercrombie.** *Pathological and practical researches on diseases of the stomach, the intestinal canal, the liver.* Edimbourg, 1828. — **Andral.** *Clinique méd.*, t. IV, p. 188, et *Anat. patholog.* Paris, 1839, t. II, p. 604. — **Hope.** *Principles and illustrations*, fig. 90 à 109. — **Cruveilhier (J.).** *Anat. pathol. du corps humain*, livr. XII, pl. II

1. E. Lancereaux, *Traité d'anat. path.* Paris, 1875-77, t. I., p. 412.

et III; livr. XXII, pl. I; livr. XXIII, pl. V; livr. XXXVII, pl. IV. — **Carswell.** (*Patholog. Anat.*, fasc. 2, pl. IV; fasc. 4, pl. I, t. I, Paris, 1829-1835, et t. II, 1835-1842.) — **Bright** (R.). *Observations on abdominal tumors and intumescence, illustrated by cases of diseased liver.* (*Guy's Hospital Reports*, London, 1840, n° 11, p. 298.) — Le même. *Irregular tumors of the liver from malignant diseases.* (*Ibid.*, p. 356.) — **Budd.** *Diseases of the liver.* London, 1854. — **Lebert** (H.). *Traité d'anat. pathol. générale et spéciale.* Paris, 1855-1862, t. I, p. 321.) — **Monneret.** *Du cancer du foie.* (*Arch. gén. de méd.* Paris, 1858, t. I, p. 513, 658.) — **Weber** (C.-O.). *Den Epithelialkebs der Leber.* (*Archiv für pathol. Anat. und Physiol.*, 1864, t. XXIX, p. 171.) — **Naunyn.** *Ueber die Entwicklung der Leberkrebse.* (*Reichert's und Du Bois Reymond's Archiv*, Berlin, 1867.) — **Fetzer** (B.). *Beiträge zur Histogenese des Leberkrebses.* (*Inaug. Diss.* Tubingen, 1868.) — **Willigk** (A.). *Beiträge zur pathogenese der Leberkrebses.* (*Archiv f. path. Anat. und Physiol.*, Berlin, 1869, XLVIII, 524.) — **Quéré.** *Quelques considérations sur le cancer primitif du foie.* (Thèse de Paris, 1872.) — **Weigert.** *Ueber primares Leber-Carcinome.* (*Archiv f. pathol. Anat. und Physiolog.*, Berlin, 1876, LXVII, 500.) — **Schwieger.** *Uber Leberkrebs.* (*Diss. inaug.*, Berlin, 1874.) — **Wulf.** *Le cancer primitif du foie.* (Thèse inaug. Tubingen, 1877.) — **Letulle** (M.). *Cancer primitif du foie.* (*Gaz. méd. de Paris*, 1878, p. 692.) — **Madre.** *Étude clinique sur le cancer primitif et secondaire du foie.* (Thèse de Paris, 1883.) — **Gilbert** (A.). *Le cancer primitif du foie.* (Thèse de Paris, 1886.) — **Hanot** (V.) et **Gilbert** (A.). *Études sur les maladies du foie.* Paris, 1888.

## I. — ADÉNOME HÉPATIQUE OU DÉGÉNÉRESCENCE KYSTIQUE DU FOIE

Le mot *adénome* a été donné à des affections hépatiques diverses : tantôt à des épithéliomes cylindriques, tantôt à l'épithéliome glandulaire du foie, tantôt enfin à des portions de foie cirrhotique, en sorte que jusqu'ici sa signification n'est rien moins que précise. Cependant, comme le premier pas d'une science est l'entente sur les mots, nous voudrions fixer définitivement le sens de celui-ci, en lui donnant la signification qu'il possède dans d'autres glandes, la mamelle, le testicule, les reins, par exemple, où il sert à désigner toute végétation épithéliale localisée, avec transformation cellulaire et dégénérescence kystique habituelle. En conséquence, l'adénome du foie doit être défini : *une végétation anormale et limitée des cellules glandulaires de cet organe, avec tendance à la transformation ou dégénérescence kystique.*

Ainsi comprise, cette affection, sans être aussi fréquente que l'épithéliome acineux, n'est cependant pas rare, puisque, dès maintenant, on en connaît un certain nombre d'exemples, désignés, pour la plupart, sous le nom de kystes ou de dégénérescence kystique du foie[1]. C'est sur l'analyse de ces faits que va reposer notre description.

1. Les kystes du foie sont multiples, car indépendamment de ceux qui nous occu-

*Historique et classification.* — La difficulté de s'entendre sur la signification du mot adénome du foie, jette forcément de la confusion sur son histoire, et pourtant celle-ci est des plus claires et des plus simples.

Wilks et Bristowe, tout d'abord ayant signalé la coïncidence des kystes du foie et des reins, sont les premiers auteurs qui, avec Beale, en aient donné une réelle description. Quelques cas isolés furent ensuite publiés, et, sans les connaître, j'attirai, moi-même, dans mon *Atlas d'anatomie pathologique*, l'attention sur la coexistence de ces désordres. Depuis lors, un certain nombre de thèses et de travaux spéciaux vinrent confirmer ce fait et élucider la question de la nature de l'adénome hépatique, comme en témoigne la bibliographie ci-annexée.

L'adénome tel que nous le comprenons ne comporte aucune division absolue, mais ses origines et ses modes divers de terminaison conduisent à lui reconnaître deux variétés : l'*adénome simple* et l'*adénome kystique*, qui ne sont vraisemblablement que deux stades d'un même processus caractérisés : le premier, par de simples nodosités à peine saillantes, le second, par de petites tumeurs kystiques. Cette dernière variété que nous observons le plus souvent sera le principal objet de cette étude.

*Étiologie et pathogénie.* — L'adénome kystique du foie, est une affection de l'âge mûr, et la plupart du temps d'un âge déjà avancé. Sur vingt cas analysés par nous, l'âge des malades était compris entre trente-neuf et soixante-quatorze ans. Il est rare ou n'existe pas chez l'enfant, attendu que les quelques cas connus de kystes congénitaux du foie, sont nettement distincts de l'adénome. Ces kystes, considérés par les auteurs comme des tumeurs lymphatiques[1] (lymphangiomes congénitaux) sont parfois aussi des sarcomes embryonnaires, devenus kystiques[2] ; en tout cas, ils laissent souvent à désirer au point de vue de leur nature.

Plus commun d'un quart chez la femme que chez l'homme, l'adénome kystique du foie ne paraît subordonné à aucune influence morbide connue, attendu que, la plupart du temps, si on fait exception

pent, il y a des kystes séreux formés par la dilatation des canalicules biliaires (voy. Davaine, *Société de Biologie et Gaz. méd.* Paris, 1852, p. 319), des kystes qui résultent de la transformation d'un fibrome embryonnaire d'un angiome, et enfin des kystes parasitaires...

1. Bagot, Dystocie due à un kyste du foie de fœtus (*Roy. Academy of med. of Ireland,* 27 nov. 1891 et *Rev. gén. de med. et d'obstétr.*, Paris, 1892, 71).

2. Naggerath, *Deutsch Klinik,* 1854, n° 44. — Guéniot. Kystes séreux du foie chez un fœtus à terme, affecté de vices de conformation multiple, *Bull. de l'Académie de méd.* Paris, 1891, sér. 3, XXV, 119.

de quelques cas de tuberculose, elle atteint des personnes toujours bien portantes. Aussi, n'est-il pas possible de rattacher l'adénome kystique à une maladie quelconque, et, si, semblable à l'épithéliome, ce néoplasme est autonome, il est nécessaire d'en déterminer les causes. Malheureusement, la chose est difficile, en présence de faits incomplètement étudiés, et reconnus, pour la plupart, au cours de l'autopsie; mais, il nous suffira de signaler cette lacune pour que des recherches ultérieures ne tardent pas à la combler.

Un fait d'une grande valeur au point de vue de la pathogénie de l'adénome hépatique est l'existence habituelle de cette affection avec la dégénérescence kystique des reins. Effectivement, ne pouvant être une simple coïncidence, elle suffit à faire rejeter la manière de voir des auteurs qui attribuent l'adénome kystique du foie à une néoformation de canaux biliaires (Sabourin), ou encore à une altération des glandes muqueuses de ces mêmes canaux (Rindfleisch), attendu que les canalicules sécréteurs des reins ne peuvent être comparés aux canaux excréteurs de la bile, pas plus qu'à leurs glandes muqueuses. D'ailleurs, l'absence de matière colorante biliaire dans les kystes hépatiques éloigne toute idée d'une lésion des canaux vecteurs de cette substance, tandis que l'association presque constante des kystes du foie et des reins conduit à penser qu'un élément sinon identique, tout au moins de même provenance embryonnaire, l'élément épithélial est en jeu.

Les gaines lymphatiques donnent parfois naissance à des kystes multiples, comme on le voit dans notre *Traité d'Anatomie pathologique*, t. III, p. 692, et peuvent engendrer ces mêmes lésions dans d'autres organes que le cerveau, mais celles-ci ont habituellement une disposition linéaire que nous ne constatons ni dans les kystes adénomateux du foie, ni dans ceux des reins; et de plus, contrairement à ce qui existe dans le cerveau, les adénomes kystiques du foie et des reins ont leurs parois tapissées d'une couche simple ou double de cellules épithéliales. D'ailleurs, il n'y a pas lieu de songer à des kystes parasitaires, et une seule hypothèse pathogénétique reste debout : celle de la formation du désordre en question par la multiplication et la dégénérescence muco-séreuse des éléments épithéliaux; ainsi, on comprend qu'une même influence puisse agir simultanément sur les cellules glandulaires du foie et des reins, comme il arrive dans beaucoup d'autres circonstances pathologiques.

Cette manière de voir est, du reste, conforme à l'observation histologique, puisque dans un fait rapporté par Bristowe, L. Beale, après avoir rempli la veine porte, injecta les conduits biliaires à l'aide du bleu de Prusse, et remarqua que l'injection, qui parfois pénétrait dans les kystes, était l'effet de la rupture des parois de ces conduits, nullement dilatés. Puis, comme plusieurs petits kystes se trouvaient situés au centre du lobule, à une certaine distance des canaux biliaires, il en conclut qu'ils n'étaient pas l'effet de l'oblitération de ces canaux. Mais, en outre, trouvant les lobules tuméfiés, les capillaires rétrécis, les cellules hépatiques en voie de désintégration et remplacées par une matière granuleuse, il fut amené à reconnaître que la formation kystique commençait à l'intérieur du lobule et non à sa circonférence, et provenait vraisemblablement d'une altération initiale des cellules sécrétoires. Cette manière de voir est la nôtre, avec cette différence que la transformation muco-séreuse ne s'établit pas au sein de cellules normales, mais bien dans des cellules multipliées et hypertrophiées, de telle façon qu'elle est un phénomène secondaire. L'adénome kystique, en somme, serait l'effet d'un double processus : en premier lieu, d'un processus de formation cellulaire ou adénomateux; en second lieu, d'un processus de transformation muco-séreuse ou kystique.

*Anatomie et physiologie pathologiques.* — Tel que nous le comprenons, l'adénome du foie offre forcément deux phases successives : la première caractérisée par la tuméfaction de cette glande, parfois adhérente aux organes voisins, et parsemée, tant à sa surface que dans son épaisseur, de petits nodules de teinte brunâtre ou jaunâtre, légèrement saillants, indurés ou même ramollis à leur centre (adénome simple); la seconde, par une augmentation de volume et de poids[1] et par la présence d'un plus ou moins grand nombre de kystes tant à la surface que dans la profondeur du foie (adénome kystique). Les nodules gros comme une tête d'épingle ou un petit pois offrent une consistance et des colorations diverses; les kystes dont le volume varie depuis la grosseur d'une tête d'épingle jusqu'à celle d'un œuf, renferment un liquide transparent citrin, légèrement visqueux, rarement coloré; ils possèdent des parois blanchâtres et sont disséminés sans ordre au sein du parenchyme, refoulé et sclérosé dans leur voisinage (fig. 49). Une section de l'organe permet de constater, sur plusieurs points, une multitude de poches isolées ou accolées les unes aux autres, et parfois incomplètement cloisonnées, par suite sans doute, de la réunion de plusieurs d'entre elles. Examiné à l'état frais, le con-

1. Dans un cas de ce genre où le foie était arrivé à peser huit kilogrammes, son diamètre transversal mesurait 36 centimètres, le diamètre antéro-postérieur 29 centimètres, le vertical 11 centimètres.

tenu de ces poches tient en suspension des lamelles d'épithéliums cubiques, des cellules plus ou moins altérées et granuleuses, des détritus granuleux, des globules sanguins, des blocs réfringents et des lamelles de cholestérine. Traité par l'acide nitrique et la chaleur, ce liquide, non spontanément coagulable, donne naissance à un précipité floconneux et abondant, indice de la présence d'une certaine quantité d'albumine ; il renferme, en outre, une forte

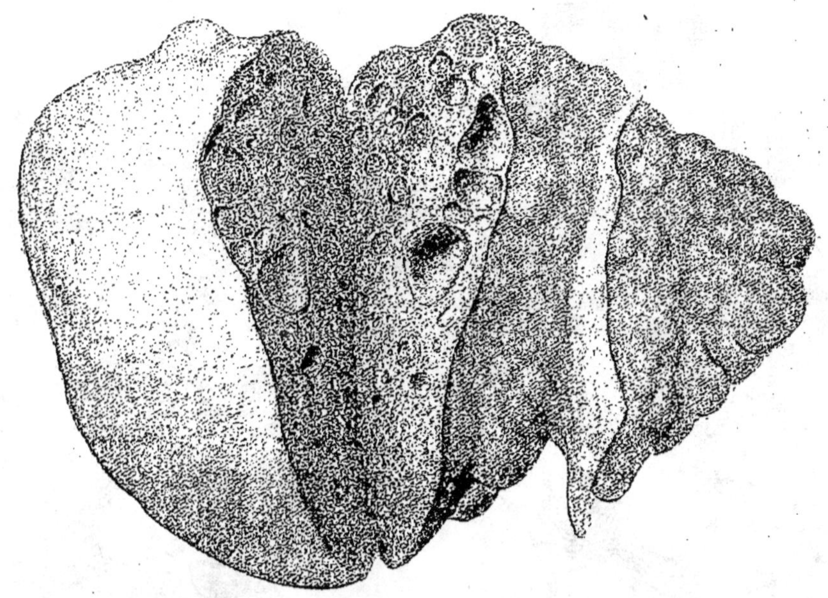

Fig. 49. — Le foie, 1/4 environ grandeur naturelle, atteint de dégénérescence adénomateuse ou kystique. Les kystes qui font saillie à la surface de la glande sont ouverts, pour la plupart, sur la coupe médiane du lobe droit.

proportion de mucine et des chlorures, mais il ne contient ni pigments biliaires ni sucre, ni urée, si on s'en rapporte à un cas de la thèse de Courbis où l'analyse chimique fut faite avec soin.

L'évolution de cette lésion est la suivante : au milieu d'un lobule, en plein parenchyme glandulaire, une travée cellulaire présente, sur un point de son trajet, un renflement plus ou moins considérable formé par un amas de cellules hépatiques. Celles-ci peu à peu, et peut-être simplement par le fait de leur compression réciproque, perdent leurs caractères histo-chimiques, s'atrophient et se comportent avec les réactifs à la manière des cellules indifférentes, des simples cellules de revêtement, ainsi qu'on le voit dans d'autres processus morbides, notamment dans les cirrhoses où des travées de cellules glandulaires se transforment en des sortes de tubes excréteurs inertes. Puis, au fur et à mesure de leur accroissement, un certain nombre de cellules deviennent granuleuses, leurs contours s'effacent, et elles sont remplacées par une masse amorphe qui ressemble à du mucus. C'est là le début de la transformation kystique qui s'accentue peu à peu par la dégénération de plus en plus complète de la masse épithéliale, de telle sorte que, à un moment donné, on se trouve en présence d'un véritable kyste plus ou moins volumineux, tapissé par une

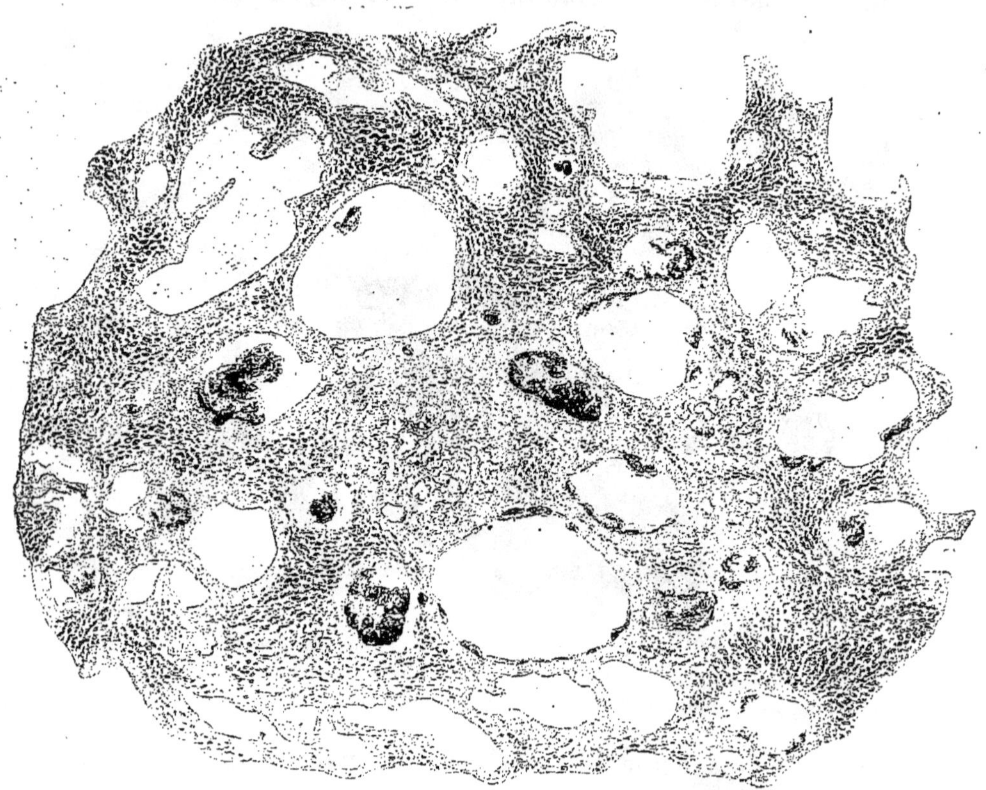

Fig. 50. — Coupe microscopique $\frac{12}{1}$ du foie kystique représenté fig. 49; on y aperçoit des kystes en voie de formation et contenant des amas de cellules dégénérées, et d'autres, plus grands, tapissés seulement par une ou plusieurs rangées de cellules; quelques-uns même n'offrent plus que des parois dénudées.

ou plusieurs rangées de petites cellules cubiques, aplaties, à contenu formé d'une masse granuleuse, amorphe ou fluide (fig. 50). Les parois de ce kyste sont constituées par une couche plus ou moins épaisse d'un tissu conjonctif jeune qui se sclérose ensuite et comprime les travées du voisinage, lesquelles, transformées plus tard en pseudo-canalicules biliaires, deviennent kystiques à leur tour.

La présence d'un kyste au milieu d'un tissu sclérosé, contenant des *pseudo-canalicules biliaires*, a conduit la plupart des auteurs à croire que la dégénérescence kystique du foie prenait naissance aux dépens de ces prétendus canalicules, ce qui est exact, si on les considère comme l'effet d'un désordre initial des cellules hépatiques. Ce point, du reste, est facile à vérifier par l'examen de la plupart des observations où l'histologie est bien faite, et en particulier par celles de Bristowe où, à côté de kystes renfermant un liquide séreux, se rencontraient d'autres kystes plus petits, contenant une bouillie d'un rouge brunâtre, au sein de laquelle on apercevait comme des lignes irrégulières, dues à la présence de débris de cellules rompues ou détruites. Cette disposition permet, en effet, de suivre les divers degrés de la transformation cellulaire, et d'ailleurs, les figures d'Arnold Siegmund sont particulièrement significatives à cet égard.

Les cellules épithéliales des lobules hépatiques, non altérées, sont comprimées sur plusieurs points, et un certain nombre d'entre elles présentent un état de stéatose plus ou moins avancé. Les canaux biliaires demeurent intacts, la plupart du temps, et les vaisseaux restent libres, contrairement à ce qui arrive dans l'épithéliome.

Les reins, presque toujours simultanément lésés, présentent, comme le foie, une dégénérescence kystique qui augmente leur volume, leur poids, et détruit presque entièrement leur tissu; aussi la mort est-elle la conséquence habituelle de ces lésions, sur lesquelles il m'est impossible de m'étendre davantage. Le pancréas offre plus rarement cette même altération; quant aux autres organes, ils restent intacts, excepté dans un petit nombre de cas où le cerveau et le cœur ont présenté quelques kystes vraisemblablement sans rapport avec ceux du foie et des reins. Signalons enfin l'existence possible d'une gastro-entérite urémique, liée à l'insuffisance urinaire, et résultant de la profonde modification subie par les reins. Cette modification, plus encore que celle du foie, est la cause de la plupart des désordres fonctionnels constatés pendant la vie; lorsqu'elle fait défaut, ce sont surtout des troubles digestifs et des accidents d'insuffisance hépatique qui s'observent.

*Symptomatologie.* — Les phénomènes, liés à l'existence de l'adénome hépatique, sont les uns physiques, les autres fonctionnels. Les phénomènes physiques résultent de l'exploration méthodique du foie : la percussion qui permet de limiter exactement cet organe n'indique pas autre chose qu'une augmentation de volume; mais la palpation qui, dans la première phase, peut déjà aider au déterminisme de la consistance du foie, parvient, dans la dernière, à sentir les nodosités kystiques, si la glande est libre ou recouverte seulement de quelques fausses membranes. Cette sensation, toutefois, ne suffit pas toujours à les faire reconnaître, et souvent il devient nécessaire de pratiquer une ponction à l'aide de la seringue de Pravaz, et d'analyser la composition du liquide retiré par cet instrument, pour y arriver. Celui-ci, en effet, citrin, albumineux, sans crochets d'échinocoques, sans parasites, permet de distinguer ces nodosités des kystes hydatiques, des gommes syphilitiques, et des masses noueuses du cancer secondaire du foie.

L'état de sclérose qui accompagne les adénomes multiples du foie est loin d'engendrer toujours de l'ascite et la dilatation des veines superficielle de l'abdomen. Ces phénomènes ont été constatés uniquement dans les cas où la lésion était étendue, comme dans un fait de la thèse de Courbis où l'on retira d'une seule ponction quinze litres de sérosité claire. La rate est exceptionnellement volumineuse et les autres viscères, à part les reins, n'offrent la plupart du temps aucun désordre matériel appréciable.

Les troubles fonctionnels intéressent particulièrement le tube digestif et se traduisent en outre par d'autres accidents, sans physionomie bien tranchée, comme de l'anémie, des hémorrhagies ; plus tard, surviennent des phénomènes d'insuffisance hépatique, à savoir : faiblesse, prostration, vomissements ou encore agitation, délire et coma. Toutefois ce ne sont pas tant ces phénomènes que ceux de l'insuffisance urinaire qui, à un certain moment, dominent la scène, en raison de la coexistence presque constante de l'adénome du foie avec celui des reins, dont les lésions sont, en général, plus étendues et plus avancées.

Les troubles des fonctions digestives se manifestent par du météorisme, de l'inappétence, des vomissements aqueux, sales ou verdâtres, peu abondants, et mélangés à quelques parcelles d'aliments, plus rarement par une diarrhée presque incoercible. A ces accidents s'ajoutent une dyspnée spéciale, dite respiration Cheyne-Stokes, de la céphalée, du délire, du coma ou même des convulsions éclamptiques. La céphalée, des plus intenses, occupe toute la circonférence de la tête, le délire pousse les malades à s'agiter, à sortir du lit ou de l'appartement, le coma qui lui succède est ordinairement profond et se termine par la mort. Dans quelques cas enfin, on a vu se produire des épistaxis, et même une hémorrhagie cérébrale avec hémiplégie, cette dernière, sans lien vr isemblable avec l'adénome hépatique.

L'ictère n'a été constaté dans aucun cas, et cette circonstance est peu favorable à l'hypothèse qui attribue l'adénome kystique à une altération des canalicules hépatiques; cependant il ne serait pas impossible de le voir apparaître, si des fausses membranes ou des kystes venaient à comprimer le canal cholédoque ou les canaux hépatiques. Les urines, en raison des modifications subies par les reins, augmentent de quantité, et plus tard elles diminuent, deviennent albumineuses ou même sanguinolentes.

*Évolution et modes de terminaison.* — L'adénome hépatique a un début insidieux, impossible à fixer; sa première phase, est plus ou moins longue et silencieuse; sa seconde phase, mieux accusée, se manifeste par des troubles des voies digestives, suivis plus tard de phénomènes d'insuffisance hépatique ou urinaire. Sa marche est continue, lentement progressive, et sa durée, toujours longue, peut être évaluée à plusieurs années. Sans être sérieuse par elle-même, cette affection n'est pas moins dangereuse, lorsque, se généralisant dans le foie, elle vient à détruire en partie le tissu propre de cette glande, si importante à l'existence.

Cependant, en raison de sa coexistence habituelle avec la dégénérescence kystique des reins, l'adénome du foie ne tue qu'exceptionnellement, la mort étant presque toujours dépendante du trouble de la fonction urinaire. Un examen attentif des faits montre que, neuf fois sur dix environ, il existe une intoxication urinaire, se traduisant par de la dyspnée, du délire et souvent aussi par un profond coma. Quelques malades, pourtant, sont frappés, dans leurs derniers moments, d'une hémorrhagie cérébrale, quelques autres font des pleurésies. Mais, ce sont là des exceptions, et le syndrome véritablement redoutable, dans la circonstance, est l'urémie, sous ses différentes formes; si les reins ne sont pas affectés, c'est à l'insuffisance fonctionnelle du foie que la mort est généralement due.

La guérison ou mieux le retour à l'état normal de l'organe affecté n'a jamais lieu, mais, heureusement, une lésion peu étendue n'est pas incompatible avec la vie, c'est ce qui fait que des adénomes kystiques, limités, du foie ont été rencontrés à l'autopsie, sans qu'on ait pu soupçonner leur existence pendant la vie.

*Séméiologie.* — A peu près impossible à reconnaître dans sa première période, alors qu'il n'a d'autre signe que l'augmentation de volume du foie, l'adénome hépatique, malgré certaines difficultés, se distingue plus facilement dans sa seconde période. L'examen physique est, à cet égard, des plus significatifs : la sensation de tumeurs élastiques multiples, perçue par le toucher, et l'extraction, à l'aide de la seringue de Pravaz, d'une petite quantité d'un liquide citrin, muco-albumineux, et sans crochets d'hydatides, sont des signes qui ne peuvent laisser de doute sur la nature de cette affection. La simple augmentation de volume du foie, et même la sensation de bosselures à la surface de cet organe, sont des phénomènes liés à un trop grand nombre d'affections hépatiques pour donner une certitude; mais, lorsque ces phénomènes ne sont accompagnés ni d'ictère ni de tuméfaction de la rate, ils doivent éveiller l'idée de la possibilité d'un cancer primitif ou secondaire, d'un abcès ou d'un adénome du foie, et celui-ci se distingue par l'absence de fièvre et d'induration ligneuse.

La grande difficulté du diagnostic, en ce qui concerne cette dernière affection, n'est pas seulement le petit nombre de signes qui lui sont propres, mais encore sa rareté et l'oubli qui en résulte. Sa coexistence habituelle avec la dégénérescence kystique des reins, doit conduire à examiner soigneusement le foie, lorsque cette dégénérescence est diagnostiquée ou même simplement soupçonnée, car si l'adénome du foie est directement reconnu dans quelques cas, il en est d'autres où les signes physiques faisant en partie défaut, il ne peut être que soupçonné.

Le pronostic de cette néoplasie, quoique n'étant pas d'une gravité excessive, est cependant sérieux, tant en raison de son extension que de sa marche progressive, et de sa coïncidence habituelle avec la dégénérescence kystique des reins. L'apparition de phénomènes d'insuffisance urinaire ou d'insuffisance hépatique doit inspirer des inquiétudes, car, s'il est possible de combattre ces accidents, il n'est pas moins vrai qu'ils reparaissent tôt ou tard et finissent par emporter le malade.

*Prophylaxie et thérapeutique.* — L'ignorance des causes de l'adénome hépatique, rend impossible la prophylaxie de cette affection. Son traitement le plus efficace serait celui qui l'arrêterait dans sa marche, mais jusqu'ici aucun moyen ne nous permet d'arriver à ce résultat; aussi, devons-nous nous contenter de combattre les désordres qui mettent l'existence en danger, et principalement les accidents d'insuffisance urinaire et d'insuffisance hépatique. Il importe au médecin de savoir reconnaître ces accidents à leur début, et pour cela, la plus légère céphalée et la moindre dyspnée doivent attirer son attention, puisqu'il suffit alors de quelques purgatifs pour remettre l'organisme dans sa voie. Plus tard, il devient nécessaire de faire usage des diurétiques, s'ils ont une action manifeste, c'est-à-dire s'il reste assez de tissu rénal pour produire une diurèse; mais il ne faut pas abandonner l'usage des purgatifs qui, en excitant le fonctionnement de l'intestin, suppléent, tout à la fois, à l'insuffisance des fonctions hépatique et urinaire.

La stimulation de la peau, par des bains, des frictions, et même par des injections de pilocarpine, est également indiquée, puisqu'elle est un moyen de débarrasser l'organisme de produits nuisibles qu'il ne peut plus éliminer par les voies naturelles.

La multiplicité des kystes hépatiques est un obstacle à une intervention chirurgicale, et ce n'est que dans les cas, toujours rares, d'adénomes isolés, que l'on doit songer à une opération; mais alors, il est généralement possible de se dispenser de toute intervention, attendu que les lésions de cette nature n'ont pas, comme les kystes hydatiques de tendance à s'accroître d'une façon excessive.

**Tavignot.** *Rein et foie kystiques.* (*Bull. de la Soc. anat.*, Paris, 1840, p. 78). — **Bristowe.** *Cystic disease of the liver, associated with similar disease of the kidneys.* (*Transact. of the path. Soc. of London*, 1856, t. VII, p. 229.) — **Beale.** (*Ibid.*, 234.) — **Wilks.** *Cystic. disease of the liver and kidney.* (*Ibid.*, p. 235.) — **Hogg (J.).** *Cystic disease of the liver.* (*Ibid.*, VIII, 245.) — **Bristowe.** *Association of cystic disease of the liver and kidneys.* (*Trans. of the path. Soc. of London*, 1859, t. X, p. 174.) — **Lancereaux (E.).** *Dégénérescence kystique des reins et du foie. Lésions urémiques de l'estomac et des intestins*, etc. (*Bull. de la Soc. anat.*, 1864, et *Atlas d'anat. pathologique*. Paris, 1871, p. 99, 354.) — **Caresme.** (*Bull. de la Soc. anat.*, 1865.) — **Chantreuil.** *Dégénérescence kystique du foie et des reins.* (*Bull. de la Soc. anat.*, 1867, p. 439.) — **Joffroy.** *Dégén. kystiq. du foie et des reins.* (*Ibid.*, 1868, p. 231.) — **Le Boucher.** *Foie et reins kystiques.* (*Ibid.*, 1869, p. 243.) — **Komorowski (V.).** *Dégén. kystique des reins avec généralisation dans le foie.* (*Bull. de la Soc. anat.*, 1876, p. 12.) — **Michalowicz.** *Dégénér. kystique du foie et des reins.* (Thèse de Paris, 1876.) — **Malassez.** (*Progrès médical*, avril 1876.) — **Courbis.** *Contribution à l'étude des kystes du foie et des reins.* (Thèse de Paris, 1877, *Rev. d. sc. méd.*, XI, 68.) — **Gayraud.** *Contribution à l'étude de la dégénérescence kystique du foie et des reins.* (*Gaz. hebd. des sc. méd.* Montpellier, 1879-80.) — **Lataste** et **Chambard.** *Dégénérescence kystique du foie et des reins.* (*Bull. de la Soc. anat.*, 1879, t. LIV, p. 614 ) — **Brigidi** et **Severi.** *Contributo alla pathogenesi delle cysti renali.* (*Lo Sperimentale*, 1880.) — **Juhel-Renoy.** *Obs. de dégénérescence kystique du foie et des reins.* (*Revue de méd.* Paris, 1881, p. 909.) — **Babinski.** *Kystes multiples du foie et des reins.* (*Bull. de la Soc. anat.*, 1882, p. 341.) — **Chotinsky.** *Ueber Cystenniere.* (*Inaug. Diss.* Berne, 1882, 4 observ.) — **Pye Smith.** *Cystic disease of the liver and of both kidneys.* (*Trans. of the pathol. Soc. of London*, 1881, t. XXXII, p. 112.) — Le même. *Cyst. of the cerebellum with numerous small cysts in the pancreas and the kidneys.* (*Ibid.*, XXXVI, 17.) — **Seymour Sharkey (J.).** *Simple cyst in connection with the liver.* (*Ibid.*, London, 1882, XXXIII, 169.) — **Savage (G.-H.)** et **Hale White.** *Cystic. degenerat. of the liver.* (*Ibid.*, London, 1884, XXXV, 214, 1 pl.) — **Hale White.** *A case of true cystic degen. of the liver*, etc. (*Ibid.*, XXXV, p. 217.) —

**Sabourin** (Ch.). *Contribution à l'étude de la dégénérescence kystique des reins et du foie.* (*Archives de physiologie norm. et path.*, juillet 1882, p. 63.) — **Brunon.** *Dégénérescence kystique du foie et des reins, kyste du ligament large. Mort par urémie.* (*Bull. de la Soc. anat.*, Paris, 1883, p. 262.) — **Lejars** (F.). *Du gros rein polykystique de l'adulte.* (Thèse de doctorat. Paris, 1888.) — **Arnold Siegmund.** *Ueber eine cystische Geschwulst der Leber* (*Gallengangscystadenom*). (*Archiv f. pathol. Anat. und Physiol.* Berlin, 1889, t. CXV, p. 155.) — **Demantké.** *Dégénérescence kystique des reins et du foie.* (*Bull. de la Soc. anat.*, 1893, p. 323.) — **Létienne.** (*Ibid.*, p. 337.) — **Bezançon** (F.) et **Touchard.** *Kystes multiples du foie.* (*Ibid.*, Paris, 1893, p. 562.) — **Bouchacourt.** *Urémie cérébro-respiratoire (reins et foie) kystiques.* (*Ibid.*, Paris, 1893, 585.) — **Claude** (H.). *La maladie polykystique du foie et des reins.* (*Ibid.* Paris, 1896, 946.)

## II. — ÉPITHÉLIOMES HÉPATIQUES (CANCERS DU FOIE).

Ces productions se classent naturellement sous deux chefs, suivant qu'elles proviennent de la multiplication des cellules épithéliales du foie ou de l'apport d'éléments de même ordre jusque dans cette glande. Les premiers sont les *épithéliomes primitifs* du foie; les seconds, les *épithéliomes secondaires.*

Les statistiques, relatives à la fréquence du cancer du foie par rapport à celui des autres organes et au nombre des maladies, étant par trop dissemblables, ne peuvent avoir une valeur quelconque; il en est de même de celles qui ont eu pour but d'établir la fréquence du cancer primitif de cet organe eu égard au cancer secondaire, d'autant plus que les auteurs ne s'entendent pas encore bien sur la signification de ces mots; aussi devons-nous nous dispenser d'en parler. Ce que nous avons de mieux à faire, c'est de mettre de l'ordre et de la précision dans l'étude de ces affections, afin de donner une base plus solide à une statistique de l'avenir. Pourtant, il est possible dès aujourd'hui d'avancer que le plus fréquent des différents cancers du foie est incontestablement le cancer secondaire.

### 1° Épithéliomes primitifs du foie.

Ces tumeurs sont aussi nombreuses et distinctes que sont variés les épithéliums qui entrent dans la composition du foie, aussi, suffit-il de bien connaître l'histologie d'un organe pour avoir une juste idée des néoplasies qui lui sont propres. Les éléments épithéliaux du foie différant avec chacune des grandes fonctions de cette glande, il en est de même des épithéliomes. Ceux-ci forment, en effet, deux groupes distincts, suivant qu'ils proviennent de la végétation des épithéliums glandulaires ou de celle des épithéliums des canalicules biliaires intra-hépatiques, c'est pourquoi nous étudierons d'abord l'*épithéliome glandulaire ou acineux* du foie, puis l'*épithéliome des canaux intra-hépatiques*. Plus loin, lorsqu'il sera question des altérations des voies biliaires externes, nous parlerons des épithéliomes qui leur sont propres.

### A. — *Épithéliome acineux ou glandulaire.*

Constituée par la végétation indéfinie des cellules propres ou glandulaires du foie, cette affection, des plus simples, n'est pas moins, depuis longtemps, l'objet d'une polémique qui paraît devoir se continuer, et repose uniquement sur les idées peu nettes admises jusqu'ici au sujet des épithéliomes ou cancers. Cependant, si on tient compte de l'évolution de ces néoplasies et du fait que la végétation de l'épithélium entraîne forcément celle du tissu conjonctif, il devient facile de reconnaître que l'affection qui nous occupe n'est ni un adénome ni un cancer avec cirrhose mais bien un épithéliome[1].

*Historique*. — Après Andral, qui paraît avoir observé l'épithéliome acineux du foie et l'avoir considéré comme la dernière phase de la cirrhose, Griesinger, Friedreich et Vulpian ont rapporté quelques exemples de cette même affection, sans en comprendre très bien la signification.

En 1867, je communiquai à la Société de biologie, avec pièces à l'appui, sous le titre de *hépato-adénome*, un mémoire renfermant sept cas d'épithéliome acineux, caractérisés anatomiquement par l'hypergénèse des cellules hépatiques avec pénétration de ces éléments en plus ou moins grande abondance dans les branches de la veine porte et même dans celles des veines sus-hépatiques, à tel point que, dans deux de ces cas, la végétation se prolongeait jusque dans le cœur droit, en même temps qu'elle s'était généralisée aux ganglions lymphatiques[2].

N'ayant pas, alors, de données exactes sur la nature du cancer, je considérai ces productions comme des adénomes, parce que j'y rencontrais les cellules propres du foie ; mais, après avoir reconnu et démontré plus tard que le cancer, toujours formé par la végé-

1. Voir à ce sujet notre *Traité d'anatomie pathologique*, Paris, 1875-77, p. 412, où cette doctrine est exposée tout au long.

2. Il est surprenant de voir que ces faits, qui ne laissaient aucun doute sur leur nature cancéreuse, aient été considérés par Kelsch et Kiener (*Arch. de physiol. norm. et pathol.*, Paris, 1876) comme des cas d'hépatite parenchymateuse, affection avec laquelle ils n'ont pas la moindre analogie, quand surtout, ces mêmes auteurs rapportent comme adénomes du foie deux observations qui ne sont que des cas de cirrhoses, la première vraisemblablement paludique, la seconde simplement alcoolique.

tation d'un tissu épithélial quelconque, se propage par le système lymphatique et envahit quelquefois le système veineux, il me fallut reconnaître que je m'étais trompé et que j'avais considéré comme un adénome, ce qui, en somme, était un épithéliome, puisque les systèmes veineux et lymphatique se trouvaient atteints par la néoplasie épithéliale[1].

Depuis cette époque, un certain nombre d'observations du même genre ont été rapportées avec des interprétations diverses, tant en France qu'à l'étranger. Tandis que les médecins anglais classent volontiers ce désordre parmi les cancers, les histologistes français ont de la tendance à le ranger parmi les adénomes, ainsi que je l'avais fait tout d'abord, ou bien à le considérer comme un cancer avec cirrhose[2].

Cette dernière dénomination, plus exacte que celle d'adénome, n'est pas moins un pléonasme, attendu que tout cancer s'accompagne forcément de sclérose, par ce fait bien simple que le bourgeonnement des cellules épithéliales entraîne forcément, à sa suite, celui des éléments conjonctifs voisins; telle est la loi du développement des tissus, aussi bien à l'état pathologique qu'à l'état physiologique.

Toutes les glandes commencent, en effet, par un bourgeon épithélial, dans lequel pénètrent bientôt des travées de tissu conjonctif, qui le divisent en lobes et lobules. Or, le développement de l'épithéliome est, pour ainsi dire, modelé sur celui d'une glande; il débute par le retour à l'état embryonnaire et le bourgeonnement d'éléments épithéliaux, dont la masse est bien vite pénétrée par de jeunes éléments conjonctifs. Au sein de ces éléments, se constituent des fibres et des vaisseaux destinés à nourrir les îlots épithéliaux et à les soutenir, c'est le stroma fibreux ou squelette du cancer, connu de la plupart des auteurs sous le nom d'alvéoles cancéreux, au sein desquels les cellules épithéliales finissent quelquefois par s'atrophier et se détruire. Telle est la conception réelle du cancer qui, à part la régularité anatomique et la fonction, a la plus grande ressemblance avec une glande, si bien que, à un certain moment, les éléments épithéliaux disparaissent, comme il arrive, pour cette dernière, lorsqu'elle cesse de fonctionner. C'est là un processus en tout semblable à celui d'une mamelle qui se développe, demeure stationnaire, et s'atrophie après la ménopause. Ces explications suffiront, il faut l'espérer, à donner une

1. E. Lancereaux, *Traité d'anatomie pathologique*, Paris, 1875-77, t. I, p. 455.
2. V. Hanot et A. Gilbert, *Études sur les maladies du foie*, Paris, 1888, p. 43.

juste idée des épithéliomes du foie et à montrer que le cancer de cet organe ne se complique pas plus de sclérose, qu'une glande, du stroma fibreux qui entre dans sa composition.

*Étiologie et pathogénie.* — Désigné par nous sous le nom d'épithéliome acineux ou glandulaire, parce qu'il a pour point de départ et pour substratum l'élément sécréteur du foie, l'épithéliome propre du foie est l'effet de causes multiples : les unes prédisposantes ou occasionnelles, les autres efficientes. L'âge tient un rang des plus importants parmi les premières, en ce sens que jamais cette tumeur n'a été observée dans la période d'accroissement des individus, et si quelques faits viennent contredire cette manière de voir, il suffit de les examiner attentivement pour reconnaître que leurs auteurs ont fait confusion entre des néoplasies conjonctives et des néoplasies épithéliales[1].

Nous voyons, au contraire, cette lésion se montrer dans le cours de la période de reproduction, et surtout dans la dernière phase de la vie, en sorte qu'elle se lie d'une façon manifeste à l'évolution physiologique du corps humain, ce qui porte à croire qu'elle est bien plutôt l'expression d'une maladie constitutionnelle que d'une maladie parasitaire. Sur 21 observations personnelles, nous constatons :

| | |
|---|---|
| De 27 à 30 ans . . . . . . . . . . | 2 cas |
| De 30 à 40 ans . . . . . . . . . . | 2 — |
| De 40 à 50 ans . . . . . . . . . . | 4 — |
| De 50 à 60 ans . . . . . . . . . . | 7 — |
| De 60 à 70 ans . . . . . . . . . . | 5 — |
| De 70 à 80 ans . . . . . . . . . . | 1 — |

Le sexe, à cet égard, ne paraît jouer aucun rôle, et, si la femme est moins fréquemment atteinte que l'homme (5 fois sur 21), c'est, sans doute, parce que chez elle l'utérus et la mamelle sont le siège habituel des localisations cancéreuses.

Le tempérament névropathique, tel que celui des herpétiques, prédispose sans doute au développement de l'épithéliome du foie, comme à celui d'autres organes, mais c'est tout ce qu'il est possible de dire à cet égard. Certains actes physiologiques, une mauvaise hygiène, l'abus des boissons alcooliques, peuvent agir en

1. Tels sont les cas rapportés par Pie-Smith (*Transact. of the path. Soc.*, London, 1880, t. XXXI, p. 125); par Wulff, *Le cancer primitif du foie*, thèse de Tubingue, 1877, p. 49; par Deschamps, *Cancer primitif du foie chez un enfant de 11 ans* (*Bull. de la Soc. anat.*, Paris, 1885, 809). Déjà autrefois dans l'article « Reins » du *Dict. encyclop. des sc. méd.*, je me suis appliqué à démontrer l'erreur des auteurs qui avaient pris des fibromes embryonnaires du rein, chez l'enfant, pour des cancers de cet organe.

tant que causes occasionnelles; il en est de même du traumatisme hépatique qui se rencontre chez quelques-uns de nos patients.

L'hérédité, la seule cause efficiente connue de l'épithéliome en général, se rencontre dans quelques-uns de nos cas, malgré la difficulté que l'on a à se renseigner sur les antécédents morbides des malades. Elle n'est pas homologue, en ce sens qu'il s'agit chez les ascendants, non pas de cancer du foie, mais bien de cancer d'un organe particulièrement prédisposé à cette affection : l'estomac ou l'utérus, circonstance propre à montrer que le cancer est l'effet d'une maladie générale. La rareté des antécédents cancéreux pourrait peut-être faire douter de l'influence de l'hérédité, si on ne savait que la plupart des cas d'épithéliome primitif du foie ne sont pas diagnostiqués, et que l'on oublie fréquemment de rechercher l'état pathologique des ancêtres.

Les études bactériologiques récentes ne sont pas arrivées, au reste, à déterminer l'agent pathogène du cancer, que plusieurs auteurs soupçonnent d'être un microbe. La progression excentrique de cette affection est sans doute un argument favorable à cette hypothèse, mais l'hérédité, par contre, lui est opposée, car il n'est pas de règle qu'un microbe apporté par l'ovule ou par le spermatozoïde attende, pour exercer son action malfaisante sur l'organisme, la dernière phase de la vie; c'est toujours beaucoup plus tôt, comme nous le démontrent la syphilis, la tuberculose et la lèpre. Or, si l'hérédité, comme je l'enseigne depuis longtemps, se produit de deux façons : par les germes qui transportent l'agent infectieux, ou par l'intermédiaire du système nerveux, il faut reconnaître que l'hérédité du cancer se lie de préférence au désordre de ce système. L'existence de cette maladie dans certaines familles, où la plupart des membres jouissent d'une excellente santé jusqu'au jour où il survient : chez l'un, un cancer de l'estomac ou du foie; chez l'autre, un cancer du sein ou de l'utérus, comme il arrive des manifestations de toute maladie constitutionnelle, vient certainement à l'appui de cette thèse, à moins toutefois que les éléments épithéliaux d'origine ectodermique, ainsi que les éléments nerveux, n'aient le pouvoir de transmettre par hérédité les désordres qui leurs sont inhérents.

*Anatomie et physiologie pathologiques.* — Les apparences du foie dans l'épithéliome acineux varient avec les phases diverses de cette affection. Tout d'abord, cet organe s'injecte, se tuméfie sans acquérir un développement exagéré, et présente sur un ou plusieurs points de petits nodules nettement distincts, ordinairement groupés et séparés par des tractus fibreux plus ou moins épais. Ces nodules, dont la saillie s'accroît peu à peu, offrent des colorations diverses, tenant à la fois à l'infiltration biliaire, et aux transformations subies par les éléments épithéliaux. (Voy. pl. 10, fig. 1, 2 et 3 de mon *Atlas d'anat. pathologique.*)

Arrivée à son maximum de développement, cette lésion produit l'augmentation de volume de la glande hépatique exceptionnelle-

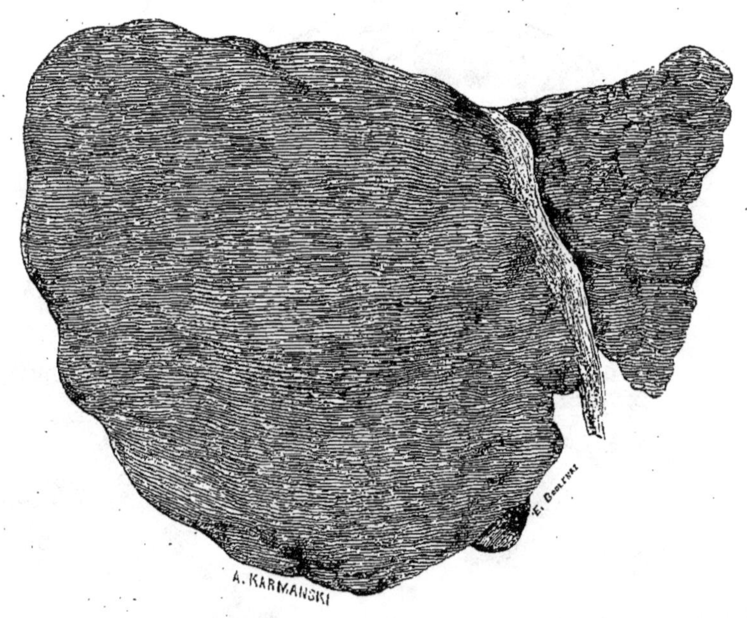


Fig. 51. — Habitus extérieur d'un foie atteint d'épithéliome acineux. Une tumeur relativement volumineuse se voit vers la partie moyenne du lobe droit.

ment petite, comme dans un cas où elle pesait 1 kilogramme; l'aspect de cette glande est celui d'un foie cirrhotique (fig. 51) semé de nodosités verdâtres ou blanchâtres à sa surface, et dans la profondeur duquel se voient des masses d'étendue et de coloration variables : les unes rougeâtres ou verdâtres, les autres jaunâtres ou blanchâtres, sans rétraction appréciable ou dépression cupuliforme à leur centre. Ces masses, hémisphériques ou aplaties, sont inégales, si bien que les unes ont le volume d'un pois ou d'une noisette, et les autres, ordinairement formées par la réunion de plusieurs d'entre elles, celui d'une pomme plus ou moins volumineuse. Circonscrites par un tissu conjonctif sclérosé et rétracté (fig. 52), ces nodosités, plus tard ramollies par le fait de la transformation graisseuse et de la destruction des cellules épithéliales, revêtent une teinte jaunâtre ou même laiteuse, et renferment un suc blanchâtre désigné sous le nom de suc cancéreux; quelquefois, enfin, les moins volumineuses d'entre elles finissent par être partiellement résorbées : ainsi s'explique comment on ne trouve plus sur certains points qu'un tissu sclérosé.

De même que l'épithéliome du rein envahit le système veineux de préférence au système lymphatique, de même les éléments proliférés de l'épithéliome hépatique s'infiltrent presque

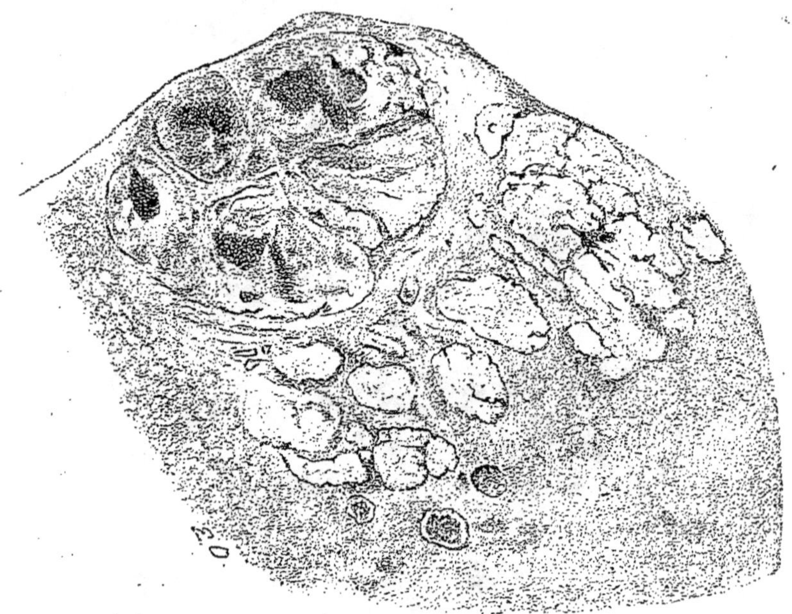

FIG. 52. — Surface de section d'un foie atteint de cancer acineux. Les masses épithéliales sont circonscrites par un tissu sclérosé.

constamment dans les branches et le tronc de la veine porte, au point de former avec le sang des masses ou bouchons diversement colorés qui les obstruent en partie ou en totalité (fig. 53). Dans quelques cas, ce sont les veines sus-hépatiques qui sont particulièrement atteintes et j'ai vu des bouchons multicolores, formés de cellules hépatiques défigurées et de sang coagulé, se continuer dans la veine cave et même jusque dans l'oreillette droite, sur laquelle ils s'étaient moulés sous forme d'une masse renflée ou tête, du volume d'un œuf[1]. Qu'il y ait une gêne circulatoire et une ascite considérable dans ces conditions, la chose est facile à comprendre, comme aussi le danger de voir se produire des embolies cardiaques et pulmonaires.

1. E. LANCEREAUX, *De l'hépato-adénome* (obs. II), *Soc. de Biologie*, Paris, 1867.

L'épithéliome acineux du foie ne s'arrête pas à ces désordres, il s'étend assez habituellement aux organes du voisinage ou se généralise à la façon de tous les épithéliomes par le système lymphatique. Il est commun de trouver les ganglions du hile et ceux du médiastin infiltrés de cellules hépatiques émigrées et multipliées, colorées en vert par un pigment, produit de leur sécrétion, ainsi que j'ai pu le constater (voy. obs. III de mon mémoire).

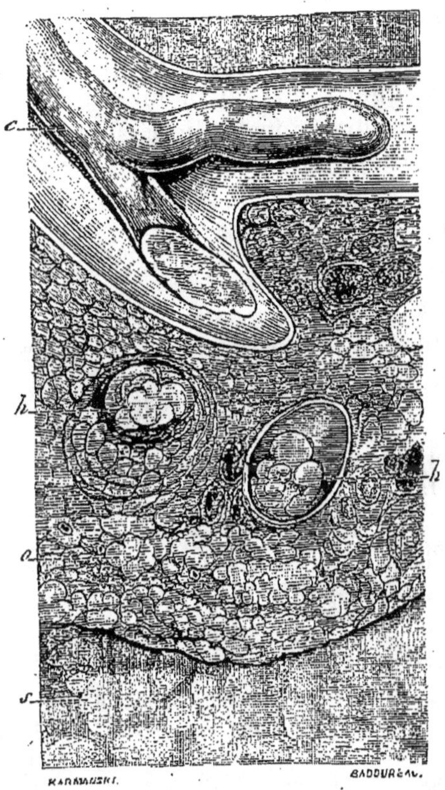

Fig. 53. — Surface extérieure et coupe d'un foie atteint d'épithéliome glandulaire.

s, surface libre du foie. o, masses blanchâtres ou grisâtres formées par la prolifération des cellules hépatiques. *hh*, veines obstruées par le tissu pathologique. c, énorme bouchon.

Toutefois, la généralisation à distance est relativement rare, pour ce fait très vraisemblable que l'importance fonctionnelle de l'organe affecté ne permet pas une longue survie. En effet, sur 21 observations, nous trouvons que cet épithéliome s'est propagé :

| | |
|---|---|
| A la vésicule biliaire. . | 4 fois. |
| Aux poumons . . . . . | 2 fois. |
| Au péritoine. . . . . . | 2 fois. |
| A la rate . . . . . . . | 2 fois. |

La rate est tuméfiée et congestionnée, comme dans la cirrhose; le péritoine est marbré ou lavé, et sa cavité renferme toujours une certaine quantité d'un liquide, tantôt séreux et transparent, tantôt trouble ou sanguinolent; la membrane muqueuse digestive est hypérémiée, œdématiée, parfois ecchymosée, et, dans certains cas, les parois du tube digestif sont épaissies et rétractées; des taches purpurines, enfin, ont été rencontrées au niveau des membranes séreuses, à la surface des organes et au sein des bassinets. La peau est teintée en vert noirâtre et imprégnée de pigment biliaire, comme, du reste, les reins et la plupart des organes dont la coloration est jaunâtre.

La cellule hépatique, point de départ de cette néoplasie, se divise, se multiplie, et, par cela même, entraîne à sa suite le bourgeonnement d'éléments conjonctifs embryonnaires, qui, en s'organisant, forment le squelette de la végétation épithéliale, en même temps qu'ils servent à sa nutrition. La division des cellules hépatiques est facile à constater, comme on peut le voir par l'examen de celles que représente la fig. 54. Ces éléments renferment tantôt un seul, tantôt plusieurs noyaux, quatre, six et même plus, et ceux-ci, volumineux, ovalaires, arrondis ou irréguliers, sont nettement délimités ou insensiblement confondus sur leurs contours avec le protoplasma cellulaire. Ils possèdent un ou deux nucléoles, et sont colorés par le carmin en rose tendre ou en rouge vif, tandis que le protoplasma, ordinairement granuleux, revêt, sous l'action du même agent, une teinte brunâtre, jaune rose ou jaune clair.

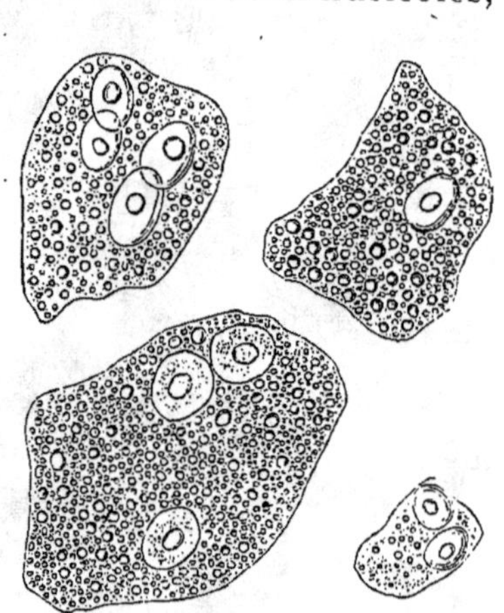

Fig. 54. — Cellules hépatiques provenant du foie représenté fig. 53. Ces cellules, considérablement hypertrophiées, présentent une multiplication manifeste de leurs noyaux. Grossissement sur 50. Cette figure est tirée de notre *Atlas d'anatomie pathologique*.

Les éléments proliférés conservent, pendant un certain temps, la disposition trabéculaire en colonnes, et forment, par suite de leur multiplication, des boyaux cellulaires épais, volumineux, autour desquels végètent des éléments conjonctifs qui les séparent des colonnes voisines et semblent leur constituer une paroi tubulaire. Ces boyaux cellulaires ou canalicules de nouvelle formation, anastamosés comme les travées normales du foie, se différencient de ces dernières tout à la fois par leur diamètre considérable et par la coloration rose que leur imprime le picro-carmin. Ils forment des masses d'abord un peu molles et séparées les unes des autres par de simples capillaires, par des éléments conjonctifs embryonnaires, ronds ou fusiformes, et qui, en se développant, acquièrent une consistance plus grande et une dureté presque ligneuse. Au bout d'un certain temps, les cellules épithéliales proliférées se déforment, deviennent irrégulières, s'infiltrent de granulations diverses, tant à cause de la compression qui résulte de leur multiplication et du retrait du tissu conjonctif que de la difficulté de leur nutrition; puis, leur volume se modifie, elles s'atrophient sur quelques points, tandis que sur d'autres, il s'en trouve qui sont considérablement hypertrophiées et en voie de division manifeste (fig. 54).

Tel est l'épithéliome acineux dans les premières phases de son évolution ; mais, plus tard, l'accumulation des cellules devient considérable, le tissu conjonctif de nouvelle formation étant, par cela même, plus envahissant, les trabécules cellulaires se trouvent sectionnées, et la néoplasie, de tubulaire qu'elle était, *devient alvéolaire.* Cette transformation, dont Hanot et Gilbert ont voulu faire une forme à part, n'est en réalité qu'une phase plus avancée d'un seul et unique processus. A une période plus reculée encore, les cellules contenues dans les alvéoles deviennent granuleuses et graisseuses, se déforment, se désagrègent en une sorte d'émulsion et finissent par être résorbées, sur quelques points, en sorte qu'il ne reste plus que le squelette fibreux ; mais cette disposition, relativement commune dans l'épithéliome mammaire, est rare dans l'épithéliome glandulaire hépatique qui tue rapidement. Cependant, la prédominance du stroma conjonctif par rapport à la végétation épithéliale se voit dans quelques cas, et cette disposition, ayant pour conséquence une induration plus considérable du néoplasme, a été désignée par Hanot et Gilbert sous le nom de *cancer trabéculaire avec cirrhose ;* mais c'est là une simple vari éé qui n'exige nullement une description à part. Quant aux différentes teintes présentées par ce cancer (voir la pl. 10 de notre *Atlas d'anat. patholog.*, Paris, 1871), elles s'expliquent facilement par la transformation granulo-graisseuse des cellules épithéliales, et par une infiltration de bile résultant tout à la fois de la persistance de cette sécrétion tant que les cellules néoformées sont vivantes, et de la difficulté d'écoulement de ce liquide, comme le démontre la présence, dans un de nos cas, de petits calculs de matière colorante biliaire au sein d'une masse cancéreuse.

La plupart des cellules hépatiques voisines ou distantes des nodosités néoplasiques sont habituellement modifiées, hypertrophiées par irritation ou atrophiées par compression ; elles renferment des noyaux multiples, volumineux, facilement colorés par le carmin, et pourvus de gros nucléoles, de telle sorte que, à un certain moment, le foie presque tout entier offre des modifications aussi bien des éléments glandulaires que du stroma conjonctif. Les bourgeons veineux (fig. 55) sont formés d'éléments cellulaires, semblables à ceux des nodosités hépatiques, associés à de la fibrine, et ces bourgeons, qui revêtent parfois la forme de boyaux ou cylindres rappelant les travées hépatiques, n'affectent d'autres fois aucun ordre régulier. Ces mêmes éléments, observés par nous dans les ganglions lymphatiques et jusque dans de petites tumeurs concomitantes de la vésicule biliaire, du péritoine et de la rate, offrent une disposition presque toujours alvéolaire. Un ganglion situé à la pointe du sternum, renfermait des cellules épithéliales, morphologiquement semblables aux cellules des tumeurs hépatiques, infiltrées de pigment biliaire; et, comme ce pigment ne pouvait venir du foie, il nous fallut bien admettre qu'il était un produit de ces éléments, et qu'ainsi la formation de la bile, ou du

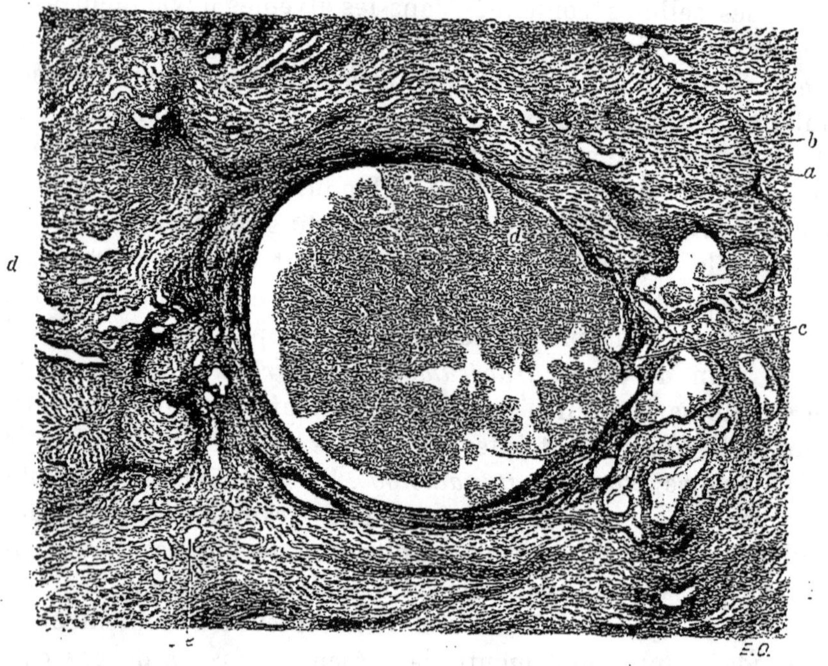


Fig. 55. — Coupe microscopique d'un épithéliome acineux du foie $\frac{12}{1}$.

*a*, lobule épithéliomateux; *b*, bande de sclérose le circonscrivant; *c*, bourgeon intra-vasculaire; *d*, dilatations vasculaires.

moins de la matière colorante biliaire, est une propriété inhérente à la cellule hépatique.

*Symptomatologie*. — L'étude anatomique qui précède nous donne la clé des symptômes de l'épithéliome acineux du foie. Deux ordres de tissus sont en jeu : les cellules glandulaires et le stroma conjonctif; les premières se multiplient tout d'abord, et, lorsqu'elles sont par trop abondantes et privées de matériaux de nutrition, elles subissent une destruction plus ou moins complète, sorte de nécrose. Un ictère ordinairement intense, des hémorrhagies, et, en dernier lieu, les désordres de l'insuffisance hépatique : voilà les phénomènes qui s'y rattachent. Le stroma conjonctif, secondairement affecté, joue un rôle non moins important dans la symptomatologie de cette affection; par la prolifération de ses éléments et le retrait qui en résulte, il comprime les vaisseaux et engendre de l'ascite, fréquemment aidé en cela par la végétation cellulaire qui s'étend jusque dans la veine porte et les veines sus-hépatiques. Si nous ajoutons à ces phénomènes, ceux qui résultent du trouble de la sécrétion biliaire, et qui ont leur siège dans le tube digestif, puis enfin, les désordres inhérents à la sécrétion interne qui s'opère dans tous les cancers, et dont l'action s'exerce particulièrement sur le sang, et se traduit par une fatigue générale jointe à une anémie spéciale, nous aurons tracé le tableau complet de l'épithéliome acineux du foie.

Le début de cette affection, des plus insidieux, se manifeste par des troubles digestifs : l'appétit diminue et se perd sans cause appréciable; il survient du dégoût pour la viande de boucherie; plus tard, pour toutes les viandes, pour les œufs et le poisson, le lait demeurant le seul aliment supportable. Les digestions sont lentes, pénibles et accompagnées de météorisme; il existe des vomissements alimentaires ou bilieux, et, pendant ce temps, le malade pâlit, maigrit rapidement, se plaint de fatigue, de douleurs lancinantes dans la région de l'hypochondre droit, et commence à s'apercevoir d'un certain développement de l'abdomen. Si, à ce moment, on explore avec soin les organes, on peut déjà constater que le foie est tuméfié, plus ferme qu'à l'état normal, peu ou pas bosselé; aussi, dès que les veines sous-cutanées abdominales commencent à se dilater, on est porté à diagnostiquer une cirrhose, et sans l'absence des conditions étiologiques de cette affection, ce diagnostic ne paraîtrait pas douteux.

Deux principaux symptômes, l'ictère et l'ascite, apparaissent ensuite : l'ictère, qui, tantôt précède, tantôt suit l'ascite, commence habituellement par la face pour s'étendre aux autres parties du corps; dans un cas, pourtant, il me fut facile de le voir débuter sur les cuisses, par des traînées jaunâtres, suivant le trajet des vaisseaux lymphatiques, et par quelques élevures papilliformes disséminées, en sorte qu'il me fut bien démontré que ce phénomène se trouvait lié à la résorption de la bile par le système lymphatique. La teinte de la peau varie du jaune clair au jaune verdâtre; les urines, rares et fortement colorées, donnent les réactions de la matière colorante biliaire et les fèces sont ordinairement pâles ou blanchâtres. Effet habituel d'un désordre mécanique, et principalement d'une compression des voies biliaires, l'ictère de l'épithéliome acineux du foie est parfois simplement lié au désordre matériel et fonctionnel des cellules hépatiques, et se rapproche ainsi de l'ictère grave ou hémorrhagique. En tout cas, il fait rarement défaut, et, une fois développé, il est tenace et persiste jusqu'à la mort.

L'ascite est un phénomène constant, à part les cas où la mort survient avant la période de retrait du parenchyme hépatique. L'abdomen tuméfié fait saillie en avant et laisse apercevoir, au niveau des deux hypochondres, un léger degré de dilatation des veines superficielles de la région sus-ombilicale, comme dans la cirrhose. Le liquide péritonéal est tantôt simplement séreux, tantôt sanguinolent, et ce dernier caractère, dans le cas de doute entre la cirrhose et le cancer, doit faire pencher la balance du côté de celui-ci. Les conditions pathogéniques de l'ascite, à savoir la sclérose du foie, et l'obstruction de la veine porte ou même de la veine cave par la végétation néoplasique, expliquent, avec la diminution de la quantité des urines, l'abondance de l'épanchement. Celles-là, rares, non albumineuses, sont chargées de pigments biliaires et renferment une faible proportion d'urée tant à cause de l'insuffisance de l'alimentation que de l'altération du foie. A l'ascite, du reste, s'ajoute fréquemment, à une phase avancée de l'affection, un œdème des membres inférieurs qui peut s'étendre à l'abdomen et au thorax. La rate, dont l'examen ne doit pas être négligé, est toujours augmentée de volume par suite de la stase provenant de l'état cirrhotique du foie.

Les épistaxis sont fréquentes, et assez souvent, il survient d'autres hémorrhagies, particulièrement du purpura, des hématémèses et du mélæna ; un de mes malades eut, à plusieurs reprises, des vomissements marc de café et des selles noirâtres. La circulation est normale, excepté dans les cas où il survient de la fièvre ; l'auscultation nous a révélé une fois l'existence d'un souffle anémique à la base du cœur.

Les poumons, à part les nodosités secondaires dont ils peuvent être le siège ou encore un léger épanchement pleural, sont intacts ; néanmoins, les malades accusent de l'oppression et même de l'angoisse résultant tout à la fois de l'aglobulie, du météorisme abdominal et du désordre de la glande hépatique. Les fonctions encéphaliques, à l'exception d'un certain degré d'insomnie et de torpeur, demeurent normales jusqu'au moment de la destruction des cellules glandulaires où apparaissent des phénomènes d'une grande gravité, à savoir : dégoût absolu de tout aliment, sécheresse de la langue, état fébrile[1] ; délire calme, puis agité ;

1. La fièvre qui survient dans ces conditions est-elle simplement le fait d'une intoxication résultant de la destruction des cellules ou d'une infection venue du tube

prostration, relâchement des sphincters, algidité, et enfin état comateux presque toujours suivi de mort.

*Évolution et modes de terminaison.* — Continue et progressive, la marche de l'épithéliome acineux du foie ne présente pas moins des phases diverses. Une première phase, qui est celle de la formation du néoplasme, demeure presque silencieuse et se manifeste uniquement par une légère augmentation de volume, l'induration de la glande, des troubles digestifs, de la maigreur et la décoloration des téguments. Une seconde phase, ou période d'état, est caractérisée par deux phénomènes importants : l'ictère et l'ascite, avec continuation du dépérissement et de l'affaiblissement. Une dernière phase a pour principaux symptômes des hémorrhagies, la prostration, le délire et le coma; c'est la phase de l'insuffisance hépatique, propre à la plupart des affections graves du foie, lorsque survient la cessation des fonctions de cet organe. Tel est, en effet, dans un espace de temps assez court, qui oscille entre quelques mois et 1 à 2 ans, le mode de terminaison habituel de cette grave affection, dont la marche, semblable à celle de tous les désordres cancéreux, ne s'arrête jamais définitivement.

*Sémiologie.* — La physionomie de l'épithéliome acineux est des mieux caractérisée; aussi, pour peu que l'on fasse entrer en ligne de compte son évolution, cette néoplasie est généralement facile à diagnostiquer, sinon à son début, du moins dans sa période d'état.

L'état bosselé et induré du foie, avec ictère et ascite, sont des signes qui permettent de distinguer facilement cet épithéliome de ceux des voies biliaires, et même des épithéliomes secondaires du foie, dans lesquels ces deux derniers symptômes sont l'exception. Par contre, la cirrhose hépatique, lorsqu'elle s'accompagne d'ictère et d'ascite, offre, avec l'épithéliome acineux, une ressemblance telle qu'il est difficile de l'en distinguer. Cependant, l'absence des causes bien connues des cirrhoses du foie, l'induration et les bosselures de cette glande, un état de maigreur progressive avec anémie et dégoût des aliments, sont autant de signes qui, rapprochés de la marche rapide de l'affection, permettent de reconnaître un épithéliome acineux. La sérosité ascitique, lorsqu'elle est sanguinolente, constitue un fort

digestif? Tout en reconnaissant que la fréquence de ces infections a été exagérée, elle nous semble devoir être admise dans les cas de cancer primitif du foie avec suppuration rapportés par Zuber (*Bulletin de la Société anatomique*, 26 mars 1893, p. 246), par Hanot (*Union médicale*, 1893, p. 505, *Presse médicale*, Paris, 1895, p. 83, et *Société médicale des hôpitaux*, 1896), puis enfin par Achard (*ibid.*, p. 347).

appoint à ce diagnostic, bien qu'elle puisse avoir ce caractère dans quelques cas de cirrhose avec péritonite membraneuse.

Le cancer de l'estomac, pour peu que le foie soit développé, pourrait à la rigueur en imposer pour un épithéliome acineux de cette glande, d'autant mieux que des vomissements noirâtres et du mélæna se rencontrent dans le cours de chacune de ces affections; mais, l'induration du foie, et surtout la présence de l'ascite et de l'ictère, lèveront facilement les doutes. Il est exceptionnel, en effet, que le cancer de l'estomac s'accompagne de ces deux symptômes, à moins de généralisation au foie, dans lequel cas cet organe, parsemé de bosselures nettement distinctes, est le siège d'une très notable augmentation de volume. Au reste, les vomissements alimentaires et la marche spéciale de l'affection hépatique dans le cancer de l'estomac ne pourraient laisser l'ombre d'un doute.

La syphilis du foie, tant à cause de l'induration que des nodosités multiples et des inégalités qui lui sont propres, serait facile à confondre avec l'épithéliome acineux, si l'absence habituelle d'ictère et d'ascite, et son évolution essentiellement chronique ne l'en distinguaient. Au cas où ces deux symptômes existeraient, l'évolution, jointe à la présence de stigmates de spécificité, suffirait encore à différencier ces affections. Les kystes hydatiques, enfin, se reconnaissent à leur marche insidieuse et surtout au résultat d'une ponction exploratrice.

Le pronostic de l'épithéliome acineux, comme celui de toutes les affections de même nature, est malheureusement fatal. Le dépérissement, les hémorrhagies, et avant tout l'apparition de phénomènes d'insuffisance hépatique, sont autant de signes d'une fin prochaine.

*Prophylaxie et thérapeutique.* — Le défaut de connaissances étiologiques certaines nous place dans l'impossibilité d'indiquer ici des mesures prophylactiques utiles. La thérapeutique laisse beaucoup à désirer, et cependant elle n'est pas nulle, car le médecin peut toujours se rendre utile, même en présence des cas les plus désespérés. L'épithéliome acineux du foie offre des indications multiples qui sont : de remonter le moral du malade, de l'alimenter, et de lui procurer un sommeil convenable. L'espoir se maintient grâce à la sympathie réelle et aux bonnes paroles du médecin ; l'alimentation est assurée par des aliments de bonne qualité et appropriés à l'état d'appétence du patient. Le lait, lorsqu'il existe un véritable dégoût de la viande et des œufs, devient le seul aliment possible; il est en général accepté sans trop de répugnance. Comme il est l'unique aliment complet et digestible, il doit avoir la préférence sur tous les autres, d'autant mieux qu'il favorise la diurèse et, par cela même, l'excrétion des principes toxiques de l'organisme. L'emploi des narcotiques et particulièrement celui du sulfonal ou du chloral trouve son utilité, lorsqu'il s'agit de vaincre l'insomnie et de procurer un sommeil réparateur.

Indépendamment du régime, les troubles digestifs seront combattus par l'usage des amers ou des alcalins; la douleur, par des révulsifs quand elle se lie à un état phlegmasique du péritoine ou de la plèvre, par des opiacés, si elle tient simplement à l'irritation ou à la compression de filets nerveux. La menace d'asphyxie conduira à pratiquer la paracentèse, qui sera partielle si l'on se souvient qu'il est toujours dangereux d'extraire entièrement le liquide ascitique.

Certaines médications, usitées en vue de remédier aux affections hépatiques, n'étant pas toujours insignifiantes et pouvant nuire dans des cas particuliers, j'ai dû les passer sous silence. L'arsenic et l'iodure de potassium sont pour le moins inutiles dans l'épithéliome en question, et les eaux alcalines m'ayant paru, dans plusieurs circonstances, aggraver la situation des malades, il m'est d'avis d'en éviter l'emploi.

**Rokitansky** (C.). *Ueber Tumoren, bestehend aus Lebertextur neuer Bildung.* (*Allgem. Wien. med. Zeitung*, 1859, n° 14, 98.) — **Griesinger.** *Das Adenoid der Leber.* (*Archiv der Heilkunde*, 1864, V, p. 385 et *Archives gén. de médecine*, Paris, 1864, II, 424.) — **Rindfleisch.** *Microscop. Studien über das Leber-Adenoid.* (*Ibid.*, 1864, p. 395.) — **Friedreich.** *Ueber multiple knotige Hyperplasie der Leber.* (*Archiv f. path. Anat. und Physiol.*, Berlin, 1865, t. XXXIII, p. 48.) — **Vulpian.** *Cirrhose partielle du foie. Ramollissement du tissu du foie dans un grand nombre de points. Obstruction de la veine porte et de ses branches hépatiques par les éléments du foie provenant de ces points ramollis.* (*Union médicale*, 6 mars 1866, p. 417, et *Bull. de la Soc. méd. des hôpit.*, Paris, 1866, sér. 2, t. III, p. 21.) — **Hoffmann** (C. E.). *Grosses Adenom der Leber.* (*Archiv f. pathol. Anatomie und Physiolog.*, Berlin, 1867, XXXIX, 193.) — **Klob.** *Zur path. Anat. der Leber.* (*Wiener med. Wochenschrift*, 1865, n^os^ 75, 76, 77.) — **Lancereaux** (E.). *Contribution à l'étude de l'hépato-adénome (adénome du foie).* (*Mém. de la Soc. de biologie*, 1867, sér. 4, t. IV, p. 181, et *Gaz. méd. de Paris*, 1868, p. 646.) — **Eberth** (C.-J.). *Das Adenom der Leber.* (*Arch. f. path. Anat. und Physiol.*, 1866, XLIII, p. 1, et *Union méd.* Paris, 1868, II, 723.) — **Salter.** *Case of diseased liver.* (*Transact. of the path. Soc. of London*, 1869, XX, 205.) — **Willigk** (Arth.). *Beitrag zur Histogenese des Leberadenoms.* (*Archiv f. patholog. Anat. und Physiolog.*, 1870, LI, 208.) — **Dubrac.** *Des tumeurs adénoïdes du foie.* (Thèse de Paris, 1872.) — **Landouzy.** *Épistaxis, petites tumeurs du foie.* (*Bull. de la Soc. anatom.*, 1873, p. 67.) — **Quinquaud.** *Étude clinique et anatomo.-pathol. sur certaines tumeurs adénoïdes du foie.* (*Tribune médicale*, 1875, p. 651, 677, 699.) — **Kelsch** et **Kiener.** *Contribution à l'histoire de l'adénome du foie.* (*Archiv. de physiol. norm. et pathol.*, 1876

p. 622.) — **Hilton-Fagge** (C.). *Three cases of primary contracting scirrhus of the liver simulating cirrhosis.* (*Trans. of the path. Soc. of London*, 1877, XXVIII, 137, et *Gaz. méd. de Paris*, 1876, p. 639.) — **Dubar.** *Cirrhose et cancer primitif disséminé du foie.* (*Bull. de la Soc. anatom.*, 1879, p. 405, 466.) — **Mossé.** *Carcinome primitif du foie, thrombose par végét. cancéreuse de la veine porte.* (*Bull. de la Soc. anat.*, Paris, 1878, p. 328.) — **Mahomed** (F. A.). *On two Cases of adenoma hepatis.* (*Transact. of the pathol. Soc. of London*, 1877, XXVIII, 144.) — **Malthe.** *Carcinom i kirrotisch Lever.* (*Norsk Magazin for Läger*, 1879.) — **Weigert.** *Ueber primares Leber Carcinoma.* (*Archiv f. patholog. Anatom. und Physiolog.*, 1867, LXVII, 500.) — **Bouveret** (L.). — *Note sur le développement du cancer primitif du foie.* (*Revue de méd.*, Paris 1884, 525.) — **Bruhl.** *Cirrhose du foie avec adémone, ascite hémorrhagique.* (*Ibid.*, 1888, 826.) — **Bazy.** *Foie où s'étaient développées côte à côte la cirrhose et le cancer.* (*Soc. anat.*, 1879, 613.) — **Sabourin** (Ch.). *Essai sur l'adénome du foie.* Paris, 1881. — Le même, *La glande biliaire et l'hyperplasie nodulaire du foie.* (*Revue de médecine*, Paris, 1884, 321.) — **Sevestre** (R.). *Cirrhose avec adénome hépatique, oblitération de la veine porte par le produit néoplasique.* (*Union médicale*, 27 juin 1882, p. 1049.) — **Hayem** (G.) et **Gilbert** (A.). *Cancer primitif enkysté du foie, cancer secondaire des lymphatiques, des ganglions, du hile et de la veine porte.* (*Ibid.*, 6 mars 1884, p. 413.) — **Derignac et Gilbert.** *Cancer adénoïde du foie.* (*Gaz. méd. de Paris*, 1884, p. 28.) — **Rovighi** (Alb.). *Sull' adenoma del fegato.* (*Arch. per le scienze mediche*, VII, n° 8.) — Le même. *Adenoma racemoso del fegato.* (*Ibid.*, VIII, n° 6. Anal. dans *Rev. des sc. méd.*, 1886, t. XXVIII, p. 145 et 146.) — **Charlewood Turner** (F.). *Cirrhosis of the liver with liver, cells and fragments of hepatic tissue in branches of the portal vein, from laceration.* (*Transact. of the path. Soc. London*, 1884, t. XXXV, p. 222.) — **Paul** (F. T.). *Cases of adenoma and primary Carcinoma of the liver.* (*Trans. of the patholog. Soc. of London*, 1885, XXXVI, 238.) — **Brissaud** (E.). *Adénome et cancer hépatique.* (*Archiv. gén. de méd.*, Paris 1885, II, 129.) — **Brazzalo** (F.). *Sull' istogenesi del cancero primitivo del fegato.* (*La Riforma medica*, 5 et 7 mai 1888.) — **Crooke** (G. F.). *A case of primary Carcinoma of the liver.* (*Transact. of the patholog. Soc. London*, 1888, XXXIX, 137.) — **Hudson** (L.). *Primary Carcinoma of liver.* (*Ibid.*, 1889, XL, 137.) — **Hale White** (W.). *On primary malignant disease of the liver.* (*Guy's Hospital Reports*, 1890, t. XLVII, p. 59.) — **Martin-Durr.** *Cancer avec cirrhose (adénome).* (*Bullet. de la Soc. anatomique.* Paris, 1891, p. 365.) — **Tollemer.** *Cancer primitif du foie avec cirrhose.* (*Ibid.*, 1891, p. 632.) — **Collinet.** *Épithéliome parenchymateux du foie (adénome).* (*Ibid.*, 1892, p. 783.) — Le même. (*Ibid.*, 1893, p. 281.) — **Catrin.** *Adénomes du foie.* (*Comptes rend. de la Soc. méd. des hôpitaux.* Paris, 1895, p. 730.) — **Von Hippel.** *Un cas d'adénomes kystiques multiples des voies biliaires avec pénétration dans le système vasculaire.* (*Arch. für pathologisch. Anatomie und Physiologie.* Berlin, 1891, t. CXXIII, p. 473, et *Arch. gén. de médecine*, 1891, t. II, p. 474.) — **Darler** (J.). *Adénomes du foie.* (*Bull. de la Soc. anat.* Paris, 1892, p. 342.) — **Pilliet** (A. H.). *Note sur l'évolution de l'adémone du foie.* (*Ibid.*, p. 609.) — **Philippe.** *Cancer primitif du foie avec cirrhose.* (*Ibid.*, 1893, p. 331.) — **Montgomery** (D. W.). *Primary carcimona of the liver.* (*Occidental med. Times*, février 1891.) — **Brunelle** (J.). *Cancer primitif nodulaire du foie.* (*Bull. méd. du Nord*, 10 mars 1893, n° 5, p. 89.)— **Flöck.** *De l'hypertrophie et de la néoformation de la substance du foie.* (*Rev. des sc. méd.* Paris, 1895, XLVI, 438.) — **Marckwald.** *Das multiple Adenom der Leber.* (*Archiv f. path. Anat. und Physiol.* Berlin, CXLIV, et *Rev. des sc. méd.* Paris, 1897, XLIX, 68.)

### B. — *Épithéliome des canaux biliaires intra-hépatiques ou canalicules du foie.*

Cet épithéliome, relativement rare, diffère peu de celui des canaux extra-hépatiques; mais il s'en distingue assez par ses phénomènes cliniques pour mériter une description à part. Confondu, dans certains cas, avec l'épithéliome acineux dont il se différencie tant par ses caractères anatomiques que par ses symptômes et son évolution, il est souvent pris, faute d'un examen suffisant, pour un épithéliome cylindrique secondaire. Le nombre de faits réels d'épithéliome des canaux biliaires est donc difficile à fixer, et nous ne nous dissimulons pas que certains de ceux dont nous donnons ici l'index bibliographique puissent laisser quelque doute sur leur origine.

*Étiologie et pathogénie.* — Les causes de cette affection ne diffèrent pas de celles de l'épithéliome acineux, et sont, comme elles, prédisposantes ou occasionnelles. La cause prédisposante est l'hérédité, les causes occasionnelles sont tous les agents chimiques ou traumatiques susceptibles d'irriter les cellules qui tapissent les canaux biliaires intra-hépatiques, au moment de leur élimination par le foie. L'influence de cette irritation, venant s'ajouter à la prédisposition, amène la prolifération des cellules épithéliales, et celles-ci, continuant à se multiplier, se répandent dans le tissu conjonctif ambiant et y provoquent la formation d'un tissu nouveau qui pénètre leur masse et lui apporte les éléments de nutrition.

*Anatomie et physiologie pathologiques.* — Le foie, envahi par cette végétation, augmente de volume et arrive peu à peu à peser deux et trois kilogrammes; sa surface libre est surmontée d'une ou plusieurs masses néoplasiques de volume variable, isolées, ou accompagnées de nodosités plus petites, arrondies, rarement déprimées et disséminées à la surface ou dans la profondeur de la glande. Ces masses, parfois entourées d'une sorte de capsule, laissent échapper à la coupe un suc lactescent, et s'étendent en suivant la direction des branches de la veine porte, à tel point que les épithéliomes disposés sur le trajet de ce vaisseau doivent éveiller l'idée de cette variété cancéreuse. Toutefois, chaque nodosité n'a pas forcément pour point de départ un canal hépatique; il est possible qu'un certain nombre d'entre elles soient l'effet de l'émigration de cellules épithéliales, et prennent naissance dans un vaisseau lymphatique.

L'idée que le cancer du foie peut provenir des épithéliums canaliculaires n'est pas neuve. Naunyn a cherché à démontrer que ce cancer a pour point de départ habituel les épithéliums des fins canalicules biliaires, et Waldeyer, dans deux cas où il parvint à injecter les conduits biliaires, trouva la matière colorante répandue dans les foyers cancéreux, tandis que les cellules hépatiques étaient détruites ou atrophiées.

Sur une coupe microscopique, l'épithéliome canaliculaire se manifeste sous la forme de mailles ou de tubes de largeur inégale, tapissés par un revêtement régulier simple ou stratifié de cellules épithéliales cubiques ou cylindriques. Coloré en jaune brunâtre par le picro-carmin, le protoplasma de ces cellules tantôt clair, tantôt granuleux, possède un ou plusieurs noyaux ovalaires ou arrondis. Un stroma conjonctif, d'abord embryonnaire et plus tard adulte, ne tarde pas à circonscrire cette végétation épithéliale. Peu étudiée à son début, celle-ci paraît caractérisée, comme l'épithéliome rénal, par une simple dilatation du canalicule biliaire résultant de la multiplication des cellules qui le tapissent. Puis, les parois de ce canalicule venant à se rompre, les cellules épithéliales se répandent dans les espaces lacunaires du tissu conjonctif, dont le bourgeonnement forme les mailles que tapissent des épithéliums cylindriques semblables à ceux des canaux biliaires. Un fait observé par Bouveret l'a conduit à penser que, dans certains cas, la végétation développée au sein des plus fins canalicules biliaires est formée par des amas de cellules épithéliales cubiques, disposées tantôt en rangées circulaires, tantôt sous forme de cylindres rameux et anastomosés, et que ces cellules de forme variable, ordinairement polygonales, pourvues d'un noyau relativement volumineux, entouré d'une mince couche de protoplasma, sont logées dans des mailles de tissu conjonctif dont le développement suit une marche parallèle à celui de la végétation épithéliale.

Les petites artères et les veines du voisinage sont épaissies et fréquemment dilatées, tandis que les cellules hépatiques se trouvent comprimées et généralement atrophiées. Les lobules, étouffés par la néoplasie épithéliale interlobulaire, disparaissent peu à peu, au fur et à mesure de l'augmentation de dimension des espaces portes. Parvenus à une certaine phase de leur développement, les nodules cancéreux ne tardent pas à subir des altérations régressives qui portent tout à la fois sur les cellules épithéliales et sur le stroma fibreux. Les cellules, rarement infiltrées de pigment biliaire, deviennent granuleuses et ne se colorent plus par le carmin, puis, elles se désagrègent et, dans les points où la destruction est le plus avancée, se voient d'abondantes granulations graisseuses, des aiguilles de tyrosine, des globules de leucine, etc., qui constituent des foyers de ramollissement plus ou moins étendus. Les mailles du tissu conjonctif se resserrent enfin, et leur contenu venant à se résorber, elles forment une sorte de cicatrice.

*Symptômes et évolution.* — Le tube digestif est le siège ordinaire des premiers phénomènes se rapportant à cette forme d'altération. L'appétit diminue, la langue s'épaissit, la digestion est troublée; il survient des vomissements alimentaires ou même bilieux, un profond dégoût des aliments, de la viande surtout; et, dans quelques cas, une diarrhée intermittente plutôt que continue. L'ictère est rare, et l'ascite, plus rare encore, mais les urines sont peu abondantes ou même insuffisantes.

Le malade maigrit, perd ses forces, s'anémie d'une façon progressive, tandis que son foie s'accroît, déborde, acquiert des dimensions parfois considérables, qui permettent au clinicien de sentir, à sa surface, des saillies inégales ou nodosités fermes, de consistance ligneuse. En dernier lieu, les jambes s'œdématient, le malade tombe dans un état de faiblesse excessive et succombe à la suite d'un dépérissement progressif.

Cette affection épithéliale, dont la marche est continue et plus ou moins rapide, a une terminaison toujours fatale. La mort est l'effet tantôt du dépérissement général, sorte d'empoisonnement cancéreux, tantôt d'une insuffisance hépatique ou urinaire, tantôt enfin d'une complication qui vient hâter l'issue fatale.

*Séméiologie.* — L'épithéliome biliaire intra-hépatique est, de toutes les formes de cancer du foie, la plus difficile à reconnaître, à tel point que son diagnostic doit se faire le plus souvent par exclusion. Nettement distinct de l'épithéliome acineux que caractérisent la dissémination des nodosités cancéreuses, l'ictère et l'ascite, il se différencie, au bout d'un certain temps du moins, des cirrhoses alcoolique graisseuse et paludique, par le palper qui permet de sentir les nodosités cancéreuses de la surface du foie, remarquables par leur consistance ferme et ligneuse. Le cancer hépatique une fois reconnu, il importe de rechercher s'il est primitif ou secondaire, et, pour cela, tous les organes doivent être soumis à un examen des plus sérieux, afin de s'assurer qu'il n'existe pas une lésion initiale ailleurs.

Le pronostic de l'épithéliome canaliculaire est celui de toutes les affections du même genre, nous n'avons pas à y insister; la faiblesse et l'épuisement du malade, les phénomènes d'insuffisance hépatique, la diminution des urines, la fièvre qui, dans quelques cas, survient à la suite d'une infection secondaire, sont autant de signes propres à nous faire redouter une issue prochaine et fatale.

*Prophylaxie et thérapeutique.* — Les moyens prophylactiques nous échappent; le traitement, simplement palliatif, consiste à calmer les souffrances, à faire dormir et digérer les malades, de façon à retarder autant que possible l'issue fatale.

Le lait doit être le seul aliment toutes les fois que les urines sont peu abondantes et qu'il y a lieu de redouter des accidents d'insuffisance urinaire ou hépatique. A ce moyen s'ajoutera, si ces accidents venaient à se produire, l'emploi des diurétiques et même des drastiques en l'absence de diarrhée.

**Naunyn** (B.). *Ueber die Entwicklung der Leberkrebse* (*Archiv f. Anat. Physiol. und wissensch. Med.* Leipzig, 1866, 717-733, 2 pl.). — **Wipham** (T.). *Colummar epithelioma of the liver.* (*Tr. of the path. Soc. of London*, 1871, t. XXII, p. 164.) — **Greenfield** (W. S.). *Primary columnar epithelioma of the liver.* (*Trans. of the pathol. Soc. of London*, 1874, t. XXV, p. 166.) — **Nebikow.** *Primares cylind. epithel. Cancroid d. Leber* (*Petersburger med. Wochenschrift*, 1877, p. 28.) — **Planteau.** *Cancer des voies biliaires.* (*Bull. de la Soc. anat.*, Paris, 1875, L, 688. — **Handt.** *Épithéliome cylindrique du foie.* (*Jahresbericht der gesammten Medicin.* 1881.) — **Carrington** (A. R.). *Cancer of gall-bladder*, etc. (*Trans. of the path. Soc. of London*, 1884, XXXV, 231.) — **Laveran** (A.). *Observation d'épithélioma à cellules cylindriques primitif du foie.* (*Archives de physiol. norm. et pathologique.* Paris, 1880, sér. 2, t. VII, p. 661.) — **Bouveret.** *Note sur le développement du cancer primitif du foie.* (*Revue de médecine*, 1884, p. 525.) — **Weigert.** *Ueber primares Lebercarcinom.* (*Archiv f. path. Anal. und Physiol.*, 1876, LXVII, 500.) — **Hanot et Gilbert.** *Études sur les maladies du foie*, Paris, 1888, p. 36. — **Malfilâtre.** *Épithélioma cylindrique des voies biliaires.* (*Bull. méd. du Nord*, 11 juillet 1890, p. 333.)

### 2° Épithéliomes secondaires du foie.

Formées d'éléments émigrés d'une végétation épithéliale quelconque, ces néoplasies offrent les mêmes variétés que les épithéliums dont elles dérivent, et se présentent, par conséquent, sous les formes pavimenteuse, cylindrique ou polyédrique.

*Étiologie et pathogénie.* — Tous les épithéliomes peuvent à la rigueur se généraliser dans le foie, mais il en est qui jouissent à cet égard d'une tendance plus spéciale, ce sont ceux des viscères abdominaux, en raison de leurs rapports de circulation avec cette glande, et comme la plupart d'entre eux sont tapissés d'un épithélium cylindrique, il en résulte que les épithéliomes secondaires à cellules cylindriques sont les plus fréquents; viennent ensuite les épithéliomes glandulaires ou polyédriques, et enfin les épithétiomes tégumentaires ou pavimenteux, relativement rares. Jusqu'à un certain point comparables aux abcès métastatiques, les épithéliomes secondaires du foie sont, comme ces derniers, l'effet d'un processus embolique; la preuve en est dans le siège même de ces lésions, situées à la périphérie plutôt que dans la profondeur de l'organe, et presque toujours au niveau des espaces portes.

La question de savoir si, dans ces conditions, l'agent actif, est un microbe ou une cellule émigrée, se pose aujourd'hui; mais si le microbe peut amener l'exsudation de leucocytes, il est inad-

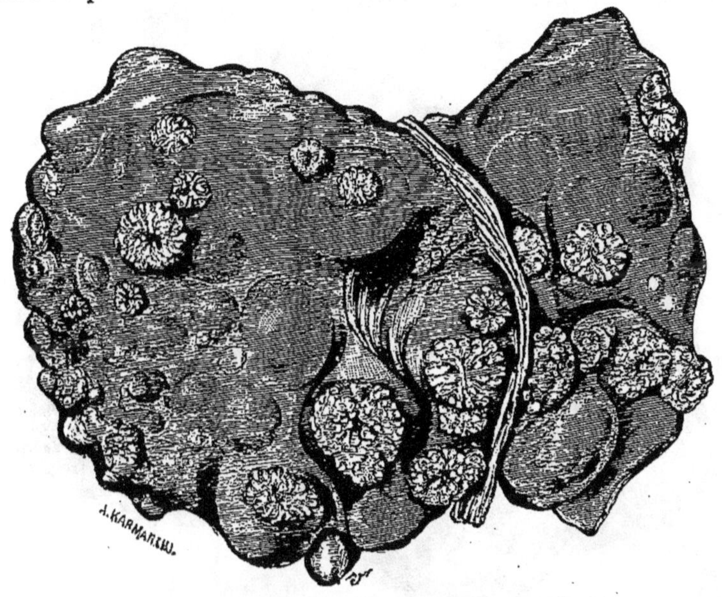


Fig. 56. — Foie réduit de volume et atteint d'épithéliome cylindrique secondaire de provenance stomacale. Il présente, à côté de masses arrondies, des nodosités qui commencent à se déprimer à leur centre; *v*, vésicule biliaire.

missible qu'il ait la propriété de faire naître dans un organe des éléments différents de ceux qui le composent. La seule interprétation possible de l'épithéliome secondaire est donc la migration d'éléments jeunes qui, partis d'une végétation initiale, vont se greffer au loin et se multiplient de façon à former des tumeurs identiques à celles du viscère d'où ils proviennent. Ainsi s'expliquent les épithéliomes des os, des muscles, de la rate ou de tout autre organe ne renfermant aucune cellule épithéliale, comme aussi les épithéliomes secondaires du parenchyme hépatique. Au fur et à mesure de leur multiplication dans ce parenchyme, les épithéliums immigrés irritent et modifient le tissu conjonctif ambiant qui bourgeonne, envoie des prolongements et sépare des groupes de cellules auxquelles il apporte les éléments de nutrition.

*Anatomie et physiologie pathologiques.* — Les épithéliomes secondaires du foie ont une physionomie particulière qui permet à un œil exercé de les distinguer des épithéliomes primitifs, et à la main du clinicien de les diagnostiquer le plus souvent pendant la vie. Ils débutent par un ou plusieurs points blanchâtres qui acquièrent bientôt le volume d'un pois, d'une noisette, d'une noix et, par leur réunion, parviennent, dans quelques cas, à former des masses plus volumineuses au point que l'organe se trouve envahi presque en entier (fig. 56).

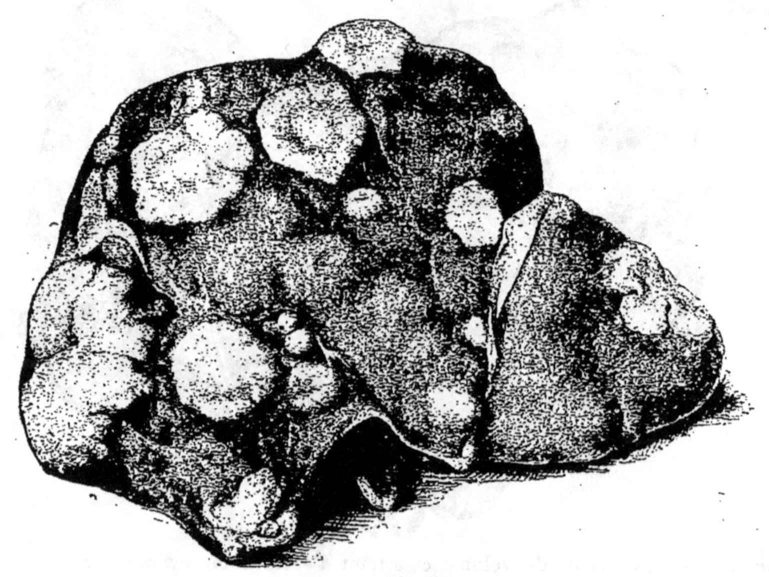

o. 57. — Foie réduit de volume atteint d'épithéliome glandulaire secondaire; sa face convexe est parsemée de masses marronnées déprimées à leur centre.

Arrondies dès l'abord, les masses cancéreuses secondaires, oujours multiples, s'aplatissent, se déforment et deviennent, au bout d'un certain temps, marronnées, rétractées, déprimées à leur centre où se voit une sorte de cupule produite par la résorption, après transformation des éléments épithéliaux les plus anciennement formés (fig. 57). Leur aspect, sur une surface de section, est lisse ou légèrement grenu, leur coloration blanchâtre; leur consistance, ordinairement ferme et ligneuse, devient molle, semi-liquide lorsqu'elle est volumineuse si la tumeur est petite. Le raclage alors permet d'en extraire un suc blanchâtre dit cancéreux, composé d'éléments cellulaires déformés ou désagrégés et parfois d'extravasats sanguins.

La disposition des cellules épithéliales, et d'ailleurs celle de la charpente qui leur sert de soutien et contribue à leur nutrition, diffère avec chacune des variétés d'épithéliums dont elle tend à reproduire le type originel. L'épithéliome cylindrique, dont le point de départ habituel est l'intestin grêle ou la cavité utérine, consiste en tubes séparés les uns des autres, tout d'abord par des cellules embryonnaires et des capillaires sanguins, plus tard, par un tissu mince, sclérosé (fig. 58). Les tubes qui le constituent ont un diamètre plus ou moins considérable; variables suivant la direction de la coupe, ils sont tapissés de cellules cylindriques, perpendiculairement implantées sur le stroma et ne sont en rapport ni avec les travées normales du foie, ni avec les canalicules hépatiques, ce qui se comprend puisqu'ils ont une origine étrangère; aussi diffèrent-ils notablement des épithéliomes primitifs avec lesquels ils ont été quelquefois confondus. Une zone de tissu conjonctif, sclérosé, circonscrit ces nodosités cancéreuses et pénètre parfois dans le lobule, en suivant la direction des capillaires, de telle sorte que les travées hépatiques sont à la fois refoulées, comprimées et étouffées (fig. 58, *c*).

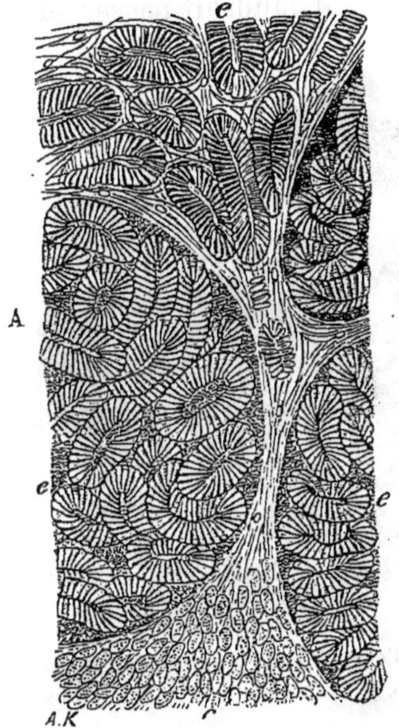


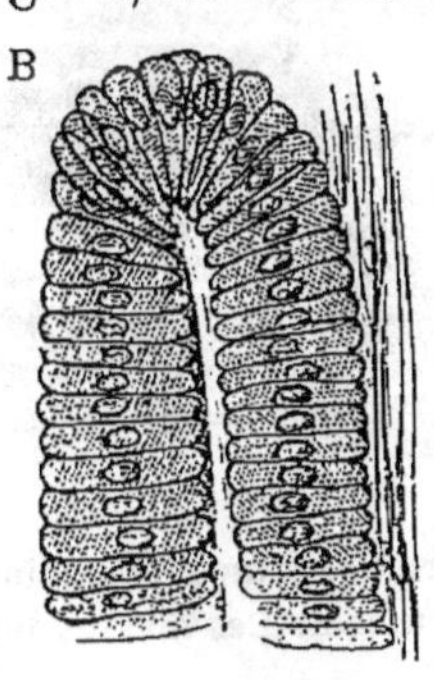


Fig. 58. — A. Coupe microscopique d'un épithéliome cylindrique secondaire du foie. *e e e*, cellules cylindriques disposées en forme de tubes glandulaires; *e*. cellules hépatiques de la circonférence, aplaties et comprimées. — B. Tube cylindrique vu à un grossissement plus fort (400 diamètres).

Les cellules du foie voisines des nodosités deviennent fusiformes, tandis que leurs noyaux s'allongent en ovale, puis, elles s'atrophient et disparaissent. A une certaine distance, les cellules hépatiques sont simplement surchargées de graisse et infiltrées de pigment, ou bien absolument normales; mais, dans aucun cas, leur noyau n'est hypertrophié ou segmenté, et pas davantage coloré avec excès par le carmin, ainsi qu'il arrive dans les cas de cancer primitif. Les canaux hépatiques et les vaisseaux sont d'ailleurs intacts, excepté dans le voisinage des nodosités où se rencontrent, dans quelques veines peu importantes, des thrombus hématiques ou épithéliomateux.

L'épithéliome acineux secondaire, effet ordinaire de la végétation d'une glande stomacale, est formé par une trame alvéolaire au sein de laquelle les éléments cellulaires sont plus ou moins régulièrement disposés. Assez habituellement entassés sans ordre, ces éléments arrondis ou polyédriques, toujours plus altérés au centre qu'à la périphérie de la nodosité, offrent des variétés de forme, de dimension et de coloration en rapport avec la lésion initiale, si bien que pour les décrire toutes, il faudrait passer en

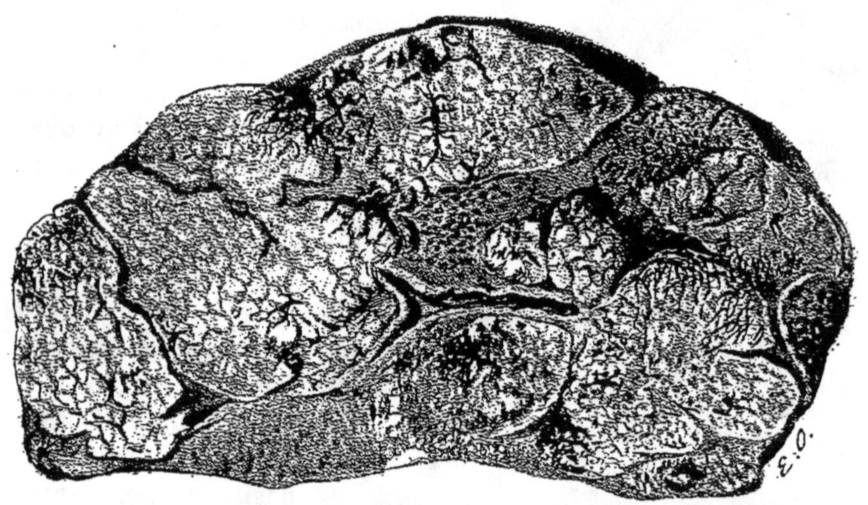

Fig. 59. — Coupe antéro-postérieure d'un foie atteint d'épithéliome pavimenteux dans un cas d'épithéliome du col utérin. Les masses blanches représentent les nodosités cancéreuses.

revue les différentes formes de néoplasies primitives. Les alvéoles, de dimensions inégales, sont arrondis, ovalaires ou allongés, limités par un tissu jeune, presque entièrement formé de cellules plates, placées bout à bout, pourvues d'un noyau ovalaire que colore le carmin, sinon par un tissu adulte, sclérosé et plus ou moins épais. Leurs parois renferment des vaisseaux capillaires, en nombre variable, pour la plupart ectasiés et friables, susceptibles de se rompre et de produire des hémorrhagies intra-cancéreuses ou péritonéales.

L'épithéliome pavimenteux secondaire du foie est rare, et ne se rencontre guère que dans les cas de cancer du col de l'utérus, de l'œsophage ou de la dernière portion du rectum : il m'est arrivé de l'observer deux fois, sous forme de masses blanches et grenues, occupant la plus grande étendue du parenchyme hépatique (fig. 59). Vu au microscope, il présentait une trame alvéolaire dans laquelle étaient contenues de grosses cellules épithéliales, plus ou moins régulièrement disposées et de rares globes épidermiques.

Bien que constitué sur le modèle d'une glande, le cancer secondaire, comme le cancer primitif du foie, subit, avec le temps, des modifications qui résultent tout à la fois de sa circulation et de son évolution. Les vaisseaux renfermés dans le stroma ne parviennent pas toujours à nourrir les éléments épithéliaux par trop nombreux, et alors, ceux-ci se modifient, d'abord dans la partie centrale de la nodosité, et plus tard dans toute son étendue; ils s'infiltrent de granulations grisâtres, albuminoïdes, puis de granulations réfringentes et graisseuses, qui masquent la netteté de leurs noyaux, et, en fin de compte, finissent par se confondre en une masse grenue, colorée en jaune brun, en jaune sale ou en jaune clair par le picro-carmin, en rose par l'éosine hématoxylique, en bleu par le bleu de méthyle, et en rose violet par la fuchsine. Cette masse est résorbée en partie, et le stroma de nouvelle formation, semblable à un tissu de cicatrice se rétracte et ne laisse apercevoir dans son sein qu'un petit nombre de cellules; cette disposition qui n'a pas échappé aux anciens auteurs a valu, à cette forme de néoplasie, dans quelques cas au moins, le nom de squirrhe. Ce n'est pas là un processus curatif, ainsi qu'a pu le penser Billroth et d'autres auteurs après lui, mais bien une évolution qu'il est possible de rapprocher de celle qui se voit dans les glandes normales, la mamelle par exemple, où des modifications analogues se produisent à partir du jour où la fonction vient à cesser définitivement; c'est alors aussi que commencent l'atrophie et la résorption des éléments épithéliaux.

*Symptomatologie.* — Le début du cancer secondaire du foie est des plus insidieux; il ne s'accuse, ni par une augmentation de volume de l'organe, ni par des troubles fonctionnels très appréciables, et pour ces raisons, il passe le plus souvent inaperçu, quand surtout le foie est refoulé sous le diaphragme, soit par un météorisme stomacal ou intestinal, soit par une ascite ou toute autre cause. Aussi, ce cancer est-il assez souvent une surprise d'amphithéâtre, du moins lorsque la lésion initiale n'a d'autre phénomène qu'une profonde anémie. Ce fait pourtant n'est pas la règle, et le cancer secondaire du foie se manifeste, au bout d'un certain temps, par des symptômes physiques et par des symptômes fonctionnels.

La percussion met en évidence l'augmentation à peu près régulière du foie, la palpitation permet de se rendre compte de la consistance et des inégalités de sa surface. Celles-ci donnent la sensation de masses disséminées plus ou moins saillantes et volumineuses, non élastiques, marronnées avec dépression cupuliforme, d'une dureté ligneuse et véritablement caractéristique. En même temps, il existe dans l'hypochondre droit une douleur subite ou progressive, spontanée ou provoquée, continue ou intermittente, et qui en général irradie vers l'épaule correspondante.

Les fonctions digestives sont troublées, il existe de l'inappétence, du dégoût des aliments, de la viande en particulier, et de la lenteur des digestions. Ces troubles, fréquemment produits par le cancer initial, du moins quand l'estomac ou l'intestin en est le siège, n'indiquent pas forcément que le foie soit envahi ; il n'en est pas de même du météorisme qui les accompagne parfois, car il est sous la dépendance plus immédiate de cet organe. Les vomissements sont exceptionnels, comme aussi les hématémèses et le mélæna, à part les cas de cancer de l'estomac. Les selles, décolorées dans un assez grand nombre de cas, indiquent la diminution de la sécrétion biliaire. L'acholie, effet de la destruction d'une grande partie du parenchyme hépatique, peut être complète, sans qu'il y ait d'ictère. Ce phénomène existe cependant, c'est lorsque les canaux biliaires sont comprimés par une nodosité hépatique, ou par la tumeur initiale ainsi qu'il arrive dans les cancers du pancréas et de l'estomac, et ce phénomène est tantôt précoce et limité aux conjonctives, tantôt tardif, généralisé et intense, selon le degré de la compression. Les urines, alors, ont une teinte brun foncé, et renferment des pigments biliaires ; mais, qu'il y ait ictère ou non, leur quantité diminue, comme aussi la proportion de leurs principes solides, il est rare d'y trouver de l'albumine ou du sucre. L'ascite, phénomène moins commun que l'ictère, survient uniquement à la suite d'une compression ou de l'obstruction de la veine porte ; aussi est-elle considérable.

L'habitus extérieur est celui du cancéreux : altération des traits du visage, affaissement, teinte jaune pâle du tégument externe de coloration des conjonctives, tels sont, avec un dépérissement rapide et progressif, ses principaux caractères. Les hémorrhagies, pour être rares, ne se rencontrent pas moins dans quelques cas, il en est de même des phénomènes d'insuffisance hépatique.

*Évolution et modes de terminaison.* — La marche du cancer secondaire du foie varie avec la nature de la lésion initiale et l'étendue des désordres hépatiques. Relativement lente, lorsqu'il s'agit d'un épithéliome pavimenteux ne produisant qu'un petit nombre de nodosités dans le foie, elle est plus rapide dans les cas où l'épithéliome est cylindrique, et plus encore lorsqu'il est glandulaire. Telle est, sans doute, la raison pour laquelle les épithéliomes hépatiques secondaires, les plus volumineux et les plus foudroyants, proviennent presque toujours d'un ulcère stomacal de faible étendue, profond et sans rebords très appréciables, c'est-à-dire d'un cancer à point de départ glandulaire; il est digne de remarque également que l'épithéliome hépatique, consécutif à un cancer du testicule, se distingue par une marche rapide et un développement excessif.

Subordonnée à sa lésion initiale, l'épithéliome du foie a une durée qui varie de quelques semaines à plusieurs mois; il contribue à abréger l'existence des malades, et ajoute au pronostic un nouvel élément de gravité. La mort, qui en est la conséquence fatale, résulte tantôt de l'anémie et du dépérissement amené par la lésion initiale, tantôt du désordre hépatique dont la fonction devient insuffisante, tantôt d'une intoxication urémique, d'une infection d'origine intestinale ou autre, et, dans ces derniers cas, elle est généralement précédée de fièvre et d'ictère. Nous l'avons vue survenir, enfin, à la suite d'une hémorrhagie intra-péritonéale, intestinale ou intra-hépatique.

*Séméiologie.* — Le diagnostic de l'épithéliome secondaire du foie, considéré par plusieurs auteurs comme presque impossible, n'offre pas en réalité de difficultés sérieuses, si ce n'est à son début, en l'absence de tout symptôme physique. L'état général du malade, l'inappétence, le dégoût de la viande sont autant de signes qui mettent sur la voie d'une affection cancéreuse, et si, par hasard, le refoulement du foie place le clinicien dans l'impossibilité de se rendre compte de l'état de sa surface, c'est là une disposition rare, car le plus souvent cette glande est appréciable au palper. Une main exercée et appliquée à plat, au-dessous du rebord costal, parvient facilement à apprécier l'état de sa face libre, et à reconnaître si cette face est lisse, semée de fines granulations ou de nodosités déprimées et d'une dureté ligneuse. Cette dernière disposition, jointe à un état de profonde anémie, à un dépérissement progressif, etc., met en évidence l'existence d'un épithéliome du foie et différencie cette affection de la cirrhose. Cependant, comme certaines cirrhoses et particulièrement celles d'origine syphilitique déforment le foie et rendent sa surface inégale et irrégulière, l'examen de la rate dont le volume est normal dans le cancer secondaire du foie et toujours augmenté dans la cirrhose, permettra de lever les doutes. S'il en était autrement, comme dans des cas où la lésion secondaire du foie pourrait en imposer pour une tumeur hydatique, la recherche du cancer initial et la ponction aspiratrice viendraient éclairer définitivement le clinicien.

Le diagnostic différentiel des épithéliomes primitifs et secondaires du foie, si on tient compte de la physionomie si particulière des premiers, est en somme facile. L'ictère et l'ascite, symptômes pour ainsi dire constants dans l épithéliome acineux, sont au contraire relativement rares dans l'épithéliome secondaire, tandis que la rate, toujours augmentée de volume dans la première de ces affections, reste normale dans la dernière. En somme, les difficultés de diagnostic de l'épithéliome hépatique secondaire n'existent que dans les cas d'épithéliome primitif de la vésicule et des voies biliaires, de la tête du pancréas et du duodénum; mais alors, l'ictère est à peu près constant, et indépendamment des signes physiques que peut fournir l'examen de ces organes, la sensation de nodosités, mamelonnées, de consistance ligneuse, disséminées à la surface du foie mettra hors de doute l'existence du cancer secondaire de ce dernier.

Le pronostic de l'épithéliome secondaire du foie est des plus sombres ; il y a lieu de craindre une terminaison prochaine toutes les fois qu'il existe des phénomènes d'urémie d'insuffisance hépatique et lorsque apparaissent des signes d'infection intestinale.

*Prophylaxie et thérapeutique.* — L'épithéliome secondaire du foie, à part l'opération de la tumeur initiale, est rebelle à toute mesure prophylactique et à tout traitement curatif. Combattre la souffrance, provoquer le sommeil et alimenter le malade autant que possible, c'est à quoi doit s'appliquer le médecin. L'opium et la morphine remplissent la première de ces indications, les mêmes agents et surtout le chloral s'adressent à la seconde, le lait est de tous les aliments celui qui peut le mieux répondre à la troisième. Les doses de l'opium et de la morphine varient forcément avec l'intensité de la souffrance; le chloral sera donné dans le lit, à la dose de 2 à 3 grammes au plus en une seule fois. Le lait, pour être réellement utile, doit être pris d'une façon exclusive et régulière, par petites tasses, toutes les deux heures; le café et le thé ne seront pas proscrits, ils sont diurétiques et vont bien avec le lait, mais toute autre substance devra être interdite, car telle est la condition nécessaire du régime du lait lorsqu'on tient à le rendre profitable.

**Dufour**. *Cancer du foie et de l'estomac*. (*Bull. de la Soc. anat.*, Paris, 1852, 305). — **Monneret**. *Du cancer du foie*. (*Arch. gén. de Méd.* Paris, 1855, I, 513, 658.) — **Mühligh (H.)**. *Observations de cancers de l'estomac et du foie* (*Gaz. Méd. d'Orient*. Constantinople, 1861, IV, 164, 179.) — **Font-Réaulx**. *Cancer du foie, de* *la clavicule et du rectum. Bull. de la Soc. Anat.* Paris, 1865, 649-652.) — **Bernutz.** *Cancer encéphaloïde du foie et de l'estomac. Bull. de la Soc. anat.*, 1866, Paris, 61. — **Riesenfeld** (B.). *Ueber 69 im pathologisch. Institut zu Berlin in der Zeit von 1864 bis zum 15. Juli 1868 vorgekommene Fälle von Krebs der Leber.* Berlin, 1868. — **Curtis** (F. C.). *Cancer of the stomach and liver.* (*Philad. med. Times*, 1873-74, IV, 606). — **Kufferath.** *Un cancer du foie consécutif à un cancer de l'œsophage.* (*Ann. Soc. anat.-path.* Bruxelles, 1877, XXVI, 108-111). — **Assiagioli** (A.). *Cancro del fegato e del piloro.* (*Gior. veneto di sc. med.*, Venezia, 1879, 4e s., I, 51.) — **Auerback** (B.). *Zur Entwicklung der secundären Leber-Carcinome.* (*Deutsche med. Wochenschrift*, Berlin, 1879, V, 395-397.) — **Bruen** (Et.). *Carcinoma of stomach and liver.* (*Tr. path. Soc. Philadelphia* (1879-81), 1882, X, 72-74.) — **Féré** (C.). *Cancer secondaire du foie, oblitération du canal cystique*, etc. (*Bull. de la Soc. anat.*, 1881, 22-24.) — **Picot.** *Un cas de cancer secondaire du foie.* (*Gaz. heb. des sc. méd. de Bordeaux*, 1884, IV, 598-602.) — **Aczel.** *Cancer colloïde secondaire du foie.* (*Arch. f. path. Anat. und Phys.*, avril 1896 et *Archiv. gén. de méd.*, Paris, 1897, I, 370.)

### 3° Épithéliomes mélaniques (mélanomes du foie).

L'étude des épithéliomes hépatiques ne serait pas complète si nous passions sous silence celle des mélanomes de cet organe. Ces lésions, la plupart du temps de provenance épithéliale, rentrent dans la classe des cancers, et diffèrent uniquement de celles qui précèdent par la présence, au sein de leurs éléments, de granulations formées de mélanine, substance réfractaire à l'action des acides les plus énergiques. Quelques éléments ont, en effet, le pouvoir d'élaborer à l'état normal de la mélanine, ce sont : les cellules du corps muqueux de Malpighi, celles de la couche externe de la rétine, de la choroïde et de l'iris; or la végétation de ces éléments est le point de départ des mélanomes du foie. Ceux-ci prennent naissance tantôt dans les cellules de la couche de Malpighi, tantôt au niveau des cellules pigmentaires de la choroïde ou de l'iris, et comme chacun de ces éléments est d'origine ectodermique, il en résulte que les uns et les autres doivent être classés parmi les épithéliomes. Cependant l'existence de cellules conjonctives pigmentées dans la choroïde nous oblige à reconnaître qu'il peut y avoir des fibromes embryonnaires mélaniques; mais ceux-ci sont relativement rares, par rapport aux épithéliomes.

Quelques auteurs ont rapporté des cas de tumeurs mélaniques du foie et même d'autres organes, sans mention de tumeurs cutanées ou choroïdiennes, en sorte qu'il faut rechercher si quelques mélanomes n'ont pas leur origine dans certains éléments du foie qui, à l'état pathologique du moins, auraient la propriété de sécréter des granulations de mélanine. Deux faits seulement semblent favorables à cette hypothèse, mais ni l'un ni l'autre ne sont absolument démonstratifs. L'un d'eux, rapporté par

W. Legg[1], concerne un homme de 42 ans, atteint d'ictère, décédé après 5 mois de maladie, dans un état d'excessive maigreur. La glande hépatique, volumineuse et du poids de 4 800 grammes, se trouvait infiltrée de tumeurs de teinte vert foncé, du volume d'un haricot à celui d'une pomme, et séparées du tissu hépatique par une zone de tissu conjonctif. Ces tumeurs étaient constituées par des éléments ayant une grande ressemblance avec les cellules hépatiques, bien qu'un peu plus petits et fortement pigmentés. Un stroma très délicat supportait ces éléments et formait des alvéoles qui les renfermaient. Des coupes microscopiques, examinées par West, portèrent à penser que cette néoplasie, en raison de son enkystement, avait dû se développer au sein des canalicules biliaires. Malheureusement, cette manière de voir est en contradiction avec ce que nous savons des végétations épithéliales qui ne tardent pas à détruire les parois des canalicules, au sein desquels elles sont renfermées, et à se répandre dans le tissu conjonctif ambiant. Par contre, l'enkystement est favorable à l'hypothèse d'un épithéliome secondaire, bien qu'aucune tumeur de la peau ou des orbites n'ait attiré l'attention.

Le second fait, publié par Belin[2], a trait à un homme de 48 ans, sans antécédents héréditaires, qui commença à perdre l'appétit en juillet et succomba en octobre, après avoir présenté un léger ictère, des urines noires, un foie volumineux et bosselé. Cet organe, intimement adhérent au diaphragme, de forme assez normale, pesait $5^{kil}$,330 ; il offrait une coloration noirâtre générale, et laissait échapper à la coupe une sorte de bouillie de même coloration, formée de granulations ; les urines renferment des granulations analogues à du pigment mélanique. Les ganglions axillaires du côté droit, du volume d'une noisette, étaient indurés et noirs à la coupe. L'examen microscopique démontra l'existence d'un épithéliome alvéolaire dont les cellules, de volume et de forme variables, se trouvaient entassées sans ordre et pigmentées. Or, ce fait, si on tient compte de la disposition des cellules néoplasiques et de l'altération des ganglions de l'aisselle, n'est pas plus démonstratif que le précédent, car il s'agit encore d'un épithéliome secondaire, qui, en raison de l'état des ganglions axillaires aurait pu avoir son point de départ dans une lésion du doigt demeurée à peu près inaperçue, ou qui aurait été opérée sans que le malade en prévînt le médecin. C'est en effet

1. Wickham Legg, Primary (?) melanotic cancer of the liver. *St. Bartolomew's Hospital Reports*, London, 1877, XIII, 160).

2. Belin, Epithéliome mélanique primitif du foie (*France médicale*, Paris 1887 98-111).

ce qui arriva à un de nos malades mort d'un épithéliome mélanique secondaire du foie douze ans après l'ablation d'un gros orteil pour une petite tumeur violacée et noire. Aussi, avant d'admettre l'existence d'un épithéliome mélanique primitif du foie, d'autres faits paraissent nécessaires, et, jusqu'à plus ample informé, nous pensons que la propriété d'engendrer des granulations mélaniques est réservée aux cellules épidermiques de la couche de Malpighi et de la choroïde, et que ces éléments sont le point de départ constant des mélanomes hépatiques.

*Étiologie et pathogénie.* — Le relevé de 25 observations de mélanome hépatique ayant donné 17 hommes pour 8 femmes (L. Toledo), il semble bien que cette affection soit plus commune dans le sexe masculin que dans le sexe féminin. Son maximum de fréquence est entre 40 et 60 ans, c'est-à-dire à l'âge où se montrent les tumeurs épithéliales; les faits de Damaschino (24 ans), Latil (32 ans), Hebb (34 ans), Peulevé (36 ans) sont des exceptions, et quelques-uns d'entre eux peuvent bien se rapporter à des fibromes embryonnaires.

*Étiologie.* — Certains états de la peau, verrues, nævi, etc., constituent une prédisposition locale à la formation d'un épithéliome mélanique, et le traumatisme a pu être considéré, dans ces conditions surtout, comme une cause occasionnelle. L'hérédité observée, dans plusieurs cas, joue, à notre avis, un rôle plus grand que celui qu'on serait tenté de lui attribuer si, au lieu de la restreindre aux simples mélanomes, on l'étend à tous les épithéliomes; un de nos malades, en effet, avait perdu son père d'un épithéliome de l'estomac. La peau des extrémités des membres, celle de l'abdomen, du thorax et de la tête sont, avec la couche profonde de la choroïde, le siège le plus ordinaire de la tumeur initiale. Des cellules pigmentaires, détachées de ce foyer et entraînées par le sang artériel, vont se greffer dans le foie où elles se divisent et se multiplient, ainsi qu'il arrive pour tous les épithéliomes secondaires, car il n'est pas admissible que des cellules de cette nature puissent se produire de toutes pièces dans un organe qui en est dépourvu. D'ailleurs, si de simples granulations se rencontrent parfois dans les éléments cellulaires du foie et de la rate, sans formation néoplasique, n'est-ce pas la preuve que ces particules sont incapables de reproduire la lésion initiale, et ainsi se trouve mise à néant l'hypothèse de Bard qui tend à considérer ces granulations comme des organismes parasitaires? Les cellules émigrées jouissent des propriétés que possèdent les éléments de la néoplasie mère, et en particulier celle de fabriquer du pigment mélanique, comme

Harris, qui les a observées dans leurs différents stades d'évolution, a pu s'en rendre compte.

*Anatomie et physiologie pathologiques.* — Les épithéliomes mélaniques du foie se manifestent sous deux formes : la forme infiltrée et la forme nodulaire. Les cas de mélanose infiltrée du foie sont relativement rares, ou du moins ils ont été peu observés. L'un des premiers se trouve consigné dans notre *Atlas d'Anatomie pathologique* (pl. 9, fig. 3, 3' et 3'', texte, p. 74). Il concerne une femme de 58 ans, affectée au tiers inférieur de la jambe gauche d'un ulcère de 3 à 5 centimètres d'étendue, à bords saillants, indurés et recourbés, et un peu plus haut, d'une

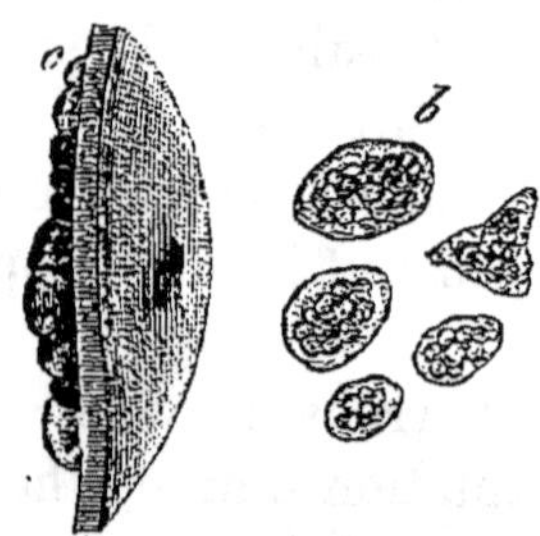


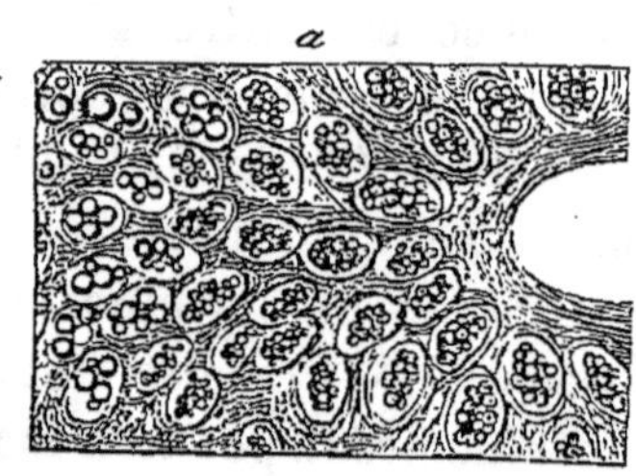


Fig. 60.

*a*, coupe microscopique du foie montrant une portion de la veine lobulaire centrale, et dans son voisinage les cellules hépatiques infiltrées; *c*, petite tumeur mélanique de la jambe; *b*, cellules pigmentaires provenant de cette tumeur.

nodosité noirâtre, du volume d'un œuf de pigeon (fig. 60 *c*). Chez cette femme, plusieurs ganglions inguinaux et prévertébraux se trouvaient, ainsi que la rate, parsemés de taches mélaniques, constituées par des granulations pigmentaires et déposées au sein de leurs propres éléments. Le foie, de volume normal, présentait des taches noires, disséminées, lui donnant un aspect moucheté. Des coupes fines, pratiquées au niveau de ces taches, vues à un faible grossissement microscopique (40 diamètres), montraient nettement que la teinte noire, particulièrement située à la circonférence des lobules, plus rarement dans le voisinage de la veine centrale, provenait de l'infiltration des cellules propres du foie par des granulations mélaniques, certainement apportées par le sang (fig. 60 *a*). Ce même désordre, déjà constaté dans un fait rapporté en commun avec mon ami le professeur Dubrueil, et, depuis lors, dans d'autres cas observés par Damaschino[1], Hanot et Gilbert, il ne laisse aucun doute sur l'infection des organes par des granulations pigmentaires, émigrées

1. Peulevé, *Contrib. à l'étude de la mélanose généralisée* (thèse Paris, 1866, 150).

de tumeurs mélaniques ; si ces granulations peuvent se rencontrer dans les éléments cellulaires du foie et de la rate, il n'y a pas de raison pour qu'elles ne se voient pas ailleurs, et particulièrement dans les cellules endothéliales des vaisseaux (cas de Block).

La forme nodulaire, plus commune que la précédente, résulte de l'infection, non plus par des granulations pigmentaires, mais par de jeunes cellules épithéliales qui, après émigration d'un foyer

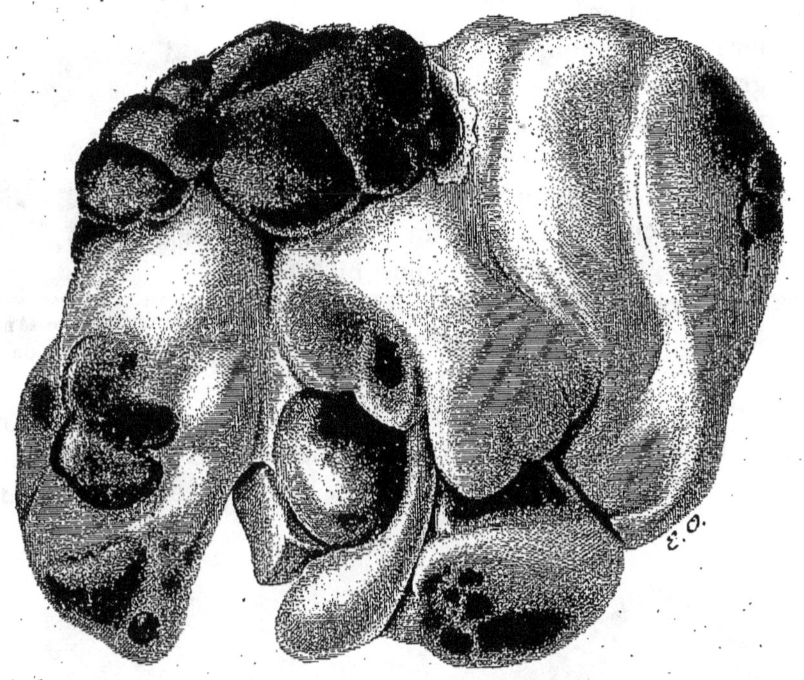

Fig. 61. — Le foie réduit et vu par sa face concave ou inférieure où apparaissent de nombreux mélanomes particulièrement au niveau du lobe gauche.

initial, s'arrêtent et se greffent dans le foie, où elles se multiplient de façon à constituer de véritables tumeurs. Elle est caractérisée par la présence, à la périphérie et dans la profondeur de cette glande, de masses ordinairement multiples, arrondies ou marronnées, offrant, par exception, le relief et les dépressions cupuliformes des nodules de l'épithéliome secondaire, non mélanique (fig. 61). A la coupe, ces nodosités présentent une surface lisse à peine grenue et une teinte des plus foncées (fig. 62), qui va du gris au noir d'ébène, d'où l'aspect de foie truffé, tantôt uniforme, tantôt inégal et mélangé de blanc, tantôt disposé sous forme de rayons émanés d'un centre commun, par suite de la disposition radiée des cellules qui les composent (fig. 63). Délimitées par des capsules fibreuses plus ou moins épaisses, dont elles ne peuvent être énucléées, ces tumeurs, tantôt rares, tantôt nombreuses, ont les dimensions d'un pois ou d'une pomme d'api jusqu'à celles du poing ; aussi, le volume du foie est-il augmenté, et son poids, double ou triple, atteint jusqu'à 4, 5 et même 7 kilogrammes. Tout d'abord fermes, elles se ramollissent avec le temps, par suite de la destruction des cellules épithéliales, et forment une bouillie composée surtout de granulations mélaniques que le raclage emporte à la surface du couteau.

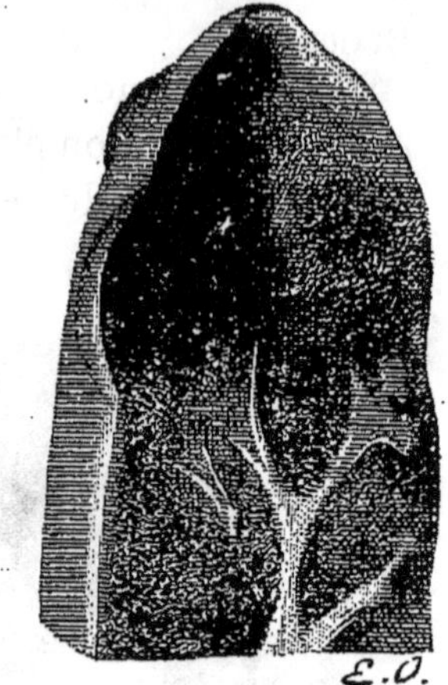

Fig. 62. — Surface de section d'une nodosité mélanique au niveau du bord libre du foie.

Le parenchyme hépatique est normal ou coloré en jaune, en gris ou en brun. A part la vésicule, qui peut être le siège de tumeurs pigmentaires, les voies biliaires sont intactes; il y a peu de bile. Les gros vaisseaux sanguins, envahis par la néoplasie, s'obstruent et deviennent l'occasion d'une ascite, comme dans un cas qui nous est personnel. Les ganglions du hile s'infiltrent de pigment ou de cellules mélaniques. De petites tumeurs noires, disséminées, existent fré-

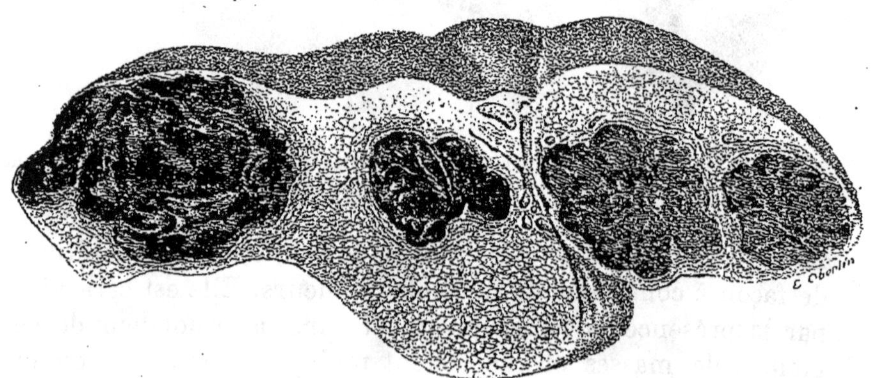

Fig. 63. — Coupe d'un foie mélanique destinée à montrer la disposition radiée de plusieurs nodosités infiltrant son parenchyme.

quemment à la surface du péritoine qui renferme de la sérosité; néanmoins la périhépatite est rare dans ces conditions. La rate, de dimensions variables, est tantôt le seul viscère secondairement affecté avec le foie; mais tantôt aussi, plusieurs autres organes sont simultanément atteints.

La composition histologique des nodosités mélaniques varie avec les diverses phases de leur évolution : tout d'abord, ces lésions sont formées d'éléments jeunes peu pigmentés, de cellules polyédriques ou allongées, infiltrées de mélanine, pourvues d'un gros noyau, et plus ou moins régulièrement disposées au sein d'un stroma alvéolaire (fig. 64); plus tard, ces mêmes éléments s'altèrent au centre de la néoplasie où l'on ne voit souvent qu'une masse de granulations irrégulières, tandis qu'à la périphérie se retrouve le stroma alvéolaire avec ses cellules polyédriques, infiltrées de grains et d'amas

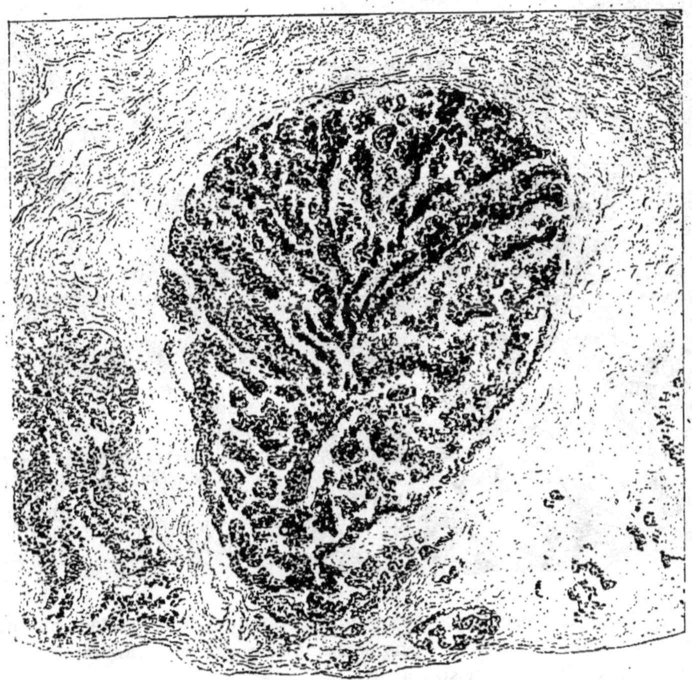

Fig. 64. — Coupe microscopique $\frac{50}{1}$ du foie représenté fig. 63.
*a*, ilots de cellules mélaniques, et débris de lobules hépatiques; *sc*, sclérose provoquée par la néoformation épithéliale.

irréguliers de mélanine, lesquelles finissent également par se détruire (fig. 65). Le pigment, loin d'être régulièrement distribué, s'accumule de préférence dans certains éléments, tandis que d'autres en sont privés : de là, l'aspect souvent marbré des nodosités mélaniques du foie; quelques observateurs, Harris en particulier, prétendent que les cellules les plus jeunes, n'ayant pas eu le temps d'élaborer le pigment, en sont seules dépourvues. Un stroma conjonctif, de nouvelle formation et plus ou moins épais, circonscrit et pénètre ces éléments qui se trouvent ainsi contenus dans des alvéoles semblables à ceux de la plupart des épithéliomes.

Les éléments propres du foie sont, tantôt normaux, tantôt infiltrés de pigment, et surtout de gouttelettes graisseuses. Les bourgeons intra-vasculaires contiennent de la fibrine, des grains de pigment noirâtres et libres, et enfin peu ou pas d'éléments cellulaires. Les foyers secondaires, rencontrés dans d'autres organes, offrent les caractères histologiques de ceux que renferme le foie, et sont, comme ces derniers, pour ainsi dire calqués sur la lésion initiale.

*Symptomatologie.* — Affections secondaires, les épithéliomes

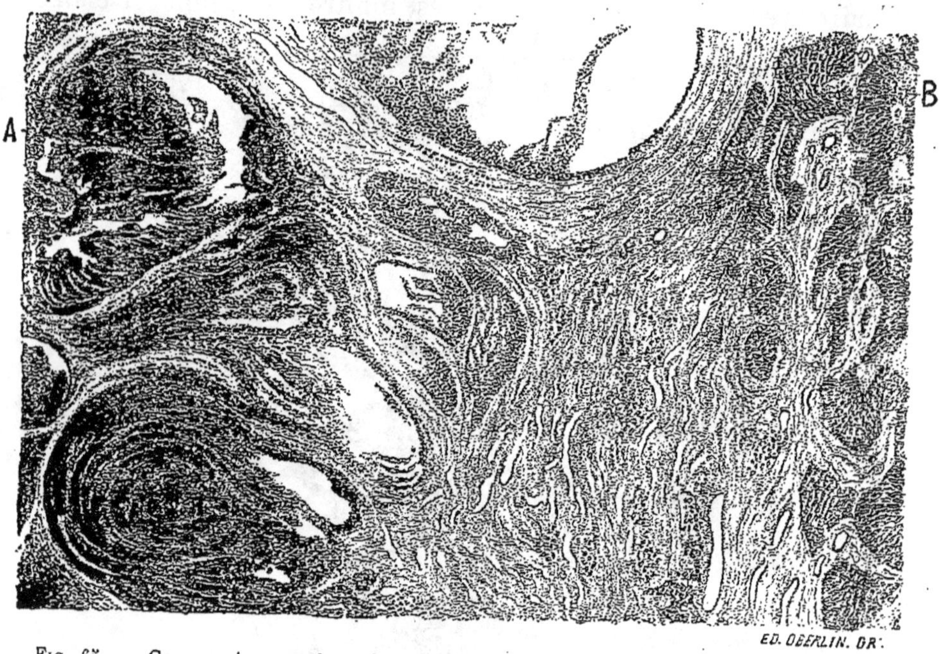

Fig. 65. — Coupe microscopique de nodules mélaniques dont les éléments épithéliaux, en grande partie détruits en A, ne laissent voir que les granulations mélaniques tandis qu'ils continuent d'exister en B.

mélaniques du foie demeurent latents pendant des semaines et des mois, et souvent même se trouvent éclipsés dans leur expression symptomatique par des troubles plus sérieux, résultant d'autres métastases néoplasiques. Cependant, le clinicien, qui a soin de ne pas négliger l'examen du foie, arrive bientôt à soupçonner, sinon à reconnaître, les désordres provenant de la mélanose de cet organe, et qui sont les uns physiques, les autres fonctionnels.

Les désordres physiques, habituellement précédés de douleurs sourdes et lancinantes dans l'hypochondre droit, de diminution de l'appétit avec digestions pénibles et météorisme, consistent surtout en une augmentation lente et progressive du volume du foie. Cet organe, comme il est facile de s'en assurer par la palpation et la percussion, occupe le flanc droit, la région ombilicale, et parfois même, une partie de l'hypogastre; il mesure 20, 25, 30 et 35 centimètres au niveau de la ligne mammaire; 15, 20, 25 centimètres et plus, sur la ligne xyphoïdienne, et s'étend parfois jusqu'à la rate tuméfiée. Sa surface antéro-supérieure, ligneuse, d'une dureté considérable, est tantôt lisse et coupée de sillons ou dépressions, tantôt surmontée de saillies indurées, du volume d'une noisette ou d'une noix (fig. 66). L'hypochondre droit et l'épigastre offrent alors une voussure qui, plus tard, gagne l'abdomen tout entier, lorsque le météorisme et l'ascite viennent s'ajouter à la tuméfaction hépatique.

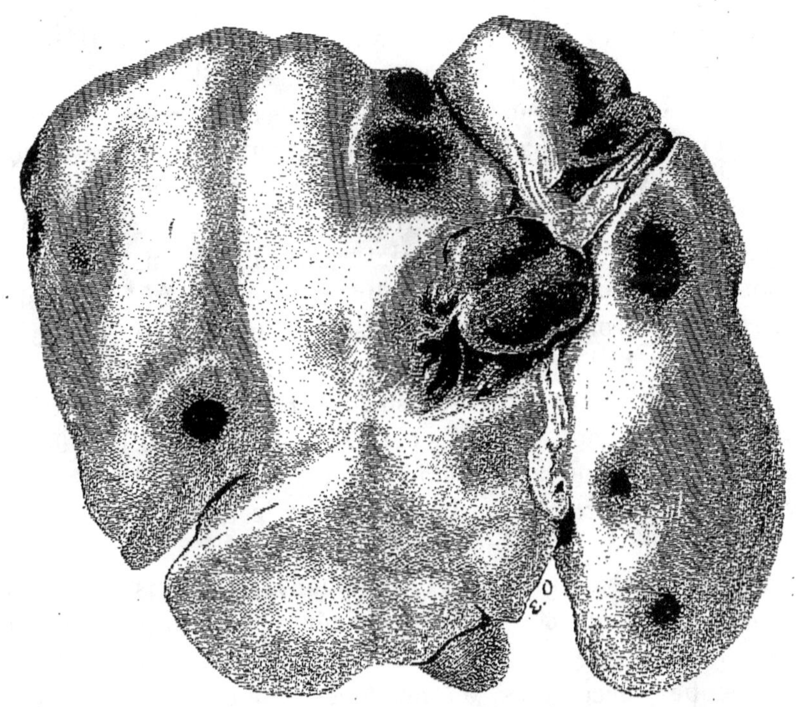

FIG. 66. — Habitus d'un foie réduit et présentant à sa surface convexe des mélanomes multiples.

Le météorisme est habituellement peu accentué, mais l'ascite considérable qui résulte de la compression de la veine porte ou de l'irritation du péritoine est toujours facile à reconnaître. L'ictère, signalé dans quelques cas, provient de la compression des voies biliaires, et s'accompagne de la décoloration des garde-robes et du passage de la bile dans l'urine. Ce dernier produit offre encore d'autres modifications, sinon dès le début de l'affection mélanique, du moins un peu plus tard; car au moment de l'émission, il revêt, sous l'influence de l'air, de la lumière et de certains réactifs oxydants, tels que l'acide azotique, le bichromate de potasse, le perchlorure de fer, etc., une coloration brune et même noire. Signalée par Eiselt, cette modification de l'urine a été vue ensuite par un grand nombre d'observateurs, et, sans être constante, elle se rencontre dans la plupart des cas de métastase mélanique étendue : sur cinq cas observés par nous, les urines présentèrent quatre fois une teinte noire, comme si on y avait mélangé une certaine quantité d'encre de Chine. Ce principe colorant, isolé en traitant l'urine fraîche par l'acétate neutre de plomb et en ajoutant au liquide filtré de l'acétate basique de plomb, se montre sous la forme d'un dépôt blanc qui, soumis à l'action de la lumière et à l'air, revêt une teinte noire, et constitue, de la sorte, un signe particulier aux mélanomes. Pribram et Ganghofer, après une étude sérieuse de la mélanurie, sont arrivés à la conclusion qu'une matière colorante passe des tumeurs dans le sang, et subit dans le foie une réduction qui la transforme en substance incolore, après quoi elle est éliminée par l'urine. Abandonnée à elle-même et en état de complet repos, l'urine ne laisse aucun dépôt sur les parois ni au fond du vase, preuve que la substance coloraute s'y trouve à l'état de dissolution. Cette substance n'est pas détruite par la putréfaction, et les dissolvants employés pour la séparer de l'urine : éther sulfurique, benzine, chloroforme, sulfure de carbone, sont sans action sur elle, ce qui la différencie nettement de l'indican; elle ne peut davantage être confondue avec la matière colorante du sang dont la teinte noire existe au moment même de l'émission.

Les phénomènes généraux directement liés à l'existence de l'épithéliome mélanique consistent en un dépérissement progressif, précédé d'inappétence, de rares vomissements alimentaires, de selles diarrhéiques, décolorées, ou noirâtres, comme chez une de mes malades où elles étaient comparables à de la suie délayée. Ils sont associés à d'autres désordres : ainsi le tégument externe, d'ordinaire pâle ou jaunâtre, surmonté de petites tumeurs mélaniques, revêt parfois une teinte bronzée, noirâtre, qui faisait ressembler à une négresse une de mes malades de l'Hôtel-Dieu. Le pouls est régulier, la température variable; l'examen du sang, pratiqué dans certains cas de mélanose généralisée, a permis de constater la présence de granulations noirâtres disséminées entre les globules rouges et les globules blancs. Tous ces désordres persistent, pendant un certain temps, après quoi, il survient de l'oppression, des vomissements bilieux, des hémorrhagies, et enfin du délire ou même du coma, avec élévation ou abaissement de la température et mort rapide.

*Évolution et modes de terminaison.* — La marche de l'épithéliome mélanique du foie est continue, progressive, souvent rapide.

Elle procède par phases successives : une première phase, presque latente, n'offre guère que des troubles digestifs; une seconde phase a pour principal symptôme la tuméfaction hépatique, la coloration noire des urines, et parfois l'ictère et l'ascite; une troisième, enfin, se manifeste par les phénomènes de l'insuffisance hépatique, comme chez l'un de nos malades qui, à la suite d'hémorrhagies nasales, gingivales et cutanées, présenta un délire nocturne avec sécheresse de la langue, diminution des urines, abaissement de la température, somnolence et mort, au bout de quarante-huit heures.

La durée du mal, à partir du moment où le foie se trouve envahi, n'excède guère six mois. La mort, comme toujours, résulte de circonstances diverses : effet tantôt du dépérissement général, elle est aussi tantôt la conséquence d'une insuffisance hépatique, d'une intoxication urémique, ou encore d'une complication inflammatoire.

*Sémiologie.* — Le diagnostic de l'épithéliome mélanique est loin d'être toujours sans difficultés; mais, lorsqu'en présence d'une extirpation de l'œil, ou d'une tumeur mélanique cutanée, le foie, sans cause connue, augmente de volume, s'indure, offre à sa surface des saillies ou nodosités multiples, fermes et ligneuses, et que les urines noircissent au contact de l'air et de la lumière, l'existence de cette affection devient très probable, sinon absolument certaine. Appelé, il y a peu de jours, auprès d'un homme de cinquante-deux ans qui avait subi un an plus tôt l'extirpation de l'œil droit, pour une lésion choroïdienne, je n'hésitai pas à diagnostiquer un épithéliome mélanique du foie qui descendait jusqu'à l'ombilic et présentait, au niveau de ses deux lobes, des masses lisses, inégales, de consistance ferme, en même temps qu'une inappétence absolue de la viande, une anémie notable et un dépérissement progressif.

En l'absence de toute opération de l'œil ou de la peau, et de lésions appréciables de ces parties, l'existence d'une mélanurie chez un individu en état de dépérissement, dont le foie est induré et mamelonné, permettrait encore de formuler le diagnostic de mélanome hépatique. S'il n'existe ni mélanurie, ni tumeur mélanique initiale, la coloration noire de la peau et l'existence d'un néoplasme hépatique, permettent au moins de soupçonner sinon de diagnostiquer cette affection. La ponction au niveau d'une tumeur peut enfin éclairer le diagnostic, et l'assurer dans le cas où l'on viendrait à retirer quelques cellules pigmentées ou seulement des granulations manifestes de mélanine.

Le pronostic des mélanomes hépatiques est des plus sérieux, tant à cause de leur évolution et de leur extension, d'ordinaire très rapide, que de leur double tendance à la généralisation. Si bénigne qu'elle soit en apparence, une tumeur mélanique de la peau ou de l'œil doit donc inspirer les craintes les plus vives, et, lorsqu'elle s'est généralisée dans le foie, elle peut être considérée comme devant aboutir à une terminaison fatale.

*Prophylaxie et thérapeutique.* — La prophylaxie des mélanomes nous est inconnue, du moins celle qui concerne la néoplasie primitive; cette dernière existant, c'est une ablation totale qui seule permet d'éviter les lésions secondaires. La gravité des tumeurs mélaniques a conduit à tort quelques auteurs à s'opposer à toute opération, car si on considère le temps que mettent les récidives à se produire, il n'y a pas à hésiter, l'opération doit être pratiquée le plus tôt possible. Dieterich a trouvé que, sur 13 opérés, la récidive s'était fait attendre de 1 à 10 ans, et, dans un cas qui nous est personnel, elle est survenue seulement au bout de 12 ans. La durée moyenne de la vie qui, dans l'évolution spontanée de cette affection, oscille entre 9 semaines et 3 ans et demi, dure en moyenne 15 mois, tandis qu'elle atteint 3 ans et 3 mois à la suite de l'opération; conséquemment, l'indication est formelle.

La thérapeutique médicale, simplement palliative, consiste à alimenter convenablement le malade, à calmer ses souffrances et à lui ménager un sommeil réparateur. Le régime absolu du lait pur, additionné de thé ou de café, est généralement bien supporté, et celui qui réussit le mieux; s'il ne pouvait être accepté, resteraient les œufs, les potages maigres, les crèmes, la viande râpée, le jus de viande, le thé et le café. Les amers, une lotion froide chaque matin sur tout le corps sont des moyens propres à stimuler l'appétit et la nutrition. La souffrance cède habituellement devant l'opium et la morphine. Ces mêmes agents, le sulfonal et le chloral, prescrits à doses suffisantes, parviennent toujours à procurer un sommeil satisfaisant. L'apparition de phénomènes d'urémie ou d'insuffisance hépatique est le signal d'indications nouvelles, auxquelles répondent les purgatifs et les diurétiques : la caféine, la théobromine, la digitale, etc.

**Casamayor.** *Tum. mélanées; foie du poids de vingt-quatre livres.* (*J. heb. de méd.* Paris, 1830, VII, 213, 220). — **Badgley.** *Case of scirrh. and melanotic deposit in the liver.* (*Brit. am. med. et phys. J. Montreal*, 1850-51, VI, 99, 102.) — **Dussler (W.).** *Untersuchung. des Farbstoffes eines melanotisch. Leberkrebses.* (*Vierteljahrschr. f. d. prakt. Heilk. Prag.*, 1865, 9, 15.) — **Lancereaux (E.) et Dubrueil** *Tumeurs mélaniques multiples, etc.* (*Comptes rendus de la Soc. de biologie.* Paris

1860, sér. 1, II, p. 111. — Le même. *Atlas d'anatomie pathol.* Paris, 1871, 91. — Le même. *Traité d'anatom. patholog.* Paris, 1875, I, 386. — **Block** (C. O.). *Ueber ein primar. melanot. Endotheliom der Leber.* (*Archiv d. Heilkunde*, XVI, 412, et *Rev. des sc. méd.*, VII, 72.) — **Cabot.** *Melanotic liver.* (*Boston med. et Surg. Journal*, 1873, 448.) — **Gauderon.** *Cancer mélanique du foie et des poumons consécutif à un cancer mélanique de l'œil droit.* (*Bull. de la Soc. anat.* Paris, 1875, 198-202.) — **Goetz** (E.). *Cancer mélanique du foie et mélanose généralisée.* (*Ibid.*, 1875, t. L, p. 490.) — **Guyot.** *Cancer mélanique du foie et mélanose généralisée.* (*Union méd.*, 1876, I, 690.) — **Legg** (W.). *Primary melanotic cancer of the liver.* (*St. Bartholomew's Hosp. Reports*, 1877, XIII, 160.) — **Van Hasselt.** *Cancer mélanique du foie.* (*Presse méd. belge* Bruxelles, 1877, XXIX, 186.) — **Sayre** (S.-A.). *Melanotic sarcoma of the liver, secondary to melanotic disease of the eye.* (*Trans. New-York path. Soc.*, 1879, III, 42.) — **Latil.** *Cancer mélanique du foie.* (*Bull. de la Soc. anatom.* Paris, 1878, 550.) — **Leduc.** *Cancer mélanique du foie.* (*Ibid.*, 1879, p. 777.) — **Leroux.** (*Ibid.*, 1880, 456.) — **Harris** (Th.). *Ueber die Entwicklung des primären Leberkrebses.* (*Archiv für pathol. Anat. und Phys.* Berlin, 1885, C. 139.) — **Belin.** *Observat. de mélanose dans un cas de carcinome mélanique du foie.* (*France méd.*, 1887, 98.) — **Hanot** (V.) et **Gilbert** (A.). *Études médicales sur les maladies du foie.* Paris, 1888. — **Toledo** (L.) y **Herrarte.** *De la mélanose hépatique.* Paris, 1894, avec bibliographie à consulter. — **L. Lévy.** *Mélanose généralisée à point de départ oculaire.* (*Bull. de la Soc. anatomique.* Paris, 1893, 715.)

## I. — PARALLÈLE DES ÉPITHÉLIOMES OU CANCERS DU FOIE

L'étude à laquelle nous venons de nous livrer montre clairement que la pathologie ne se sépare pas de l'anatomie et de la physiologie, et qu'elle leur est entièrement subordonnée. La connaissance exacte de l'histologie et du développement du foie est, en effet, la préparation nécessaire à la connaissance du cancer de cette glande, lequel n'est, comme nous l'avons établi (voir t. I de notre *Traité d'anat. pathologique*), qu'une *végétation anormale et indéfinie des éléments épithéliaux*. Or, le foie, renfermant trois sortes d'épithéliums, est forcément le point de départ de trois variétés distinctes de cancer, qui sont :

1° L'épithéliome acineux ou végétation indéfinie des cellules propres de l'acinus glandulaire ;

2° L'épithéliome dû à la multiplication des éléments cellulaires qui tapissent les canaux biliaires intra-hépatiques ou épithéliome canaliculaire.

3° L'épithéliome résultant de la végétation des cellules épithéliales des canaux excréteurs et de la vésicule biliaire ou de leurs glandes.

A ces variétés, il convient d'ajouter les différents épithéliomes qui viennent se greffer dans le foie, et que, pour ce motif, nous avons appelés : épithéliomes secondaires. Non moins variés que les épithéliums d'où ils proviennent, ces derniers sont pavimenteux, cylindrique ou glandulaire; mais, en outre, ils renferment parfois des granulations mélaniques, et cette circonstance, jointe aux divers modes de propagation et à l'évolution de ces tumeurs, leur a valu une description particulière. Chacune de ces variétés, nettement distincte par ses caractères anatomiques, ne l'est pas moins par ses phénomènes cliniques et son évolution.

La première variété, ou épithéliome acineux, est constituée anatomiquement par des nodosités multiples, diversement colorées, peu saillantes, disséminées ou agglomérées sur un ou plusieurs points de la glande hépatique, à sa surface comme dans sa profondeur, et séparées par un tissu conjonctif abondant et sclérosé. De cette disposition dépendent les phénomènes cliniques de ce désordre, au nombre de trois principaux : l'ictère et les hémorrhagies provenant de la multiplication et de l'altération des cellules hépatiques, l'ascite liée à la sclérose du tissu conjonctif. Ces phénomènes étant ceux que l'on observe dans les cirrhoses avec altérations cellulaires, il n'est pas surprenant que l'on ait souvent confondu ces affections, bien qu'elles soient absolument distinctes, au moins par leur évolution, toujours limitée dans un cas, indéfinie dans l'autre.

La seconde variété, ou épithéliome des canalicules biliaires, due à la végétation des épithéliums de ces canaux, se montre sous la forme de masses blanchâtres, peu nombreuses et généralement situées sur le trajet des conduits biliaires. Ces masses, formées de cellules épithéliales, cubiques ou cylindriques, disposées sous forme de tubes, circonscrits par un stroma conjonctif sclérosé et plus ou moins épais, ne fournissent que peu de symptômes, à part ceux qui résultent de l'examen physique. L'ictère et l'ascite, loin d'être des phénomènes constants, se voient peu ou pas; aussi, ces tumeurs sont-elles fréquemment confondues avec les nodosités de l'épithéliome secondaire.

Les épithéliomes des canaux excréteurs et de la vésicule biliaire ont des caractères différents, selon qu'ils prennent naissance dans une glande ou dans le revêtement épithélial. Ces derniers, constitués par des épithéliums cylindriques, se développent à la surface libre, et se traduisent par des saillies arrondies ou circulaires qui ne tardent pas à s'ulcérer; les premiers, formés de cellules sphériques ou polygonales, plus ou moins irrégulières, constituent des masses pariétales profondes et diffuses, très disposées à subir la transformation colloïde, particulièrement dans la vésicule biliaire. En vertu de leur siège, ces épithéliomes ne tardent pas à mettre obstacle à l'écoulement de la bile; et à produire un ictère par rétention, avec décoloration absolue des fèces, distinct de celui du cancer acineux ou glandulaire; mais, ce qui, avant tout, les différencie, c'est l'absence d'ascite dans l'épithéliome des voies biliaires, et la constance, pour ainsi dire, de ce symptôme dans le cancer acineux du foie.

Aussi nombreux que les variétés d'éléments épithéliaux qui parviennent à émigrer dans le foie, les épithéliomes secondaires, malgré des origines diverses, n'ont pas moins des caractères cliniques communs. La plupart se manifestent sous forme de nodosités fermes, ligneuses, arrondies ou déprimées à leur centre, isolées avec tendance à se réunir et à donner naissance à des masses plus volumineuses. Leurs principaux caractères proviennent de l'examen physique, qui permet de reconnaître, à la surface du foie, l'existence de masses indurées et disséminées, sans sclérose diffuse concomitante, et le plus souvent sans ascite et sans ictère. Ces deux symptômes ne se rencontrent en effet qu'accidentellement, par le fait de la généralisation du cancer au péritoine ou lorsqu'une masse cancéreuse vient à comprimer la veine porte et les canaux biliaires. Ce que nous disons de l'épithéliome secondaire s'applique au mélanome ou épithéliome mélanique du foie, avec cette seule différence que l'origine du processus est, dans un cas, un épithélium ordinaire, dans l'autre cas, un épithélium avec granulations de mélanine.

Tels sont, avec leurs caractères distinctifs, les différents types du cancer hépatique. L'étude et la division de ces types, reposant sur les connaissances histologiques, ont une base inébranlable et ne sauraient varier. La végétation des éléments épithéliaux ayant, pour conséquence forcée, le bourgeonnement du tissu conjonctif, les épithéliomes constituent des sortes de glandes anormales appelées à sécréter un suc qui, recueilli par le sang, anémie le malade et engendre le dépérissement particulier à ce genre d'affection, sur lequel on ne peut trop méditer et dont le point de départ nous échappe toujours.

## II. — NÉOPLASIES CONJONCTIVES

Constituée par la végétation des tissus de provenance mésodermique, ces néoplasies sont variées comme les tissus de même ordre faisant partie de la composition du foie; elles comprennent : 1° l'endothéliome, 2° le myxome, 3° le lipome, le chondrome, l'ostéome et le léiomyiome, 4° le lymphome, 5° le fibrome, 6° l'angiome.

### 1° Endothéliome hépatique.

Caractérisée par la végétation des endothéliums vasculaires, cette affection, dénommée par nous[1], pour la première fois, est rare dans la glande hépatique où elle a pu échapper à l'attention des observateurs. Le seul exemple, à nous connu, a été rapporté par Block[2] : c'est celui d'une femme âgée de 48 ans, atteinte d'une tumeur abdominale et dont les urines, de couleur brun chocolat, renfermaient un pigment noir et des globules sanguins. Le foie, extrêmement volumineux, offrait sur ses deux faces antérieure et postérieure des taches noires et blanches, plus ou moins saillantes, et sa surface de section se trouvait parsemée de granulations miliaires circonscrivant une tumeur noire, de la grosseur du poing. On voyait sous le champ du microscope de nombreuses granulations pigmentaires qui convergeaient vers la veine centrale, et s'arrêtaient à une certaine distance de cette veine; des injections poussées dans les vaisseaux conduisirent à reconnaître que le pigment avait son siège dans les capillaires ou dans la veine centrale, et un examen plus approfondi démontra que l'endothélium des capillaires était épaissi et pigmenté, et que des cellules détachées de l'endartère avaient été chassées jusque dans la veine centrale; le tissu conjonctif voisin était hypertrophié. Une nodosité noire, de la grosseur d'un pois, occupait le péricarde viscéral et une autre le bassinet du rein gauche. L'existence d'un endothéliome mélanique primitif du foie, affirmé par l'auteur, étant, pour le moins une exception, il est possible que dans ce cas particulier, il s'agisse simplement d'une mélanome primitivement développée dans un autre organe, et dont les granulations pigmentaires auraient infiltré les endothéliums des vaisseaux hépatiques. En tout cas, il est nécessaire de nouveaux faits pour admettre définitivement sa manière de voir.

### 2° Myxome hépatique.

Le myxome du foie est rare, nous en connaissons seulement deux cas, rapportés : l'un par Cornil et Cazalis, l'autre par W. Nunn. Le premier de ces cas concerne une petite fille, âgée

1. Voir notre *Traité d'Anat. pathol.* Paris, 1875, t. I, p. 309 et t. II, p. 314.

2. C. O. Block, Uber ein primäres melanot. Endothelium der Leber (*Archiv der Heilkunde*, t. XVI, p. 412, et *Revue des sciences médicales*, VII, 72,

de 8 mois, dont l'abdomen s'accroît rapidement surtout à droite, où existe une tumeur de laquelle s'échappe, à la suite d'une ponction exploratrice, un liquide citrin analogue à de la sérosité de vésicatoire. Le ventre continuant à augmenter de volume, les veines sous-cutanées abdominales se dilatent et l'enfant succombe. Le foie, situé dans l'hypochondre droit, se continue avec une tumeur qui envahit tout l'abdomen jusqu'au-dessus du pubis, et refoule les intestins dans le flanc gauche. Coiffée par le parenchyme hépatique dont elle ne peut être séparée, cette tumeur, du poids de 2$^{kil}$,590, est criblée de cavités renfermant une substance colloïde, de teinte un peu jaune, et de la consistance d'une gelée. Histologiquement, elle est composée de fibres fines qui circonscrivent des alvéoles, au sein desquels se voient des cellules irrégulières, volumineuses, à longs prolongements, pourvues d'un ou plusieurs noyaux et infiltrées de granulations graisseuses. A la limite du tissu sain, les cellules hépatiques, déformées par le tassement, offrent un nombre considérable de granulations adipeuses qui rendent indéniable le développement de la néoplasie, au sein même du parenchyme hépatique.

Le cas de Nunn se rapporte à une femme, amputée deux fois d'une tumeur du même sein et qui succomba à la suite d'une diarrhée prolongée. La cicatrice mammaire était normale, mais une tumeur du volume d'une tête de fœtus occupait la partie postérieure du lobe droit du foie, qu'elle faisait adhérer au diaphragme et au poumon. L'examen histologique de cette production, demi-transparente à sa circonférence, opaque et jaunâtre vers son centre, démontra l'existence d'un tissu réticulé, composé de cellules irrégulièrement anastomosées et entrelacées avec des fibres; la plupart de ces cellules, pourvues d'un gros noyau ovalaire et de prolongements anastomotiques, formaient des réseaux comblés par un liquide glaireux et visqueux.

Les phénomènes propres à ces néoplasies sont : les uns physiques et fournis par l'exploration du foie qui permet de constater l'augmentation de volume de cet organe et les nodosités de sa surface; les autres fonctionnels. Ces derniers consistent dans un amaigrissement progressif, la dilatation des veines sous-cutanées abdominales, l'apparition d'ascite, d'anurie et de phénomènes d'insuffisance hépatique.

Il ne nous a pas été donné de voir de tumeur myxomateuse du foie, mais nous avons observé un malade atteint d'une myxome de la couche sous-péritonéale de la paroi abdominale, et qui, en raison de son siège et de sa saillie sous la peau, put en imposer pour une lésion hépatique jusqu'au moment où son développement le rendit nettement distinct (fig. 67).

Le diagnostic, après avoir été longtemps douteux, tant il était facile de croire à un cancer secondaire du foie, devint nettement distinct lorsqu'il fut reconnu que la tumeur, faisant corps avec

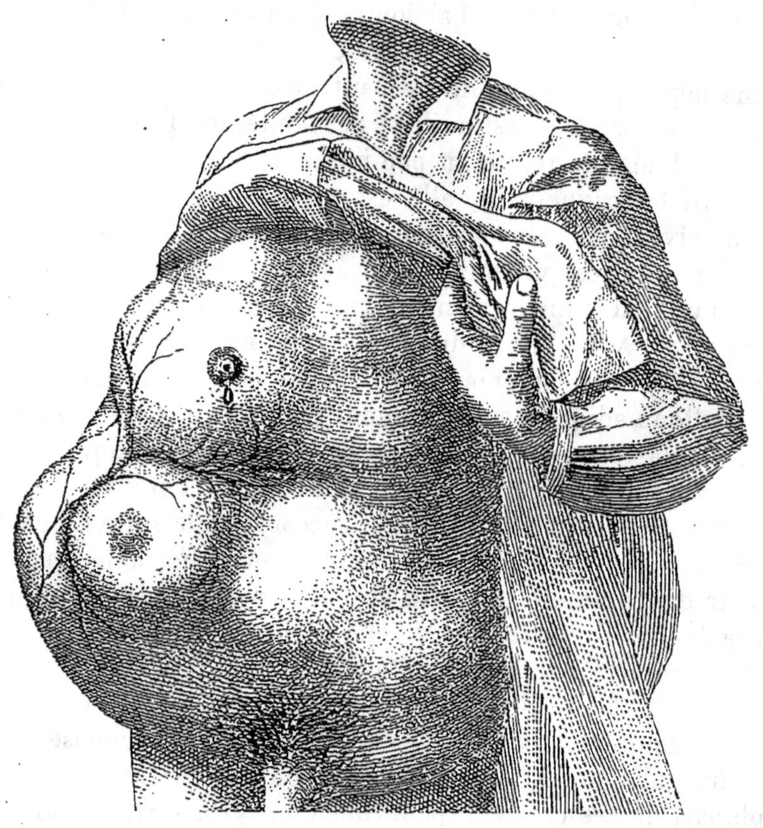

Fig. 67. — Habitus de l'abdomen d'un homme atteint d'une myxome sous-péritonéal antérieur.

la paroi abdominale, n'était qu'une tumeur myxomateuse de cette paroi.

**Smalmann** (J. C. B.). *Cystic disease of the liver in a fœtus.* (*Lancet.* London, 1859, II, 573.) — **Cornil et Cazalis** (J.). *Myxome du foie.* (*Comptes rend. Soc. de biologie*, 1872. Paris, 1874, 5 sér., IV, 22, 26, et *Bull. Soc. anat.*, 1872, p. 73.) — **Nunn** (T. W.). *Tumour of the liver and of the lung from a patient who had myxoma of the breast.* (*Transact. of the path. Soc. of London*, 1873, t. XXIV, p. 120.)

### 3° Lipome, chondrome, ostéome et léiomyome du foie.

Holmes a rapporté un cas de tumeur graisseuse du foie qui, simulant une tumeur encéphaloïde, perfora le diaphragme, fit irruption dans la cavité thoracique, d'où elle fut expulsée par l'expectoration. Il m'a été donné de constater la présence, dans le parenchyme hépatique, d'une nodosité blanche, arrondie, lobulée, du volume d'une noisette qui était manifestement un fibro-lipome. A part ces faits, je ne sache pas qu'on ait trouvé des tumeurs graisseuses dans le foie, c'est dire combien est rare ce genre d'altération sur lequel il est inutile de nous appesantir.

Le chondrome a été vu dans le foie, d'abord par Bruce, en même temps qu'une tumeur cartilagineuse de l'épaule, et ensuite par Michaloff; l'ostéome s'y est montré sous la forme de nodosités blanchâtres et mollasses n'ayant jamais une consistance osseuse. Ces néoplasies, en somme, exceptionnelles et toujours secondaires, ont une faible importance et méritent au plus une mention.

Un léiomyome a été trouvé par Brodowsky dans le foie d'un homme de 57 ans, atteint d'un néoplasme stomacal de même nature. Hanot et Gilbert ont rapporté, avec dessin à l'appui, l'observation d'un individu atteint de léiomyome du cœur droit, généralisé à différents organes, et entre autres au foie; dans ces deux cas, par conséquent, le léiomyome était secondaire.

**Holmes** (R. S.). *Fatty tumour of the liver feigning encephaloid, perforation of the diaphragm.* (*Amer. Journ. of med. sc.* Philadelphia, 1850, XX, 374) — **Bruce** (A.). *A large enchondromatous tumour of the shoulder with malignant deposits in the liver and uterus.* (*Trans. of the pathol. Soc.*, London 1867, t. XVIII, p. 240.) — **Michaloff.** *Contribution à l'étude de l'enchondrome avec métastase.* (Thèse inaug. Genève, 1882.) — **Brodowski.** *Ein ungeh. Myosarcom der Magens, nebst secundären Myosarcomen der Leber.* (*Archiv f. path. Anat. und Physiol.* Berlin, 1876, LXVII, 227.) — **Hanot** et **Gilbert.** *Études méd. sur le foie.* Paris, 1888, 251.

### 4° Lymphomes hépatiques.

Deux ordres de lésions sont comprises sous cette dénomination, d'abord une néoplasie du tissu lymphatique, ce qui est relativement rare, ensuite une infiltration de globules blancs extravasés, sortis des vaisseaux ou les obstruant, ce qui est beaucoup plus commun.

*Étiologie et pathogénie.* — Les causes de ces lésions ne diffèrent pas de celles de la maladie désignée sous le nom d'adénie ou de leucémie, car elles n'en sont que l'expression symptomatique. Rencontrées de préférence à un âge peu avancé de la vie, elles sont quelquefois occasionnées par le traumatisme. L'hérédité ne joue qu'un rôle secondaire dans leur formation, bien que nous ayons vu une petite nièce en être atteinte 40 ans après son grand oncle. Leur cause efficiente n'est pas encore déterminée; mais le jeune âge et le paludisme prédisposent à leur formation.

*Anatomie et physiologie pathologiques.* — Le foie est toujours augmenté de volume, il pèse 3, 4 et même jusqu'à 7 kilogrammes; néanmoins, il conserve sa forme et son bord antérieur reste tranchant, contrairement à ce qui a lieu dans la leucomatose et l'adipose. Sa surface libre est lisse, sa capsule, amincie et comme tendue, laisse voir par transparence le parenchyme hépatique, dont la couleur est partout pâle, violacé. La surface de section présente un aspect identique à celui de la surface extérieure, mais en outre, elle est quelquefois parsemée d'une multitude de petits points blanchâtres, constitués par des caillots remplissant la lumière de plusieurs branches de la veine porte et des veines sus-hépatiques. La consistance du foie est normale ou diminuée, et son tissu facile à écraser sous le doigt. La vésicule biliaire contient une faible quantité de bile, jaunâtre, sans caractères particuliers.

La rate, toujours altérée, devient énorme; elle pèse de 3 à 4 kilogrammes et même davantage. Sa surface est lisse et sa couleur violacée, pâle, avec quelques petits points blancs; elle présente des infarctus étendus, comme j'ai pu le voir à plusieurs reprises, et malgré une consistance à peu près normale, elle se laisse facilement réduire en bouillie. Les ganglions lymphatiques et d'autres organes, généralement atteints de la même affection, comme les os, les reins, etc., doivent être également signalés, bien qu'ils aient, au point de vue de l'affection hépatique, une moindre importance que la rate, dont les rapports avec le foie peuvent conduire à se demander si elle n'est pas l'un des facteurs des lymphomes hépatiques.

L'altération leucémique du foie, uniforme et généralisée, suit exactement le trajet des vaisseaux, et il est facile de constater, sur une coupe microscopique, que les capillaires du lobule hépatique sont, pour ainsi dire, bourrés de globules blancs (fig. 68). Ces globules, extrêmement serrés par places, font l'effet d'une couche épithéliale appliquée extérieurement contre la paroi des vaisseaux, laquelle peut en imposer pour une tout autre lésion. Cette erreur a été commise par des médecins très autorisés; Hanot[1], par exemple, a publié, sous le titre d'hépatite syphilitique hypertrophique avec ictère, un cas qui nous paraît devoir être rattaché à la leucémie du foie, du moins si nous en jugeons par

1. V. Hanot, Hépatite syphilitique hypertrophique avec ictère chronique (*Presse médicale*, n° 80, 30 septembre 1896).

un dessin microscopique annexé à son mémoire, et d'une grande ressemblance avec celui que représente notre figure 68. Ajoutons que, dans un grand nombre de cas, les leucocytes sont extravasés et forment en dehors des vaisseaux des amas plus ou moins abondants, et faciles à confondre avec des hyperplasies conjonctives embryonnaires.

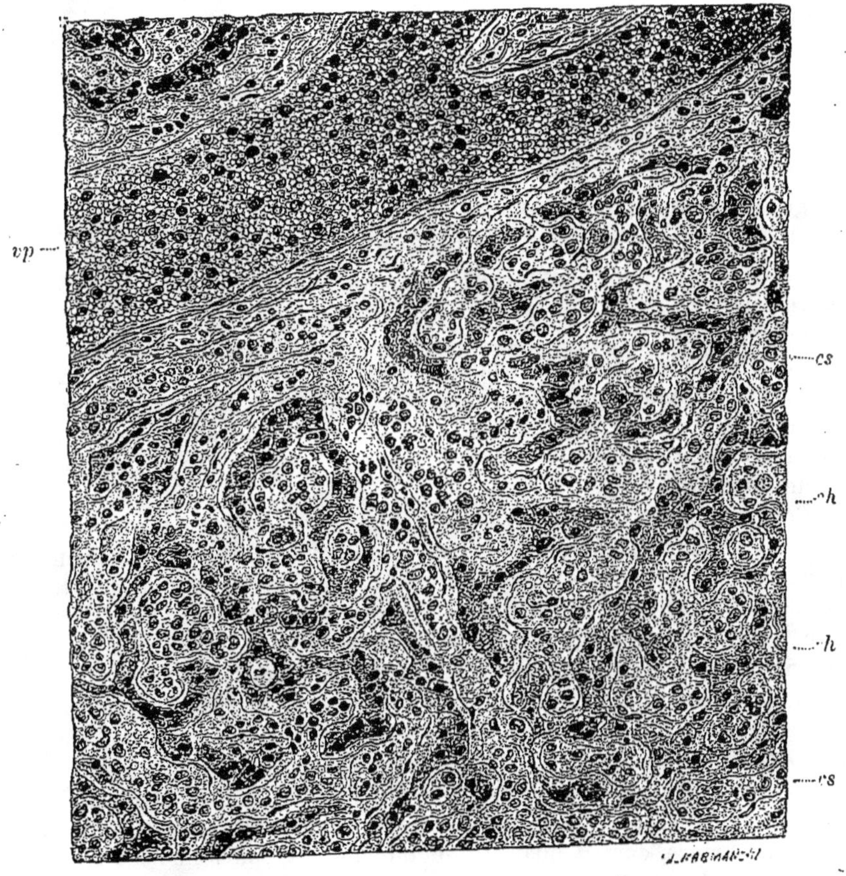


Fig. 68. — Coupe microscopique d'un foie leucémique.
*vp*, veinule porte coupée longitudinalement; *cs*, capillaires sanguins remplis de leucocytes; *ch*, travées de cellules hépatiques comprimées et refoulées.

Les cellules hépatiques jouent, dans cette circonstance, un rôle absolument passif : comprimées par les vaisseaux distendus, ou séparées de ces vaisseaux, source de leur nutrition et de leur activité par une extravasation globulaire, elles deviennent granuleuses, s'atrophient et finissent par se désagréger. Ainsi modifiées, ces cellules produisent, avec les globules blancs nécrosés, des taches grisâtres ou blanchâtres trop souvent prises pour des néoplasmes. Cette apoplexie de leucocytes, disséminée sur plusieurs points, est la cause des teintes diverses que présente le parenchyme hépatique. C'est là, en somme, une accumulation, au sein des ramifications de la veine porte, de globules blancs qui finissent par s'extravaser à travers leurs parois, comme nous l'avons vu pour l'encéphale, dans certains cas de leucémie où tous les vaisseaux des méninges, bourrés de leucocytes, semblaient avoir été injectés au mercure (voy. *Traité d'anat. path.*, t. I, p. 322). Un bel exemple de cette altération, en ce qui concerne le foie et la rate, nous est fourni par le fait suivant.

### *Leucocythémie splénique et hépatique.*

Ch..., Berthe, 30 ans, couturière, fut atteinte, à 20 ans, d'une pleurésie qui guérit entièrement. A partir de l'âge de 27 ans, elle fit au Sénégal un séjour de six années, pendant lesquelles elle eut à plusieurs reprises des accès de fièvre palustre.

Rentrée en France en mai 1891, elle s'est bien portée jusqu'en décembre 1892, époque à laquelle elle ressentit pour la première fois des douleurs aiguës dans l'hypochondre gauche. Peu de temps après, elle s'aperçut que sa taille grossissait et se crut tout d'abord enceinte; puis survint un amaigrissement considérable avec perte des forces, qui la décida à entrer dans notre service à l'Hôtel-Dieu (mai 1893).

Nous constatons une *émaciation* du tronc et des membres qui contraste avec l'énorme développement de l'abdomen. *Le foie*, volumineux, remonte en haut jusqu'à la quatrième côte, dépasse en bas le rebord costal de plus de 3 travers de doigt; il est ferme, lisse et non douloureux à la palpation. *La rate*, énorme, a son grand axe oblique d'arrière en avant et de haut en bas. Son extrémité antérieure, qu'on sent sous la paroi abdominale, gagne la ligne blanche, tandis que la postérieure atteint la colonne vertébrale; en haut, cet organe remonte jusque sous l'aisselle, et en bas, repose sur la crête de l'os iliaque; il n'est pas douloureux à la pression; sa consistance est ferme et sa surface lisse.

*Le cœur* et *les poumons* n'offrent rien d'anormal, le pouls, régulier et de force moyenne, bat 70 fois par minute. La température oscille entre 37° et 37°,5. Les urines, dont la quantité quotidienne est d'environ 1 500 grammes, ont une densité de 1,015, et contiennent une certaine quantité d'albumine. L'examen du sang donne par millimètre cube 4 000 000 de globules rouges pour 400 000 globules blancs. Régime lacté, iodure de potassium 2 grammes et liqueur de Fowler 20 gouttes.

Cette malade, pendant son séjour à l'hôpital, présente à plusieurs reprises des accidents urémiques, caractérisés par une diminution dans la quantité des urines, de la céphalée et des vomissements bilieux, peu abondants; mais, ces phénomènes disparaissent rapidement à la suite de l'administration de lavements purgatifs et de pilules diurétiques.

Son état reste à peu près stationnaire jusqu'à la fin d'avril 1895, époque à laquelle l'amaigrissement commence à faire de rapides progrès. A ce moment, le foie, très volumineux, dépasse de cinq à six travers de doigt le rebord costal, tandis que la rate, devenue énorme, occupe tout le côté gauche du ventre, et vient, par son extrémité antérieure, se loger dans la fosse iliaque droite.

Les ganglions lymphatiques conservent leur volume normal; l'examen du sang donne : 2 500 000 globules rouges pour 700 000 globules blancs, c'est-à-dire environ 1 globule blanc pour 4 globules rouges.

Le 5 mai 1895, apparaît, dans le dos, un anthrax, et le 20 mai, vers 8 heures du matin, la malade est prise d'un grand frisson; sa température monte brusquement de 37°,5 à 40° vers le soir; elle commence à tousser par petites quintes, suivies d'une expectoration écumeuse, légèrement visqueuse et adhérente au vase. Le lendemain, l'auscultation permet d'entendre un souffle tubaire au niveau de la base du poumon gauche; la température s'abaisse à 36°, la faiblesse fait de rapides progrès, et après une nuit pénible, pendant laquelle survient une toux très fréquente et une diarrhée abondante, la respiration s'embarrasse de plus en plus, et finit par s'arrêter. La durée de la maladie avait été de trois ans et demi.

A l'autopsie, le poumon droit est emphysémateux tandis que le lobe inférieur du poumon gauche est le siège d'une hépatisation grise. Le cœur, peu volumineux ne présente rien de particulier, l'aorte est intacte. La cavité abdominale contient environ 3 litres d'un liquide citrin et transparent. Le tube digestif n'est pas altéré; les follicules clos de l'intestin, les ganglions du mésentère, et du reste, tout le système lymphatique abdominal paraissent sains.

Le foie pèse 3 500 grammes, sa surface est lisse et sa capsule laisse voir par transparence le parenchyme, d'une teinte violacée pâle, semé de petits points jaunâtres, saillants, qui forment des zones pâles au pourtour des veines sus-hépatiques. La compression du foie fait sourdre des orifices des veinules portes, comme une multitude de petits vers ou caillots de couleur blanc jaunâtre. La consistance du parenchyme hépatique est peu ferme, et il se laisse facilement écraser sous le doigt. La vésicule biliaire, vide, contient à peine quelques gouttes d'une bile jaune brunâtre. Une coupe microscopique du foie montre que la topographie de cet organe n'est pas modifiée. Le tissu conjonctif des espaces portes et celui qui entoure les veines sus-hépatiques présentent une épaisseur et une constitution normales, à part une légère infiltration de cellules lymphatiques. Les parois des veines et des artères, de même que celles des conduits biliaires n'offrent aucune altération. Les capillaires sanguins des lobules, au contraire, et en particulier ceux qui se rapprochent de la veine centrale, sont bourrés de globules blancs, qui les distendent, compriment et amincissent les travées de cellules hépatiques (fig. 68). Ces éléments ont leur protoplasma un peu trouble, et des contours qui manquent de netteté, quoique la plupart de leurs noyaux prennent encore la matière colorante.

La rate, énorme, pèse 3 600 grammes; sa surface extérieure est lisse, uniforme, couleur lie de vin, tandis que sa surface de section présente une teinte plus claire et une légère nuance rosée. Les corpuscules de Malpighi et les travées conjonctives sont peu apparents; par contre les capillaires se trouvent gorgés de globules blancs, et l'on aperçoit un certain nombre de foyers apoplectiques. — Le pancréas et les capsules surrénales sont intacts. Le rein droit pèse 240 grammes et le rein gauche seulement 140 grammes. La consistance de ces organes est molle, leur surface lisse et de teinte violacée pâle. Sur la coupe, la substance corticale épaissie offre la même teinte, striée de jaune, et la substance médullaire est un peu pâle. Le bassinet du rein gauche est dilaté et contient une grande quantité de sable jaunâtre, formé d'acide urique. Les autres organes, y compris le cerveau, n'offrent rien de particulier.

Dans ce cas, le foie et la rate sont affectés d'un même désordre; mais à côté de cette altération, simple congestion et apoplexie de globules blancs, il en est une autre relativement rare et qui consiste en une hyperplasie du tissu adénoïde réticulé. Cette hyperplasie se traduit par l'apparition de tumeurs, blanchâtres, peu nombreuses, variant du volume d'un grain de millet à celui d'un gros pois. Constituées par un tissu réticulé, séparé des cellules hépatiques par une zone de tissu sclérosé, ces tumeurs dont les mailles renferment des cellules lymphatiques plus ou moins abondantes représentent le lymphome proprement dit. Elles sont presque toujours associées à de l'hypérémie hépatique, et à une hyperplasie des ganglions lymphatiques et de la moelle des os, tandis que l'apoplexie leucocytique coexiste de préférence avec une hyperplasie splénique, comme si elle en était un effet.

*Symptômes et évolution.* — Le foie leucémique étant méconnu, dans bien des circonstances, les phénomènes qu'il détermine ont, par cela même, une importance clinique d'autant plus grande; ils sont les uns locaux, les autres généraux. L'augmentation de son volume est le principal symptôme que nous révèle la percussion et la palpation; elle survient peu à peu d'une façon régulière, et finit quelquefois par atteindre l'ombilic en bas, la quatrième côte en haut. Sa surface, appréciée par le palper, est lisse, et une pression, même brusque, n'y provoque pas de douleurs appréciables. Les veines sous-cutanées abdominales ne subissent aucun changement, et il y a rarement un épanchement de sérosité dans le péritoine. La rate, relativement plus volumineuse que le foie, descend jusque dans la cavité abdominale; elle est lisse et peu indurée, à peine douloureuse à la percussion. Les ganglions lymphatiques des aines, des aisselles et du cou forment, dans quelques cas, des masses volumineuses, élastiques, bosselées, et c'est alors surtout que l'on constate l'existence de petits lymphadénomes hépatiques.

Le sang, dont l'examen ne peut être négligé, se fait remarquer par l'augmentation du nombre des leucocytes et la diminution des hématies, d'où la décoloration des téguments, une anémie de plus en plus considérable, des hémorrhagies des fosses nasales, des gencives et d'autres parties du corps; puis, la diminution des forces et un sentiment de fatigue générale.

Il n'y a pas d'ictère véritable, mais les fonctions digestives sont troublées, l'appétit est faible ou nul, la diarrhée rare, comme aussi le vomissement, à moins de lésions concomitantes du tube digestif; les urines colorées sont peu abondantes, et dans les cas où le foie se trouve profondément atteint, il est possible de voir survenir des phénomènes d'insuffisance urinaire et d'insuffisance hépatique.

*Évolution et modes de terminaison.* — Le lymphome hépatique évolue le plus souvent avec lenteur, sans phénomènes réactionnels, en sorte que, si on n'avait soin d'explorer le foie, il passerait facilement inaperçu. Cet organe, pourtant, est le siège de désordres sérieux, tant à cause de la gêne circulatoire due à la présence du lymphome que de l'altération des cellules glandulaires et de la leucémie qui lui fait cortège. Désordre plus circonscrit, le lymphadénome n'a pas les mêmes inconvénients, à moins qu'il ne s'accompagne de leucémie.

Ces affections, d'une durée de une à plusieurs années, entraînent presque fatalement la mort. Celle-ci est le fait ordinaire de la profonde altération du liquide sanguin et du trouble circulatoire qui en est la conséquence, ou encore d'une complication, comme dans notre cas; rarement elle provient de l'urémie ou de l'insuffisance hépatique.

*Séméiologie.* — Le diagnostic du foie leucémique repose sur l'augmentation générale du volume de cette glande, la tuméfaction relativement plus considérable de celui de la rate, une profonde anémie avec ou sans leucémie. Cependant, il est facile de confondre ce désordre avec plusieurs affections hépatiques, les cirrhoses, en particulier, qui ont avec lui de réelles analogies. La cirrhose paludique, en effet, a pour principaux caractères l'augmentation de volume du foie et de la rate, une légère tuméfaction de plusieurs ganglions lymphatiques et une modification du liquide sanguin; mais dans cette affection le foie est ferme et induré, les téguments ont une teinte bronzée ou ictérique, tandis que dans le foie leucémique la consistance de la glande est presque normale et les téguments sont fortement décolorés, surtout quand il y a leucémie. La cirrhose alcoolique a pour caractères l'ascite et la dilatation des veines abdominales, et comme la cirrhose syphilitique, elle ne présente jamais l'énorme tuméfaction splénique que l'on observe avec le lymphome hépatique. L'erreur est cependant facile, même pour les plus savants médecins, puisqu'on a pu considérer comme syphilitique un foie simplement leucémique. La leucomatose hépatique, ou dégénérescence amyloïde, dans laquelle le foie et la rate sont simultanément altérés et tuméfiés, pourrait être également confondue avec l'affection qui nous occupe, sans l'absence de leucémie, et l'existence habituelle d'une maladie ancienne : syphilis, tuberculose, etc., ou encore d'une suppuration prolongée.

Le pronostic du lymphome hépatique n'est pas grave par lui-même, mais bien par la maladie à laquelle il se rapporte. Cependant, une infiltration leucémique, étendue et considérable du foie, peut avoir les conséquences les plus sérieuses tant à cause de la possibilité de l'insuffisance hépatique que des complications diverses qui menacent les malades.

*Thérapeutique.* — Le traitement du foie leucémique ne diffère pas de celui de la leucémie, il consiste dans l'emploi de l'arsenic ou des arséniates, à la dose la plus élevée que les malades peuvent supporter, en ayant soin de suspendre ce médicament, s'il est mal toléré et s'il menace de produire de la paralysie des extrémités des membres. Nous prescrivons d'ordinaire la liqueur de Fowler, à la dose de V à VI gouttes à chacun des deux repas, en augmentant peu à peu jusqu'à XV et XX gouttes, avec des intervalles de repos, pour éviter l'accumulation de cette substance. Lorsque les malades peuvent réagir, nous leur conseillons l'hydrothérapie sous forme de lotions alcoolisées et même de douches froides très courtes, et nous les soumettons à la meilleure hygiène possible, tant au point de l'aération que de l'alimentation.

**Virchow** (R.). *Traité des tumeurs* (*Archiv f. path. Anat. und Physiol.*, trad. franç. Paris, t. I, p. 569, t. V, p. 125.) — **Vogel** (J.). *Ein Fall von Leukämie mit Vergrosserung der Milz und Leber.* (III, 570.) — **Friedreich** (*Ibid.*, t. XII, p. 37.) — **Boettcher.** (*Ibid.*, t. XIV, p. 483.) — **Wagner** (E.). *Lymph. Neubild. in der Leber und Milz bei Variola.* (*Arch. d. Heilkunde*, 1864, p. 90.) — **Lediberder.** (*Bull. de la Soc. anatom.* Paris, 1866, 507 et 512.)— **Waldeyer** (W.). *Lienale Leukæmie*, etc. (*Archiv f. pathol. Anatom. und Phys.*, 1866, XXXV, V, 214.) — **Granier** (R.). *Die Lymphatischen Neubildungen in der Leber.* Berlin, 1868. — **Mazade.** *Tumeur leucémique du foie.* (*Lyon méd.*, 1869, II, 107.) — **Landouzy.** *Épistaxis de la narine droite, anémie profonde, mort par syncope; hypertrophie du foie et de la rate, tum. disséminées.* (*Bull. Soc. anat.* Paris, 1873, p. 67, et **Malassez**, p. 879.) — **Bourdon** (E.). *Lymphadénome du foie.* (*Bull. de la Soc. anat.*, 1872, p. 67.) — **Castiaux.** *Lymphodénome généralisé*, etc. (*Ibid.*, p. 614.) — **Demange**, *Sur la lymphadénie.* (Thèse de Paris, 1874.) — **Murchison.** *Lymphatic new formation in the liver with enlargement of the spleen and persistent jaundice, in a child aged 12.* (*Trans. of the pathol. Soc. of London*, 1869, XX, p. 198.)—Le même. *Case of lymphadenoma of the lymphatic system, spleen liver, lungs, heart, diaphragm. dura mater*, etc. (*Ibid.*, 1870, t. XXI, p. 372.) — **Taylor** (F.). *Leucocythæmia with hypertrophy of the spleen, and lymphatic glands, and lymphadenoma of the pleura, mediastinum, liver, kidney and epididymis.* (*Ibid.*, 1874, t. XXV, p. 246.) — **Salkowski** (E.). *Chemische Untersuchung von Leber und Milz in einem Fall von liänaler Leukämie.* (*Archiv. für pathol. Anat. und Phys.* Berlin, 1880, LXXXI, 166. — **Ebstein**, *Leucémie aiguë.* (*Deutsches f. Archiv klin. Med.*, t. XLIV et *Archiv gén. de méd.*, 1890, II, 101.) — **Humphreys.** *Malignant lymphoma of the liver.* (*Manchester med. Soc.*, 2 oct. 1878.)

### 5° Fibromes hépatiques.

Comparé au cancer, le fibrome du foie est une affection relativement rare, tandis qu'il est un désordre commun, eu égard aux néoplasies conjonctives de cette glande. Fréquemment confondu avec la syphilis héréditaire et l'épithéliome primitif ou secondaire du foie, le fibrome hépatique est plus fréquent que ne le pensent la plupart des auteurs, même si l'on en juge par les faits publiés jusqu'à ce jour.

Sa cause efficiente nous échappe entièrement; mais, si on remarque que cette affection survient, le plus souvent, dans le jeune âge, on est conduit à croire qu'elle se lie manifestement au développement physiologique des tissus, et n'est, à l'inverse de l'épithéliome qui appartient à l'âge avancé de la vie, qu'une anomalie de leur accroissement. Le traumatisme, l'ingestion de certaines substances irritantes pour le foie, semblent bien en être la cause occasionnelle; l'hérédité, par contre, ne paraît jouer aucun rôle dans sa genèse. Formés par la végétation des éléments du tissu conjonctif, les fibromes hépatiques traversent forcément les différentes phases de développement de ce tissu, et se présentent à l'observateur, tantôt à la période embryonnaire, tantôt et plus rarement à la période adulte. De là, deux variétés distinctes : le *fibrome embryonnaire* et le *fibrome adulte*. Mais, à ces deux variétés, il s'en ajoute une troisième, caractérisée par la présence de granulations de mélanine au sein des éléments cellulaires : c'est le *fibrome mélanique* du foie.

### A. — *Fibrome embryonnaire.*

Distincte par une végétation des plus luxuriantes, cette première variété, de beaucoup la plus commune, est représentée par des tumeurs volumineuses et dont le développement, des plus rapides, a pour conséquence ordinaire une nutrition défectueuse, des transformations élémentaires, multiples et diverses. Assez fréquente chez l'enfant où la plupart des tumeurs hépatiques sont des fibromes embryonnaires plus ou moins dégénérés, cette néoplasie s'observe encore chez l'adulte, et, contrairement à l'épithéliome, se rencontre, par exception, chez le vieillard.

*Anatomie et physiologie pathologiques.* — Le fibrome embryonnaire du foie se manifeste sous forme de masses néoplasiques, blanchâtres ou rosées, fortement vascularisées, uniques ou multiples, qui élèvent le poids du foie jusqu'à cinq ou six kilogrammes et plus. Ces masses remplissent, en général, une grande partie de la cavité abdominale, forment des saillies considérables, arrondies, bosselées, non rétractées à leur centre, tantôt volumineuses et uniques, tantôt plus petites et disséminées au sein du paren-

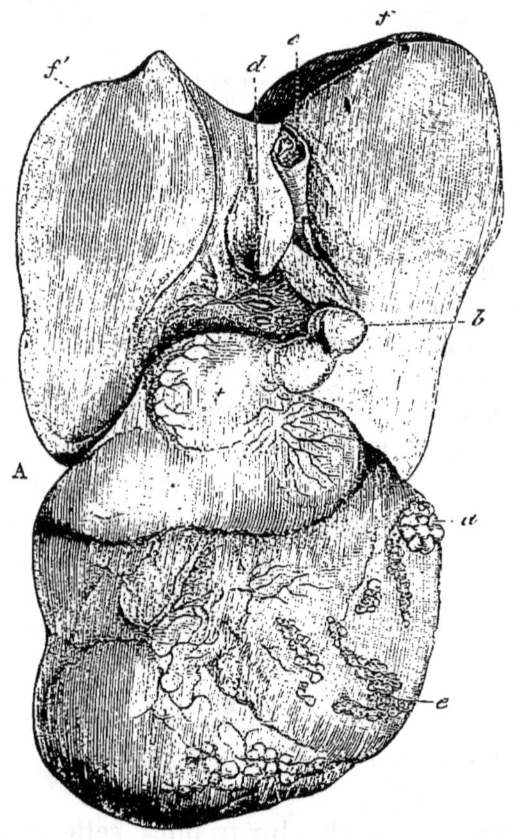


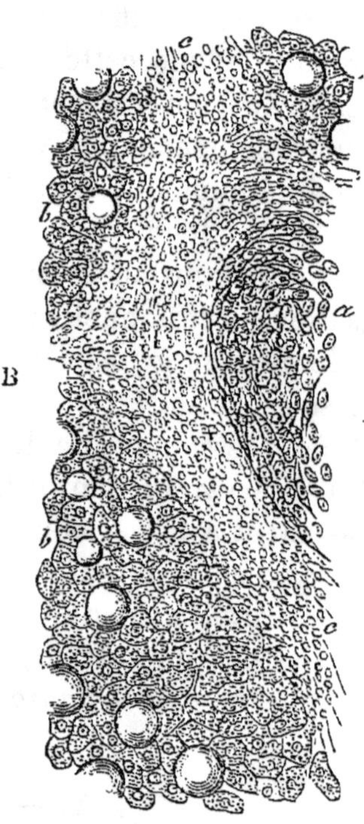


Fig. 69. — A. Foie vu par sa face concave où existe un fibrome embryonnaire hémorrhagique.
*ae*, partie de la tumeur non envahie par l'hémorrhagie ; *b*, vésicule biliaire.

B. — Coupe microscopique du fibrome représenté en A.
*b*, *b*, lobule hépatique ; *c*, tissu embryonnaire ; *a*, éléments du fibrome.

chyme hépatique qu'elles compriment et atrophient. La consistance de ces saillies, relativement moindre que celle des épithéliomes, peut être assez molle pour donner, pendant la vie, la sensation d'une fausse fluctuation, lorsqu'une transformation muqueuse ou graisseuse vient à les envahir ou qu'il s'y produit une hémorrhagie abondante (fig. 69, A, B).

Le foie est affecté isolément ou simultanément avec d'autres organes, et les cas de fibrome embryonnaire, limités à cette glande, nous ont paru, contrairement à plusieurs auteurs, de beaucoup les plus communs. D'ailleurs, lorsque ce désordre coïncide avec d'autres lésions, celles-ci sont le plus souvent contemporaines, ce qui résulte de la propriété qu'il possède de se développer, à l'inverse du cancer, sur plusieurs points à la fois. Étant donné que le système veineux est l'intermédiaire par lequel s'opère la transmission du fibrome embryonnaire, il est facile de comprendre la rareté des tumeurs secondaires dans le foie ; le fibrome primitif, par contre, s'étend quelquefois aux organes voisins, et nous l'avons vu dans un cas envahir la vésicule biliaire.

La composition histologique de ce désordre ne diffère pas de celle des fibromes des autres organes. Tantôt globo-cellulaire, tantôt fuso-cellulaire, le fibrome embryonnaire hépatique, dans le premier cas, est formé de jeunes cellules sphériques, pourvues de gros noyaux ronds ; dans le second, de cellules fusiformes avec noyaux ovalaires et disposition en faisceaux (fig. 69, B). Dans les deux cas, cette néoplasie renferme de larges et abondants capillaires, comme creusés dans la masse cellulaire, dont la rupture, des plus faciles, est la condition des hémorrhagies et des brusques changements de volume qui s'y rencontrent. Ces hémorrhagies se produisent non seulement à l'intérieur de la tumeur, mais fréquemment aussi à sa surface, en sorte que le sang se déverse au pourtour du foie, lorsqu'il est retenu par des adhérences, et en l'absence de celles-ci dans la cavité péritonéale. Les transformations de cette néoplasie sont muqueuses ou graisseuses ; les premières aboutissent à la formation de kystes plus ou moins nombreux et volumineux, les secondes à un ramollissement jaunâtre, sorte de bouillie presque liquide qui, à la rigueur, peut se faire jour au dehors.

Le fibrome embryonnaire du foie ne sera confondu ni avec la gomme syphilitique, comme cela s'est vu chez le jeune enfant, ni avec le cancer de cette glande, car il se distingue de la gomme par le caractère des masses volumineuses et souvent uniques qui le composent, par le contact immédiat de ces masses avec le parenchyme hépatique, alors que les nodosités gommeuses présentent, à leur pourtour, un tissu conjonctif sclérosé, par une vascularisation des plus abondantes qui contraste avec la pauvreté des productions syphilitiques, et enfin par une évolution rapide qui tranche sur la lenteur de celle de ces dernières. Il diffère du cancer, tant par ses caractères histologiques que par ses caractères macroscopiques, et en effet, les éléments qui le constituent n'ont ni la forme de ceux du cancer, ni leur disposition dans une trame alvéolaire, et les masses qu'il forme, saillantes et molles, sont nettement distinctes de celles de l'épithéliome qui offrent une dureté ligneuse et une légère dépression à leur centre. Les ganglions lymphatiques, du reste, à l'encontre de ce qui a lieu dans le cancer, sont exceptionnellement atteints dans le fibrome embryonnaire.

*Symptômes et évolution.* — Le fibrome embryonnaire du foie débute d'une façon insidieuse par de vagues douleurs dans l'hypochondre droit et une tuméfaction progressive du volume de cet organe. Bientôt après, il devient possible de sentir à la surface de la glande, une tumeur élastique, un peu molle, souvent unique, et qui, à la suite d'un accroissement rapide, devient saillante à l'épigastre, et sous le rebord costal. Si cette tumeur n'est pas toujours facile à percevoir à son début, il faut reconnaître que son prompt accroissement ne tarde pas à la mettre en évidence.

L'abdomen se distend au fur et à mesure des progrès de la tumeur; il apparaît du météorisme, de l'ascite dans un certain nombre de cas, et les veines sous-cutanées s'élargissent. La sérosité abdominaire claire et limpide devient sanguinolente, à la suite de la rupture de quelques vaisseaux situés à la surface de la tumeur. L'ictère, toujours rare, n'existe qu'à la condition d'une compression des canaux biliaires. Les voies digestives sont troublées, l'appétit se perd, le malade est pris de vomissements et de diarrhée, de nausées, de dégoût des aliments, de sécheresse de la langue; puis il maigrit et dépérit. En dernier lieu, on voit apparaître des hémorrhagies, des épistaxis surtout; les urines diminuent de quantité, il survient du délire, de la prostration et la mort.

Le fibrome embryonnaire du foie, presque toujours apyrétique, a une marche continue et progressive; mais il n'est pas rare de le voir prendre tout à coup un accroissement brusque et rapide, résultant, ainsi que j'ai pu le constater dans deux cas, de l'apparition d'hémorrhagies abondantes dans son épaisseur. Sa durée, relativement courte, oscille entre quelque mois et une année. La mort succède, comme je l'ai vu, à une hémorrhagie péritonéale, ou bien elle est le fait d'une intoxication urémique, d'une insuffisance hépatique, plus rarement du dépérissement général ou d'une complication.

*Sémiologie.* — Le fibrome hépatique offre de sérieuses difficultés de diagnostic; cependant, l'accroissement rapide du volume du foie, et la sensation d'une tumeur élastique molle à sa surface, l'absence de tuméfaction splénique sont autant de signes qui permettent de le reconnaître. Ces signes, en effet, différencient cette affection des hépatites alcoolique et paludique dont la lésion est partout égale et qu'accompagne une rate toujours volumineuse, de l'hépatite gommeuse et de la leucomatose hépatique que distingue une évolution des plus lentes. Ces mêmes caractères serviront à séparer le fibrome embryonnaire du kyste hydatique du foie, qu'une ponction exploratrice mettra en évidence, car la sérosité, sanguinolente et albumineuse dans le fibrome embryonnaire, est limpide, non coagulable par la chaleur dans le kyste hydatique; aussi, si l'opération ne réussissait pas, il serait bon d'y revenir à plusieurs reprises. Facile à distinguer de l'épithéliome acineux du foie, généralement accompagné d'ictère, d'induration parenchymateuse et d'ascite, le fibrome hépatique serait plus facile à confondre avec l'épithéliome secondaire de cet organe, si la dureté ligneuse, la dépression, la multiplicité des nodosités, et l'existence d'une lésion épithéliomateuse initiale ne venaient l'en séparer. Ce fibrome a pu en imposer pour une tumeur abdominale, ce que j'ai vu chez une femme de 49 ans qui, peu de temps après son entrée à l'hôpital, vit s'accroître, par suite d'hémorrhagies successives, une tumeur qui remplit bientôt toute la cavité du ventre et fit penser à un kyste de l'ovaire; cette tumeur avait le lobe carré pour point de départ et, contrairement au kyste de l'ovaire, elle se continuait avec le foie. En somme, pour arriver au diagnostic du fibrome embryonnaire du foie, il faut d'abord s'assurer que cette glande est bien le siège de l'altération, puis, après élimination de la cirrhose hépatique, du kyste hydatique, du cancer, etc., s'appuyer sur la rapide évolution de cette affection et la brusque augmentation du volume du foie, pour en affirmer l'existence.

Le pronostic est des plus graves, puisque le fibrome embryonnaire se termine par une mort des plus rapides. La tuméfaction brusque de la tumeur, la fièvre, lorsqu'elle existe, la sécheresse de la langue sont, avec les phénomènes d'une intoxication urémique ou hépatique, des signes d'une terminaison à brève échéance. Le traitement est pauvre, comme nous le dirons plus loin, car l'intervention chirurgicale est impossible ou sans efficacité et les agents médicamenteux n'ont qu'une faible action sur cette lésion.

## B. — *Fibrome adulte.*

*Le fibrome adulte du foie* est une affection des plus rares car je n'en connais d'autre fait que celui qu'a rapporté Chiari. En ce qui me concerne et après quarante années d'observation, il m'a été donné d'en voir seulement deux cas, dont l'un figure dans mon *Atlas d'anatomie pathologique*, texte, p. 75. C'est celui d'une jeune femme de 28 ans depuis longtemps souffrante, et qui vint mourir à l'Hôtel-Dieu, dans un état de maigreur extrême, après avoir présenté des symptômes pouvant faire croire à un cancer du foie. Le parenchyme de cet organe, tuméfié, se trouvait remplacé dans toute sa partie moyenne par un tissu fibreux, incrusté de sels calcaires, tellement résistant qu'on fut obligé de se servir d'une scie pour le séparer en deux moitiés; dans le voisinage, il existait quelques petites tumeurs isolées et manifestement fibreuses. L'autre cas qui s'est présenté à mon observation avait la plus grande ressemblance avec le précédent; il s'agissait d'une tumeur unique, très fortement indurée et légèrement calcifiée, qui laissait voir, à la coupe, des traînées fibreuses semblables à celles d'un tendon.

La maigreur prédominait dans ces deux cas, et semblait provenir de la destruction étendue par envahissement et par compression des cellules hépatiques.

**Rahn-Escher** (J.). *Angeborne Geschwulst und Verhärtung der Leber.* (*Schweiz. Ztschr. f. nat. u. Heilk. Zurich*, 1834, I, 82.) — **Schneider.** *Medullar. Sarcom der Leber.* (*Wochenschr. f. d. ges. Heilkunde.* Berlin, 1849, 524-528.) — **Noeggerath** (E.). *Fall von Geburtshinderniss in Folge eines Lebercarcinoms beim Neugeborenen.* (*Deutsche Klinik.* Berlin, 1854, t. VI, p. 496.) — **Senfft** (A.). *Enormer Leberkrebs mit Schwangerschaft complicirt.* (*Würzb. med. Ztschr.*, 1865, p. 123, 129.) — **Luschka** (H.). *Ueber eine umfänliche Bindegewebsgeschwulst der Leber eines vier Vochen alter Kinde.* (*Archiv für patholog. Anat. und Physiol.* Berlin, 1858, XV, 168-171.) — **Horup** (C.). *Hospitalstidende*, Kopenhagen, 1866, IX, 205, 1867, XI.) — **Pintraÿ.** *Sarcome du foie.* (*Bull. Soc. anat.*, 1868, 131.) — **Gee** (S.). *Cancer of the liver in an infant.* (*St-Bartholomew's hospital Reports.* London, 1871, VII, 143.) — **Kottmann** (A.). *Fall von primärem Carcinoma Hepatis bei einem neunjährigen Mädchen.* (*Cor. Bl. f. Schweiz Aerzte.* Basel, 1872, II, 469-479.) — **Peuch.** *Cancer encéphaloïde du foie d'une chienne.* (*Lyon méd.*, 1873, XIII, 32.) — **Panthel.** *Leberkrebs und Schwangerschaft* (*Memorabilien.* Heil-bronn, 1872, p. 161-163.) — **Pepper** (W.). *Carcinoma of the liver in a child eight weeks old.* (*Tr. path. Soc.* Philadelphie, 1874, IV, 97.) — **Murchison** (C.). *Spindle-cell sarcoma of the liver.* (*Transact. of the pathol. Soc. of London*, 1873, XXIV, 123.) — **Lancereaux** (E.). *Traité d'anat. path.* Paris, 1875, t. I, 365 (fig.) — **Chiari** (H.). *Demonstration eines Falles von Fibrom der Leber.* (*Allgem. wien. med.*

*Zeitung*, 1877, XXII, 171.) — **Lewis** (C.-J.). *Cancer encéphaloïde du foie chez un enfant de treize ans.* (*Chicago med. Jour. and Examiner*, avril 1877, et *Gaz. méd.*, Paris, 1877, 358.) — **Parker** (W.). *Diffuse* (?) *sarcoma of liver probably congenital.* (*Trans. of the pathol. Soc. of London*, 1880, XXXI, 290.) — **Sydney Coupland.** *Primary diffuse malignant grouth in the liver, in which the characters of sarcoma and carcinoma were apparenly combined; rapid evolution of the disease, which was of great extent but limited to the liver.* (*Trans. of the pathol. Soc. of London*, 1880, XXXI, 130.) — **Deschamps** (E.). *Sarcome primitif du foie chez un enfant.* (*France méd.*, juin 1885, p. 809.) — **Schwing** (K.). *Ein Fall von Schwangerschaft und Geburt komplicirt mit einem enorm grossen primären Lebercarcinom.* (*Centralbl. f. Gynäk.* Leipz., 1881, t. V, p. 308-311.) — **Meisenbach.** *Myxosarcoma of the liver in an infant of four months.* (*Weekly. M. Rev. St. Louis*, 1884, IX, 433.) — **Windrath** (A.). *Ueber Sarkombildungen der Leber mit Beschreib. eines Falles von primärem Spindelzellensarkom der Leber.* (*Freiburg i. Brisg.*, 1885.)

## C. — *Fibrome mélanique.*

Le *fibrome mélanique* du foie, beaucoup plus rare que ne le prétendent les auteurs, n'existe pas moins, dans quelques cas, à l'état de fibrome embryonnaire consécutif à un mélanome de l'œil, comme l'a vu Litten[1], dans un cas où le foie était arrivé à peser plus de vingt livres. Mais, s'il ne peut y avoir de doute sur cette forme secondaire du fibrome mélanique du foie, il n'en est pas de même du fibrome primitif. Malgré certains faits publiés par Hanot et Gilbert et d'autres auteurs, où cette affection coexistait avec des tumeurs disséminées sur plusieurs points du corps, notamment au niveau du périoste (voir mon *Traité d'anat. path.*, t. I, p. 369, fig. 128), une opinion définitive sur la matière nous paraît toujours devoir être réservée.

Le fibrome mélanique se trouve constitué par des masses ou tumeurs noires, ordinairement multiples, du volume d'une lentille ou d'une amande, formées, comme celle du fibrome fuso-cellulaire, de cellules allongées avec une substance intermédiaire variable. Les cellules qui le composent renferment des granulations noires réfractaires à l'acide sulfurique, et qui à l'état libre sont agitées de mouvement brownien, ou bien agglutinées par une substance albuminoïde, sous la forme de petits blocs, entourés par une zone claire. Cette pigmentation, facile à expliquer lorsqu'il existe un fibrome oculaire, l'est beaucoup moins dans les cas où cette lésion fait défaut, et l'on arrive à se demander alors si le pigment est le produit d'une sécrétion cellulaire anormale, ou s'il a un autre origine ; mais, sur tous ces points, il n'y a que des hypothèses.

Le fibrome mélanique primitif du foie, s'il existe, est au moins fort rare, car mon observation personnelle, d'accord en cela avec celle de Ch. Robin, m'a appris que, en dehors des fibromes mélaniques secondaires, la plupart des tumeurs pigmentaires de l'homme ont une origine épithéliale. Au contraire, la mélanose du cheval, relativement plus commune, est presque toujours fibreuse, en ce sens que les tissus conjonctifs sont le siège habituel de l'infiltration pigmentaire. Les observations de Brugnone (1781), de Gohier, de Rigot, etc., ayant montré que le cheval blanc y est particulièrement prédisposé, on est conduit à penser que ces tumeurs proviennent d'une sorte d'ectopie du pigment noir.

Le traitement des fibromes hépatiques est simplement palliatif; il consiste à alimenter le malade, à lui procurer un sommeil réparateur et à le placer dans des conditions convenables d'hygiène. Une intervention chirurgicale n'est pour ainsi dire jamais indiquée, vu la multiplicité habituelle des localisations anatomiques et l'accroissement rapide de ces lésions, si on en excepte le fibrome adulte qui est sans gravité.

**Pepper.** *Melanotic cancer of liver.* (*Proc. path. Soc.* Philadelphia, 1871.) — **Payne.** *Melanotic Sarcoma* (*Brit. med. Journ.*, London, 8 mars 1873.) — **Frerichs** (F. Th.). *Traité prat. des maladies du foie*, trad. française. Paris, 1866, 675. — **Burnet** (W.). *Primary melanotic sarcoma of liver.* (*Trans. of the pathol. Soc.* London, 1885, XXXVI, 252.) — **Moore** (N.). *Melanotic sarcoma of liver.* (*Trans. of the path. Soc.*, 1889, XL. 138.) *Sarcome mélanique du foie.* (*Bull. méd.*, Paris, 1891, 102.) — **Walch.** *Sarcome primitif du foie.* (*Bull. de la Soc. anat.*, 1891, 652.) — *Melanosarcome du foie.* (*Semaine médicale*, 1892, 137.)

## VI. — ANGIOMES OU TUMEURS ÉRECTILES DU FOIE

Les causes des angiomes hépatiques sont peu connues, mais, comme toutes les tumeurs dérivées du feuillet moyen du blastoderme, ces néoplasies se lient au développement du tissu conjonctif et des vaisseaux, et peuvent être considérées comme des anomalies de ce développement.

L'âge où elles apparaissent est difficile à fixer, car, de ce que nous l'observons habituellement à un âge avancé de la vie, on ne peut conclure qu'elles n'existaient déjà dans le jeune âge, puisqu'elles n'apportent aucun trouble à la santé générale. Le foie est, de tous les organes, le plus exposé à l'angiome; toutes ses parties y sont accessibles, ses parties périphériques de préférence, et en particulier la convexité du lobe droit, dans le voisinage du ligament suspenseur. La fréquence qu'on cherche à accorder à cette lésion, dans les différentes contrées, manquant de données solides, ne mérite aucune attention ; ce qu'il nous est possible de dire, c'est que nous l'avons observée plus de vingt-cinq fois dans le cours de notre carrière médicale.

Uniques ou multiples, les angiomes du foie se présentent à la surface de cette glande sous la forme de simples plaques d'une étendue de plusieurs millimètres, violacées ou bleuâtres, de saillies de même coloration, du volume d'un pois, d'une noisette ou d'une noix, rarement plus étendues (fig. 70). Cependant, quelques auteurs, Schuh, Maier, Steffen, Chervinski ont décrit des angiomes qui s'étendaient à une grande partie du foie, mais il est vraisemblable qu'il s'agissait de fibromes embryonnaires angiomateux.

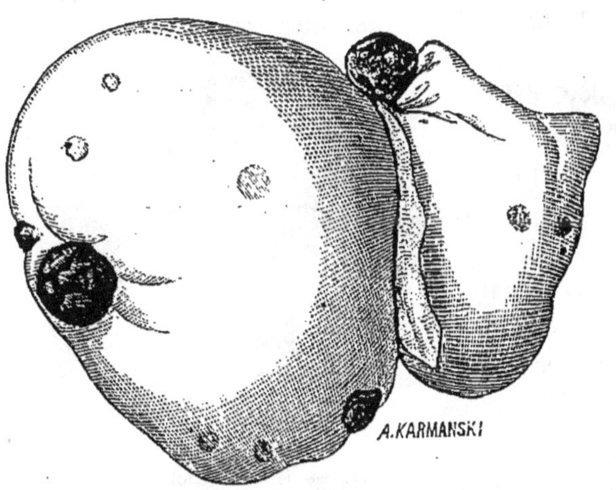


Fig. 70. — Habitus d'un foie surmonté de plusieurs angiomes dont un est pédiculé.

Une section perpendiculaire permet de constater que tantôt ces angiomes s'enfoncent dans le parenchyme hépatique, à la façon d'un coin dont la base répondrait à la capsule de Glisson, et que, tantôt, ils font saillie à la surface de l'organe ou s'y trouvent rattachés par une sorte de pédicule. En tout cas, ils s'affaissent par l'écoulement d'une certaine quantité de sang, et présentent, à l'œil nu, les caractères d'un tissu caverneux. Ces néoplasies sont constitués par des trabécules ou bandes fibreuses limitant des cavités de grandeur variable, remplies de sang fluide ou récemment coagulé, de caillots anciens et adhérents et plus ou moins modifiés. Les connexions de ces cavités avec les vaisseaux du foie sont différemment interprétées par les auteurs qui les font communiquer : les uns avec les veines seulement (Rokitansky, Frerichs), les autres avec les veines et les artères (Virchow, Maier); mais cette double disposition peut bien exister. Vu au microscope, l'angiome du foie est formé de lacunes vasculaires, plus ou moins irrégulières, variant de quelques millièmes de millimètres à un millimètre, séparées par des cloisons fibreuses diversement disposées, et constituées par des éléments conjonctifs très fins (fig. 71).

Ces cloisons sont tapissées de cellules endothéliales et renferment en outre des fibres élastiques, des fibres musculaires lisses, des capillaires, et même, selon Frerichs, des débris de cellules hépatiques, comme si le tissu pathologique s'était substitué au tissu normal. Le parenchyme hépatique du voisinage n'offre, d'ailleurs, ni refoulement, ni compression; les cellules hépatiques, à part un léger degré d'infiltration pigmentaire ou graisseuse, ne diffèrent pas de celles du foie tout entier. Quant aux vaisseaux, ils sont injectés et dilatés, circonstance qui a conduit Hanot et Gilbert à y voir le premier stade de la production angiomateuse, dont le second serait l'abouchement des vaisseaux entre eux. Cette théorie assez semblable à celle de Journiac et de Chervinsky, diffère notablement de celle qui fait débuter l'angiome hépatique par la formation d'un tissu conjonctif embryonnaire, au sein duquel apparaîtraient ensuite les vaisseaux (Virchow). Nous ne cacherons pas que cette dernière a notre préférence.

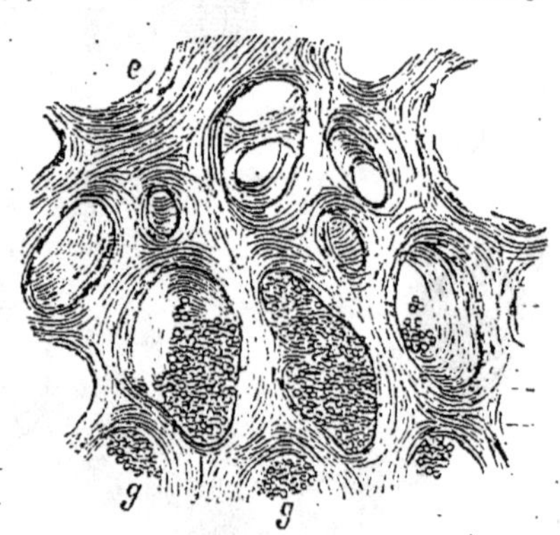

Fig. 71. — Coupe microscopique d'un angiome caverneux où l'on voit des alvéoles circonscrits par un tissu fibreux.

Une fois formés, les angiomes hépatiques s'accroissent assez peu, et subissent, dans quelques cas, des modifications qui viennent changer leur physionomie. La coagulation du sang dans les alvéoles peut permettre les adhérences de ceux-ci et la transformation de la tumeur caverneuse en une sorte de fibrome, c'est là un mode particulier de guérison. L'oblitération des vaisseaux aboutissant à une ou plusieurs vacuoles venant à s'opérer, celles-ci laissent transsuder une sérosité fortement albumineuse qui les transforme en cavités kystiques; telle est l'origine de certains kystes du foie, toujours limités et circonscrits comme les angiomes dont ils dérivent[1].

*Symptômes.* — Toujours peu nombreux et peu volumineux dans le foie, les angiomes ne déterminent aucun symptôme appréciable, aussi ne sont-ils que des trouvailles d'autopsie. Les auteurs, qui ont prétendu leur reconnaître une nocuité quelconque, les ont, sans doute, confondus avec des fibromes embryonnaires, comme semble l'indiquer la description qu'ils en ont donnée. Avec Frerichs nous pensons qu'ils n'ont pas la moindre

1. Voir mon *Traité d'anatomie pathologique*, t. I, Paris, 1875-77, p. 387.

importance clinique, et qu'il est impossible de les diagnostiquer pendant la vie. Ces petites tumeurs se développent et persistent dans le foie, comme à la surface de la peau, sans amener le moindre trouble, et les kystes qui résultent de leur transformation n'ont pas plus d'importance, car ils ne deviennent jamais volumineux. Aussi, ne connaît-on aucun désordre sérieux qui leur soit propre, et dans ces conditions, il nous paraît inutile d'en parler plus longuement.

**Cruveilhier** (J.). *Essai sur l'anatomie pathologique*. Paris, 1816, t. II, p. 131 ; et *Traité d'anatom. patholog. génér*. Paris, 1856, t. III, 890. — **Schuh**. *Pseudoplasmen*. Wien, 1843, 169. — **Virchow** (R.). *Ueber cavernöse (erectile) Geschwülste und Telangiectasien*. (*Archiv f. path. Anat. und Physiol.*, III, 446 et VI, 527) et *Pathologie des tumeurs*, trad. fr. par Aronsohn, Paris, 1876, t. IV, p. 84. — **Rokitansky** (C.). (*Lehrbuch d. pathol. anatom.* Wien., 1855.) — **Wilks** (S.). *Cavernous growth in the liver*. (*Trans. of the path. Soc.* London, 1861-62, III, 122.) — **Landetta**. *Tumeur du foie (congénitale)*. (*Bull. de la Soc. anat.*, 1862, 447.) — **Bœttcher** (A.). *Umwandl. cavernöser Geschwülste der Leber zu festen narbigen Knoten*. (*Archiv f. path. Anat.*, etc. Berlin, 1863, XXVIII, 421-423.) — **Frerichs** (Th.). *Traité des maladies du foie*, trad. française. Paris, 1866, p. 558. — **Thomas** (J.). *Ueber ein Adenoma Lymphangiomatodes der Leber*. Wurzburg, 1862. — **Duguet**. *Tumeur érectile du foie; atrophie du cœur*. (*Bull. Soc. anat. de Paris*, 1868, XLIII, 484-489.) — **Landouzy**. *Tumeurs érectiles du foie*. (*Ibid. Paris*, 1870, XLV, p. 325.) — **Bertolet** (R. M.). *Multiple cavernous angeioma of the liver*. (*Transact. path. Soc.* Philadelphia, 1876, V, 68-71.) — **Journiac**. *Contribution à l'étude des angiomes du foie*. (*Archiv de physiol. norm. et pathol.*, Paris, 1879, p. 58.) — **Steffen** (A.). *Ueber Angiom der Leber*. (*Jahrb. f. Kinderh.* Leipzig, 1882, 348-350, 1 pl. et *Rev. des sc. méd.*, Paris, 1883. XXII, 469.) — **Chervinsky**. *Cas d'angiome caverneux multiple chez un enfant de six mois*. (*Archiv. de physiol. norm. et patholog.* Paris, 1885, sér. 3, VI, 553.) — **Langhans** (T.). *Angiome caverneux du foie et de la rate à marche rapide*. (*Archiv. gén. de méd.* Paris, 1879, II, 98.) — **Martinotti**. *Angiome caverneux du foie chez un enfant de cinq mois*. (*Riforma medica*, et *Bull. méd.* Paris, 1888, p. 723.) — **Beneke** (R.). *Zur Genese der Leberangiome*. (*Archiv für pathologische Anatomie und Physiologie*. Berlin, 1890, CXIX, 76.) — **Pilliet**. *Contribution à l'étude de l'angiome du foie*. (*Bull. de la Soc. anat.* Paris, 1891, 446 ; et *Comptes rend. de la Société de Biologie*, Paris, 1891, 567.)

# CHAPITRE III

## ANOMALIES DE CIRCULATION OU ANGIOPATHIES HÉPATIQUES

Après l'étude que nous venons de faire des altérations des tissus épithéliaux et conjonctifs du foie, il y a lieu d'entreprendre celle des désordres propres aux vaisseaux de cette glande; or, ces vaisseaux étant de deux ordres : artériels et veineux, la division qui convient à cette nouvelle étude se trouve naturellement tracée. Nous passerons successivement en revue : les affections de l'artère hépatique, puis celles de la veine porte et des veines sus-hépatiques; nous terminerons par les désordres hypérémiques d'origine stasique.

### Art. I. — Angiopathies artérielles.

L'artère hépatique, le seul vaisseau qui distribue au foie le sang rouge, exerce forcément, lorsqu'il vient à s'altérer, une influence fâcheuse sur la nutrition et le fonctionnement de cet organe, aussi les désordres qu'il présente ont-ils presque toujours les conséquences les plus graves.

Les malformations de l'artère hépatique sont relativement rares, malgré le cas d'anomalie des branches du tronc cœliaque avec duplicité de l'artère hépatique rapporté par Dupuis et Barnay[1]. L'absence par défaut ou par obstruction congénitale de ce vaisseau n'est démontrée par aucun fait à nous connu, mais on conçoit qu'elle soit possible.

Les altérations de l'artère hépatique, sans être communes, se rencontrent dans un certain nombre de cas et ne diffèrent pas de

1. Dupuis et Barnay, Anomalie des branches du tronc cœliaque (*Lyon méd.* 1874, XV 499).

celles du système artériel en général. Elles comprennent : l'*artérite circonscrite* et l'*artérite en plaques* avec leurs conséquences, l'oblitération et l'anévrysme; l'*artérite généralisée*, les désordres trophiques du foie et les hémorrhagies qui lui font cortège, puis la dégénérescence amyloïde ou leucomatose, et enfin les thromboses et les embolies de l'artère hépatique.

## § I. — ARTÉRITE CIRCONSCRITE ET ARTÉRITE EN PLAQUES. OBLITÉRATION ET ANÉVRYSME DE L'ARTÈRE HÉPATIQUE

L'inflammation circonscrite de l'artère hépatique n'a pas été décrite, mais ses principaux effets seulement, à savoir : l'oblitération, l'anévrysme et la rupture. Ces désordres ne diffèrent pas de ceux qui s'observent à la suite des lésions circonscrites des artères cérébrales, beaucoup mieux connues, et proviennent vraisemblablement d'un même processus pathologique. Or, la syphilis étant la cause ordinaire des artérites circonscrites de l'encéphale, il est à croire, malgré l'absence de renseignements positifs à cet égard, que cette maladie est également la cause ordinaire de l'oblitération circonscrite, de l'anévrysme et de la rupture spontanée de l'artère hépatique, puisque, dans le foie, comme dans l'encéphale, le désordre artériel n'a qu'une faible étendue.

Ce désordre débute, en effet, par la tunique externe, s'étend jusqu'à la tunique interne, et, tantôt favorise l'adhésion des parois artérielles de façon à amener l'oblitération totale de la lumière de ce vaisseau, tantôt détruit sa tunique moyenne, produit un anévrysme ou une simple dilatation. L'âge peu avancé où ces lésions sont observées semble prouver que tels sont bien leur origine et leur mode de formation. Il y a d'autres causes, sans doute, et le paludisme est du nombre, si on s'en rapporte au fait suivant observé par Gendrin[1]. Une fille de vingt-trois ans, atteinte de fièvres intermittentes dans son pays, vint à Paris en 1833. Elle était bien portante depuis trois ans, lorsqu'elle commença à éprouver à l'épigastre des douleurs obtuses, intermittentes, qu'elle soulageait en serrant plus fortement son corset. Le 14 novembre 1835 au deuxième jour de ses règles, elle éprouve une peur qui en amène la suppression, est prise d'une hématémèse qui se renouvelle trois fois dans la journée; le 15 et le 16, elle a des selles noires; le 17, elle vomit à nouveau, et le 18, présente du mélæna. Il en est de même les 4 et 5 décembre, après quoi elle succombe dans une syncope. La cavité de l'estomac se trouve remplie de

1. GENDRIN, *Traité de médecine pratique*, Paris, 1838, p.183.

sang, mais l'examen le plus attentif n'y peut faire distinguer, pas plus que sur le duodénum, aucune apparence de solution de continuité. Une injection d'eau poussée dans l'aorte, liée inférieurement au-dessus de l'origine des émulgentes, ne suinte ni dans l'estomac, ni dans le duodénum, ni dans l'œsophage. L'aorte est saine jusqu'à l'origine du tronc cœliaque, en ce point on voit sur sa surface interne des inégalités jaunes, non indurées. Le tronc cœliaque, dilaté et altéré, se trouve obstrué immédiatement au delà de l'artère gastrique par des couches de sang coagulé, qui remplissent une tumeur anévrysmale du volume d'un œuf. Le foie est sain et décoloré, les autres organes n'offrent pas d'altération appréciable, à part de l'anémie.

L'anévrysme, qui dans ce cas occupait autant peut-être le tronc cœliaque que l'artère hépatique, avait, à notre avis, une origine paludique, non pas tant à cause de l'intoxication antérieure que des caractères anatomiques du vaisseau altéré, semblables à ceux de l'aortite en plaques rattachée par nous au paludisme. Par conséquent, les anévrysmes de l'artère hépatique, en tout comparables aux anévrysmes des autres artères, proviennent des mêmes causes qui sont : la syphilis, le paludisme, la tuberculose, etc. (voy. nos *Leçons de clinique médicale*, Paris, 1894, t. II, p. 75).

L'hypothèse qui consiste à attribuer, dans quelques cas, l'anévrysme de l'artère hépatique à des modifications que subirait ce vaisseau, au contact de la vésicule biliaire enflammée, ainsi qu'on a pu le croire, à propos de deux cas rapportés l'un par Chiari, l'autre par Schmidt, ne nous paraît pas acceptable, attendu que, dans ces conditions, la lésion artérielle conduit difficilement à la formation d'un anévrysme.

*Anatomie pathologique*. — Quelle que soit leur origine, les anévrysmes de l'artère hépatique débutent par une lésion circonscrite qui envahit d'abord la tunique externe, puis gagne la tunique interne, et permet au sang de se frayer une ouverture à travers la paroi de ce vaisseau. Ils présentent un volume qui varie entre celui d'une noisette, d'un œuf, et même d'une tête d'enfant (cas de Wallmann). Ils ont des parois plus ou moins épaisses, adhérentes aux tissus adjacents, et renferment des caillots stratifiés qui habituellement obstruent la lumière du vaisseau sans l'oblitérer. Situées sur le trajet du tronc ou de l'une des branches de division de l'artère hépatique, ces tumeurs compriment les voies biliaires au point d'engendrer un ictère, la veine porte de façon à amener un léger degré d'ascite, le duodénum et parfois aussi l'estomac, d'où la production d'hématémèses, de melæna et de troubles dyspeptiques. Elles se rompent assez fréquemment, et s'ouvrent tantôt dans la vésicule biliaire (cas de STOKES, LEBERT, QUINCKE et BORCHERS), tantôt dans la cavité péritonéale, entraînant à leur suite une issue rapidement fatale.

*Symptomatologie.* — Les phénomènes propres aux anévrysmes de l'artère hépatique sont locaux ou généraux. Les premiers se manifestent par la présence d'une tumeur assez considérable pour déplacer le foie, et néanmoins difficile à reconnaître, en raison de son siège, malgré une exploration des plus attentives. Le déplacement du foie, reconnaissable par la percussion et par le palper, peut en imposer à son tour pour un épanchement ou un néoplasme. Un phénomène, rarement en défaut, est celui de douleurs névralgiques, intermittentes, d'une intensité telle que, dans plusieurs cas, elles ont été confondues avec des crises de coliques hépatiques. Le retour fréquent de ces douleurs trompe avec d'autant plus de facilité que l'anévrysme de l'artère hépatique, à cause de sa rareté, attire peu l'attention du praticien. Cependant, par son caractère lancinant, ce symptôme se distingue des douleurs de la lithiase hépatique, comme aussi par sa coïncidence avec un accident non moins fréquent, l'hématémèse, phénomène bien différent des vomissements bilieux et alimentaires de la crise de colique hépatique. Le sang rendu est rouge ou noirâtre, et presque toujours, le lendemain, apparaît du melæna. Subordonnée à des conditions diverses, l'hématémèse provient de l'ouverture de l'anévrysme dans les voies biliaires ou dans le tube digestif, de l'exagération de pression dans le domaine de l'artère coronaire stomachique, de l'obstacle apporté à la circulation de l'artère hépatique ou de l'artère splénique, et enfin d'une simple pression exercée sur les veines voisines.

Lié à la compression subie par les conduits hépatiques, l'ictère est un phénomène moins commun, mais qui se montre dans quelques cas ; l'ascite, plus rarement observée, est en général peu abondante.

*Évolution et modes de terminaison.* — La marche de ces accidents est lente, intermittente plutôt que continue, la durée de l'affection est de une à plusieurs années, sa terminaison est le fait de la rupture de la poche anévrysmale et d'une hémorrhagie abondante, d'une syncope ou de l'épuisement consécutif à des hémorrhagies gastro-intestinales successives; plus rarement, si l'artère vient à s'oblitérer, la mort résulte de l'insuffisance hépatique liée à la rapide dénutrition du foie.

*Séméiologie.* — Le diagnostic de l'artérite hépatique et de l'anévrysme qui en est la conséquence offre des difficultés de plusieurs ordres. L'attention, peu appelée sur cette affection, l'est au contraire d'une façon constante sur la crise de colique hépatique, de telle sorte qu'en présence de douleurs liées à une tumeur anévrysmale de l'artère hépatique, on ne manque guère de diagnostiquer une crise de lithiase. Cependant, il est possible d'éviter l'erreur, si on sait tenir compte du déplacement du foie, des caractères des douleurs et de ceux des vomissements. Aussi, le médecin doit-il toujours songer à un anévrysme hépatique, en présence d'un malade atteint de douleurs lancinantes et intermittentes dans l'hypochondre droit, d'hématémèses et de melæna.

Le pronostic de l'artérite hépatique est des plus graves, et son issue, pour ainsi dire fatale, si elle vient à se terminer par l'oblitération ou par la dilatation anévrysmale du vaisseau. Cette issue est à redouter d'autant plus que le traitement rationnel est toujours tardif, en raison des difficultés à reconnaître ces désordres, et de l'impossibilité d'une intervention chirurgicale efficace.

*Thérapeutique.* — Le traitement de cette affection doit consister, toutes les fois qu'il y a lieu de soupçonner la syphilis, dans l'administration de l'iodure de potassium, à la dose de 2 à 4 grammes, et dans l'usage quotidien, avec des intervalles de repos, de frictions sur les membres, dans les aines et les aisselles, avec deux grammes d'onguent napolitain, matin et soir. S'il s'agissait d'une artérite et d'un anévrysme d'origine paludique, le même traitement serait encore le plus utile et le mieux indiqué; enfin, dans le cas où un anévrysme de l'artère hépatique serait nettement reconnu, il y aurait lieu de pratiquer des injections sous-cutanées d'une solution gélatineuse pour chercher à amener la coagulation du sang dans la poche anévrysmale et à prévenir sa rupture. (Voyez notre communication à l'Académie de médecine, séance du 22 juin 1897, p. 784, en collaboration avec le Dr Paulesco.)

**Saint-Vincent** (T.). *Observation sur une rupture de l'artère hépatique.* (*J. universel des sc. méd.* Paris, 1820, XVIII, 230-232.) — **Stokes.** *Anévrysme de l'artère hépatique, du volume d'une grosse orange; obstruct. et distension des conduits biliaires, mort par rupture de l'anévrysme et épanchement dans la cavité abdominale.* (*Archiv. gén. de méd.* Paris, 1834, VI, 522-527, et *Traité des malad. du cœur,* trad. fr. par Sénac. Paris, 1864, 624.) — **Ledieu.** (*Journ. de Bordeaux,* mars 1856.) — **Babington.** *Aneurysm hepatic artery.* (*Dublin Journ.*, 1856.) — **Wallmann.** *Aneurysma art. hep.* (*Archiv f. pathol. Anat. und Physiologie,* XIV, 389.) — **Lebert** (H.). *Anévrysme de l'art hépatiq. ouvert dans la vésicule biliaire.* (*Archiv. gén. de mud.* Paris, 1858, II, 351, et *Traité d'anat. pathol.* Paris, 1861, II, 322, et pl. CXXVII, fig. 1-3.) — **Pearson Irvine.** *Aneurysm of hepatic artery in the cavity of an* *abscess of the liver.* (*Trans. of the path. Soc. London*, 1878, XXIX, 128.) — **Drasche.** *Ueber Anevrysmen der Leberarterie.* (*Wien med. Woch.*, 1880, n° 37 et *Rev. d. sc. méd.* XVII, 527.) — **Chiari.** *Ouverture d'un anévrysme de l'artère cystique dans la vésicule biliaire avec hémorrhagie mortelle.* (*Prag. med. Wochenschr.*, 1883, VIII, 33. — **Hale White.** *Case of jaundice due to Aneurysm of the hepatic artery.* (*Brit. med. Journ.* 30 janvier 1892 et *Rev. d. sc. méd.*, XL., 172.) — **Schmidt** (M.). *Anévrysme de l'artère hépatique dans la lithiase biliaire.* (*Deutsch. Archiv f. klin. Med.* LII, 5 et 6, et *Gaz. méd.* Paris, 1894, 415.) — **Sainton** (P.). *Anevrysme de l'artère hépatique, rupture de la poche dans la cavité péritonéale.* (*Bull. de la Soc. anat.* Paris, 1896.)

## § II. — ENDARTÉRITE GÉNÉRALISÉE OU ARTÉRIO-SCLÉROSE DU FOIE. — HYPÉRÉMIES; HÉMORRHAGIES, ETC.

*Étiologie et pathogénie.* — Différente de l'artérite circonscrite aussi bien par ses causes que par ses effets, l'endartérite l'est encore par sa généralisation aux branches terminales de l'artère hépatique. Contrairement à l'opinion de quelques auteurs, cette lésion n'est l'effet ni d'une intoxication par l'alcool, ni d'un tout autre empoisonnement, celui par le plomb excepté; manifestement liée à la grande névrose vaso-trophique désignée par nous sous le nom d'*herpétisme*[1], elle est, à part sa rareté, pour la glande hépatique ce qu'est au rein l'artério-sclérose rénale.

*Anatomie et physiologie pathologiques.* — Les parois de l'artère hépatique, plus ou moins épaissies, ont leur surface interne parsemée de taches, de points saillants blanchâtres ou jaunâtres qui rétrécissent le calibre de ce vaisseau, ou bien l'élargissent si sa tunique élastique vient à s'altérer. Les branches artérielles, distribuées dans le parenchyme, offrent les mêmes altérations, d'où une gêne circulatoire qui a pour conséquence l'hypérémie des capillaires et la modification des cellules hépatiques (fig. 72, *a*). Mais, en outre, soit que la lésion artérielle s'étende au tissu conjonctif adjacent, soit que les artérioles viennent à s'oblitérer, il se produit un tissu nouveau, une sclérose plus ou moins étendue, peu appréciable à l'extérieur, si ce n'est par quelques dépressions comme cicatricielles.

Le foie dans ces conditions est tuméfié, normal ou diminué de volume, suivant l'étendue de la sclérose et le degré de la gêne circulatoire. Tuméfié et hypérémié lorsque la circulation artérielle se trouve ralentie par le rétrécissement ou la dilatation du vaisseau, son aspect rappelle assez bien celui du foie noix muscade. Diminué de volume et de poids à une période plus avancée

1. Voyez Lancereaux, *Traité de l'herpétisme*, Paris, 1883.

de son évolution, il est sclérosé par places et présente des bandes fibreuses qui rétractent son parenchyme, changent sa forme normale et atrophient un seul ou ses deux lobes.

L'examen histologique démontre qu'un grand nombre d'artérioles ont sur quelques points leur tunique interne épaissie et saillante, d'où un rétrécissement de calibre, tandis que sur d'autres points, la tunique moyenne venant à faire défaut, soit par le fait de la compression qu'elle subit, soit pour toute autre cause, ce calibre s'élargit. Le tissu conjonctif voisin des

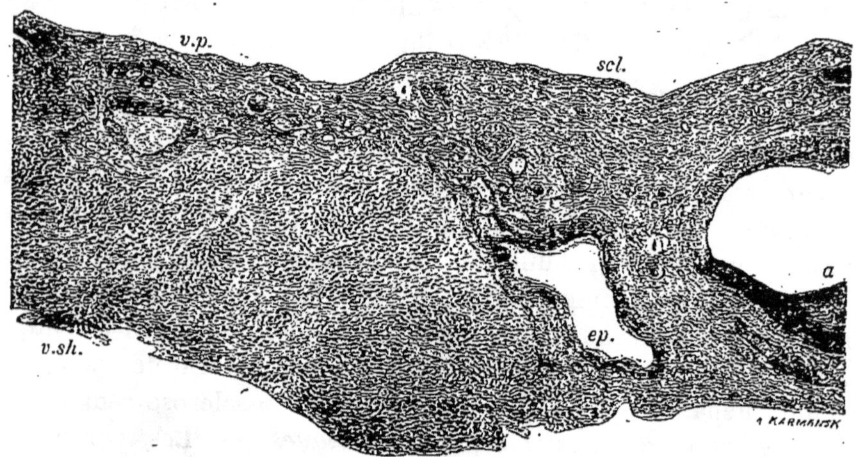


Fig. 72. — Coupe microscopique d'un foie artériel $\frac{1}{15}$.
*a*, artère dont la paroi interne est épaissie et saillante à son intérieur; *ep*, grand espace porte sclérosé; *vp*, branches de la veine porte; *v.s.h.*, veines sushépatiques; *scl.*, tissu scléreux dans le parenchyme du foie.

artérioles, souvent épaissi et sclérosé, forme des bandes fibreuses plus ou moins étendues (fig. 72). Disposée sur le trajet des vaisseaux, cette sclérose conjonctive se rapproche de la cirrhose syphilitique avec cette différence qu'elle est plus diffuse; le fait suivant est à cet égard des plus démonstratifs.

*Herpétisme. Artério-sclérose généralisée; obésité; glycosurie; calvitie, etc.*

F..., Eugène, ancien notaire, âgé de 66 ans, appartient à une famille qui présente des stigmates d'herpétisme, à savoir : éruptions prurigineuses, arthrites sèches, dyspepsie, obésité, glycosurie, etc.

Atteint de rougeole étant enfant, ce malade a eu des accès de fièvre palustre de 12 à 14 ans, et une fièvre typhoïde à 25 ans. Depuis son enfance et jusqu'à l'âge de 27 à 28 ans, il s'est trouvé atteint de migraines, d'épistaxis, d'hémorrhoïdes, de douleurs articulaires et des névralgies sciatique et faciale. Vers l'âge de 27 ans, il commence à prendre de l'embonpoint; à 30, il pèse 232 livres. Vers 50 ans, ses dents tombent à la suite d'une gingivite expulsive; on examine alors ses urines et on constate qu'elles contiennent du sucre. A 55 ans, il perd ses forces, qui déjà avaient considérablement baissé depuis deux à trois ans. A partir de ce moment, tout travail lui devient impossible, et, un mois plus tard, le 4 mars 1895, il est admis dans notre service hospitalier à la suite de crises de vomissements incoercibles et abondants.

Il se trouve alors dans l'impossibilité, sans être paralysé, d'exécuter le moindre mouvement, et même de se tourner dans son lit, tant ses muscles sont flasques et atrophiés. Sa langue est rouge et un peu sèche, bien qu'il soit apyrétique, ses fonctions digestives laissent à désirer, son cœur est volumineux, et, à chaque systole il se produit un retrait de la paroi thoracique; le pouls, bondissant et régulier, bat 100 fois à la minute, les artères radiales et temporales sont dures et sinueuses.

Le foie ne déborde pas le rebord costal et la rate a des dimensions normales; quant aux autres organes, ils ne sont pas altérés. Polyurique nocturne depuis 10 à 15 ans, ce malade rend actuellement dans les 24 heures 1 500 centimètres cubes, environ, d'une urine qui pèse 1,011, et contient un peu de sucre et de l'albumine en abondance.

Cet état s'aggrave peu à peu, malgré le traitement ioduré et le régime du lait; la faiblesse augmente, l'insomnie persiste; il survient des eschares au sacrum, aux trochanters et aux malléoles, puis une diarrhée profuse, qui cesse le 5 juin à la suite de vomissements bilieux et d'un délire urémique. La température tombe à 35°,9, le pouls reste à 100. Les vomissements continuent, la faiblesse est de plus en plus grande, et la mort a lieu dans la nuit.

Il existe à l'examen cadavérique une symphyse totale du péricarde; le cœur est volumineux, ses parois sont fortement épaissies, ses valvules intactes. L'aorte est altérée dans toute son étendue, parsemée de plaques athéromateuses confluentes, devenues calcaires au niveau de l'origine des gros vaisseaux du cou. Le système artériel est partout altéré; les artères coronaires dont les parois sont épaissies, infiltrées de substance calcaire, ont leur lumière tellement rétrécie par places qu'elle se réduit à un très petit orifice. Il en est de même des artères des membres, de celles du cerveau et de tous les organes; l'artère poplitée interne est transformée en un tuyau de pipe, et son calibre est très rétréci. Le myocarde est sclérosé au pourtour des artérioles, épaissies et sinueuses.

*Les reins*, du poids de 130 grammes, petits, granuleux, ressemblent à une peau d'orange, avec de nombreuses cicatrices d'infarctus anciens. La substance corticale est considérablement amincie; les artérioles restent béantes sur la coupe. Vues au microscope, les plus petites artères ont leurs parois manifestement épaissies et quelques-unes même sont oblitérées; un grand nombre de tubes glandulaires sont étouffés par l'épaississement du tissu conjonctif interstitiel, et un certain nombre de glomérules transformés par le tissu fibreux.

Le péritoine est libre de liquide et d'adhérences; il existe de la surcharge graisseuse du mésentère et de l'épiploon. La membrane muqueuse de l'estomac, très dilatée, se trouve couverte d'un mucus épais, adhérent, sans ulcérations sous-jacentes. *L'intestin* ne présente aucune altération appréciable.

Le foie, du poids de 1 500 grammes, offre une surface chagrinée, une capsule légèrement épaissie, une teinte violacée et une consistance ferme. Sur une coupe, l'artère hépatique, dont les parois sont rigides, demeure béante; le tronc de ce vaisseau présente intérieurement de nombreuses plaques jaunâtres saillantes, de plus en plus rares au fur et à mesure de la pénétration des branches à l'intérieur du foie, quoique cette altération continue à se voir même sur des divisions très fines. Sur des coupes microscopiques, les parois de ces vaisseaux sont épaissies, et dans leur voisinage, il existe un tissu sclérosé sous forme de bandes allongées (fig. 72) assez semblable à ce qui a lieu dans la syphilis hépatique. Les canaux biliaires sont intacts et la vésicule contient une bile de couleur foncée.

*Le pancréas* est entouré d'une grande quantité de graisse qui paraît s'être substituée à plusieurs de ses lobules. *La rate*, petite, 160 grammes, a sa capsule épaissie avec plaques blanches fibreuses, et sa surface laisse voir trois cicatrices d'anciens infarctus. Son artère est altérée jusque dans ses plus profondes divisions et son stroma conjonctif épaissi ; une grande accumulation de pigment existe à la périphérie des parois veineuses.

Les artères cérébrales sont toutes altérées, parsemées de nombreuses plaques d'athérome. Il y a de l'œdème à la surface des hémisphères cérébraux et de l'hydropisie ventriculaire ; néanmoins la substance cérébrale est intacte ; il n'existe de traces ni de ramollissement ni d'hémorrhagie.

L'hypérémie et la sclérose ne sont pas les seuls effets de l'endartérite hépatique, il faut encore y ajouter l'hémorrhagie. Relativement rare dans le foie, tant à cause du peu de fréquence de la sclérose artérielle de cet organe que du soutien apporté par la trame conjonctive aux vaisseaux qui s'y distribuent, cette lésion est néanmoins, parfois, comme dans l'encéphale, la conséquence d'une rupture vasculaire ; l'observation suivante en est un exemple, emprunté à notre *Atlas d'anat. path.*, Paris, 1871, p. 425.

Une journalière, âgée de 47 ans, est frappée à 6 heures du matin, le 27 mai 1866, au moment de son lever, d'une perte de connaissance qui dure 4 heures et d'une hémiplégie droite avec obtusion de la sensibilité ; elle meurt le 8 septembre d'une attaque de choléra. A la partie externe de la couche optique gauche existe un kyste alvéolaire, renfermant une faible quantité d'un liquide chocolat et une sclérose descendante du pédoncule cérébral correspondant. Les artères de l'encéphale, sont atteintes d'endartérite ; les carotides, l'aorte, et le système artériel tout entier offrent la même altération, y compris l'artère hépatique qui est le siège de nombreuses plaques d'induration.

Le foie, légèrement gras et granuleux à sa surface, présente à deux centimètres du bord supérieur du lobe droit, en avant de l'une des plus grosse branches des veines sus-hépatiques, un caillot sanguin arrondi, d'un diamètre de deux à trois centimètres, solide, résistant, noir brunâtre et en voie de transformation. La vésicule biliaire distendue renferme 12 à 15 petits calculs de cholestérine formant chacun une sorte de géode avec cavité centrale et parois brunâtres. D'autres faits du même genre, existent sans doute, parmi ceux qui sont décrits comme de simples hémorrhagies du foie.

*Symptomatologie.* — L'artério-sclérose hépatique, n'étant jamais une lésion locale, les phénomènes qui s'y rattachent passent le plus souvent inaperçus, voilés qu'ils sont par des symptômes plus saillants du côté des reins, du cœur ou de l'encéphale. Pourtant, il serait possible de reconnaître ces phénomènes, à l'aide d'une analyse rigoureuse des désordres hépatiques, manifestement différents des troubles fonctionnels liés aux altérations des autres organes.

La lenteur des digestions, un certain degré de météorisme, des hémorrhagies et surtout des épistaxis, un amaigrissement progressif, tels sont les principaux symptômes qu'il est possible d'attribuer à la sclérose de l'artère hépatique. Il nous a paru, en outre, qu'il venait s'y ajouter, dans quelques cas, sinon de l'ictère et de l'ascite, du moins quelques-uns des phénomènes de l'insuffisance hépatique, et partant, cette affection est loin d'être toujours sans danger.

*Évolution et modes de terminaison.* — L'artério-sclérose hépatique, dont la marche est lente et insidieuse, ne présente aucune réaction fébrile; aussi est-elle peu étudiée et nullement connue. Dans l'impossibilité où nous sommes de fixer son début, nous ignorons sa durée; elle est du reste une rare cause de mort, à moins d'hémorrhagies ou de phénomènes d'insuffisance hépatique.

*Séméiologie.* — Le diagnostic de cette affection est difficile, tant à cause des nombreuses manifestations qui lui font cortège que des symptômes peu accusés qui s'y rattachent. Cependant quand, chez un artério-scléreux, il existe, avec un foie revenu sur lui-même, des digestions pénibles et des fèces à peine colorées, on est en droit de supposer que le système artériel de cet organe est atteint. Le foie, comme nous le savons, est volumineux et douloureux lorsque le tronc artériel est rétréci ou oblitéré.

Assez peu dangereuse par elle-même, en dehors de tout phénomène d'insuffisance du foie, l'artério-sclérose hépatique, venant s'ajouter à celle d'autres organes, la rate, les reins, etc., contribue à augmenter l'anémie et le dépérissement, si communs dans ces conditions, et à favoriser l'urémie.

*Thérapeutique.* — Le traitement de cette affection ne diffère pas de celui de l'artério-sclérose, en général. Il convient d'y ajouter celui des hémorrhagies internes et de l'insuffisance hépatique, quand ces désordres viennent à se produire. L'iodure de potassium, indiqué en pareil cas, doit être administré dès le début de l'altération du système artériel, car plus tard, il est sans efficacité; par contre, il y a lieu de recourir à l'emploi des diurétiques et des purgatifs, s'il survient des phénomènes d'insuffisance hépatique ou d'urémie.

**Boy-Tessier.** *Contribution à l'étude du foie sénile.* (*Rev. de méd.* Paris, 1887, 499.) — **Tonnel.** *Contribution à l'étude du foie sénile.* (*Bull. de la Soc. cent. de méd. du dép. du Nord,* Lille, 1897, p. 57.)

## § III. — THROMBOSES ET EMBOLIES HÉPATIQUES

*Étiologie.* — Le tronc cœliaque, comme l'artère hépatique, est sujet à s'altérer dans quelques maladies : le paludisme (artérite en plaques) la syphilis, la tuberculose (artérites circonscrites), l'herpétisme (artério-sclérose généralisée), et, lorsque ces lésions parviennent à rétrécir et à obstruer son calibre, il y a thrombose artérielle avec ses conséquences. L'embolie, par contre, est indépendante de toute lésion artérielle, et résulte de l'émigration d'un bouchon fibrineux ou d'un corps étranger quelconque, détaché des veines pulmonaires, du cœur ou d'un autre point du système artériel.

*Anatomie et physiologie pathologiques.* — L'angle droit que forme le tronc cœliaque avec l'aorte met quelque peu ce vaisseau à l'abri des embolies, sans l'en préserver entièrement, car, si on tient compte de la fréquence de cet accident dans la rate, il y a lieu de croire qu'il est plus commun dans le foie qu'on ne le croit généralement. Le faible calibre de l'artère hépatique et sa disposition sont, en réalité, des circonstances peu favorables à la pénétration des bouchons errants; néanmoins, il y a lieu de reconnaître que la thrombose et l'embolie de l'artère hépatique passent surtout pour être rares, parce qu'on se donne peu la peine d'examiner ce vaisseau, et que les accidents produits par son oblitération sont souvent méconnus. Nous sommes confirmé dans cette opinion par ce fait qu'il nous est arrivé, dans l'espace d'une année, d'observer deux cas d'embolie hépatique chez des malades atteints l'un et l'autre d'affections cardiaques.

Le premier fait a été vu par nous en 1875, à l'hôpital de la Charité où nous étions chargé du cours de Clinique médicale, en remplacement du professeur Bouillaud. Il s'agissait d'un homme de 50 ans, soigné pour une dilatation des deux cœurs, avec insuffisance mitrale, et qui, admis dans le service, depuis quelques jours, présentait une dyspnée pénible, de la pâleur du visage, des râles à la base des deux poumons, une très légère hypérémie du foie et de l'albuminurie. Son état s'était amélioré sous l'influence de la digitale, quand tout à coup, vers 2 heures de l'après-midi, il éprouva dans la région de l'abdomen, et particulièrement dans celle de l'hypochondre droit, des douleurs d'une intensité excessive qui lui firent jeter des cris et réclamer du secours, comme s'il se fût agi d'une perforation intestinale. Le ventre, en effet, ne tarda pas à se météoriser, le facies pâlit, les traits se contractèrent, le pouls s'accéléra; il survint quelques vomissements bilieux, puis un subdélire, et la mort eut lieu douze heures environ plus tard, dans un état de profonde somnolence.

Cette fin brusque et pénible, qui nous fut racontée par la surveillante du service, éveilla, dans notre esprit, l'idée de la possibilité d'une embolie, et nous amena à soupçonner une oblitération de l'artère mésentérique supérieure; mais, l'examen du foie nous mit bien vite sur la voie d'une embolie de cet organe. Effectivement la glande hépatique remplissait une grande partie de la cavité abdominale et se faisait remarquer par une coloration violacée bleuâtre, une diminution de consistance et une congestion tout à fait extraordinaire, qui la rapprochait d'une éponge imbibée de sang. Ce liquide, de teinte noire, s'échappant avec abondance à la coupe, indiquait un obstacle circulatoire, et l'examen attentif de l'artère hépatique nous permit de découvrir, un peu avant sa bifurcation, un bouchon fibrineux très ferme, qui obturait entièrement sa lumière, et qui, vu la rapidité des accidents et l'intégrité des parois vasculaires, dut être considéré comme un embolus. Le tronc cœliaque, l'artère coronaire stomachique et l'artère splénique étaient libres; à part une des divisions de cette dernière, à laquelle correspondait un infarctus déjà ancien de la rate. Le pancréas, les membranes muqueuses de l'estomac et des intestins se trouvaient fortement hypérémiés, les reins et les poumons beaucoup moins; l'encéphale n'offrait aucun désordre appréciable, malgré l'artério-sclérose généralisée de ses vaisseaux. Les artères coronaires du cœur étaient sclérosées et, par suite, cet organe, notablement dilaté, présentait à sa surface interne des concrétions fibrineuses qui étaient la source manifeste du caillot embolique de l'artère hépatique.

En présence de tous ces désordres, il était évident que la mort ne provenait pas seulement de l'altération du cœur, et qu'elle devait être attribuée à l'embolie de l'artère hépatique; car à ce point de vue le siège et l'intensité de la douleur ne laissaient aucun doute.

Notre second fait n'est pas moins probant, il concerne un homme de soixante-cinq ans admis dans notre service (hôpital Saint-Antoine) le 21 janvier 1878 pour une artério-sclérose généralisée, avec quelques points noirs, nécrosés aux extrémités des pieds, principalement à droite où existait de l'œdème et un abaissement de la température. Le thermomètre appliqué sur la jambe droite marquait 35°, tandis que sur la jambe gauche il s'élevait à 36°, les battements artériels perçus dans l'aine droite ne pouvaient être sentis plus bas. Le 31 janvier, céphalée, étourdissements, léger degré d'aphasie pendant quatre heures avec agitation, bredouillement et sensations de fourmillements dans le membre supérieur du côté droit. Le 4 février, les orteils du pied droit sont noirs et momifiés, le dos du pied est œdématié et couvert de bulles; le gros orteil gauche et la plupart des extrémités des autres doigts sont en voie de mortification. Il y a un état fébrile manifeste, et l'examen du sang au microscope permet de constater une proportion relativement considérable de globules blancs, des globules rouges adhérents, empilés, et des granulations mobiles. Dans la nuit, le malade éprouve de vives douleurs dans le ventre, il est pris d'agitation et de délire. Le 5 au matin, il a les lèvres cyanosées, le nez et les extrémités refroidies; les battements du cœur sont sourds, le pouls est irrégulier et ralenti (50 pulsations), la langue sèche; puis, il survient du coma, et la mort a lieu le 6 février.

Le foie, presque doublé de volume, pèse 2200 grammes après l'écoulement d'une grande quantité de sang; sa teinte est violacée, sa consistance un peu molle, sa friabilité très grande, car il s'écrase comme un morceau de fromage. Soumis à l'action d'un filet d'eau, le sang s'échappe avec les cellules hépatiques, et il ne reste du parenchyme qu'une trame semblable à une mousse ou à un chevelu très fin. La vésicule biliaire contient une bile jaune brunâtre. Le tronc de l'artère hépatique dilaté, variqueux, et d'un calibre inégal, se trouve à son origine obstrué par un caillot ferme, jaune brunâtre, d'une étendue d'environ deux centimètres, terminé en pointe, et si peu adhérent qu'il est possible de le considérer comme un embolus. Les artères coronaires stomachique et splénique sont sclérosées, dilatées et variqueuses.

La rate, dont la capsule est épaissie, offre un volume relativement moindre que celui du foie, une consistance extrêmement molle, et semble constituée par une bouillie noirâtre. L'estomac est hypérémié et ardoisé sur quelques points, les intestins et le pancréas ont leurs vaisseaux congestionnés, les reins, d'inégale volume, sont semés de dépressions résultant de l'altération des artères qui s'y distribuent. Le rein droit présente à sa surface une vingtaine de taches jaunes, irrégulières et rétractées qui pénètrent sous forme de coin dans sa substance parenchymateuse et constituent autant d'infarctus. Le rein gauche se distingue par sa teinte tachetée, et offre, à côté d'un parenchyme normal, des saillies violacées et friables, à bords sinueux et renflés, qui sont des infarctus du premier degré[1]. L'artère rénale avant d'arriver au hile se divise en trois branches dont deux sont profondément altérées.

Les artères des membres inférieurs sont dilatées, calcifiées dans toute leur longueur; et cette calcification est d'autant plus accusée qu'on se rapproche plus des extrémités; les artères iliaques et l'aorte, dilatées dans toute leur étendue, sont le siège de plaques saillantes dont quelques-unes sont calcifiées. Les deux cœurs, et particulièrement le gauche, sont hypertrophiés et dilatés, tant au niveau de leurs cavités que de leurs orifices. Ceux-ci présentent, à gauche et à la base des valvules, une double couronne calcifiée, semblable aux plaques des artères des membres. Le myocarde offre, à gauche surtout, une teinte jaune, semblable à celle d'un foie gras, les artères coronaires dilatées, sont le siège d'une altération étendue. Les poumons, adhérents aux parois thoraciques, se font remarquer par de l'hypérémie et de l'œdème, à leurs bases, sans traces de tubercules.

L'encéphale, pâle sur quelques points, hypérémié sur d'autres, laisse voir, sur une coupe, principalement au niveau des corps opto-striés, des lacunes anciennes, sans aucun foyer récent de ramollissement; les ventricules cérébraux, dilatés, renferment un liquide céphalo-rachidien abondant. Les artères carotides internes sont dilatées et épaissies, et la sylvienne gauche se distingue par un élargissement plus considérable que celui de sa congénère. La communicante postérieure droite a un volume normal, tandis que celle de gauche est filiforme, au point de se demander si elle n'a pas joué un certain rôle dans l'aphasie des derniers jours; d'ailleurs, le défaut d'adhérence des méninges, l'intégrité des circonvolutions, indiquent nettement que l'ischémie en a été la condition pathogénique. Avant sa réunion au tronc basilaire, l'artère vertébrale gauche est le siège d'un renflement intérieur, calcifié, qui diminue

1. Voyez la description de ces infarctus dans ma thèse inaugurale : *De la thrombose et de l'embolie cérébrales*, Paris, 1862.

son calibre; la vertébrale droite est en partie oblitérée vers son extrémité, le tronc basilaire et les artères cérébelleuses sont à peu près intacts; le bulbe n'offre pas de lésion appréciable à l'œil nu et le cervelet présente un simple piqueté sanguin partiel. Les côtes et les vertèbres se tranchent au couteau, de telle sorte que les sels de chaux déposés dans l'appareil vasculaire avaient certainement leur source dans une *déphosphatisation du tissu osseux.*

Dans ce fait où le système artériel est tout entier altéré, il est possible que l'oblitération de l'artère hépatique ait été le fait d'un thrombose. Mais peu importe : qu'il s'agisse de thrombose ou d'embolie, ces deux cas mettent en évidence l'importance fonctionnelle de l'artère hépatique chez l'homme, au point de vue surtout de la nutrition du foie. Cet organe qui, à la suite de l'oblitération de la veine porte, continue à se nourrir, comme nous le dirons plus loin, se gonfle, s'hypérémie, se désagrège rapidement, après celle de l'artère hépatique, ainsi qu'il arrive pour le rein dont l'artère est brusquement obstruée. Tuméfié et gorgé de sang, le rein présente, en effet, une tuméfaction excessive avec diminution de sa consistance, altération granuleuse et atrophie de ses éléments. L'hypérémie du foie, pour la même raison, à savoir la cessation de la *vis a tergo*, est encore plus considérable, ce qui tient sans doute au sang qui lui vient de la veine porte et dont la tension est très faible. En tout cas, l'effet est le même sur les éléments de ces glandes qui s'atrophient et se nécrosent. Cette destruction rapide apporte de réelles difficultés à l'examen histologique, car les liquides ordinaires ne parviennent pas à durcir le tissu altéré; néanmoins, il nous a été possible de reconnaître la distension des capillaires, l'extravasation de nombreux globules sanguins entre les cellules hépatiques, l'atrophie et l'état granulé de ces éléments (fig. 73), comme c'est le cas pour tout organe privé du sang vecteur des substances propres à sa nutrition.

La ligature de l'artère hépatique, au reste, est suivie d'effets assez semblables, en sorte que, sur ce point, l'expérimentation est d'accord avec l'observation clinique. Cohn, Litten, Arthaud et Butte et d'autres expérimentateurs ont pratiqué cette ligature, et s'ils n'ont pas obtenu les mêmes résultats, ils ont néanmoins reconnu qu'à sa suite, le foie se tuméfie, se nécrose, et l'animal, le chien le plus souvent, ne tarde pas à succomber. Litten, après avoir lié isolément chacun des rameaux de l'artère hépatique, a constaté que la survie des animaux ne dépasse pas trois jours qu'il survient une modification des lobules correspondants. Arthaud et Butte ont constaté, dans cinq expériences de ligature de l'artère hépatique sur des chiens, que ces animaux, assez vigoureux pendant les trois ou quatre premiers jours, deviennent paresseux, s'affaiblissent et succombent brusquement du cinquième au sixième jour. Le foie, examiné immédiatement ou quelques heures après la mort, était complètement privé de matière glycogène et de glycose, de telle sorte que la mort parut devoir être attribuée à la cessation de la fonction glycogénique. Ce genre de mort, déjà signalé par Cl. Bernard, se retrouve, comme nous l'avons dit, dans un certain nombre d'affections hépatiques. Quelques recherches, entreprises sur le même sujet, nous ont appris que les effets de la ligature de l'artère hépatique, chez les chiens, ne se manifestent qu'autant que les branches de division de ce vaisseau sont liées successivement, sinon le tronc artériel à son origine, de façon que toute circulation collatérale soit impossible. La divergence des résultats obtenus par les expérimentateurs tient, sans aucun doute, à ce que cette condition n'a pas toujours été également bien remplie.

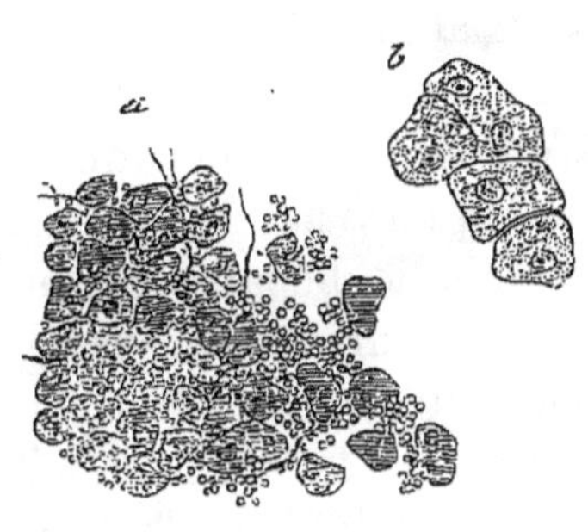


Fig. 73.

*a*, atrophie des cellules hépatiques et extravasation de globules sanguins, dans un cas d'oblitération de l'artère hépatique; *b*, cellule normale d'un foie sain, pour comparaison.

*Symptomatologie.* — Le tableau de la thrombose et de l'embolie hépatiques est facile à tracer. La douleur en est le premier symptôme; liée à la congestion et à la tuméfaction brusque du foie, dans lequel la *vis a tergo* se trouve interrompue, elle est déchirante, d'une intensité excessive et limitée à la région de l'hypochondre droit. Le foie, augmenté de volume, est douloureux à la palpation et à la percussion. Les traits sont altérés, les yeux excavés comme dans une péritonite aiguë; puis, les extrémités se refroidissent, le malade s'affaisse, vomit parfois, et succombe au bout de peu de temps, dans un léger délire ou dans un demi-coma. Les urines n'ayant pu être examinées dans nos faits, nous ne connaissons que la diminution de leur quantité.

Ces désordres évoluent rapidement, lorsque l'oblitération de l'artère hépatique est brusque et totale, puisque le premier de nos deux malades succombait dix heures après le début des accidents, et le second, dont le cœur était en meilleur état, un peu plus tard. Leur durée est plus longue dans les cas de thrombose où l'oblitération s'opère lentement, et, si elle demeure incomplète, la vie peut se continuer. La mort résulte de la cessation des fonctions de la glande hépatique dont la mission est, comme nous le savons, de préparer les substances propres à la nutrition des tissus; elle résulte en somme du fait de l'inanition des tissus.

*Sémiologie.* — Le diagnostic de la thrombose et de l'embolie hépatiques, celui de cette dernière surtout, en raison de l'intensité des accidents, ne nous paraît pas impossible, et s'il n'a pas été fait jusqu'ici, c'est certainement à cause de la rareté de ces affections qui, le plus souvent, échappent à l'investigation du clinicien, et aussi, de l'ignorance où nous sommes des phénomènes qui s'y rapportent. A l'avenir, tout malade atteint de lésions du cœur gauche, et pris d'une douleur subite et intense dans l'hypochondre droit, avec altération des traits du visage et refroidissement des extrémités des membres, ne manquera pas d'éveiller, dans l'esprit du médecin, l'idée d'une embolie hépatique, qui alors sera facile à reconnaître. En effet, la douleur qui la caractérise se distingue, par sa continuité, de celle de la colique hépatique qui est paroxystique et intermittente, et la tuméfaction brusque du foie, l'absence habituelle de vomissements et d'ictère, la marche rapide des accidents, sont autant de circonstances qui mettent l'embolie hépatique en évidence. La thrombose, dont le début est moins brusque, peut offrir plus de difficultés, mais la constatation des mêmes symptômes et l'altération simultanée du système artériel rendent son diagnostic des plus probables.

Le pronostic de ces affections est sérieux, toutes les fois que l'oblitération siège en aval de l'origine des artères pylorique et gastro-épiploïque, car, toute circulation collatérale devenant impossible, la mortification de l'organe est fatale.

*Thérapeutique.* — Le traitement des obstructions de l'artère hépatique est impuissant, vu l'impossibilité de lever l'obstacle qui s'oppose à la circulation du sang artériel dans le foie. Cependant, la douleur, qui est un élément fâcheux dans toute affection, devra être combattue par l'emploi des piqûres de morphine. En effet, si la *vis a tergo* parvenait à déplacer assez tôt le bouchon embolique et à le refouler jusque dans l'une des branches de l'artère hépatique, l'existence pourrait se continuer, et de cette façon, on aurait rendu un réel service au malade. En dehors de cette indication, il n'y a plus qu'à soutenir les forces à l'aide de stimulants et à surveiller les fonctions excrétoires.

Il nous resterait à parler des embolies capillaires du foie qui amènent, à leur suite, de petites hémorrhagies disséminées au sein du parenchyme de cet organe, et qui, dans certaines circonstances, peuvent donner naissance à un ictère des plus sérieux. Constatées et signalées par nous, dans plusieurs cas d'endocardite ulcéreuse, ces lésions ont été suffisamment décrites dans les articles consacrés aux abcès hépatiques et aux hépatites septicémiques, pour que nous n'ayons pas à y revenir, pas plus qu'à celles qui surviennent dans la mélanose.

Cohn (B.). *Embolie der Leberarterien, dans Klin. der Embolischen Gefässkrankheiten.* Berlin, 1860, 447-482. — **Arthaud et Butte.** *Note sur les effets de la ligature de l'artère hépatique.* (*Comptes rendus de la Soc. de Biologie*, Paris, 1889, 674.) — **Litten.** *Zur Lehre von der Lebercirrhose:* (*Berl. kl. Wochenschr.*, 3 fév. 1890, 11, et *Rev. des Sc. méd.*, Paris, 1890, XXXVI, 142.) — **De Dominicis.** *Observations expérimentales sur la ligature de l'artère hépatique.* (*Arch. ital. de biologie*, XVI, 28, et *Rev. des Sc. méd.*, Paris, 1892, XL, 65.) — **Janson.** *Altérations du foie après la ligature de l'artère hépatique.* (*Arch. gén. de méd.*, Paris. 1897, I, 115.)

## § IV. — LEUCOMATOSE HÉPATIQUE OU DÉGÉNÉRESCENCE ALBUMINOIDE DU FOIE

*Définition et historique.* — Cette affection, localisée de préférence au système artériel du foie, trouve naturellement sa place parmi les désordres pathologiques des vaisseaux de cet organe. Elle est constituée par le dépôt, dans les parois des artérioles et des capillaires hépatiques, comme aussi dans ceux d'autres organes, d'une substance albuminoïde, homogène, transparente. qui possède la propriété de se colorer en rouge brun, sous l'influence de l'eau iodée.

Décrite tout d'abord comme un simple engorgement du foie par Portal, Andral, et plusieurs autres auteurs, cette affection a été mieux étudiée par Rokitansky qui saisit et réunit ses caractères essentiels, puis reconnut ses relations génésiques avec certaines cachexies. Budd, plus tard, la désigna sous le nom d'hypertrophie scrofuleuse; Oppolzer et Schrant, sous celui de foie colloïde; Virchow, se fondant sur la coloration bleue qu'il avait vu prendre à cette substance, sous l'action d'une solution d'iode seule, ou d'une solution d'iode et d'acide sulfurique, rangea cette substance parmi les hydrocarbures végétaux et la nomma *amyloïde animale*, tandis que H. Meckel lui conserva le nom de maladie lardacée ou cholestérinique; mais, Friedreich et Kekulé trouvèrent que cette substance, prise dans la rate et rendue aussi pure que possible. avait la composition des albuminats; puis, Schmidt, Berthelot et d'autres chimistes vinrent confirmer ce résultat, qui nous amena à désigner sous le nom de dégénérescence albuminoïde ou *leucomatose* le désordre auquel elle donne naissance.

*Étiologie et pathogénie.* — La leucomatose hépatique n'est pour ainsi dire jamais isolée, mais comme, en clinique, elle peut être confondue avec des affections diverses et de préférence avec la cirrhose, il importe de la bien connaître et de savoir la diagnostiquer.

Ses facteurs étiologiques, multiples, sont la phtisie chronique, la syphilis, le paludisme et toute suppuration prolongée, de préférence les suppurations tuberculeuses des articulations; chez les enfants : la coxalgie, le mal de Pott, etc. De nombreux auteurs et nous-même l'avons constaté dans ces circonstances, récemment encore chez un jeune garçon de dix-neuf ans, atteint de carie vertébrale et qui, depuis plus de six ans, présentait une rate énorme, un foie volumineux, de l'anémie, de l'albuminurie, et des crises d'urémie survenant de temps à autre. Les bronchites anciennes, les vieux ulcères de jambe, le rhumatisme chronique sont exceptionnellement accompagnés de leucomatose hépatique.

Aucun des âges de la vie n'échappe à cette affection; relativement commune pendant l'adolescence, elle se rencontre dans les deux sexes, à une période avancée de la maladie qui la tient sous sa dépendance. La substance quaternaire ou albuminoïde qui la constitue prend, sans doute, naissance au sein des foyers de suppuration, puis de là, passe dans le sang, infiltre les parois des vaisseaux et les éléments de certains tissus, ainsi que la graisse dans la stéatose. Virchow a remarqué, en effet, dans des cas d'altérations osseuses, que les ganglions lymphatiques voisins de ces altérations se prenaient avant les organes excréteurs : reins, foie, membrane muqueuse digestive.

*Anatomie et physiologie pathologiques.* — Le foie, tuméfié dans son épaisseur surtout, revêt une forme arrondie, et acquiert des dimensions considérables, au point de peser 2, 4, 5 kilogrammes et plus, suivant le degré de l'altération. Sa surface extérieure, lisse et luisante, offre une consistance onctueuse, savonneuse ou cireuse, une teinte rougeâtre de lard fumé ou grisâtre et assez peu uniforme (fig. 74). Elle présente des foyers de coloration variée, circonscrits par un tissu violacé, dû à une hypérémie collatérale. Son bord tranchant, comme dans la cirrhose graisseuse du buveur, est épais et arrondi. Peu modifié tout d'abord à la coupe, cet organe offre, plus tard, une surface lisse et brillante, comme celle d'un morceau de lard, et, en raison de l'altération de ses vaisseaux, dont l'ouverture reste béante, ne laisse échapper à l'incision qu'une faible quantité de sang (fig. 75). Le parenchyme semi-transparent, d'aspect saumoné, parsemé de taches jaunes, grisâtres ou rougeâtres, est ferme, résistant à la pression, et néanmoins friable (fig. 76). Imbibé d'une solution d'iode, il revêt une teinte rouge qui, par l'addition d'une faible quantité d'acide sulfurique, devient plus intense ou tourne

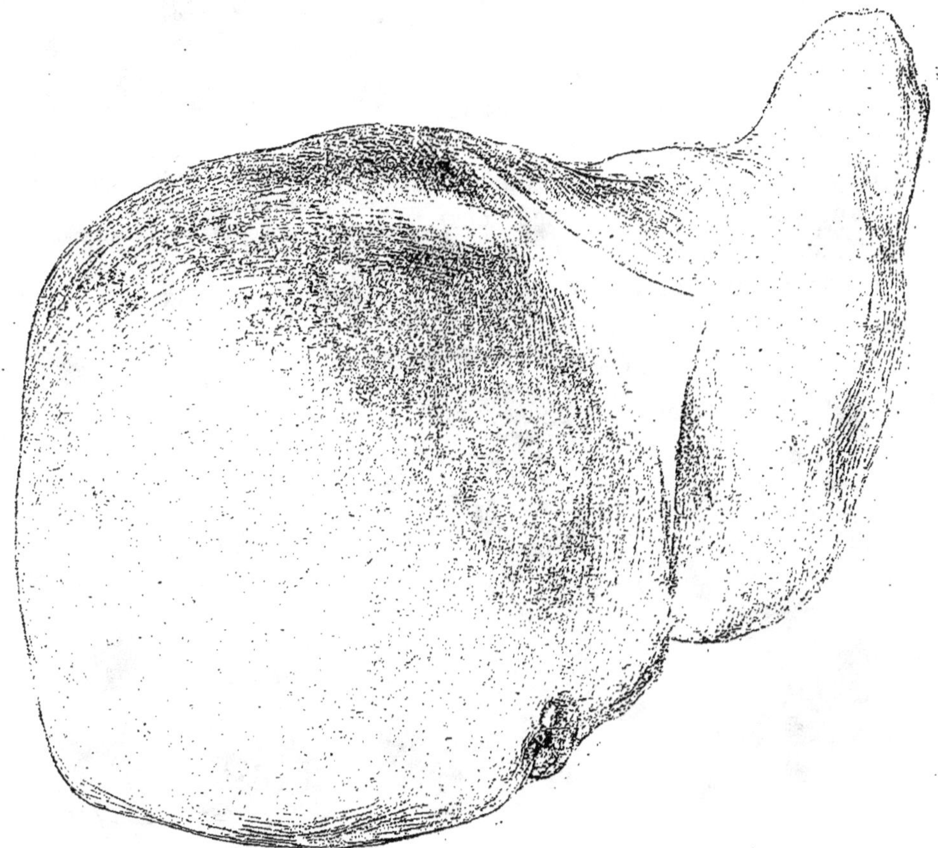

Fig. 74. — Habitus d'un foie atteint de dégénérescence albuminoïde. Cet organe tuméfié dans toute son étendue revêt une forme un peu arrondie.

au violet sale et plus rarement au bleu. Les voies biliaires sont libres, et la vésicule contient seulement une faible quantité de bile aqueuse.

L'examen microscopique apprend que cette altération a pour siège initial les parois des artères interlobulaires et des capillaires sanguins. Ces vaisseaux, dont la paroi est épaissie, homogène, brillante, et la lumière rétrécie, revêtent la forme de cylindres blancs, incolores, qui finissent par n'avoir plus aucune structure appréciable. Les branches veineuses sont peu modifiées, et peuvent être injectées, tandis que la substance poussée dans l'artère hépatique a souvent de la peine à parvenir jusque dans les capillaires. Les cellules hépatiques et principalement celles de l'intérieur du lobule, sont, dans certains cas, infiltrées d'une substance réfringente qui modifie leur état grenu, obscurcit leurs noyaux et leur donne l'aspect de masses brillantes, homogènes, n'ayant plus la forme cellulaire. Dans une période avancée, ces éléments s'atrophient et se détruisent, laissant à leur place des fragments anguleux, des gra-

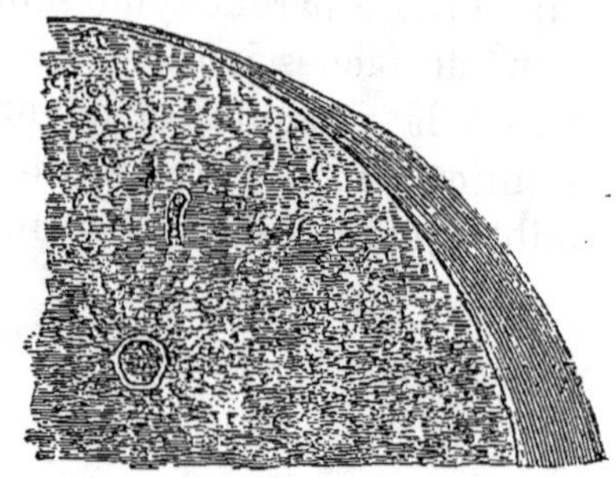

Fig. 75. — Coupe voisine de la surface externe d'un foie amyloïde. Les traînées grises représentent l'altération disposée sur le trajet des petits vaisseaux.

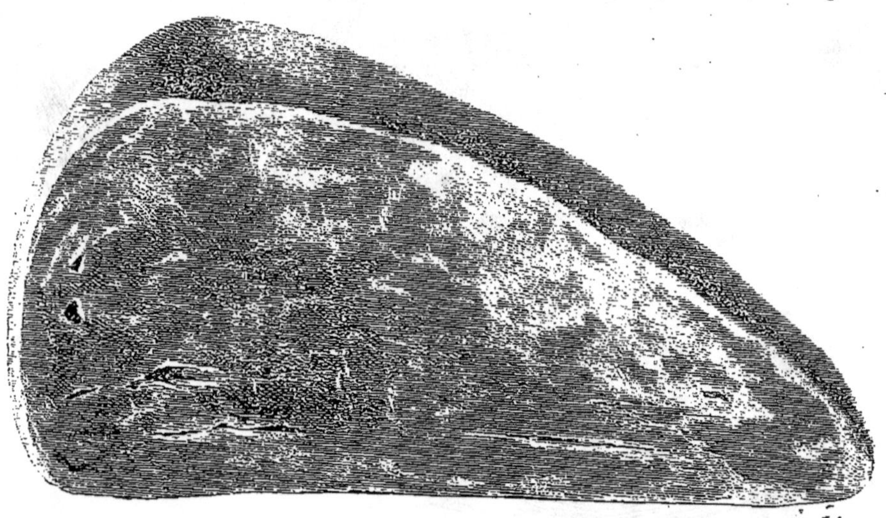

Fig. 76. — Surface de section d'un foie atteint de leucomatose; les parties noires représentent les points spécialement atteints. Les vaisseaux sont béants et leurs parois épaissies.

nulations provenant de cette destruction (fig. 77). Pourtant, cette altération est rarement uniforme; certaines parties du foie, préservées partiellement ou totalement de l'infiltration albuminoïde, tranchent par leur coloration violacée et laissent échapper une certaine quantité de sang; à leur niveau, les cellules hépatiques demeurent à peu près normales ou bien s'infiltrent de gouttelettes graisseuses, association qui se rencontre surtout dans la tuberculose où le parenchyme hépatique revêt des teintes diverses grisâtres et jaunâtres, disséminées sous forme de plaques.

La rate, les reins, les glandes lymphatiques, la membrane muqueuse de l'intestin sont en général altérés de la même façon. La rate, dont la tuméfaction relative peut dépasser celle du foie, offre, comme ce dernier, et ainsi que les reins, une surface lisse, onctueuse, et une consistance ferme, quoique friable. A côté de ces lésions, on constate des manifestations de la maladie générale,

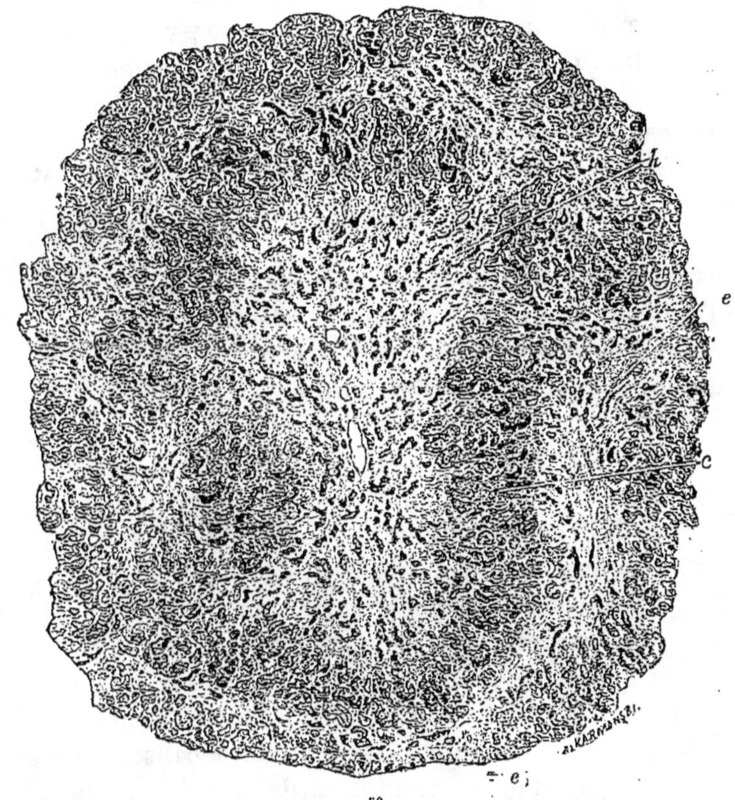


Fig. 77. — Coupe microscopique $\frac{50}{1}$ d'un foie atteint de leucomatose, dans un cas de tuberculose vertébrale.

Au centre, la coupe d'une veine sus-hépatique ; *h*, travées de cellules hépatiques ; *c*. capillaires sanguins atteints d'infiltration albuminoïde ; *e*, espace porte.

à laquelle se trouve subordonnée la leucomatose, et particulièrement des tubercules des os, du tube digestif ou des poumons, des cicatrices syphilitiques, des déviations rachidiennes, etc. Ces différents désordres peuvent imprimer, dans quelques cas, des caractères spéciaux à la glande hépatique : ainsi, tandis que le foie cireux de la syphilis est ordinairement labouré de cicatrices, lobulé ou parsemé de tumeurs gommeuses et assez peu gras, celui de la tuberculose, fréquemment associée à une dégénérescence graisseuse, conserve sa forme normale, et reste lisse : il faut avouer cependant que ces différences sont en général insuffisantes pour arriver au diagnostic certain de la cause.

*Symptomatologie*. — La leucomatose hépatique donne naissance à des symptômes propres qu'il importe de séparer de ceux des organes simultanément atteints, et de la maladie générale qui les domine. Ils sont physiques et fonctionnels : les premiers se manifestent par un renflement à l'hypochondre droit et à l'épigastre, déterminé tant par l'augmentation de volume du foie que par un certain degré de météorisme. Régulièrement tuméfié, cet organe ne remonte pas, mais s'étend vers l'abdomen, dépasse le rebord costal et descend jusqu'à l'ombilic ou même plus bas. Sa surface ferme, lisse au palper, est facile à constater, ainsi que l'épaisseur de son rebord, car, à part les cas de syphilis, il adhère peu à la paroi abdominale.

Les troubles fonctionnels proviennent du changement opéré dans l'état physique et anatomique des éléments du foie, des vaisseaux sanguins surtout qui, ne pouvant plus satisfaire aux conditions normales de l'exosmose, cessent de fournir les matériaux nécessaires à la nutrition et à la sécrétion. Une sensation de plénitude plutôt que de douleur se fait sentir dans l'hypochondre droit, à moins d'une périhépatite concomitante; les troubles de l'excrétion biliaire sont rares, puisque, dans aucun des faits soumis à notre observation, il n'y avait d'ictère. Frerichs a rencontré ce phénomène deux fois sur 23 cas, il l'attribue à la compression des canaux de la bile par la tuméfaction des glandes lymphatiques du hile du foie. Le plus souvent, à moins d'une péritonite concomitante, l'ascite fait défaut, ce qui se comprend, puisque la lésion étant localisée aux rameaux de l'artère hépatique, la circulation de la veine porte n'est pas entravée, à moins que les capillaires intra-lobulaires ne soient atteints. Frerichs a observé ce symptôme dans 8 cas, dont 4 avec péritonite; quant à moi, je l'ai constaté 3 fois seulement sur 30 cas. Les fonctions digestives se continuent sans autre trouble que ceux qui dépendent d'une sécrétion biliaire défectueuse, comme un léger degré d'anorexie, de tympanisme et des selles alternativement pâles, foncées ou grisâtres. Cependant, s'il existe une leucomatose concomitante du tube gastro-intestinal ou une péritonite, il peut se produire des phénomènes indépendants de l'affection hépatique, comme des vomissements muqueux, une diarrhée muqueuse, blanchâtre et persistante.

L'examen de la rate permet de constater la tuméfaction régulière et pour ainsi dire constante de cet organe qui, s'il vient à dépasser le rebord costal, se distingue par l'état lisse de sa surface et l'épaississement de son bord libre. La sécrétion urinaire, tout d'abord augmentée, diminue plus tard; les urines sont fréquemment albumineuses, et il n'est pas rare de voir survenir de l'urémie, syndrome lié à l'état des reins atteints de leucomatose. Ces désordres simultanés du tube digestif et de la sécrétion urinaire ont pour conséquence forcée de profondes modifications dans la nutrition générale, et dans la composition du liquide sanguin. Les individus qui en souffrent, de plus en plus maigres et dénourris, débilités et presque toujours bouffis, ont un teint pâle, jaunâtre, des membranes muqueuses décolorées, tous les symptômes enfin, d'une profonde anémie et de l'hydrémie. Des hémorrhagies plus ou moins abondantes, des épistaxis surtout, et même des phénomènes d'insuffisance hépatique s'ajoutent parfois à ces accidents, et rendent la situation des plus graves.

*Évolution et modes de terminaison.* — La leucomatose hépatique, même lorsqu'elle se complique de la dégénérescence d'autres organes, est une affection qui marche lentement et dont la durée se prolonge pendant des mois et des années. J'ai pu suivre pendant six ans un garçon de quinze ans, atteint d'arthrite tuberculeuse des vertèbres et des hanches, de leucomatose du foie, de la rate, des reins, etc., et qui, sous l'influence d'un régime et de pansements convenables, vit sa suppuration cesser et sa santé générale s'améliorer d'une façon considérable. Malheureusement, il n'en est pas toujours ainsi, et le travail morbide, une fois commencé, se continue et progresse jusqu'à ce que la mort arrive par le fait d'un épuisement de plus en plus considérable et d'une anémie des plus profondes. Ajoutons qu'une diarrhée incoercible, des phénomènes d'insuffisance hépatique ou urinaire, une complication quelconque viennent parfois précipiter le dénouement et raccourcir le terme de la maladie.

La guérison est rare, pour la raison qu'il est difficile aux organes lésés de se débarrasser de la substance qui infiltre leurs éléments et de récupérer leurs fonctions. Cependant, il semble résulter des quelques observations de Graves, de Budd, et de Frerichs, que la substance albuminoïde, récemment infiltrée dans les éléments histologiques du foie et d'autres organes, ait pu être résorbée; mais il n'est pas possible de considérer la diminution de la glande hépatique comme une preuve absolue de guérison, si le mauvais état général persiste, puisque alors l'issue est presque toujours fatale.

*Sémiologie.* — La leucomatose hépatique se reconnaît à la tuméfaction régulière, ferme et lisse du foie et à l'épaississement de son bord libre, phénomènes auxquels s'ajoutent l'augmentation de volume de la rate, de l'albuminurie, des troubles digestifs fréquents, et cela, dans le cours d'une suppuration prolongée ou d'une maladie de longue durée, comme la tuberculose, la syphilis, etc. Elle est facile à confondre néanmoins avec la stéatose simple et la cirrhose graisseuse, affections dans lesquelles le foie, volumineux et lisse, a son bord épaissi; mais, elle s'en distingue par une tuméfaction considérable de la rate, par une albuminurie presque constante, par les antécédents morbides des malades. L'hypérémie stasique du foie ne sera pas confondue avec la leucomatose, tant à cause de la douleur vive que détermine une pression même légère sur la glande, que du volume à peu près normal de la rate et de la concomitance d'une affection cardiaque. Le lymphome hépatique se différencie par l'examen du sang et une énorme tuméfaction splénique. Dans les cas rares où il n'y a pas d'augmentation de volume du foie, la leucomatose hépatique se révèle par des troubles digestifs, une rate énorme, de l'albuminurie, et la coexistence d'une des maladies au cours desquelles elle se manifeste.

Le pronostic de cette affection, toujours sérieux, devient très grave lorsqu'elle est ancienne et étendue à d'autres organes, et particulièrement aux reins et au tube digestif. Dans ces cas, en effet, il existe fréquemment, en dehors des troubles hépatiques, une diarrhée incoercible, des phénomènes d'insuffisance urinaire ou hépatique susceptibles d'emporter le malade.

*Prophylaxie et thérapeutique.* — La prophylaxie de la leucomatose hépatique ne diffère pas de celle des maladies dans le cours desquelles elle survient; elle consiste, par conséquent, à combattre avec vigueur ces maladies.

Le traitement de cette affection n'est efficace qu'autant qu'elle est reconnue à son début, et pour ce motif, il est essentiel d'examiner, chez les individus atteints de suppuration chronique, les viscères abdominaux et notamment la rate, le foie et les reins, afin de combattre les désordres dont ces organes peuvent être affectés et d'en arrêter la marche.

Croire qu'un traitement ioduré et mercuriel convient à la leucomatose du foie, survenant au cours de la syphilis, est une erreur, vu que sa lésion est absolument distincte de celles qu'engendre la syphilis. Néanmoins, ce traitement est indiqué, s'il existe des localisations syphilitiques dans le foie ou ailleurs, car, en combattant la cause, on s'oppose, par cela même, au progrès du désordre qui en est l'effet. Telle est sans doute l'explication des faits dans lesquels Budd et Frerichs ont pu constater les avantages d'une médication iodurée avec ou sans préparations mercurielles. Il est évident, d'ailleurs, que l'emploi du sulfate de quinine est sans aucune utilité contre la dégénérescence albuminoïde dans le paludisme.

Pour combattre cette dégénérescence, il serait nécessaire de bien connaître sa pathogénie et de chercher ensuite à s'opposer à l'infiltration des tissus par la substance qui les envahit, sinon de trouver un moyen propre à favoriser la résorption de cette substance; autrement, il ne reste que l'empirisme. C'est pourquoi, le chlorhydrate d'ammoniaque, les carbonate, sulfate et phosphate de soude, les sels alcalins végétaux, vantés contre les engorgements glandulaires, ont été usités dans ce qu'on appelait autrefois l'engorgement du foie. Un observateur sagace, Budd, employa le chlorhydrate d'ammoniaque, à la dose de 25 à 50 centigrammes, trois fois par jour, et prétendit avoir ainsi triomphé d'une tuméfaction du foie et de la rate datant de neuf mois et ayant résisté à l'emploi du mercure, de l'iode et d'autres agents. Frerichs est d'avis qu'il faut user avec prudence des sels alcalins, ainsi que des eaux de Carlsbad, de Vichy, de Marienbad, de Kissingen, dans lesquelles ces sels se trouvent en abondance, attendu qu'ils produisent facilement des diarrhées et augmentent la cachexie; il pense que l'usage des eaux alcalines d'Ems et des eaux sulfureuses de Weilbach, vanté par Roth[1], mérite la préférence. Les eaux sulfureuses et les eaux chlorurées sodiques n'ont que de faibles avantages si la leucomatose hépatique se lie à la tuberculose; mais, la simple hydrothérapie, lorsqu'elle est applicable, comme dans la syphilis et le paludisme, est, sans aucun doute, le meilleur moyen de combattre la déchéance nutritive de l'organisme qui se traduit par l'infiltration albuminoïde des tissus. L'eau régale prise à l'intérieur ou administrée sous forme de bains ne paraît pas avoir amélioré sensiblement cette infiltration; l'acide nitrique est resté sans effet appréciable, dans les quelques cas où je l'ai employé. Quant à l'huile de foie de morue, préconisée, en raison sans doute de la coexistence de la tuberculose et de la leucomatose, elle ne s'oppose en rien aux progrès de cette dégénérescence (Frerichs), et dans un cas où cette substance avait

1. H. Roth, *Die Bedeut. d. kalten Schwefelwassers zu Bad. Weilbach*, Wiesbaden, 1854-1856.

été administrée pendant longtemps, elle nous a paru avoir accentué plutôt que diminué le dépôt albuminoïde.

En somme, le traitement le plus approprié à ce genre de lésion est, avec les préparations iodurées, les eaux sulfureuses ou chlorurées sodiques et l'hydrothérapie. L'hygiène et le régime doivent être surveillés attentivement : l'habitation sera aérée, bien exposée; l'exercice, modéré; la propreté de la peau toujours entretenue et le régime, azoté et facile à digérer. Les astringents et les opiacés serviront, avec les antiseptiques, à combattre les diarrhées rebelles; mais la fonction urinaire attirera particulièrement l'attention, et la diminution des urines, comme l'anasarque et l'hydrémie, sera combattue par l'emploi des diurétiques et des sudorifiques.

**Clark** (A.). *Waxy liver.* (*New York J. M.*, 1854, p. 221-223.) — **Fournier** (A.). *Note sur cinq cas de dégénérescence cirrheuse du foie.* (*Bull. Soc. anat.* Paris, 1857, p. 396-400.) — **Tissier.** *Foie cirrheux et hypertrophié.* (*Bull. Soc. anat.* Paris, 1859, p. 160.) — **Luys** (J.). *Altération lardacée ou cireuse du foie*, etc. (*Comptes rendus de la Société de biologie*, 1860, p. 140-143.) — **Silveking** (G. H.) *A case of acute waxy degeneration of the liver and hydneys.* (*Arch. med.* Lond., 1861-62, p. 33-39.) — **Murchison.** *Waxy or amyloïd diseases of the liver.* (*Lancet.* Londres, 1862, p. 122.) — **Wilks** (S.). *Lardaceous deposit in liver.* (*Tr. Path. Soc.* Lond., 1863-64.) — **Pellizzari** (G.). *Sulla degenerazione amiloide del fegato.* (*Sperimentale.* Firenze, 1864, p. 146-163.) — **Cayley.** *Amyloïde disease of the liver. Tr. path. Soc.* London, 1864, p. 147.) — **Steiner et Neureutter.** *Die fettige und amyloide Entartung der Leber in Kindesalter.* Wien., 1865, VII, 1-23.) — **Forster** (C.). *Disease of the hip-joint; lardaceous disease of the liver.* (*Med. Times* et *Gaz. London*, 1865.) — **Greenhow.** *Case of lardaceous diseases of the liver.* (*Med. Times* et *Gaz. London*, 1865, p. 36.) — **Purser.** *Amyloïde degeneration of the liver.* (*Dublin Q. J. M. Sc.*, 1866, p. 502-504.) — **Brechler.** *Ein Fall von colossaler Speckleber und Spechmilz.* (*Allg. Wien. med. Ztg.*, 1867, p. 411-422.) — **Moxon.** *Case of lardaceous disease of the liver.* (*Tr. Path. Soc.* London, 1868-1869, p. 431-435.) — **Duguet.** *Dégénérescence amyloïde du foie et de la rate.* (*Bull. Soc. anat.* Paris, 1868, p. 563-567.) — **Cornil.** *Dégénération amyloïde du foie et des reins.* (*Gaz. méd. de Paris*, 1863, p. 410.) — **Dickinson** (W. H.). *On the nature of the waxy lardaceous, on amyloid deposit* (*Med. chir. Trans.*, 1867, t. L, p. 39.) — Le même. *Lardaceous disease of the kidney consequent upon abscess of the ovary.* (*Trans. of the pathol. Soc.*, 1864, t. XX, p. 435.) — Le même. *Address in lardaceous disease in reference to its anatomical seats and pathological relations.* (*Pathol. Soc. med. Times and Gaz.*, 22 mars 1879 et *Rev. des sc. méd.*, 1880, XV, p. 61.) — **Marcet** (W.). *Report of the committee on lardaceous disease.* (*Trans. of the Pathol. Soc.*, 1871, t. XXII, p. 1.) — **Barwell** (R.). *Clinical Lecture ou amyloïd and fatty liver in relat. to operations.* (*The Lancet*, 8 août 1874, t. II, p. 187 et *Rev. des sc. méd.*, 1875, t. V, p. 676.) — **Litten** (M.). *Ein Fall von schwerer Gicht mit amyloid degeneration.* (*Archiv für pathol. Anat. und Phys.*, 1876, t. LXVI, p. 129, et *Gaz. méd. de Paris*, 1876, p. 248.) — **Wetzlar.** *Zur Diagnostik und Therapie der syphilitischen Wachsleber.* (*Deutsche Klinik.* Berlin, 1869, p. 125-139.) — **Hutchinson** (J. H.). *Enormous enlargement of the liver from amy-*

*loid degeneration.* (*Med. Times.* Phila., 1870-71, p. 436.) — **André.** *Amyloïd degeneration of liver.* (*Ann. Soc. d'anat. path. de Bruxelles,* 1871, p. 40-47.) — **Moore (W.).** *Amyloïd disease of the liver.* (*Dublin Q. G. M. Sc.*, 1872, p. 45.) — **Barwell (R.).** *Clinical Lecture on amyloid and fatty liver im relation to operations.* (*Lancet,* Londres, 1874, p. 187-189.) — **Hayden.** *Amyloïde disease of the liver.* (*Dublin. J. M. sc.*, 1875, p. 254.) — **Hardy.** *Dégénérescence amyloïde du foie et de la rate.* (*Rev. de thérap. méd. chir.* Paris, 1876, p. 343.) — **Couty.** *Dégénérescence amyloïde du foie chez un tuberculeux.* (*Bull. Soc. anat.* Paris, 1876, p. 415-417.) — **Peralta (M. P. de).** *Degeneracion amyloidea del higado de origen paludico.* (*Rev. med. quir.* Buenos-Ayres, 1876-1877, p. 219-222.) — **Heschl.** *Ueber die amyloide Degeneration der Leber.* (*Sitzb. der K. Akad. d. Wissensch.*, 1876. Wien, 1877. t. LXXIV, p. 270, *Rev. d. sc. méd.* Paris, 1887, X, 464.) — **Tiessen (H.).** *Untersuchung. über die Amyloide Leber.* (*Archiv d. Heilkunde,* 1877, XVIII, 545, *Rev. des sc. méd.* Paris, 1878, XII, 76.) — **Schüppel (O.).** *Amyloïde Entertung der Leber.* (*Handb. d. spec. path.* Leipz., 1878.) — **Bœttcher (A.).** *Beobachtungen über die amyloide degeneration der Leber.* (*Arch. f. path. anat. Physiol.*, etc. Berlin, 1878, LXXII, 506 et *Gaz. méd.* Paris, 1878, 289.) — Le même. (*Ibid.*, 1881, LXXX, 70.) — **Naumann.** *Des relations pathogéniques entre les dégénérescences graisseuse et amyloïde du foie.* (*Deutsch. Archiv für Klin. Medicin,* 1878, t. XXII, p. 210 et *Gaz. méd. de Paris,* 1878, p. 642.) — **Kyber (Ed.).** *Die amyloide Degeneration der Leber.* (*Archiv für pathol. Anat. und Physiol.* Berlin, 1880, p. 81, p. 35.) — **Talamon.** *Amylose du foie.* (*Bull. Soc. anatom.* Paris, 1879, LIV, 523.) — **Piana.** *Intorno alla degenerazione amilacea del fegato del cavallo.* (*Gior. di anat. fisiol. et patol. d. animali.* Pisa, 1879, p. 38.) — **Rivolta (S.).** *Della infiltrazione amiloide del fegato del cavallo.* (*Gior. di anat. fisiol. et pathol. d. Animali.* Pisa, 1879, p. 266-286.) — **Tyson (J.).** *Lardaceous disease of the liver.* (*Med. News.* Phila, 1882, p. 477.) — **Turner (F. C.).** *Lardaceous disease of the liver.* (*Tr. Path. Soc.* Lond., 1883, XXXV, 131.) — **Barth.** *Petites masses de matière butyreuse rencontrées sur le foie d'une femme de quarante ans.* (*Bull. Soc. anat.* Paris, 1883, p. 68.) — **Genersich (A.).** *Orvosi hetil.* Budapest, 1884, p. 1081. — **Berbez (P.).** *Dégénérescence amyloïde du foie.* (*Progrès médical.* Paris, 1885, p. 257.)

## § V. — ADIPOSE HÉPATIQUE

Nous désignons sous le nom d'adipose hépatique (foie adipeux), l'accumulation de graisse dans les cellules glandulaires du foie, le mot *stéatose* servant de préférence à dénommer la transformation graisseuse de ces éléments, infiltrés ou non d'un exsudat. Liée à l'état de la nutrition générale, l'adipose du foie est une lésion commune rentrant dans les anomalies de nutrition, et qui pourrait avoir sa place à côté de la cirrhose alcoolique, à laquelle elle est presque toujours associée. Si nous la décrivons ici, c'est uniquement à cause de ses conditions pathogéniques qui la rapprochent de la leucomatose.

*Étiologie et pathogénie.* — La transition entre l'état de la graisse physiologique et de la graisse pathologique est à peu près insensible, et partant difficile à reconnaître. Néanmoins, le foie étant un organe de transformation et de réserve des matériaux alibiles du sang, ses cellules conservent, pour les besoins de l'organisme, non seulement la matière glycogène, mais encore des matières grasses. Chez les animaux invertébrés, en effet, le foie renferme, comme l'ont prouvé Karsten, Meckel, Lereboullet, Leydig, etc., de la graisse en proportion considérable. Certains poissons parmi les animaux vertébrés, tels que les plagiostomes, les chimères, etc., ont un foie riche en matières grasses ; chez la *raia clavata*, le *gadus œglefinus*, le *psyllium canicula*, etc., les cellules hépatiques contiennent, pendant l'automne, un si grand nombre de gouttes de graisse que l'organe prend une couleur d'un gris blanchâtre et ressemble plus à un réservoir pour la graisse qu'à une glande destinée à sécréter de la bile (Frerichs). Il est à remarquer, du reste, que ce sont les poissons, auxquels la graisse fait presque totalement défaut, qui ont le foie gras, et Leydig a observé que, chez la *paludina vivifera*, cet organe, d'ordinaire brun, devient, au moment où l'hibernation va commencer, très riche en matière adipeuse, et revêt une teinte blanche. Le foie, pendant la vie fœtale, renferme de nombreuses gouttelettes graisseuses, il en est de même dans l'état de grossesse et de lactation ; en outre, le contenu graisseux de cette glande varie aux différents âges de la vie, quoique ces variations soient peu accentuées.

*Aliments.* — Une alimentation riche en matières grasses est suivie, comme l'avaient déjà vu Magendie, Bidder et d'autres expérimentateurs, d'une infiltration graisseuse manifeste du foie. Frerichs[1], voulant suivre la marche de ce phénomène, institua une série d'expériences sur des chiens, auxquels il pratiquait une légère incision à la paroi abdominale, et enlevait des fragments de foie, après avoir ajouté de l'huile de foie de morue à leur nourriture. Il constata, après vingt-quatre heures, une augmentation du contenu moléculaire des cellules hépatiques, manifeste au bout de trois jours, par l'apparition de nombreuses gouttelettes de graisse, et, après huit jours, par celle de petites et de grosses gouttes de la même substance. La graisse ainsi parvenue au parenchyme du foie disparaît, au bout de quelque temps, lorsque l'alimentation a été changée ; une partie sans doute repasse dans le sang, tandis que l'autre partie concourt à la formation de la bile.

1. Th. Frerichs, *Traité pratique des malad. du foie et des voies biliaires*, trad. franç. par Duménil et Pellagot, Paris, 1866, p. 457.

Toute nourriture surabondante et riche en hydrocarbures finit aussi par produire une accumulation de graisse dans le foie, sinon d'emblée, du moins après la surcharge adipeuse du tissu cellulaire. Lereboullet[1] a observé que, si on engraisse des oies avec du maïs, le poids de la glande hépatique commence par s'abaisser par rapport à celui du corps, et que le tissu cellulaire se charge de graisse, tandis que, plus tard, le foie s'infiltre de matières grasses, prend un développement disproportionné, alors que la sécrétion biliaire diminue et que le sérum se trouble, comme si les cellules du foie, après celles du tissu conjonctif, devaient servir d'entrepôt pour la graisse.

Le défaut d'exercice musculaire vient le plus souvent en aide à l'alimentation et aux boissons, et concourt, avec ces substances, à la production de l'adipose générale, et aussi de l'adipose hépatique ; c'est ainsi que les animaux livrés à l'engraissement sont soumis au repos le plus absolu, de façon à brûler le moins d'oxygène possible. Lereboullet prétend que le développement de la graisse dans les cellules hépatiques est étroitement lié au ralentissement du travail nutritif et de la combustion organique, première condition de l'adipose.

*Boissons.* — Les boissons alcooliques n'ont pas moins que les aliments hydrocarbonés la propriété de rendre le foie adipeux. Nous avons déjà eu l'occasion de dire[2] que ces substances, en diminuant les combustions de l'organisme, finissaient par donner naissance à une infiltration graisseuse des cellules hépatiques qui venait s'associer à la cirrhose (voy. les fig. 78 et 79). L'éther, le chloroforme, et la plupart des carbures d'hydrogène agissent dans le même sens. Les excès d'alcool, peu irritants pour le tissu conjonctif, jouissent ainsi de la propriété d'engendrer une stéatose générale, et en particulier la stéatose hépatique, comme nous l'ont appris des faits extrêmement nombreux, dont quelques-uns ont été recueillis il y a plus de trente ans. Leur action se manifeste d'une façon spéciale chez les individus qui passent leur existence dans un milieu peu aéré et n'ont qu'un faible exercice musculaire, comme les employés de bureau, les ouvriers cartonniers ou autres qui ajoutent, à cette double circonstance, celle non moins mauvaise de travailler dans des ateliers surchauffés. Enfin, la nutrition étant loin d'avoir la même activité

1. D.-A. Lereboullet, Mémoire sur la structure intime du foie et sur la nature de l'altération connue sous le nom de foie gras. Paris, 1853.

2. E. Lancereaux, Altérat. graisseuse du foie, etc. (*Soc. de biologie*, Paris, 1860, I, 290.

chez tous les individus, il en est qui sont beaucoup plus que d'autres prédisposés à l'adipose.

Certaines affections contribuent au développement de ce désordre : ce sont celles qui diminuent l'activité pulmonaire, et particulièrement l'emphysème et la tuberculose. Cependant il nous faut reconnaître que l'adipose hépatique se lie rarement à la tuberculose, en dehors des cas de diarrhée ancienne et prolongée. Aussi, la plupart des foies gras, attribués à la phtisie, sont, comme j'ai pu m'en rendre compte, d'après leurs caractères, des foies de buveurs, car rien ne prédispose plus à la tuberculose que les excès alcooliques.

*Anatomie et physiologie pathologiques.* — Le foie gras, ordinairement tuméfié, plus épais qu'à l'état normal, offre des bords obtus arrondis, et se rapproche, par sa forme générale, de celle du cube. Sa densité, toujours faible, peut être moindre que celle de l'eau, aussi le voit-on parfois surnager dans ce liquide. Sa consistance douce, onctueuse, est un peu molle, sa surface libre d'un jaune mat, lisse ou quelque peu chagrinée[1], sa surface de section également chagrinée, exsangue et de teinte feuille morte (voir notre *Atlas d'anatomie path.*, pl. 12, fig. 4, 4' et 5 AB). Le poids de cet organe varie avec son volume; il est en général augmenté : Frerichs a trouvé comme moyenne chez l'homme adulte 1 600 grammes, chez la femme 1 500 grammes; il est souvent plus considérable, et atteint, comme nous l'avons vu, 2, 3 et 4 kilogrammes, mais on le trouve rarement diminué. Son rapport au poids du corps serait, d'après Frerichs, chez l'homme = 1 : 28, chez la femme 1 : 25. Ce même rapport observé par Lereboullet chez les oies engraissées avec du maïs offrait :

| | |
|---|---|
| Avant l'engraissement. . . . . . . | 1 : 26,5 |
| 9 jours plus tard. . . . . . . . . . . | 1 : 30 |
| 14 jours — . . . . . . . . . . . | 1 : 18 |
| 28 jours — . . . . . . . . . . . | 1 : 12,8 |

Ces proportions démontrent que l'alimentation forcée se traduit pendant les neuf premiers jours par une augmentation de poids du corps, et que plus tard seulement, lorsque celui-ci est chargé de graisse, le foie s'accroît d'une façon disproportionnée. Ce fait, à notre avis, met en évidence l'évolution de l'adipose du foie qui, d'abord lente et progressive, s'accroît plus tard rapidement et se reconnaît à l'œil nu, mais surtout

1. Cet état chagriné du foie gras tient aux saillies formées par les cellules hépatiques qui sont infiltrées de graisse, mais il est bon d'ajouter qu'elle est parfois aussi, chez les buveurs du moins, l'effet d'un léger état de sclérose concomitante.

à l'examen histologique qui peut seul donner une certitude.

Les cellules glandulaires du foie sont le siège exclusif de l'adipose; la graisse s'y dépose sous forme de gouttelettes, dans le voisinage du noyau et parfois aussi sur d'autres points. Ces gouttelettes grossissent, augmentent en nombre, se rapprochent les

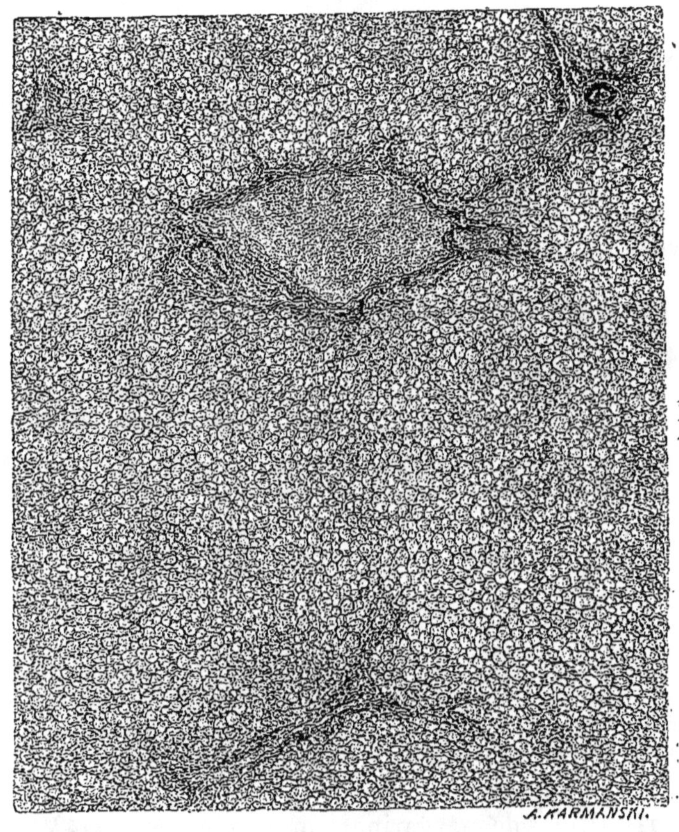


Fig. 78. — Coupe microscopique 53/1 d'un foie de buveur dont les espaces portes présentent de la cirrhose, tandis que les cellules hépatiques sont envahies par de la graisse.

unes des autres, tandis que le contenu granuleux se trouve refoulé, sur un point quelconque, à la périphérie; au bout d'un certain temps, la graisse voile tout à la fois le protoplasma et le noyau cellulaire, en sorte que la cellule hépatique, à part la forme, représente assez bien une cellule adipeuse. Indépendamment de ces modifications, le foie gras du buveur offre parfois un léger épaississement conjonctif, au niveau des espaces portes (fig. 78).

La quantité de graisse trouvée dans le foie à l'état frais, par Frerichs, dans des cas d'adipose avancée, a été :

| | |
|---|---|
| Graisse . . . . . . . . . . . . . | 43,84 |
| Eau. . . . . . . . . . . . . . . . | 43,84 |
| Parties solides. . . . . . . . . . | 12,32 |

et cette même quantité, dans un cas où la substance hépatique avait été débarrassée de son eau = 78,07 p. 100. Outre la graisse composée d'oléine et de margarine, en proportions variables, il existait des traces de cholestérine et de sucre, parfois aussi de la leucine et de la tyrosine, et une diminution des acides libres du foie.

Dans ces conditions, les cellules hépatiques, augmentées de volume, renferment une graisse fluide et terne, parfois des

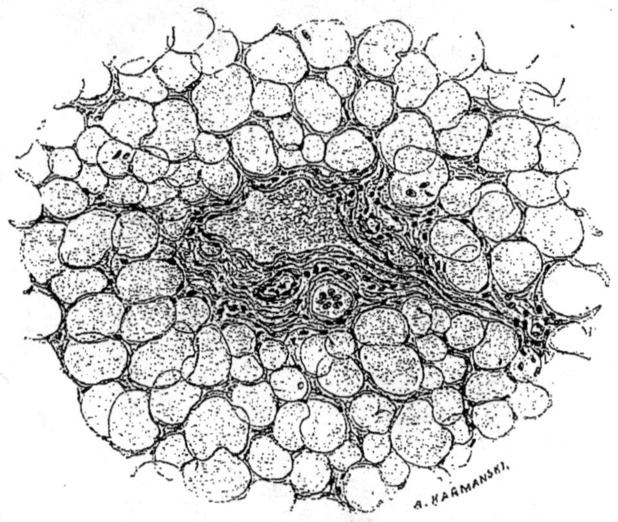


Fig. 79. — Coupe microscopique 250/1 d'un foie affecté de cirrhose de buveur et de stéatose. La cirrhose est localisée surtout au niveau de l'espace porte; les cellules hépatiques sont remplies de graisse.

étoiles cristallines de margarine, comme l'ont constaté Vogel, Lereboullet et moi-même; elles sont arrondies, inégales ou anguleuses (fig. 79). Ces détails sont faciles à constater au microscope; mais les cellules hépatiques se font remarquer en outre par leur tassement, leur réfringence et par la solubilité de leur contenu dans l'éther, l'huile de térébenthine, etc. Elles continuent à vivre si elles ne sont détruites par une accumulation trop considérable de graisse, mais leur fonction finit par s'altérer et par cesser en partie. En conséquence, si l'adipose des cellules hépatiques est moins redoutable que la transformation graisseuse de ces éléments, il faut reconnaître qu'elle n'est pas toujours sans danger, et qu'elle peut être suivie d'accidents mortels.

*Symptomatologie.* — L'adipose physiologique du foie ne détermine aucun désordre appréciable, bien qu'il y ait lieu de se demander si le changement de coloration de la peau, chez la femme en état de grossesse ou de lactation, ne se lie pas, dans une certaine mesure, à l'infiltration graisseuse de cet organe. Il en est autrement dans l'état pathologique où la modification des cellules hépatiques entraîne, à sa suite, des phénomènes plus ou moins importants : les uns physiques, les autres fonctionnels. Les phénomènes physiques sont mis en évidence par la palpation et par la percussion : la première nous permet de reconnaître que la consistance du foie est molle, peu élastique, lisse et régulière, et que son bord libre, épaissi et arrondi, descend au-dessous des fausses côtes et atteint parfois la région iliaque; la percussion délimite ce même bord, comme aussi le bord supéro-postérieur de la glande qui est fréquemment élevé.

L'absence de tuméfaction hépatique est exceptionnelle, et, en ce cas, il est ordinaire de constater des signes de tuméfaction splénique, et un certain degré de cirrhose, affection commune chez le buveur. C'est dans ces conditions que la membrane muqueuse du tube digestif présente des phénomènes d'injection, et qu'il y a de l'ascite; il est difficile de comprendre, d'ailleurs, que la simple distension des cellules hépatiques par de la graisse puisse comprimer les capillaires du foie au point d'engendrer ce symptôme. Frerichs, tout en acceptant cette possibilité, est parvenu à obtenir une injection, parfaitement réussie, d'un foie adipeux. L'ascite est donc rare, en tout cas peu abondante, et de même que la dilatation des veines abdominales superficielles, elle ne se manifeste que s'il y a de la cirrhose concomitante.

Il m'est également difficile de croire aux entraves mises à la sécrétion biliaire par la distension graisseuse des cellules hépatiques, bien que Frerichs prétende avoir trouvé, abondamment fournies de pigment, les cellules situées dans le voisinage des veines centrales. Le pigment qu'on y rencontre, en effet, nous a paru être sanguin plutôt que biliaire, et d'ailleurs la teinte ictérique de la peau est pour ainsi dire l'exception, dans ces circonstances où dominent la décoloration des téguments externe et interne, et une anémie prononcée avec peau douce et onctueuse.

Les troubles fonctionnels, liés à un simple dépôt graisseux des cellules du foie, se manifestent lorsque ce dépôt vient à modifier la nutrition de ces éléments. Le sang et la bile subissent dans leur composition des changements importants; cette dernière, décolorée et chimiquement altérée, a pour effet le météorisme et les troubles digestifs, puis de l'inappétence, de la lenteur et de la difficulté des digestions, ou même de la diarrhée et des vomissements, comme j'ai pu le constater dans quelques cas d'adipose avec diminution de volume du foie. La décoloration des matières intestinales, sans ictère concomitant, et simplement liée aux modifications subies par la bile, constitue, au reste, un signe de grande valeur, rappelant ce qui existe chez les animaux nourris d'aliments riches en matières grasses. Bidder et Schmidt, au reste, ont constaté que l'infiltration graisseuse du parenchyme hépatique réduit la sécrétion biliaire à l'état où elle existe chez les animaux inanitiés.

L'altération du sang se traduit par une anémie généralement profonde, et souvent aussi, par de l'hydrémie et des hémorrhagies. La figure est bouffie, les téguments sont décolorés, les jambes œdématiées; il survient souvent des hémorrhagies nasales, cutanées, ou même viscérales, du tube digestif en particulier, qui peuvent être suivies d'accidents sérieux. Les forces s'épuisent d'une façon progressive, et un délire, qu'elle qu'en soit l'origine, n'est pas rare à la phase avancée de cette affection qui, dans certains cas, tue rapidement, par le fait sans doute de l'insuffisance hépatique.

*Évolution et modes de terminaison.* — L'adipose hépatique évolue lentement, sans la moindre réaction fébrile, son début est insidieux et les manifestations de sa première phase des plus obscures. L'anémie, l'hydrémie et les hémorrhagies caractérisent sa seconde période, qui peut être de plusieurs années; une déperdition considérable des forces, le délire et le marasme sont les principaux signes d'une terminaison fatale; la diminution de l'anémie, le retour des forces, la diminution du volume du foie indiquent une marche vers la guérison.

*Sémiologie.* — Le diagnostic de cet état morbide est assez souvent entouré de grandes difficultés, lorsqu'on n'a pas suivi les phases diverses du mal. A peu près impossible tant que l'infiltration graisseuse est légère, il devient facile, lorsque le foie est augmenté de volume, sans induration ou granulations à sa surface, alors que la rate est normale ou peu tuméfiée, et qu'il existe une anémie progressive avec décoloration des fèces, sans ictère.

La notion étiologique peut intervenir avantageusement dans ce diagnostic, s'il est vrai, comme nous le pensons, que, chez l'homme, l'alcoolisme soit la grande cause du foie adipeux, même lorsque ce foie coexiste avec de la tuberculose. Des hémorrhagies successives, sans cause appréciable, avec absence de glycosurie et d'albuminurie, sont encore de nature à attirer l'attention du praticien vers le foie, et à lui faire rechercher si cet organe est ou non atteint d'adipose. Ces accidents, en tout cas, permettent de se rendre compte de la facilité qu'il y a de confondre cette affection avec l'anémie pernicieuse, avec l'hémophilie, etc.

Le pronostic de l'adipose du foie est sérieux dans les cas seulement où un dépôt graisseux, abondant, vient compromettre le fonctionnement des cellules hépatiques. Jusque-là, cette affection est sans gravité, et ne peut inspirer que la crainte de la voir s'accentuer davantage.

*Prophylaxie et thérapeutique.* — La prophylaxie, étant données les conditions étiologiques de l'adipose hépatique, doit consister à éviter les excès alcooliques, une alimentation riche en matières grasses, amylacées et sucrées. En outre, pour brûler les substances carbonées, il est nécessaire de faire usage d'eau froide à l'extérieur, lotions et douches quotidiennes, et de s'adonner chaque jour en plein air à des exercices musculaires.

La thérapeutique doit user des mêmes moyens, mais si le régime et l'exercice musculaire suffisent dans un certain nombre de cas à combattre l'adipose du foie, il en est où il convient d'ajouter l'usage de quelques médicaments. L'emploi des cholagogues, des purgatifs, des alcalins est nettement indiqué, comme aussi celui des eaux alcalines de Vichy, de Carlsbad, de Marienbad, etc., à la condition qu'il n'y ait aucune tendance à la diarrhée; car, dans ce dernier cas, les eaux de Vals, d'Ems, de Royat devraient être préférées. Les douches froides et l'exercice musculaire qui ont une grande efficacité, n'empêcheront pas de surveiller l'état des fonctions digestives et de traiter la dyspepsie liée à l'adipose; aussi, à l'encontre de Frerichs, sommes-nous peu disposés à prescrire le fer.

**Addison.** *Observations on fatty degeneration of the liver.* (*Guy's hosp. Rep.*, Lond., 1836, I, 476-485, 1 pl.) — **Bowman (W.).** *On the minute anatomy of fatty degeneration of the liver.* (*Lancet*, London, 1842, I, 560.) — **Horaczek (P.-J.).** *Die Fettsucht der Leber.* (*Ztschr. d. k., k. Gesellsch. d. Aerzte zu Wien*, 1844, II, 394.) — **Kœlliker (A.).** *Quelques remarques sur l'absorption de la graisse dans l'intestin, sur la présence d'un foie graisseux physiologique chez les jeunes mammifères et sur la fonction de la rate.* (*Gaz. méd.*, Paris, 1858, 70.) — **Berlin (W.).** *Notiz über die physiologische Fettleber.* (*Archiv f. d. holland. Beitr. z. Nat. u. Heilk.* Utrecht, 1858, I, 100.) — **Bacon (J.).** *Proportion of fat in a fatty liver.* (*Am. J. M. Sc.* Philad., 1854, n. s., XXVII, 355. — **Mitchell (S. W.).** *Fatty degeneration of the liver.* (*N. am. m. chir. Rev.* Philadelphia, 1858, II, 93-95.) — **Mende (P.).** *De hepate adiposo, addita morbi historia.* Gryphiæ, 1859. — **Semple (R. H.).** *Very large fatty liver.* (*Trans. of the path. Soc. London.*, 1868, XIX, 241.) — **Lancereaux (E.).** *Altération graisseuse du foie et des reins survenue sous l'influence de l'abus longtemps prolongé des alcooliques.* (*Compt. rend. Soc. de biol.*, 1859,

Paris, 1860, s. 3, I, 290-293.) — Le même. *Stéatose hépatique.* (*Atlas d'anat. path.*, Paris, 1871, p. 85.) — **Sinety** (L. de). *Note sur l'état graisseux du foie chez les femelles en lactation.* (*Mém. de la Soc. de biologie*, 1872, p. 157.) — **Perroud** (L.). *Note sur une variété d'anasarque cachectique liée à l'altération graisseuse du foie.* (*Lyon méd.*, 7 nov. 1869, 281.) — **Begbie** (J. W.). *Fatty liver.* (*Syst. Med.* (*Reynolds*), Lond., 1871, III, 360-371.) — **Naumann** (O.). *Ueber die Bedeutung d. Leberfettes, bez. d. Fettlebern für d. Gesund. und Krankhen Körper* (*Archiv f. Anat. physiol. u. wissensch. Med.* Leipzig, 1870, 41-141. — Le même, *Des relations pathogéniques entre les dégénérescences graisseuse et amyloïde du foie.* (*Deutsch. Klin. f. Medicin*, 1878, XXXII, 216 et *Gaz. méd.* Paris, 1878, 642.) — **Parrot.** *Stéatose du foie.* (*Bull. Soc. anat. Paris*, 1875, I, 469.) — **Schüppel** (O.). *Fettleber, Hepar adiposum.* (*Handb. d. spec. Patholog.* (de Ziemssen), Leipzig, 1878, VIII, 389.) — **Newman** (R.). *Fatty liver from metamorphosis with fatal diarrhœa.* (*Tr. New York path. Soc.*, 1879, III, 64-66.) — **Ramos** (J.). *Degeneracion grasosa del higado, que se observa en Mexico en sus relaciones con el abuso del pulque.* (*Thesis inaug. Escuela de medico*, Mexico, 1880-81, II, 239, etc.) — **Gauchas** (A.). *Étude sur la stéatose hépatique considérée au point de vue chirurgical.* Paris, 1882. — **Lépine et Eymonnet.** *Sur un nouveau signe de l'état graisseux du foie.* (*Lyon méd.*, 1882, XLI, 15.) — **De Renzi** (E.). *Patogenesi e sintomatologia delle degenerazione adiposa del fegato.* (*Gior. internaz. d. sc. méd.*, Napoli, 1885, n. s., VII, 824.) — **Pilliet.** *La stéatose normale et pathologique.* (*Soc. de Biologie*, Paris, 1894, 859.)

## Art. II. — Angiopathies veineuses.

Appelé à élaborer les matériaux provenant de la digestion et à les approprier à l'assimilation, le foie reçoit, à l'exemple du poumon, un vaisseau spécial qui est la veine porte, lequel se capillarise et constitue d'autres troncs veineux, connus sous le nom de veines sus-hépatiques. Nous allons passer en revue les altérations de chacun de ces vaisseaux.

### § I. — VEINE PORTE

L'importance fonctionnelle de cette veine met suffisamment en évidence l'intérêt qui s'attache à son étude pathologique, pour n'avoir pas à y insister. Les désordres qui lui sont propres résultent soit d'un vice de formation, soit d'un état constitutionnel ou acquis. Les malformations sont très rares; les désordres constitutionnels à peine plus fréquents; les désordres acquis beaucoup plus communs ont leur source dans le monde extérieur. Profondément située à l'abri de l'air, la veine porte n'est pas moins en rapport avec ce monde par l'intermédiaire du tube digestif, réceptacle d'agents pathogènes, Or, ces agents sont les uns des substances alimentaires ou toxiques introduites dans l'estomac et absorbées à l'état de nature ou à la suite de transformations, les autres, des microbes ou des matières septiques provenant des intestins. L'action de ces substances diffère avec chacune de ces origines : les premières déterminent une irritation qui se manifeste par la formation d'un tissu conjonctif nouveau, cicatriciel; les dernières produisent un genre d'excitation qui a pour conséquence l'émigration de leucocytes et la formation d'un produit purulent. De là, deux ordres de lésions nettement distinctes : les pyléphlébites adhésives ou prolifératives, et les pyléphlébites suppuratives venant s'ajouter aux malformations et aux désordres trophiques de la veine porte.

## I. — MALFORMATIONS DE LA VEINE PORTE; DÉSORDRES TROPHIQUES DE CE MÊME VAISSEAU

Un petit nombre de cas de malformation de la veine porte sont aujourd'hui connus. Abernethy[1] trouva, chez un garçon de dix mois environ, bien nourri, et dont la vésicule du fiel renfermait de la bile, le tronc de la veine porte abouché dans la veine cave, sans passer par le foie. Lawrence[2] rapporte qu'un anatomiste de Londres aurait vu un cas semblable, non publié, chez un individu âgé de plusieurs années et qui lui permit de reconnaître que la sécrétion de la bile pouvait se faire aux dépens de l'artère hépatique. Broc[3] dit avoir observé, chez un nègre mort à Bogota, que la partie de la veine cave inférieure comprise entre le foie et le diaphragme était beaucoup plus longue que de coutume, et qu'elle recevait la veine porte immédiatement au-dessous du diaphragme, aussi loin que possible du foie. La sécrétion biliaire s'accomplissait comme de coutume et ce nègre offrait un assez haut degré d'embonpoint.

Les désordres trophiques de la veine porte, généralement connus sous le nom de varices, consistent en une dilatation avec allongement des parois de ce vaisseau, tantôt hypertrophiées, tantôt atrophiées, ainsi qu'il arrive dans la plupart des dilatations variqueuses. Les faits qui mentionnent ces lésions sont rares et fort mal étudiés, sans doute parce que celles-ci passent le plus souvent inaperçues, et ont rarement des conséquences graves,

1. J. Abernethy, *Philosophical Transactions*, London, 1792, p. 83.

2. Lawrence, *Med. chir. Transact.*, London, 1814, vol. I, p. 274.

3. Broc, Concours pour la chaire de physiologie à Strasbourg, 1837, citation de E. A. Chassagne, *Ligature de la veine porte, persistance de la sécrétion biliaire*, Strasbourg, 1860.

à cause, sans doute, de la lenteur de la circulation dans la veine porte.

## II. — PYLÉPHLÉBITE PROLIFÉRATIVE OU ADHÉSIVE

Bien que relativement rare, cette affection n'a pas moins attiré l'attention d'un certain nombre d'auteurs, tant au point de vue de l'origine de la sécrétion biliaire que de celui de savoir si le thrombus qui la caractérise est primitif ou secondaire.

A peu près d'accord aujourd'hui sur le premier point, on admet généralement que les produits de la sécrétion biliaire sont en grande partie fournis par le sang artériel; mais l'opinion sur le second point demeure toujours hésitante. Effectivement, à moins d'un obstacle mécanique, comme une compression de la veine porte ou de ses principales branches, venant ralentir le cours du sang (thrombose mécanique), rien ne prouve que le sang puisse se coaguler spontanément dans ce vaisseau, car, dans les cas où nous avons trouvé les veines des membres obstruées par des caillots alors même qu'il existait de la leucémie, la veine porte était demeurée libre. Ainsi, on doit attribuer surtout à l'altération de la paroi vasculaire les coagulums qu'on rencontre dans cette veine, et les considérer comme étant l'effet de la phlébite.

*Étiologie et pathogénie.* — Les causes de cette phlébite sont dans les qualités du sang, et comme celui-ci renferme des substances provenant de l'estomac, des intestins et de la rate, il en résulte que c'est dans ces substances qu'il convient de les chercher. L'estomac est la principale source de la pyléphlébite membraneuse, et la coexistence relativement fréquente de cette affection avec la cirrhose du buveur nous conduit à penser qu'elle a les mêmes causes que cette dernière, à savoir le vin et l'alcool. D'autres substances solides ou liquides pourraient bien agir dans le même sens, mais elles restent à déterminer. La rate elle-même ne peut-elle fabriquer certains produits susceptibles d'irriter les parois de la veine porte et d'amener la coagulation du sang qui la traverse? Cette question, à laquelle il est impossible de donner une réponse définitive, n'est cependant pas dépourvue de vraisemblance, si on tient compte de la fréquence de la pyléphlébite dans le paludisme.

Tout obstacle mécanique (tumeur, péritonite, cirrhose) susceptible de ralentir le cours du sang dans la veine porte et d'amener la coagulation de ce liquide devient, par cela même, la cause d'une pyléphlébite consécutive à l'action exercée par le caillot sur la paroi vasculaire. Cette pathogénie particulière nous met à même de comprendre celle de la pyléphlébite liée à l'absorption de substances étrangères, quelle qu'en soit la nature. Ces substances, de même que le caillot sanguin, irritent la paroi veineuse, puis, les cellules endothéliales se gonflent, se multiplient, rendent la surface rugueuse, inégale, et amènent la formation d'un thrombus, de telle sorte que la pyléphlébite est tantôt primitive, tantôt consécutive.

Gintrac, Botkin et d'autres auteurs s'accordent à admettre que la pyléphlébite adhésive peut engendrer la cirrhose. Frerichs, au contraire, considère cette dernière comme étant la cause et non l'effet de l'altération veineuse ; mais, selon nous, aucune de ces opinions n'est exacte. Dès l'instant où il existe des cas d'oblitération de la veine porte sans cirrhose, et ces cas ne sont pas rares, c'est que cette oblitération n'influence pas forcément le parenchyme hépatique, et alors la coïncidence de ces états résulte d'une même condition étiologique, comme il m'a été donné de le constater chez des buveurs et chez des syphilitiques. L'agent pathogène irrite tout à la fois le tissu du foie, et celui des parois veineuses et les altère simultanément; la preuve en est dans la lésion hépatique, toujours semblable à celle de la veine. D'ailleurs, les nombreux cas de cirrhose du foie avec absence de pyléphlébite indiquent suffisamment que celle-ci ne dépend pas de l'altération hépatique, en sorte que la coexistence de ces affections, doit être attribuée à l'action d'une cause commune.

*Anatomie et physiologie pathologiques.* — Le processus initial de la pyléphlébite adhésive nous échappe, attendu que cette affection ne tue que tardivement. Toutefois, si nous en jugeons par les connaissances acquises sur d'autres phlébites, il y a lieu de croire que les cellules endothéliales d'abord tuméfiées se multiplient ensuite de façon à constituer un tissu embryonnaire qui tend à une organisation fibroïde, au sein même de la veine porte, et qui a pour conséquence la formation d'un coagulum solidement adhérent aux parois vasculaires. Cette veine se présente, en réalité, comme un cordon solide, résistant sur une grande partie de son étendue, un peu mou sur quelques points. Vu extérieurement, son tronc, tantôt plus volumineux, tantôt plus petit que normalement, suivant le retrait qu'il a subi, offre une teinte grisâtre ou noirâtre semée d'arborisations. Sa paroi, épaissie, adhère entièrement à un caillot formé de couches concentriques, d'autant plus colorées qu'elles sont plus centrales. Ce caillot obstrue partiellement ou entièrement la lumière du vais seau, se prolonge jusque dans ses principales branches, rarement dans toutes les divisions, et présente à ses extrémités comme à son pourtour un tissu membraneux organisé (fig. 80). Dans ce tissu, lorsque la durée du mal le permet, se déposent parfois des sels de chaux, et l'on peut y rencontrer du cartilage et de l'os. Virchow, cité par Frerichs, aurait trouvé la paroi de la veine porte, à son entrée dans le foie, épaissie d'un centimètre et constituée par une matière cartilagineuse stratifiée et en partie ossifiée. Les cas

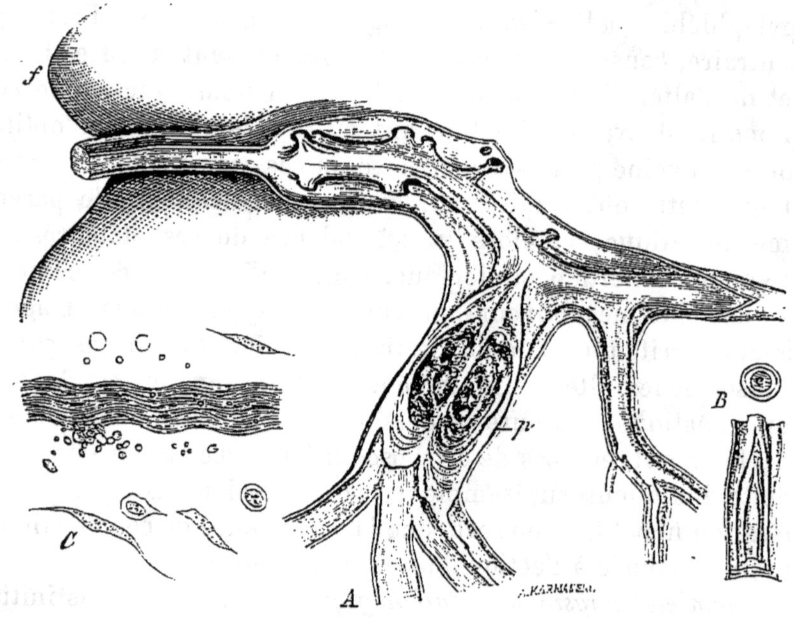


Fig. 80.

A, le tronc de la veine porte et ses principales divisions; *f*, parenchyme hépatique; *p*, tronc de ce vaisseau dont les parois sont épaissies et la lumière obstruée par un caillot non encore résorbé; les branches sont tapissées par une membrane de nouvelle formation; B. coupe d'une division sur laquelle on peut voir du dehors en dedans la paroi veineuse, la membrane de nouvelle formation et un caillot central; C, cellules fusiformes, tissu fibroïde, cristaux d'hématoïdine.

d'*ossification* de la veine porte rapportés par différents auteurs depuis Ruysch jusqu'à nos jours[1] ne sont vraisemblablement que des cas de pyléphlébite membraneuse, calcifiée ou ossifiée. La localisation de cette ossification à la partie interne de la paroi du vaisseau, et l'obstruction qui en est la conséquence, sont favorables à cette hypothèse, d'autant plus que l'ossification se montre dans les mêmes circonstances que la phlébite.

L'état du foie varie, dans ces conditions : tantôt il est simplement affecté d'une cirrhose alcoolique fort peu différente de celles qui surviennent en dehors de l'oblitération de la veine porte, ce

1. Voy. Frerichs, *Traité des maladies du foie*, trad. française, Paris, 1866, p. 718.

qui prouve que les deux affections sont concomitantes et dépendent de la même cause, tantôt il est non seulement induré et inégal, mais encore modifié, sur plusieurs points, par le retrait des branches terminales de la veine porte qui le déforment et l'atrophient partiellement.

L'oblitération de la veine porte conduit à rechercher le rôle que ce vaisseau peut jouer dans la sécrétion biliaire, et comme elle n'empêche pas cette sécrétion, on en a conclu que celle-ci est le produit du sang artériel. Cependant, doit-on admettre que le sang de la veine porte ne contribue aucunement à cette sécrétion? cette importante question, à notre avis, n'est pas encore résolue, car les cas de ligature de l'artère hépatique pratiquée par Simon de Metz pas plus que ceux des auteurs plus modernes ne donnent à cet égard une démonstration suffisante.

La rate, toujours tuméfiée par le fait de la stase sanguine, est parfois très volumineuse, jamais autant que dans le paludisme. Sa consistance est ferme, quoique friable, sa surface est lisse et sa capsule fréquemment épaissie. L'estomac et l'intestin ont leurs parois épaissies et rétractées pour peu que l'affection ait duré pendant un certain temps; ils présentent, en outre, tant au niveau de la membrane muqueuse que du feuillet péritonéal, une teinte ardoisée, rougeâtre ou noirâtre, due à des extravasions sanguines provenant d'un excès de pression dans les veines qui participent à la constitution du tronc de la veine porte. Le péritoine, hypérémié et semé de taches ecchymotiques, brunâtres ou noirâtres, renferme un liquide des plus abondants, fortement albumineux d'ordinaire coloré ou sanguinolent, et laisse apercevoir, dans quelques cas, des fausses membranes. Les reins et les autres organes n'offrent aucune modification appréciable se rattachant à la pyléphlébite membraneuse.

*Symptomatologie.* — L'obstruction du tronc de la veine porte s'annonce rarement par de la douleur, aussi son début est-il insidieux. L'ascite est tout à la fois son premier et son principal symptôme; elle survient rapidement et acquiert bientôt un haut degré, en sorte qu'il devient nécessaire de recourir à la paracentèse pour parer à l'asphyxie, et, comme le liquide ne tarde pas à se reproduire, il faut recommencer, ce qui épuise vite le malade, et ne tarde pas à le faire succomber. Les veines superficielles de l'abdomen se dilatent et forment un réseau veineux, riche et très développé tant sur la ligne médiane que sur les régions latérales et les parties inférieures du thorax, jusqu'aux aisselles. Ce réseau, si l'oblitération de la veine porte est complète, diffère de celui de la cirrhose hépatique, en ce sens que les veines de la partie inférieure de l'abdomen sont le siège d'une dilatation au moins égale à celle des veines de la région supérieure, d'où une certaine ressemblance avec ce que présente l'obstruction de la veine cave. La raison de cette différence est facile à saisir, si on remarque que, dans la cirrhose, l'obstacle à la circulation de la veine porte existant au niveau des capillaires hépatiques, la circulation se rétablit par l'intermédiaire des branches collatérales, décrites par Sappey dans l'épaisseur du ligament falciforme, des épigastriques et des mammaires; tandis que, dans l'oblitération du tronc de la veine porte, tous ces rameaux auxiliaires, devenant inefficaces, le sang des mésentériques se déverse dans les veines iliaques par l'anastomose des hémorrhoïdales internes avec les hypogastriques. De là, la réplétion de la veine cave inférieure qui se manifeste par une dilatation exagérée des veines sous-cutanées abdominales, et enfin celle des mammaires et des épigastriques, en sorte que le cours du sang a lieu, contrairement à ce qui se passe dans la cirrhose hépatique du foie, de bas en haut et non de haut en bas.

Le foie, d'abord tuméfié, s'atrophie plus tard; la rate offre une augmentation de volume au moins aussi considérable que dans la cirrhose du buveur, les fonctions digestives sont troublées et pénibles. L'appétit est faible, il y a du dégoût pour les aliments et, au bout d'un certain temps, survient une diarrhée composée de matières muqueuses ou sanguinolentes, accompagnée parfois de vomissements glaireux. L'urine, colorée, très dense et peu abondante, devient rare, et l'on voit souvent apparaître des accidents urémiques. La circulation générale n'est pas troublée, la fièvre fait défaut; il y a plutôt un abaissement de température. Les hémorrhagies stomacales et intestinales, relativement fréquentes, diminuent l'excès de pression existant dans le système veineux abdominal, et parviennent à éviter, dans quelques cas, un épanchement ascitique. Ainsi, chez un homme décédé à la suite d'hémorrhagies profuses de l'estomac et de l'intestin, Frerichs ne put constater ni ascite, ni tuméfaction de la rate, bien que le tronc et les branches de la veine porte fussent complètement obstrués; de même, Handfield Jones ne trouva pas d'ascite chez une femme sujette aux hématémèses, malgré l'existence d'une cirrhose avec obstruction de la veine porte.

L'ictère fait défaut dans la pyléphlébite membraneuse, à moins de compression des canaux hépatiques. Si Frerichs note ce symptôme quatre fois sur vingt-huit cas, c'est uniquement parce que, sous le nom de concrétions sanguines de la veine porte, il décrit les obstructions cancéreuses du foie et la pyléphlébite, c'est-à-dire des affections entièrement distinctes.

Un amaigrissement rapide et progressif est l'effet constant de l'oblitération de la veine porte, par suite du désordre fonctionnel du foie, ce laboratoire de la vie végétative. C'est qu'en effet, même si l'économie avait des ressources suffisantes pour rétablir le cours du sang par des voies supplémentaires, elle ne remédierait qu'à des conséquences mécaniques, sans prévenir les altérations de nutrition générale qui proviennent du détournement des matériaux puisés dans l'intestin. A ce dépérissement s'ajoutent un accablement excessif, la diminution des forces, l'œdème des extrémités, puis une sorte de marasme précurseur d'une terminaison fatale.

*Évolution et modes de terminaison.* — La pyléphlébite membraneuse évolue dans l'espace de quelques mois, et, malgré un état apyrétique complet, finit en général par entraîner la mort. Celle-ci, à moins d'accidents ou de complications, effet habituel de la perte fonctionnelle du foie, survient sous l'influence des phénomènes de l'insuffisance hépatique, ou encore dans un marasme absolu, rarement par le fait de l'asphyxie, si on a soin de pratiquer la paracentèse à temps. Elle est quelquefois la conséquence d'hémorrhagies considérables ou d'une reproduction rapide de sérosité à la suite d'une paracentèse par trop complète, amenant une sorte d'état syncopal. Les complications ultimes ne diffèrent pas de celles qui se produisent dans la plupart des maladies, ce sont des pleurésies, des pneumonies ou des érysipèles.

*Séméiologie.* — Le diagnostic de la pyléphlébite adhésive repose sur la connaissance des symptômes suivants : ascite aiguë, se renouvelant avec rapidité à la suite de la ponction, dilatation de toutes les veines superficielles de l'abdomen, tuméfaction de la rate, diarrhée, vomissements, hémorrhagies stomacales et intestinales.

Les cirrhoses œnolique, paludique et même syphilitique sont les affections avec lesquelles il est le plus facile de confondre cette pyléphlébite. La cirrhose œnolique s'en distingue par le météorisme associé à l'ascite, par l'élévation de la matité hépatique, par la dilatation prédominante des veines sous-cutanées de la région supérieure de l'abdomen, et par une moindre intensité des troubles intestinaux. La cirrhose paludique, par la tuméfaction du foie et de la rate et par un ictère particulier, la plupart du temps sans ascite, ne saurait être confondue avec la pyléphlébite; la cirrhose syphilitique, enfin, ne le peut pas davantage, à cause de l'irrégularité de forme du foie et du défaut d'ascite, à part les cas de périhépatite avec symphyse diaphragmatique ou de pyléphlébite concomitante.

L'épithéliome primitif du foie, celui des voies biliaires, lorsqu'ils envahissent la veine porte et l'obstruent, offrent, par l'ascite qui en est la conséquence, une grande ressemblance avec la pyléphlébite adhésive; mais, si on remarque que l'épithéliome acineux détermine, outre l'ascite, un ictère des plus prononcés et qu'il donne la sensation d'un foie bosselé et induré, la confusion n'est pas possible. L'épithéliome des voies biliaires le plus souvent accompagné d'ictère, sans ascite, peut tout à coup, par suite de la pénétration du cancer dans la veine porte, donner naissance à ce dernier symptôme, dont l'origine sera facile à déterminer. L'oblitération de la veine cave inférieure est suivie, comme celle de la veine porte, de la dilatation des veines superficielles de l'abdomen; mais alors, l'œdème des jambes précède l'ascite, tandis que dans la pyléphlébite, il la suit. Ces différences, si on sait en tenir compte, parviendront à porter la lumière dans l'esprit du médecin et à lui permettre d'arriver au diagnostic.

Étant donnée la difficulté du rétablissement de la circulation dans la pyléphlébite, le pronostic de cette affection est des plus sérieux. La circulation collatérale, à la rigueur, peut bien parfois compenser l'obstacle; mais, si le foie continue à se nourrir par l'intermédiaire de l'artère, sa fonction n'est pas moins abolie en grande partie, et les graves désordres qui en résultent ont une terminaison à peu près constamment fatale.

*Thérapeutique.* — Le traitement est des plus pauvres; l'indication principale serait de chercher à amener la résorption du contenu veineux et à éviter la symphyse des parois, mais les moyens d'arriver à ce but nous échappent, car, même en admettant que l'iodure de potassium ne soit pas sans efficacité, son action trop lente demeure le plus souvent stérile. L'ergotine, le tannin aidé de l'opium, serviront à combattre les hémorrhagies, et la diarrhée sera contenue par les mêmes moyens. L'ascite est rebelle à la plupart des agents médicamenteux; les diurétiques sont à peu près sans effets sur elle, et les purgatifs drastiques peuvent exagérer la diarrhée. Aussi, la paracentèse doit-elle être pratiquée dès qu'il y a menace d'asphyxie, en ayant soin de ne vider que partiellement la cavité abdominale, car si on enlève une trop grande quantité de liquide, on risque de voir se produire une dépression syncopale et la mort. Les phénomènes d'insuffisance urinaire doivent être surveillés avec soin et combattus dès leur apparition.

**Lancereaux** (E.). *Traité d'anat. path.* Paris, 1879-1881, II, 973. Avec bibliographie. — **Collin.** *Oblit. de la veine porte.* (*Revue de méd. vétér.*, n° 1. Paris, 1863.) — **Kelsch.** *Note sur un cas d'atrophie du foie avec oblitér. complète de la veine porte.* (*Gaz. méd.* Paris, 1868, 360.) — **Haberhson** (S. O.). *Inflammation of Glisson's capsule; occlusion of vena porta; blood cyst; dropsy; peritonitis.* (*Guy's Hosp. Reports*, 1870-71, sér. III vol. XVI, 405.) — **Chassagne** (E.-Am.). *Ligature de la veine porte, persistance de la sécrétion bitiaire.* (Thèse de Strasbourg, 1860.) — **Pio Foa** et **Salvioli** (G.). *Sulla legature incompleta della vena porta.* (*Arch. p. le scienze med.*, 1879, III, n° 17, et *Rev. des sc. med.*, XV, 473.) — **Gee** (S. J.). *Complete obliteration of the mouths of the hepatic veins.* (*St. Bartholomew's Hosp. Reports.* London, 1871, VI, 144.) — **Tappeiner** (H.). *Sur l'état de la circulation après la ligature de la veine porte.* (*Rev. des sc. méd.*, 1874, III, 54.) — **Savard.** *Tumeur du foie chez un enfant de six ans. Lésions analogues à celles du foie cardiaque sans maladie du cœur.* (*Bull. Soc. anat.* Paris, 1880, p. 291-294.) — **Ernous.** *Oblitération de la veine porte.* (Thèse de Paris, 1880.) — **Wagner.** *Oblitération de la veine porte par tissu fibreux extérieur.* (*Arch. méd.*, 1884, II, 608.) — **Achard.** *Thrombose de la veine porte par compression dans le cours d'une péritonite tuberculeuse.* (*Achives de phys.*, mai, 1884, 485.) — **Aimée.** *Thrombose de la veine porte dans la cirrhose.* (Thèse de Paris, 1885.) — **Nonne** (M.). *Zur Ætiologie der pfortader thrombose.* (*Deutsche Archiv f. klin. Med.*, 1885, t. XXXVII, p. 241.) — **Pérou** (A.) et **Beaussenat** (M.). *Thrombopyléphlébite*, etc. (*Bull. de la Soc. anat.*, 1894, p. 589.) — **L. Lévi.** *Rupture spontanée de la veine porte.* (*Cirrhose hépatique, Soc. anat.*, 1894, LXIX, 90.)

## III. — PYLÉPHLÉBITE SUPPURATIVE

Caractérisée par la tuméfaction des parois de la veine porte et la présence à son intérieur d'un coagulum noirâtre ou blanchâtre, plus ou moins mélangé de pus, cette affection se distingue de la pyléphlébite membraneuse tant par son produit pathologique que par sa cause et son mode d'évolution.

*Étiologie et pathogénie.* — Au lieu de substances irritantes telles que : boissons fermentées, virus syphilitique, etc., la pyléphlébite suppurée reconnaît pour cause des agents microbiens, provenant du tube digestif, des voies biliaires ou encore des vaisseaux utérins anastomosés avec les veines mésentériques. Les lésions ulcéreuses de l'estomac et des intestins, celles de l'appendice vermiforme, en particulier, sont assez souvent le point de départ de la pyléphlébite suppurée, comme en témoignent un grand nombre de faits. Dans un cas de ce genre, observé par nous, la suppuration s'était étendue jusque dans l'une des branches veineuses sus-hépatiques, preuve de la tendance infectieuse des produits purulents d'origine intestinale ; mais, en outre, la plèvre droite renfermait un litre et demi d'un pus fétide, le poumon correspondant était le siège de plusieurs foyers purulents, et le corps strié droit du cerveau présentait un abcès du volume d'un haricot, qui, à l'incision, laissa échapper un pus odorant et fétide[1].

La suppuration des ganglions mésentériques, celle du péritoine et de la rate, celle des voies biliaires, dont le rapport est des plus intimes avec les branches de la veine porte, peuvent amener également une pyléphlébite suppurée. Un calcul hépatique, l'ouverture d'un kyste hydatique à l'intérieur des voies biliaires, sont encore des causes de cette affection au sein de la veine porte, puisque tous ces désordres favorisent le transport d'agents pathogènes de la suppuration.

*Anatomie et physiologie pathologiques.* — L'altération de la veine porte, ordinairement partielle, se traduit par la tuméfaction et l'épaississement des parois de ce vaisseau, dont la lumière est distendue par un caillot semi-cruorique, semi-purulent et d'une étendue variable. Ce coagulum, en général peu adhérent, est composé tout à la fois d'hématies et de leucocytes; la paroi veineuse, à son niveau, est injectée, œdématiée et friable. Le foie, ramolli, violacé ou jaunâtre, est, en outre, le siège habituel d'abcès multiples, et dans quelques cas, du moins lorsque les veines sus-hépatiques sont atteintes, la suppuration gagne la plèvre, les poumons, plus rarement d'autres organes. Les caractères histologique de ces suppurations ne diffèrent pas de ceux des abcès du foie étudiés plus haut.

*Symptomatologie.* — La pyléphlébite suppurative étant une affection secondaire, ses symptômes sont toujours précédés par ceux de l'affection initiale : appendicite, ulcères de l'estomac ou des intestins, suppuration de la rate, du mésentère, etc. Dans ces conditions, son début peut échapper, et l'on doit savoir qu'elle se manifeste par une douleur qui a son siège à l'épigastre, dans l'hypochondre droit ou dans la région du cæcum, suivant que le tronc de la veine porte ou l'une de ses branches se trouve primitivement affectée. Cette douleur, généralement accompagnée d'un frisson intense suivi de chaleur et de sueurs, se reproduit sans type déterminé avec une fréquence variable. Le foie et la rate

1. E. LANCEREAUX, *Traité d'anat. pathol.*, Paris, 1879, II, p. 962. La cause de tous ces accidents était une épingle qui avait amené la perforation du cæcum et un abcès iliaque, puis la phlébite d'une branche veineuse sus-hépatique et un abcès du foie. Dans un cas rapporté par Ern. Lambron (Observation d'inflammation des veines du foie. *Archives générales de médecine*, Paris, 1842, sér. III, t. X, IV, p. 129), il s'agissait d'une arête de poisson dans la tête du pancréas, laquelle traversait obliquement de haut en bas et d'avant en arrière la veine mésentérique supérieure, plongeait dans sa cavité et s'était engagée de 1 à 2 millimètres dans la paroi postérieure épaissie de ce même vaisseau.

augmentent de volume, deviennent sensibles à la pression et à la percussion; les urines diminuent de quantité, se foncent, prennent une teinte ictérique, tandis que la peau se colore quelque peu; mais l'ictère est loin d'être constant, et rarement, l'obstruction de la veine porte va jusqu'à déterminer l'ascite et la dilatation des veines superficielles de l'abdomen. Dans quelques cas, on a vu se produire des hémorrhagies, principalement sous forme d'épistaxis et de pétéchies au niveau des jambes.

L'abdomen se météorise et présente une tension douloureuse; il y a de l'inappétence, parfois des vomissements verdâtres, plus souvent une diarrhée bilieuse ou sanguinolente, avec ou sans flocons muqueux; et, lorsque la phlébite est due à la propagation d'une inflammation des voies biliaires, les selles sont en général décolorées. Les téguments pâlissent, les traits s'altèrent comme dans la péritonite, la maigreur s'accentue chaque jour et les forces se perdent entièrement.

Le pouls oscille entre 100 et 130, la température entre 37° et 40°,5; les frissons reviennent d'une façon irrégulière, et au bout d'un certain temps, la fièvre revêt le caractère hectique; puis, apparaissent des phénomènes de suppuration pulmonaire ou articulaire venant aggraver la situation du malade; et enfin, des accidents nerveux, tels que délire, somnolence et coma, provoqués par la toxémie purulente plus encore que par l'insuffisance hépatique.

*Évolution et modes de terminaison.* — La pyléphlébite suppurée évolue tantôt en quelques jours, tantôt en plusieurs semaines, et dans ce dernier cas, il arrive d'observer des rémissions assez longues pour donner au médecin un espoir presque toujours déçu. L'apparition d'accidents plus sérieux, bientôt suivis d'une terminaison fatale, malgré les remèdes qu'on y apporte, doit passer pour être la règle. La mort est la conséquence habituelle de la suppuration et de l'infection purulente de l'organisme, et, dans les cas de profonde altération du foie, d'une insuffisance hépatique ou urinaire.

*Sémiologie.* — Une vive douleur à l'épigastre ou dans l'hypochondre droit venant s'ajouter à des désordres préalables des fonctions digestives, des frissons revenant par accès à des intervalles irréguliers et suivis de sueurs, un gonflement douloureux du foie et de la rate avec diarrhée bilieuse et dépérissement progressif : tels sont les principaux signes de l'existence d'une pyléphlébite suppurative. L'apparition successive et la réunion de ces signes, sans avoir une valeur absolue, peuvent du moins éclairer notablement le diagnostic. Dans la pyléphlébite adhésive, en effet, il n'y a ni augmentation du volume du foie, ni fièvre, ni frissons; dans le paludisme, les accès fébriles revêtent un type régulier, l'ictère est commun et la douleur du foie fait généralement défaut. L'état des fèces met sur la voie d'une pyléphlébite liée à l'altération des canaux biliaires; mais il est plus difficile de séparer l'abcès hépatique de la pyléphlébite suppurée. Ces affections, qui relèvent la plupart du temps d'une même cause, et coexistent assez souvent, diffèrent surtout par les signes d'obstruction veineuse propres à la pyléphlébite; ajoutons que dans cette dernière affection l'augmentation du volume de la rate est plus accentuée, la diarrhée plus fréquente, et la douleur plus intense que dans le simple abcès du foie.

La pyléphlébite suppurée ayant une terminaison pour ainsi dire fatale, son pronostic est des plus graves, et sa guérison ne paraît possible qu'autant qu'elle viendrait à se limiter à quelques-unes des branches de la veine porte.

*Prophylaxie et thérapeutique.* — La prophylaxie consiste, lorsque des lésions intestinales sont reconnues, dans l'emploi des antiseptiques et des lavages intestinaux, et, comme souvent ces moyens demeurent sans utilité, il y a lieu de recourir à la laparatomie, si elle offre quelques chances de succès.

La thérapeutique, fort peu efficace en pareil cas, parvient difficilement à arrêter le cours du mal; c'est au plus si elle arrive à diminuer l'intensité des symptômes. Dans ces conditions, la sérothérapie, si vantée aujourd'hui, trouvera peut-être à s'exercer d'une façon avantageuse, mais nous craignons que le moment en soit encore éloigné. En attendant, la douleur sera améliorée par les opiacées; les frissons et la fièvre, par la quinine à dose massive et élevée, et par l'alcoolature de racine d'aconit. La craie, les poudres de noix vomique et de Dower modéreront une diarrhée par trop abondante; en cas contraire, il serait imprudent de fermer la voie d'élimination intestinale, d'autant plus que la mort peut survenir par insuffisance hépatique ou urinaire, point essentiel à connaître et qui peut donner lieu à des indications spéciales. Le lait absolu, quelques grogs à l'eau-de-vie et au café, constituent le régime le mieux approprié à cet état.

**Baczinski.** *Commentat. de venæ portæ inflammat.*, Turici, 1838. — **Fauconneau-Dufresne.** *De l'inflammation du système veineux abdominal.* (*Gaz. méd. de Paris*, 1839, 274.) — **Lambron.** *De l'inflammation des veines du foie.* (*Archiv. gén. de méd.* Paris, 1842, sér. 3, XIV, 127.) — **Cruveilhier** (J.). (*Anat. path.*, livr. XVI, pl. 3.) — **Kesteven.** (*London med. Gaz.*, déc. 1850.) — **Marotte,** *Nouvelles observat. sur l'infl. de la veine porte.* (*Revue médico-chirurg.*, 1850.

VII, 135.) — **Lavo.** (*Dubl. quarterly Journ.*, febr. 1851, p. 238.) — **Reuter.** *Ueber die Entzünd. der Pfortader.* (*Inaug. Dissert. Nurenb.*, 1851.) — **Leudet.** *Recherches sur la phlébite de la veine porte.* (*Archives générales de médecine*, Paris, 1853, I, 145.) — **Buhl.** (*Zeitsch. f. ration. Med.*, N. Folge, IV, 3, 1854.) — **Langwaager.** *De venæ portæ inflamm.* (*Diss. Inaug.*, Lipsiæ, 1855.) — **Bristowe.** (*Transact. of the patholog. Society of London*, IX, 279.) — **Lebert.** (*Anat. pathol.*, t. II.) — **Frerichs.** *Traité des maladies du foie*, trad. fr. par Pelagot et Dumenil, Paris, 1866, 722.) — **Féréol.** *Phlébite suppurative de la veine porte.* (*Bull. de la Soc. anat.*, Paris, 1857, 74.) — **Luys.** (*Ibid.*, 244.) — **Buhl.** *Ein Fall von ulcerativer Pylephlebitis, Bildung der Eiterkorper.* (*Archiv für pathol. Anat und Physiol.*, 1861, XXI, 480, et *Gaz. méd. de Paris*, 1862, 422.) — **Leyden.** *Fälle von Pfortaderthrombose.* (*Berlin. klin. Wochsch.*, III, 13, et *Archiv. gén. de méd.*, Paris, 1867, II, 100.) — **Stofella Em.** (*Œsterr. Ztch. f. prakt. Heilk.*, 1867, XIII, 46-48.) — **Gordon.** (*Dublin Journ.*, nov. 1867, XLIV, 418.) — **Moers.** (*Deutsch. Archiv f. klin. Med.*, 1868, IV, 251.) — **Malmstein (P. H.)** et **Axel Key.** *Fall von suppurativer Pylephlebis.* (*Nord med. Arkiv.*, 1, 2, p. 20, 1869.) — **Fraentzel.** (*Berliner klinische Wochenschrift*, n° 1 et 2. 1869, et *Archives gén. de médecine*, Paris, 1870, I, 224.) — **Chvostek.** *Pyléphlébite suppurative.* (*Œsterr. Zeitschr. Heilk.*, 1868, n^os^ 42, 43, 47, et *Archiv. gén. de méd.*, Paris, 1870, I, 229.) — **Bull (E.).** *Cas de pyléphlébite suppurative.* (*Norsk. Magaz f. Lægevidensk*, 1874, IV, 428.) — **Bernheim.** *Contribution à l'histoire de la pyléphlébite consécutive à la suppuration du cæcum ou de l'appendice iléo-cæcal. Revue méd. de l'Est*, janvier 1874.) — **Moutard-Martin.** *Hépatite suppurée*, etc. (*Bull. de la Soc. anat.*, 1874, p. 848.) — **Quénu.** *Pyléphlébites suppuratives consécutives à des calculs biliaires.* (*Gaz. méd.*, Paris, 1878, 627 et 640.) — **Chauffard.** *Pyléphlébite supp. de cause inconnue.* (*Bull. Soc. anat.*, Paris, 1879, 587.) — **Lancereaux (E.).** *Traité d'anat. pathologique*, Paris, 1879-87, 962.

## § II. — VEINES HÉPATIQUES

Continuation de la veine porte, les veines hépatiques présentent des désordres semblables à ceux de ce vaisseau, mais beaucoup plus rares, vu leur éloignement de l'intestin ; aucune malformation de ces veines n'ayant été signalée jusqu'ici, du moins à notre connaissance, nous passerons à l'étude de leurs altérations pathologiques.

### I. — PHLÉBITE PROLIFÉRATIVE OU ADHÉSIVE

La phlébite membraneuse des veines sus-hépatiques, qu'il importerait de rechercher avec plus de soin qu'on ne le fait généralement, ne paraît pas différer, quant à son origine, de la pyléphlébite. Elle repose sur plusieurs faits bien authentiques dont l'un, rapporté par Frerichs[1], concerne un ouvrier de 45 ans, grand buveur d'eau-de-vie, qui fut pris successivement d'ictère et d'ascite, avec distension légère des veines de l'épigastre et de l'hypochondre droit ; d'accès d'oppression, avec cyanose du visage et

1. Th. Frerichs, *Traité pratique des maladies du foie*, Paris, 1866, p. 742.

des mains et diminution notable des urines; enfin, d'un délire et d'un coma suivis de mort. L'examen des veines hépatiques, à partir du bord postérieur du foie, permit de constater que leurs orifices étaient rétrécis et que l'une d'entre elles se trouvait complètement fermée par une concrétion arrondie, tandis qu'une autre offrait à sa surface interne des plaques d'épaississement, et qu'une troisième laissait voir des caillots de formation récente; certaines branches de la veine porte contenaient, en outre, des caillots étendus et d'un rouge noirâtre.

Un autre fait, observé par S. Gee[1], a trait à un enfant dont le corps tout entier etait enflé depuis l'âge de quatorze mois, et chez lequel une première ponction abdominale fut pratiquée à seize mois, et dix-neuf jours plus tard, une seconde qui fut suivie de mort, sans ictère ni albuminurie préalables. Cet enfant n'offrait aucune trace de péritonite, mais son foie, peu volumineux, était induré, parsemé de petits nodules, et sa capsule épaissie, principalement au niveau du lobe gauche, du ligament suspenseur et de la scissure interlobaire; cet organe, congestionné et gras, était en outre sclérosé. La vésicule du fiel renfermait une bile pâle et épaisse. Les veines hépatiques avaient, à leur embouchure dans la veine cave, leurs parois épaissies, et un grand nombre d'entre elles se trouvaient obstruées par des caillots décolorés et adhérents; quelques-unes seulement renfermaient un sang fluide, et s'anastomosaient avec les vaisseaux élargis du ligament suspenseur. Les veines mammaires internes, celles de droite surtout, étaient, ainsi que les veines épigastriques, dilatées et tortueuses.

Ces deux faits nous montrent qu'il existe une phlébite adhésive des veines hépatiques, et que cette affection, qui offre des manifestations symptomatiques peu différentes de celles de la pyléphlébite membraneuse, est caractérisée par l'épaississement des parois veineuses et par des concrétions sanguines plus ou moins adhérentes. En même temps, il existe un certain degré d'hypérémie du parenchyme du foie, provenant de l'obstacle apporté au cours du sang, et même, un état cirrhotique de ce même organe. La quasi-identité des lésions de ces deux vaisseaux conduit à croire à une identité de causes, et d'ailleurs, si l'on tient compte des caractères observés chez le foie du malade de S. Gee, il y a lieu de penser que la syphilis a joué un certain rôle, à moins d'admettre

1. S. Gee, Complet obliteration of the mouths of the hepatic veins (*St. Bartholomew's hospital Reports*, London, 1871, vol. VII, p. 144).

avec son auteur qu'il s'agissait d'un vice de conformation, ce qui n'éloignerait pas absolument l'idée d'une influence spécifique.

Le pronostic de cette affection est toujours sérieux. Le traitement doit être en rapport avec la nature du mal, et, de même que celui de la pyléphlébite adhésive, il s'adresse autant à l'affection concomitante du foie qu'à l'état du système veineux.

### II. — PHLÉBITE SUPPURATIVE

Beaucoup plus fréquente que la phlébite adhésive, celle-ci est généralement consécutive à la propagation d'abcès situés dans le voisinage des veines sus-hépatiques, ou encore dans le bassin, ce qui conduit à penser que l'infection peut se produire par l'intermédiaire de la veine cave. L'adhérence intime de ces vaisseaux au parenchyme du foie, et l'absence d'une gaine semblable à celle qui isole la veine porte, favorisent cette propagation; les rapports immédiats de ces veines avec le cœur rendent des plus faciles l'infection du sang par le pus, et la formation d'abcès métastatiques dans d'autres organes. Cette phlébite est encore causée par des ulcères intestinaux (voy. p. 229); plus souvent par des abcès d'origine artérielle, en raison, sans doute, de la tendance de ces derniers à s'étendre, sinon à cause du rapprochement des artérioles et des veines sus-hépatiques.

La surface interne des veines hépatiques devient, en tout cas, inégale, rugueuse, et se couvre de dépôts fibrineux qui ne tardent pas à faire place à du pus véritable. Celui-ci arrive rapidement au cœur, donne naissance à des foyers purulents des poumons, à des pleurésies purulentes, et, se disséminant dans toute la masse du sang, constitue un état des plus graves et même absolument mortel.

Les symptômes propres à ces désordres consistent, comme dans tous les cas de pyémie, en une fièvre intense, précédée et accompagnée de frissons répétés, violents et irréguliers, suivis de sueurs, et auxquels succèdent un accablement excessif, de l'agitation et du délire. En même temps, les téguments se décolorent, le teint devient jaune, gris plombé, et les malades succombent rapidement, au milieu de troubles respiratoires, circulatoires et cérébraux.

La médication, employée contre ces accidents, ne diffère pas de celle qu'il convient de diriger contre la pyémie; c'est la quinine et l'alcoolature d'aconit à haute dose; mais elle est à peu près toujours inefficace, tant il est difficile d'arrêter et de tarir les suppurations de ce genre.

### III. — HYPÉRÉMIES PASSIVES OU ANGIOPATHIQUES DU FOIE

La quantité de sang que renferme le foie à l'état physiologique est variable et peut même influencer sensiblement le volume de cette glande. Celui-là augmente, en effet, à la suite des repas, s'il y a eu ingestion copieuse d'aliments, ou excès de matières sucrées ou alcooliques, et dans d'autres circonstances encore; aussi doit-on tenir compte de ce fait dans l'examen physique du foie, et ne pas attribuer ces différences de volume à un état pathologique. Toutefois, ce n'est pas de ces états transitoires que nous nous occupons ici, pas plus que des hypérémies consécutives à la thrombose ou à l'embolie, et de celles que les anciens appelaient *actives* et qui, liées à des troubles vasomoteurs, rentrent naturellement dans l'étude des affections des nerfs hépatiques, puisqu'un désordre organique se classe nécessairement d'après son phénomène initial.

Les désordres, qui nous intéressent en ce moment, sont ceux généralement décrits sous le nom d'*hypérémies passives;* mais récemment, par absence de logique et abus de langage, ils ont été désignés sous celui de *cirrhose cardiaque*, comme si un chirurgien appelait du nom de cicatrice le processus de la brûlure. L'étude de ces hypérémies vient naturellement à la suite de celle des affections des veines hépatiques qu'elles accompagnent ordinairement. Elles méritent toute notre attention, tant en raison de leur gravité et de leur fréquence que de la valeur sémiologique qu'il convient de leur attribuer dans le diagnostic des affections du cœur; elles sont, comme nous l'avons dit ailleurs[1], *le critérium de l'asystolie ou insuffisance cardiaque.*

Portal, Corvisart, et la plupart des médecins français qui ont suivi Laënnec, savaient qu'un obstacle au cours du sang dans le cœur produit une hypérémie stasique du foie, et ce même fait, constaté en Angleterre et en Allemagne, est depuis longtemps accepté. Cependant, la nature même du foie cardiaque divise les auteurs; les uns le considèrent comme une simple hypérémie passive, tandis que les autres y voient une sclérose hépatique et le rapprochent de la cirrhose. Toute discussion sur ce point est évidemment sans intérêt, et ne mérite pas de nous arrêter: il est clair pour tout le monde que la stase sanguine est le phénomène initial

1. E. Lancereaux, *Leçons de clinique médicale faites à l'hôpital de la Pitié et à l'Hôtel Dieu*, années 1879-1893 t. II, Paris, 1894, p. 214.

et qu'elle domine tous les autres, même la sclérose qui est toujours consécutive et semblable à celle d'une jambe variqueuse depuis longtemps hypérémiée. La sclérose périportale, constatée par quelques auteurs au début de cette affection, ne contredit pas cette manière de voir, car elle doit être envisagée comme une simple coïncidence, ainsi que nous le dirons plus loin.

*Étiologie et pathogénie.* — Tout obstacle circulatoire, situé à partir des veines sus-hépatiques jusqu'à l'orifice aortique, entraîne, au bout d'un certain temps, la stase sanguine du système veineux du foie. Nous avons vu la phlébite membraneuse des veines sus-hépatiques, l'obstruction de la veine cave inférieure au-dessus de l'embouchure de ces veines, produire ce phénomène; les rétrécissements tricuspidien et mitral, ceux des orifices artériels acquis ou congénitaux du cœur et des veines pulmonaires, les dilatations avec altération du cœur droit, les cardiopathies artérielles, sont encore autant de causes ordinaires d'hypérémie sta sique du foie. Nous ajouterons à ces désordres tout ce qui peut mettre obstacle à la circulation capillaire des poumons, comme l'emphysème, la sclérose et la tuberculose de ces organes, les dilatations bronchiques, certaines pleurésies anciennes, les déviations diverses de la colonne vertébrale, la conformation vicieuse du thorax, etc.

La pathogénie de l'hypérémie stasique du foie est facile à comprendre : sous l'influence de la gêne circulatoire, le sang stagne dans les veines sus-hépatiques et les distend; la veine lobulaire centrale s'élargit, s'épaissit, et refoule les cellules qui l'entourent; les capillaires du lobule s'élargissent à leur tour, et, finalement, il y a stase dans les divisions de la veine porte, d'où une série d'anomalies nutritives et fonctionnelles. Les cellules hépatiques, comprimées, se nourrissent moins bien, s'atrophient et deviennent granuleuses, tandis que le tissu conjonctif ambiant s'épaissit peu à peu; aussi, comme je l'ai fait observer ailleurs[1], il est impossible de confondre cet état avec les autres affections du foie, même avec les cirrhoses où l'ont rangé quelques auteurs.

Cependant, plusieurs observateurs, notamment Budd, Handfield, Jones et surtout W. Legg, en Angleterre; Talamon et Rendu, en France, se sont fortement élevés contre la conception hypérémique du foie cardiaque, et ont admis, en même temps que la stase, un état inflammatoire, une sclérose qui les a conduits à

1. Voir notre *Atlas d'anatomie pathologique*. Paris, 1871, texte, p. 94.

faire de cette altération une cirrhose cardiaque. Cette manière de voir, suivant nous, n'est pas exacte, et plusieurs circonstances ont servi à tromper ces observateurs.

En dehors de la sclérose liée à des excès de boisson, et qui a pu être rattachée au foie cardiaque, il y a lieu de croire qu'il n'a pas été tenu un compte suffisant des altérations concomitantes de l'hypérémie hépatique, et, en particulier, de l'artério-sclérose du foie, fréquemment associée à l'artério-sclérose du cœur. Or, cette dernière lésion, ayant pour conséquences la dégénérescence du myocarde, la dilatation des cavités cardiaques et l'asystolie, entraîne, à sa suite, une hypérémie stasique assez généralement concomitante de la sclérose artérielle du foie; c'est pourquoi, chez les individus jeunes, atteints de rétrécissement mitral (endocardite rhumatismale), le système artériel n'étant pas lésé, on constate au plus un faible épaississement conjonctif.

Ainsi, sachant tenir compte de toutes les conditions dans lesquelles se produisent les hypérémies passives du foie, et bien convaincu que les mêmes causes engendrent toujours les mêmes effets, nous arrivons à reconnaître que la sclérose du foie, associée à la stase sanguine, s'observe principalement, comme l'avait déjà vu Stokes sans pouvoir l'expliquer, dans les cas où le cœur est dilaté et gras, c'est-à-dire artério-scléreux, et qu'elle se lie surtout à une lésion artérielle.

*Anatomie et physiologie pathologiques.* — Le foie augmente de volume dans toutes ses dimensions, en sorte que sa forme générale n'est pas sensiblement modifiée; sa capsule se distend; sa teinte devient violacée, et sa consistance, plus ferme et plus friable. A la coupe, il laisse échapper une abondante quantité de sang noir, et sa surface de section offre une teinte brunâtre, à laquelle s'ajoutent peu à peu des espaces plus clairs ou jaunâtres, qui ont conduit les auteurs anglais à comparer les dessins ainsi formés à ceux d'une noix muscade, d'où le nom de *nutmeg liver*. Cet aspect, visible même à travers la capsule, varie avec le degré et l'ancienneté de l'hypérémie; il présente des figures à ramifications simples, d'un rouge sombre, répondant aux veines centrales, entourées de parties plus claires, et dont la forme générale dépend de la direction suivant laquelle la section a été pratiquée.

Au bout d'un certain temps, le foie, dont la surface était d'abord lisse, devient légèrement grenu, chagriné, d'une consistance plus ferme, tandis que son volume tend à diminuer, en sorte que l'évolution de ce processus offre deux phases successives : l'une, de simple hypérémie; l'autre, d'hypérémie et de sclérose, avec rétraction légère du parenchyme hépatique. L'examen histologique rend parfaitement compte de ces différences en montrant que, à son début, cette lésion est constituée uniquement par l'accumulation du sang dans les veines hépatiques, dans les capillaires du lobule, et que, plus tard seulement, se distendent les branches de la veine porte. A ce moment, les parois des veines sus-hépatiques sont épaissies et les capillaires dilatés; le tissu conjonctif voisin est infiltré d'éléments embryonnaires.

Les cellules hépatiques les plus rapprochées de la veine centrale, d'abord comprimées, atrophiées et déformées, présentent des granulations protéiques et graisseuses, et laissent, plus tard, en se détruisant, un détritus formé de pigment, de gouttelettes de graisse et de noyaux encore susceptibles de se colorer (voy. notre *Atlas d'anat. path.*, pl. 13, fig. 1 et 1'). Les cellules de la périphérie du lobule, au contraire, conservent leur intégrité, ou ne s'infiltrent que tardivement de ces mêmes granulations; ce fait, intéressant à constater, donne l'explication de la distribution de la sclérose et de l'atrophie trabéculaire qui l'accompagne. Les espaces portes, en effet, demeurent intacts, comme il est facile de s'en rendre compte lorsqu'on étudie des cas simples, et ils ne présentent de sclérose réelle que chez les artério-scléreux, ou chez les individus adonnés à la boisson.

Les vaisseaux de la rate, du pancréas, et de la membrane muqueuse gastro-intestinale, gorgés de sang veineux, deviennent, à leur tour, le point de départ de modifications anatomiques et de troubles sécrétoires et nutritifs de ces organes. La rate, d'abord tuméfiée et injectée, durcit ensuite et se rétracte, ainsi que le pancréas. La membrane interne du tube digestif, injectée et colorée, offre des extravasats sanguins qui entraînent à leur suite une pigmentation noirâtre, ou même des érosions et des ulcères. Sa sécrétion est plus visqueuse que normalement, et l'on comprend toutes les difficultés de l'absorption dans ces conditions.

Les ganglions mésentériques sont le plus souvent pigmentés; des extravasations sanguines se rencontrent dans le mésentère et jusque sur la membrane muqueuse de l'utérus. Des transsudations s'opèrent au sein des cavités séreuses abdominale, pleurales, et même péricardique. Les reins, soumis à un excès de pression veineuse, sont tuméfiés, violacés, et, plus tard, indurés et rétractés, tandis que l'urine est albumineuse. Les jambes, le tronc, et les membres supérieurs, présentent enfin une infiltration œdémateuse plus ou moins considérable.

*Symptomatologie.* — La tuméfaction du foie est l'un des premiers et des plus importants symptômes de l'hypérémie stasique de cet organe; elle est dévoilée par la palpation et la percussion. La glande, d'un volume régulier, commence à son niveau ordinaire et descend plus ou moins bas au-dessous du rebord costal, au point de dépasser l'ombilic et d'approcher de la crête iliaque; sa surface, lisse au début, est plus tard grenue, et sa consistance, d'abord normale, à peine tendue, devient ensuite de plus en plus ferme et indurée. Elle offre des battements rarement visibles à l'œil nu, mais sensibles au palper. La main, appliquée à plat au-dessus de l'ombilic ou sous le rebord costal droit, perçoit une pulsation en masse, une sorte de pression qui se répète à chaque systole cardiaque, du moins, dans les cas d'insuffisance tricuspidienne. Ce phénomène, bien étudié par Friedreich et par Mahot (thèse de Paris, 1869), a une grande valeur diagnostique. Un autre phénomène, non moins important, est la douleur éveillée par la pression et par la percussion. Très vive et très pénible, elle se fait sentir dans toute l'étendue du foie, principalement au niveau ou au-dessous du rebord costal, selon les dimensions acquises par cet organe, s'accompagne de la contraction des muscles de l'abdomen et de ceux du visage, de plaintes, et, si le malade n'est prévenu, d'un cri aigu. Distincte de la souffrance toujours circonscrite, liée à la présence d'un abcès, elle est persistante et diminue d'intensité lorsque le foie vient à se scléroser.

Le malade accuse une sensation de pression et de pesanteur dans l'hypochondre droit, ou même à l'épigastre, et des troubles divers des fonctions digestives : inappétence, nausées, éructations, difficulté des digestions, diarrhée, etc. Les téguments revêtent une teinte jaunâtre, sans qu'il y ait de matière colorante biliaire dans les urines, et, dans quelques cas, une teinte ictérique vraisemblablement liée à l'altération et à la destruction d'un certain nombre de cellules hépatiques. L'ascite se montre peu, et seulement à une phase avancée du processus hépatique; associée à la sclérose du foie ou à l'irritation du péritoine, elle est formée par un liquide citrin, quelquefois sanguinolent. L'urine, rare, concentrée, et d'ordinaire très colorée, renferme une forte proportion d'acide urique, presque toujours de l'albumine, souvent aussi de l'urobiline; enfin, sous l'influence d'une poussée hépatique, il se produit quelquefois un véritable ictère, car les urines traitées par l'acide nitrique offrent les diverses colorations des pigments biliaires.

Tous ces désordres sont précédés et accompagnés des accidents des affections cardiaque, pulmonaire ou thoracique, qui en ont été le point de départ; aussi la respiration est-elle habituellement embarrassée, la face bouffie et violacée, le pouls modifié, les membres, et, souvent aussi, le tronc œdématiés. C'est, du reste, dans ces conditions, et à la suite d'un état somnolent ou d'un délire d'action, que succombent, après une agonie plus ou moins longue, les malades atteints de stase hépatique.

*Évolution et modes de terminaison.* — Affection subordonnée à des désordres variables, l'hypérémie stasique du foie suit la marche de ces désordres; aussi, voit-on cet organe offrir une tuméfaction rapide, au moment d'une crise d'asystolie par exemple, puis, diminuer de volume à la suite de cette crise, tout en continuant son évolution vers l'induration et la rétraction qui le caractérisent en dernier lieu. Par lui-même, cet état de la glande hépatique contribue peu à la mort; celle-ci, effet presque constant de l'affection première, se lie surtout aux désordres concomitants de la circulation et de la respiration. Dans quelques cas seulement: le foie joue, à ce point de vue, un rôle d'une certaine importance; c'est lorsque les cellules hépatiques, atrophiées ou détruites, ont pour conséquence la formation d'un véritable ictère et des phénomènes d'insuffisance hépatique; mais, en dehors de cette circonstance, le trouble fonctionnel dont le foie est le siège contribue pour une faible part à l'acte final.

L'hypérémie stasique du foie est une affection susceptible de guérison, quand l'obstacle circulatoire qui la domine vient à disparaître, excepté toutefois dans sa phase la plus avancée. Si donc la terminaison favorable est rare, c'est uniquement à cause de la persistance et de la gravité des désordres pathologiques qui en sont le point de départ.

*Sémiologie.* — Deux signes principaux permettent de reconnaître l'hypérémie stasique du foie : la tuméfaction régulière de cet organe et la vive douleur déterminée par la percussion et par une brusque pression. A moins d'une lésion concomitante, le foie cardiaque, tuméfié dans toute son étendue, ne remonte pas au-dessus du mamelon, et se distingue, en cela, du foie du buveur qui est d'ailleurs absolument indolore. Répartie sur toute la glande, la douleur ne manque jamais; elle diminue avec le temps et avec la rétraction du parenchyme hépatique, parce qu'à ce moment sans doute, la réplétion sanguine est moins considérable. Joint au faible volume de la rate, ce symptôme distingue l'hypérémie stasique du foie de la leucomatose et de la lymphomatose hépatiques, affections dans lesquelles il y a une splénomégalie excessive et des appareils circulatoire et pulmonaire généralement intacts. Les altérations de ces appareils, la cyanose qui leur fait cortège, sont des conditions favorables au diagnostic du foie cardiaque, et ces conditions équivalent à une certitude, lorsque la glande hépatique se trouve, en même temps, tuméfiée et douloureuse dans toute son étendue, et non sur un point circonscrit, comme à la suite d'un désordre local, un abcès, un kyste hydatique suppuré, etc. Quelquefois enfin, il arrive de rencontrer un foie cardiaque volumineux et induré, sans œdème appréciable des membres inférieurs, sans dilatation accentuée des vaisseaux du cou et sans oppression notable, ainsi qu'il m'a été donné de le voir récemment dans plusieurs cas, entre autres, chez un malade dont le foie descendait jusqu'au nombril; mais, la douleur hépatique, l'existence d'une lésion du cœur et l'absence des causes habituelles des cirrhoses, furent autant de circonstances qui nous conduisirent au diagnostic.

Le pronostic de l'hypérémie stasique du foie est en rapport avec la gravité de l'affection initiale; le volume considérable de cet organe et son induration sont des phénomènes toujours fâcheux et de nature à faire redouter une fin prochaine. Cette hypérémie est le meilleur signe que nous ayons de reconnaître l'état fonctionnel du cœur, *elle en est le critérium;* car, mieux que tout autre symptôme, par exemple les souffles cardiaques, auxquels on donne une importance démesurée, elle nous permet de déterminer le degré plus ou moins avancé de son insuffisance.

*Prophylaxie et thérapeutique.* — La prophylaxie du foie cardiaque ne diffère pas de celle des affections qui lui donnent naissance; la principale indication de son traitement est de chercher à faire disparaître l'obstacle circulatoire qui l'engendre. Cet obstacle doit être combattu à son début; plus tard, il a toutes les chances de devenir incurable, et il ne reste plus alors au médecin qu'à chercher à stimuler l'action du cœur et à s'adresser directement à la stase sanguine.

Les affections cardiaques qui ont pour conséquence le retrait des orifices, comme celles qui tiennent à une modification du myocarde, doivent être soignées énergiquement à leur début. Ainsi, les révulsifs ne seront pas ménagés dans les cas d'endocardite rhumatismale aiguë, pas plus que l'iodure de potassium qui contribue à la résorption du produit de nouvelle formation, cause du rétrécissement des orifices. Cet agent sera employé assez tôt lorsqu'on aura à redouter une cardiopathie artérielle; pour les mêmes raisons, il est essentiel de s'opposer aux progrès de l'asthme et de la bronchite chronique par l'emploi de la morphine et de la belladone, qui, en diminuant la toux, évitent la stase hépatique. Mais, c'est l'hydrothérapie, et principalement la douche froide quotidienne en jet brisé qui, depuis plusieurs années, nous ont rendu les plus grands services. Par leur moyen, nous parvenons à combattre ces affections, à les arrêter et à éviter les conséquences fâcheuses et fatales qu'elles entraînent, à leur suite, du côté du cœur droit et du foie. Inutile de dire que les désordres de la colonne vertébrale et du thorax doivent être également traités à leur début, de façon à éviter des accidents hépatiques dans l'avenir.

Toutes ces lésions, devenues incurables, le médecin n'a plus d'autre ressource que de combattre directement l'hypérémie du foie. L'indication rationnelle est d'agir sur la veine porte, afin d'en amener la déplétion sanguine. Les sangsues à l'anus paraissent tout d'abord remplir cette indication, et, en réalité, elles sont loin d'être sans utilité; il en est de même des ventouses à la région du foie, au niveau des divisions des veines mammaires et épigastriques; toutefois l'action de ces moyens est éphémère. Les purgatifs, qu'il est possible de renouveler fréquemment, ont une influence plus persistante, et, en outre, ils débarrassent l'économie des substances toxiques qui l'encombrent, tant par suite du désordre fonctionnel du foie que de celui des reins, dont la sécrétion est toujours diminuée.

Lorsque la lésion est récente, nous nous contentons de l'emploi du podophyllin, de l'évonymine, de la rhubarbe, des amers et des substances aromatiques, pour remédier à l'état de l'estomac et des fonctions digestives, et nous recommandons une alimentation appropriée. Le régime lacté exclusif, à la fois nutritif et diurétique, trouve ici son indication; le café, la caféine, l'éther, l'alcool, etc., sont autant de substances propres à relever les forces déprimées du malade; la théobromine a de plus l'avantage d'augmenter la diurèse.

Plus tard, nous faisons usage des diurétiques, et particulièrement de la digitale en macération, en infusion ou encore associée, dans des pilules non argentées, avec la scille et la scammonée. La dose de ces pilules qui renferment 0gr,05 de chacune de ces substances, est de cinq à huit par jour. Une diurèse abondante ne tarde pas à s'établir sous leur influence, les urines montent facilement de 500 grammes à deux litres dans les quarante-huit heures, et la congestion hépatique diminue avec les œdèmes

Enfin, lorsque la digitale ne peut plus influencer le cœur, nous recourons à l'emploi des purgatifs drastiques par la voie gastrique ou par la voie rectale, et nous conseillons particulièrement la scammonée en cachets, la poudre ou la teinture de jalap composée (eau-de-vie allemande), la gomme-gutte, etc., n'hésitant pas à faire prendre ces médicaments tous les deux ou trois jours, à moins d'irritation intestinale ou d'une diarrhée persistante.

Tous ces moyens, il est vrai, ne constituent qu'un traitement palliatif, mais ils ne prouvent pas moins que, dans les situations les plus graves, le médecin peut encore se rendre utile.

**Fleury** (L.). *De la congestion sanguine chronique du foie.* (*Moniteur des hôpitaux.* Paris, 1855, 1124, etc.) — **Monneret** (E.). *De la congest. non inflammatoire du foie.* (*Archiv. gén. de méd.* Paris, 1861, XVII, 545-572.) — **Oscar Wyss.** *Zur Ætiologie des Stauungsicterus.* (*Arch. f. path. Anat. und Physiol.* Berlin, 1866, XXXVI, 454.) — **Legg** (W.). *On the hystology of the so called nutmeg Liver.* (*Med. chir. Transact.*, London, 1875, LVIII, 375, et *Rev. des sc. méd.*, t. VI, 56.) — **Cohnheim** (J.) et **Litten** (M.). *Ueber Circulationstörung. in der Leber.* (*Archiv f. path. Anat. und Physiol.* Berlin, 1876, LXVII, 153-165.) — **Rosapelly** (Ch.). *Recherches théoriques et expérimentales sur les causes et le mécanisme de la circulation du foie.* Versailles, 1873. — **Letulle.** *Bull. de la Soc. anatom.* Paris, 1879, 443.) — **Baduel.** *Recherches anat. path. et cliniques sur le foie cardiaque.* (Thèse Paris, 1881.) — **Talamon** (Ch.). *Recherches anatomo-patholog. et cliniques sur le foie cardiaque.* (Thèse de Paris, 1881.) — Le même. *Contribution à l'étude de la sclérose hépatique d'origine cardiaque.* (*Rev. de méd.* Paris, 1881, p. 273.) — **Sabourin** (Ch.). *La cirrhose du système sus-hépatique, d'origine cardiaque.* (*Ibid.* 1883, 523.) — **Rendu.** *Rapports des affections du cœur avec les affections du foie et réciproquement.* (*Mém. de l'Académie de médecine.* Paris, 1883, t. XXXIV, p. I.) — **Lépine** (R.). *Recherches expérimentales sur la congestion du foie et l'ictère d'origine cardiaque.* (*Compt. rend. Soc. de biolog.* Paris, 1885, sér. 8, t. II, p. 228.) — **De Beurmann et Sabourin** (Ch.). *De la cirrhose hépatique d'origine cardiaque.* (*Revue de médecine.* Paris, 1886, 29.) — **Dumont.** *De l'asystolie à forme hépatique.* Thèse de Paris, 1887.) — **Parmentier** (E.). *Études cliniq. et anatom. path. sur le foie cardiaque.* (Thèse Paris, 1890.) — **Barth.** *Cirrhose cardiaque.* (*Union méd.* Paris, 1891, t. I, p. 223.) — **Hanot.** *Foie cardiaque.* (*Semaine médicale*, 1894, n° 37.) — **Venot.** *Du foie cardiaque dans les symphyses du péricarde.* (*Archiv. gén. de méd.*, Paris, 1897, I, 114.)

# CHAPITRE IV

## ANOMALIES D'INNERVATION. NÉVROPATHIES HÉPATIQUES

Deux ordres de nerfs président, par l'intermédiaire du plexus solaire, à la nutrition et aux importantes fonctions du foie (voir p. 21) : le pneumogastrique et le grand sympathique. Qu'ils soient lésés, ou atteints d'un désordre purement fonctionnel, ces nerfs ont une action forcée sur la glande hépatique dont ils modifient la sensibilité, la motricité, les sécrétions ou la nutrition. De là, pour le foie, des *névropathies sensitive, motrice, sécrétoire ou trophique.*

Mais les altérations de cette glande peuvent, à leur tour, réagir sur le système nerveux et donner naissance à des névropathies réflexes. Bien que fort peu connus, ces désordres méritent de nous arrêter, ne serait-ce que pour indiquer la marche qui doit être suivie dans l'étude pathologique des organes.

### § I. — NÉVROPATHIE SENSITIVE OU HÉPATALGIE

L'hépatalgie a été observée par Andral[1], Budd[2], Frerichs[3], Anstie[4], Trousseau[5], etc. Elle se manifeste sous forme d'accès ou crises intermittentes, et présente, avec la colique hépatique, une

1. ANDRAL, *Clinique médicale*, t. II. Paris, 1834.
2. BUDD, *Diseases of liver*. London, 3e édit, p. 380.
3. TH. FRERICHS, *Traité pratique des maladies du foie et des voies biliaires.* Paris, 1866.
4. ANSTIE, *On neuralgia*. London, 1871, p. 62.
5. TROUSSEAU, *Clinique médicale*, t. III, p. 218.

si grande analogie qu'il est souvent difficile de l'en distinguer. Il y a lieu de croire, en effet, qu'un certain nombre d'observations de névralgie hépatique ne sont que des cas de lithiase biliaire, et cette supposition s'applique particulièrement à celles dans lesquelles la douleur a été suivie d'ictère. Néanmoins, on ne peut induire de là, ainsi que tendent à le faire certains auteurs, que la névralgie du foie n'existe pas, quand surtout on accepte les névralgies des plexus nerveux de l'estomac et de l'intestin. Il n'y a pas au reste de raison sérieuse pour contester la névralgie du plexus hépatique lorsqu'elle se manifeste à des intervalles à peu près réguliers, chez des personnes d'une grande sensibilité, qu'elle se trouve associée à d'autres symptômes nerveux et n'est pas suivie d'ictère.

Un cas de ce genre, observé par nous il y a une quinzaine d'années, est des plus démonstratifs à cet égard. Une femme nerveuse âgée de 35 ans, ordinairement bien portante, arrivait de la campagne, lorsqu'elle fut prise, dans le flanc droit, de douleurs extrêmement vives qui irradiaient vers l'estomac, l'épaule gauche, et cessaient, après une série d'accès, pour reparaître le jour suivant, vers la même heure. Frappé de ce fait, j'eus l'idée de lui administrer du sulfate de quinine, et la douleur, d'abord modifiée dans son rythme, cessa entièrement à la suite de la quatrième dose de ce médicament. — S'agissait-il ici d'une viscéralgie paludique? la chose, à la rigueur possible, me parut difficile à affirmer, en l'absence d'une intoxication antérieure et de fièvres paludéennes dans la localité habitée par ma cliente. Toutefois, l'existence d'une névralgie hépatique ne peut être mise en doute dans ce cas, ce qui n'empêche pas de reconnaître que cette affection est rare, à moins de la confondre, à l'exemple de Beau[1] pour qui la colique hépatique n'était presque jamais l'effet de l'enchatonnement de concrétions biliaires, avec des crises douloureuses d'un autre genre.

Les causes de l'hépatalgie ne diffèrent pas de celles des névralgies des autres organes, et par conséquent, sont diverses. Certaines personnes dont le système nerveux est prédominant, comme les hystériques et les herpétiques, y sont particulièrement prédisposées; mais, en général, la névralgie du foie est la manifestation d'une maladie toxique, miasmatique ou constitutionnelle, sinon l'effet d'une lésion locale portant sur les nerfs ou la moelle épinière. Elle se rencontre dans le saturnisme, car certaines coliques de

1. BEAU, Études analytiques de physiologie et de pathologie sur l'appareil spléno-hépatique (*Archiv. gén. de médecine*. avril 1851).

plomb avec vomissements verdâtres semblent bien atteindre les nerfs du foie, dans le paludisme où nous l'avons observée; dans l'hystérie, l'herpétisme, et enfin dans le tabes médullaire où les crises, dites gastralgiques, intéressent au moins autant le foie que l'estomac. Trousseau [1] pense qu'elle peut résulter de la présence d'un calcul dans les voies biliaires, car, après avoir montré comment l'irritation périphérique d'une fausse dent peut provoquer une névralgie faciale, il ajoute : « la même chose a lieu lors d'une colique hépatique : des souffrances horribles éclatent tout à coup au creux de l'estomac et dans la région occupée par la vésicule du fiel et par le canal cholédoque. Jusque-là, il n'y a que douleur locale sans névralgie, et la pression des apophyses épineuses des vertèbres dorsales n'est nullement pénible; mais souvent, après deux ou trois jours de souffrances aiguës, il se déclare une vive douleur dans les sixième, huitième et neuvième espaces intercostaux, dans l'épaule, dans le cou et dans le bras du même côté; dès lors, la névralgie est constituée et les vertèbres deviennent très douloureuses. »

Beau prétend que la névralgie hépatique a sa source dans les *ingesta acres*, tels que les spiritueux, les fortes épices, le poivre, la moutarde, qui, par l'intermédiaire du sang de la veine-porte, passent de l'estomac dans le foie. Mais, les observations invoquées à l'appui de cette opinion, et dans lesquelles les douleurs névralgiques accompagnées d'une teinte ictérique apparaissent tantôt quelques minutes après l'ingestion de ces substances, tantôt un ou deux jours plus tard, sont en réalité des crises de lithiase biliaire survenant, comme c'est la règle, à la suite des repas. Il n'est pas impossible, pourtant, que certaines irritations mécaniques ou autres des nerfs du foie ne soient susceptibles d'amener des névralgies de cet organe.

*Symptomatologie*. — Ces névralgies se traduisent par des accès de douleurs vives, térébrantes, ayant leur siège dans les régions de l'hypocondre droit et de l'épigastre, particulièrement au niveau de la scissure transverse et du pylore. Ces douleurs irradient dans la direction de l'épaule droite, se répètent à de courts intervalles et au moindre attouchement; elles s'accompagnent de sensations d'étranglement, de spasmes, d'éructations, de vomissements d'abord alimentaires, puis liquides, verdâtres, bilieux et abondants. Quelques mouvements convulsifs se manifestent, dans certains cas, aux mains et aux pieds; la face rougit, la conjonctive devient jaune et l'urine prend une teinte foncée. Toute la partie supérieure

1. Trousseau, *Leçons de clinique médicale*, Paris 186 , t. II, p. 379.

de l'abdomen et même du dos est sensible à la moindre pression, le foie se tuméfie, les mouvements respiratoires s'accélèrent et le pouls se ralentit.

Ces accès durent depuis vingt-quatre heures jusqu'à deux ou trois jours, après quoi ils cessent habituellement, puis au bout de quelques jours ou de plusieurs semaines, ils reparaissent d'une façon intermittente ou périodique, à la façon d'une migraine ou d'une névralgie faciale. Chez une femme, observée par Frerichs, le retour de la crise avait lieu d'une façon régulière toutes les quatre semaines, au moment des époques menstruelles sans aucune souffrance dans l'intervalle. La santé générale, quelque peu ébranlée par la crise, ne tarde pas à se remettre, de telle sorte que l'hépatalgie n'est jamais dangereuse; aussi le cas de mort signalé par Andral est-il manifestement suspect.

*Sémiologie.* — Les signes de la névralgie du foie ont, avec ceux de la colique hépatique, une ressemblance telle qu'un diagnostic certain est des plus difficiles, et que nombre d'auteurs, se refusant à admettre son existence, n'hésitent pas à y voir de la lithiase. Cependant, s'il y a lieu d'éviter de prendre, pour de simples troubles nerveux, les accidents douloureux produits par des calculs, il est tout aussi important de ne pas confondre ces accidents avec des crises purement névropathiques. L'intermittence absolue des crises, leur périodicité, la diffusion de la souffrance, l'abondance des vomissements sont autant de signes favorables au diagnostic de l'hépatalgie.

Ces signes, il est vrai, ne donnent pas toujours une assurance complète, mais ils conduisent à une grande présomption; l'absence de calculs dans les fèces est loin d'être un signe pathognomonique, comme l'ont pensé quelques auteurs, non seulement à cause de la difficulté de retrouver ces corps étrangers, mais encore, parce qu'ils peuvent rétrocéder du canal cystique dans la vésicule biliaire. La colique néphrétique, par son siège, par ses irradiations du côté des bourses, et par les modifications qu'elle imprime à la sécrétion urinaire dont elle diminue la quantité, se distingue facilement des névralgies hépatiques. La gastralgie, plus facile à confondre avec cette affection, est un désordre relativement rare; il n'en est pas de même des crampes d'estomac qui surviennent, plusieurs heures après le repas, chez les dyspeptiques et que calme l'emploi du bicarbonate de soude.

Le pronostic des névralgies hépatiques est bénin en ce sens que ces affections, d'une durée ordinairement courte, ne troublent pas les fonctions du foie et ne compromettent pas l'existence.

Assez souvent, du reste, elles cessent spontanément comme la plupart des névralgies.

*Thérapeutique.* — Le traitement de ces affections varie forcément avec la maladie qui leur a donné naissance. La quinine ne tarde pas à avoir raison de celles qui se rattachent au paludisme, et à l'herpétisme. Cet agent, administré à la dose massive de un gramme, a pu arrêter au second jour l'hépatalgie d'une dame qui arrivait du Limousin, et chez laquelle nous avions soupçonné une influence palustre; mais, il est parfois nécessaire d'en élever la dose et de la porter à 1gr,50 et 2 grammes. L'antipyrine, les opiacées, les piqûres de morphine même, lorsque les douleurs sont très intenses, trouvent ici leur utilité, particulièrement dans les crises d'origine tabétique. L'hydrothérapie a son indication lorsqu'il y a tendance au passage à l'état chronique, ou que l'on cherche à s'opposer au retour des accidents. Malgré le peu d'influence attribué, par nous, aux substances épicées, dans la pathogénie de cette affection, nous sommes d'avis cependant qu'un régime convenable, celui du lait en particulier, rend à cet égard les plus grands services. Il est celui que nous conseillons toutes les fois qu'il y a de l'anurie et de l'inappétence; dans le cas contraire, un régime mixte peut être toléré.

**Schmidt (M. G.).** *De hepatalgia.* Lipsiæ, 1820. — **Allnatt (R. H.).** *On hepatalgia.* (*Lond. m. Gaz.*, 1845, n. s., I, 796.) — **Guibout (E.).** *De l'hépatalgie.* (*Union méd.*, Paris, 1851, V, 153-157.) — **Fauconneau-Dufresne.** *Nouvelles preuves de l'existence de la névralgie hépatique.* (*Ibid.*, 209-214.) — **Beau.** *Névralgie du foie ou hépatalgie.* (*Monit. d. hôp.*, Paris, 1854, II, 370.) — **Castan (A.).** *Observation d'hépatalgie simulant une colique hépatique.* (*Gaz. d. hôp.*, Paris, 1860, XXXIII, 221.) — **Conraux.** *De l'hépatalgie* (*Gaz. méd. de Strasb.*, 1861, XXI, 129.) — **Casagrande (G.).** *Un caso di epatalgia intermittente.* (*Ippocratico*, Pavia, 1869, s. 3, XVI, 500.) — **Anstie (F. E.).** *Hepatalgia.* (*Syst. med. Reynolds*). Lond., 1871, III, 271.) — **Bogue (H.).** *Hepatic nevralgia.* (*Canada Lancet*, Toronto, 1873-4, VI, 210.) — **Murchison (Ch.).** *Hépatalgie*, dans *Leçons cliniques sur les maladies du foie*, trad. française. Paris, 1878, 487-490. — **Curt Pariset.** *Beiträge zur Klinik der nervösen Leberkolik* (*Neuralgiahepatis*). (*Deutsche med. Wochenschrift*, 3 août 1893.)

## § II. — NÉVROPATHIES MOTRICES

L'action des nerfs moteurs sur le foie s'exerce uniquement là où il existe des fibres musculaires, à savoir : sur les voies biliaires et les vaisseaux sanguins du foie. De là résultent des *névropathies motrices biliaires* et des *névropathies vaso-motrices ou trophiques*, chacun de ces désordres se manifestant par de la contraction ou de la dilatation. La contraction spasmodique des voies biliaires, aujourd'hui incontestable, a pour conséquence le syndrome généralement désigné sous le nom d'*ictère spasmodique* ou *émotif*, tandis que les effets de leur dilatation nous échappent. Par contre, la dilatation des vaisseaux hépatiques, qui se révèle par des hypérémies actives et des hémorrhagies, nous est mieux connue que leur contraction qui provoque l'ischémie et l'anémie de l'organe.

### 1. — NÉVROPATHIE MOTRICE BILIAIRE. — ICTÈRE SPASMODIQUE OU ÉMOTIF

Cet ictère, qui, en général, apparaît brusquement à la suite d'une vive émotion, est parfois plus tardif et ne survient qu'au bout de quelques jours, après un désordre des fonctions digestives ; il se rapproche alors, tant par sa durée que par ses caractères, de l'ictère dit catarrhal, dont il est difficile à séparer. Dans cette dernière forme, l'impression morale, comme le fait remarquer Potain, produit des troubles et une diminution de résistance du côté du tube digestif qu'infectent des micro-organismes, d'où embarras gastrique et infection du foie. Les émotions vives et subites, principalement les accès de colère, la frayeur, une grande souffrance physique, parviennent quelquefois à engendrer un ictère spasmodique, non pas indifféremment chez tout individu, mais de préférence chez les personnes nerveuses et impressionnables, et en particulier chez les femmes hystériques, au moment de la menstruation, chez les herpétiques, les alcooliques, etc.

L'ictère émotif atteint de préférence les personnes jeunes et en particulier les femmes, puisque sur neuf cas personnels je compte six femmes. Villeneuve cite le cas d'un jeune abbé, qui, saisi d'une frayeur subite en voyant un chien enragé rompre sa chaîne et se précipiter sur lui, poussa un cri violent, tomba sans connaissance et devint jaune comme du safran. North[1] a publié l'observation d'une femme non mariée qui devint ictérique dans un très bref délai parce qu'on découvrit qu'elle avait eu des enfants. Ainsi, la clinique nous conduit à admettre l'existence d'un ictère spasmodique dont le mécanisme est facile à saisir, après les expériences de Laborde sur l'excitabilité des canaux biliaires et les recherches intéressantes de Oddi sur le même sujet. Ce dernier auteur reconnut tout d'abord qu'après l'ablation de la vésicule biliaire, le canal cholédoque se trouve dilaté et transformé en une sorte de réservoir de la bile; puis, il constata, à l'entrée de ce

1. NORTH, *Lect. on pract. of physic.*, 5e édit t. II p. 682.

canal, une couche de fibres lisses formant un véritable sphincter indépendant de la tunique musculaire de l'intestin, et en conclut que le rôle de ces fibres était de régler l'écoulement périodique de la bile et de prévenir la pénétration du contenu intestinal dans les voies biliaires.

Or, ces recherches peuvent donner l'explication des deux formes d'ictère en question. La première de ces formes a pour condition pathogénique la contraction spasmodique du sphincter du canal cholédoque, la seconde, son relâchement. Doyon[1] a démontré, en effet, que l'excitation des nerfs grands splanchniques provoque la contraction de l'ensemble des parties de l'appareil excréteur de la bile, et que le sphincter duodénal se resserre au point de s'opposer complètement à l'écoulement de ce liquide, tandis que l'excitation du bout central des nerfs vagues détermine la dilatation du sphincter duodénal, et en même temps la contraction de la vésicule, en sorte que l'ensemble des canaux hépatiques constitue un véritable appareil de régulation de l'excrétion de la bile. Cl. Bernard, du reste, avait déjà fait observer que le foie et les voies biliaires n'étaient pas animés par les mêmes nerfs.

*Symptomatologie.* — L'ictère spasmodique, à peine précédé de malaise, survient en général soudainement, au plus tard dans les vingt-quatre heures qui suivent une vive émotion. Les téguments revêtent une teinte jaune, plus ou moins accentuée, qui peut aller jusqu'au jaune safran. Les urines, en général colorées, renferment des pigments biliaires, et les fèces sont grisâtres ou blanchâtres; tous ces phénomènes cessent au bout de peu de jours. Ainsi, chez un garçon de 22 ans, un ictère survenu le lendemain d'un violent accès de colère s'accompagna de la décoloration des fèces et de la présence de la matière colorante biliaire dans les urines, pendant cinq ou six jours seulement. Puis, surviennent de l'inappétence, des digestions pénibles, des nausées, et parfois aussi un état de courbature et de malaise général, sans doute parce que la commotion a porté simultanément sur le tube digestif et les voies biliaires; mais les selles sont rarement liquides. Le foie demeure normal ou ne présente qu'une augmentation de volume insignifiante et n'est pas douloureux; la rate, contrairement à ce qui a lieu dans l'ictère catarrhal, conserve son volume ordinaire, et si elle vient à s'accroître, c'est tardivement et lorsqu'un ictère infectieux vient s'ajouter à l'ictère émotif. Les grandes fonctions de l'organisme sont conservées; néanmoins, on a pu noter un léger délire lié à la

1. Doyon, Action du système nerveux sur l'appareil excréteur de la bile (*Arch. de physiologie*, Paris, 1893, et *Bull. méd.*, Paris, 1894, p. 81).

violence de l'émotion plutôt qu'à l'ictère; une de mes malades se plaignait de voir les objets en jaune, une autre a présenté du prurit. Si les urines renferment de la matière colorante biliaire, elles ne contiennent pas d'albumine et sont rarement diminuées. Les forces se dépriment, et cette circonstance, jointe à l'ictère, est la raison pour laquelle les malades demandent leur admission à l'hôpital, où leur séjour est de courte durée.

*Évolution et modes de terminaison.* — L'ictère émotif débute d'une façon brusque, et présente une marche continue; parvenu à son maximum d'intensité, il diminue au bout de quelques jours. Sa durée dépasse rarement la quinzaine, excepté quand survient une poussée nouvelle, dans lequel cas elle est plus longue, et se rapproche de celle de l'ictère catarrhal, comme si ce dernier venait compliquer le premier, ce qui semble très vraisemblable, si, au désordre biliaire, vient s'ajouter un état catarrhal des voies digestives.

La guérison est la terminaison de cette affection, car le cas du jeune soldat dont parle Villeneuve, lequel se trouvant insulté en public, tira son épée, se précipita sur son agresseur, fut arrêté, pris d'ictère et succomba ensuite dans les convulsions, ne peut être attribué à l'ictère, mais bien plutôt à l'intensité de la commotion cérébrale.

*Sémiologie.* — Le diagnostic de l'ictère émotif repose sur les signes suivants : début dans les vingt-quatre heures qui suivent une violente émotion, décoloration momentanée des fèces avec traces de matière colorante biliaire dans les urines, augmentation peu marquée ou nulle du volume du foie, absence de tuméfaction de la rate, et guérison au bout d'une à deux semaines. Ces signes suffisent, dans la majorité des cas, à mettre hors de doute l'existence de cette affection et à la différencier de l'ictère catarrhal. Celui-ci, d'ailleurs toujours précédé de troubles digestifs, s'accompagne de tuméfaction du foie et de la rate, et dure plus de quinze jours, en sorte qu'il est manifestement distinct de l'ictère émotif, même lorsqu'il vient le compliquer. L'ictère cirrhotique se distingue de l'ictère émotif par sa persistance et l'augmentation de volume du foie; l'ictère par rétention biliaire, également persistant, est en outre verdâtre ou noir, tellement accentué qu'il est impossible de le confondre avec celui qui nous occupe.

Le pronostic de l'ictère émotif est sans gravité, si l'on admet avec nous que la mort, constatée dans quelques cas, a été le fait du choc cérébral plutôt que d'une modification fonctionnelle du foie. Les cellules hépatiques ne sont pas sérieusement atteintes, et si, par exception, on a vu survenir à sa suite des phénomènes d'ictère grave, c'est qu'une infection était venue s'ajouter au désordre nerveux.

*Thérapeutique.* — La nécessité, en thérapeutique, de s'adresser au phénomène initial, toutes les fois que la chose est possible, conduira naturellement à viser ici le désordre nerveux, et, partant, à recourir dès le début à l'emploi des anti-spasmodiques et des opiacés. Puis le malade gardera le repos, prendra des bains tièdes et de grands lavements d'eau froide. L'état des fonctions digestives sera surveillé, de façon à éviter les dangers d'un embarras gastrique ultérieur, avec infection hépatique et ictère catarrhal; et, s'il se produisait, il y aurait lieu de le traiter ainsi que nous l'avons dit plus loin. Le régime lacté est le seul qui convienne tant qu'il y a inappétence, plus tard un régime légèrement azoté pourra être prescrit.

**Chapp.** *Observat. sur un ictère spasmodique.* (*Journ. gén. de méd. chir. et pharm.*, Paris, 1808, XXXII, 241-248.) — **Villeneuve.** *Dictionn. des sc. méd.*, Paris, 1818, art. *Ictère*, p. 420.) — **Monro (A.).** *Observations on spasm of the canals for the food, bile and urine*, Edinburgh, 1826. — **François.** *Quelques mots sur l'ictère spasmod. et son traitement.* (*Bull. Soc. méd.* Gand, 1836, II, 133-135.) — **Fouquier.** *Plusieurs cas d'ictère essentiel*, etc. (*Gaz. des hôpitaux*, 1843. sér. 2, V, 147.) — **Schweich (H.).** *Icterus spasticus.* (*Arch. f. physiol. Heilkunde*, Stuttgard, 1844, III, 220-222.) — **Wilks.** *Jaundice from mental emotion.* (*British med. Journ.*, 1870, II, 4.) — **Audigé (R. H.).** *Recherches expérimentales sur l'ictère mécanique.* (*Comptes rendus Soc. de biol.*, Paris, 1874, sér. 5, V, 369-372, et *Gaz. méd.*, Paris, 1874, 9.) — Le même. *Recherches expérimentales sur le spasme des voies biliaires à propos du traitement de la colique hépatique et sur l'ictère mécanique*, Paris, 1874. — **Foot (A. W.).** *Cases of jaundice from emotion causes.* (*Dublin Journ. med. sc.*, 1874, LVII, 217-219.) — **Potain.** *De l'ictère spasmodique secondaire.* (*Gaz. des hôpit.*, Paris, 1879, 834-837.) — Le même, *Ictère spasmodique immédiat.* (*Ibid.*, 1884, 243.) — Le même. *Ictère émotif.* (*Semaine méd.*, 1894, p. 381.) — **Mandiboure (A.).** *Contribut. à l'étude de l'ictère spasmodique.* (*Tribune méd.*, Paris, 1884, XV, 532, 596, 604, 615 et XVI, 28.) — **Rendu (H.).** *Ictère émotif survenu en quelques heures.* (*France méd.*, Paris, 1884, II, 1817-1820.) — **Fransés (Alb.).** *Contribution à l'étude de l'ictère émotif.* Thèse, Paris, 1895.)

## II. — NÉVROPATHIES VASO-MOTRICES (HYPÉRÉMIES ET HÉMORRHAGIES ACTIVES DU FOIE)

*Hypérémies.* — Sous ce nom, sont généralement décrites des affections diverses et d'origines très différentes; mais c'est là une règle vis-à-vis de laquelle nous croyons devoir réagir en étudiant ici les congestions actives ou névropathiques du foie, après avoir tracé plus haut le tableau des hypérémies passives ou angiopathiques de ce même organe. Si la délimitation de ces deux genres de désordres est facile, il n'en est pas de même toutefois de la séparation des hypérémies névropathiques et de toutes celles qui se rattachent à des maladies générales, comme le paludisme, l'alcoolisme, les fièvres éruptives, etc. Intimement inhérentes à ces maladies, les hypérémies de ce dernier groupe ne sont le plus souvent, comme dans le paludisme et l'alcoolisme, que le premier stade d'un processus qui ne permet pas de les isoler.

Les hypérémies névropathiques, mal connues jusqu'ici, méritent, pour ce motif, une attention des plus sérieuses; leur étude repose sur les connaissances acquises relativement à l'action des nerfs sur les vaisseaux du foie, et, comme ces connaissances laissent encore à désirer, il en résulte que nous ne pouvons que les ébaucher. Cependant, Cl. Bernard[1] a démontré que l'irritation du plancher du quatrième ventricule détermine l'hypérémie hépatique; l'observation clinique nous apprend que, sous certaines influences, le foie se congestionne, et que même, lorsque cette congestion vient à persister, il s'hypertrophie. Portal, et plus tard Henoch[2], ont rapporté des cas de tuméfaction hépatique à la suite de la suppression d'un écoulement utérin ou d'un flux hémorrhoïdal. L'herpétisme, le diabète nerveux sont des maladies au cours desquelles s'observe ce désordre; mais, en outre, il est des lésions locales qui peuvent l'engendrer, tels sont les reliquats pleurétiques venant irriter ou comprimer les grands splanchniques, la tuberculose des capsules surrénales, l'altération du plexus cœliaque, etc. Bonome[3] prétend avoir observé dans le foie, après l'extirpation du ganglion cœliaque, des plaques d'un gris jaunâtre, et d'autres d'un rouge sombre hémorrhagique, correspondant les premières à des zones de nécrose cellulaire et les secondes à une dilatation des vaisseaux interlobulaires et interacineux ou à de réelles infiltrations sanguines entre les cellules dégénérées; il pense que les troubles trophiques des éléments cellulaires sont la conséquence de la dilatation névro-paralytique des ramifications terminales de l'artère hépatique et de ses capillaires.

Quelle que soit l'origine du désordre vasculaire, le foie augmente de volume et dépasse le rebord costal; mais, contrairement au foie cardiaque, il est peu ou pas douloureux. C'est ainsi qu'il

1. Cl. Bernard, *Leçons sur la physiolog. et la patholog. du système nerveux*, Paris, 1858.

2. Henoch, *Klinik der Unterleibs Krankheiten*, Berlin, 1855-1858 p. 85.

3. Bonome, *La Riforma med.* 1892, n° 97, V, p. 1, et *Archiv. gén. de méd.*, Paris, 1893, t. 1, p. 480.

nous apparaît dans le diabète névropathique où il présente, en même temps qu'une augmentation notable de volume, un état violacé de son parenchyme et la dilatation de ses vaisseaux. La rate demeure normale; les fonctions digestives sont à peine troublées, et celles des autres organes n'offrent aucun désordre appréciable, en sorte que cette hypérémie, parfois accompagnée de petits points hémorhagiques et qui finit souvent par l'hypertrophie des éléments de la glande, n'est accompagnée d'aucun trouble fonctionnel appréciable, à part, dans certains cas, d'une glycosurie manifeste. Étant donné ce point de départ, c'est au système nerveux surtout que doit s'adresser la médication, et, à cet effet, il importe d'arriver à déterminer le siège et la nature du désordre subi par ce système.

*Hémorrhagies.* — Relativement peu exposé aux hémorrhagies angiopathiques, à l'encontre de ce qui existe pour le cerveau et quelques autres organes, le foie n'est pas, pour cela, moins sujet à des hémorrhagies névropathiques, dont l'étude laisse encore à désirer. S'il n'est pas impossible qu'un certain nombre d'extravasations sanguines, attribuées jusqu'ici à une altération du sang ou des vaisseaux, comme celles que l'on observe dans l'éclampsie et dans plusieurs autres circonstances, ne soient l'effet d'un désordre initial du système nerveux, d'un trouble vaso-moteur, il faut reconnaître que nous manquons de données certaines à ce sujet. Quant à présent, il y a plutôt lieu de les rattacher à une altération du liquide sanguin et du foie, puisque, dans le plus grand nombre des cas connus, il existe une dégénérescence graisseuse du parenchyme hépatique. Cependant, Bonome ayant trouvé des altérations assez semblables à la suite de l'extirpation du ganglion cœliaque, il est possible de conserver à cet égard un certain doute; il se peut, en effet, que ces hémorrhagies soient l'effet de l'action d'un poison sur le système nerveux. En tout cas, nous ne pouvons nier l'existence d'hémorrhagies névropathiques dans le foie : cette glande, pas plus que le tégument externe et plusieurs autres organes, n'échappe à ces désordres.

Les causes de ces hémorrhagies ne diffèrent pas sensiblement de celles des hypérémies névropathiques, car ces états pathologiques ne sont fréquemment que deux phases d'un même processus dont l'hémorrhagie est le dernier terme; celle-ci, rarement sous forme d'un foyer unique, est presque toujours disséminée par petits foyers répandus à la surface du foie, du volume d'un grain de millet ou d'un pois, tandis que le parenchyme hépatique est tuméfié et fortement congestionné.

Les phénomènes propres à ces lésions sont ordinairement

cachés ou du moins peu accusés. Ils se manifestent par la tuméfaction du foie qui déborde les fausses côtes, par de la douleur à la pression, dans quelques cas, par un ictère peu intense lié, selon certains auteurs, à la compression exercée par les vaisseaux sur les canaux biliaires, mais qui paraît être plutôt l'effet d'une altération des cellules hépatiques, quand on connaît la relation existant entre cette altération et les hémorrhagies. Même subordonnées à un désordre nerveux, les hémorrhagies du parenchyme hépatique ont des causes multiples qu'il importe de chercher à déterminer. Ces causes sont en effet autant de sources d'indications thérapeutiques. Plusieurs agents et particulièrement la quinine, l'ergotine ont, dans ces conditions, une utilité incontestable.

**Rayer.** *Observat. sur les hémorrhag. veineuses du foie qui surviennent à la suite de l'hépatite ulcéreuse.* (*Archiv. gén. de méd.*, Paris, 1825, VII, 161-173.) — **Abercombie (J.).** *Case of hæmorrhagy of the liver.* (*London med. Gaz.*, 1844, XXXIV, 792-795.) — **Fauconneau-Dufresne.** *Mém. sur les hémorrh. du foie* (*Union méd.*, Paris, 1847, I, 370, 374, 379.) — Le même. *Considérat. sur les hémorrhagies du foie*, etc. (*Gaz. hebd. de méd. et de chirurgie*, Paris, 1855, II, 796.) — **Monroe (B.).** *A case of hemorrh. from the liver, occurring from paraplegia.* (*South Journ. med. et phys. sc.*, Nashville, 1853, I, 171.) — **Foote (R. F.).** *A case of apoplexy of the liver; albuminuria; in a man affected with moral insanity and epilepsy.* (*Dublin quat. journ. med. sc.*, 1854, XVIII, 220.) — **Duriau.** *Hémorrhagies interstit. du foie consécutives à une pneumonie double.* (*Bull. Soc. anat.*, Paris, 1855, 257 (foie gras.) — **Conrad Tommasi.** *Zur Casuistik der Leberhämorrhagien* (*Archiv f. path. Anat.*, Berlin, 1865, XXXIII, 162.) — **Steffen (A.).** *Hämorrhagie der Leber.* (*Jahrb. f. Kinderheilk.*, Leipzig, 1870-71, IV, 333.) — **Homolle.** *Éclampsie puerpérale; stéatose et infiltration biliaire du foie, avec hémorrhagies* (*Bull. de la Soc. anat.*, Paris, 1874, 807.) — **Mac Lane (J. W.).** *Death from apoplexy of the liver and rupture of the capsule during pregnancy.* (*Am. J. Obst.*, New-York, 1879, XII, 516.) — **Pilliet.** *Lésions hépatiques dans l'éclampsie.* (*Soc. de biologie*, 30 mars et 5 avril 1889, 247.) — **Papillon et Audain.** *Éclampsie ictérique, étude des lésions hépatiques.* (*Bull. de la Soc. anat.*, Paris, 1891, 359.) — **Ranglaret (A.).** *Hémorrhagie du foie chez une éclamptique morte d'hémorrhagie ventriculaire.* (*Ibid.*, Paris, 1893, 136.)

## § III. — NÉVROPATHIES SÉCRÉTOIRES

Ces névropathies, aussi nombreuses que les fonctions exercées par les cellules hépatiques, se divisent naturellement en deux groupes, comprenant, l'un, les troubles nerveux venant modifier la sécrétion externe ou biliaire, l'autre, les troubles nerveux s'adressant aux sécrétions internes de la glande hépatique.

### I. — NÉVROPATHIES BILIAIRES

Les troubles névropathiques de la sécrétion externe consistent dans la diminution, l'augmentation ou la perversion du produit de sécrétion biliaire. Cette dernière modification, dont l'existence, vulgairement admise, n'est pas démontrée scientifiquement à cause de la difficulté de se procurer de la bile pendant la vie, ne saurait nous occuper pour le moment. Toutefois, une altération chimique et purement fonctionnelle de la bile ne doit pas être rejetée.

*Acholie.* — La diminution névropathique de la sécrétion biliaire n'est pas beaucoup mieux étudiée, car les cas d'acholie connus jusqu'ici s'expliquent, pour la plupart, par un désordre matériel du foie, et surtout par la stase biliaire ou par une altération grave des cellules hépatiques (voy. *cirrhose et stéatose hépatiques*, et plus loin *lithiase biliaire*, etc.). Cependant il est des circonstances où une diminution, sinon de la bile du moins de la matière colorante biliaire, semble être subordonnée à un simple trouble dynamique : ce sont celles dans lesquelles on constate, en même temps que des évacuations alvines d'un jaune pâle ou blanchâtre, de la flatulence, une teinte terreuse de la peau, et un certain degré de stupeur, sans qu'aucun désordre matériel appréciable du foie puisse rendre compte de cet état. En pareil cas, tout porte à admettre un simple état névropathique.

*Polycholie.* — La polycholie névropathique est mieux établie; il est difficile, en effet, de ne pas la reconnaître chez les personnes qui, chaque matin, et quelquefois dans le cours de la journée, à la suite des repas, ont des selles liquides, abondantes et verdâtres, sans autre désordre appréciable, et chez celles qui vomissent au début d'une crise de colique hépatique. Dans ces cas, l'excès de la sécrétion biliaire n'est pas douteux, et les conditions dans lesquelles il se produit, indiquent qu'il est déterminé par un acte réflexe, dont le point de départ est l'arrivée des aliments dans l'estomac ou d'un gravier dans les voies biliaires.

Dans d'autres circonstances, la polycholie est directe, et résulte d'une altération des nerfs de la moelle épinière ou de l'encéphale. La polycholie, liée à une lésion des cordons nerveux, s'observe dans la péritonite où les extrémités des nerfs péritonéaux se trouvent irrités, dans la tuberculose des capsules surrénales où les cordons nerveux qui composent le plexus de cet organe sont envahis par des granulations qui les excitent, dans la colique de plomb ou névralgie du grand sympathique abdominal, toutes circonstances dans lesquelles la bile est produite en abondance et rendue par le vomissement. Il en est de même dans les crises douloureuses du *tabes dorsalis*, dites crises gastriques ou gastralgiques, qui s'accompagnent d'abondants vomissements bilieux, dans la plupart des méningites, de celles surtout qui siègent à la base de l'encéphale, comme aussi dans quelques cas d'urémie.

Les matières vomies, sans avoir toujours des caractères identiques, renferment fréquemment de la matière colorante et parfois des sels biliaires, en sorte qu'il faut bien admettre une hypersécrétion de bile, influencée par le système nerveux, puisque rien n'indique la possibilité d'une lésion matérielle de la glande hépatique. J'ai constaté, d'ailleurs, qu'une simple émotion était susceptible d'engendrer une polycholie de plusieurs jours : une jeune fille de dix-huit ans, vraisemblablement grosse de deux mois, voyant tomber un petit enfant d'un troisième étage dans la rue, éprouve une émotion des plus vives et de violentes douleurs à l'épigastre; elle se sent courbaturée, perd l'appétit, sa langue, à peine humide, revêt une teinte blanc sale; puis, surviennent des vomissements verdâtres, une diarrhée de même coloration et enfin un léger ictère. Ces accidents persistent pendant quelques jours et cessent pour ne plus reparaître.

## II. — NÉVROPATHIES HÉMOPOIÉTIQUES ET GLYCOGÉNIQUES

Les névropathies de la sécrétion interne du foie intéressent les différents produits de cette sécrétion et, par cela même, modifient leur composition chimique. Le foie, comme nous l'avons dit, exerce une triple action sur le sang : il modifie les hématies, il contribue à la formation du sucre et à celle d'un certain nombre de substances de désassimilation; mais, de plus, il arrête au passage les substances nuisibles qui pourraient altérer la composition de ce liquide. Or, toutes ces fonctions, toujours plus ou moins modifiées dans le cours des altérations du foie, peuvent l'être encore par le fait d'un simple trouble du système nerveux de cette glande. De là, un certain nombre de désordres, tels que : hyperglobulie, aglobulie, hyperglycémie, uricémie, etc.

La preuve de ce que nous avançons se trouve dans ce fait que le système nerveux, indépendamment de son influence sur les voies d'excrétion biliaire et sur les vaisseaux, exerce, si l'on s'en rapporte aux recherches de Morat et Dufourt[1], une action directe sur les cellules propres du foie, car, en dehors de tout déplacement du sang à travers cette glande, l'excitation des nerfs qui s'y distribuent provoque la destruction de la matière glycogène sécrétée.

*Hyperglobulie.* — L'hyperglobulie ne saurait avoir pour unique cause un surcroît d'activité du foie, vu la nécessité de

1. Morat et Dufourt, Les nerfs glyco-sécréteurs (*Sem. méd.*, Paris, 1891, p. 31).

matières premières pour former des globules sanguins; mais on conçoit que, chez les gros mangeurs, la fonction, parfois excessive de cette glande, puisse donner lieu à une production exagérée d'hématies.

L'hyperglobulie hépatique se produit d'ailleurs toutes les fois que, par une raison quelconque, il existe une diminution dans la production d'oxygène contenu dans un volume de sang, ramené à la pression normale, ainsi qu'il a été constaté dans la cyanose. Au reste, il est manifestement démontré aujourd'hui qu'il existe une hyperglobulie des altitudes, nécessitée par la diminution de la tension de l'oxygène dans l'air, et par suite dans le sang.

*Aglobulie.* — Si un chagrin prolongé, un effort intellectuel incessant, sont parfois suivis d'un désordre de la sécrétion biliaire, de même, une émotion vive, en modifiant le fonctionnement du foie, parvient, dans quelques circonstances, à altérer profondément la composition globulaire de ce liquide, et à produire l'aglobulie. Le fait suivant est un exemple irréfutable de cette action : une femme, des plus belles et des plus fortes, soignée par nous, il y a une vingtaine d'années, jouissait d'une santé parfaite, à part un léger degré de glycosurie. Après un séjour de plusieurs mois à la campagne, dans sa famille très riche, elle éprouva une sensible émotion en rentrant à Paris dans un petit appartement situé au sixième étage, et eut un chagrin tellement vif que, le lendemain, elle était entièrement décolorée, comme si elle avait perdu la plus grande partie de son sang; elle éprouvait, en outre, de forts battements artériels et de violentes palpitations qu'accompagnait un souffle vasculaire des plus intenses. Je fus tout d'abord surpris à la vue de cette anémie instantanée et difficile à comprendre; mais, en y réfléchissant, il me parut que l'altération des globules sanguins n'avait pu se produire d'emblée par une action directe du système nerveux sur ces éléments du sang et qu'il devait y avoir un viscère pour intermédiaire. Or, aucun organe, si ce n'est le foie, ne pouvant avoir une telle influence, je fus conduit à lui attribuer le désordre subit, observé chez notre malade. Tout dernièrement, j'ai eu l'occasion de voir une autre malade atteinte de phénomènes semblables à la suite de vives émotions.

Ce fait, d'ailleurs, est en rapport avec ce qu'enseigne l'étude des altérations hépatiques qui, nous le savons, s'accompagnent d'aglobulie et d'hémorrhagie, pour peu que les cellules glandulaires du foie soient modifiées. Ce serait donc à une action directe du système nerveux sur la cellule hépatique que serait due l'aglobulie en question, et, par suite, nous tendons à croire que la chlorose, affection essentiellement nerveuse, qui survient parfois brusquement, à la suite de vives émotions et le plus souvent à l'époque de la puberté, n'est que le fait d'un trouble névropathique du foie, car toujours, dans cette affection, nous avons trouvé la glande hépatique et la rate tuméfiées ; les hémorrhagies, les épistaxis surtout, si abondantes vers l'âge de 18 ans, proviennent, sans doute, de la même origine. En conséquence, les hémorrhagies, qui n'ont pas leur cause dans un désordre local, doivent attirer l'attention du praticien vers le foie et le conduire à rechercher, au cas où il n'y aurait pas de lésions matérielles, s'il n'existe pas un simple trouble fonctionnel de la glande hépatique. Le doute que pourraient conserver certains médecins sur le rôle du système nerveux et du foie dans la genèse de l'aglobulie et des hémorrhagies, ne peut exister, en tout cas, quand il s'agit d'hyperglycémie.

*Hyperglycémie.* — Des recherches précises ont établi que le sang renferme, à l'état normal 3 p. 100 environ de sucre ; mais si, à l'exemple de Claude Bernard, on vient, à l'aide d'un instrument, piquer le bulbe à l'origine des pneumo-gastriques, cette proportion augmente d'une façon plus ou moins considérable, et le sucre en excès dans le sang est éliminé par les reins : il y a *glycosurie*. La preuve que ce phénomène est bien sous la dépendance d'un acte nerveux, et non d'une modification structurale des éléments hépatiques, c'est qu'il tend à disparaître avec l'altération de ces éléments et que l'intégrité du foie, comme l'a dit Claude Bernard, est nécessaire à la production du diabète. Un désordre matériel du bulbe ou même d'une autre partie du système nerveux, pouvant donner naissance à un acte réflexe sur le même centre, est encore suivi de glycémie. Ainsi s'explique la glycosurie observée dans les affections des centres cérébro-spinaux. De sérieuses raisons portent à croire que ce même mécanisme existe dans d'autres circonstances, avec cette différence que l'excitant du système nerveux est d'une autre nature, et que son action peut s'exercer tant par l'intermédiaire des nerfs excito-moteurs que des nerfs frénateurs. Ce dernier mécanisme, absolument ignoré avant la démonstration que nous avons faite de l'existence d'un diabète lié à la destruction du pancréas, commence à s'expliquer, depuis le jour où il a été reconnu que le pancréas jouit, comme le foie, d'une double propriété sécrétoire : l'une externe, dont le produit se rend par le canal de Wirsung jusque dans l'intestin où il agit sur le bol alimentaire ; l'autre interne, dont le produit est déversé directement dans le sang. C'est ce dernier, qui, comme l'ont prouvé les expériences de greffe pancréatique, a le pouvoir de modifier le système nerveux du foie, et en le réfrénant, d'éviter une glycosurie des plus graves, laquelle survient forcément lorsque ce frein vient à faire défaut. Mais ce diabète, sous la dépendance plus immédiate du pancréas que du foie, trouvera sa place, lorsque nous nous occuperons de l'étude des affections pancréatiques.

*Uricémie.* — Le trouble dynamique de la fonction désassimilatrice du foie serait, suivant quelques auteurs, un fait commun; Murchison[1] n'hésite pas à rapporter l'uricémie à un vice originel et héréditaire de cette glande, dont la fonction physiologique serait troublée par les détails d'alimentation les plus insignifiants : « Tandis que certaines personnes, dit cet auteur[1], après Budd, paraissent avoir plus de foie, tout comme on a plus de poumons, qu'il n'est absolument nécessaire pour l'accomplissement régulier des fonctions, il en est d'autres, principalement chez les descendants de goutteux, chez lesquels l'organe dans son état normal, paraît juste capable de remplir ses fonctions physiologiques, même dans les circonstances les plus favorables : aussi des troubles importants sont-ils provoqués par des aliments que presque tout le monde digère aisément. Ce trouble fonctionnel se manifeste par des symptômes d'indigestion, par des désordres de la circulation ou d'autres fonctions, mais surtout par des dépôts d'acide urique, d'urates et de pigment dans l'urine. » Malheureusement, l'auteur anglais ne nous donne aucune preuve de ce qu'il avance, et d'ailleurs, s'il est vrai que le foie joue un certain rôle dans la formation de l'acide urique, l'excès de cet acide dans l'organisme ne doit pas être nécessairement attribué à un désordre hépatique, puisque d'autres influences peuvent le produire.

Rien ne prouve, au reste, que l'acide urique soit la cause de la goutte, et selon nous, la théorie de Garrod à cet égard n'est nullement démontrée. Loin de là, tout porte à croire que l'uricémie, comme tous les désordres qui lui font cortège, n'est que l'effet d'un trouble du système nerveux général. Ainsi, à la suite d'émotions pénibles, d'un travail intellectuel fatigant, la proportion d'acide urique augmente dans les urines. De même, toute surcharge alimentaire est généralement suivie, comme chacun le sait, d'excès d'acide urique; le lendemain d'un repas, les urines sont habituellement chargées de sels et surtout d'urates de soude, pour plusieurs raisons sans doute, mais principalement à cause du trouble apporté dans le tube digestif et le foie par l'excès d'aliments.

1. Ch. Murchison, *Leçons cliniques sur les maladies du foie*, etc., trad. par J. Gyr, Paris, 1897.

Beaucoup d'autres désordres mériteraient d'être rattachés à un trouble névropathique du foie; il y a lieu de croire, en effet, que la proportion d'urée, éliminée dans les vingt-quatre heures, subit, sous cette influence, des différences proportionnelles qu'il serait intéressant de déterminer d'une façon plus exacte qu'il n'a été fait jusqu'ici. Le foie, chargé de maintenir intacte la composition du sang, est un gardien vigilant par rapport à certaines substances toxiques qui peuvent l'altérer, et, si le désordre de son système nerveux parvient à modifier ce liquide, il est vraisemblable qu'il peut aussi, dans certaines circonstances, permettre le passage de ces mêmes substances dans la circulation générale; toutefois, les recherches à cet égard laissent fort à désirer.

# LIVRE III

## LES AFFECTIONS DES VOIES BILIAIRES

### ÉTUDE GÉNÉRALE

Constituées d'après un même plan, les voies biliaires, comme les voies urinaires, sont le point de départ de désordres sérieux pour peu qu'un obstacle vienne entraver leur fonctionnement. Chacun de ces appareils, en effet, charrie au dehors un liquide excrémentitiel qui chemine d'après un même mécanisme : la *vis a tergo*, aidée de la contraction de parois musculaires ; en outre, comme leurs fonctions sont intermittentes, un réservoir et un sphincter appropriés se trouvent adaptés à l'un et à l'autre.

Une des conditions nécessaires à l'intégrité des glandes est le libre écoulement de leur produit de sécrétion. Que ce produit rencontre un obstacle quelconque, il s'accumule, distend les canaux et le réservoir qui le renferment, comprime le parenchyme glandulaire et subit lui-même des modifications diverses et importantes.

Les causes de ces désordres sont intrinsèques ou extrinsèques : intrinsèques, lorsqu'elles naissent sur place : tumeurs. rétrécissements, calculs des voies biliaires, ou qu'elles viennent du foie : kystes hydatiques, ou de l'intestin : vers, lombrics, etc. : extrinsèques, quand elles prennent naissance en dehors des voies biliaires : tumeurs du foie et des ganglions lymphatiques du hile, tumeurs du pancréas, du duodénum, etc. Mais, quels que soient la nature et le mode d'action de chacune de ces causes, leurs effets. à peu près identiques, se traduisent par un syndrome commun qui est la *rétention de la bile;* l'arrêt par inhibition de la sécrétion biliaire, constaté dans certains cas de lithiase, n'est jamais, en réalité, qu'un phénomène passager.

Accumulée derrière l'obstacle, la bile distend les canaux qui la renferment, et la pression augmentant, elle est reprise en partie par les vaisseaux lymphatiques et déversée dans le sang, d'où résulte *un ictère par rétention.* Alors, deux circonstances peuvent se présenter : ou bien l'obstruction est complète, les canaux excréteurs sont distendus par la bile et la cellule hépatique s'infiltre de pigment, devient granuleuse, s'atrophie ou se détruit, ainsi que la clinique nous l'apprend et que divers expérimentateurs l'ont vu sur les animaux à la suite de la ligature du canal cholédoque; ou bien l'obstruction est incomplète, la cellule hépatique résiste et les canaux biliaires dilatés rappellent *l'hydronéphrose des voies urinaires.* Irrités par le liquide qui les baigne et les distend, les canaux biliaires s'épaississent, deviennent le siège d'une sclérose péricanaliculaire qui s'étend au foie et donne naissance à une cirrhose de cette glande : *cirrhose biliaire,* laquelle se rapproche de la sclérose des reins à la suite d'un obstacle à l'écoulement des urines, décrite pour la première fois par nous. (Voy. art. « Reins », *Dict. encyclop. des sc. méd.*)

C'est dans ces conditions pathologiques, déjà très sérieuses, que survient en général la plus grave complication des affections biliaires, à savoir *l'infection.* Produit aseptique, comme il résulte de l'observation clinique et de l'expérimentation, la bile se déverse dans l'intestin, milieu essentiellement microbien et propre à l'infecter si ses propriétés antiseptiques, son cours régulier et l'intégrité des canaux qui la renferment ne s'opposaient à l'invasion bactérienne. Or, dans l'état de rétention biliaire, toutes ces circonstances font défaut : le pigment et les sels biliaires sont résorbés, le cours de la bile arrêté ne parvient plus à laver les voies biliaires, et les canaux distendus et altérés constituent un terrain favorable à l'implantation et à la pullulation des bactéries pathogènes, ainsi qu'il arrive pour les voies urinaires, lorsque dans le cours d'un obstacle à l'écoulement de l'urine, des microbes viennent à s'introduire dans la vessie.

Ces différents états une fois indiqués, il devient facile de reconnaître que les désordres généraux liés à l'altération des voies biliaires se groupent naturellement sous deux chefs : DÉSORDRES OU ALTÉRATIONS MÉCANIQUES; DÉSORDRES OU ALTÉRATIONS SEPTIQUES.

BIBLIOGRAPHIE GÉNÉRALE

**White** (W.). *An essay on the diseases of the bile, more particularly in its calculous concretions, called gallstones*, York. 1771. — **Powell** (R.). *Observations on the bile and its diseases*, etc., London, 1800. — **Ledentu** (L.-E.-A.). *Considérations anatomiques, physiologiques et pathologiques sur l'appareil biliaire*, Paris, 1826. — **Bouillaud** (J.). *Recherches cliniques sur les maladies de l'appareil excréteur de la bile*. (Journ. compl. du *Dict. d. sc. méd.*, Paris, 1827, XXIX, 150-160.) — **Amussat**. *Recherches anat., phys. et pathol. sur l'appareil biliaire*. (*Arch. gén. de méd.*, 1827, t. XIV, p. 286.) — **Crag** (H.). *De vesicæ felleæ et ductuum biliarium morbis*, Bonnæ, 1830. — **Andral** (G.). *Maladies des voies d'excrétion de la bile* dans *Anat. path.*, Paris, 1829. — **Littré** (E.). *Voies biliaires*. (*Dictionn. de méd.*, 2e édit., Paris, 1833, V, p. 230-367.) — **Bouisson** (F.). *De la bile, de ses variétés physiolog., de ses altérat. morbides*. Montpellier, 1843. — **Durand-Fardel** (M.). *Recherches anatomico-pathologiques sur la vésicule et les canaux biliaires*. (*Arch. gén. de méd.*, Paris, 1840, II, 167 ; 1841, I, 418.) — **Fauconneau-Dufresne** (V.-A.). *La bile et ses maladies*. (*Mém. Acad. roy. de méd.*, Paris, 1847, XIII, 36-186.) — **Luton** (A.). *Voies biliaires*. (*Dict. de méd. et chir. prat.*, Paris, 1866, V, 33.) — **Barth** et **Besnier**. *Pathologie des voies biliaires*. (*Dict. encycl. des sc. méd.*, Paris, 1868, t. IX, p. 314, avec bibliogr.). — **Robin** (Ch.). *Leçons sur les humeurs normales et marbides du corps humain*, Paris, 1874. — **Dormont** (A.). *Des épanchements de bile dans le péritoine, et de leurs conséquences*, Paris, 1874. — **Feltz** (V.) et **Ritter** (E.). *Action sur l'économie des dérivés des acides biliaires, des matières colorantes et de la cholestérine de la bile*. (*Journ. de l'anat. et de la physiol. de l'hom. et des anim.*, Paris, 1875, XI, 147-171.) — Les mêmes. *De l'action des sels biliaires sur le pouls, la tension, la respiration et la température*. (*Ibid.*, XII, 270-287.) — **Generali** (F.). *L'occlusione del condotto coledoco e le alterazioni consecutive dei reni; osservazioni anatomiche e cliniche*, Modena, 1877. — **Butel** (C.-E.-R.). *Contribution à l'étude de la rétention biliaire*, Paris, 1877. — **Andouard**. *La bile bleue*. (*Ann. d'hygiène publ. et de méd. lég.*, Paris, 1878, série 2, XLIX, 361-365.) — **Picard** (P.). *Expériences sur l'absorption par les voies biliaires*. (*Lyon méd.*, 1879, XXXI, 296.) — **Sacharjin** (G. A.). *Weitere Mittheilungen über die Anwendung des Calomel bei Erkrankungen der Gallenwege*. (*Berlin. klin. Wochensch.*, 22 juin 1891, n° 25, p. 604, et *Rev. des sc. méd.* Paris, 1892, t. XXXIX, p. 530.)

## § I. — DÉSORDRES BILIAIRES D'ORIGINE MÉCANIQUE

Liés à un excès de tension à l'intérieur des voies biliaires, ces désordres intéressent les différentes parties de l'appareil hépatique et méritent d'être examinés : 1° dans la bile; 2° dans les voies biliaires; 3° dans le parenchyme hépatique.

### I. — ALTÉRATIONS DE LA BILE

Si nous connaissons la composition chimique de la bile (voir p. 27), il n'en est pas de même de ses altérations pathologiques, toujours difficiles à étudier en raison de l'impossibilité où l'on est de se procurer ce produit chez l'homme vivant. Quelques recherches, commencées autrefois à la Pitié avec M. Chassaing, pharmacien de cet hôpital, nous ont appris que ces altérations sont nombreuses et variées; aussi, connaissant l'importance des modifications de l'urine dans la sémiologie des affections rénales, nous sommes conduit à penser que les altérations de la bile, s'il était possible de les utiliser, n'auraient pas un moindre intérêt dans la pathologie du foie.

Les variations de densité de la bile ne nous arrêteront pas plus que sa réaction qui est alcaline ou neutre, jamais acide; ses changements de coloration ont une plus grande importance et se rencontrent dans divers états pathologiques. Déjà, nous avons parlé de la décoloration de la bile dans l'étude que nous avons faite de certaines cirrhoses et de l'adipose hépatique; rappelons que ce symptôme se rencontre dans tous les cas de foie gras pathologique, et, en particulier, dans ceux des oies soumises à l'engraissement. La matière colorante, alors, fait entièrement défaut, mais les sels biliaires persistent, au moins en quantité suffisante pour s'accuser par leur saveur amère et par leur réaction spéciale. Cette constatation, faite d'abord par Ritter, a été vérifiée ensuite par plusieurs observateurs, entre autres Hanot et A. Robin. Désigné sous le nom de bile incolore, ce désordre peut être reconnu pendant la vie à la décoloration des fèces, avec absence d'ictère, et aussi à la présence de la taurine et des acides biliaires au sein des matières provenant d'évacuations artificielles.

Cependant il serait erroné de conclure avec Ritter que tous les cas où les voies biliaires renferment un liquide non coloré ressortissent à cette même altération. Il faut savoir que la bile, retenue dans ses voies naturelles, s'accumule derrière l'obstacle, diminue de quantité, perd son pigment et 2 p. 100 de ses acides, qu'elle est enfin résorbée peu à peu, tandis que les glandes muqueuses continuent à sécréter un liquide qui prend sa place. Frerichs, dans un cas d'oblitération du canal cholédoque par un cancer de la tête du pancréas, trouva dans les voies biliaires un liquide transparent, muqueux et alcalin, n'ayant ni la réaction de Gmelin ni celle de Pettenkofer. Ce liquide, dépourvu de pigment et de sels biliaires, se rencontrait surtout dans la vésicule dont le conduit était oblitéré; traité par l'acide acétique, il donnait naissance à un précipité gélatineux, et se distinguait ainsi de la bile incolore.

Ces changements, tant dans les caractères physiques que dans la composition chimique de la bile, tout d'abord constatés par la clinique, ont été ensuite reproduits par l'expérimentation, en sorte qu'ils sont des mieux établis. V. Harley, cité par Dastre, a reconnu que, après la ligature du canal cholédoque, la bile s'appauvrit en acides biliaires ( de 1/2) et en pigment, tandis qu'elle gagne en mucine (qui peut être triplée) et surtout en cholestérine. Tous les auteurs qui ont analysé la bile à la suite de cette même opération, ont obtenu des résultats assez semblables; c'est là une loi générale en vertu de laquelle tout produit de sécrétion externe, empêché de se déverser dans une cavité naturelle ou au dehors, subit de sérieuses modifications, tant dans sa composition chimique que dans ses qualités physiques.

Indépendamment de ces désordres, la bile est souvent altérée dans les maladies générales. Le sucre, l'urée, l'acide urique et l'albumine, substances étrangères à sa composition normale, s'y rencontrent à l'état pathologique. Le sucre y a été constaté chez les diabétiques; l'urée, dans le choléra et dans plusieurs affections rénales; l'acide urique, sous forme d'urate de soude chez les canards à la suite de la ligature des uretères, fait digne de remarque en ce sens qu'il permet d'expliquer l'existence de l'acide urique dans certains calculs biliaires. La présence de l'albumine dans la bile, d'abord constatée par Thénard, fut plus tard désignée par Bouisson sous le nom d'*albuminocholie;* J. C. Lehmann en a fait l'objet d'une étude spéciale et l'a rencontrée notamment dans l'hypérémie passive du foie et dans l'albuminurie. Ajoutons que des cylindres épithéliaux correspondant aux produits analogues si communs dans les urines albumineuses, ont été trouvés dans les voies biliaires de malades morts de choléra, de typhus (ROKITANSKY), d'empoisonnement par le phosphore (O. WYSS). Formés dans les voies biliaires, ces cylindres pénètrent jusque dans la vésicule et peuvent y devenir le centre de formation de calculs, comme semble en témoigner une observation publiée par Thudicum[1].

Un certain nombre de métaux et de métalloïdes ont, depuis longtemps, été rencontrés dans le foie et dans la bile : le cuivre[2], le plomb et le zinc sont de ce nombre; il en est de même de l'arsenic et de l'antimoine, dont la présence dans le foie amène l'altération des cellules glandulaires. Beaucoup de substances passent

1. THUDICUM, *Treatise on Gall Stones*, London, 1863, p. 67.

2. Une femme ayant vomi à plusieurs reprises avant sa mort un liquide d'une couleur bleue intense, le mari fut accusé de l'avoir empoisonnée. M. Andouard, chargé de l'expertise, démontra que cette coloration était due au pigment biliaire altéré.

dans la bile, par exemple l'iodure de potassium, l'essence de térébenthine, tandis que d'autres, au nombre desquelles est le calomel, ne s'y rencontrent pas. Aussi, sans prétendre à la nécessité de la pénétration des médicaments dans le foie et à leur élimination par la bile pour obtenir une action thérapeutique sur cette glande, il y aurait lieu de rechercher le mode d'action de chacun d'eux sur les cellules hépatiques et sur la sécrétion biliaire.

Voy. la Bibliographie générale et de plus : **Ritter.** *Quelques observations de la bile incolore* (*Journal de l'anat. et de la physiol.*, Paris, 1872, p. 181). — **Delius.** *Super bile humana observationes nonnullae microscopicæ chimicae.* Erlangae, 1878. — **Hanot.** *Note pour servir à l'histoire de l'acholie* (*Soc. de biologie*, Paris 1884, p. 41 et 436; *De l'acholie* (*Archiv. gén. de méd.*, Paris, 1885). — **Robin (A.).** *De l'acholie pigmentaire.* (*Soc. de biologie*, Paris 1884, p. 115). — **Haycraft (B.)** et **Scofield (H.).** *A contribut. to the chromatology of the bile.* (*Proceedings of the Royal Soc. of Edinburg*, 1889.) — **Tessier.** *Pathologie de la sécrétion biliaire.* Paris, 1889. — **Birch** et **Spong.** *The secretion of the gall-bladder.* (*The Journ. of physiology*, VIII, 1888.) — **Létienne (A.).** *De la bile à l'état pathologique.* Paris, 1891. — **Dastre (A.).** Art. *Bile* du *Dictionnaire de physiologie.* Paris, 1896.

## II. — ALTÉRATIONS DES VOIES BILIAIRES : HYDROPISIE DE LA VÉSICULE ET DILATATION DES CANAUX BILIAIRES

Ces désordres, tantôt généralisés, tantôt partiels, intéressent toute l'étendue des voies biliaires ou seulement le réservoir de la bile. Désignée sous le nom d'*hydropisie de la vésicule biliaire*, l'altération qui s'isole sur ce réservoir, mérite, en raison surtout des erreurs de diagnostic auxquelles elle contribue, de n'être pas passée sous silence.

Hydropisie de la vésicule biliaire. — Effet habituel de l'oblitération du canal cystique par un tissu de cicatrice ou par des corps étrangers et surtout par des calculs, l'hydropisie de la vésicule du fiel doit être distinguée de l'accumulation de la bile dans ce réservoir à la suite de l'obstruction du canal cholédoque. Si, dans ce dernier cas, le liquide biliaire s'accumule dans les canaux hépatiques, dans le premier, ces canaux demeurent intacts; la bile, emprisonnée dans la vésicule, est résorbée, tandis que la membrane muqueuse, continuant à sécréter du mucus, laisse transsuder une sérosité qui augmente sa capacité dans des proportions parfois considérables.

L'hydropisie de la vésicule biliaire se manifeste sous la forme d'une tumeur globuleuse, piriforme, ordinairement régulière et sans diverticules appréciables, qui atteint jusqu'au volume d'un œuf d'oie ou d'une tête d'enfant, dépasse le bord inférieur du foie, et fait saillir en avant la paroi abdominale. Elle est formée d'une poche membraneuse et d'un contenu liquide; la poche, tantôt amincie, tantôt épaissie par des plaques fibreuses, calcifiées ou non, présente souvent des inégalités à sa surface interne; le liquide, en quantité variable, atteint 500 grammes et plus; il est visqueux, transparent, plus ou moins mêlé de flocons blanchâtres, exceptionnellement de leucocytes (W. Pepper), et donne les réactions du mucus et de l'albumine.

Une douleur sourde, tenace, accompagne la distension de la vésicule tant qu'elle continue à s'accroître, cesse ou n'est plus qu'une simple gêne dès qu'elle arrive à l'état stationnaire. Cette distension se présente, à l'examen physique, sous la forme d'une tumeur élastique qui suit, avec le foie, les mouvements du diaphragme, et se trouve située à droite du muscle grand droit de l'abdomen. L'ictère lié à l'obstruction du canal cholédoque fait défaut; il en est de même de la fièvre, excepté s'il existe une suppuration concomitante.

La marche de cette altération, subordonnée à la nature et à la disposition de l'obstacle qui l'a produite, est très variable, car, celui-ci venant à disparaître, la vésicule se vide rapidement et la guérison peut être prompte. Une terminaison aussi heureuse n'est pas la règle; le plus souvent, l'augmentation de volume de la vésicule est graduelle et n'est arrêtée que tardivement par la pression ou par l'altération des parois qui tarit la secrétion. Alors, la vésicule hydropique reste stationnaire ou diminue de volume, et cet état se continue, pendant des années, sans gêne notable; dans quelques circonstances, elle s'ulcère, se perfore, et de là des accidents sérieux de péritonite. Si elle vient à suppurer, les agents pyogènes peuvent gagner la glande hépatique, produire des phénomènes fébriles, et, à moins d'une intervention opératoire, des désordres d'une grande gravité.

L'hydropisie de la vésicule du fiel se reconnaît au palper et à la percussion. A l'aide du palper, il est facile de sentir, à droite du muscle grand droit, si le foie n'est ni allongé, ni déplacé, une saillie globuleuse et élastique, sans dureté ligneuse. La percussion parvient facilement à la délimiter, en montrant, à partir du rebord costal, l'existence de deux zones de sonorité, l'une à gauche, l'autre à droite d'une sorte de cylindre de matité, pouvant s'étendre jusqu'à l'S iliaque. Cette tumeur, se déplaçant avec le foie, subit les mouvements d'ascension et de descente du diaphragme, et ce caractère, en raison des ectopies possibles de la vésicule, est l'un des meilleurs pour la distinguer d'un rein mobile, d'un engorgement intestinal, affections avec lesquelles elle est souvent confondue. Des kystes hydatiques, des néoplasmes, des abcès du foie, peuvent à la rigueur produire des tumeurs assez semblables à celle de l'hydropisie vésiculaire et exposer à des erreurs de diagnostic ; mais, indépendamment du frémissement hydatique, les kystes ont une large base d'implantation, et une ponction exploratrice en retire un liquide transparent, ni muqueux, ni albumineux ; les épithéliomes se font remarquer par une dureté spéciale, et les abcès, de forme arrondie, s'accompagnent de douleurs et de phénomènes fébriles.

La tumeur vésiculaire une fois reconnue, il reste à déterminer la nature de son contenu. En l'absence d'ictère, celui-ci est certainement muqueux ou purulent : il est muqueux toutes les fois qu'il n'existe aucun mouvement fébrile, purulent si ce mouvement est constaté. En présence d'un ictère concomitant, il y a lieu de croire à un contenu bilieux, malgré certaines exceptions, comme, par exemple, la coïncidence d'une obstruction du canal cholédoque et d'une oblitération du canal cystique avec hydropisie de la vésicule, ou encore l'existence d'un calcul de ce même canal formant soupape et laissant passer la bile dans la vésicule, sans lui permettre le retour dans le canal cholédoque. Une ponction exploratrice, s'il restait du doute, permettrait d'élucider ce point de diagnostic.

Les ressources de la thérapeutique médicale sont, en pareil cas, très limitées. Cependant, l'indication principale à remplir est de combattre la douleur, ce à quoi on parvient facilement à l'aide des narcotiques connus. En agissant de la sorte, non seulement on donne le calme et le repos au malade, mais on favorise encore le passage d'un gravier engagé dans le canal cystique. Ces moyens seront aidés par l'application de compresses tièdes recouvertes de taffetas gommé, par l'usage de bains répétés ; et, si les progrès de la tumeur peuvent faire craindre la rupture du réservoir de la bile, on pratiquera une ponction, ou mieux encore la laparotomie, qui permettra de se rendre un compte exact de l'état de la vésicule, et de la vider ou de l'enlever.

Dilatation mécanique des voies biliaires. — La distension des canaux excréteurs de la bile, effet commun sinon constant de l'obstruction du canal cholédoque, s'explique par la difficulté qu'éprouve ce liquide à se frayer un passage dans l'intestin. Accumulée en amont de l'obstacle, la bile distend le cholédoque, la vésicule, les canaux et souvent aussi les canalicules hépatiques, qui, dans certains cas, peuvent se rompre et donner naissance à des apoplexies de bile. Ces dilatations parcourent tous les degrés intermédiaires depuis l'état normal jusqu'aux plus excessives dimensions, de sorte que des calculs volumineux peuvent franchir les voies biliaires sans perforation ni rupture. A ces lésions, s'ajoute d'ordinaire un allongement, comme le montrent la pl. XII, fig. 5, de l'*Anat. path.* de Cruveilhier, et les fig. 43 et 56 du *Traité* de Frerichs. Le canal cholédoque, allongé et surtout élargi, parvient ainsi à atteindre les dimensions de l'intestin grêle

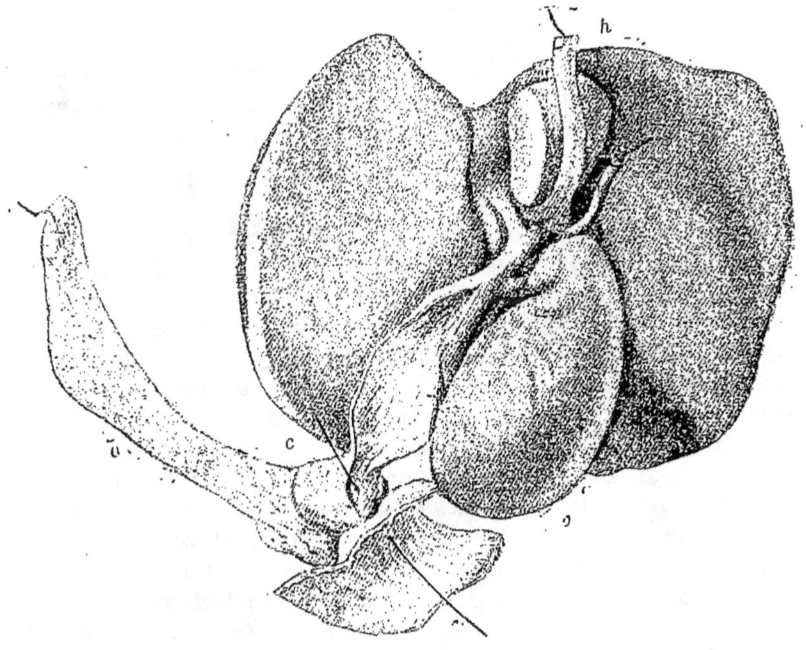


Fig. 81.

*a*, pancréas. — *c*, cancer de la tête de cet organe rétrécissant l'orifice duodénal traversé par une soie. Le canal cholédoque fortement dilaté ainsi que la vésicule du fiel *v*, que remplit une bile verdâtre liquide ; *vp*, veine porte ; *h*, artère hépatique.

et du duodénum (fig. 81). Le liquide renfermé dans les voies biliaires, plus ou moins épais et coloré, contient des graviers ou de la gravelle, des cristaux plans de cholestérine, quelquefois du muco-pus mélangé à la bile, ou simplement du mucus et de la sérosité. Sa quantité, tant dans les canaux hépatiques que dans la vésicule, peut être de plusieurs litres, à moins que celle-ci ou son canal, en raison d'une obstruction calculeuse, ne puisse recevoir la bile.

En même temps que le diamètre des voies biliaires s'agrandit, leurs parois subissent des modifications diverses. Généralement amincies pour peu que la dilatation soit rapide, elles peuvent, dans quelques cas, finir par se rompre; les glandes muqueuses s'atrophient par la pression, et l'épithélium, de cylindrique qu'il était, devient pavimenteux et se desquame par places. Enfin, les parois s'épaississent par suite d'une prolifération exubérante de la trame conjonctive et parviennent à acquérir, comme dans un cas observé par Briquet, jusqu'à deux millimètres et plus. La tunique externe est le siège plus particulier de cet épaississement, mais la tunique interne, altérée elle-même, est généralement souillée par un liquide purulent plus ou moins intimement mélangé à la bile. La dilatation mécanique des voies biliaires a pour signes principaux : un ictère par rétention et la distension de la vésicule du fiel; en dehors de cette distension, elle est difficile à reconnaître. Le moyen de la combattre est de faire disparaître l'obstacle, ce qui exige fréquemment une intervention chirurgicale.

**Morand.** *Sur les tumeurs de la vésicule du fiel.* (*Mém. de l'Acad. de chir.*, t. V, p. 429.) — **Mareschal.** *Maladies de la vésicule biliaire.* (*Thèse de Paris,* 1811.) — **Babington (B. G.).** *Case of enormous distended gall-bladder.* (*Guy's hospit. Reports.* London, 1842, t. VII, p. 285.) — **Gubler.** *Oblitérat. de la vésicule biliaire par un calcul, analyse du liquide muqueux dont elle était remplie.* (*Compt. Rend. de la Soc. de biologie,* 1850, Paris, 1851, t. II, p. 144-146.) — **Labbée (E.).** *Hydropisie de la vésicule biliaire.* (*Bull. de la Soc. anat.* Paris, 1865, p. 257.) — **Erdmann (L.).** *Ein Fall von colossalen « Hydrops vesicæ felleæ ».* (*Archiv f. path. Anat. und Physiolog.*, 1868, t. XLIII, p. 289.) — **Pitres (A.).** *Deux cas d'oblitération du canal cystique avec hydropisie de la vésicule biliaire.* (*Bull. Soc. anat. de Paris*, 1876, t. LI, p. 702-706.) — **Loomis (A. L.).** *A greatly enlargerd gall-bladder, mistaken for a floating kidney.* (*Transact. New-York path. Soc.*, (1875) 1876, t. I, p. 253). — **Sims (J. M.).** *Cholecystotomy in dropsy of the gall-bladder.* (*British med. Journ.* London, 1878, t. I, p. 811-815.) — **Brown (G.).** *On the treatment of dropsy of the gall-bladder by operation, etc.* (*Ibid.*, t. II, p. 916-918.) — **Tait (L.).** *Case of of cholecystotomy performed for dropsy of the gall-bladder, etc.*, (*Med. chirurg. Transact.* London, 1880, t. LXIII, p. 17-22, et *Archiv. gén. méd.*, Paris, 1881, t. I, p. 738.) — **Kretzschmar (P. H.).** *Dilatation of the gall-bladder, its treatment by aspiration.* (*Proc. med. Soc. county Kings.* Brooklyn, 1881-1882, t. VI, p. 191-200.) — Consultez en outre la bibliographie des calculs hépatiques, du cancer des voies biliaires, du duodénum et de la tête du pancréas.

## III. — ALTÉRATIONS DU FOIE : CONGESTION BILIAIRE ET ATROPHIE DES CELLULES HÉPATIQUES; SCLÉROSE OU CIRRHOSE BILIAIRE

Les effets de la rétention biliaire sur le foie se montrent sous deux formes, le plus souvent déterminées par le siège de l'obstacle au cours de la bile, et caractérisées : l'une par la pléthore biliaire, l'altération granuleuse et la destruction des cellules acineuses du foie; l'autre, par l'épaississement avec induration du tissu conjonctif parenchymateux ou *cirrhose biliaire*.

Congestion biliaire et atrophie des cellules hépatiques. — Un fait nettement établi en pathologie générale est que toute entrave apportée à l'écoulement des produits de sécrétion d'une glande a pour conséquence l'altération du parenchyme de cette glande et son atrophie. Tout obstacle à l'émission de l'urine détermine de l'hydronéphrose, et peu à peu de la sclérose avec diminution de volume des reins, état auquel vient s'ajouter parfois de la suppuration, si des micro-organismes pyogènes sont introduits dans la vessie; il en est de même pour le pancréas et pour le foie, à la suite d'un obstacle à l'écoulement des produits de sécrétion de ces glandes. Cl. Bernard a observé, depuis longtemps, que le pancréas diminuait de volume et s'atrophiait à la suite d'injections de graisse dans le canal de Wirsung; plusieurs auteurs, et, notamment, un de mes élèves, le docteur Thiroloix, sont également parvenus à produire l'atrophie et la sclérose de cet organe, en obstruant son canal excréteur par des poussières de charbon ou de lycopode. La plupart des expérimentateurs ont constaté les mêmes effets chez les animaux auxquels ils avaient pratiqué la ligature du canal cholédoque, et si, dans quelques circonstances, on a pu attribuer ces effets à la présence d'un microbe et particulièrement à celle du *bacterium coli*, il ne faut pas oublier que cet agent a la plus grande tendance à s'introduire dans les voies biliaires au moment de l'agonie, et que sa présence n'indique pas nécessairement qu'il soit la cause des désordres observés dans le foie. C'est ainsi que, dans un cas de mort subite consécutif à la rupture d'un anévrysme de l'aorte, chez un homme d'ailleurs en bonne santé, l'ensemencement du sang du foie, du cœur et de la rate, fait vingt-quatre heures après la mort et avec toutes les précautions nécessaires, nous a donné des cultures pures de coli-bacilles.

A la suite d'un obstacle au cours de la bile, les canaux situés en amont se dilatent, tandis que les canalicules, se remplissant de bile, s'élargissent jusqu'à se rompre, en sorte qu'à la congestion succède parfois l'apoplexie biliaire. Sous cette influence, la glande se tuméfie, augmente de poids, revêt une teinte vert foncé ou jaune olivâtre, aussi bien au niveau de sa face libre que sur une coupe. Son bord tranchant, quelque peu arrondi, dépasse les fausses côtes et atteint même parfois l'ombilic; sa consistance, un peu molle, est comparable à celle d'une éponge imbibée de liquide, en sorte qu'une simple piqûre du parenchyme hépatique suffit à provoquer un écoulement de bile, qui n'a pas lieu plus tard, lorsque la glande acquiert de la fermeté et vient à se scléroser.

Ces modifications, effets de la distension des canalicules hépatiques par la bile liquide ou concrétée sous forme de poussières ou de petits grains, comme on peut le voir sur un dessin de mon *Atlas d'anatomie pathologique* (pl. X, fig. 3, 3′ et 3″), coexistent habituellement avec une altération des cellules du foie. Celles-ci, tout d'abord tuméfiées et infiltrées de pigment, ne tardent pas à devenir granuleuses, à se déformer et, enfin, à s'atrophier; en même temps, elles cessent de se colorer à la façon des éléments normaux et leurs fonctions se modifient; la bile diminue de quantité ou se tarit, et les autres produits de sécrétion subissent le même sort, de telle sorte qu'à un certain moment on voit apparaître des phénomènes d'insuffisance hépatique, trop souvent suivis de la mort au bout de quelques mois. L'obstruction complète du canal cholédoque est donc, lorsqu'elle persiste, un désordre sérieux et redoutable.

Sclérose ou cirrhose biliaire. — Cette affection, rarement indépendante de la dilatation des voies biliaires et de l'altération des cellules glandulaires, se rencontre dans les obstructions partielles des canaux hépatiques, moins souvent dans celles du canal cholédoque qui ne lui laissent pas toujours le temps de se produire. Dans le premier cas, le foie est altéré au niveau d'un seul de ses lobes; dans le second, il l'est dans sa totalité. Confondue d'une façon générale avec la cirrhose paludique et même avec la cirrhose alcoolique, comme en témoignent de nombreuses observations rapportées depuis une vingtaine d'années par les médecins les plus distingués[1], la cirrhose qui nous occupe est une affection définie tant par ses caractères cliniques anatomo-pathologiques que par son évolution.

Le mécanisme de cette sclérose a été diversement interprété. Certains expérimentateurs l'attribuent à l'élévation de la tension de la bile, d'autres la rattachent à la propagation d'un processus inflammatoire des voies biliaires jusqu'au parenchyme hépatique, et, parmi ces derniers, les uns veulent y voir une lésion simplement traumatique, les autres, une inflammation d'origine microbienne. Plusieurs de ces influences, sans doute, peuvent être mises simultanément en jeu; mais quelle que soit celle qui prédomine, la cirrhose biliaire n'est pas moins une affection nettement distincte par ses symptômes et par ses lésions.

Le foie, tout d'abord, augmente de volume et de poids et arrive facilement à peser 1 900 et 2 000 grammes; sa consistance est

1. Voir les nombreux cas de cirrhose hypertrophique biliaire.

ferme; sa surface, lisse ou à peine irrégulière; sa coloration, grisâtre ou verdâtre, même sur une coupe. Plus tard, cet organe diminue de volume, se rétracte quelque peu, de telle sorte qu'il devient plus irrégulier et se montre comme plissé à sa surface, sans présenter jamais les granulations arrondies et à peu près régulières de la cirrhose du buveur.

La lésion débute par la dilatation des canaux biliaires dont les parois irritées réagissent et s'épaississent; elle s'étend, ensuite, aux tissus environnants, et gagne parfois les parois de la veine porte dont les rapports avec ces canaux sont bien connus, tandis que les artères et les lymphatiques ne sont pas touchés. Plus prononcée au niveau des conduits volumineux, cette lésion est caractérisée par des éléments conjonctifs jeunes disposés suivant la direction des canaux biliaires, ou par des bandes fibreuses circonscrivant un plus ou moins grand nombre de lobules, en sorte qu'elle produit une cirrhose multilobulaire nettement distincte de la sclérose hépatique du buveur, qui se rapproche de la cirrhose paludique et de la cirrhose syphilitique, avec cette différence toutefois que les voies biliaires sont le siège de la lésion initiale. D'ailleurs, le parenchyme est teinté en vert par la bile, et les cellules sont plus ou moins chargées de granulations pigmentaires, protéiques ou graisseuses.

Quand l'obstruction se localise à un seul conduit hépatique ou à une de ses branches, la portion du foie qui y déverse son produit de sécrétion se sclérose et s'atrophie au bout d'un certain temps, d'où il résulte une inégalité des deux lobes et une déformation de cette glande. La dilatation des canalicules biliaires, souvent considérable alors, forme de vastes poches limitées par le tissu sclérosé (Raynaud et Sabourin), ainsi qu'il arrive pour les reins dans l'hydronéphrose ancienne. Dans les cas d'oblitération du canal excréteur de tout un lobe par un calcul, ce lobe s'atrophie et se transforme à la longue en une mince languette fibreuse (Brissaud et Sabourin). De cette façon, toutes les modalités anatomiques observées dans les reins à la suite de l'obstruction des voies urinaires ont leur analogie dans le foie, puisqu'elles s'y rencontrent avec des caractères assez semblables.

A part la teinte ictérique dont ils sont le siège, les organes conservent habituellement leur intégrité : la rate, toujours tuméfiée et altérée dans les autres cirrhoses, conserve ici son volume normal, à moins d'une stase dans les branches de la veine porte, auquel cas elle se congestionne; les reins, le cœur et les vaisseaux, en dehors de toute autre maladie, ne présentent aucun désordre appréciable; le péritoine, à part la portion qui recouvre le foie, laquelle peut être épaissie et adhérente, est peu ou pas modifié, et c'est là un fait dont l'importance sémiologique ne doit pas être oubliée.

*Symptomatologie.* — Les désordres mécaniques des voies biliaires, l'hydropisie de la vésicule mise de côté, étant en quelque sorte des degrés divers d'un même processus, les troubles fonctionnels qui s'y rapportent peuvent être compris dans un seul tableau clinique. Ces troubles diffèrent, toutefois, selon que ces lésions sont partielles et localisées à un seul lobe ou à une portion de lobe hépatique, ou généralisées et simultanément étendues à toutes les voies biliaires et au foie.

Les désordres liés à l'altération partielle du foie, caractérisés d'abord par la tuméfaction, ensuite par la diminution de volume et l'induration de la portion parenchymateuse lésée, ont pour conséquence une inégalité de la glande qui, à la rigueur, peut en imposer pour une lésion syphilitique. L'ictère et l'ascite sont, alors, des plus rares, et ne se rencontrent que si un conduit biliaire ou une branche importante de la veine porte vient à s'obstruer. Les désordres généralisés des voies biliaires et du foie diffèrent avec la condition anatomique et le degré de l'obstruction biliaire; ils ont, en effet, un début tantôt rapide et brusque (calculs, vers intestinaux, etc.), tantôt lent et progressif (tumeurs diverses intrinsèques ou extrinsèques). La douleur, phénomène iintial et pour ainsi dire constant en présence d'un corps étranger, fait souvent défaut dans le cas d'un néoplasme. De l'hypochondre droit, qui est son siège ordinaire, elle irradie vers l'épigastre, l'épaule droite, les nerfs intercostaux, etc.; intermittente plutôt que continue, elle se traduit par des sensations d'élancement ou de déchirure, susceptibles de modifier la circulation au point de produire des lipothymies. De courte durée dans quelques cas, elle reparaît assez souvent après avoir cessé; sourde et peu vive dans d'autres cas, elle est continue, à peine paroxystique, et dure plus longtemps.

L'ICTÈRE, symptôme non moins important et plus fréquent que la douleur, survient tantôt rapidement, lui faisant suite, tantôt d'une façon lente et progressive, selon les conditions anatomiques dont il dépend; mais, une fois constitué, il se montre avec des caractères particuliers. Les conjonctives et le tégument externe revêtent une teinte jaune foncé, qui s'accentue rapidement et devient jaune verdâtre ou noirâtre. La peau, sèche, écailleuse, ridée, est souvent prurigineuse au point d'être l'occasion de vives souffrances et d'insomnie; les fèces sont décolorées, blanches, argileuses, comme du mastic, et parfois graisseuses. Les urines, presque toujours peu abondantes, épaisses et chargées de dépôts uratiques, offrent une teinte jaune clair, jaune brunâtre ou noirâtre; traitées par les réactifs de Gmelin et de Pettenkofer, elles donnent naissance aux réactions des pigments et des sels biliaires; elles renferment parfois de l'albumine, du moins à la suite d'un ictère très prolongé, et dans la période ultime des accidents de rétention biliaire. L'appétit se perd; il se produit une saveur amère de la bouche, du dégoût pour les aliments, une maigreur rapide, progressive, indice d'un trouble profond de la nutrition générale et caractérisée, après un certain temps, par la disparition de la graisse et l'atrophie des muscles. La rate est, exceptionnellement, augmentée de volume; les autres organes sont d'ordinaire intacts, et simplement colorés par la bile.

Le foie, qui déborde les fausses côtes, est quelque peu douloureux à la percussion et à la palpation; il descend au-dessous du rebord costal, ce qui favorise l'examen de la vésicule, et permet de la sentir dans la direction de la ligne mammaire, à droite du muscle grand droit abdominal, sous la forme d'une tumeur élastique et piriforme. L'abdomen, d'ordinaire volumineux et météorisé, présente à l'examen une ascite légère, lorsque le foie devient cirrhotique; mais ce symptôme va rarement jusqu'à produire une dilatation appréciable des veines sous-cutanées de l'abdomen, et nécessiter une ponction. Néanmoins, dans quelques cas, les extrémités des jambes s'œdématient, les téguments pâlissent, et malgré l'absence de toute réaction fébrile, excepté au moment des crises douloureuses, les forces continuent à décliner. Puis, à un certain moment, apparaissent des hémorrhagies multiples, ayant pour siège ordinaire les fosses nasales, les gencives tuméfiées et violacées, l'estomac, les intestins, la surface de la peau (purpura) et même les voies urinaires (hématurie). En dernier lieu, l'inappétence est absolue, l'haleine fétide, le marasme excessif; il survient de l'insomnie, des rêvasseries, un délire calme, tranquille, sinon accompagné du besoin incessant de se lever; la respiration est pénible, le pouls s'accélère, tandis que la température baisse plutôt qu'elle ne s'élève, et le malade, depuis longtemps prostré, tombe dans le coma et succombe. Tout ce cycle peut n'être pas parcouru : c'est lorsque la mort arrive à la suite d'une ou plusieurs hémorrhagies, de la rupture des voies biliaires avec péritonite consécutive, d'une complication, ou enfin de l'urémie.

Les effets de la rétention biliaire ont une marche bien différente selon qu'elle est partielle ou généralisée. Les affections limitées à une portion du parenchyme hépatique évoluent avec lenteur, durent longtemps et ne tuent que par accident; les affections généralisées, quel que soit leur début, évoluent plus rapidement, même en l'absence de toute réaction inflammatoire. Ces dernières offrent deux phases successives, caractérisées : la première, par l'ictère précédé ou non de douleurs, l'inappétence et un amaigrissement progressif; la seconde, par des hémorrhagies, de la prostration et du délire, rarement par de l'ascite.

Une amélioration n'est pas absolument impossible; elle est même rapide lorsque la rétention de la bile vient à cesser avant que le foie ne soit trop profondément altéré, ce qui est le cas de l'obstruction produite par un calcul. Nous avons vu plusieurs exemples de ce genre; un de ceux qui nous ont particulièrement frappé est celui d'une pauvre femme, devenue squelettique à la suite d'un ictère par rétention ayant duré plus de six mois, et qui, tout à coup, à la suite d'un purgatif d'huile de ricin, rendit par les selles un calcul volumineux, puis, se rétablit promptement.

La durée des affections liées à la rétention biliaire est très variable; celles qui apparaissent brusquement disparaissent souvent de même, dans un espace de temps assez court, et parfois en quelques jours; celles qui surviennent insidieusement ont une marche lente, progressive, et une durée de plusieurs mois, d'une année et plus. La terminaison, subordonnée à la ténacité de l'obstruction biliaire, est à peu près toujours fatale quand elle persiste pendant longtemps, et presque toujours favorable, lorsqu'elle vient à cesser. L'amélioration est alors rapide et fréquemment suivie de retours offensifs.

La mort est le fait de conditions diverses : hémorrhagies abondantes, ruptures des voies biliaires entraînant à leur suite une péritonite, ou bien est causée par l'anurie qui conduit à l'urémie. Dans la majorité des cas, elle provient de l'abolition de la plupart des fonctions du foie, particulièrement de la fonction glycogénique, comme paraissent l'avoir démontré les expériences de ligature du canal cholédoque, et survient dans le marasme et le délire, se rapprochant, en somme, par ses phénomènes, de la mort par inanition.

*Séméiologie.* — Un ictère foncé intense, avec fèces décolorées et urines brunâtres, donnant les réactions de Gmelin et de Pettenkofer, sans état fébrile et sans tuméfaction appréciable de la rate, est l'indice certain d'une rétention de la bile par obstacle à l'écoulement de ce produit. Ce premier point une fois établi, il reste à déterminer la cause de cet obstacle, sa nature, son siège : données absolument nécessaires au point de vue du pronostic et de la thérapeutique, et à rechercher enfin si le foie participe au désordre des voies biliaires.

Les conditions pathogéniques de la rétention de la bile, énumérées plus haut, n'ayant pas toutes le même mode d'action, sont, dans un certain nombre de cas, faciles à différencier. Un début brusque, survenant peu de temps après le repas et caractérisé par des douleurs d'une intensité excessive suivies de vomissement et d'ictère au bout d'un à trois jours, indique la présence de corps étrangers, calculs ou autres, venant tout à coup obstruer les voies biliaires. Un début insidieux révèle plutôt l'existence d'une compression par des lésions intra- ou extra-canaliculaires, telles que : épithéliome des conduits hépatiques, tumeurs de l'intestin ou de la tête du pancréas, néoplasmes voisins de ces mêmes parties, etc. La marche des accidents diffère, en outre, dans chacun de ces états : le plus souvent intermittente avec les corps étrangers, elle est continue et progressive avec les tumeurs.

La distension de la vésicule du fiel, sans avoir toute la valeur que certains chirurgiens ont voulu lui attribuer, n'est pas moins un signe favorable au diagnostic d'une tumeur ou d'un rétrécissement des voies biliaires; toutefois, comme elle peut se rencontrer dans le cours de la lithiase, il en résulte que les antécédents et l'état général du malade, le début et l'évolution des phénomènes pathologiques constituent en réalité les signes différentiels importants de ces diverses affections. L'une des plus communes, l'épithéliome de la tête du pancréas, obstrue à la fois le canal cholédoque et le canal pancréatique, et cependant, elle n'a que peu de signes propres à la faire reconnaître sûrement, si ce n'est l'existence d'une tumeur profonde en avant et à droite de la colonne vertébrale, difficilement accessible au palper, la stéarrhée, phénomène assez rare, sans valeur absolue, enfin la glycosurie forcément liée à toute altération grave du pancréas et dont la manifestation est toujours tardive. Une diarrhée persistante avec ictère par rétention peut conduire à soupçonner un épithéliome du duodénum ou de l'ampoule de Vater. L'absence de toute diarrhée et des douleurs propres à la lithiase amène à penser à une obstruction des voies biliaires par le fait d'un rétrécissement, d'un néoplasme ou d'une tumeur de voisinage.

Des crises douloureuses de faible intensité, la distension de la vésicule biliaire associée à un bon état général, sans grande inappétence et sans un dépérissement trop considérable, indiquent la possibilité d'un rétrécissement fibreux du canal cholédoque; en l'absence de distension vésiculaire, il y a toute probabilité pour que l'arrêt de la bile ait lieu dans le canal hépatique au-dessus de l'abouchement du canal cystique. Que si le rétrécissement est incomplet, ce qui est commun, l'ictère sera médiocrement foncé, et il arrivera de voir se produire par intervalles un redoublement de ce symptôme, avec un mouvement fébrile, par suite vraisemblablement d'une poussée inflammatoire de la membrane muqueuse et d'un léger degré d'infection. C'est le cas d'un malade actuellement sous nos yeux, qui est pris, de temps à autre, d'une poussée ictérique avec mouvement fébrile, laquelle disparaît au bout de quelques jours. Un néoplasme des voies biliaires pourrait à la rigueur présenter des phénomènes assez semblables; mais l'état général qui l'accompagne est toujours mauvais, et sa marche, plus rapide que celle du simple rétrécissement. Quant aux tumeurs qui viennent comprimer les voies biliaires, elles sont fréquemment accessibles au toucher qui permet de reconnaître leur nature.

Séparer la lithiase des autres causes d'obstruction biliaire ne suffit pas toujours, il faut encore chercher à déterminer le siège exact de l'obstacle apporté au cours de la bile. La lithiase de la vésicule se traduit fréquemment par la tuméfaction de ce réservoir et par des douleurs répétées; celle du canal cystique, par des douleurs assez semblables, sans ictère, avec diminution de la vésicule du fiel; celle du canal cholédoque, enfin, par des crises douloureuses bientôt suivies d'un ictère biliaire intense.

Les phénomènes généraux, comme les hémorrhagies, l'adynamie, le délire, etc., sont autant de signes propres à l'altération des cellules hépatiques; l'induration du foie, associée à une ascite légère, lentement progressive, doit tendre à faire admettre l'existence d'une cirrhose biliaire. Les affections hépatiques qui ont la plus grande ressemblance avec les désordres des voies biliaires sont celles qu'accompagne un ictère intense; mais l'évolution réciproque de ces différents états suffit à les distinguer; il n'est guère possible, d'ailleurs, de confondre une hépatite épithéliale avec une affection des voies biliaires dans laquelle la coloration des téguments est toujours beaucoup plus foncée. L'absence d'un ictère intense, même avec décoloration des matières fécales, jointe à une *tuméfaction considérable de la rate*, doit conduire à repousser l'idée d'une affection des canaux de la bile et à admettre l'existence d'une cirrhose alcoolique ou paludique, quand surtout le foie est volumineux et sclérosé. Une induration très forte avec des inégalités à la surface du foie, la tuméfaction de la rate, un ictère intense avec ascite et dépérissement rapide, sont autant de signes propres au diagnostic d'un épithéliome primitif du parenchyme hépatique. La rate, dont le volume est pour ainsi dire toujours augmenté avec les altérations du foie, demeure à peu près normale, sauf, bien entendu, dans les cas d'infection concomitante, lorsque les voies biliaires sont lésées; aussi cet organe est-il appelé à jouer un rôle important dans le diagnostic des affections du parenchyme et des conduits excréteurs de cette glande.

Le pronostic des affections mécaniques des voies biliaires dépend absolument de la durée de l'obstacle à l'écoulement de la bile. Sans gravité, quand celui-ci est de courte durée, il devient sérieux lorsqu'il se prolonge, et fatal lorsqu'il persiste pendant longtemps, tant par suite des troubles fonctionnels et du désordre matériel des cellules sécrétantes du foie que par la prédisposition à l'infection biliaire.

*Prophylaxie et thérapeutique.* — Toute prophylaxie, pour être efficace, implique nécessairement la connaissance exacte des causes de la maladie et la possibilité de les combattre : c'est donc en s'adressant aux lésions génétiques de la rétention biliaire que le médecin peut parvenir à l'éviter.

Le traitement, tout d'abord médical, devient chirurgical au bout d'un certain temps, s'il n'y a pas d'amélioration appréciable. L'indication la plus importante est de combattre la douleur lorsqu'elle se manifeste au début des affections biliaires, et de l'éteindre entièrement lorsqu'elle est subite et très intense. La morphine est, à cet égard, un médicament précieux, quelle que soit la forme sous laquelle on l'emploie : potion ou injection hypodermique. Cette dernière méthode est préférable toutes les fois qu'il n'y a pas à craindre de créer un besoin, car elle calme mieux les vives souffrances que si elle est administrée, même à la dose de 1 à 3 centigrammes, dans une potion ou dans de l'eau sucrée. Les bromures, le chloral, le sulfonal, ont bien leur utilité en procurant du sommeil aux malades; mais il faut savoir que ces moyens ne calment pas la douleur, et ne pas oublier que, celle-ci étant la manifestation du spasme musculaire, la combattre, c'est faciliter le passage du corps étranger dans l'intestin. Cette première indication une fois remplie, il reste, pour le déplacer, à provoquer des contractions du canal cholédoque par l'emploi de purgatifs; puis, si la crise réapparaît, à la calmer à nouveau par les mêmes moyens.

En présence d'un ictère indolore, à début insidieux et à marche progressive, où tout porte à soupçonner une rétention par un néoplasme, il importe avant tout d'en déterminer la nature, de façon à lui appliquer un traitement approprié. Dans un cas de ce genre où nous fûmes conduit à soupçonner une origine spécifique, l'emploi de l'iodure de potassium fut suivi d'un succès aussi complet que possible; ajoutons que ce médicament est encore celui qui s'adresse le plus efficacement à la cirrhose biliaire. L'usage de purgatifs, le calomel notamment, trouve son indication lorsqu'il s'agit de débarrasser les voies biliaires de ce qui les obstrue; ces agents, d'ailleurs excellents antiseptiques, sont les meilleurs moyens d'éviter l'infection. Les diurétiques ont leur utilité quand les urines viennent à subir une diminution notable, et qu'il y a lieu de redouter l'apparition de phénomènes d'insuffisance hépatique.

Il est nécessaire, en tout cas, de s'occuper de l'ictère et des troubles nutritifs qui en sont la conséquence. La bile n'arrivant plus dans l'intestin, l'usage des alcalins se trouve indiqué, dans le but de neutraliser le chyme, qui ne reçoit plus l'action de la bile et souvent non plus celle du suc pancréatique. L'absorption intestinale doit être facilitée par un régime approprié ; le lait est, pour ainsi dire, l'aliment de la circonstance, car, indépendamment de ses propriétés nutritives, il favorise la diurèse. S'il ne peut être supporté, ce qui est exceptionnel, il convient de le remplacer par des jaunes d'œufs, dans lesquels les matières grasses sont à l'état d'émulsion, ou encore par des peptones et du savon médicinal. Pour suppléer au désordre de la fonction glycogénique, Bouchard propose de donner au malade du miel et du sucre de fruits, substances absorbables par l'intestin et que l'économie parvient à utiliser. Enfin, si le malade continue à maigrir et à dépérir, il reste au médecin le recours, sans trop de retard, à une intervention chirurgicale.

Cette intervention, en présence d'un diagnostic ferme, peut être réglée à l'avance; dans le cas d'un diagnostic douteux, elle ne le sera qu'à la suite de la laparotomie. L'extrême propreté à laquelle se sont astreints tous les chirurgiens permet, en effet, de pratiquer cette opération impunément, et de décider, séance tenante, le genre d'intervention le plus facile et le plus pratique.

Les opérations pratiquées sur les voies biliaires, ont pour objectif :

1° D'enlever l'obstacle qui s'oppose au cours de la bile ;

2° De rétablir artificiellement l'écoulement de ce liquide dans l'intestin ;

3° D'enlever simplement le contenu qui distend les voies biliaires oblitérées.

A la première indication correspond, à part le *broiement des calculs* à travers les parois des conduits (vésicule et canal cholédoques), la *cholédochotomie*, ou l'incision du canal cholédoque permettant l'extraction d'un calcul. Celle-ci opérée, le canal est refermé par une suture, ou bien un drain y est laissé à demeure et une fistule est établie, c'est la *cholédochostomie*. Cette dernière opération est aujourd'hui préférée quoique, malgré sa bénignité, elle ait été assez peu pratiquée jusqu'ici.

Le rétablissement artificiel du cours de la bile dans le cas d'obstruction du canal cholédoque est obtenu par l'abouchement de la vésicule dans une portion du tube digestif (estomac, duodénum, iléon, côlon). Cette opération, *cholécysto-entérostomie*, très en vogue il y a quelques années, perd chaque jour de sa réputation pour ce fait que presque tous les opérés succombent dans le cours de l'année, à la suite d'une infection des voies biliaires d'origine intestinale.

Dans les cas de distension considérable de la vésicule biliaire, consécutive à l'obstruction du canal cholédoque, le chirurgien se contente souvent de pratiquer la simple ponction de la poche, ou mieux d'ouvrir la vésicule et d'en fixer l'ouverture à la paroi abdominale (*cholécystostomie*), en établissant ainsi une *fistule* qui remédiera à la rétention de la bile. On profite quelquefois de cette ouverture pour pratiquer le *cathétérisme des voies biliaires*, opération délicate et fort difficile à cause des courbures et des irrégularités que présentent les parois du canal cystique. Enfin, l'ablation totale de la vésicule (*cholécystectomie*) a été pratiquée dans le but d'empêcher la formation ultérieure de calculs.

**Cruveilhier** (J.). *Anatomie pathologique du corps humain*. Paris, 1835-1842, livr. XII, pl. 4, fig. 1. — **Gubler** *Observations sur les calculs biliaires dans les canaux hépatiques ; autopsie*. (*Comp. rend. Soc. de biol.*, 1858, Paris, 1859, 2e s., t. V, p. 118.) — **Bristowe.** *Cases illustrating the causes and effects of obstruction of the hepatic ducts.* (*Trans. of the path. Soc. of London*, 1858, t. IX, p. 218.) — **Wale Hicks** (J.). *Atrophy of the liver from obstruction of the common bile duct and of the cystic duct by a large gall-stone with dilatation of the hepatic duct and its branches.* (*Trans. of the pathol. Soc. of London*, 1864, t. XV, p. 126.) —

**Hanot** (**V.**). *Étude sur une forme de cirrhose hypertrophique.* (*Thèse de Paris*, 876, et *Archiv. gén. de méd.* Paris, 1877, t. II, p. 444.) — **Charcot** et **Gombault**. *Contribution à l'étude anatomique des différentes formes de la cirrhose du foie.* (*Archiv. de physiol. norm. et path.* Paris, 1876, p. 453.) — **Green** (**F. H.**). *Interstit. hepatitis and obstruct. of common bile duct* (*Transact. of the path. Soc. London*, 1871-1872, t. XXIII, p. 133-135.) — **Pilleyre** (**J.-A.-E.-P.**). *Essai sur la cirrhose d'origine biliaire spontanée*, Montpellier, 1877. — **Garcin** (**C.**). *Étude anat. et clin. de la cirrhose biliaire.* (*Marseille méd.*, 1879, t. XVI, p. 494-529.) — **Wickham Legg** (**J.**). *Note on the cause of the cirrhosis which follows obstruction of the bile ducts.* (*The Lancet.* London, 1877, t. I, p. 190, et *Rev. des sc. méd.*, t. XI, p. 85.) — **Fabre** (**A.**). *Lithiase et cirrhose biliaires.* (*Rev. mens. de méd. et chir.* Paris, 1879, t. III, p. 505-517.) — **West** (**Samuel**). *Hypertrophic cirrhosis* (*St-Bartholomew's Hospital Reports*, London 1877, t. XIII, p. 223.) — **Duvernoy.** *Compression du canal cholédoque par des ganglions, cirrhose hypertrophique.* (*Bull. de la Soc. anat. de Paris*, 1879, p. 520.) — **Saunby.** *Note on hypertrophic cirrhose.* (*Transact. of the patholog. Society of London*, t. XXX, p. 301.) — **Raynaud** (**M.**) et **Sabourin**. *Note sur un cas de dilatat. des voies biliaires avec périangiocholite chroniq. et hypertrophie des glandes péricaniculaires.* (*Archiv. de physiol. norm. et patholog.*, 1879, p. 37.) — **Wannebroucq** et **Kelsch**. *Note sur un cas de cirrhose hypertrophique avec ictère chroniq.* (*Ibid.*, Paris 1880, p. 830.) — **Barth** (**H.**). *Sur un cas de dilatation des voies biliaires.* (*Rev. de méd.*, sept. 1881, p. 746.) — **Brissaud** et **Sabourin**. *Deux cas d'atrophie du lobe gauche du foie d'origine biliaire, etc.* (*Archives de physiologie*, Paris 1884, t. III, p. 345 et 444.) — **Litten** (**M.**). *Ueber die biliäre Form der Lebercirrhose und den diagnost. Werth des Icterus.* (*Charité Annal.*, Berlin, 1880, t. V, p. 153-181, et *Rev. d. sc. méd.* Paris, t. XVII, p. 519.) — **Vesselle.** *Lithiase biliaire et cirrhose hypertrophique.* (*Lyon médical*, 1880, t. XXXV, p. 224-265.) — **Kelsch** (**A.**). *Note sur deux cas de cirrhose par rétention de la bile.* (*Revue de médecine*, Paris 1881, t. I, p. 969-987.) — **Tuffier** et **Giraudeau**. (*Ibid.*, 1882, t. II, 1060-1069.) — **Mangelsdorf** (**J.**). *Ueber biliäre Lebercirrhose.* (*Deutsche Archiv f. klin. Med.* Leipzig, 1882, t. XXXI, p. 522-603, Anal. dans *Un. méd.* Paris, 1882, t. II, p. 647 et *Gaz. méd.*, p. 450.) — **Ramos** et **Cochez**. *Relation de deux cas de cirrhose biliaire par obstruction à la suite d'un cancer du pancréas.* (*Revue de médecine*. Paris, 1887, p. 770.) — **Tison.** *Cirrhose hypertrophique avec ictère et calculs biliaires.* (*Bull. de la Soc. anat.* Paris, 1888, p. 969.)

**Feltz** (**V.**) et **Ritter** (**E.**). *Recherches sur les effets de la ligature du canal cholédoque et sur l'état du sang dans les ictères malins.* (*Compt. rend. acad. sc.* Paris, 1875, t. LXXX, p. 675.) — Les mêmes. *De la ligature du canal cholédoque et parallèle entre les données expérimentales et les données cliniques.* (*Journ. de l'anat. et de la physiol. de l'h. et des anim.* Paris, 1875, t. XI, p. 405-431.) — **Wickham Legg** (**J.**). *On the changes of the liver which follow ligature of the bile ducts.* (*St-Bartholomew's Hospital Reports*, 1873, t. IX, p. 141, et *Archiv. gén. de méd.*, 1875, t. I, p. 100.) — **Külz** (**E.**) et **Frerichs** (**E.**). *Ueber der Einfluss d. Unterbindung des Ductus choledochus auf dem Glycogengehalt der Leber.* (*Archiv f. die ges. Physiologie*, 1876, t. XIII, p. 460 et *Rev. de Sc. méd.*, t. IX, p. 534.) — **Charcot** et **Gombault**. *Note sur les altérations du foie consécutives à la ligature du canal cholédoque.* (*Archiv. de physiolog. normale et patholog.*, Paris, 1876, sér. 2, t. III, 1 pl., p. 272-299 — **Chambard** (**E.**). *Contribution à l'étude des lésions histologiques du foie consécutives à la ligature du canal cholédoque, altération des cellules hépatiques* (*Ibid.* Paris, 1877, p. 718, 2 pl.) — **Popoff** (**Léo.**). *Ueber die* *natürliche pathologische Injection der Gallengänge*, etc. (*Archiv für pathol. Anat. und Physiol.*, Berlin, 1880, t. LXXXI, p. 524.) — **Belonssow** (P. M.). *Ueber die Folgen der Unterbindung der Ductus choledochus.* (*Archiv f. exp. Pathol. u. Pharmak.*, t. XIV, p. 200, et *Rev. des sc. méd.*, 1881, t. XVIII, p. 462.) — **Kufferath.** *Ueber die Abwesenheit der Gallensauren im Blute nach dem Verschluss des Gallen und des Milchbrustganges.* (*Archiv für Anat. and Physiol.*, 1880, p. 92, et *Rev. des sc. méd.*, 1881, t. XVIII, p. 463.) — **Lahousse** (E.). *Recherches expérimentales sur l'influence exercée sur la structure du foie par la ligature du canal cholédoque.* (*Archives de Biologie*, t. VII, 1887, et *Rev. des sc. méd.* Paris, 1888, t. XXXI, p. 465.) — **Gerhardt-Dietrich.** *Lésions du foie consécutives à la ligature des voies biliaires.* (*Archiv f. experim. Pathol.*, t. XXX, p. 1, et *Arch. gén. de méd.*, Paris, 1893, t. I, p. 479.)

## § II. — DÉSORDRES BILIAIRES D'ORIGINE SEPTIQUE

Les infections hépatiques ont pour origine le sang ou les voies biliaires. L'infection par le sang nous est connue par l'étude que nous avons faite des suppurations et des gangrènes du foie (voir p. 222); elle s'opère par l'artère hépatique et par la veine porte, et à chacune de ces sources répondent des lésions variées. Quelques auteurs ont parlé d'une infection possible par la veine cave et les veines sus-hépatiques, ayant pour effet ordinaire la formation d'abcès débutant par le centre du lobule hépatique, et connus sous le nom d'abcès aréolaires. Ces abcès auraient leur source habituelle dans des suppurations du bassin, mais il est possible, si on en juge par les nodosités cancéreuses du foie consécutives à l'épithéliome utérin, que, même dans ces conditions, l'agent pathogène arrive à cette glande par les anastomoses de la veine porte. Les vaisseaux lymphatiques eux-mêmes ne sont pas, à cet égard, dépourvus de toute influence, car c'est à leur altération qu'il convient d'attribuer la suppuration de la surface du foie, ou péri-hépatite suppurative.

Les voies biliaires, enfin, doivent être comptées parmi les sources les plus communes de ces infections, quoique la bile, comme l'urine, soit aseptique à l'état physiologique. Le mode d'abouchement du canal cholédoque dans l'intestin, le sphincter situé à l'embouchure de ce canal, le cours de la bile lui-même et la constitution de ce produit[1] sont autant de circonstances propres à le préserver d'une infection intestinale. Cependant, il arrive que des microbes parviennent à franchir ces barrières et à s'introduire

1. Charrin et Roger, Note sur l'action antiseptique de la bile (*Soc. de biolog.*, 9 août 1886). — Kassel et Limbourg, Les propriétés antiseptiques de la bile (*Berlin. klin. Wochenschr.*, 1888, n° 32, p. 654).

dans les dernières portions du canal excréteur (Duclaux, Netter); mais, ces agents sont généralement arrêtés dans un milieu qui ne paraît nullement leur convenir. Il n'en est pas de même lorsque les canaux destinés à l'écoulement de la bile se trouvent obstrués ou altérés; alors, en effet, ils sont pour ainsi dire livrés à l'invasion des micro-organismes qui viennent les souiller. En liant le canal cholédoque immédiatement au-dessus de l'ampoule de Vater, Netter[1] a provoqué la pullulation de ces parasites dans les voies biliaires supérieures, car dès le second jour, les cultures de la bile prises dans la vésicule ne restaient plus stériles. Ces agents ne s'arrêtent pas à la vésicule ni même aux ramifications biliaires, l'examen direct et les cultures montrent qu'ils passent dans le foie et dans le sang, et qu'ils sont de plusieurs sortes. Netter, ayant trouvé des staphylocoques, des streptocoques et des microbes bacillaires, a reconnu que, chez le lapin, les premiers élèvent la température, tandis que les seconds l'abaissent.

Ces recherches, reprises depuis lors par plusieurs observateurs, sont parfaitement applicables à ce qui se passe dans l'organisme humain, soit à la suite de la lithiase biliaire, soit au cours d'altérations diverses, et par conséquent, elles nous mettent à même de bien comprendre les infections qui succèdent à l'obstruction des canaux hépatiques, et que nous allons étudier: 1° dans la bile; 2° dans les voies biliaires; 3° dans le foie.

## I. — ALTÉRATIONS DE LA BILE

Le liquide biliaire, par suite d'un obstacle au cours de la bile et de la modification chimique qui en est la conséquence, perd de sa résistance à l'envahissement des microbes; mais, ce qui le place dans des conditions plus favorables encore à l'invasion de ces agents, ce sont les altérations des voies biliaires. Sous cette double influence, et peut-être surtout parce que l'occlusion de ces voies cesse d'être complète, des microbes de l'intestin s'introduisent dans les conduits hépatiques, se mélangent à leur contenu, le modifient, et altèrent leurs parois. Une bonne étude des caractères de ces agents, de leur mode d'introduction dans les canaux biliaires et de leur action pathogène, nous permettrait de saisir le mécanisme exact des infections biliaires; malheureu-

1. Netter, Comm. à la *Soc. anat.*, 29 octobre 1886, et *Progrès méd.*, 13 nov. 1886. Comparez : E. Dupré, Les infections biliaires, Paris, 1891. — A. Létienne, De la bile à l'état pathologique (*Thèse de Paris*, Paris, 1891).

sement la difficulté de se procurer de la bile fraîche retarde cette étude, et les examens pratiqués après la mort sont sans valeur à cause de l'envahissement des voies biliaires par les microbes au moment de l'agonie ou fort peu de temps après, de telle sorte que, pour avoir des données précises sur la matière, il est nécessaire d'examiner le contenu de la vésicule ou des voies biliaires à la suite d'opérations chirurgicales.

Ne possédant pas de caractères différentiels précis des diverses espèces de microbes pathogènes des voies biliaires, nous sommes obligés de nous contenter de diviser ces agents en deux catégories suivant leurs gros caractères biologiques : 1° les *anaérobies* ou bactéries de la putréfaction produisant ici, comme partout ailleurs, une désintégration profonde des substances albuminoïdes qui entrent dans la constitution du protoplasma des éléments des tissus, et dont le principal caractère est la formation d'un foyer de gangrène et la production d'une grande quantité de gaz donnant au foie l'aspect d'une éponge (foie emphysémateux)[1]. Tel est le cas d'une femme, soignée dans notre service pour une obstruction calculeuse du cholédoque, et qui succomba à la suite d'une infection des voies biliaires, présentant des signes d'insuffisance hépatique avec abaissement de la température. A l'autopsie qui eut lieu vingt heures après la mort, on trouva un foie énorme, vert noirâtre, d'une consistance spongieuse rappelant celle du poumon, et tellement distendu par des gaz qu'il surnageait dans l'eau. 2° Les *aérobies*, parmi lesquels il est possible de distinguer deux groupes : les *microbes pyogènes* (streptocoque, staphylocoque, diplocoque) produisant dans les voies biliaires, comme partout ailleurs, de la suppuration avec élévation de la température; *les bactéries*, et notamment le bacterium coli qui envahit fréquemment les canaux biliaires, produisant des lésions ulcératives ou suppuratives, le plus souvent avec abaissement de la température.

Dans ces différentes conditions, le contenu des voies biliaires présente des modifications physiques et chimiques importantes. D'une consistance plus ou moins visqueuse, il offre une teinte verdâtre et, sur quelques points, une coloration blanchâtre due à la présence du pus. On y trouve, en effet, des leucocytes abondants, du mucus, de petits graviers; mais, les examens histologiques et chimiques, qui en ont été faits, sont jusqu'ici fort insuffisants, et

1. Comparez : HINTZE, De la formation de gaz, autour de la cholétithiase (*Münch. med. Wochenschr.*, 1895, n° 10).

ce que nous en savons est trop peu de chose pour pouvoir en parler sciemment.

## II. — ALTÉRATIONS DES VOIES BILIAIRES. CHOLÉCYSTITES, ANGIOCHOLITES ET ANGIOCHOLÉCYSTITES

Ces altérations sont partielles ou générales : partielles lorsqu'elles demeurent localisées à la vésicule, générales lorsqu'elles s'étendent à une grande partie ou à la totalité des voies biliaires.

Cholécystite septique. — Cette affection, le plus souvent associée à l'angiocholite, peut exister isolément dans les cas surtout d'obstruction du canal cystique; elle se lie à la présence de microbes, exerçant leur action dans des circonstances spéciales, comme l'étranglement herniaire, la lithiase, le cancer des voies biliaires, etc. Ces agents, parvenus à la vésicule par le sang ou par les canaux hépatiques, ont leur action favorisée, sans aucun doute, par la stagnation de la bile et par les modifications qu'elle subit simultanément avec les parois de la vésicule, car le canal cholédoque conserve une intégrité au moins apparente.

La cholécystite infectieuse est tantôt suppurative, tantôt gangréneuse, selon l'origine et la nature des agents pathogènes. La cholécystite suppurée consiste dans l'exsudation, au sein de la vésicule, d'une quantité plus ou moins abondante de leucocytes, suffisante dans quelques cas pour élargir et distendre ce réservoir dont les parois sont injectées, ramollies, et infiltrées de pus, de même que les lymphatiques; aussi, cette affection, comme l'indiquent la plupart de nos faits, s'accompagne presque toujours de péricholécystite. Dans la cholécystite gangréneuse, la vésicule peu ou pas distendue offre une teinte grisâtre, une odeur fétide, s'écrase sous le doigt et renferme une petite quantité d'un liquide sanieux, mêlé ou non à des gaz. Cette affection, comme la cholécystite suppurative, peut amener la perforation de la vésicule et par suite une péritonite purulente, une fistule avec l'intestin ou encore avec des organes éloignés, comme dans un cas rapporté par Simmons où la vésicule communiquait avec la bronche droite.

Les symptômes de la cholécystite suppurée sont : les uns physiques, les autres fonctionnels. Les phénomènes physiques consistent dans la présence, à la percussion, d'une matité plus ou moins étendue, en continuité avec le foie, à droite du muscle grand droit de l'abdomen, et dans l'existence, au palper, d'une tumeur piriforme, douloureuse et plus ou moins saillante. Les troubles fonctionnels se traduisent par des sensations douloureuses dans l'hypochondre droit, augmentant d'intensité pendant les grandes inspirations, l'expectoration, les éternuements, etc., d'où une diminution d'amplitude des mouvements respiratoires, un certain degré de dyspnée et parfois de la toux. Les fonctions digestives se font remarquer par de l'inappétence, de la pesanteur d'estomac, de la flatulence sans diarrhée. Le cœur et l'encéphale sont rarement troublés; mais il y a presque toujours un état fébrile modéré, avec paroxysme vers le soir. Les urines offrent peu de modifications, les téguments décolorés traduisent un certain degré d'anémie; il n'y a ni ictère, ni ascite, à moins d'altération concomitante des canaux hépatiques. Les hémorrhagies sont rares, sans doute parce que les cellules glandulaires du foie ne participent pas au désordre anatomique; aussi, la durée des accidents est-elle généralement longue en dehors d'une intervention chirurgicale.

La guérison est possible, si le pus parvient à se faire jour au dehors ou s'il est évacué. Toutefois, la rétention du pus et la fièvre qui en est la conséquence sont, avec les troubles fonctionnels du foie, autant de causes de dépérissement qui peuvent finir par entraîner la mort. Celle-ci est encore l'effet de la perforation de la vésicule, d'un épanchement purulent dans la cavité péritonéale; aussi convient-il de savoir reconnaître la cholécystite suppurée, en tenant compte de la fièvre, de la localisation de la douleur et de la tumeur, afin de pratiquer la cholécystotomie sans trop attendre.

Angiocholite septique. — Cette affection qui se rencontre dans les cas d'obstruction du canal cholédoque, est toujours associée à la cholécystite, à moins de mort rapide ou d'oblitération préalable du canal cystique; les micro-organismes qui l'engendrent ont, en effet, la plus grande tendance à se multiplier et à s'étendre, quelles que soient leurs conséquences : suppuration ou gangrène. Les canaux biliaires, dans la suppuration, renferment du pus mélangé à de la bile stagnante et plus ou moins altérée, à du mucus, à du sable ou à des graviers, et enfin à des cellules épithéliales desquamées. Leur calibre est agrandi, tandis que leurs parois sont injectées, ramollies, épaissies et infiltrées de pus; ces altérations, presque toujours disséminées, occupent une grande étendue des voies biliaires, y compris souvent les canaux intra-hépatiques.

Le processus gangréneux, beaucoup moins commun, se manifeste sous la forme de taches, de plaques grisâtres ou verdâtres, disséminées à la face interne des voies biliaires. La paroi canaliculaire, ramollie au niveau de ces taches, laisse échapper à la pression un liquide fétide, sanieux, et parfois aussi des gaz. Ces altérations, en s'étendant aux tissus voisins, ont pour conséquence la perforation des canaux biliaires, la formation d'abcès ou de foyers gangréneux, avec épanchements dans les cavités du voisinage et en particulier dans le péritoine; aussi, rarement limitées aux voies biliaires, elles s'étendent la plupart du temps au parenchyme hépatique et produisent des désordres qu'il nous reste à étudier.

### III. — ALTÉRATIONS HÉPATIQUES : ABCÈS BILIAIRES; PYLÉPHLÉBITE SUPPURÉE ET PYÉMIE; ENDOCARDITE VÉGÉTANTE ULCÉREUSE, ETC.

L'infection septique des voies biliaires gagne fréquemment le foie, la veine porte, du moins dans les cas de lithiase, et même d'autres organes, en particulier les poumons, le cœur et l'encéphale.

La suppuration hépatique se manifeste sous forme d'abcès, les uns intra-biliaires, les autres péri-biliaires ou parenchymateux. Les premiers, multiples, assez semblables à des tubercules, sont miliaires, pisiformes ou lenticulaires; ils ont leur siège dans les canalicules ectasiés dont les parois épaissies, tapissées d'épithéliums, renferment, avec des microbes divers, de la bile mélangée de globules purulents, de mucus, de cellules épithéliales altérées, et enfin de sable ou de gravelle. Les seconds, plus volumineux que les précédents, occupent la paroi et le tissu conjonctif voisins des canalicules hépatiques; leur contenu, formé d'abondants globules de pus et de pigments biliaires, mal délimité, n'est pas circonscrit par une enveloppe distincte. Dans un dernier groupe, enfin, l'abcès, parfois unique, peut acquérir jusqu'au volume d'un œuf et plus; il se rapproche des abcès d'origine veineuse, présente un contenu purulent et une membrane limitante.

Ces divers modes de suppuration du foie observés dans les cas de rétention biliaire, sont l'effet, d'après les recherches de microbiologistes connus, d'agents multiples, dont le déterminisme exact laisse parfois à désirer. La gangrène, produite par un agent spécial, se traduit par des foyers de putréfaction grisâtre, plus ou moins étendus et fétides, auxquels s'ajoute ordinairement une infiltration gazeuse du parenchyme hépatique.

En raison de leurs rapports avec les voies biliaires, les branches de la veine porte participent fréquemment à ces altérations, et une pyléphlébite suppurative ou gangréneuse vient compliquer l'angiocholite septique. D'après une statistique personnelle, huit fois, sur dix cas de mort par lithiase biliaire, cette pyléphlébite existait et se traduisait par l'épaississement, avec infiltration purulente de la tunique externe, des divisions portes qu'une gangue conjonctive réunit aux canaux hépatiques. La cavité de ces vaisseaux était remplie de pus et de caillots ramollis qui le limitaient; mais dans quelques cas aussi, ce produit, devenu libre, circulait avec le sang et allait infecter des organes voisins ou éloignés, et notamment les plèvres, les poumons, l'encéphale et le cœur. Les abcès plus ou moins volumineux qui en résultaient, ne différaient pas sensiblement des foyers hépatiques, ce qui ne pouvait surprendre puisqu'ils étaient l'effet des mêmes agents, à l'exception, toutefois, de l'altération des valvules cardiaques qui, en raison sans doute de leur constitution anatomique, présentaient la lésion décrite sous le nom d'*endocardite végétante*. Dans un cas de ce genre, Netter et Martha[1] ont retrouvé, dans les végétations valvulaires, des micro-organismes du genre de ceux qui existaient dans les conduits biliaires, et, depuis lors, plusieurs observateurs sont venus confirmer leurs recherches. L'altération occupe tantôt le cœur droit, qui est le premier traversé par le sang venant du foie, tantôt le cœur gauche, quand surtout ses valvules sont préalablement lésées. Quelques auteurs[2] ont signalé, dans les mêmes circonstances, des cas de méningite et de péricardite suppurées.

*Symptomatologie.* — Les troubles fonctionnels déterminés par les infections des voies biliaires et du foie sont locaux ou généraux. Les phénomènes locaux, principalement liés à la rétention biliaire, sont fournis par l'examen du foie, qui est augmenté de

1. Voir à ce sujet : NETTER et MARTHA, De l'endocardite végétante ulcéreuse dans les affections des voies biliaires (*Arch. de physiologie normale et pathologique*, Paris, 1886, sér. 3, t. VIII, p. 7). Comparez : J. LEVA, Relation des affections des voies biliaires et de l'endocardite ulcéreuse (*Deutsche med. Wochenschrift*, 1892, n° 11, p. 228, et *Rev. gén. de méd. et de chirur. et obstétr.*, Paris, 1892, p. 98).

2. H. KÖHLER, Cholœmia; cholelithiasis, abscessus in hepate, meningitis spinalis suppurativa (*Deutsch. klin.*, Berlin; 1859, t. XI, 90). — A. W. FOOT, Icterus, etc. (*Irish hospil. Gaz.*, Dublin, 1874, t. II, p. 1).

volume, douloureux à la percussion, et déborde de un à plusieurs travers de doigt, tandis que la vésicule, parfois distendue, est le plus souvent atrophiée. Les phénomènes généraux se manifestent par de l'ictère, des troubles digestifs, de la fièvre, des hémorrhagies, du délire et quelques autres accidents.

L'ictère, symptôme presque constant, est purement mécanique à son début; mais plus tard, lorsque les cellules du foie viennent à s'altérer, il tient en outre à la destruction de ces éléments. L'appétit est nul, la soif vive; il y a du dégoût des aliments, des éructations, du ballonnement, de la sensibilité à l'épigastre, de la constipation ou de la diarrhée; la langue est blanchâtre, souvent sèche, et en dernier lieu, il survient du hoquet, des nausées et des vomissements de nature variable.

La fièvre traduit le début de l'infection : elle est tantôt continue et paroxystique ou simplement rémittente, tantôt manifestement intermittente avec les trois stades classiques : frisson, chaleur et sueur. Intense et prolongé, le frisson s'accompagne presque toujours de claquements de dents, tandis que les stades de chaleur et de sueur peuvent faire défaut. Pendant ce temps, la température rectale s'élève jusqu'à 40° et au delà; le pouls s'accélère et dépasse 100 pulsations. Les accès surviennent le soir ou dans la nuit, et se distinguent par là de ceux des fièvres paludéennes; ils ont de longues périodes, et se reproduisent à cinq, sept et huit jours d'intervalle. Alors l'apyrexie est complète, et il arrive de voir la température, dans l'intervalle des accès, descendre au-dessous du taux normal.

Les hémorrhagies ne diffèrent pas de celles de la plupart des affections sérieuses du foie, et résultent principalement de l'altération des cellules hépatiques. Il en est de même du délire et du coma, semblables par leurs caractères à ce qu'ils sont dans l'insuffisance hépatique. Épuisé peu à peu par la fièvre, la douleur, les vomissements, les hémorrhagies, affaibli par une alimentation insuffisante, tourmenté par un prurit insupportable et l'insomnie, le malade, atteint de rétention avec infection biliaire, perd ses forces, tombe dans l'anémie, le marasme, un délire calme, la stupeur et le coma.

La marche de ces accidents est saccadée plutôt que continue, et l'amélioration qui se manifeste pendant leur durée peut faire croire à la guérison. Toutefois, si le patient est pris de cette illusion, il ne saurait en être de même du médecin qui, en présence de la persistance de l'ictère et de la tuméfaction hépatique, doit redouter un retour offensif du mal. Effectivement, une recrudescence dans l'intensité des phénomènes ne tarde pas à apparaître, les intermittences sont moins éloignées, les rémissions deviennent plus courtes, l'émaciation fait des progrès, et bientôt le délire, la stupeur et la mort viennent terminer les souffrances du malade. La durée de ces accidents est variable, et si la terminaison a quelquefois lieu au bout de peu de semaines, elle ne survient, d'autres fois, qu'après plusieurs mois, une année et plus, à moins d'être accélérée par une complication.

La guérison est très rare dans l'infection hépatique, et même, on se demande si elle est possible. A cet égard, nous n'hésitons pas à répondre par l'affirmative, car il nous est arrivé, à plusieurs reprises, de voir des malades atteints, à la suite de crises douloureuses, de tuméfaction du foie avec fièvre et ictère intenses, guérir rapidement sous l'influence de la morphine, de quelques purgatifs et de la quinine. Mais cette terminaison favorable appartient uniquement aux cas où l'obstacle à l'écoulement de la bile ne tarde pas à disparaître, comme dans la lithiase biliaire, quand le calcul se trouve entraîné dans l'intestin avant la formation de foyers purulents. Elle se voit encore lorsqu'il n'y a qu'un seul abcès hépatique, facile à reconnaître et à ouvrir; dans le cas contraire, on conçoit avec peine que des foyers multiples de suppuration puissent s'enkyster et résorber leur contenu sans issue au dehors, quand surtout une pyléphlébite vient compliquer cet état par l'infection du sang et de tout l'organisme. La mort, qui, dans ces conditions, a lieu tantôt en hyperthermie, tantôt en hypothermie, résulte de l'infection générale, plus rarement de l'insuffisance hépatique ou urinaire, quelquefois de l'ouverture d'un abcès dans une cavité voisine : plèvre, péritoine, etc., sinon d'une complication pulmonaire ou cardiaque.

*Sémiologie.* — L'infection des voies biliaires, qui survient au cours d'une rétention de la bile, trouve dans cette circonstance un élément important de diagnostic. Si donc, chez un individu atteint d'ictère mécanique, il survient un mouvement fébrile précédé de frissons et suivi de sueurs, et si cette fièvre offre des paroxysmes vespéraux, les plus grandes présomptions doivent être pour ce genre d'infection, quand, du moins il y a un dépérissement rapide et une déperdition totale des forces. L'absence d'antécédents paludiques, de tuméfaction de la rate et de périodicité dans le retour des accès suffit à séparer cette fièvre de l'intoxication maremmatique. Le début des accidents d'auto-infection biliaire, et surtout l'ictère qui leur fait cortège, permettent de distinguer ces désordres des abcès hépatiques indépendants de toute altération des voies biliaires, comme aussi de la fièvre symptomatique des suppurations urinaires. Les caractères de la fièvre, sa persistance et ses variations, ont dans l'espèce une grande valeur sémiologique; l'existence d'une endocardite ulcéreuse, d'abcès des poumons ou de l'encéphale conduira à reconnaître une complication inflammatoire de la veine porte. Par l'examen approfondi du foie, on pourra soupçonner la présence d'un foyer de suppuration, mais une ponction aspiratrice sera le plus souvent nécessaire pour arriver à un diagnostic certain.

Deux ordres d'affections hépatiques peuvent être confondues avec le foie infectieux : les unes, apyrétiques, comme la cirrhose, le cancer, la leucomatose, sont faciles à séparer, excepté à leur période avancée quand des phénomènes infectieux viennent s'ajouter à leurs propres symptômes, lesquels, du reste, suffisent toujours à les faire reconnaître; les autres, fébriles comme l'ictère grave, les kystes hydatiques suppurés, se distinguent : le premier, par son début dans l'état de santé et sa courte durée; le second, par la présence d'une tumeur déjà ancienne et l'absence habituelle d'ictère; il en est de même des abcès du foie dont nous avons parlé plus haut. Les commémoratifs, l'existence d'une blessure ou d'un foyer de suppuration, l'absence d'ictère et surtout d'urines renfermant des pigments, feront facilement différencier la pyémie de l'infection hépatique.

La rétention et l'infection biliaires une fois reconnues, il reste à faire le diagnostic de la circonstance étiologique qui a été le point de départ des accidents. Cette recherche n'est pas exempte de difficultés; néanmoins il sera possible, en s'appuyant sur la connaissance des phénomènes du début et sur l'évolution du mal, de découvrir son origine et de déterminer s'il s'agit d'une obstruction intra- ou extra-biliaire, d'un calcul ou d'un néoplasme. Ce diagnostic est des plus importants au point de vue du pronostic comme du traitement, car l'obstacle apporté par un calcul étant plus facile à traiter, implique un pronostic de moindre gravité et conduit à des indications thérapeutiques spéciales.

L'auto-infection biliaire est un accident des plus sérieux, attendu que les accès de fièvre lui faisant cortège se reproduisent presque toujours pendant un temps plus ou moins long, impossible à fixer à l'avance, et se terminent généralement par la mort. L'élévation de la température, des hémorrhagies répétées, le délire, la prostration et le coma sont autant de signes fâcheux qui doivent faire redouter une fin prochaine.

*Prophylaxie et thérapeutique.* — L'auto-infection biliaire ayant sa source habituelle dans le tube digestif, la propreté et la désinfection de l'intestin constituent ses principales indications prophylactiques. L'usage quotidien de grands lavements froids d'eau bouillie, se trouve ainsi indiqué dans le but d'opérer un lavage et de faire contracter les parois intestinales; mais en outre, comme la partie supérieure de l'intestin grêle est celle qui infecte ordinairement le foie, il est nécessaire de recourir fréquemment à l'usage de purgatifs doux, tels que : huile de ricin, calomel, etc.; puis, enfin, de prescrire des antiseptiques intestinaux : benzonaphtol, salicylate de bismuth, salol, poudre de charbon, etc.

Le traitement est médical ou chirurgical. Le traitement médical consiste à combattre les crises douloureuses dans le but de favoriser l'évacuation des corps étrangers, et de s'opposer aux phénomènes infectieux. Les opiacés, et surtout la morphine en injection hypodermique, sont les meilleurs moyens de vaincre la douleur, du moins dans les cas d'obstruction biliaire par un calcul. La quinine et l'aconit, généralement usités contre les accès fébriles, doivent être employés à haute dose, et bien qu'ils ne soient pas sans utilité, il faut reconnaître qu'ils échouent fréquemment. Ces moyens seront aidés par des bains tièdes, des fomentations chaudes, et, en cas d'insuccès, remplacés par l'emploi de l'acide salicylique à la dose de un gramme et plus par cachets de 0gr,50. Le régime se composera particulièrement de lait, d'œufs et de peptones, et les alcalins seront administrés dans le but de suppléer à l'insuffisance de la sécrétion de la bile et aussi à celle du suc pancréatique.

Le traitement chirurgical, sans utilité dans les cas d'abcès multiples et disséminés, trouve son indication toutes les fois qu'il existe une suppuration circonscrite limitée au voisinage de la vésicule ou en d'autres points. Le mieux alors est d'ouvrir la collection purulente, suivant les procédés déjà indiqués, et si la vésicule se trouve distendue par du pus, la cholécystotomie devra être pratiquée. La nécessité d'un bon diagnostic s'impose, en tout cas, lorsqu'il s'agit de prendre une décision ferme, dans ces graves circonstances où vient souvent s'ajouter à l'évacuation du pus la nécessité de lever l'obstacle à l'écoulement de la bile.

**Johnson.** *Case in which the gall-bladder was filled with pus.* (*London med. et s. Journ.*, 1836, p. 478.) — **Duncan** (J.). *Femoral hernia, gangrene of gall-bladder; extravasat. of bile, peritonitis, etc.* (*North J. med.* Edimburg, 1844-1845, t. II, p. 151.) — **Pepper** (W.). *Cases of diseased gall-bladder; suppurat. with enormous distension, etc.* (*Amer. J. med. sc.* Philadelphia, 1857, n. s., t. XXXIII, p. 13-25.)

— **Stewart (T. G.).** *Infl. and gangrene of the gall-bladder.* (*Edimb. med. Journ.*, 1867-1868, t. XIII, p. 732-735.) — **Velchietti (E.).** *Colecistite suppurativa, etc.* (*Rev. cl. di Bologna*, 1869, t. VIII, p. 1-8.) — **Simmons (D. B.).** *An extraordinary case of biliary abscess communicating with the right bronchus.* (*Amer. Journ. med. sc.* Philadelphia, 1877, n. s., t. LXXIV, p. 463.) — **Clark (D.).** *Suppurativa inflammat. of gall-bladder.* (*Boston med. et S. Journ.*, 1878, t. XCVIII, p. 311.)

**Cruveilhier.** *Abcès multiples du foie, liés à une inflamm. des voies biliaires.* (*Archiv. gén. de méd.* Paris, 1857, t. I, p. 54.) — **Cornil.** *Suppuration des voies biliaires.* (*Gaz. méd.* Paris, 1864, p. 431.) — **Pentray.** *Considérat. sur cert. abcès du foie, consécutifs à l'angiocholite hépatique.* (*Thèse.* Paris, 1869.) — **Tuckwell (H. M.).** *Obstruction of the hepatic duct by a large biliary concretion, causing abscess of the liver, perforation of the diaphragm, empyema, and gangrene of the right lung.* (*Transact. of the path. Soc. of London*, 1870, t. XXI, p. 223.) — **Wickham Legg (J.).** *Gall-stone in the common duct; dilatat. of the bile ducts behind it; abscess in the left lobe of the liver, finding its way into the pericardium and right pleura.* (*Ibid.*, 1874, t. XXV, p. 133.) — **Mossé (A.).** *Accidents de la lithiase biliaire.* (*Thèse d'agrégation.* Paris, 1880.) — **Charrin et Roger.** *Angiocholites microbiennes expérimentales.* (*Comp. rend. Soc. de biologie.* Paris, 1891, p. 137.) — **Gilbert (A.) et Girode (J.).** *Des angiocholites infectieuses ascendantes suppuratives.* (*Ibid.*, Paris, 1891, p. 217.) — **Widal et Griffon.** *Abcès aréolaire du foie d'origine calculeuse.* (*Bull. de la Soc. anat.* Paris, 1895, p. 39.) — **Mignot (R.).** *Recherches expérimentales et anatomiques sur les cholécystites.* (*Thèse*, Paris, 1896.)

## SECTION II. — ÉTUDE SPÉCIALE

### Art. I. — Malformations des voies biliaires.

Désordres de la phase embryonnaire ou fœtale, les malformations des voies biliaires, graves par elles-mêmes, et par les rétrécissements et les oblitérations qui en résultent exigeraient, pour être classées, une connaissance exacte de leurs conditions pathogéniques. Dans l'ignorance où nous sommes, à cet égard, nous tiendrons compte de leurs principaux caractères et nous les diviserons en *agénésie*, *hypergénésie* et *ectopies*.

#### § I. — AGÉNÉSIE DES VOIES BILIAIRES

Ces malformations, relativement communes, portent tantôt sur les canaux, tantôt sur la vésicule biliaire, ou simultanément sur tous ces organes, lesquels font entièrement défaut ou sont remplacés par des cordons fibreux. Dans tous les cas, l'excrétion biliaire devient impossible et la sclérose du parenchyme hépatique en est la conséquence.

*Étiologie et pathogénie.* — Les malformations biliaires par défaut, de même que la plupart des vices de conformation, ont des origines obscures. Cependant, si on les étudie avec soin, il est facile de se convaincre qu'elles sont l'effet de désordres matériels, et le plus souvent d'un processus inflammatoire, en vertu duquel les parois des canaux biliaires adhèrent entre elles, et sont arrêtées dans leur développement. Or, les causes de ces désordres, dans la période fœtale, ne diffèrent pas sensiblement de celles de l'âge adulte; elles sont : les unes mécaniques, les autres pathologiques.

Les causes mécaniques exerçant leur action sur le fœtus, comme l'amnios, une tumeur utérine ou toute autre condition anatomique, ont pour effet d'entraver le développement des canaux biliaires ou de souder leurs parois, lorsqu'elles existent. Les causes pathologiques sont toutes les maladies susceptibles de se transmettre héréditairement, de produire des désordres d'organes en voie de formation et des arrêts de développement. Au premier rang de ces causes, se trouvent la syphilis, et plusieurs maladies infectieuses, comme la variole, la tuberculose, le paludisme, etc.; l'alcoolisme peut aussi agir dans le même sens. La preuve que, dans ces conditions, il s'agit d'un travail inflammatoire, lié à une maladie héréditaire, nous est fournie non seulement par les caractères anatomiques de la malformation, mais encore par la périhépatite qui l'accompagne habituellement, et par l'existence de la même anomalie chez plusieurs membres d'une même famille. Cette malformation, dont on connaît une trentaine de cas, serait certainement plus commune si on se donnait la peine de la chercher soigneusement; sa plus grande fréquence, signalée dans le sexe féminin, est sans importance.

*Anatomie et physiologie pathologiques.* — Les diverses parties des voies biliaires sont affectées isolément ou simultanément. Après le canal cholédoque, qui est généralement atteint, viennent le canal cystique, la vésicule biliaire et les canaux hépatiques. La lésion du canal cholédoque consiste en un épaississement avec adhérence complète de ses parois, et par suite, en la dilatation des canaux hépatiques jusque dans le parenchyme du foie, à moins que ces canaux ne soient, comme le cholédoque, transformés en cordons fibreux. Le canal cystique et la vésicule sont tantôt perméables, tantôt partiellement obstrués par l'épaississement de leurs parois et parsemés de petits kystes muqueux (Roth), ou complètement oblitérés. Une dilatation ampullaire, et comme kystique, se produit parfois au-dessus du point oblitéré, ainsi que l'a vu W. Legg; mais d'ordinaire, la plus grande étendue des voies biliaires est oblitérée et ne forme plus qu'un tractus fibreux. Dans les cas où cette oblitération n'est pas totale, le contenu des voies biliaires est formé d'un liquide filant muqueux, blanchâtre ou grisâtre plutôt que biliaire.

L'altération du foie est signalée dans près de la moitié des faits observés, et lorsqu'il n'en est pas question, c'est vraisemblablement parce que l'examen de cette glande a été insuffisant. Des tractus membraneux font adhérer aux organes voisins et rétractent parfois la glande volumineuse, ferme, verdâtre et granulée, offrant les caractères habituels d'une cirrhose. L'examen microscopique y révèle la présence manifeste d'un tissu conjonctif de nouvelle formation, dont la disposition et l'origine ont trop peu attiré l'attention des auteurs. La plupart, s'appuyant des recherches expérimentales de W. Legg, de Charcot et Gombault, etc., n'hésitent pas à attribuer cette lésion à l'obstacle apporté au passage de la bile dans l'intestin et à en faire une cirrhose biliaire, ne se doutant pas que pour être acceptée, cette manière de voir a besoin de s'appuyer sur des caractères spéciaux, nettement distincts de ceux des autres cirrhoses, et en particulier de la cirrhose syphilitique héréditaire, fréquemment accompagnée de péri-hépatite. Les cellules du foie, en tout cas, sont pigmentées et infiltrées de granulations protéiques, et la sécrétion biliaire est à peu près nulle. Cette sécrétion, peu abondante chez le jeune enfant, conduit à penser que la pression est relativement faible dans les canaux biliaires, et qu'ainsi leur oblitération n'a que peu de tendance à engendrer la cirrhose du foie. Les organes digestifs et le pancréas sont normaux; le canal de Wirsung se rend à l'ampoule duodénale qui forme habituellement un cul-de-sac auquel aboutit le cordon fibreux représentant le canal cholédoque.

Ce qui précède se rapporte aux cas sérieux où la sécrétion biliaire est rendue impossible; il en est d'autres plus bénins, ce sont ceux dans lesquels les canaux hépatiques et le canal cholédoque demeurent perméables, le canal cystique et la vésicule étant seuls affectés. L'existence se continue alors, car le foie n'est pas forcément lésé, et l'on trouve, au moment de la mort, la vésicule biliaire remplacée par un tractus ou un cordon fibreux, occupant un sillon étroit et peu profond, et le canal cystique oblitéré, aboutissant au canal cholédoque. Les cas de ce genre désignés sous le nom d'*absence de la vésicule biliaire*, quoique très nombreux, comme on pourra le voir par la bibliographie qui suit, n'ont cependant qu'un faible intérêt, c'est pourquoi nous nous contentons de les signaler.

La mention, dans la plupart des faits, de la persistance des conduits biliaires, sous l'aspect de cordons fibreux pleins, est non seulement un indice de leur existence, mais encore de leur perméabilité à un certain moment de la vie intra-utérine. Or, cette circonstance, qui ne peut être l'effet d'un simple arrêt de développement, conduit à remonter à un état pathologique général avec localisation sur le foie et les voies biliaires, produisant une sorte d'angiocholite adhésive, et à penser que les malformations des voies biliaires, comme celles du cœur et de la plupart des organes, ne sont que des désordres pathologiques de l'état fœtal. (Voir notre *Traité d'anat. path.*, t. II, p. 705.)

*Symptomatologie.* — L'ictère, principal symptôme de la malformation des canaux biliaires, existe dès la naissance ou bien apparaît quelques jours plus tard et acquiert rapidement une grande intensité; ce retard semble indiquer qu'à la naissance l'oblitération n'est pas complète, sinon que la sécrétion biliaire n'est pas encore établie. Les conjonctives et la peau, d'abord simplement jaunâtres, deviennent ensuite d'un jaune foncé ou verdâtre. Il n'y a pas de rejet de méconium; les matières intestinales sont décolorées, blanches ou grisâtres, à l'exception de quelques cas où il n'en est pas fait mention; l'urine laisse une teinte jaune sur le linge, et renferme de la matière colorante biliaire. L'enfant, en apparence fort et bien portant à la naissance, s'alimente peu; il est pris de vomissements, de diarrhée, et ne tarde pas à dépérir d'une façon rapide et progressive. A ces symptômes s'ajoutent des hémorrhagies dont le siège habituel est l'ombilic et les intestins, plus rarement la peau, le tissu cellulaire sous-cutané, et les autres organes. Ces hémorrhagies, qui constituent la seconde phase des désordres liés à l'imperméabilité des voies biliaires, se répètent et entraînent généralement la mort; mais, assez souvent aussi, celle-ci résulte du dépérissement, ou survient au cours de phénomènes d'insuffisance hépatique: délire, adynamie, coma ou convulsions. L'existence est limitée, sa durée, ne dépasse guère quelques semaines, et peut se prolonger au plus six et sept mois (CAMPBELL, WEST, HENEAGE GIBBES), car la mort est fatale.

*Sémiologie.* — Les signes diagnostiques de l'oblitération congénitale des voies biliaires sont un ictère intense et progressif avec décoloration des matières intestinales, l'absence de méconium, la coloration foncée des urines, la tuméfaction du foie, des hémorrhagies et une apyrexie habituelle.

L'absence de fièvre et l'intensité de l'ictère éloignent l'idée d'une infection hépatique, désordre relativement commun dans les premiers jours de la vie. Le dépérissement continu du malade, l'intensité progressive de la jaunisse conduisent à rejeter l'existence d'un ictère relevant de l'obstruction du canal cholédoque par la bile épaissie ou par toute autre cause. Enfin, des hémorrhagies venant s'ajouter à l'ictère et au marasme ne peuvent laisser de doute sur l'oblitération des voies biliaires. Le pronostic de ce désordre qui annihile la fonction sécrétoire du foie, est extrêmement redoutable.

*Thérapeutique.* — Le traitement des plus pauvres, puisqu'il n'y a pas lieu de songer à une intervention chirurgicale, à moins d'un rétrécissement limité, consiste à alimenter le jeune enfant avec le lait, à le faire évacuer et à désinfecter l'intestin autant que possible, puis, à combattre les hémorrhagies par des toniques, par l'*hamamelis virginica* et par l'ergot de seigle.

**Morgagni (J. B.).** *De sedib. et caus. morborum, Epist.* 48, p. 55. — **Elvert (E. G.).** *Diss. de hepatide cum naturali vesiculæ felleæ defectu,* Tubingue, 1780. — **Everard Home.** (*Philosophical Transact.*, London, 1813, partie II, 156.) — **Donop.** *De ictero speciatim neonatorum.* (*Diss. inaug.*, Berol., 1828.) — **Amussat.** (*Revue médicale,* avril 1831, p. 146.) — **Lhommeau.** *Imperf. des canaux biliaires chez un enfant de trois mois.* (*Bull. Soc. anat.*, Paris, 1842, XVII, 52.) — **Campbell (A. D.).** *Two cases of icterus gravis infantum from defiency of the hepatic and cystic ducts,* etc. (*Northern Journ. of medicine,* 1844, t. I, p. 237.) — **Thomas (E.).** *Jaundice from congenital absence of the gall-bladder, the cystic and hepatic ducts.* (*Med. Times,* London, 1848, t. XVIII, p. 171.) — **Anderson.** (*Boston med. and surgic. Journal,* 1850. t. XII, p. 440.) — **Virchow (R.).** *Gesammelte Abhandl.*, etc., Hamm, 1862, p. 858. — **Wilks (S.).** *Obliteration of the biliary ducts in an infant.* (*Transact. of the pathol. Soc. of London,* 1862, t. XIII, p. 119.) — **Köstlin.** (*Württemb. med. Corresp.Blatt,* 1862, n° 14.) —**Michel.** *Verschliessung des Ductus cysticus mit Icterus und Rothlauf in den ersten Lebenswochen.* (*Med. Cor.-Bl. Württemb. arztl. Ver.*, Stuttg., 1863, t. XXXIII, p. 261.) — **Heschl.** *Wolhständiger defect der Gallenweeg,* etc. (*Wiener med. Wochenschrift,* 1865, XV, p. 493-495.) — **Leyden.** *Beiträge zur Pathol. des Icterus,* Berlin, 1866. — **Binz.** *Zur Kenntniss des tödtlichen. Icterus der Neugebornen aus Obliterat. der Gallengänge.* (*Archiv f. path. Anat. und Physiolog.*, Berlin, 1866, t. XXXV, p. 360.) — **Roth (M.).** *Congenit. Defect der grossen Gallengänge.* (*Ibid.*, 1868, t. XLIII, p. 296. Anal. dans *Archiv. gén. méd.*, 1869, t. I, p. 744.) — **Grandidier.** *Die freiwilligen Nabelblutungen der Neugebornen,* Cassel, 1871. — **Nunneley (F. B.).** *Congenital obliteration of the hepatic duct.* (*Transact. of the pathol. Soc. of London,* 1872, t. XXIII, p. 152.) — **Danforth (J. N.).** *Absence of the ductus communis choledochus.* (*Chicago med. Journ.*, 1870, XXVII, 110.) — **Wickham Legg.** *Congenital defiency of the common bile duct,* etc. (*Trans. path. Soc. London,* 1876, t. XXVII, p. 178.) — **West (C.).** *Lect. on the diseases of infancy and childhood,* London, 1874, p. 623. — **Freund.** *Ein Fall von congen. interhepatitis mit Anomalie der Gallenausführungsgänge.* (*Jahrb. f. Kinderheilkunde,* 1885, n. s., t. IX, p. 178.) — **Hennig.** (*Ibid.*, p. 406, avril 1876, et *Rev. des sc. méd.*, t. VIII, p. 264.) —

**Lotze** (K.). *Fall von tödlich. Icterus in Folge cong. Defect. der Gallenausführungsgänge.* (*Berlin. klin. Wochenschrift.*, 1876, p. 438, et *Rev. des sc. méd.*, X, 470.) — **Hirschsprung** (H.). *Imperforat. congénitale des voies biliaires.* (*Hospital Tidende*, t. IV, 1877, et *Rev. des sc. méd.*, XIII, 207.) — **Morgan** (J. H.). *Case of congenital malformation of the ductus communis choledochus.* (*Transact. of the pathol. Soc. of London*, 1878, XXIX, p. 137.) — **Porak.** *Lésions hépatiques consécutives à l'oblit. congén. des voies biliaires.* (*Bull. de la Soc. anat.*, Paris, 1879, LIV, 437.) — **Tyson** (J.). *Occlusion of the common bile Duct.* (*Tr. Path. Soc.*, Philadelphia, 1871-73, 1874, t. IV, p. 92-94.) — **Glaister** (J.). *Notes of a case in which a congen. stricture of the ductus communis choledochus was found on post-mortem examinat.* (*Lancet*, London, 1879, I, 293, 331.) — **Hobson** (J. M.). *Congenital obliter. of bile ducts.* (*Transact. of the path. Soc. London*, 1883, XXXIII, 183.) — **Heneages Gibbes.** *Cirrhosis of the liver in a child of seven months from congenital absence of the common duct.* (*Ibid.*, London, 1883, XXXIV, 129.) — **Lomer** (R.). *Ueber einen Fall von congenitaler partieller obliteration der Gallengänge.* (*Archiv für pathol. Anat. und Physiol.*, Berlin, 1885, CXCIX, 130.) — **Ashby** (H.). *A case of congenital jaundice due to obliteration of the hepatic duct.* (*Arch. Pediat.* *Jersey City*, 1884, I, 573-76.)

**Huber** (J. J.). *Of the dissection of a human body, in wich the gall-bladder was wanting.* (*Philos. Tr.* London, 1743-50, t. XI, p. 972.) — **Wiedemann.** *Ein Paar Wörte über den seltenen Fall des Mangels der Gallenblase bei Menschen.* (*Arch. f. d. Physiol.*, Halle, 1802, V, 144-146.) — **Trott** (F. G. H.). *De vesiculæ felleæ defectu*, Erlangæ, 1821. — **Beling.** *Eine Verbildung der Gallenblase, welche erst nach. 25 Jahren den Tod zur Folge hatte.* (*Arch. f. med. Erfahr.*, Berlin, 1821, t. II, p. 132-137.) — **Weber** (M. J.). *Beschreibung einer merkwürdigen Versetzung und Missbildung der Gallenblase, mit dem Zwölffingerdarm.* (*Nova acta phys. med. Acad. nat. Curios.*, Bonnæ, 1823, XI, 431-444, 2 pl.) — **Vergne** (J.-H.) et **Leignel** (L.-O.-J.). *Observation d'absence de la vésicule biliaire.* (*Rec. de Mém. de méd. milit.*, Paris, 1826, t. XX, p. 406-413.) — **Godelier.** *Observation sur l'absence de la vésicule du fiel dans un foie humain.* (*J. univ. des sc. méd.*, Paris, 1826, t. XLIII, p, 360-365.) — **Gaultier de Claubry.** *Appétit vorace; rapidité du travail de la digestion stomacale; absence de la vésicule biliaire.* (*J. hebd. de méd.*, Paris, 1829, t. IV,. p. 61.) — **Baker** (W. N.). *Case of absence of the gall-bladder in a human subject.* (*N. amer. arch. m.* et *s. Sc.*, Baltimore, 1834, t. I, p. 345.) — **Bergmann** (G. H.). *Mangel der Gallenblase und der linken Lunge.* (*Hannov. Ann. f. d. Ges.* Kielk, 1836, t. I, p. 553.) — **Godfrey** (F.). *Dissection reports of a case in wich the gall-bladder vas wanting.* (*Madras. Q. M. J.*, 1843, t. V, p. 298.) — **Cuynat.** *Observation d'absence de la vésicule biliaire.* (*Soc. méd. de Dijon*, 1843-45, 48.) — **Canton** (E.). *Congenital deficiency of the gall-bladder.* (*Lancet*, London, 1847, t. II, p. 406.) — **Trimble** (D. M.). *Autopsy revealing the absence of gall-bladder.* (*N. Jersey. M. Reporter*, Burlington, 1850, t. III, p. 303.) — **Simpson** (A. R.). *Congenital absence of the gall-bladder.* (*Edimb. M. J.*, 1860-61, t. VI, p. 1045.) — **Sands** (H. B.). *Absence of gall-bladder.* (*N. York M. J.*, 1865, p. 222.) — **Roth** (M.). *Beobachtungen über congenitalen Defect der grossen Gallengänge.* (*Arch. f. path. Anat. und Phys.*, etc., Berlin, 1868, t. XLIII, p. 296.) — **Lynch** (J.). *Congenital absence of the gall-bladder; death in eleven weeeks.* (*Med. Presse et Circ.*, Lond., 1875, n. s., t. XX, p. 362.) — **Hedenius** (P.). *Om Sjukliga Forändringar i Gallblasans Körtlar.* (*Upsala Läkaref Förh.*, 1877-78, t. XIII, p. 317-322.) — **Rambault** et **Schachmann.** *Absence congénitale de la vésicule biliaire.* (*Bull. Soc. Anat. Paris*, 1882, t. LVII, p. 499.)

## § II. — HYPERGÉNÉSIE DES VOIES BILIAIRES

L'hypergénésie de la vésicule biliaire est chose exceptionnelle, Meckel (*Manuel d'anatomie*, t. III, 469) écrit que « la vésicule du fiel est quelquefois divisée par un rétrécissement en deux parties placées à côté l'une de l'autre, et que plus rarement une cloison longitudinale la divise en deux loges accolées l'une contre l'autre ». La dualité da la vésicule biliaire ne ressort pas nettement de cette description, mais il n'en est pas de même d'un cas observé par Ed. Cruveilhier et présenté par cet auteur à la Société anatomique de Paris (année 1860, p. 66). « Au premier coup d'œil, est-il dit, on ne trouvait qu'une duplicité du fond de la vésicule, mais en enlevant l'enveloppe péritonéale on voyait que la vésicule biliaire était double jusqu'au niveau de son col. De ce col, devenu unique, partaient deux conduits : l'un s'abouchait dans le canal hépatique, l'autre était coupé avec ce canal de manière que sa terminaison était inconnue; mais, d'après sa direction même, on pouvait supposer que ce second canal cystique devait, comme le premier, aller rejoindre le canal cholédoque..., malheureusement, la pièce, enlevée sans soin, ne permît pas de déterminer où se rendait le deuxième canal cystique. »

## § III. — ECTOPIE DE LA VÉSICULE BILIAIRE

L'ectopie congénitale de la vésicule du fiel est un désordre rare, exceptionnel pour ainsi dire, ce qui résulte certainement de son mode de développement. Cependant, à l'autopsie d'une femme de 71 ans, V. Griffon (*Bull. de la Soç. anat.*, Paris, 1894, 777) a trouvé la vésicule biliaire allongée, distendue et couchée sur la face antéro-supérieure du foie dans une dépression large et profonde. Le col volumineux occupait à lui seul la place normale de la vésicule ; le corps et le fond, au lieu d'être dans son prolongement, faisaient avec lui un angle à sinus tourné en arrière, en haut et à droite. Au niveau du col, il y avait un calcul, et deux autres au niveau du fond; ceux-ci étaient de forme polyédrique et du volume d'une petite noisette. Le fond n'adhérait pas aux parois de l'excavation qui le logeait; il pouvait être soulevé, renversé en dedans et en bas et la fosse apparaissait régulière, lisse, sans le moindre épaississement de la capsule du foie à son niveau. La distance, qui séparait le fond de la vésicule du bord tranchant du foie, était d'environ 5 centimètres, la longueur totale de cette poche de 10 à 11 centimètres. Au point où la vésicule se repliait pour aller se loger entre le foie et le diaphragme, c'est-à-dire au point d'union du corps avec le col, le bord antérieur du foie se trouvait aminci, plissé et largement échancré.

Cette glande présentait d'ailleurs, en deux points, des malformations congénitales; le cordon qui remplaçait la veine ombilicale, logée d'ordinaire dans une simple gouttière de la face inférieure, traversait un tunnel complet, et, sur la face antérieure de l'extrémité droite du foie, une incisure profonde rendait libre une languette de tissu hépatique, et déterminait la formation d'un petit lobe accessoire, inséré linéairement et verticalement sur la masse principale. Le foie pesait 1250, et n'offrait aucune lésion macroscopique; les autres organes étaient bien conformés.

L'ectopie de la vésicule biliaire est incontestable dans ce cas, et la question se pose de savoir si elle est congénitale ou acquise. En faveur de la première opinion, il y a les malformations concomitantes du foie; contre elle, se dressent l'état de fixité de la vésicule dans sa position anormale, l'absence d'adhérences, le plissement du bord antérieur du foie au point de réflexion de la vésicule et surtout la présence de calculs et la distension vésiculaire. Malgré tout, l'ectopie congénitale est vraisemblable, et le fait intéressant à connaître au point de vue clinique et opératoire.

## Art. II. — Phlegmasies des voies biliaires.

Envisagées d'après leurs caractères anatomo-pathologiques, ces phlegmasies ou *angiocholécystites* sont de trois ordres : exsudatives ou ulcéreuses; suppuratives; prolifératives ou scléreuses; considérées au point de vue étiologique, elles proviennent de causes générales ou de causes locales, qui sont : les premières, des maladies fébriles ou infectieuses; les secondes, des corps étrangers développés ou introduits accidentellement dans les voies biliaires. Intimement liées à l'étude de ces corps, les phlegmasies de cause locale trouveront plus loin leur place; pour l'instant, il ne sera question que des phlegmasies de cause générale; quant aux phlegmasies consécutives à un obstacle mécanique, elles ont été étudiées plus haut.

## § I. — ANGIOCHOLÉCYSTITES EXSUDATIVES OU ULCÉREUSES

La fièvre typhoïde, le typhus, le choléra, la fièvre jaune et quelques autres fièvres sont les causes ordinaires de ces phlegmasies, et comme leurs caractères les rapprochent de celles que déterminent ailleurs ces mêmes maladies, il n'y a pas lieu de les attribuer à la nature irritante de la bile, car c'est une simple hypothèse sans preuves. Ce liquide est néanmoins grisâtre, neutre ou faiblement alcalin, et peut précipiter de l'albumine par ébullition ; deux fois Frerichs n'y trouva ni traces de matière colorante biliaire, ni acides de la bile, et deux fois, il n'en renfermait que de petites quantités, en même temps que très peu de leucine.

La membrane muqueuse de la vésicule et du canal cholédoque, pâle injectée, boursouflée, est parfois recouverte, à la suite du typhus, du choléra et de la pyémie, d'exsudats fibrineux formant des cylindres complets. Elle a présenté, dans le cours de la fièvre typhoïde, une ou plusieurs ulcérations peu étendues et vraisemblablement de même nature que les ulcères intestinaux propres à cette maladie. Murchison[1] a rapporté un cas de typhus abdominal où un ulcère perforant de la vésicule détermina une péritonite mortelle.

Ces lésions, à moins de rétrécissement des canaux et de stase de la bile, évoluent silencieusement, d'autant plus que leurs symptômes sont masqués par ceux, beaucoup plus importants, de la maladie principale. Plusieurs fois, en réalité, des ulcères de la membrane muqueuse de la vésicule biliaire ont été rencontrés à l'autopsie, sans avoir été soupçonnés pendant la vie. Néanmoins, il y a lieu de croire à l'existence d'une altération de la vésicule lorsqu'il existe à son niveau un sentiment de tension et de sensation douloureuse à la pression, sans ictère ou phénomènes fébriles spéciaux, tout en reconnaissant que le diagnostic de ces désordres est des plus difficiles. Frerichs[2] prétend être parvenu à les distinguer chez une jeune femme, au treizième jour d'une fièvre typhoïde, à la suite de vomissements bilieux qui se renouvelèrent le lendemain, et de la présence d'une tumeur de l'hypochondre droit qui, se continuant avec le foie, lui parut avoir son siège au niveau de la vésicule distendue. Cette malade guérit, et l'on est conduit à se demander si les vomissements bilieux

1. Ch. Murchison, *Fièvres continues de la Grande-Bretagne*, 2e édition, p. 564, 630.
2. Th. Frerichs, *Traité prat. des maladies du foie*, etc., trad. fr. Paris, 1866, p. 770.

n'étaient pas l'effet d'un léger degré d'intoxication urémique; par malheur, l'état des urines est passé sous silence.

Le traitement de ces lésions, si on parvient à reconnaître ou même à soupçonner leur existence, consistera à calmer la douleur par les opiacés et à modérer l'inflammation par des émollients ou des révulsifs.

**Laënnec (A.).** *Fièvre continue, péritonite le 13e jour par perforation de la vésicule biliaire.* (*Journ. de la sect. de méd. Soc. acad., de la Loire-Inf.*, Nantes, 1826, II, 99.) — **Husson.** (*Bull. de la Soc. anat.* Paris, 1835, p. 104.) — **Louis.** *Recherches sur la fièvre typ.*, 2e éd. Paris, 1841. — **Pirrogoff.** *Anat. path. du choléra morbus.* Saint-Pétersbourg, 1849. — **Jenner.** *De la non-identité du typhus et de la fièvre thyphoïde.* Tr. par Verrhage, Bruxelles, 1852. — **Archambault.** (*Bull. de la Soc. anat.* Paris, 1852, p. 90.) — **Labbé.** (*Bull. de la Soc. anat.* Paris, 1857, p. 209.) — **Chedevergne.** *De la fièvre typhoïde et de ses manifestations congestives du côté du foie*, etc. (Thèse de Paris, 1864, p. 21.) — **Bürger.** *Thyphus abdominalis mit Perforation der Gallenblase in die Bursa Omentalis.* (*Deutsches Arch. f. klin. Med.*, Leipzig, 1873-74, XII, 623.) — **Hagenmüller (P.).** *De la cholécystite dans la fièvre typhoïde.* Paris, 1876.

## § II. — ANGIOCHOLÉCYSTITES SUPPURATIVES

*Étiologie.* — La suppuration des voies biliaires, très rare en dehors de la lithiase et de la rétention de la bile, a été observée dans le cours ou à la suite de quelques maladies infectieuses, de la fièvre typhoïde en particulier, et rattachée à l'envahissement de ces parties par plusieurs microbes : bacille d'Eberth, streptocoque et colibacille, venus de l'intestin. Néanmoins, malgré leur importance, les conditions dans lesquelles cet envahissement peut avoir lieu restent toujours à déterminer. Serait-il l'effet d'une modification chimique de la bile, d'une altération initiale des canaux hépatiques ou de ces deux conditions réunies? telles sont les questions qui se posent, et qu'il serait bon d'éclaircir.

*Anatomie pathologique.* — Ces lésions ne se manifestent pas seulement dans le cours de la fièvre typhoïde, ou au moment de la convalescence, mais parfois au bout d'un certain nombre d'années. E. Dupré, Gilbert et Girode, d'autres auteurs encore, ont signalé des faits qui tendent à faire admettre ce long intervalle. L'un des plus curieux, qui n'est pas sans surprendre à cause de sa longue échéance, a été rapporté par Von Dungern. C'est celui d'une femme de 46 ans atteinte de fièvre typhoïde en 1882, et qui en 1887 éprouva, peu de temps après un avortement, un premier accès de coliques hépatiques. Semblables accès revinrent à plusieurs reprises avec accompagnement de fièvre, pendant les années suivantes et disparurent. En 1895, cette femme présenta une périostite du maxillaire inférieur qui guérit après élimination d'un séquestre, et fut prise, deux mois plus tard, d'un nouvel accès de colique hépatique qui se répéta, en même temps que l'on constatait l'existence dans l'hypochondre droit d'une tumeur localisée au foie, et qui atteignit bientôt les dimensions d'une tête d'adulte. En mars 1897, une laparatomie mit à découvert un abcès sous-aponévrotique, renfermant 150 grammes d'un pus brunâtre, non coloré par la bile et dont la cavité communiquait par un trajet fistuleux avec la vésicule biliaire. Cet abcès guérit, à la suite d'une incision, d'une suture partielle et du drainage. L'examen bactériologique du pus montra la présence de bacilles typhiques qui, par les procédés ordinaires, furent différenciés des coli-bacilles. Aussi l'auteur attribue-t-il la cholécystite suppurée, et la périostite du maxillaire aux bacilles typhiques, hébergés dans l'organisme de cette malade depuis sa fièvre typhoïde.

Sans vouloir nier cette relation, on peut se demander si les calculs rencontrés au sein de la vésicule, dans plusieurs de ces faits n'étaient pas la cause de la suppuration du réservoir de la bile. Il est peu admissible, en effet, que le bacille d'Eberth puisse produire des désordres aussi divers que la lésion propre à la fièvre typhoïde, la suppuration de la vésicule, des voies biliaires, et l'hépatite épithéliale si commune dans cette maladie. La suppuration, qui demeure rarement circonscrite sur un point, s'étend presque toujours aux canaux et à la vésicule biliaire. Dans certains cas, il est vrai, la vésicule est plus particulièrement atteinte, sans doute parce que les conditions dans lesquelles s'y trouvent les microbes de suppuration sont favorables à leur culture et à leur développement. La membrane muqueuse des parties affectées est injectée, tuméfiée, recouverte çà et là d'un liquide purulent, plus ou moins épais, en sorte que la lumière des voies biliaires est rétrécie. Les abcès, peu volumineux et multiples, ont pour siège ordinaire les extrémités des canaux hépatiques et ne touchent pas aux branches de la veine porte.

*Symptomatologie.* — Les symptômes propres à cette affection, qui peut compliquer d'autres maladies fébriles que la fièvre typhoïde, consistent en des frissons répétés, intermittents, d'ordi-

1. Andral, *Cliniq. médicale*, 4e édition, Paris, 1839, t. II, p. 549, a observé un cas de typhus dans lequel la vésicule était ulcérée, épaissie et remplie de pus. — W. Pepper, cité par Frerichs (*Traité des maladies*, 2e édition, p. 780), rapporte le cas d'un homme de 26 ans qui fut atteint, au cours d'une fièvre bilieuse, de suppuration de la vésicule biliaire et de deux petits abcès du lobe droit du foie.

naire assez intenses et suivis de sueurs, en des sensations douloureuses à la région du foie ou de l'épigastre, avec anorexie et troubles digestifs. Le foie est normal ou légèrement tuméfié, la rate volumineuse et douloureuse à la pression; l'ictère est rare, mais il y a souvent une teinte subictérique. La région de la vésicule, quelque peu douloureuse, présente habituellement une tumeur plus ou moins élastique, nettement délimitée. Des hémorrhagies, des phénomènes adynamiques et d'insuffisance hépatique peuvent se montrer enfin, et amener une issue fatale.

Les angiocholécystites suppurées, indépendantes de toute rétention biliaire, évoluent tantôt rapidement, d'une façon continue et progressive, tantôt lentement et d'une façon intermittente; leur durée subordonnée à ces différences de marche est des plus variables.

*Sémiologie.* — Le diagnostic de ces suppurations n'est pas sans offrir de sérieuses difficultés, même si leur apparition a lieu dans le cours ou peu de temps après la maladie principale. Le médecin, dont l'attention est naturellement portée vers cette dernière, n'attache pas toujours aux phénomènes de l'angiocholite toute l'importance qu'ils méritent. Cependant lorsque, dans le cours d'une maladie infectieuse quelconque, il survient un ou plusieurs frissons, l'idée de la possibilité d'une suppuration des voies biliaires doit se présenter à l'esprit, s'il n'y a, pour en rendre compte, ni eschares au sacrum, ni érysipèle, ni lésion des principaux organes: poumons, cœur, foie et reins. Or, pour peu que le foie soit volumineux et douloureux, cette suppuration devient très probable, je dirai évidente, si à ces phénomènes s'ajoute un léger ictère, et si une tumeur apparaît dans la région de la vésicule. Que ces mêmes phénomènes se manifestent dans le cours d'une bonne santé apparente, il conviendra, pour en déterminer la nature, de rechercher si le malade a éprouvé antérieurement une maladie infectieuse ou des crises de coliques hépatiques.

Le pronostic de ces accidents est en général très grave, excepté dans les cas où la suppuration, limitée à la vésicule, rend une opération praticable, car, le pus une fois évacué, la guérison devient possible.

*Thérapeutique.* — Le traitement est médical ou chirurgical. Le traitement médical consiste dans l'emploi de l'aconit à haute dose et de la quinine, mais nous savons que ces moyens, d'une utilité peu contestable dans certaines suppurations, sont presque toujours infructueux. Dans ces conditions, une intervention chirurgicale est manifestement indiquée, en tant qu'elle soit possible, c'est-à-dire lorsque la suppuration est limitée et la fièvre peu intense.

**Legendre** (P.-L.). *Accidents péritonitiques consécutifs à une cholécystite suppurée avec perforation de la vésicule biliaire au début d'une fièvre typhoïde* (*Progrès médical*. Paris, 1881, IX, 686.) — **Lafon** (H.). *Deux cas de cholécystite typhoïde.* (*Montpellier méd.*, sept. 1889, p. 345.) — **Dupré** (E.). *Les infections biliaires*, observat. IX et XXIII. Paris, 1891. — **Chiari**. *Sur la cholécyste typhique.* (*Prager med. Wochenschr.*, 1893, n° 22.) — **Gilbert** (A.) et **Girode** (J.). *Cholécystite purulente provoquée par le bacille d'Eberth.* (*Soc. de biologie*, Paris, 1890, p. 739, et 1893, p. 956). — **Von Dungern**. (*München med. Wochenschr.*, 1897, n° 26.) — **Mignot**. *Recherches expérimentales et anatomiques sur les cholécystites.* (Thèse de Paris, 1896.)

## § III. — ANGIOCHOLITES PROLIFÉRATIVES OU SCLÉREUSES (RÉTRÉCISSEMENT ET DILATATION DES VOIES BILIAIRES)

Ces phlegmasies tirent leur principal intérêt des modifications qu'elles impriment au cours de la bile dont elles rétrécissent ou élargissent les canaux, aussi la plupart des auteurs les ont-ils décrites sous les noms de *rétrécissement* et de *dilatation* des voies biliaires.

*Étiologie et pathogénie.* — Leurs causes sont de deux ordres, les unes mécaniques, les autres pathologiques. Certains auteurs n'invoquent que les premières et cherchent à mettre tous les rétrécissements fibreux des canaux biliaires sur le compte d'un calcul qui, dans le cas où on ne parvient pas à le rencontrer, a dû franchir les voies naturelles ou se faire jour par une ouverture artificielle. Nous ne saurions entièrement adhérer à cette hypothèse, étant donné la variabilité du siège de ces rétrécissements, rencontrés dans le canal hépatique, au niveau de l'union du canal cystique et du canal cholédoque, à l'embouchure de ce dernier, comme aussi vers sa partie moyenne.

Les causes pathologiques, mal déterminées jusqu'ici, sont des maladies générales dont la tendance est la formation d'un tissu fibroïde, et avant tout la syphilis, si nous nous en rapportons à nos observations personnelles. Au reste, s'il arrive de voir chez l'enfant des gommes, disposées sur le trajet des canalicules hépatiques, renfermer à leur centre de la matière colorante biliaire, on conçoit que ces mêmes lésions, sinon une simple sclérose spécifique, puissent atteindre les voies extra-hépatiques, du moins lorsque, conformément aux désordres tertiaires de la syphilis, elles sont limitées à un ou plusieurs points.

Un certain nombre de malformations des conduits biliaires

étant, selon toute vraisemblance, des effets de lésions spécifiques, héréditaires, développées dans le cours de la période fœtale, et par cela même, suivies d'oblitération, il n'est pas impossible que des épaississements circonscrits des voies biliaires extra-hépatiques n'aient d'autre origine qu'une syphilis acquise. Un fait rapporté par Bristowe vient donner un appui à cette manière de voir; c'est celui d'un homme de 35 ans, atteint de syphilis et qui commença par se sentir faible, éprouva des nausées, fut pris de vomissements et d'un ictère qui alla en s'accentuant. Des douleurs se faisaient sentir en outre à l'épigastre, il y avait plusieurs selles par jour, des matières décolorées, puis survinrent des épistaxis, des urines sanguinolentes et la mort à la suite d'abondantes hémorrhagies. Le foie fut trouvé volumineux et coloré par la bile. La capsule de Glisson était épaisse et opaque; les canaux hépatiques, presque aussi larges que les branches de la veine porte, avaient leurs parois altérées. Le canal cholédoque, très épaissi, pouvait admettre l'extrémité de l'index, le canal cystique et la vésicule n'étaient pas dilatés; celle-ci renfermait une bile jaune avec un sédiment noirâtre, pulvérulent, un fin stylet ne pouvait traverser à son embouchure le canal cholédoque, qui néanmoins laissait échapper les liquides. Incisé, ce canal présenta un rétrécissement avec épaississement fibreux et pigmentation dans son trajet à travers la paroi intestinale, tandis qu'il était normal au niveau de l'ampoule de Vater. Malgré ce fait, la cause du rétrécissement cicatriciel des voies biliaires est difficile à déterminer, dans certains cas, comme l'indique le fait suivant :

*Rétrécissement des voies biliaires à l'union des canaux hépatique et cystique.*

P..., Alfred, 53 ans, mécanicien, entre le 28 juin 1894, dans notre service pour un ictère datant de six mois. Il n'a aucun antécédent héréditaire, et n'affirme rien sur la question de la syphilis. Bien portant, il a présenté à l'âge de 43 ans un œdème des jambes qui dura trois mois et s'accompagna d'albuminurie.

C'est un homme amaigri, n'ayant jamais eu de crises douloureuses, qui offre une teinte ictérique foncée de la peau et des sclérotiques. Son foie, volumineux, déborde de trois travers de doigt le rebord costal, la vésicule, distendue, élastique, se sent faiblement au palper, et suit d'une façon manifeste les mouvements du diaphragme; il n'existe aucune autre tumeur hépatique ou abdominale.

La rate est peu volumineuse; les autres organes ne présentent rien d'anormal. L'appétit est conservé; pas de dégoût pour la viande, mais diarrhée et selles décolorées; deux litres environ d'urine sont rendus dans les vingt-quatre heures; le liquide, de coloration rouge foncé, d'une densité de 1 010 à 1 015, contient de l'albumine et des pigments biliaires en abondance.

La température oscille entre 36° et 37°, et comme, malgré l'emploi des diurétiques et de l'iodure de potassium, cet état demeure sans amélioration, le 22 juillet, le malade, chez lequel nous soupçonnons un rétrécissement des voies biliaires ou une tumeur du pancréas, est transféré dans le service de notre collègue le Dr Polaillon, qui cinq jours plus tard lui pratique la *cholécystostomie*.

La vésicule ouverte, il s'en écoule une certaine quantité de liquide clair, légèrement jaunâtre, presque transparent et visqueux. A la suite de l'opération, la température se maintient à 37°, mais bientôt le nombre des pulsations, qui au début était de 60, passe à 75 puis à 100, le pouls faiblit, et la quantité des urines baisse. L'abdomen devient douloureux, la figure anxieuse, et le corps se couvre de sueurs froides. Les jours suivants, le ventre se ballonne, les traits se tirent, la langue se sèche, les extrémités se refroidissent, le malade cesse d'uriner; puis il est pris de vomissements, chaque fois qu'il avale la moindre quantité de liquide.

Le 29 juillet, le pansement est souillé de sang, la vésicule est remplie d'un sang noir visqueux. Les bords de la plaie sont saignants et un nouveau pansement est pratiqué; mais le malade s'affaiblit de plus en plus, perd connaissance et s'éteint le 30 juillet à six heures du soir, avec une température de 38°.

A l'autopsie, on constate que des caillots volumineux se trouvent amassés entre le diaphragme et le foie; ce dernier organe, volumineux, verdâtre, imbibé de bile et surtout de pigment, offre une dilatation considérable de ses canaux. A la jonction du canal cystique et du canal cholédoque il existe, sur une étendue de 1 centimètre environ, un épaississement de la paroi et un rétrécissement cicatriciel fibreux qui obturent à peu près entièrement la lumière de ce conduit. Immédiatement au-dessus de ce rétrécissement, il y a un peu de pus. La vésicule est très distendue, et ses parois sont épaissies. Les autres organes ne présentent rien de particulier à signaler.

L'hypothèse que, dans ce cas, un calcul engagé dans le cholédoque ait pu ulcérer les parois de ce canal et engendrer le rétrécissement est, à la rigueur, possible; mais le malade ne se souvenait pas d'avoir eu des coliques hépatiques. L'épaississement des parois au niveau du rétrécissement ne lui est pas favorable; d'ailleurs, la rémission générale observée à la suite des crises de colique hépatique fait entièrement défaut, en sorte que nous sommes conduits à soupçonner la syphilis, et à croire que cette maladie, vu sa tendance à produire un tissu cicatriciel, peut être considérée comme une des causes des rétrécissements fibreux des voies biliaires.

*Anatomie et physiologie pathologiques.* — Les parois des voies biliaires offrent, sur une plus ou moins grande étendue, un épaississement sous forme de plaques, ou de nodules semblables à ceux que l'on observe sur le trajet des canalicules intra-hépatiques. Plaques et nodules renferment de jeunes éléments conjonctifs qui tendent à s'organiser en partie, sinon en totalité, en un tissu fibroïde. Ces épaississements sont de plusieurs millimètres, ainsi que le montre le dessin annexé au mémoire de

Hoffmann. Une partie des éléments qui les composent est résorbée, tandis qu'une autre partie s'organise, et amène le rétrécissement du canal; parfois enfin, au niveau de la vésicule surtout, il se produit une infiltration calcaire, assez semblable à celle des parois des artères calcifiées.

Le rétrécissement du canal hépatique ou du canal chlolédoque provient du retrait du tissu de nouvelle formation ou de la cicatrisation d'un ulcère. Il a pour conséquence la dilatation des conduits situés en amont, et cette dilatation peut aller jusqu'à produire de petits kystes ampullaires. La vésicule subit une distension accentuée lorsque le rétrécissement porte sur le cholédoque, tandis qu'elle s'atrophie, de préférence, s'il a pour siège le canal cystique. Dans ce dernier cas, le contenu de la vésicule est presque toujours décoloré, et ne présente aucune des réactions de la bile.

Le foie, de volume normal ou tuméfié, est induré pour peu que la lésion soit ancienne. Sa surface est lisse ou à peine granulée, sa coloration verte ou noirâtre, sa consistance ferme; un tissu conjonctif de nouvelle formation est réparti sur le trajet des conduits biliaires, et comme ces conduits se trouvent situés tout près des branches de la veine porte, il en résulte une compression assez habituelle de ces vaisseaux et, dans quelques cas, une ascite légère. Les autres organes n'offrent rien de particulier.

*Symptomatologie.* — Les phénomènes auxquels donne naissance le rétrécissement fibreux des voies biliaires ne diffèrent pas de ceux que détermine toute rétention biliaire. La douleur, symptôme inconstant, occupe l'hypochondre droit ou l'épigastre; elle est intermittente, sourde, inégale, parfois intense au point de simuler une crise de colique hépatique, due à l'obstacle apporté à l'issue de la bile. L'ictère, phénomène plus commun est d'abord jaune, puis, plus foncé, et enfin, verdâtre. L'appétit se perd, il survient du dégout pour les aliments, des vomissements et de la diarrhée; les fèces sont décolorées, et les urines, de plus en plus foncées, donnent les réactions de la bile; un amaigrissement progressif se produit, et au bout d'un certain temps apparaissent du météorisme, puis les signes d'une ascite ordinaire, peu considérable, avec ou sans œdème des extrémités; à ces symptômes, s'ajoutent enfin, selon le degré du rétrécissement, des hémorrhagies et des phénomènes d'insuffisance hépatique; mais, avant d'en arriver à cette phase avancée, les malades sont pris de temps à autre, à la suite d'une fatigue ou d'un refroidissement, d'un état fébrile passager et plus ou moins intense avec accentuation de l'ictère; comme si sous ces influences, il se produisait un certain degré de tuméfaction de la membrane muqueuse et d'infection consécutive. Aussi, chez un malade atteint d'ictère à répétition avec fièvre, dont le foie était volumineux et induré depuis près de trois années, fûmes-nous conduit, en l'absence de toute crise de colique hépatique, et en présence d'une syphilis antérieure avec rate volumineuse, à diagnostiquer un rétrécissement du canal hépatique vraisemblablement d'origine spécifique.

La durée de ces accidents est subordonnée à celle de l'obstacle, elle oscille entre quelques mois, une ou plusieurs années ; la mort est la terminaison habituelle.

*Sémiologie.* — Le diagnostic offre de grandes difficultés, non pas tant sur la question de l'obstacle apporté au cours de la bile que sur celle de savoir si cet obstacle est l'effet d'une angiocholite scléreuse primitive ou d'une angiocholite scléreuse consécutive à la présence d'un corps étranger, d'un cancer ou d'un simple calcul. Dans ce dernier cas, le début des accidents est plus solennel que dans le premier où la douleur, sourde et continue, ne devient violente et éclatante qu'accidentellement et au bout d'un certain temps. L'évolution des phénomènes du rétrécissement fibreux est du reste plus lente, et les chances de guérison beaucoup moindres que celles de la lithiase biliaire, en sorte qu'à l'incertitude du début succédera souvent une assurance de plus en plus ferme. Un dépérissement rapide avec profonde anémie fera incliner le diagnostic vers le cancer. En tout cas, les ictères à répétition avec fièvre doivent faire naître dans l'esprit du médecin la possibilité d'un rétrécissement des voies biliaires avec infection consécutive.

Le pronostic de l'angiocholite scléreuse offre une gravité réelle qui résulte de la difficulté de résorption du tissu fibroïde de nouvelle formation et de ses propriétés rétractiles.

*Thérapeutique.* — L'indication est de chercher à arrêter le développement de ce tissu, et à éviter sa rétraction. L'iodure de potassium et le calomel sont les moyens à notre disposition. Mais, il nous faut reconnaître qu'ils n'ont pas une grande efficacité, même lorsque l'origine du mal est syphilitique. Il convient cependant de prescrire ces médicaments, et si, au bout de quelques mois, ils sont restés sans effet, il y a lieu de les cesser.

En présence d'un dépérissement progressif et d'un diagnostic douteux, l'indication est de pratiquer une laparotomie exploratrice, de chercher à lever l'obstacle à l'écoulement de la bile, par la cholécystotomie, la cholécystentérostomie ou par toute autre opération.

Dilatation des voies biliaires. — La dilatation des canaux biliaires est, comme nous venons de le voir, la conséquence du rétrécissement en aval de ces mêmes parties, qu'elle qu'en soit la cause. Toutefois, cette dilatation n'étant pas dans un rapport constant avec l'obstacle apporté au cours de la bile, il faut bien admettre qu'il dépend, dans certains cas au moins, d'une autre condition. On voit, en effet, des élargissements ampullaires des voies biliaires sans rétrécissement ou calculs pour les expliquer; admettre qu'un calcul a pu séjourner dans ces organes et en sortir ensuite, c'est une simple hypothèse. Je sais bien que certains auteurs, Cruveilhier entre autres, ont pris des lésions tuberculeuses pour de simples ectasies kystiques; mais, il n'est pas moins vrai qu'il existe des dilatations des voies biliaires se rapprochant par leurs caractères de la dilatation des bronches qui survient sans le moindre obstacle à la circulation de l'air dans les poumons.

Les canaux cholédoque et cystique, les canaux hépatiques peuvent être atteints de cette dilatation qui forme généralement des cavités ampullaires ou des kystes isolés et pourvus de parois épaisses, comme si un processus inflammatoire avait présidé à leur genèse. Le contenu de ces cavités consiste en un liquide bilieux, peu coloré et peu dense, mélangé de mucus, de concrétions arrondies, de cristaux de cholestérine, d'hématoïdine, etc. Dans le voisinage, les éléments du foie sont comprimés et plus ou moins atrophiés.

Les phénomènes, qui se rattachent à cette disposition, sont obscurs tant qu'il n'existe pas de tumeur appréciable à la palpation. Les malades n'accusent souvent aucune douleur; mais ils se plaignent de troubles digestifs, de vomissements bilieux, de diarrhée, sans décoloration des matières, et en plus, d'un mouvement fébrile, quand les canaux biliaires viennent à suppurer. Dans un cas rapporté par Cayley, une communication s'était opérée entre un kyste biliaire suppuré et la plèvre gauche. Joint à l'absence habituelle d'ictère et de coliques hépatiques, l'état des fèces est important, en ce sens qu'il permet de distinguer la simple dilatation des voies biliaires de celle qui accompagne la lithiase, le rétrécissement ou l'obstruction de ces mêmes parties. Le traitement de ces affections, des plus incertains, consiste à modérer les principaux symptômes et à combattre les phénomènes d'insuffisance hépatique, s'il s'en produit.

**Andral fils.** *Observations sur l'oblitération des canaux biliaires.* (*Arch. gén. de méd.*, Paris, 1824, t. VI, p. 161.) — **Fabre (J. A.).** *Oblitération du conduit cystique; dilatation énorme des conduits hépatiques.* (*Bull. Soc. anat.*, 1831, t. VI,

p. 22-24.) — **Louis.** *Sur l'occlusion des voies biliaires.* (*Gaz. des hôpitaux*, 1843, 2e s., 485.) — **Bérard aîné.** *Note sur une oblitération presque complète du canal cholédoque avec dilatation considérable des canaux biliaires.* (*Bull. Soc. anat. Paris*, 1827, II, p. 58.) — **Bristowe (J. S).** *Obstr. of the hepatic ducts* (*Trans. of the path. Soc.* London, 1858, t. IX, 218). — **Holmes.** *Ibid.*, London, 1860, t. XI, p. 130. — **Hoffmann (C. E. E.).** *Verschluss der Gallenwege durch Verdickung der Wandungen.* (*Arch. f. path. Anat. u. Phys.*, Berlin, 1867, XXXIX, 206-215, 1 planche.) — **Bellouard (V.).** *Oblitération du canal cholédoque, stase biliaire.* (*Gaz. méd. de Bordeaux*, 1872-3, t. II, p. 156-162.) — **Moxon (W.).** *Simple stricture of hepatic duct, causing chronic jaundice and xanthelasma.* (*Tr. path. Soc.* London, 1873, t. XXIV, p. 129-134.) — **Bristowe (J. S.).** *Stricture (? syphilitic) of common hepatic duct; jaundice; hæmaturia; epistaxis.* (*St.-Thomas's hospit. Reports*, n. s., vol. IV, p. 145, London, 1873.) — **Charcot.** *Oblitération du canal cholédoque; lésions et symptômes.* (*Progrès méd.*, Paris, 1876, t. IV, p. 555-557.) — **Morgan (J. H.).** *Enormous dilatation of the bile ducts from stricture of the ductus communis choledochus.* (*Tr. path. Soc. London*, 1876, t. XXVII, p. 176-178.) — **Ellis.** *Obstruction of the common duct, depending upon hardening of the end of the pancreas.* (*Boston M. et S. J.*, 1877, t. XCVII, p. 531.) — **Hertz (J.).** *Wie lange kann ein Mensch leben bei völligen Verschluss der Gallenwege nach dem Darm?* (*Berlin klin. Wochenschr.*, 1877, t. XIV, p. 76-91.) — **Langlet.** *Oblitération des voies biliaires.* (*Union médicale et scientif. du Nord-Est*, Reims, 1880, t. IV, p. 183.) — **Sidney Phillips.** *Case of fatal stricture of the bile duct*, etc. (*Brit. med. J.*, nov. 1887, 995, et *Rev. d. sc. méd.*, XXXI, p. 560.) — **Bezançon (F.).** *Ict. ch. par rétention biliaire, etc.* (*Bull. Soc. Anat.*, Paris 1893, p. 118).

**Todd (C. H.).** *History of a remarkable enlargement of the biliary duct.* (*Dublin Hosp. Rep.*, 1818, t. I, p. 325. — **Cruveilhier (J.).** *Anat. path. du corps humain*, livr. XII, pl. 4, fig. 3, t. I, Paris, 1829-35. — **Gairdner (W. T.).** *Dilatation of the bile duct and gall-bladder.* (*Month. J. M. Sc.* Lond. et Edimb., 1854, t. XIX, p. 78.) — **Dumoulin.** *Fièvre typhoïde, énorme tumeur au rebord des fausses côtes du côté droit; dilatation présumée de la vésicule du fiel, mort, distension considérable du canal cystique.* (*Gaz. médicale*, Paris, 1848, p. 551.) — **Douglas (H.).** *Case of dilatation of the common bile duct.* (*Monthly J. of med. Science*, 1852, XIV, 97-101, et *Gaz. méd.*, Paris, 1852, 594.) — **Monneret.** *Dilatation considérable des conduits hépatiques du lobe gauche du foie.* (*Union méd.*, Paris, 1849, t. III, p. 242.) — **Davaine.** *Note sur les kystes séreux du foie, formés par la dilatation des conduits biliaires*, etc. (*Compt. rend. de la Soc. de biologie*, et *Gaz. méd.*, Paris, 1852, 319.) — **Cayley (W.).** *Dilated bile ducts opening into left pleural cavity. Partial yellow atrophy of liver.* (*Trans. of the Pathol. Soc. of London*, 1866, t. XVII, 160.)

## § IV. — ANGIOCHOLÉCYSTITE TUBERCULEUSE

A côté de la tuberculose disséminée du foie, il faut distinguer la tuberculose de la capsule de Glisson ou de son revêtement péritonéal et la tuberculose des voies biliaires : voilà comment, dans mon *Atlas d'anat. path.*, p. 72, je terminais l'article consacré aux tubercules hépatiques. Aujourd'hui, je comprends de même la division de ces affections dont les formes varient suivant le mode de propagation. Quant à la tuberculose des voies biliaires, qui affecte une plus ou moins grande étendue de ces parties, elle paraît avoir une origine intestinale.

*Anatomie et physiologie pathologiques.* — La tuberculose des voies biliaires intra-hépatiques, ayant été étudiée en même temps que la tuberculose du foie (voy. p. 438), il nous reste à parler de l'altération tuberculeuse spécialement localisée aux canaux extra-hépatiques et à la vésicule du fiel. Cette forme, presque toujours primitive, ainsi que la tuberculose des voies urinaires, se rencontre à tous les âges de la vie, de préférence chez les individus dénourris, et provient, sans doute, malgré l'opinion différente de quelques savants, de l'introduction de bacilles intestinaux dans le canal cholédoque et la vésicule du fiel. Les canaux biliaires sont plus souvent atteints que la vésicule, mais celle-ci n'échappe pas à l'altération, comme il est facile de s'en rendre compte par quelques faits. Un de ces faits rapporté dans notre *Atlas d'Anatomie pathol.*, p. 70, obs. LVII, concerne une femme de 32 ans, dont le foie, quelque peu augmenté de volume, présente, dans la région de la vésicule, une masse caséeuse, qui cède sous le doigt et remplace les parois de ce réservoir, à peu près totalement transformées. Le canal cystique, également modifié et obstrué du côté de la vésicule, se trouve rétréci sur le reste de son étendue par la tuméfaction de ses parois; le canal cholédoque, rétréci de la même façon, laisse voir quelques granulations tuberculeuses sur chacune de ses faces, le canal hépatique, diminué de calibre, n'offre pas de granulations appréciables de sa tunique interne, mais plusieurs de ses divisions intra-hépatiques sont dilatées et renferment une bile verdâtre. Le foie est gras, et contient, en outre, quelques granulations tuberculeuses. La rate présente un assez grand nombre de tubercules; les ganglions mésentériques sont tuméfiés, la branche droite du pubis est nécrosée, et l'on trouve à peine quelques granulations au sommet des poumons.

Ce fait met hors de doute l'existence d'une tuberculose primitive et massive des voies biliaires, avec destruction de la vésicule du fiel et profonde altération du canal cholédoque, sans lésions considérables du parenchyme hépatique. Ajoutons qu'il est des cas où ces mêmes parties ne présentent qu'un petit nombre de granulations tuberculeuses, disséminées, et d'autres où, malgré l'altération des canaux biliaires intra-hépatiques du foie, elles demeurent intactes.

La rate, l'intestin, les poumons ou même les méninges, sont d'ordinaire simultanément affectés, et l'altération dont ils sont le siège étant, en général, plus récente, il faut admettre que la tuberculose des voies biliaires, de même que celle des voies génitales et urinaires, peut les précéder.

*Symptomatologie.* — Si la tuberculose miliaire du foie ne se révèle par d'autre signe que l'augmentation de volume de cet organe, et une légère douleur à la percussion, la tuberculose biliaire se traduit par des symptômes plus manifestes. Le foie est non seulement tuméfié, mais, lorsque la vésicule biliaire est atteinte, il se produit une saillie à son niveau, et un empâtement facile à percevoir au palper, comme dans notre observation où un diagnostic précis était à la rigueur possible. L'obstacle apporté à l'écoulement de la bile a pour effet l'apparition de crises douloureuses, semblables à celles de la colique hépatique, et d'un ictère plus ou moins prononcé. Un mouvement fébrile ne tarde pas à s'ajouter à ces symptômes et à les compléter jusqu'au moment où apparaissent des phénomènes d'insuffisance hépatique.

Les crises hépatiques, à l'instar des coliques néphrétiques dans la tuberculose des voies urinaires, constituent un signe important de la tuberculose biliaire; un ictère plus ou moins intense leur fait suite parfois, comme chez le malade dont nous venons de rappeler l'observation où il survint dans les derniers temps de la vie. Ces phénomènes s'accompagnent toujours d'un dépérissement progressif et de signes de tuberculose dans d'autres organes venant mettre sur la voie du diagnostic. Celui-ci s'appuie, en effet, sur l'existence d'un ictère et d'un empâtement au niveau de la vésicule, d'une fièvre légère et aussi sur la concomitance de lésions tuberculeuses dans plusieurs organes.

La tuberculose des voies biliaires est une affection des plus graves, et pour ainsi dire fatale; la mort, qui est son mode de terminaison habituel, résulte tantôt des progrès de l'altération du foie et de son insuffisance fonctionnelle, tantôt d'une complication, et le plus souvent des progrès de la tuberculose généralisée aux différents viscères.

*Thérapeutique.* — Le traitement de la tuberculose des voies biliaires est le même que celui de la tuberculose parenchymateuse du foie, avec cette différence qu'une intervention chirurgicale, absolument inopportune dans la dernière de ces affections, peut trouver son indication dans la première. (Voy. la bibliographie de la p. 447.)

## Article III. — Néoplasies des voies biliaires.

Ces néoplasies, comme celles du foie, se classent naturellement sous deux chefs, selon la nature du tissu qui les constitue : *néoplasies conjonctives; néoplasies épithéliales.* Les premières, relativement rares, sont dangereuses par l'obstacle qu'elles apportent au cours de la bile; les secondes, beaucoup plus communes, ont en outre l'inconvénient de faire naître, à l'instar de tous les cancers, des phénomènes qui se traduisent par de l'anémie et un empoisonnement progressif. Les unes et les autres méritent notre attention, principalement les néoplasies épithéliales qu'il nous faut étudier, en raison de la différence de leurs symptômes et de leur évolution, d'abord dans les canaux extra-hépatiques, ensuite dans la vésicule biliaire.

### § I. — NÉOPLASIES ÉPITHÉLIALES

#### I. — ÉPITHÉLIOME DES CANAUX BILIAIRES EXTRA-HÉPATIQUES

L'épithéliome de ces canaux, nettement distinct par ses caractères cliniques, présente deux variétés : l'une, plus commune, ou *épithéliome cylindrique*, est due à la végétation de l'épithélium de revêtement, l'autre, plus rare, ou *épithéliome polyédrique*, provient des épithéliums glandulaires. Quelle que soit cette origine, l'obstruction des voies biliaires n'est pas moins la conséquence forcée de chacune de ces végétations, aussi leur symptomatologie est-elle si peu différente qu'il n'y a pas lieu de la séparer.

*Étiologie et pathogénie.* — L'étiologie de l'épithéliome canaliculaire ne diffère pas de celle des autres cancers. L'âge avancé en est la cause prédisposante, le séjour de graviers au sein des canaux biliaires la cause occasionnelle, et l'hérédité la seule cause efficiente connue. La pathogénie de ces désordres repose uniquement sur des hypothèses; elle nous échappe donc, comme celle de tous les cancers.

*Anatomie et physiologie pathologiques.* — Aucun point des canaux biliaires extra-hépatiques n'est à l'abri de l'épithéliome; mais, le canal cholédoque y est particulièrement prédisposé, au-dessus surtout du sphincter destiné à le fermer, et de l'embouchure du canal cystique. L'altération, dans le premier cas, peut s'étendre par l'ampoule de Vater jusque dans le duodénum; dans le second, elle gagne la vésicule et les canaux hépatiques.

L'épithéliome, né du revêtement épithélial, se manifeste par une légère exubérance qui, développée sur un point de la surface interne du conduit biliaire, s'étend peu à peu à toute sa circonférence qu'elle rétrécit et obstrue plus ou moins complètement. De là une saillie semi-circulaire ou circulaire, ferme, résistante d'une étendue de quelques millimètres à plusieurs centimètres, laquelle, au bout d'un certain temps, s'ulcère à son centre et présente des bords saillants, sinueux et irréguliers, légèrement renversés, ainsi que cela se voit dans la plupart des épithéliomes tégumentaires; la surface externe du canal biliaire, d'un blanc nacré et indurée, adhère presque toujours aux tissus voisins. Développé au sein d'une glande, l'épithéliome détermine une saillie moins bien délimitée, qui tend à gagner les tissus voisins, se présente sous la forme d'une masse ou tumeur étalée, de consistance ligneuse, susceptible, dans quelques cas, de subir la dégénérescence colloïde, et de se recouvrir de villosités hypertrophiées.

Quel que soit son point de départ, l'épithéliome des voies biliaires obstruant le canal biliaire, amène forcément sa dilatation au-dessus du point rétréci, et lorsque le canal cholédoque en est le siège, celle de la vésicule biliaire, si elle n'est elle-même cancéreuse. Ce réservoir et les canaux hépatiques jusque dans la profondeur du parenchyme sont remplis de bile, tant que la lésion est récente et que la sécrétion se continue, et sur quelques points même il y a de la matière colorante concrétée sous forme de graviers; mais, il en est autrement plus tard, lorsque la sécrétion biliaire vient à cesser. Le parenchyme hépatique, ferme ou friable, revêt une teinte verte due à l'imprégnation biliaire de ses éléments, et subit les altérations propres à l'obstruction de ses voies d'excrétion.

L'épithéliome biliaire se propage aux ganglions du hile du foie, et, à l'exception de cette glande où il donne naissance à des nodosités multiples, arrondies, saillantes et déprimées en forme de godet, il atteint peu les autres organes. Dans un cas rapporté par Bourceret et Cossy, le tronc de la veine porte se trouvait obstrué, vers sa partie moyenne, par un caillot dont la formation paraissait remonter à quelques jours, et venait expliquer l'ascite rencontrée chez le malade. Histologiquement, l'épithéliome tégumentaire est formé de tubes adossés ou d'alvéoles tapissés d'une couche de cellules cylindriques et séparés par un stroma conjonctif jeune ou sclérosé, plus ou moins abondant. L'épithéliome des glandules est formé de cellules arrondies ou polyédriques, peu ou pas dégénérées et plus ou moins régulièrement disposées au sein d'un stroma alvéolaire; des villosités, en état de dégénérescence colloïde, s'y rencontrent parfois, comme dans le cancer de la vésicule biliaire où nous les décrirons avec plus de détails.

*Symptomatologie.* — Les phénomènes liés aux épithéliomes des canaux biliaires extra-hépatiques ont deux sources différentes : les uns sont l'effet de la rétention de la bile et de l'altération consécutive du foie, les autres se rattachent à l'intoxication produite par la sécrétion interne de cette néoplasie. Troubles digestifs, ictère intense, et crises de coliques, tuméfaction hépatique, hémorrhagies, prostration, délire, coma, etc., sont ses principaux symptômes; maigreur, anémie et marasme sont ceux qui se lient spécialement à la résorption du suc cancéreux.

Le début de ces épithéliomes est insidieux et presque impossible à fixer. Tout d'abord, il y a moins d'entrain, de la tendance à la fatigue, de la difficulté dans le travail, puis des douleurs lancinantes et intermittentes se font sentir dans l'hypochondre droit. Une de nos malades accusait des palpitations, des sensations pénibles et continues, dans la région des lombes; l'épithéliome, chez elle, avait gagné la colonne vertébrale, et de là sans doute, la raison d'être des points douloureux et des souffrances éveillées par la pression au niveau des apophyses épineuses des 10$^{e}$ et 12$^{e}$ vertèbres dorsales, des angles costaux et de la partie antérieure de l'abdomen. L'appétit est faible, il existe des nausées, de la difficulté des digestions et parfois des vomissements alimentaires; puis il survient de l'essoufflement dans la marche, de l'insomnie, et les urines diminuent de quantité. En somme, rien de bien précis, mais des indices d'un trouble général de la santé jusqu'au moment où apparaît un ictère intense. Les téguments, de teinte d'abord jaunâtre, revêtent plus tard une coloration vert noirâtre, et deviennent le siège d'un prurit insupportable. Les urines, épaisses et fortement colorées, donnent par les procédés ordinaires les réactions de la matière colorante et des sels biliaires; les fèces sont décolorées comme dans l'ictère par rétention. L'inappétence devient absolue, il y a du dégoût pour les aliments, les viandes surtout, l'abdomen se météorise, et, dans quelques cas, se manifeste un syndrome d'une grande importance, une sorte de crise de colique hépatique. Cette crise, d'une intensité moyenne, précède parfois l'ictère, le suit, le plus souvent, circonstance qui sert à différencier le cancer, de la lithiase des voies biliaires; elle est l'effet des efforts de contraction opérés par la tunique musculaire du canal cholédoque qui tend à se débarrasser du liquide biliaire, retardé dans sa marche par la lésion cancéreuse. L'ascite, exceptionnelle dans ces conditions, ne se manifeste que si la veine porte est comprimée par la tumeur ou obstruée par un caillot sanguin; par contre, l'œdème des jambes n'est pas rare, du moins à une période avancée du mal.

Le foie, par suite de la rétention biliaire, augmente peu à peu de volume; il devient douloureux à la pression et à la percussion, à l'encontre de ce qui a lieu dans les cas de cirrhose avec ictère, tandis que le volume de la rate est peu ou pas modifié. Les cellules hépatiques, dont le produit de sécrétion n'est plus éliminé, finissent par s'altérer, et souvent, on voit se produire des hémorrhagies plus ou moins abondantes. Le nez, les gencives, les bronches, les voies digestives et urinaires sont, par ordre de fréquence, le siège ordinaire de ces accidents, dont la répétition finit par inquiéter le malade et le médecin, à tel point que, dans un cas rapporté par Laugier, ils furent la principale cause de la mort. Le sang, examiné une fois par nous, présentait de nombreux leucocytes et une diminution notable des globules rouges. La maigreur et le dépérissement continuent à progresser; la salive s'épaissit, devient visqueuse et se tarit, puis la langue se sèche, les urines sont de plus en plus rares, il survient de la constipation ou de la diarrhée et de temps à autre de la fièvre. Le malade, déjà très accablé, tombe dans un état de prostration et de profonde adynamie; il est pris de somnolence, d'un délire spécial, et arrive enfin à un coma final.

*Évolution et modes de terminaison.* — L'épithéliome biliaire extra-hépatique, malgré une marche continue et progressive, n'offre pas moins trois périodes successives : une période de début, une période d'état, une période d'intoxication. La première de ces périodes se traduit par des troubles digestifs, du malaise, une fatigue générale; la seconde par un ictère vert intense, accompagné ou non de crises de colique hépatique et de vomissements; la troisième par la tuméfaction du foie, et, enfin, par des hémorrhagies, de la prostration et du coma. Ces derniers phénomènes, qui sont, en somme, ceux de l'insuffisance hépatique, proviennent de l'altération des cellules hépatiques, et n'apparaissent qu'un certain temps après l'ictère. Ce sont eux qui entraînent le plus souvent l'issue fatale; mais celle-ci peut être aussi l'effet d'une abondante hémorrhagie, d'une anurie à laquelle succèdent des phénomènes d'intoxication urémique, d'un marasme de plus en plus profond, déterminé par la lésion cancéreuse, ou encore d'une infection d'origine intestinale.

*Séméiologie.* — L'épithéliome des canaux biliaires extra-hépatiques, ayant pour principaux signes un ictère intense et persistant, des crises douloureuses, un dépérissement général et progressif, offre la plus grande ressemblance avec l'épithéliome de l'ampoule de Vater et avec celui de la tête du pancréas, comme aussi avec des affections plus communes : la lithiase biliaire, l'épithéliome acineux du foie et la cirrhose paludique.

L'épithéliome de l'ampoule de Vater, et celui de la tête du pancréas se manifestent comme l'épithéliome du canal cholédoque par un ictère intense la tuméfaction du foie, la distension de la vésicule, et, plus tard, par des hémorrhagies et des phénomènes d'insuffisance hépatique. Quelques signes, non constants, il est vrai, peuvent différencier ces affections : ce sont des selles graisseuses, dans l'épithéliome de l'ampoule de Vater et de la tête du pancréas, la diarrhée qui, exceptionnelle dans le cancer des voies biliaires, est la règle dans celui du duodénum. Ce diagnostic, vu l'issue fatale de ces affections, n'a, en réalité, qu'une faible importance, mais il en est autrement lorsqu'il s'agit de différencier l'épithéliome du canal cholédoque de la lithiase biliaire, affection dans laquelle une intervention chirurgicale est souvent utile. Des crises de coliques hépatiques se rencontrent dans les deux affections, mais elles sont beaucoup plus fréquentes dans la lithiase, où elles précèdent l'ictère, que dans l'épithéliome du canal cholédoque, où elles surviennent à sa suite. Quelques chirurgiens accordent une grande importance à l'exploration de la vésicule biliaire, et prétendent que ce réservoir, rempli de bile, déborde le parenchyme hépatique dans les cancers du canal cholédoque et de la tête du pancréas, tandis que dans les cas de lithiase où la sécrétion diminue, il n'offre qu'un développement nul et incertain. Ce signe ne manquerait, certes, pas de valeur, s'il était constant; mais, indépendamment de la difficulté de déterminer l'état de la vésicule du fiel, il faut savoir qu'il arrive à faire défaut dans la phase avancée de l'épithéliome biliaire et qu'il peut se rencontrer dans la lithiase. La règle, c'est que la distension de la vésicule existe communément dans le cancer biliaire, et rarement dans la lithiase. Le dégoût des aliments, une profonde anémie et un dépérissement rapide sont des phénomènes favorables à l'hypothèse d'un cancer biliaire, et s'ils coexistent avec la présence d'une tumeur de consistance ligneuse à la région duodénale, ils mettent hors de doute le diagnostic de cette affection.

La cirrhose, celle surtout qui s'accompagne d'un ictère chronique, est également difficile à séparer du cancer des voies biliaires; il y a, en effet, dans ces deux affections, de la maigreur, un dépérissement progressif, une augmentation de volume de la glande hépatique, sans ascite. Toutefois, la marche de la cirrhose est peu rapide, comparée à celle du cancer; mais un signe, qui, tout dernièrement, m'a été du plus grand secours, est fourni par le volume de la rate qui, normal avec le cancer des voies biliaires, augmente toujours dans la sclérose hépatique, et acquiert un volume considérable, lorsque cette sclérose reconnaît une origine palustre. Une femme âgée de 60 ans, atteinte d'un ictère verdâtre, datant d'environ dix mois, fut examinée par un de mes internes qui diagnostiqua, en raison de l'âge et de la maigreur, un épithéliome des voies biliaires. Partant du fait que cette affection ne modifie pas l'état de la rate, je m'empressai de déterminer les dimensions de cet organe, et, ayant trouvé son volume augmenté, j'en conclus qu'il s'agissait d'une cirrhose. La durée de l'ictère, la tuméfaction du foie à sa partie inférieure et un accès de fièvre survenu au bout de quelques jours me firent incliner pour une cirrhose paludique. Un mois plus tard, cette malade succombait à une pneumonie aiguë, et le diagnostic était vérifié de tous points.

Le pronostic de l'épithéliome des canaux biliaires extra-hépatiques est celui de toutes les affections cancéreuses. Les graves accidents de l'insuffisance hépatique, ceux de l'urémie, les hémorrhagies répétées, la sécheresse de la membrane muqueuse de la bouche, l'insomnie, le délire et le coma sont les symptômes avant-coureurs de la terminaison fatale.

*Thérapeutique.* — Le traitement est hygiénique et palliatif, plutôt que curatif : une aération et une alimentation convenables sont, avec le repos, autant de conditions nécessaires. L'inappétence et le dégoût des aliments impliquent le régime absolu du lait, avec ou sans addition d'eaux alcalines, d'autant mieux que cet aliment est tout à la fois un diurétique et un désinfectant. La douleur demande à être combattue par les opiacés, et si elle est intense, par des piqûres de morphine, l'insomnie, par le sulfonal ou le chloral. Aux hémorrhagies s'adressent l'ergot de seigle, l'ergotine et le perchlorure de fer, enfin, aux phénomènes d'insuffisance hépatique et urinaire, les diurétiques et les drastiques. Toutes les médications internes dirigées contre le cancer étant jusqu'ici demeurées sans succès, nous n'en parlons pas, non plus que des opérations, toujours dangereuses et le plus souvent infructueuses.

**Durand-Fardel (M.).** (*Archiv. gén. de médecine.* 1840.) — **Stokes.** *Jaundice, fungus growth round the orifice of the ductus choledochus; dilat. of the hepat. duct in the liver.* (*Dubl. quat. J. med. Sc.*, 1846, II, 505.) — **Lambl.** *Ueber Zot-*

*tenkrebs des Gallenganges und Landolfi's Mittel.* (*Archiv für pathol Anat. und Physiol.*, Berlin, 1854, VIII, 133-140, 1 pl..) — **Van der Byl.** *Medullary cancer of the common bile duct, dilatat. of all the biliary ducts; enlargement of the gall-bladder; cancerous growth in the pancreas.* (*Trans. path. Soc. London*, 1857-8, IX, 228-231.) — **Féréol.** *Tum. cancér. de l'ampoule de Vater; rétent. de la bile, ictère noir*, etc. (*Rec. des trav. Soc. méd. d'observat.*, Paris, 1859-63, II, 123-139.) — **Rosenstein** (S.). *Icterus durch Cancroid d. Ductus choledochus mit Albuminuric.* (*Berlin. klin. Wochenschr.*, 1864, I, 336.) — **Gull.** *Carcinoma about the gall-ducts causing jaundice.* (*Lancet*, London, 1864, I, 699.) — **Frarier.** *Hépatite avec dilatation des canaux biliaires consécutive à une atrésie du canal cholédoque par une tumeur cancéreuse.* (*Bull. de la Soc. anat.*, Paris, 1866, p. 56.) — **Laugier fils.** *Rétrécissement cancéreux des voies biliaires, ictère à forme hémorrhag.* (*Ibid.* Paris, 1867, XLII, 277-280). — **Villard** (F.). *Cancer colloïde des voies biliaires*, etc. (*Bull. de la Soc. anat.*, Paris, 1869, XLIV, 217 (août), rapport par **Bourneville.**) — **Legroux.** *Réflexions sur une observation de rétrécissement cancéreux des voies biliaires*, par **Laugier.** *Ictère à forme hémorrhagique.* (*Bull. Soc. anat.*, Paris. 1870, t. XLV, p. 393-399.) — **Chouppe.** *Carcinome du canal cholédoque.* (*Bull. Soc. anat. de Paris*, 1872, t. XLVII, p. 53-55.) — Le même. *Cancer des voies biliaires.* (*Ibid.*, p. 282.) — **Bourceret** et **Cossi.** *Cancer du canal cholédoque; thrombose de la veine porte.* (*Bull. Soc. anat.*, Paris, 1873, t. XLVIII, p. 347.) — **Foot** (A. W.). *Icterus, occlusion of the orifice of the duct. communis choledoc. by a solitary lobulated tumour (papilloma).* (*Irish hosp. Gaz.*, Dublin, 1874, II, 1.) — **Rémy** (Ch.). *Cancer primitif des voies biliaires.* (*Bull. Soc. anat.*, Paris, 1875, 203-205.) — **Bridge** (N.). *Scirrhus of the common bile duct.* (*Chicago M. J. et Exam.*, 1877, XXXIV, p. 330.) — **Schreiber** (J.). *Ueber das Vorkommen von primären Carcinomen in den Gallenwegen.* (*Berl. klin. Wochenschr.*, 1877, XIV, 445. Anal. dans *Gaz. méd.*, 1877, p. 554.) — **Ortez y Coffigny** (O.). *Epitelioma de las vias biliares.* (*Cron. med. quir. de la Habaña*, 1879, V. 106-109.) — **Norman Moore**, (*M. D.*) *Carcinoma of common bile duct.* (*Transactions of the pathol. Society of London*, 1888, XXXIX, p. 142.) — **Ormerod** (J. A.). *Cancer of common bile duct.* (*Ibid.*, 1887-88, p. 145.) — **Ely.** *Primary carcinoma of the common bile-duct.* (*New York med. Record*, 1889, p. 160.) — **Gieson** (*Ibid.*, p. 162). — **Freeborn.** (*Ibid.*, p. 162.) — **Claisse** (P.). *Obstruction cancéreuse du cholédoque.* (*Bull. de la Soc. anatomique*, Paris, 1894-95, p. 150.) — **Deertjen.** *Cancer primitif du canal cholédoque.* (*Sem. méd.*, Paris, 1895, 204.)

**Hamilton.** *Malignant disease of the duodenum; jaundice.* (*Proceed. path. Soc.* Dublin, 1847, I, 394.) — **Williams** (P. H.). *Case of cirrhus in the duodenum; jaundice* (*Ass. M. J.* London, 1855, I, 298.) — **Merckel** (G.). *Ictère mortel à la suite d'un cancroïde du duodénum.* (*Wien. med. Press*, 1868, IX, 881-900.) — **Coupland** (S.). *Cancer of duodenum, leading to oblit. of gall-bladder and cystic duct, etc.; fatal jaundice.* (*Trans. of the path. Soc. Lond.*, 1873, 103-108.) — **Avezou.** *Cancer de la deuxième portion du duodénum*, etc. (*Bull. de la Soc. anat.*, Paris, 1875, 495.) — **Dreyfus** (L.). (*Ibid.*, 1876, 381.) — **Caillet.** *De quelques cas d'ictère mécanique dus au cancer de la deuxième portion du duodénum.* (Thèse Paris, 1876.) — **Beringier.** *Cancer du pylore et du duodénum, etc. Ictère.* (*France médic.*, Paris, 1877, 97.) — **Dickinson** (D. K.). *Cancer of duodenum with hepatic obstruction.* (*New York med. Journ.*, 1879, XXX, 149-152.) — **Coupland** (S.). *Medullary carcinoma of duodenum, etc.* (*Trans. of the pathol. Soc. London*, 1880, XXXI, 145.) — **Barth** (H.). *Épithéliome de l'ampoule de Vater.* (*Bull. Soc. anat.*, Paris, 1885, 156.) — **Pilliet.** (*Ibid.*, 1889, 585.) — **Morax.** (*Ibid.*, 1889, 482.) — **Busson.** *Du cancer de l'am-*

*poule de Vater.* (Thèse Paris, 1896.) — **Rendu.** *Soc. méd. des Hôpitaux*, Paris, avril 1896. — **Hanot (V.).** (*Soc. de biologie*, Congrès de Carthage.) — **Bard.** *Rapport des cancers de l'ampoule de Vater et des cancers du pancréas.* (*Ibid.*, 341.) — **Durand-Fardel (R.).** *Cancer de l'ampoule de Vater.* (*Presse méd.*, Paris, 1896, 285.)

## II. — ÉPITHÉLIOME DE LA VÉSICULE BILIAIRE

Affection relativement commune, l'épithéliome de la vésicule du fiel, difficile à diagnostiquer pendant la vie et, souvent aussi, à reconnaître après la mort, exige une étude attentive et sérieuse. En effet, si cette tumeur vient à envahir le foie, il n'est pas toujours facile, même sur la table d'autopsie, de savoir si l'on est en présence d'un épithéliome primitif du foie, englobant la vésicule biliaire, ou d'un épithéliome de celle-ci, propagé au foie. Par contre, si, au lieu de se diriger vers le foie, l'épithéliome forme une masse descendant dans le flanc droit et perceptible au palper, il n'est pas rare, pendant la vie, d'en placer le siège dans d'autres organes : le rein, le pancréas, le duodénum, l'ovaire, etc. Aucun praticien, enfin, n'a été sans éprouver un réel embarras à différencier ce désordre organique de la lithiase biliaire.

Deux épithéliums distincts, nous le savons, entrent dans la composition de la vésicule biliaire; l'un, *cylindrique* recouvre la surface tégumentaire, l'autre, *sphérique* ou *polyédrique* tapisse les culs-de-sac glandulaires. Il résulte de là, pour ce réservoir, deux sortes d'épithéliomes : l'un, formé de cellules épithéliales cylindriques, qui a de la tendance à s'ulcérer vers sa partie centrale; l'autre, constitué par des cellules sphériques ou polyédriques, et qui tend plutôt à subir la dégénérescence muqueuse ou colloïde.

*Étiologie et pathogénie.* — De même que le cancer du foie, celui de la vésicule biliaire se montre à partir de la fin de la période d'accroissement. Le plus jeune âge où il ait été vu est dix-huit ans, chez une femme dont Markham a rapporté l'observation; mais, en général, c'est vers l'époque de la ménopause, et plus tard, que cette affection offre son maximum de fréquence : sur 19 cas personnels, tous les malades, excepté un, avaient dépassé la cinquantaine. Deux ou trois fois plus commune chez la femme que chez l'homme, 13 fois sur 19, cette affection, dont la coexistence avec la lithiase biliaire est presque constante, aurait sa cause occasionnelle, selon quelques auteurs, dans l'irritation déterminée par la présence des calculs. Sans nier qu'il n'en soit ainsi dans quelques cas, et que la lithiase ne contribue à fixer la localisation chez les individus prédisposés, il faut reconnaître que telle n'est pas la règle, et que fréquemment l'épithéliome est la cause, plutôt que l'effet. C'est au moins ce qui a lieu lorsque les calculs sont mous, friables et de formation récente; car, on conçoit, que la lésion cancéreuse, en vertu des modifications profondes apportées dans la composition chimique de la bile, puisse favoriser la précipitation des sels biliaires et de la cholestérine. La cause efficiente de l'épithéliome primitif de la vésicule ne diffère pas de celle de tout autre cancer; l'hérédité, dont l'action, comme nous l'avons dit plus haut, s'exerce, selon toute vraisemblance, par l'intermédiaire du système nerveux, joue ici le principal rôle.

*Anatomie et physiologie pathologiques.* — Le mode de début de l'épithéliome vésiculaire échappe, en général, mais tout porte à croire que cette végétation se développe sur un point et s'étend ensuite peu à peu à une grande partie ou même à la totalité de la vésicule du fiel, qu'elle modifie dans sa forme, dans son volume, dans sa consistance, et dans sa coloration. Ce réservoir s'accroît à la suite de l'épaississement de ses parois et de la dilatation de sa cavité; il parvient à former une tumeur arrondie ou fusiforme, légèrement bosselée, siégeant dans la région du pylore, dans la région iliaque ou sur des points intermédiaires de façon à simuler une tumeur ovarienne. Sa mobilité est, parfois, assez grande pour faire croire à un rein flottant, tandis que, d'autres fois, ses parois épaissies, indurées, blanchâtres et rétractées dans l'encoche que lui forme le foie, dépassent à peine le bord inférieur de cet organe et conduisent à se poser la question de savoir s'il y a une lésion primitive de la vésicule ou du foie. Les parois de la vésicule, presque toujours ulcérées au niveau du point où a commencé la végétation, sont sclérosées, blanchâtres, ou quelque peu lardacées sur le reste de leur étendue; sa cavité, tantôt rétractée et petite, laisse échapper un liquide décoloré, visqueux, assez semblable à du blanc d'œuf; tantôt beaucoup plus large, elle contient un liquide blanchâtre dans lequel se voient de nombreux leucocytes, et souvent des calculs de volume variable.

La surface interne de la vésicule biliaire, d'ordinaire injectée, est lisse ou ulcérée, et parsemée de saillies et de fongosités selon le siège initial de l'altération. Si l'épithélium de revêtement est le point de départ du processus pathologique, celui-ci a de la tendance à faire saillie à l'intérieur de la vésicule, à se nécroser et à s'ulcérer, à cause de la faible proportion d'éléments conjonctivo-vasculaires qui entrent dans sa composition. Les ulcères qui en résultent, plus ou moins irréguliers, présentent des bords indurés et recourbés, un fond blanchâtre et grenu, tandis que la membrane muqueuse de leur voisinage peut être surmontée de petites villosités lui donnant un aspect fongueux. Au contraire, quand la végétation débute par les glandes, la paroi de la vésicule, épaissie dans une certaine étendue, devient lardacée et colloïde sa surface interne, lisse ou légèrement érodée, est surmontée d'un plus ou moins grand nombre de villosités. En tout cas, la vésicule cancéreuse renferme, en nombre variable et d'une façon à peu près constante, des calculs arrondis, ayant depuis le volume d'un pois jusqu'à celui d'une grosse olive, le plus souvent isolés dans des loges, rarement en contact les uns avec les autres et surmontés de facettes (fig. 82). Ces corps étrangers, par leur présence, ne manquent pas de favoriser des suppurations, et de venir en aide à une perforation; mais ces divers accidents peuvent à la rigueur se rencontrer en leur absence.

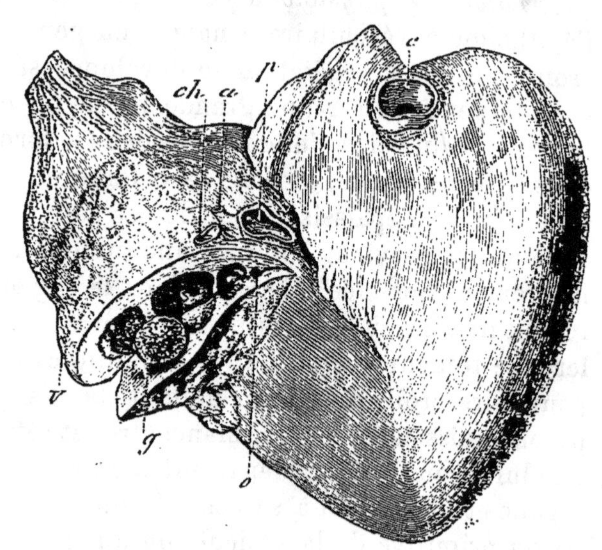


Fig. 82. — Épithéliome glandulaire, dit cancer squirrheux de la vésicule biliaire, avec propagation au lobe gauche du foie.

V, Vésicule biliaire, — g, calcul, — o, canal cystique, — ch, canal cholédoque, — a, artère, — p, veine porte, — c, veine cave.

Limité dans quelques cas à la vésicule, l'épithéliome s'étend d'autres fois au canal cystique et au canal cholédoque, trouble l'excrétion biliaire, se propage au parenchyme hépatique et demeure libre ou adhère aux organes voisins, sans qu'il soit toujours facile de l'en séparer. Sa propagation à distance s'effectue de deux façons : par contiguïté, ou par métastase. Dans le premier cas, la tumeur vésiculaire se trouve surmontée d'une masse blanchâtre qui ne peut en être séparée (fig. 82); dans le second, on constate la présence dans le voisinage des voies biliaires, sinon à une faible distance, d'une ou plusieurs masses irrégulièrement arrondies peu ou pas déprimées à leur centre (fig. 83); et, comme le volume de ces masses est souvent plus considérable que celui de la vésicule, il en résulte que l'épithéliome de cet organe a pu être pris pour un cancer primitif du foie (cancer en amande). Ces masses irrégulières, saillantes, de teinte blanchâtre et d'aspect lardacé, laissent échapper à la pression un suc lactescent, qui, joint à leur contact presque immédiat avec le parenchyme hépatique, les distingue nettement de la tumeur gommeuse qui est sèche et circonscrite par une zone fibreuse.

Les ganglions lymphatiques du hile du foie, ceux de l'épiploon gastro-hépatique, généralement tuméfiés et indurés, bosselés, grisâtres ou blanchâtres, offrent à la coupe un aspect grenu d'un blanc

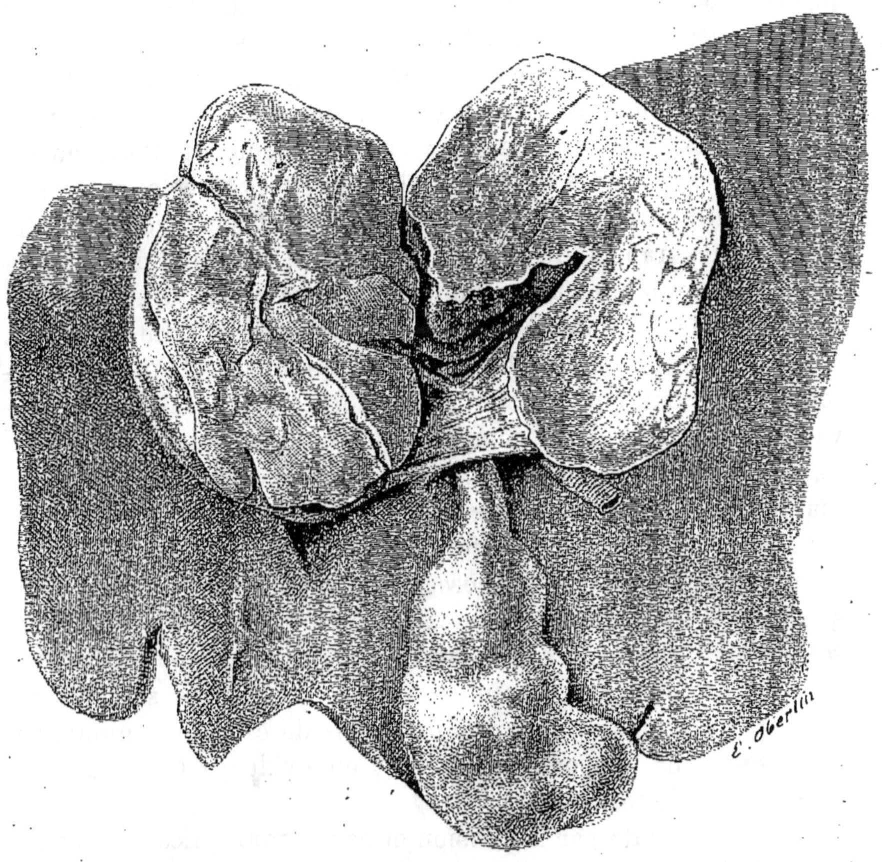


Fig. 83. — La vésicule biliaire surmontée de saillies épithéliomateuses ou cancéreuses avec une masse cancéreuse de la face inférieure du foie.

mat, indice d'une infiltration épithéliale secondaire. Les organes voisins de la vésicule : duodénum, intestin grêle, etc., sont en outre, dans quelques cas, affectés de tumeurs secondaires, tandis que les organes plus éloignés sont exceptionnellement atteints, bien que nous ayons vu la peau et le tissu sous-jacent présenter des plaques d'induration cancéreuse. Le foie, augmenté de volume et de poids, lorsque les conduits hépatiques viennent à s'obstruer, pèse de 2 à 3 kilogrammes et plus. La rate et le pancréas, à moins de généralisation cancéreuse, conservent leur aspect normal, comme aussi le tube digestif et le péritoine. Ce dernier, quelquefois parsemé de tumeurs secondaires disséminées à sa surface sous forme de noyaux du volume d'une lentille ou d'un pois, est rempli d'une sérosité ordinairement sanguinolente.

Les caractères histologiques de l'épithéliome de la vésicule biliaire varient avec ceux de la cellule qui en est le point de départ; aussi cette lésion est-elle formée tantôt d'épithéliums cylindriques, tantôt d'épithéliums sphériques ou polyédriques. L'épithéliome cylindrique se montre, sur une coupe, sous la forme d'alvéoles circonscrits par un stroma fibreux et variables quant à leur nombre et à leurs dimensions. De forme circulaire ou polyédrique, suivant les hasards de la coupe, ces alvéoles sont habituellement tapissés par une couche unique et continue de cellules cylindriques rappelant le type normal. D'un diamètre longitudinal beaucoup plus long que le diamètre transversal, les cellules possèdent un noyau ovalaire situé vers leur partie moyenne; sur d'autres points, les éléments épithéliaux revêtent une apparence plutôt cubique, ou bien sont déformés par le fait d'une mauvaise nutrition et de la compression que leur fait subir le tissu fibreux. L'aspect glandulaire, plus ou moins conservé, est surtout manifeste dans les nodosités secondaires du foie, où les alvéoles sont essentiellement constitués par des tubes revêtus d'un épithélium cylindrique, avec lumière plus ou moins large, comme s'il s'agissait d'un simple adénome. Un certain nombre de ces tubes se trouvent entourés d'un manchon de fibres conjonctives leur formant une charpente solide, tandis que d'autres sont circonscrits par des amas plus ou moins épais de cellules conjonctives embryonnaires, disposition qui met en évidence l'évolution du processus pathologique.

Celui-ci débute par la division et par la multiplication des cellules épithéliales du revêtement vésiculaire ou des glandules, après quoi le tissu conjonctif bourgeonne, envahit la masse, constitue une sorte d'enveloppe embryonnaire aux boyaux épithéliaux. Puis, au fur et à mesure de son organisation, il se rétracte, comprime ces boyaux, les divise et forme des alvéoles variables, au sein desquels ces éléments, souvent mal nourris et comprimés, se déforment, s'altèrent, se nécrosent et sont résorbés. La prédominance de ce stroma avec atrophie des cellules donne naissance à la forme squirrheuse; plus commune dans le cancer qui débute par les glandes, la transformation muqueuse des cellules épithéliales engendre la forme colloïde. Ce cancer, au reste, est formé d'alvéoles remplis de cellules épithéliales sphériques ou polygonales, variables de forme, de volume, et presque toujours altérées.

L'épithéliome de la vésicule se complique quelquefois d'une suppuration plus ou moins étendue des voies biliaires, d'abcès du parenchyme hépatique, ou encore de péritonite suppurée. L'origine de ces suppurations n'est pas toujours facile à déterminer, mais il est admis aujourd'hui qu'elles ont leur source habituelle dans une infection de provenance intestinale.

*Symptomatologie.* — Les phénomènes initiaux de l'épithéliome de la vésicule biliaire, n'éveillant ni douleur intense, ni réaction bien manifeste, attirent tout d'abord assez peu l'attention du malade; mais plus tard, cette affection se traduit tout à la fois par des symptômes physiques et par des troubles fonctionnels très appréciables.

L'exploration physique, pour être efficace, exige que le malade soit placé sur le dos, dans une position horizontale, les cuisses fléchies sur le bassin; puis, la main, promenée à plat de bas en haut, dans les régions du flanc et de l'hypochondre droit, rencontre le bord tranchant du foie au-dessous du rebord costal et l'explore dans toute son étendue, notamment au niveau de la vésicule, et pour peu que celle-ci soit lésée, les muscles abdominaux se tendent sous l'impression d'une douleur plus ou moins vive. En opérant avec douceur, la main éprouve d'ordinaire la sensation d'une saillie circonscrite, piriforme, d'une dureté spéciale, ligneuse et sans élasticité. Les caractères de cette sensation, la douleur qui l'accompagne, l'induration particulière de la tumeur sont autant de symptômes importants. Le siège de l'altération a une moindre valeur, car la vésicule peut être déplacée, comme dans un cas de notre clinique (hôpital de la Pitié, 1886), où ce réservoir formait, à droite de l'ombilic qu'il débordait, une tumeur arrondie, ferme, ligneuse, de la grosseur du poing, légèrement bosselée à sa surface, et qui, en haut, se continuait avec le foie.

Les troubles fonctionnels sont variables, en raison du siège initial de la lésion épithéliale, de son volume, de son extension aux voies biliaires et au parenchyme hépatique. Une douleur, souvent violente, se fait sentir à la région hépatique, irradie sur différents points jusque dans le bras droit, et se manifeste par un malaise local, par des élancements rares et intermittents, ou encore par une sorte de point de côté. Puis, surviennent des troubles digestifs : inappétence, pesanteur à l'épigastre, éructations, lenteur des digestions, nausées, hoquet, ptyalisme, diarrhée, accidents dysentériformes et vomissements. Ces derniers sont de deux ordres : tantôt bilieux, ils font cortège à des crises douloureuses, en tout comparables aux crises de colique hépatique, et comme elles, liés à la rétention biliaire; tantôt alimentaires, ils résultent du mauvais état des premières voies, ou encore de la compression et de la rétraction qui peut s'exercer sur le pylore ou dans son voisinage. Les uns et les autres ont une signification qu'il importe d'interpréter exactement, car l'intelligence de tous les détails d'une maladie est nécessaire pour en bien saisir l'ensemble.

L'ictère existe dans la majorité des cas (78 p. 100); lié à un obstacle mécanique, il est intense, accompagné de décoloration des fèces, d'urines rares et colorées, de prurit, et subordonné à la durée de cet obstacle; aussi le voit-on rarement cesser. Lorsqu'il fait défaut, la peau présente une légère pigmentation associée à un prurit plus ou moins accusé.

Les phénomènes généraux, comme ceux de toutes les affections cancéreuses, consistent en une émaciation progressive, à laquelle s'associent une fatigue et un affaiblissement de plus en plus considérables, une anémie profonde, ordinairement obscurcie par l'ictère, de l'œdème des membres inférieurs, et de l'ascite, quand l'épithéliome se généralise aux feuillets péritonéaux. A ces phénomènes qui épuisent le malade de plus en plus, s'ajoutent des hémorrhagies, la rougeur et la sécheresse de la langue, de la prostration, du délire et du coma, en un mot l'ensemble symptomatique propre à l'insuffisance hépatique.

*Évolution et modes de terminaison.* — De même que la plupart des cancers viscéraux, l'épithéliome de la vésicule biliaire, dont le début échappe presque toujours à l'attention du malade et du médecin, a une marche continue et lentement progressive; une fois né, il n'a pas de temps d'arrêt, puisque, après avoir envahi la vésicule, il gagne le foie et même d'autres organes. Sa durée est très variable, et, si quelques auteurs l'ont limitée à sept ou huit mois (Delano-Ames), il en est d'autres qui lui ont attribué quatre à cinq ans (Stilles); mais il est facile de comprendre que, vu l'incertitude du début, cette durée est difficile à calculer, et qu'il faudrait, pour la bien fixer, éloigner toutes les complications; ce que l'on peut dire, c'est qu'elle oscille entre une et plusieurs années.

La terminaison fatale est le fait, non pas tant de l'empoisonnement cancéreux que de troubles fonctionnels hépatiques et de complications. L'insuffisance du foie et celle des reins, cette dernière, conséquence de la première, en sont les conditions habituelles. Les matières de désassimilation dont le terme ultime est l'urée, retenues dans le sang avec la bile, qui ne peut s'écouler au dehors, sont éliminées par les reins qu'ils modifient, d'où anurie et urémie, abaissement de la température, etc., comme dans un cas publié par notre ancien interne, le docteur Félix Guyon[1]. La complication la plus redoutable est la perforation de la vésicule avec péritonite suppurée; exceptionnellement une pleurésie ou une pneumonie vient terminer les jours du malade.

*Sémiologie.* — La présence d'une saillie ferme, ligneuse, dans la région de la vésicule hépatique, avec ou sans nodosités à la surface du foie; un ictère biliaire, des troubles digestifs, un dépérissement progressif et surtout de l'anémie : tels sont les signes qui, à un âge déjà avancé de la vie, donnent de grandes présomptions en faveur d'un épithéliome de la vésicule du fiel, s'ils ne mettent son existence hors de doute. Cependant, les formes diverses que revêt cette affection viennent assez souvent en obscurcir le diagnostic et créer de réelles difficultés au praticien : tantôt, en effet, l'épithéliome s'étend vers le foie et l'envahit, tandis que la vésicule rétractée, indurée, dépasse à peine son bord tranchant; tantôt, la masse néoplasique, de plus en plus volumineuse, fait saillie à la face inférieure de la glande hépatique, descend dans le flanc droit et donne la sensation d'une tumeur qui peut être rapportée à un autre organe. Ces dispositions sont d'autant plus importantes à connaître que l'épithéliome vésiculaire n'a aucun symptôme propre, pas même l'ictère toujours subordonné à l'altération des canaux biliaires. Si, dans les cas de rétraction de la vésicule avec propagation au foie, le dépérissement et l'anémie du malade portent à admettre la présence d'un cancer du foie, l'erreur est sans gravité; mais il n'en est pas de même lorsque la vésicule descend très bas, car le diagnostic d'une affection du rein ou de l'ovaire peut conduire à pratiquer une laparotomie inutile. Sachons donc que les tumeurs de ces organes ne sont pas en continuité avec le foie, et qu'à moins d'un volume excessif, celles du premier sont recouvertes par le côlon ascendant, et celles du second, en rapport avec l'utérus qui est alors déplacé et souvent remonté.

L'affection qui ressemble le plus au cancer de la vésicule avec

1. F. Guyon, Anurie consécutive à un épithéliome des voies biliaires. (*Annal. des maladies des voies urinaires*, Paris, 1890, t. VIII, p. 152.)

ictère, c'est l'épithéliome de la tête du pancréas, en raison de sa propagation fréquente au foie; mais l'absence d'une tumeur pancréatique et la présence d'une saillie indurée dans le voisinage de la région de la vésicule sont des raisons favorables à l'hypothèse d'un cancer de cette dernière. D'ailleurs, l'apparition précoce de l'ictère, l'état des selles parfois graisseuses, sont des éléments qui conduisent à s'arrêter de préférence au diagnostic d'une lésion pancréatique. L'existence simultanée de l'ictère et de l'ascite peut faire songer à un épithéliome primitif du foie, mais, dans ce cancer, l'ictère n'entraîne pas forcément la décoloration des matières fécales, comme dans celui de la vésicule, et le foie, volumineux, est induré dans toute son étendue. Un épithéliome duodénal qui, par son siège, sinon par le fait d'une compression exercée sur les voies biliaires, serait accompagné d'ictère, offrirait les plus grandes difficultés de diagnostic avec l'épithéliome de la vésicule du fiel et ne se différencierait que par la situation de la tumeur généralement difficile à sentir; heureusement, les conséquences d'une erreur de ce genre n'auraient rien de fâcheux.

Le pronostic du cancer de la vésicule biliaire est des plus graves, puisque cette affection conduit à peu près fatalement à la mort, au bout d'une ou deux années. Une émaciation considérable et une anémie avancée sont des signes d'un fâcheux augure, et lorsque des symptômes d'insuffisance hépatique ou urinaire viennent s'y ajouter, la terminaison fatale est proche et ne peut être que difficilement reculée.

*Prophylaxie et thérapeutique.* — Les moyens prophylactiques ne diffèrent pas de ceux qui concernent l'épithéliome acineux du foie (voy. p. 466); ils consistent à éviter : d'une part, la prédisposition, c'est-à-dire les influences héréditaires; d'autre part, les causes occasionnelles et particulièrement la lithiase biliaire, d'où l'indication d'un régime approprié, d'exercices musculaires et de pratiques hydrothérapiques.

Un traitement curatif n'existe pas quant à présent, et il est à craindre qu'il en soit encore longtemps ainsi. Les chirurgiens, si hardis de nos jours, ne paraissent pas se soucier de faire l'ablation de la vésicule biliaire devenue cancéreuse. Il reste, en conséquence, le traitement des indications palliatives, à savoir calmer les souffrances, procurer du sommeil, alimenter et nourrir le malade le mieux possible. Les opiacés répondent à la première indication : ils seront employés sous les diverses formes connues, et particulièrement sous celle d'injections hypodermiques de morphine, s'il existe de violentes douleurs. Ces mêmes agents et le chloral trouveront leur utilité toutes les fois que le sommeil fera défaut. Le régime se composera de viandes, de poissons et d'œufs, tant que les malades auront de l'appétit; mais, s'ils en manquent, il deviendra nécessaire de recourir à la diète lactée; les amers, les lotions froides et les frictions alcoolisées de la peau seront employés dans le but de stimuler l'appétit.

**Durand-Fardel.** *Note pour servir à l'histoire des maladies de la vésicule biliaire.* (*Bull. Soc. anat. de Paris*, 1838, t. XIII, p. 157-160.) — **Burridge (R.).** *Case of scirrhus of the gall-bladder.* (*Prov. M. et S. J.*, London, 1845, 734.) — **Notta.** *Cancer encéphaloïde de la vésicule biliaire.* (*Bull. Soc. Anat.*, 1847, XXII, p. 335-337.) — **Corvisart (L.).** (*Ibid.*, t. XXIII, p. 335.) — **Luschka.** *Gallertkrebs der Leber.* (*Archiv für pathol. Anat. und Physiol.*, 1852, t. IV, p. 400.) — **Heschl (R.).** *Ein Fall von Zottenkrebs der Gallenblase.* (*Ztschr. d. k. k. Gesellsch. d. Aerzte zu Wien*, 1852, II, 251.) — **Icery.** *Cancer de la vésicule biliaire.* (*Bull. Soc. anat. de Paris*, 1853, t. XXVIII, p. 73-76.) — **Klob (J.).** *Ueber Zottenkrebs der Gallenblase.* (*Wchnbl. d. k. k. Gesellsch. d. Aerzte zu Wien*, 1856, t. II, 749-753.) — **Markham.** *Scirrhus of the gall-ladder.* (*Tr. path. Soc. London*, 1856-57, t. VIII. p. 243.) — **Chassaignac.** *Cancer de la vésicule du fiel, fracture du crâne.* (*Bull. Soc. chirurg. de Paris*, 1858-59, IX, 419-421.) — **Belcher (T. W.).** *Case of cancer of the gall-bladder and neighbouring tissues.* (*Dublin Q. J. M. Sc.*, 1861, t. XXXI, p. 238-240.) — **Wagner (E.).** *Primärer Krebs der Gallenblase.* (*Arch. d. Heilk.*, Leipz., 1863, IV, 184.) — **Foot (A.).** *Cancer of the gall-bladder.* (*Dublin Q. M. Sc.*, 1865, XXXIX, 467.) — **Stokes.** (*Ibid.*, p. 218.) — **Moxon.** *Villous cancer of gall-bladder.* (*Tr. path. Soc. Lond.*, 1867, t. XVIII, p. 140-142.) — **Calmettes.** *Cancer de la vésicule biliaire; cancer secondaire du foie.* (*Bull. Soc. anat. Paris*, 1868, t. XLIII, p. 561-563.) — **Villard.** *Cancer colloïde des voies biliaires ayant débuté par la vésicule.* (*Bull. Soc. anat. Paris*, 1869, t. XLIV, 217-222.) — **Bertrand.** *Étude sur le cancer de la vésicule biliaire.* (Thèse de Paris, 1870. — **Mettenheimer (C.).** *Zottenbildung in der Gallenblase.* (*Archiv f. anat. Physiol. und wissensch. Med.*, 1871, t. IV, p. 486.) — **Liebman (C.).** *Carcinoma della cistifellea.* (*Resoc. san. d. osp. civ. di Trieste* (1874), 1876, II, 211.) — **Henrot (H.).** *Cancer primitif de la vésicule biliaire.* (*Bull. Soc. méd. de Reims*, 1874, t. XIII, p. 23-33.) — **Planteau.** *Cancer de la vésicule biliaire.* (*Bull. Soc. anat. Paris*, 1875, l, 689-692.) — **Cossy (A.).** *Cancer encéphaloïde primitif de la vésicule biliaire; propagation au foie, absence d'ictère.* (*Bull. Soc. Anat.*, 1878, t. LIII, p. 462.) — **Leroux (H.).** *Cancer primitif de la vésicule biliaire.* (*Ibid.*, 1879, 378.) — **Chiari (H.).** *Gallertcarcinom der Gallenblase nebst Cholelithiasis.* (*Ber. d. k. k. Krankenanst. Rudolph. Stiftung in Wien* (1879), 1880, 484.) — **Kiemann.** *Carcinoma medullare cystides felleæ; carcinoma secundarium glandularum lymphaticarum, tod.* (*ibid.*, (1879), 1880, 339.) — **Sidney Coupland.** *Primary cancer (epithelioma) of the gall-bladder.* (*Tr. of the path. Soc., London*, 1880, t. XXXI, 136.) — **Norman Moore.** (*Ibid.*, p. 138.) — **Legroux (H.).** *Cancer primitif de la vésicule biliaire; propagation au foie.* (*Progrès méd.*, Paris, 1880, t. VIII, p. 390.) — **Koch (G.).** *Ein Fall von Carcinom der Gallenblase.* (*Berl. klin. Wchnschr.*, 1880, t. XVII, p. 196-198.) — **Musser (J. H.).** *Primary cancer of the gall-bladder.* (*Phila. m. Times*, 1880-81, XI, 730-732. Anal. dans *Union méd.*, 1891, II, 128.) — **Langheinrich (O. J. C.).** *Vier Fälle von Gallenblasencarcinom*, Halle, 1881. — **Mulot.** *Cancer de la vésicule* *biliaire.* (*Bull. Soc. anat.*, Paris, 1882, t. LVII, p. 171-175.) — **Lermoyez** (M.). *Épithélioma cylindriq. de la vésicule biliaire.* (*Ibid.*, 1884, 250.) — **Œttinger.** *Cancer de la vésicule biliaire.* (*Bull. de la Soc. anat.*, 1884, p. 55.) — **Cornil.** *Cancer primitif de la vésicule biliaire.* (*Ibid.*, 1886, 202.) — **Blocq** (P.). *Cancer primitif de la vésicule biliaire.* (*Ibid.*, 260.) — **Lancereaux** (E.). *Épithéliome de la vésicule biliaire.* (*Semaine méd.*, Paris, 1887, 334.) — **Guyon** (F.). *Cancer de la vésicule biliaire et anurie.* (*Annales des mal. des organes génito-urinaires*, 1890, p. 152.) — **Morin.** *Contribution à l'étude de l'épithéliome primitif de la vésicule biliaire.* (Thèse de Paris, 1891.) — **Collinet** (E.). *Épithéliome primitif de la vésicule biliaire et lithiase biliaire*, etc. (*Bull. Soc. anat.*, juin-juillet 1892, p. 476.) — **Brunelle** (J.). *Sur un cas d'épithéliome de la vésicule biliaire.* (*Bullet. méd. du Nord*, Lille, 1893, p. 355.) — **Meunier.** *Cancer primitif de la vésicule biliaire.* (*Bull. Soc. anat.*, Paris, 1893, p. 585.) — **Delano Ames.** *Épithéliome primitif de la vésicule biliaire.* (*Arch. gén. de médecine*, Paris, 1894, t. II, p. 470.) — **Bouglé et Pilliet.** *Épithéliome de la vésicule biliaire.* (*Bull. de la Soc. anat.*, Paris, 1894, 787.)

## § 2. — NÉOPLASIES CONJONCTIVES DES VOIES BILIAIRES

Aucune étude suivie de ces néoplasies n'a encore été faite, et celle que nous tentons repose sur un très petit nombre d'observations qui, nous sommes portés à le croire, deviendront plus nombreux lorsque l'attention aura été attirée sur les quelques cas perdus dans les recueils scientifiques.

Composés à peu près uniquement d'un tissu fibro-muqueux, pourvu d'un revêtement épithélial, et dans lequel se rencontrent quelques cellules graisseuses, les canaux et la vésicule biliaires ne peuvent présenter, en dehors du cancer, que des papillomes, des fibromes ou des fibro-lipomes.

Le papillome, production relativement commune, a été rencontré à plusieurs reprises dans les canaux hépatiques, et surtout, dans la vésicule biliaire. Il est constitué par la multiplication des éléments villeux de la membrane muqueuse, et consiste en des saillies confluentes, qui remplissent en partie la cavité de la vésicule et obstruent plus ou moins complètement les canaux biliaires. Metteinheimer a rapporté un cas de papillome de la vésicule, et Bristowe en a observé un autre, à l'embouchure des canaux cholédoque et pancréatique réunis. En ouvrant le duodénum, dit cet auteur, les papilles situées à l'orifice de ces conduits, proéminentes et indurées, formaient à leurs extrémités un gonflement hémisphérique du volume d'une demi-noix. Cette lésion, qui d'ordinaire finit par une dégénérescence colloïde, se rencontre plus souvent dans les uretères; elle ne se généralise pas, et en cela, elle se distingue de l'épithéliome gélatiniforme. A l'instar de tout ce qui apporte un obstacle sérieux à l'écoulement de la bile, elle a pour effet la dilatation des canaux hépatiques et ses conséquences; la rètention de la bile et l'altération des éléments du foie.

Des tumeurs graisseuses, des tumeurs fibreuses, embryonnaires ou adultes, ont été rencontrées dans les canaux cystique et cholédoque, dont elles remplissaient la cavité. Ce sont les seules néoplasies conjonctives biliaires observées jusqu'ici; il en est d'autres, sans doute, qui seront reconnues dans l'avenir.

Les symptômes en rapport avec ces lésions diffèrent à peine de ceux que nous avons attribués à l'obstruction des voies biliaires (Voy. p. 619). Ce sont des nausées, suivies ou non de vomissements, et parfois de violentes douleurs rappelant une crise de colique hépatique, enfin un ictère plus ou moins intense. Le foie augmente quelque peu de volume; la peau, de jaune, devient verdâtre ou noirâtre; il survient des hémorrhagies, des épistaxis surtout; puis, des phénomènes d'insuffisance hépatique et la mort. La terminaison est fatale à moins que la bile ne parvienne à reprendre son cours, ce qui arrive rarement, en sorte que ces lésions, bénignes par elles-mêmes, ont, par suite de leur siège, la plus grande gravité. Elles amènent la mort de deux façons : par auto-intoxication ou par auto-infection.

Le diagnostic de l'obstruction des voies biliaires n'offre pas de grandes difficultés. Celles-ci commencent seulement lorsqu'on veut essayer de déterminer la nature de l'obstacle au cours de la bile, attendu la presque impossibilité de séparer une tumeur des voies biliaires d'un rétrécissement cicatriciel ou fibreux, et souvent même de la lithiase hépatique. La différence symptomatique, presque nulle, en effet, dans les premières affections, est plus accentuée avec la lithiase dont le début est ordinairement brusque et douloureux, tandis qu'il est insidieux et lent avec les tumeurs conjonctives des voies biliaires. Le pronostic de ces néoplasies est des plus sérieux, à cause surtout de l'obstacle apporté au cours de la bile.

Le traitement curatif est sans efficacité réelle, à moins qu'il ne s'agisse d'une tumeur de la vésicule qu'il serait, à la rigueur, possible d'enlever. Le traitement palliatif repose sur la surveillance des fonctions intestinales et urinaires et doit viser les insuffisances hépatique et rénale.

**Stokes.** *Jaundice; fungus growth with round the orifice of the ductus choledochus; dilatation of the hepatic duct in the liver.* (*Dublin Quat. Journ. of med. sc.*, 1846, II, 505.) — **Wardell.** *Small fatty growths obstructing the cyst and common* *ducts.* (*Lancet*. London, 1869, II, 407.) — **Mettenheimer** (**C.**). *Ueber Zottenbildung in der Gallenblase.* (*Archiv f. path. Anatom., physiol. und wissensch. Medicin.* Leipzig, 1871, 486.) — **Bristowe** (**J. S.**). *Cases of cystic dilatation of hepatic and pancreatic ducts from stricture.* (*St. Thomas's hospit. Reports*. London, 1873, n. s., IV, case 2, p. 147.) — **Foot** (**A. W.**). *Icterus; occlusion of the orifice of the ductus comm. choledochus by a solitary lobulated tumour (papilloma); dropsy of the Gall-bladder; dilatat. of the bile duct; numerous small abscesses in the liver, partial calcification of the hepatic artery; death from pericarditis.* (*Irish hospit. Gaz.* Dublin, 1874, II, 1.)

## Art. IV. — Lithiase biliaire.

L'étude de la lithiase biliaire est, non seulement le chapitre le plus intéressant de la pathologie hépatique, mais encore celui que le médecin de nos contrées doit le mieux connaître, tant en raison de la fréquence et de la gravité des calculs que de leurs formes multiples et de la difficulté d'arriver à bien saisir leurs différentes manifestations. A cette étude se rapportent : 1° la connaissance des conditions étiologiques et pathogéniques, du siège et de la composition de ces corps étrangers; 2° celle des nombreuses lésions qui en résultent, tant dans les voies biliaires et les intestins que dans la glande hépatique et dans d'autres organes.

Historique. — Les anciens, qui ne pratiquaient pas d'autopsies, ne connaissaient pas les calculs biliaires. Observés vers le milieu du xvi^e siècle par les anatomistes italiens : Benevienus, Fallope, Vésale, etc., ils furent étudiés par Fernel, qui décrivit avec détail leurs caractères, leur étiologie et leurs symptômes. Glisson et plus tard Fr. Hoffmann, Bianchi, et J.-B. Morgagni, étendirent, par leurs observations, le cercle des connaissances sur cette matière; Boerhave, Van Swieten, Coe[1], Vicq d'Azyr[2], S. T. Sœmmering[3] cherchèrent, les premiers, à comprendre leur structure; mais c'est à Fourcroy et Thénard que l'on doit d'avoir tout d'abord cherché leur composition chimique. Dans notre siècle, un grand nombre de médecins ont étudié les calculs hépatiques et, parmi eux, il convient de citer les noms de Saunders, Bouillaud, Stokes, Guilbert, Bouisson, Durand-Fardel, Fauconneau-Dufresne, Willemin, Senac, etc. Nous arrêtons cette énumération, car les auteurs qui se sont occupés récemment de la lithiase biliaire sont trop

1. Coe, *Treatise on biliary Concretions*, London, 1757.
2. Vicq d'Azyr, *Recherches et observ. sur divers objets de méd. de chir.*, etc. (*Histoire de l'Acad. roy. de médecine*, Paris, 1779, 218.)
3. S. T. Sœmmering, *De biliariis Concrementis Corporis humani.* Trajecti ad Rhenum, 1795.

nombreux pour nous permettre de les citer tous, même dans une bibliographie[1].

Étiologie et pathogénie. — La lithiase biliaire est un désordre des plus fréquents, si on en juge par les autopsies qui permettent de constater son existence, non seulement chez les personnes ayant eu des crises de colique hépatique, mais encore chez un grand nombre d'autres qui, à part certaines douleurs vagues, généralement considérées comme de la gastralgie, n'avaient présenté aucun accident hépatique appréciable : ainsi s'explique le grand nombre de calculeux dans les hospices de vieillards, et leur rareté relative dans les infirmeries qui s'y trouvent annexées. Les causes des calculs du foie, des plus nombreuses, se groupent naturellement sous plusieurs chefs.

*Influences physiologiques. Age et sexe.* — Semblable en cela à beaucoup d'autres affections, la lithiase biliaire est une manifestation de l'âge avancé plutôt que du jeune âge. En effet, sur 117 cas personnels, 108 femmes et 9 hommes, l'âge se répartit comme il suit :

| | FEMMES. | HOMMES. |
|---|---|---|
| De 15 à 20 ans . . . . . | 3 | » |
| De 20 à 30 ans . . . . . | 21 | » |
| De 30 à 40 ans . . . . . | 33 | » |
| De 40 à 50 ans . . . . . | 16 | 1 |
| De 50 à 60 ans . . . . . | 25 | 1 |
| De 60 à 70 ans . . . . . | 10 | 3 |
| De 70 à 80 ans . . . . . | » | 4 |
| | 108 | 9 |

La statistique que donne Harley[2], moyenne des statistiques de différents auteurs, concorde en cela avec la nôtre, puisque, sur 1 000 cas, il trouve :

| | |
|---|---|
| Au-dessus de 40 ans. . . . . . . . . . . . | 750 cas |
| Entre 30 et 40 ans. . . . . . . . . . . . | 200 » |
| Entre 20 et 30 ans. . . . . . . . . . . . | 40 » |
| Au-dessous de 20 ans. . . . . . . . . . . | 10 » |

Ces données, il est vrai, ne peuvent être prises à la lettre, attendu que le moment où la lithiase biliaire est constatée n'est pas précisément celui où elle s'est développée, mais il n'est pas moins vrai que l'âge prédispose à cette affection, et cela, selon toute vraisemblance, en diminuant les combustions, ainsi que nous le verrons plus loin.

1. Consultez sur ce sujet : Muleur, *Essai historique sur l'affection calculeuse du foie depuis Hippocrate jusqu'à Fourcroy et Pujol* (1801-1802), thèse de Paris, 1884.
2. G. Harley. *A treatise of diseases of the liver*, etc. London, 1883.

Une cause non moins manifeste est le sexe féminin; notre observation, conforme à la plupart des statistiques, indique que la lithiase biliaire est de beaucoup plus fréquente chez la femme que chez l'homme. Cette prédisposition commence à partir du jour où la menstruation s'établit, et elle se continue avec chacun des actes de la vie génitale : mariage, grossesse, accouchement, lactation, ménopause même. Effectivement, il est possible de constater sur notre statistique qu'il existe, chez la femme, deux maximums de fréquence de la lithiase biliaire : l'une pendant la période génitale (20 à 40 ans), l'autre après la ménopause (50 à 60 ans). La grossesse[1] et la lactation possèdent même à ce point de vue une double action : d'abord une influence générale, puis une influence locale déterminée par les modifications anatomiques et chimiques qui s'opèrent dans le foie, dont les cellules s'infiltrent de granulations et de gouttelettes graisseuses; aussi les femmes qui ont eu de nombreux enfants sont-elles le plus fréquemment atteintes, puisque sur 34 cas, nous trouvons 20 femmes qui ont eu de 1 à 5 enfants, 11 qui en ont eu de 5 à 10, et 3 de 10 à 15. Chez les hommes, par contre, la fréquence de la lithiase augmente avec l'âge, c'est-à-dire à mesure que les combustions se ralentissent; sur 9 cas, nous en avons trouvé deux entre 40 et 60 ans et 7 entre 60 et 80 ans.

*Influences physiques. Exercice*, etc. — Une profession sédentaire, le défaut d'exercice musculaire, la vie dans un air confiné, l'abus des boissons alcooliques, sont des causes non moins importantes qui, en diminuant les oxydations et l'activité de la nutrition, favorisent la formation des calculs biliaires. C'est du moins ce que démontre notre statistique, puisque sur 117 cas, nous trouvons :

| FEMMES. | | HOMMES. | |
|---|---|---|---|
| Couturières | 42 | Tailleurs | 3 |
| Domestiques | 20 | Comptables | 2 |
| Sans profession | 17 | Fourreurs | 1 |
| Cuisinières | 12 | Menuisiers | 1 |
| Blanchisseuses | 7 | Employé de commerce | 1 |
| Employées de commerce | 5 | Parquetteur | 1 |
| Sages-femmes | 3 | | 9 |
| Charcutières | 2 | | |
| | 108 | | |

D'ailleurs, les animaux, renfermés l'hiver dans des étables par trop peu vastes pour leur nombre, fabriquent de la gravelle

1. Consultez : J. Cyr, Rapport des coliques hépatiques avec la grossesse et l'accouchement (*Ann. de gynécologie*, avril 1883).

biliaire qu'ils rendent au printemps, lorsqu'ils vont pâturer dans les prairies. Une hématose insuffisante, une alimentation excessive dont les produits ne peuvent être entièrement oxydés, produisent non seulement de l'obésité, mais encore, la plupart du temps, des calculs hépatiques. Ainsi s'explique la fréquence de ces derniers chez les sédentaires et les polysarciques, leur rareté chez les individus occupés et qui prennent de l'exercice, et d'ailleurs ne savons-nous pas que l'affection calculeuse du foie est moins commune à l'hôpital qu'en ville. Il est de notoriété que cette affection est beaucoup plus rare aux Indes que dans nos climats, et, n'était la difficulté de l'analyse, on serait tenté d'attribuer ce fait à la température ; mais beaucoup d'autres causes sont en jeu et peut-être bien l'exercice musculaire.

*Influences pathologiques.* — La lithiase biliaire n'est l'apanage d'aucune maladie, et, si elle se rencontre fréquemment dans *l'herpétisme* (goutte et rhumatisme chronique), 43 fois sur 117 observations, c'est peut-être uniquement à cause des nombreux cas de cette maladie. Il est un fait indéniable, cependant, c'est sa fréquence relative chez les personnes obèses (diabète gras et goutte), et mieux, chez toutes celles dont la combustion se trouve ralentie, comme si elle tenait au peu d'activité des échanges nutritifs.

Le ralentissement de la nutrition serait en effet, selon Ch. Bouchard[1], la condition nécessaire à la précipitation de la cholestérine au sein du liquide biliaire et à la formation des calculs; telle est aussi notre manière de voir, avec la différence que ce ralentissement n'est pas pour nous une condition première, un phénomène initial, mais bien l'effet d'un trouble du système nerveux, d'une névrose vaso-trophique. Beadles[2], d'ailleurs, qui a rencontré des calculs biliaires dans 36 p. 100 des autopsies d'aliénation mentale qu'il a pratiquées, pense que la folie peut avoir une influence sur leur formation.

La preuve d'une influence nerveuse sur la production de la lithiase biliaire réside encore dans le fait de l'hérédité de cette affection, qui est, pour ainsi dire, une maladie de famille. Cette hérédité, il faut le reconnaître, n'est pas forcément homologue, puisque, sur un relevé des maladies des parents dans 100 cas de calculs biliaires, Ch. Bouchard a trouvé de la lithiase seulement 5 fois, tandis que le rhumatisme articulaire aigu est noté 45 fois; le diabète, 40; l'obésité, 35; la goutte, 30; le rhumatisme chronique, 20: l'asthme, 20; la gravelle, 15; les névral-

1. Ch. Bouchard, *Maladies par ralentissement de la nutrition*. Paris, 1882.
2. Beadles, Gall stones in the insane (*Journ. of mental sc.* London, juillet 1892).

gies, 10; la migraine, 5; l'eczéma, 5. Or, toutes ces affections étant précisément celles que nous avons groupées sous le nom d'*herpétisme*, en montrant leur filiation et leur subordination à un désordre nerveux commun, il est bien évident que ce désordre est la condition de l'hérédité. Le rhumatisme articulaire aigu, il est vrai, ne rentre pas dans notre synthèse, mais comme cette dénomination est souvent donnée aux poussées aiguës du rhumatisme chronique qui, en vertu de leur localisation spéciale aux tissus fibreux et cartilagineux, n'engendrent jamais d'endocardite, il est vraisemblable que c'est à des poussées de ce genre que Bouchard a eu affaire, et qu'ainsi la lithiase biliaire se manifeste de préférence chez les descendants d'herpétiques, quelles que soient les manifestations morbides éprouvées par les parents. Beneke [1] a noté, du reste, que 70 p. 100 des personnes affectées de lithiase biliaire avaient de l'athérome artériel, et ce fait est entièrement conforme à nos observations et à notre enseignement. Toute maladie avec diminution des oxydations est ainsi une cause prédisposante à la lithiase biliaire : abus des boissons alcooliques, emphysème pulmonaire, insuffisance respiratoire, etc., sont autant de circonstances qui favorisent la formation des calculs dans le foie, et comme ces calculs n'ont pas tous la même composition chimique, il y a lieu de se demander si chacun de ces états n'a pas sa lithiase particulière. On sait la prédominance des calculs de cholestérine chez les polysarciques, et, depuis longtemps, nous avons été frappé de la fréquence des graviers formés de matière colorante biliaire chez le buveur et chez le vieillard; il resterait à rechercher la composition de ces corps étrangers dans toute autre condition.

*Influences mécaniques.* — Aux causes que nous venons de passer en revue, s'ajoutent toutes les circonstances qui viennent s'opposer au libre écoulement de la bile en provoquant la stase de ce produit, comme l'altération de la membrane muqueuse des voies biliaires avec chute de l'épithélium, comme le rétrécissement, la dilatation ou toute autre lésion de ces mêmes parties; c'est à un obstacle de ce genre, sans aucun doute, qu'est due la fréquence, je dirai la constance de la lithiase chez les individus atteints d'épithéliome des voies biliaires. La pression exercée par des tumeurs sur les canaux d'écoulement de la bile, celle que produit un corset trop serré sur les voies biliaires [2], enfin, les corps

1. Beneke, *Deutsche Archiv F, klin. Med.* Leipzig, 1876, xviii, 6, 22.
2. Marchand de Marburg, *Deutsch. d. Wochenschrift*, 1888, n° 12, et *Gaz. méd.* Paris, 1888, 309.

étrangers qui peuvent s'y introduire : parasites, aiguilles, etc., y compris les microbes, sont autant de centres de cristallisation et de formation calculeuse. Mais, avant tout, les matières colorantes biliaires : bilirubine ou biliverdine, seules ou combinées à la chaux, jouent dans la circonstance un rôle important, car, indépendamment de leur existence à peu près constante au centre des calculs biliaires, l'expérience a démontré la nécessité d'un noyau de formation. Marcantonio[1], ayant ouvert les vésicules biliaires de trois chiens, produisit l'inflammation de cet organe, chez le premier, par la malaxation et le traumatisme, chez le second par une injection d'acide lactique, sans arriver à donner naissance à des concrétions biliaires; mais ayant introduit dans la vésicule du troisième deux petits fragments de pierre ponce, il constata, au bout de cinq mois, le développement de nombreuses concrétions biliaires jaunâtres dans la vésicule, et de quelques autres sur la partie interne du fil de suture. Il en conclut que la lithiase n'est pas la conséquence du catarrhe de la vésicule, comme l'a pensé Frerichs, ni même de l'acidité de la bile, mais bien de la présence de corps étrangers qui amènent la précipitation des éléments de ce produit de sécrétion.

Complexes et multiples, les conditions pathogéniques de la lithiase biliaire ont été diversement interprétées. Thénard attribuait la précipitation de la matière colorante biliaire à une diminution dans les proportions de la soude renfermée dans la bile. Frerichs émit une théorie qui se rapproche de celle de Thénard; il pense que la réaction acide de la bile, sur l'origine de laquelle il ne se prononce pas, entraîne à sa suite le dédoublement des sels biliaires; or, ceux-ci tenant en dissolution la cholestérine et la cholépyrrhine, ces substances, à la suite de leur destruction, se précipitent forcément. Selon Bouchard[2], les calculs formés de matières colorantes biliaires, de sels de chaux et surtout de cholestérine, apparaissent toutes les fois que l'une de ces substances se trouve en excès dans le liquide biliaire. Lorsque les combustions sont ralenties, la cholestérine en excès se précipite dans la bile sous forme de cristaux libres et flottants qui n'attendent plus, pour former des calculs, qu'un centre de cristallisation, c'est-à-dire une matière solide autour de laquelle ils vont se déposer.

Dans ces derniers temps, a surgi une nouvelle hypothèse que

1. MARCANTONIO, Sulla genesi dei calcoli biliari. (*La Riforma medica*, p. 57, 30 août 1892, et *Rev. des sc. méd.*, Paris, 1893, t. XLI, p. 68.)

2. CH. BOUCHARD, Maladies par ralentissement de la nutrition. Paris, 1882.

nous qualifierons de microbienne. Galippe[1], le premier, émet l'idée que les concrétions de toute nature rencontrées dans l'organisme sont dues à l'action de microbes divers qui, trouvant dans les produits de sécrétion un milieu favorable, provoquent des dédoublements ayant pour conséquence la précipitation de substances dissoutes à l'état normal. Un peu plus tard, quelques auteurs, entre autres Gilbert et Dominici[2], Hanot[3], Gilbert et Fournier[4], L. Fournier[5], s'appliquent à faire jouer aux microbes un rôle prépondérant dans la production des calculs biliaires. Ils tirent leurs preuves de la présence de ces agents au centre de calculs jeunes, de leur absence dans des calculs âgés, et aussi de la fréquence de la lithiase biliaire à la suite de la fièvre typhoïde. Ces preuves, et d'autres encore, invoquées à l'appui de cette théorie, ne sont pas décisives, et jusqu'à présent les tentatives de reproduction expérimentale de la cholélithiase chez les animaux ont complètement échoué. Cependant Gilbert et Fournier[6] prétendent être parvenus récemment à produire des calculs biliaires chez un lapin, dans la vésicule duquel ils avaient introduit des microbes de la fièvre typhoïde; mais ils n'indiquent pas le mode d'action de ces agents, qui, peut-être, n'ont d'autre rôle que d'altérer la vésicule. Effectivement, sur nos 117 malades, 11 seulement avaient eu la fièvre typhoïde; d'ailleurs, si cette maladie était la cause de la lithiase biliaire, comment expliquer la grande différence de cette affection dans les deux sexes?

Toutes ces théories, en somme, ne nous donnent pas le mécanisme certain de la genèse de la cholélithiase, et, sur ce point, le mieux est encore de nous en tenir à ce qu'enseignent l'observation clinique et l'anatomie pathologique. L'observation clinique apprend que les individus à nutrition peu active, sont disposés, par suite de l'insuffisance des poumons, d'un défaut d'exercice ou d'aération, d'un trouble nerveux retentissant sur la nutrition générale, à contracter la lithiase biliaire; l'anatomie pathologique démontre qu'à ces causes prédisposantes s'ajoute, en général, une cause occasionnelle, à savoir un obstacle quelconque à l'écoulement de la bile (voy. fig. 84), et, plus souvent, la présence d'un corps solide

1. Galippe, *Journ. des conn. méd.*, 25 mars 1886.
2. Gilbert et Dominici, *Soc. de Biologie*, Paris, 16 juin 1894.
3. Hanot, *Bull. méd.*, Paris, 1896, 73.
4. Gilbert et Fournier, Du rôle des microbes dans la genèse des calculs biliaires. *Soc. de Biologie*, Paris 1896, 155.
5. L. Fournier, Origine microbienne de la lithiase biliaire (*Thèse de Paris*, 1896).
6. Gilbert et Fournier, Lithiase biliaire expérimentale (*Compt. rendus de la Soc. de Biologie*, Paris 1897, p. 936).

qui devient un centre de cristallisation pour la formation et le développement de la lithiase biliaire (voy. fig. 85).

Anatomie et physiologie pathologiques. — *Siège.* — Les calculs biliaires se rencontrent dans tout l'appareil excréteur du foie, depuis les branches d'origine des canalicules hépatiques jusqu'à l'embouchure du canal cholédoque dans le duodénum; mais ils se forment spécialement là où la bile séjourne, à savoir : dans la vésicule, dans le canal cholédoque lorsqu'il existe un obstacle

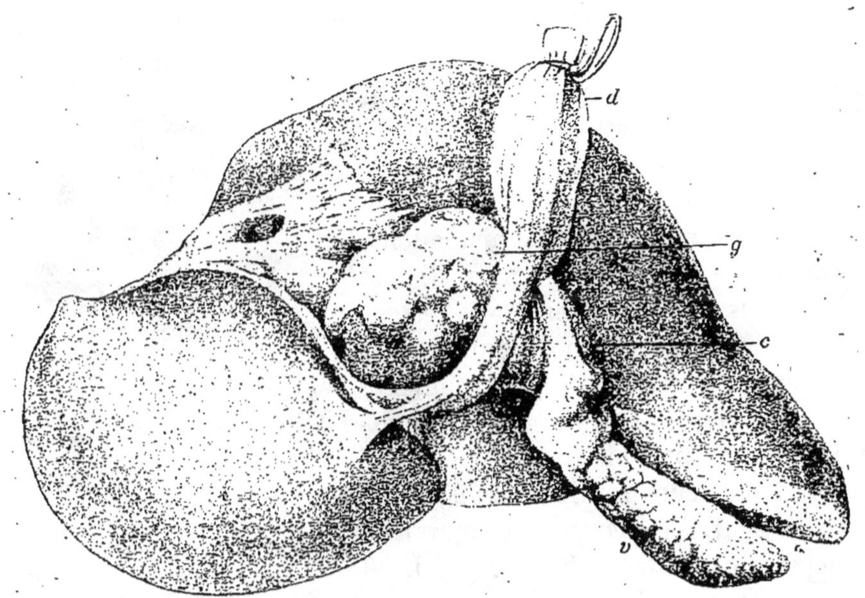


Fig. 84. — Le foie vu par sa face inférieure ou concave.

*g*, ganglions lymphatiques du hile du foie atteints de fibrome embryonnaire et comprimant les voies biliaires. — *c*, canal cystique obstrué par un calcul. — *v*, la vésicule distendue par 312 calculs. — *d*, la seconde portion du duodénum sectionnée et relevée.

au cours de la bile, exceptionnellement dans les divisions des canaux hépatiques.

Plater, Fallope, Dodonœus, Colombus, Ruysch, etc., cités par Morgagni, et, plus récemment, Portal, Cruveilhier[1], Fauconneau-Dufresne, Frerichs, Gubler[2], etc., ont rapporté des faits indiquant la présence de concrétions biliaires dans les canalicules hépatiques. Ce sont, en général, des grains bruns, verdâtres ou noirâtres, qui remplissent ces canaux dans une certaine étendue, ou des pierres arrondies et plus volumineuses, parfois bifurquées,

1. J. Cruveilhier, *Anat. path. du corps humain*, Paris, 1835-1842, livre XII, pl. iv, fig. 5.

2. Gubler, Observation sur les calculs biliaires dans les canaux hépatiques, etc., (*Gaz. méd.*, Paris, 1858, 129).

donnant l'empreinte des conduits qui les renferment. Ceux-ci, épaissis, présentent des dilatations fusiformes ou ampullaires, et, lorsqu'ils viennent à s'oblitérer, donnent naissance à des kystes biliaires, entourés par des éléments glandulaires atrophiés et granulo-graisseux. Andral, Cruveilhier et d'autres auteurs ont constaté la présence de calculs libres enclavés, dans le *canal hépatique* ou dans le canal cholédoque. Les faits de ce genre ont pour conséquences une stase biliaire étendue à tous les canaux du foie, des accidents peu différents de ceux du rétrécissement du canal cholédoque, et, parfois, l'ulcération ou la rupture de ces canaux bientôt suivie de la mort. La plupart du temps, toutefois, les calculs hépatiques prennent naissance au sein de la bile à l'état de repos, c'est-à-dire dans la vésicule qu'ils remplissent et distendent, comme le montre la figure 84, et lorsqu'ils se rencontrent dans les canaux cystique et cholédoque, c'est le plus souvent qu'ils y ont émigré.

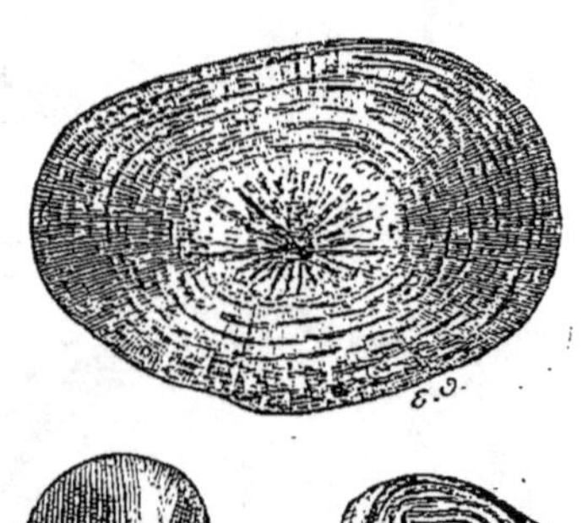

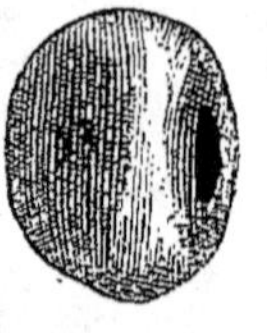

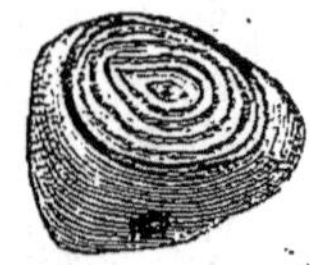

Fig. 85. — Trois calculs biliaires destinés à montrer leur mode de formation par couches successives au pourtour d'un noyau central.

*Propriétés physiques.* — Le nombre des calculs biliaires varie entre un et plusieurs milliers, mais, ordinairement, ces corps étrangers ne dépassent pas le chiffre de 5, 10, 20 ou 30. Leur poids oscille entre quelques milligrammes, 20 et même 30 grammes; leur volume, entre celui d'un grain de millet et celui d'un œuf de poule. La forme de ces corps étrangers varie selon qu'ils sont solitaires ou multiples; les premiers, sphériques, ovoïdes, et parfois cylindriques, se moulent assez bien sur la vésicule; les seconds, en contact les uns avec les autres, polyédriques ou octaédriques, offrent des facettes dues surtout au frottement, puisque, selon la juste remarque de Bouchard, toutes les couches concentriques se voient au niveau même des dépressions. Il existe, enfin, des calculs marronnés ou mûriformes, dentelés ou ramifiés, et, plus rarement encore, des calculs aplatis, formés de lamelles, à surface noire et d'un brillant métallique. La couleur des calculs biliaires varie avec leur composition chimique; elle est brunâtre, jaune verdâtre ou blanchâtre, selon la plus ou moins grande abondance de pigment biliaire. Leur densité a été considérée à tort comme étant moindre que celle de l'eau, à cause, sans doute, de leur dessiccation; car ceux-là mêmes qui renferment de la cholestérine sont plus denses que ce liquide.

Déterminée par le mode d'arrangement des parties élémentaires, la structure des calculs biliaires, tantôt striée, tantôt lamelleuse, présente un noyau central entouré de zones plus ou moins épaisses, et d'une écorce enveloppante extérieure. Le noyau, ordinairement unique, peut être double, ou même quadruple, parfois excentrique; le plus souvent formé de biliverdine ou de bilirubine combinée à la chaux, il est coloré, et, dans quelques cas, fendillé avec dépôt de cristaux de cholestérine au niveau des fentes; par exception, ce noyau est un corps étranger, un caillot sanguin, une aiguille, un distome ou un lombric, etc. La couche moyenne est composée en général de cristaux de cholestérine qui affectent une disposition radiée, et sont tantôt purs, tantôt mélangés de pigment; cette zone, dans la majorité des cas, se trouve revêtue d'une écorce plus ou moins épaisse, nettement distincte par sa couleur, son mode de stratification et sa dureté, caractère qu'elle doit à la présence de cholépyrhine, de carbonate et de cholate de chaux (fig. 88).

*Composition chimique*[1]. — Si l'on prend en considération la nature chimique des calculs à laquelle correspond, en général, une

1. **Fourcroy.** *Examen chimiq. de la subst. conten. d. les calculs biliaires.* (*Ann. de chimie*, 1789, t. III, p. 242.) — **Gren.** (*Ibid.*, 1790, t. V, p. 186.) — **Thénard.** *Mém. sur la bile.* (*Mém. de la Soc. d'Arcueil*, t. I, p. 61 et suiv.) — **Wurzer.** *Analyse einiger Gallensteine.* (*Arch. f. d. ges. Naturl.*, Nürnb., 1825, t. IV, p. 418-420.) — **Lassaigne (J.-L.).** *Note sur une nouvelle espèce de calcul biliaire trouvée dans les animaux.* (*Ann. de chimie et physique.* Paris, 1826, t. II, p. 49-55). — **Marcet.** *Hist. chimique et traitement méd. des affections calculeuses.* Paris, 1828, p. 140. — **Bally et Henry.** *Anal. d'un calcul biliaire formé principalement de carbonate de chaux.* (*Journ. de pharmacie*, 1830, t. XVI, p. 196.) — **Michel (V. P.).** *Chemische Untersuchung eines Leberkonkrements.* Tubingen, 1832. — **Muratori (P.).** *Analysis comparativa humanæ bilis sanæ ejusque calculos biliares complectitur.* (*Nov. Commentar. Acad. sc. Bononiensis*, 1839, t. III, p. 307.) — **Taylor.** *On a new spec. of biliary calculus.* (*Lond. med. Gaz.* 1840, II, 383-386). — **Orfila.** *An. d'une nouvelle esp. de calcul biliaire de l'homme.* (*Ann. de chimie*, t. LXXXIV, p. 34.) — **Gorup-Besanez.** *Microscop. charact. d. Menschengalle.* (*Heller's Archiv f. phys. und path. Chemie und Mik.*, 1846, t. III, p. 5.) — **Planta et Kekule.** *Chem. Notizen.* (*Ann. der Chemie und Pharm.*, 1853, t. LXXVII, p. 364.) — **Peiree (G. W.).** *Biliary calculus consisting of almost pure cholesterine with very remarkable anatomical appearances.* (*Boston M. a. S. J.*, 1862, t. LXVII, p. 14.) — **Ritter (E.).** *Recherches chimiques sur la composition des calculs biliaires humains.* (*J. de l'anat. et physiol.*, etc. Paris, 1872, t. VIII, p. 60-70.) — **Bittmann Carl.** *Analyse einer Gallenstein.* (*Centralblatt für die medicinischen Wissenschaften*, 1878, p. 323, et *Rev. des sc. méd.*, Paris, 1879, t. XIII, p. 77.) — **Geddings (H. D.).** *An analysis of a biliary calculus.* (*Tr. South. Car. M. Ass. Charleston*, 1880, t. XXX, p. 27-29.) — **Posner.** (*Soc. de méd. de Berlin*, séance du 5 janvier 1885.) — **Esbach.** *Les calculs urinaires et biliaires.* Paris, 1885.

forme déterminée, on est conduit à grouper ces corps étrangers sous quatre chefs, comme je l'ai déjà fait dans mon *Atlas d'anatomie pathologique* :

1° Calculs formés de matière colorante biliaire;
2° Calculs principalement composés de cholestérine;
3° Calculs formés de cholate de chaux et d'acides gras;
4° Calculs avec prédominance de carbonate de chaux.

Les calculs du premier groupe, bien que relativement rares, sont peut-être les plus communs, par ce fait qu'ils servent de noyau central au plus grand nombre des calculs appartenant aux autres groupes. Ils sont formés de matière colorante jaune brun, bilirubine, ou de matière colorante verte, biliverdine associée à quelques autres substances. Dissoute dans le chloroforme, la bilirubine cristallise, par l'évaporation, en prismes et en lamelles d'une couleur jaune brun ou grenat; ses cristaux sont insolubles dans l'eau et dans l'alcool, peu solubles dans l'éther. La biliverdine est insoluble dans l'eau, incomplètement soluble dans l'éther et le chloroforme, soluble dans l'alcool. Sa solution, d'un beau vert, se colore en bleu, violet et rouge, sous l'action de l'acide nitrique. Ces substances ne sont habituellement pas pures, mais combinées à la chaux ou mélangées avec des sels de la même substance. Les concrétions qui en résultent sont peu volumineuses, brunes ou verdâtres, irrégulières, inégales; elles se tranchent sous l'ongle ou par le scalpel, et donnent lieu à une coupe lisse, brillante et d'apparence résineuse (fig. 86 *a*, *b*, *c*).

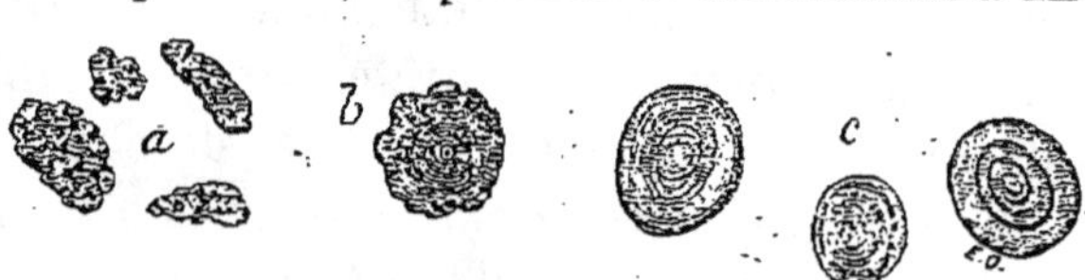


Fig. 86. — Calculs formés de pigments biliaires.

*a*, concrétions verdâtres se tranchant sous l'ongle. — *b*, calcul dont le noyau central est formé de matière colorante et de corpuscules réfringents. — *c*, calculs faisant effervescence par l'acide acétique; la circonférence est composée de couches de cholestérine.

Les calculs du second groupe ou calculs de cholestérine sont les plus fréquents et les plus redoutables, en raison du volume qu'ils peuvent acquérir. Formés de cholestérine pure, ils ont une coloration blanche ou légèrement jaune, une surface de section cristalline, translucide, une cassure lisse, et laissent voir des lamelles miroitantes et radiées; composés de cholestérine et de substance colorante biliaire associées, ils présentent une diversité de couleurs d'autant plus grande que cette substance est plus abondante. Ces calculs, en petit nombre, de forme ovoïde ou cylindrique, remplissent presque toujours la vésicule biliaire, et sont fréquemment articulés, de telle façon que l'extrémité arrondie de l'un d'eux s'emboîte dans une sorte de cupule creusée sur l'extrémité de l'autre, comme le représente la figure 87 *a*. Plus nombreux, ils offrent des facettes multiples, une forme polygonale assez régulière, et un volume à peu près égal ; ils brûlent en donnant

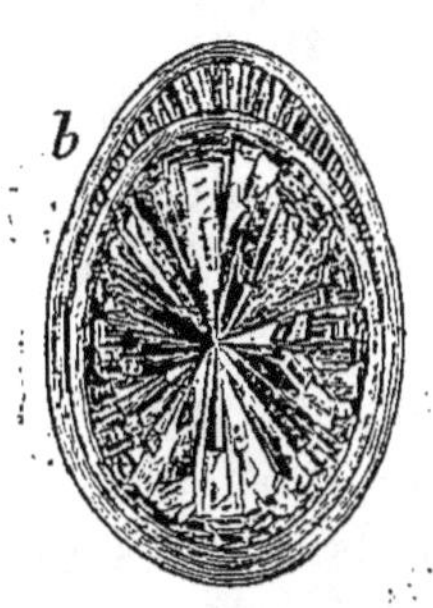


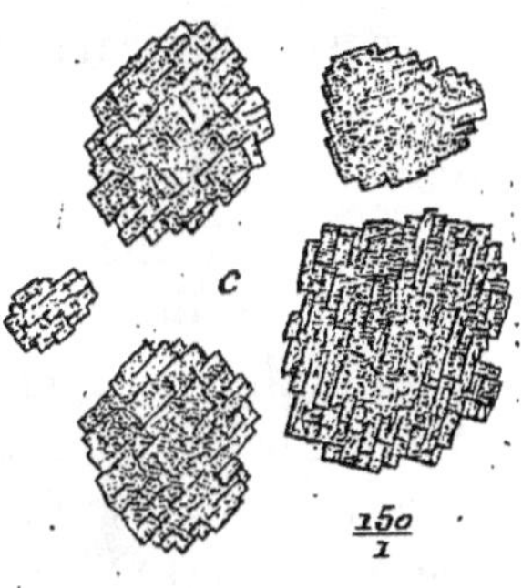


FIG. 87.

*a*, deux calculs de cholestérine articulés. — *b*, section d'un autre calcul où se voient des lamelles cristallines. — *c*, cristaux de cholestérine.

lieu à une flamme blanche, et laissent un résidu composé de carbonate de chaux, sel qui leur est souvent associé.

Les calculs du troisième groupe, relativement rares, sont formés par la combinaison des acides biliaires avec la chaux ; ils ont une teinte blanche, et, quand ils renferment de la matière colorante biliaire, ils présentent des zones concentriques, les unes blanches, les autres verdâtres ou brunâtres. A l'instar des calculs de cholestérine, ils peuvent avoir, à leur centre, comme le représente la fig. 88, une cavité anfractueuse, rappelant la pierre désignée par les minéralogistes sous le nom de géode. Dissoute dans l'alcool, la substance qui constitue les zones blanches de ces calculs donne naissance à des cristaux qui ont la forme d'aiguilles prismatiques, le plus souvent entremêlées, allongées, effilées à leurs extrémités, et composées de cholate de chaux. Les calculs formés par la combinaison de chaux et d'acides gras, plus rares encore,

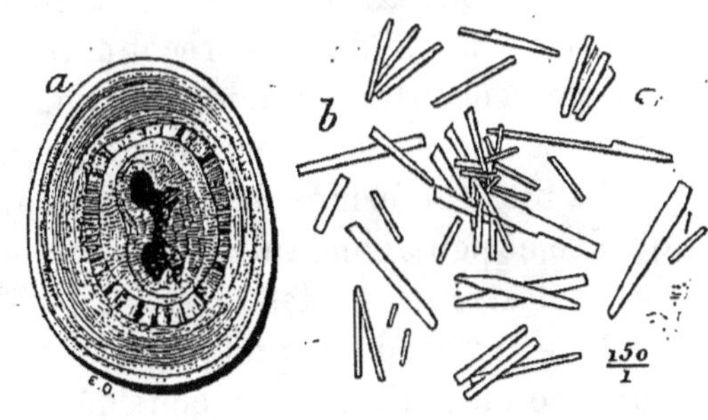


FIG. 88.

*a*, Calcul ayant une cavité centrale et formée de cholate de chaux et de matière colorante biliaire. — *b*, cristaux sous forme d'aiguilles prismatiques de cholate de chaux.

sont peu distincts de ces derniers, mais leurs réactions chimiques ne permettent pas de les confondre. Un calcul de stéarate de chaux fait partie de la collection du musée de Hunter (*Catalogue of calculi*, part. II, p. 188, et pl. XVII, fig. 58); Frerichs et Taylor ont rencontré, principalement chez les bovidés, des calculs presque entièrement composés de margarate de chaux.

Les calculs du quatrième groupe ne sont pas uniquement composés de carbonate de chaux, car, à part un cas décrit par Marcet, ce sel s'est toujours trouvé mélangé ou combiné avec d'autres substances. Le plus souvent, le carbonate de chaux ne forme que l'écorce du calcul, tandis que la matière colorante biliaire et la cholestérine constituent les parties centrales. Telle était la composition d'environ soixante calculs logés dans la vésicule d'un de nos malades. Ces calculs, représentés figure 89, sont, à l'état sec, plus légers que l'eau, blanchâtres et d'aspect nacré. Ils offrent à leur centre un noyau de matière colorante biliaire, puis une couche blanchâtre de cholestérine, une zone de matière colorante, et, enfin, une écorce feuilletée et nacrée faisant effervescence par l'acide acétique et presque tout entière formée de carbonate de chaux. Telle est la composition habituelle des calculs biliaires; nous devons reconnaître que d'autres substances y ont été rencontrées : acide urique, cuivre, fer, etc.; mais, comme ces substances sont exceptionnelles, elles ne nous arrêteront pas.

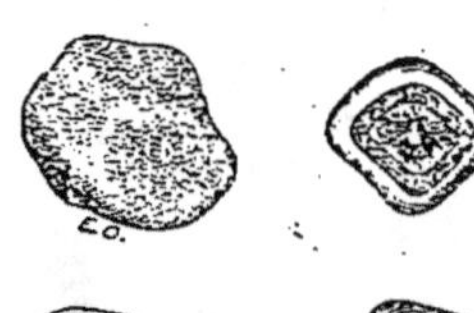
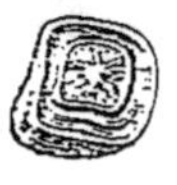
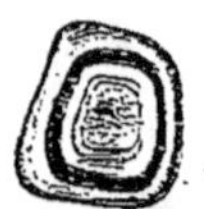

Fig. 89. — Calculs principalement formés de carbonate de chaux.

La bile renfermée dans la vésicule, en général décolorée, visqueuse et peu abondante, contient de petits graviers, des lamelles de cholestérine et des cristaux bacillaires de cholate de chaux. On lui a trouvé dans quelques cas une réaction acide, circonstance qui a conduit Frerichs à considérer l'acidité de la bile comme la condition de la formation des calculs. Quelques corrosions, rencontrées à la surface de ces corps étrangers, ont donné l'idée de la possibilité d'une dissolution, d'un fractionnement, ou même d'une destruction naturelle; mais, si on excepte le fractionnement qui peut résulter de la compression, les preuves d'un travail de dissolution ne sont pas faites.

*Migration et élimination; leurs accidents.* — S'il n'est pas démontré que les calculs biliaires puissent être modifiés ou détruits à l'intérieur des voies hépatiques, il est bien reconnu que ces corps étrangers émigrent souvent du lieu où ils ont pris naissance. Deux forces leur viennent en aide dans cette migration : d'une part, l'écoulement de la bile ; d'autre part, la contraction des voies biliaires. Poussés par une seule ou par ces deux forces simultanément, ces calculs changent de place, et, de la vésicule, qui est leur siège originel le plus commun, ils gagnent le canal cystique, le canal cholédoque, et l'intestin qui les rejette au dehors. Telle est leur voie naturelle d'élimination ; mais, celle-ci ne s'opère pas toujours d'une façon si simple. Assez souvent, le calcul biliaire, arrêté dans son parcours à travers le canal cystique ou le canal cholédoque, irrite la membrane muqueuse de ces conduits et peut l'altérer. De là résultent, indépendamment de crises douloureuses plus ou moins intenses, des lésions anatomiques des voies biliaires, et même du parenchyme hépatique, s'il y a rétention de la bile.

1° Lésions des voies biliaires. — Ces complications, très variables, se manifestent, tantôt sous la forme d'*atrophie* ou d'*hypertrophie* des parois de la vésicule ou des canaux biliaires ; tantôt sous celle d'*ulcération* avec ou sans rétrécissement consécutif, de *perforation* avec ou sans fistule biliaire, et, enfin, de *suppuration* plus ou moins étendue de ces mêmes parties ou angiocholécystite suppurée.

L'*atrophie*, simple effet de la pression exercée par la présence d'un calcul, se voit de préférence dans la vésicule biliaire, où elle se montre comme une légère dépression avec amincissement de la paroi, sans rougeur appréciable. D'une étendue variable, elle est fréquemment entourée d'un rebord saillant formé par l'hypertrophie des papilles de la membrane muqueuse, laquelle, en se généralisant, produit un chevelu qui donne aux calculs une apparence mûriforme ; ainsi s'établissent, selon le siège et la disposition des calculs, deux processus opposés et distincts. L'atrophie est le fait de la dénutrition des éléments de la vésicule ; l'hypertrophie est due à la formation d'un tissu fibreux nouveau, disposé par plaques et le plus souvent associé à l'augmentation de volume des fibres musculaires, comme dans les affections calculeuses de la vessie. C'est pourquoi, de même que celle-ci, la vésicule du fiel et les canaux biliaires présentent parfois un réseau de saillies avec poches où les calculs parviennent à s'enchatonner. Dans quelques cas, enfin, les parois de la vésicule, épaissie ou non, se rétractent par suite d'une inflammation scléreuse ; la cavité se rétrécit dans tous les sens, de telle sorte que les concrétions se trouvent emprisonnées, et pour ainsi dire hors d'état de nuire. Ajoutons qu'à l'inflammation de la membrane muqueuse, s'ajoute fréquemment de la péricholécystite avec adhérence aux tissus voisins et lésions de ces derniers, comme dans un cas personnel où un rétrécissement du duodénum vint compliquer la lithiase de la vésicule biliaire.

*Lithiase biliaire; péricholécystite propagée au duodénum; adhérences et rétrécissement de ce dernier.*

M. A..., blanchisseuse, âgée de 59 ans, mère de trois enfants, a toujours joui d'une bonne santé, excepté depuis 3 mois, où elle a été prise de troubles digestifs, de vomissements alimentaires et enfin d'un ictère suivi de crises de colique hépatique. Nous constatons à son entrée dans notre service d'hôpital que son estomac est très distendu et qu'il existe dans la région du pylore et de la vésicule bilaire une tumeur dure, résistante, du volume d'un œuf, qui conduit à diagnostiquer un épithéliome pylorique avec noyaux secondaires dans le foie, sinon un épithéliome de la vésicule biliaire, propagé au pylore, puisque l'estomac est secondairement dilaté et hypertrophié. Cet état se continue pendant deux mois, après quoi il survient une hématémèse, de la sécheresse des membranes muqueuses, de la prostration, du délire et la malade succombe.

Le foie volumineux, flasque et mou, offre une teinte verdâtre, tenant à une réplétion biliaire considérable. Les canaux, distendus par la bile, présentent des points ectasiés multiples. Les cellules hépatiques, vues au microscope, sont infiltrées de granulations graisseuses et de pigment biliaire; un tissu conjonctif abondant se rencontre au niveau des espaces portes. Le canal cholédoque, de dimensions presque égales à celles de l'intestin grêle, est bourré de calculs. La vésicule est distendue par une soixantaine de calculs qui ont enflammé sa paroi et l'ont fait adhérer au duodénum. Celui-ci est le siège, à un centimètre environ du pylore, d'un rétrécissement fibreux considérable, non épithélial, permettant à peine le passage d'un manche de crayon, et comme la membrane muqueuse de cet intestin ne présente pas trace d'ulcération, il en résulte que ce rétrécissement est bien l'effet de la propagation de l'inflammation de la vésicule au duodénum. L'estomac, énorme, a ses parois épaissies et sa cavité remplie d'un liquide noirâtre et de caillots sanguins; des taches noires formées par de petites hémorrhagies capillaires sont disséminées à la surface de sa membrane muqueuse.

Les *érosions* et les *ulcérations* liées à la présence des calculs ou de leurs arêtes, souvent aidée de l'action d'agents pyogènes ou septiques, ont leur siège habituel dans la vésicule biliaire, plus rarement dans les canaux hépatiques. D'une étendue variable, le plus souvent limitée aux dimensions du corps étranger, ces lésions, tantôt superficielles, ne dépassent pas la couche épithéliale et le réseau muqueux de Malpighi; tantôt profondes, s'étendent à une partie ou même à la totalité du derme muqueux. Dans le premier cas, elles se manifestent par des érosions suintantes, grisâtres ou rosées, qui se continuent d'une façon insensible avec la membrane muqueuse des voies biliaires; dans le second cas, elles apparaissent sous forme d'ulcères plus ou moins profonds, à bords irréguliers, décollés ou indurés, à fond purulent et parfois sanieux ou gangreneux.

La simple érosion, en permettant l'absorption de substances nuisibles, s'accompagne parfois d'un léger mouvement fébrile, mais sa cicatrisation est une guérison; au contraire, les ulcères profonds, indépendamment de la résorption qui peut s'opérer à leur surface, donnent naissance à des cicatrices qui, jouissant de propriétés rétractiles, amènent un rétrécissement plus ou moins considérable, ou même l'oblitération du réservoir ou des conduits hépatiques biliaires. Ce rétrécissement consécutif, quoique généralement circonscrit, s'oppose plus ou moins à l'écoulement de la bile et produit la dilatation des canaux situés en amont; aussi, son importance, variable suivant son siège, est-elle grande lorsque le canal cholédoque est atteint, beaucoup moindre quand c'est le canal cystique. Constitué par un tissu de cicatrice, le rétrécissement cholélithiasique est souvent difficile à différencier de ceux que nous avons étudiés plus haut et qui sont l'effet d'une maladie générale.

La distension de la vésicule par la bile a été quelquefois rencontrée lorsqu'un calcul, situé au niveau de son col et faisant l'office d'une soupape, permet l'entrée de la bile dans la vésicule et en empêche la sortie. La quantité de bile qui vient distendre la vésicule peut être considérable, elle était de huit livres dans un cas rapporté par Van Swieten, et dans un autre où Benson (citation de Frerichs, *Traité*, etc., 2e éd., p. 778), croyant avoir affaire à une ascite, pratiqua une ponction, il fut extrait deux litres de bile. Malheureusement, dans ces cas, la cause de la réplétion de la vésicule n'est pas indiquée. Dans une observation rapportée par Frerichs, ce réservoir, qui, à la suite d'accès de colique hépatique, était parvenu à descendre au-dessous de la crête iliaque, renfermait une grande quantité de bile brunâtre, mélangée de mucus purulent. La tumeur biliaire, comme l'hydronéphrose, disparaît, au reste, avec rapidité lorsqu'un calcul engagé dans le canal cystique ou le canal cholédoque se fraie tout à coup un passage dans l'intestin, sans laisser à sa suite d'ulcération ou de rétrécissement fibreux.

L'ulcère des voies biliaires qui ne se répare pas et continue à se creuser, détermine des adhérences avec les organes voisins, et finit par amener la perforation de la vésicule, plus rarement celle des canaux hépatiques, avec des accidents de péritonite, pour peu que la bile soit infectée, comme en témoignent les faits suivants.

*Lithiase biliaire; cholécystite suppurée et perforation de la vésicule; péritonite aiguë généralisée.*

G..., Jean, commissionnaire, âgé de 75 ans, présente, au moment de son admission dans mon service, à la région de l'hypochondre droit, une tumeur volumineuse constituée par la distension de la vésicule biliaire. Cinq jours plus tard, il est pris brusquement de violentes douleurs abdominales, suivies de vomissements verts, de ballonnement du ventre, de refroidissement des extrémités et de fréquence avec petitesse du pouls. Trois jours après, il succombe avec de l'hypothermie (35°,2). La vésicule biliaire, énorme, contient dans sa cavité un liquide purulent et une vingtaine de calculs formés surtout de matière colorante; ses parois suppurées sont le siège d'une perforation, qui permet l'introduction du petit doigt, et par laquelle le pus avait pénétré dans la cavité abdominale avec deux calculs. Le péritoine est tapissé d'un liquide puriforme et tous les viscères sont recouverts de fausses membranes récentes. Le foie offre un léger degré de cirrhose; le canal cholédoque et les canaux hépatiques sont fortement distendus, mais leurs parois ne sont pas suppurées. La rate est volumineuse; les autres organes ne présentent rien de particulier à signaler.

*Lithiase biliaire; perforation de la vésicule et péritonite aiguë consécutive.*

B..., Marie, ménagère, âgée de 63 ans, s'est toujours bien portée, à part une crise de colique hépatique, dont elle a été atteinte il y a six ans. Elle se sentait bien, quand elle fut prise tout à coup, pendant la nuit, de vives douleurs dans l'hypochondre droit, bientôt suivies de vomissements biliaires, hoquet, ballonnement du ventre, facies grippé, petitesse du pouls avec ictère. Quatre jours plus tard, elle succombait. Le foie est normal; le canal cholédoque distendu ne contient pas de calculs, le canal cystique est obstrué, la vésicule élargie est vide et ses parois, épaissies, laissent apercevoir une perforation au niveau de son fond. La cavité péritonéale contient environ deux litres d'un liquide coloré par la bile, et l'excavation pelvienne renferme, en outre, deux calculs biliaires; des fausses membranes de péritonite se voient à la surface des intestins. Les autres organes offrent simplement des lésions artério-scléreuses.

*Lithiase biliaire; cholécystite suppurée, perforation de la vésicule et péritonite consécutive.*

Un homme, ayant présenté pendant la vie des symptômes d'étranglement interne est amené mourant à l'hôpital.

A l'autopsie, on trouve un foyer purulent occupant l'hypochondre droit et limité en haut par le foie, en bas par le grand épiploon, et dans ce foyer, plusieurs petits calculs biliaires. La vésicule est complètement détruite par la suppuration. Le foyer purulent s'est ouvert dans la cavité péritonéale et a donné naissance à une péritonite aiguë qui a emporté le malade.

*Lithiase biliaire; cholécystite suppurée, et péricholécystite; mort subite.*

C..., Estelle, infirmière, âgée de 55 ans, est affectée depuis plusieurs années de coliques hépatiques et de troubles de la digestion. Le lendemain d'une violente crise douloureuse, elle meurt subitement. Le volume de son foie est normal; mais des fausses membranes font adhérer la vésicule, dont les parois sont épaissies, aux organes voisins. Ce réservoir est le siège de trois ulcères intérieurs, dont un très profond; il n'est pas perforé et renferme de la bile incolore, visqueuse, et six petits calculs verdâtres. Le canal cystique est dilaté et oblitéré par un calcul, au niveau de son abouchement dans le canal cholédoque, et ce dernier est, lui aussi, obstrué en partie par un calcul siégeant au niveau de l'ampoule de Vater. La rate est petite, les autres organes ne présentent rien à signaler.

*Lithiase biliaire; calculs dans le canal cholédoque, dans les canaux hépatiques et leurs branches ; absences de vésicule.*

S..., Marguerite, cuisinière, âgée de 51 ans, toujours bien portante, venait de rentrer d'Afrique où elle avait contracté des fièvres palustres, lorsque, à la suite d'un excès de fatigue, elle fut prise de violentes douleurs épigastriques, suivies de vomissements verts, de fréquence avec petitesse du pouls, prostration générale, sueurs froides, puis d'ictère, et succombait enfin, deux jours plus tard.

A l'autopsie, le foie est volumineux, très altéré; plus de trente calculs remplissent les branches des canaux hépatiques qui sont dilatés et injectés. L'ampoule de Vater peut permettre l'introduction d'un manche de crayon, et au-dessus d'elle, il existe un calcul arrondi, du volume d'une cerise; le canal cholédoque mesure de 3 à 4 centimètres de circonférence, la vésicule biliaire atrophiée est pour ainsi dire absente.

La perforation, fait habituel d'une suppuration ou d'une gangrène, est généralement occasionnée par un effort ou par un traumatisme. Dans le cas contraire, des adhérences solides finissent par réunir les parties voisines et la bile s'échappe de la vésicule dans le duodénum, le gros intestin, l'estomac, ou encore à l'extérieur, suivant la situation de la vésicule, et, de là, des *fistules bimuqueuses* ou *cutanées*, dont les plus fréquentes semblent devoir être celles des organes voisins de la vésicule biliaire. Une statistique établie par Murchison n'est toutefois pas conforme à cette manière de voir, car elle donne :

| | | |
|---|---|---|
| Fistules | duodénales . . . . . | 28 |
| — | coliques. . . . . . . | 7 |
| — | gastriques. . . . . . | 4 |
| — | cutanées . . . . . . | 70 |

La prédominance dans cette statistique des fistules externes sur les autres n'est pas seulement le fait de la position de la vésicule distendue qui se relève en avant et se rapproche du tégument externe; elle tient principalement à ce que les fistules externes, contrairement aux fistules internes, ne passent jamais inaperçues.

Les *fistules biliaires*, à part les cas d'épanchements péritonéaux, sont directes ou indirectes, selon que les deux cavités se trouvent en rapport immédiat ou réunies par l'intermédiaire d'une sorte de cloaque où s'épanche tout d'abord le liquide biliaire; elles surviennent d'une façon insidieuse, évoluent sans réaction appréciable, et présentent des symptômes variant avec chacune d'elles. Le tube digestif, voie naturelle d'élimination des calculs, est par cela même, malgré les statistiques, le siège le plus fréquent des fistules biliaires. Le duodénum, le côlon et l'estomac sont les organes qui se mettent particulièrement en rapport avec les voies d'excrétion de la bile. Les fistules *cystico-duodénales*, dont on compte près de cinquante observations, méritent surtout l'attention. Le fond de la vésicule ou une partie voisine adhère d'abord au duodénum, puis, une communication s'établit entre les cavités de ces organes. Par cette voie, des calculs très volumineux parviennent à passer dans l'intestin, sans provoquer de douleurs appréciables, ni d'ictère, sans bruit en un mot, ce qui a conduit à dire que les calculs volumineux étaient plus facilement rejetés que les petits. Cependant, malgré l'existence d'une fistule, les calculs ne sont pas toujours éliminés; ils peuvent être retenus dans la vésicule (observation de Després, *Bull. Soc. anat.*, Paris, 1876) ou bien, après être tombés dans l'intestin, ils s'y enclavent, déterminent les graves accidents de l'*iléus*, et, dans quelques cas, des perforations intestinales rapidement mortelles. Cependant, j'ai pu constater, après plusieurs auteurs, des guérisons de cet accident, dans lesquelles la vésicule, atrophiée ou simplement représentée par une petite poche, renfermait ou non des calculs enclavés, et communiquait avec la seconde portion du duodénum, par une sorte de ligament auquel correspondait une dépression de la membrane muqueuse intestinale, vestige de l'orifice duodénal. Les fistules *cystico-coliques*, plus rares que les fistules cystico-duodénales, permettent facilement l'émigration d'un calcul volumineux, en raison des dimensions du calibre du gros intestin, aussi connaît-on des exemples de guérison survenue dans ces conditions.

L'obstruction de l'intestin par des calculs n'est pas chose extrêmement rare; Mossé a pu ajouter 13 cas aux 25 observations déjà rassemblées par Murchison, et depuis lors, il a été publié d'autres faits. Rarement déterminée par des adhérences de la vésicule avec le duodénum, cette obstruction tient en général à la présence dans l'intestin d'un calcul biliaire plus ou moins volumineux, dont la pénétration s'est opérée par l'intermédiaire d'un trajet fistuleux, plus rarement par les voies naturelles. Presque toujours arrêtés dans le jéjunum ou l'iléon, ces calculs, uniques ou multiples, se rencontrent encore dans le gros intestin, particulièrement dans le cæcum, quelquefois même à peu de distance de l'anus. Il est démontré que, le plus souvent, ces corps étrangers oblitèrent le calibre de l'intestin, dont les parois sont injectées et violacées, tandis que la cavité, fortement dilatée au-dessus de l'obstacle, se trouve rétrécie un peu plus bas. La congestion des parois intestinales n'est pas le seul désordre à noter dans ces conditions; on a vu des calculs déterminer des ulcères purulents ou gangreneux et amener des perforations du duodénum, de l'iléon, de l'appendice vermiculaire, une typhlite ou une péritonite rapidement mortelle.

Les *fistules cystico-gastriques*, moins communes que les précédentes, ont un trajet parfois assez long et présentent des adhérences avec les organes voisins. Le plus grand nombre d'entre elles ont pour symptôme ordinaire le vomissement du calcul, et la plupart des auteurs sont d'avis que tout calcul biliaire rendu de cette façon implique l'existence de cette fistule. Si l'absence habituelle d'ictère et de colique hépatique dans ces conditions semble leur donner raison, il ne nous paraît pas impossible, cependant, qu'un calcul venu du duodénum ne puisse remonter dans l'estomac et en sortir par le vomissement. Ces fistules ont leur point de départ habituel dans la vésicule du fiel; mais quelques-unes peuvent provenir d'une lésion de l'estomac, ainsi que Ogle a pu s'en rendre compte dans le cas d'un grand ulcère de l'estomac qui avait entamé les parties externes du réservoir de la bile avec lequel il était sur le point de communiquer.

Frerichs a rapporté, enfin, un cas de communication artificielle du canal cholédoque et de la vésicule du fiel. Les rapports de la vésicule du fiel avec le bassinet et quelques faits d'émission de calculs biliaires à travers l'urèthre rendent très vraisemblable l'existence des fistules cystico-rénales, bien qu'elles n'aient pas encore reçu le contrôle de l'autopsie. Des fistules *cystico-vaginales*, par contre, auraient été vues par Fauconneau-Dufresne à la suite d'adhérences établies, au moment d'une grossesse, entre la vésicule du fiel et l'utérus.

Les fistules *biliaires cutanées*, toujours faciles à observer, ont à leur compte le plus grand nombre des faits connus. Barth et Besnier en ont réuni 30 cas, Murchison, 70, et Mossé, 121. Elles se rencontrent de préférence chez la femme au delà de quarante ans; le plus souvent spontanées, elles succèdent quelquefois à une opération pratiquée en vue d'ouvrir un abcès ou d'extraire un calcul; leur guérison est la règle, mais elles laissent, à leur suite, un petit trajet qui a de la peine à se fermer. Ces fistules sont la conséquence d'un travail d'ulcération lente qui passe à peu près inaperçu, ou encore d'une suppuration vésiculaire avec accidents plus sérieux; en toute circonstance, des adhérences, plus ou moins intimes, unissent la vésicule à la paroi abdominale, et il est exceptionnel de rencontrer un cloaque intermédiaire aux deux orifices. L'ouverture cutanée est en général située au niveau du fond de la vésicule, tantôt un peu au-dessous du rebord costal, tantôt à la région ombilicale, ou encore plus bas, à la région inguinale. De l'ouverture extérieure, s'échappent ordinairement un ou plusieurs calculs, et quelques-uns d'entre eux peuvent présenter un volume qui oblige le médecin à les extraire avec de grandes précautions pour éviter une péritonite. Ces fistules offrent un trajet toujours plus ou moins tortueux, des sinuosités, des coudes dans l'épaisseur de la paroi abdominale et au milieu d'adhérences péritonéales, et s'ouvrent parfois simultanément dans le côlon ou le duodénum (fistule mixte). Le liquide qui s'en écoule est formé, tantôt de pus et de bile mélangés, tantôt de ce dernier liquide en telle quantité qu'il peut s'élever dans les vingt-quatre heures jusqu'à 1 000 grammes; enfin, si le canal cystique vient à s'oblitérer, le liquide est simplement glaireux ou muqueux, sans trace de bile. Tel est le cas le plus favorable à la cicatrisation qui s'opère d'habitude tôt ou tard, et quelquefois assez rapidement, après l'issue des calculs.

La suppuration des voies biliaires, effet ordinaire d'une infection de provenance intestinale, est chose commune dans les fistules intestinales. Produite par l'un des agents dont nous avons parlé plus haut, elle s'étend à la plus grande partie des conduits du foie, gagne cet organe, et atteint, dans quelques cas, les branches de la veine porte dont les rapports avec les canaux hépatiques sont des plus intimes. Accident des plus sérieux, en ce sens qu'il peut infecter tout l'organisme, la pyléphlébite survenant dans ces conditions n'est pas très rare, puisque sur 127 cas personnels, nous en avons trouvé une dizaine dont voici quelques-uns :

*Lithiase biliaire, angiocholite et pyléphlébite suppurées.*

M..., Pauline, couturière, âgée de 27 ans, admise dans mon service le 12 mars 1888 pour des coliques hépatiques avec ictère, accuse sept crises du même genre depuis huit ans. Douze jours avant son entrée à l'hôpital, elle est prise à nouveau de violentes douleurs dans l'hypochondre droit, de vomissements quotidiens, et enfin d'ictère et de fièvre. Le facies est altéré, les yeux excavés, la voix éteinte, la langue sèche, la soif vive, l'ictère généralisé et intense avec pétéchies sur les deux jambes; des vomissements se produisent après chaque ingestion de liquides; les selles sont diarrhéiques et décolorées, le foie est douloureux, comme aussi les masses musculaires. Le pouls, petit, donne 136 pulsations à la minute; il y a 36 respirations. La température est de 39°, les urines, rares, contiennent les éléments de la bile et un peu d'albumine. Le lendemain, l'état s'aggrave, il survient un grand frisson et la température monte à 41°; puis les extrémités se refroidissent, la malade tombe dans le coma et meurt dans la nuit.

Le foie d'un vert foncé offre un volume à peu près normal. La vésicule et le canal cystique sont bourrés de calculs; il en est de même du canal cholédoque. Le canal hépatique, libre, est considérablement distendu ainsi que tous les conduits biliaires intra-hépatiques. Les branches de la veine porte qui se distribuent au lobe droit contiennent des coagulums fibrineux, pour la plupart ramollis, puriformes ou verdâtres; et vers la partie moyenne du bord postérieur de ce même lobe, à côté d'une branche suppurée de la veine porte, il existe un abcès du volume d'une noix, à bords irréguliers, mal limités, entouré d'une zone de congestion intense, et qui renferme un pus crémeux, brun verdâtre. Les autres organes ne présentent rien de particulier à signaler, à part un petit foyer hémorrhagique d'origine récente et situé à la partie antérieure de la protubérance.

D..., Marie, domestique, âgée de 38 ans, admise dans notre service le 25 janvier 1889, est en butte, depuis un mois, à des accès de fièvre, commençant par de violents frissons, se terminant dans la nuit par des sueurs et revenant presque chaque jour, avec des oscillations de température entre 38° et 39°,5. Elle a le facies altéré, les traits tirés, les yeux excavés, et souffre en outre dans la région du foie. Le pouls est petit et rapide, la langue sèche, la prostration de plus en plus considérable; il survient du délire et la malade meurt dans le coma quinze jours après son entrée à l'hôpital.

Le foie est de couleur pâle; la vésicule, petite, contient un peu de bile épaisse; les conduits biliaires sont distendus et leur membrane est injectée, en voie de suppuration, mais on n'y trouve pas de calcul. Toutefois la branche de la veine porte qui se rend au lobe droit du foie, présente un caillot blanchâtre, ramolli, qui se prolonge dans les ramifications de ce vaisseau.

J..., Héloïse, lingère, âgée de 28 ans; souffre d'un ictère précédé de coliques depuis 3 mois, elle a beaucoup maigri et se trouve atteinte de frissons et de sueurs depuis deux mois. Son facies est pâle, altéré, sa langue sèche, sa soif intense; mais, en outre, elle a des vomissements incoercibles, une diarrhée profuse, un pouls petit et faible, 120; puis il survient de la dyspnée, du subdélire, du coma et elle succombe le vingtième jour de son admission à l'hôpital.

Le foie est criblé d'abcès plus ou moins volumineux, contenant un pus épais verdâtre. La vésicule et le canal cystique renferment de nombreux calculs; leurs parois sont suppurées. Les conduits biliaires intra-hépatiques sont distendus et contiennent un mélange de bile et de pus; les branches hépatiques de la veine porte contiennent des caillots fibrineux, en partie ramollis. La rate est volumineuse; mais les autres organes ne présentent rien à signaler.

J..., Auguste, menuisier, âgé de 74 ans, devient jaune, et tout à coup ictérique, en même temps qu'il est pris de vomissements bilieux et de diarrhée; puis apparaissent des frissons répétés suivis de sueurs abondantes, la température oscille entre 39 et 39°,5; il survient de l'insomnie, du délire, du coma et la mort, 19 jours après le début des accidents.

Un calcul obstrue le canal cholédoque, à un centimètre au-dessus de l'ampoule de Vater. Le foie, petit, pèse 1 500 gr., la vésicule est vide et le canal cystique bouché par un calcul. Les canaux hépatiques sont enflammés et les branches de la veine porte contiennent des caillots jaunâtres, presque ramollis.

Les autres organes ne présentent rien de particulier à noter, si ce n'est une toute petite végétation, récemment développée sur une des valvules sigmoïdes de l'aorte.

2° Lésions du foie. — Les altérations du parenchyme hépatique ne diffèrent pas de celles qui succèdent à la rétention de la bile; elles sont, comme ces dernières, tantôt scléreuses, tantôt suppurées. Les premières se montrent sous la forme de la cirrhose biliaire (voy. p. 621) dans les cas d'obstruction prolongée sans infection, comme chez un de nos malades, âgé de quarante ans, qui succomba huit mois après un ictère produit par l'arrêt, en arrière du sphincter du canal cholédoque, d'un calcul du volume d'un petit œuf de poule, ou encore dans les cas d'obstruction d'une des branches du canal hépatique. Les secondes, plus fréquentes que les premières, se traduisent par des abcès situés sur le trajet des canaux hépatiques ou disséminés dans la profondeur du foie; mais ces abcès ne différant pas de ceux qui ont été décrits plus haut (voy. p. 637), nous nous dispenserons d'en parler.

*Symptomatologie.* — Les nombreux désordres anatomiques liés à la lithiase biliaire donnent forcément naissance à des phénomènes multiples et variés, à savoir : la colique hépatique et les troubles nerveux divers qui s'y associent; l'ictère et les autres phénomènes résultant de l'obstruction des voies biliaires; enfin, la fièvre et les phénomènes d'insuffisance hépatique qui viennent parfois compliquer ces accidents.

La *colique hépatique*, qui est l'un des phénomènes les plus communs de la lithiase biliaire, éclate en général peu après le repas, sans doute parce qu'à ce moment la vésicule se contracte pour déverser dans l'intestin la bile qu'elle tient en réserve; le calcul s'engage alors dans le canal cystique, le traverse, ainsi que le canal cholédoque et l'orifice duodénal, à moins d'être refoulé dans la vésicule ou arrêté pendant son parcours. La présence de ce corps étranger irrite la membrane muqueuse des canaux et détermine des spasmes successifs, lesquels se traduisent par des crises douloureuses. Celles-ci ont un début brusque instantané, et siègent dans la région de l'hypochondre droit, d'où elles irradient vers le creux épigastrique, autour de l'ombilic, dans la région de l'épaule droite ou de l'extrémité inférieure de l'omoplate (point scapulaire). Elles se font remarquer par une intensité souvent excessive qui arrache des cris aux malades, les oblige à se tourner, à se rouler dans le lit, et à chercher les positions les plus variées pour calmer leurs souffrances. Continues avec paroxysmes et rémissions, ces douleurs, comparées par les malades à des déchirures, à des tortillements, à des élancements, à des brûlures, se suivent à intervalles plus ou moins rapprochés et constituent l'accès de colique hépatique. Composées d'une série d'accès, les crises durent de quatre à douze heures et persistent quelquefois pendant plusieurs jours, avec des intervalles de calme, sans que le malade puisse s'avouer entièrement soulagé. D'ordinaire apyrétiques, elles s'accompagnent quelquefois d'élévation de la température du corps, et, comme certains malades se plaignent de frissons, il en résulte qu'elles peuvent faire croire à un accès de fièvre; Peter prétend même que la température de l'hypochondre droit s'élève de quelques dixièmes de degré au moment des crises douloureuses. Peu de temps après le début de l'accès, surviennent des vomissements pénibles, d'abord alimentaires si l'estomac est rempli d'aliments, puis glaireux, verdâtres et bilieux. Pendant ce temps, le foie augmente de volume et la région de la vésicule devient douloureuse à la percussion. Le plus souvent, la crise cesse comme elle a commencé, d'une façon brusque, instantanée, et le malade ressent une sensation de bien-être, preuve que le calcul a franchi l'orifice duodénal; il survient ensuite une émission abondante d'urines claires, et l'ordre se rétablit.

Ce tableau est celui des crises aiguës; mais, à côté de celles-ci, il y a des accès de colique hépatique moins intenses et qui durent plus longtemps. Nous avons été consulté dans plusieurs circonstances pour des malades souffrant depuis des mois et même des années, soit dans l'hypochondre droit, soit à l'épigastre, et qui, en présence d'un dégoût des aliments et d'un état de maigreur progressive, inquiétaient vivement leur famille. La douleur, survenant d'une façon irrégulière, était parfois accompagnée de vomissements et se manifestait à tout instant, non pas spécialement dans la nuit, vers deux heures du matin, comme les crampes d'estomac dans la dyspepsie. Sous l'influence des opiacés, de la morphine surtout, dirigés contre la souffrance, et de purgatifs répétés, dans le but d'exciter la contraction des voies biliaires et de faire cheminer le calcul, nous avons toujours vu disparaître ces accidents, liés, selon toute vraisemblance, à la présence de calculs dans le canal cystique, puisque, dans tous ces cas l'ictère faisait défaut et les vomissements étaient peu fréquents Les faits de ce genre, qui sont loin d'être rares, conduisent à admettre l'existence de deux sortes de colique hépatique, l'une cystique, l'autre cholédoque, selon que le calcul s'arrête et séjourne dans l'un ou l'autre de ces canaux. La première, souvent peu intense et de longue durée, est d'autant plus difficile à reconnaître qu'elle n'est pas accompagnée d'ictère. La seconde, plus aiguë, a l'ictère pour symptôme habituel et échappe moins à l'attention du médecin.

L'ictère apparaît, non pas immédiatement après la colique hépatique, mais au bout de vingt-quatre ou quarante-huit heures; à peine appréciable et passager dans quelques cas, il acquiert d'autres fois l'intensité de tout ictère par rétention, et s'accompagne de la décoloration des matières fécales qui prennent un aspect argileux, dû en partie à l'absence de la bile, en partie à la présence de graisses non émulsionnées. Les urines, diminuées de quantité, épaisses et de teinte acajou, présentent les réactions de Gmelin et de Pettenkofer. En même temps, l'appétit se perd, il existe un état saburral des voies digestives, du dégoût pour les aliments qui, à part le lait, sont mal supportés; puis, si l'ictère persiste, il survient du prurit et un amaigrissement souvent rapide. La durée de ce syndrome est en rapport avec le séjour du corps étranger au sein des voies biliaires; aussi, lorsqu'on prend la peine de passer les garde-robes au tamis, retrouve-t-on habituellement ce dernier, trois ou quatre jours après le début de l'attaque, à moins qu'il ne fasse retour dans la vésicule du fiel ou que, refoulé dans l'estomac, il ne soit rendu par le vomissement.

La crise de colique hépatique, soit par l'intensité de la souffrance, soit par le fait d'une intoxication semblable à celle qui résulte, dans certains cas, du cathétérisme de l'urèthre, est parfois accompagnée de troubles nerveux divers : frissons, névralgies, convulsions, tétanie, lipothymie ou syncope, et même de troubles vaso-moteurs : congestions et hémorrhagies. Malgré leur concomitance habituelle avec l'accès douloureux, ces troubles peuvent exister en l'absence de vives douleurs, preuve qu'ils ne sont pas le simple résultat de la souffrance. Un directeur de l'hôpital Saint-Antoine, atteint à plusieurs reprises de coliques hépatiques, accusait à chaque crise des frissons d'une intensité excessive, avec chair de poule et claquements de dents, comme s'il se fût agi d'un accès de fièvre intermittente; son pouls, augmenté de fréquence, indiquait une sorte de chorée cardiaque, après quoi, il était pris de vomissements abondants, de hoquet et d'ictère vers le troisième jour. L'ataxie du cœur, des crises graves d'asystolie, de faux accès d'angine de poitrine, des accès dyspnéiques intenses avec cyanose, refroidissement des extrémités et suffocation imminente, se montrent encore dans certaines attaques de lithiase hépatique. Des convulsions épileptiformes, de la paralysie[1], de la tétanie[2] ont été également observées. Une de nos malades présentait des phénomènes tétaniques[3], de la cyanose des extrémités, un facies grippé, des yeux excavés, des vomissements porracés, un pouls imperceptible et de profondes inspirations qui lui donnaient l'aspect d'une cholérique. La lipothymie et la syncope font parfois aussi cortège aux crises de colique hépatique, et la mort subite[4] semble en avoir été la conséquence à la suite, sans doute, d'un acte réflexe venant arrêter le cœur ou la respiration. Des désordres moins sérieux, tels que : congestion pulmonaire, hémoptysie[5], œdème des extrémités inférieures[6], dilatation du cœur droit avec insuffisance tricuspidienne[7], ont été aussi mentionnés.

La sécrétion biliaire ne tarde pas à diminuer ou à s'arrêter durant la crise hépatique, ainsi qu'il arrive pour l'urine dans la colique néphrétique; c'est pourquoi la vésicule biliaire est rarement distendue; nous voyons là, d'ailleurs, l'effet d'une loi générale qui s'applique à toutes les glandes. Au bout d'un certain temps la sécrétion tend à reparaître; mais, s'il y a altération du parenchyme hépatique, elle est peu abondante.

Les crises de colique hépatique sont apyrétiques, excepté dans quelques cas où il s'y ajoute des accès de fièvre à type intermittent. Ces accès, en rapport avec le passage du sable biliaire ou des calculs ont été justement comparés à ceux que détermine le passage d'un cathéter dans l'urèthre (Budd). Ils débutent avec la douleur, se traduisent par une élévation de température qui peut monter jusqu'à 40°, et surviennent à chaque reprise douloureuse, ou bien, de même que chez le directeur d'hôpital dont nous avons parlé plus haut, ils ne s'associent à aucune vive souffrance et sont à peu près le seul indice de la migration des calculs. Ces accès fébriles, comme ceux qui succèdent au passage d'un cathéter, ne durent pas et ne peuvent être confondus avec la fièvre résultant d'une angiocholite suppurée. Liée à l'obstruction et à

1. P. de Gennes, Paralysie motrice et sensitive du bras droit consécutive à la colique hépatique (*France méd.*, Paris, 1883, p. 667).

2. J. Cyr, Traité de l'affection calculeuse du foie (*Revue de méd.*, Paris, 1887).

3. A. Gilbert, Coliques hépatiques et tétanie (*Compt. rend. Soc. de biologie*, Paris, 1897, p. 108).

4. Brouardel, Mort subite pendant un accès de colique hépatique (*Ann. d'hyg. publique et de méd. légale*, mars 1882).

5. Cassoute, Un cas d'hémoptysie au cours d'une colique hépatique (*Bull. méd.*, Paris, 1897, p. 821).

6. N. Gueneau de Mussy, *Clinique méd.*, Paris, 1874-75, t. II, p. 73.

7. Potain, *Note sur un point de la pathol. des dilat. cardiaque d'origine gastro-hépatique*, Paris, 1878.

l'infection, cette dernière, comme l'endocardite ulcéreuse qui lui fait parfois cortège, ayant été décrite plus haut (voy. p. 638), ne peut nous arrêter davantage.

Une fois parvenu dans le duodénum, le calcul biliaire chemine à travers l'intestin et en sort avec les matières, sans provoquer aucune souffrance. Dans quelques cas, pourtant, ce corps étranger, par suite de son volume, du faible calibre ou de l'exagération de la sensibilité de l'intestin, devient la source d'accidents nouveaux pouvant aboutir à *l'occlusion* ou à la *perforation* du tube digestif.

L'*iléus* ou occlusion intestinale par calculs biliaires est un accident assez commun, puisque Galliard prétend qu'il y en a bien deux cents cas connus. Plus fréquente chez la femme que chez l'homme, l'occlusion intestinale est produite par des calculs d'une longueur de 3 à 8 centimètres, pesant jusqu'à 55 et 60 grammes, qui, se trouvant dans l'impossibilité de traverser les voies naturelles, parviennent la plupart du temps, à travers une fistule cystico-duodénale ou cystico-colique, dans l'intestin, où ils s'arrêtent de préférence dans la dernière portion de l'iléon, au niveau de l'S iliaque. Mais, au lieu d'un énorme calcul, ce sont parfois des agglomérations lithiasiques qui sont retenues dans l'intestin, ou encore un calcul peu volumineux qu'arrête un spasme de cet organe, comme l'ont démontré quelques autopsies, et, aussi, plusieurs laparotomies.

Le début de cette complication se manifeste tantôt par de violentes coliques intestinales siégeant dans un point quelconque de l'abdomen et particulièrement à la région ombilicale, tantôt par des douleurs sourdes survenant de temps à autre, sans arrêter entièrement le malade. Ces douleurs sont suivies de vomissements abondants, tout d'abord bilieux, et qui ne tardent pas, si l'obstacle est complet, à devenir fécaloïdes; puis, il survient du tympanisme, et, dans quelques cas, une suppression absolue des émissions gazeuses par l'anus, un arrêt des matières fécales, des éructations et du hoquet. Le palper abdominal, qu'il faut pratiquer avec la main appliquée à plat, permet habituellement de découvrir un point douloureux et de sentir une tumeur, sinon de l'empâtement, vers l'ombilic ou dans l'une des deux régions iliaques; mais, souvent aussi, cette exploration demeure sans résultats. Pour la compléter, il convient d'y ajouter le toucher rectal, puisque, dans un cas rapporté par Ord, le calcul se trouvait fixé au-dessus du sphincter anal.

La durée moyenne de ces accidents est de six à dix jours; leur guérison est la règle lorsqu'il y a expulsion spontanée du calcul.

Dans le cas contraire, la mort, à moins d'une opération chirurgicale, est amenée par l'obstruction intestinale avec ou sans péritonite. Effet ordinaire d'une perforation, celle-ci ne tarde pas à se généraliser et présente ainsi une gravité excessive.

Les signes de ce désordre diffèrent de ceux d'un étranglement interne par l'intermittence de la douleur; néanmoins, le diagnostic offre les plus grandes difficultés sans l'appui des antécédents de cholélithiase. Ceux-ci, par malheur, font presque toujours défaut, et en particulier l'ictère, puisque les gros calculs ne cheminent guère à travers le canal cholédoque. L'examen attentif des évacuations alvines, celui des matières vomies méritent la plus grande attention, en ce sens que l'expulsion par l'anus d'un calcul à facettes, comme aussi la présence d'un cholélite rendu par vomissement ont quelquefois permis de reconnaître l'origine de l'iléus. Si le doute persistait, en présence d'accidents sérieux, il ne faudrait pas hésiter à recourir à la laparotomie exploratrice.

A côté de ces accidents, il en est de plus communs qui se groupent sous les deux chefs suivants : phénomènes d'*auto-intoxication*, phénomènes d'*auto-infection*. Ils résultent : les premiers, de la rétention mécanique de la bile (voy. p. 620); les seconds, de l'envahissement des voies biliaires par des microbes intestinaux, et de la suppuration qui en est la conséquence (voy. *Angiocholécystite suppurée*). Hémorrhagies, hypothermie, prostration, délire et coma sont les principaux phénomènes de l'auto-intoxication ou insuffisance hépatique; accès de fièvre, adynamie et délire, constituent ceux de l'auto-infection.

*Évolution et modes de terminaison.* — La lithiase biliaire offre une évolution des plus variables : tantôt, elle demeure latente pendant un grand nombre d'années sans amener le moindre accident, tantôt elle donne naissance à des douleurs d'une intensité excessive, généralement suivies de vomissements et d'ictère. Enfin, quand l'ictère persiste et s'accentue, le malade maigrit et se trouve menacé de phénomènes d'auto-intoxication et d'auto-infection. Au lieu d'accidents aigus, la lithiase se manifeste quelquefois par des douleurs vagues, persistantes, par de rares vomissements, de l'inappétence, du dégoût pour les aliments, et enfin par l'expulsion de graviers, sinon par des désordres plus sérieux. Les graviers proviennent de deux sources ; ou bien de la perforation des voies biliaires bientôt suivie de péritonite, ou bien de l'obstruction de l'intestin par un calcul qui produit des phénomènes d'étranglement et quelquefois sa perforation. Dans ces conditions, la durée de la lithiase est purement accidentelle et ne peut être fixée; aussi ses modes de terminaison sont-ils fort divers.

La cessation rapide d'une crise de colique hépatique n'implique pas absolument l'idée de guérison, attendu qu'il est difficile d'affirmer que la vésicule soit vide de calculs, et qu'il ne s'en formera pas à nouveau; ce que l'on sait d'une façon générale, c'est qu'une première crise hépatique est presque toujours suivie d'autres crises plus ou moins intenses. Une guérison définitive est cependant loin d'être impossible, car on voit nombre de personnes, après une première série d'accidents, cesser de souffrir pour le reste de leur existence. Sur 117 malades traités par nous dans les hôpitaux, 92 sont sortis améliorés, sinon guéris.

La terminaison fatale s'opère de différentes façons; nos 25 décès se répartissent, à cet égard, comme il suit :

| | |
|---|---|
| Morts par insuffisance hépatique . . . . . . . . | 9 |
| — par perforation de la vésicule et péritonite. | 4 |
| — par péricholécystite. . . . . . . . . . . | 1 |
| — par pyléphlébite. . . . . . . . . . . . . | 4 |
| — par suppuration des voies biliaires. . . . . | 2 |
| — par cirrhose biliaire. . . . . . . . . . . | 3 |
| — par suite d'opération chirurgicale. . . . . | 2 |

Sémiologie. — Les nombreuses modalités de la lithiase biliaire nous mettent à même de comprendre les difficultés inhérentes au diagnostic de cette affection. Les concrétions développées dans les canaux hépatiques ne déterminent habituellement que de légères douleurs, et il leur arrive, comme à ceux de la vésicule, de traverser le canal cholédoque et son orifice, sans provoquer aucun trouble apparent; aussi, découvre-t-on parfois dans les selles, des calculs biliaires dont l'existence n'avait pas même été soupçonnée. A part quelques douleurs vagues, les concrétions de la vésicule demeurent à l'état latent jusqu'au moment où elles la distendent d'une façon suffisante pour être senties à travers la paroi abdominale, et forment un cylindre d'une étendue de plusieurs centimètres, comme le montre la figure 90. Toutefois, si elles viennent à se déplacer, elles cheminent dans le canal cystique, le canal cholédoque, et mettent en jeu l'appareil symptomatique de la colique hépatique. Le siège de ce syndrome, et particulièrement la douleur qu'il provoque dans l'hypochondre droit, les régions de la vésicule ou de l'épigastre, ses caractères et surtout son début brusque, une ou deux heures après le repas, les phénomènes réflexes : vomissements, frissons, etc., qui s'y associent, la petitesse du pouls et urtout l'ictère, sont autant de signes dont l'ensemble et la succession appartiennent uniquement à la lithiase hépatique. En effet, les douleurs inhérentes aux néoplasies des voies biliaires n'ont ni la soudaineté, ni l'intensité des coliques hépatiques; néanmoins le diagnostic différentiel de ces affections est souvent difficile. L'état de la vésicule n'est pas toujours de nature à nous renseigner, car, si ce réservoir diminue de volume et s'atrophie dans certains cas d'obstruction calculeuse du canal cholédoque, ce n'est, en général, que tardivement et même lorsque l'oblitération est totale, attendu qu'une obstruction récente et incomplète a plutôt

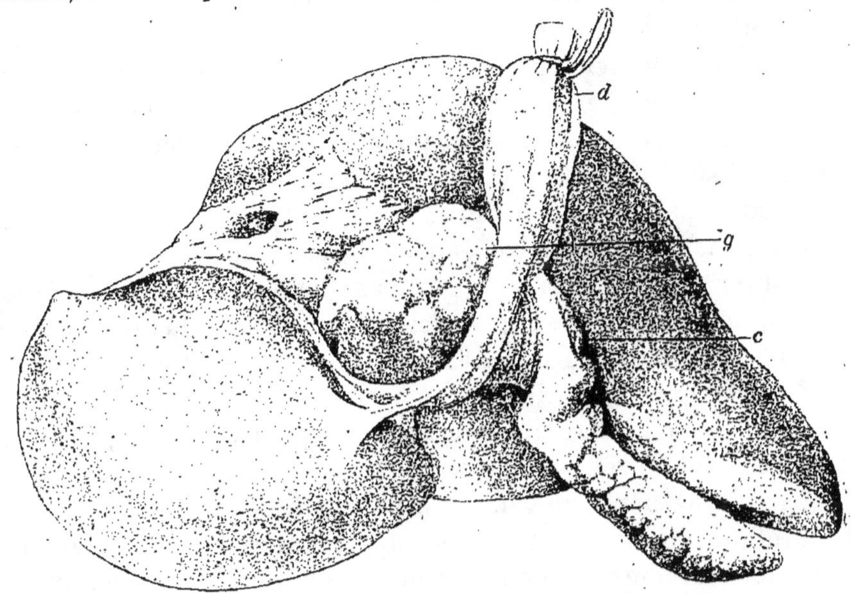


Fig. 84. — Foie entier vu par sa face inférieure ou concave.

*g*, ganglions lymphatiques du hile du foie atteints de fibrome embryonnaire et comprimant les voies biliaires. — *c*, canal cystique obstrué par un calcul. — *v*, la vésicule distendue par 312 calculs. — *d*, la seconde portion du duodénum sectionnée et relevée.

pour effet la distension de la vésicule; mais, si le signe de Courvoisier-Terrier n'a pas toute la signification que lui attribuent ces auteurs, il ne doit pas moins entrer en ligne de compte dans le diagnostic de ces affections. Aussi, pour différencier la lithiase des néoplasies des voies biliaires et de la tête du pancréas, convient-il de s'appuyer, en outre, sur les antécédents des malades qui souvent ont eu des crises antérieures de coliques hépatiques, sur le moment et la rapidité d'apparition des accidents, et enfin sur l'état de la santé générale, toujours meilleure avec la lithiase qu'avec le cancer.

Quand l'ictère fait défaut, la lithiase biliaire n'est pas moins susceptible d'être confondue avec un grand nombre d'affections : bien souvent, j'ai été appelé à Paris ou en province pour de pauvres malades, effrayés de se voir dépérir, impatients de ne pouvoir se débarrasser de douleurs intermittentes, ressenties depuis plusieurs mois à l'hypochondre droit ou à l'épigastre. S'agit-il alors d'une affection calculeuse du canal cystique ou d'un simple trouble dyspeptique, d'une névralgie ou de tout autre accident? Pour résoudre cette question, il est nécessaire de soumettre le foie et l'estomac à un examen attentif, d'autant plus que ces deux organes peuvent être simultanément affectés. L'enclavement de calculs dans le canal cystique se traduit par une douleur vive, térébrante ou brûlante à l'épigastre, de préférence au niveau de la vésicule du fiel distendue, et qui irradie vers le dos, l'épaule droite, le cou etc., et s'accompagne d'agitation et de phénomènes reflexes divers, tels que frissonnements, vertiges, lipothymies, etc. La dyspepsie flatulente ou acide se distingue par des sensations de brûlure, par le siège habituel de la souffrance à l'épigastre ou encore dans l'hypochondre gauche (grosse tubérosité), par son apparition presque régulière plusieurs heures et souvent quatre ou cinq heures après les repas, c'est-à-dire de 5 à 7 heures du soir, de 1 à 3 heures du matin, enfin par des troubles digestifs manifestes, tels que météorisme stomacal, éructations, bâillements, vertiges, etc. La névralgie intercostale a pour caractère principal des points douloureux spéciaux.

La colique hépatique ne sera pas confondue avec la colique néphrétique du côté droit, si on se rappelle que dans cette dernière la douleur irradie vers l'aine, et qu'il se produit une diminution notable des urines; la colique saturnine, parfois accompagnée de vomissements verdâtres, se distingue par son siège au pourtour du nombril, par le caractère de la souffrance qui diminue sous l'influence de la pression de l'abdomen, par l'aplatissement de ce dernier en forme de bateau, et par une constipation opiniâtre. Une obstruction intestinale avec ictère peut encore en imposer pour de la lithiase hépatique, mais le siège de la douleur, les troubles intestinaux, le palper abdominal permettront d'éviter l'erreur; toutefois, la question d'un *iléus* calculeux doit se poser, si surtout l'ictère vient à disparaître.

Le pronostic de la lithiase biliaire est des plus bénins ou des plus graves. Si, dans la majorité des cas, les crises de colique hépatique se terminent heureusement, il ne faut pas oublier que le patient demeure sous l'imminence de dangers sérieux, ou même rapidement mortels. Les récidives sont possibles, car il est rare que tous les calculs contenus dans la vésicule biliaire soient évacués en une fois; puis, il y a lieu de craindre la formation de concrétions nouvelles. Il convient de rappeler, cependant, que des cas anciens et très graves, même avec un ictère prononcé, ont fini par une terminaison favorable, lorsqu'ils n'étaient compliqués d'aucun état fébrile. Plusieurs auteurs, Van Swieten, Portal, Frerichs, etc., ont vu des faits de ce genre, et il m'est arrivé de constater une guérison rapide à la suite d'un purgatif chez une femme d'une soixantaine d'années, atteinte depuis huit mois d'un ictère des plus intenses. Le calcul, qui fut retrouvé dans les matières intestinales, était vraisemblablement arrêté au niveau de l'orifice duodénal, en sorte qu'une contraction, provoquée par le purgatif, a suffi pour le faire descendre dans l'intestin.

La persistance de l'ictère, les hémorrhagies, le délire, la prostration, la somnolence constituent, même en l'absence de tout état fébrile, autant de signes fâcheux. Une fièvre continue avec paroxysmes indiquant la suppuration et l'infection biliaires, est le signe d'une situation sérieuse; les manifestations d'un iléus, pour être moins graves, ne sont pas moins redoutables.

Prophylaxie et Thérapeutique. — Pour être efficace, la prophylaxie de la lithiase hépatique doit reposer sur des connaissances étiologiques certaines. Celles-ci malheureusement laissent à désirer; mais, si on n'est pas définitivement fixé sur la nature des états généraux qui engendrent les calculs biliaires, il est incontestable que ces corps étrangers dépendent souvent d'une cause locale, ou d'une lésion de la vésicule, comme le cancer de ce réservoir nous en donne l'exemple. En conséquence, tout désordre anatomique de la vésicule doit être traité, et l'indication première serait d'agir sur sa membrane muqueuse par une substance qu'éliminerait la bile. Des causes prédisposantes s'ajoutant toujours à la cause déterminante, une hygiène et un régime appropriés sont de la plus grande nécessité. Il convient donc d'éviter un travail intellectuel excessif, de se livrer à des exercices physiques quotidiens, de stimuler la peau par des lotions froides alcoolisées, par des douches suivies de frictions sèches ou de massage, afin d'exciter la circulation et l'activité des échanges de l'organisme. Le régime sera composé de viandes grillées, peu grasses, de lait, d'œufs, de fromages faits, de fruits si l'estomac les supporte, de légumes verts et principalement de pommes de terre. Le pain et les autres féculents entreront pour une faible part dans l'alimentation; les repas, au nombre de trois au moins, seront réguliers, et un vin léger coupé d'une eau minérale faible : Evian, Vals, Vittel, Pougues, etc., servira de boisson, à moins d'une dyspepsie concomitante, dans lequel cas, le mieux sera de se contenter de boire de l'eau pure ou additionnée d'une très faible quantité de cognac.

Le traitement de la lithiase biliaire est médical ou chirurgical. Le *traitement médical* poursuit deux buts principaux : combattre les accès de colique hépatique, et favoriser l'évacuation des concrétions calculeuses dans l'intestin. Un seul et même agent, la morphine, parvient le plus souvent à les atteindre, car calmer la douleur, c'est contribuer à l'élimination des calculs. Effectivement, la colique hépatique étant l'effet d'un spasme réflexe des voies biliaires, l'indication est de s'opposer à ce réflexe. Or, quelques agents possèdent cette propriété; de ce nombre sont les bromures, le chloral, le chloroforme, l'opium et particulièrement la morphine. Ce dernier médicament, étant de beaucoup le plus actif, le plus prompt et le plus facile à employer, est celui auquel nous donnons la préférence. Frerichs avait reconnu les bons effets de la morphine à dose modérée, à une époque où l'usage des injections hypodermiques n'était pas encore vulgarisé ; depuis lors, un grand nombre de médecins ont eu recours aux piqûres de morphine, c'est le mode d'emploi qui convient le mieux, tout au moins dans les crises violentes de colique hépatique.

Mais, le choix d'un médicament et de son mode d'emploi n'est pas tout, il faut encore que ce médicament soit porté à une *dose suffisante*, et, pour cela, il est nécessaire d'être fixé sur le but à atteindre. Celui-ci étant de faire cesser le spasme qui la plupart du temps arrête le calcul, le moyen doit consister à *éteindre la souffrance.* Telle est, depuis plusieurs années, notre manière d'agir dans le traitement des coliques hépatiques et des coliques néphrétiques; nous n'avons qu'à nous en féliciter. Nous pratiquons tout d'abord, suivant l'âge du sujet, sa susceptibilité nerveuse et l'intensité de ses souffrances, une première injection de 1 à 2 centigrammes de chlorhydrate de morphine; si la souffrance est calmée d'une façon insuffisante, il est fait au bout de dix minutes, un quart d'heure au plus, une nouvelle injection de 1/2 ou 1 centigramme; puis, nous attendons le même espace de temps et une troisième injection est pratiquée, parfois une quatrième, jusqu'à ce que la douleur soit entièrement éteinte. Alors seulement, le calcul, n'étant plus retenu par la contraction du conduit biliaire, devient libre, et, à moins d'être par trop volumineux, il est chassé par la bile jusque dans l'intestin. Pour obtenir ce résultat, il est nécessaire d'avoir du temps devant soi, et de passer une demi-heure ou plus, chez son malade, car si l'injection d'une trop forte dose de morphine offre de réels dangers, il faut savoir qu'une trop faible dose risque de rester sans résultats. En médecine, du reste, quand on sait la valeur de la dose des médicaments, il convient, dans la plupart des cas, de procéder de cette façon, c'est-à-dire de commencer par de faibles doses, et d'arriver peu à peu à la dose nécessaire pour combattre le mal.

Malgré tout, il est des circonstances où le calcul biliaire demeure enclavé, soit dans le canal cystique, auquel cas, il n'y a pas d'ictère, soit dans le canal cholédoque, et le plus souvent à son embouchure; il existe, alors, de l'ictère, du prurit, du dégoût des aliments, et de la maigreur. Le mieux, dans ces cas, est de réveiller les douleurs à l'aide de l'huile d'olive, de l'huile de ricin, ou par d'autres purgatifs, et de revenir à l'usage des injections de morphine dès que la souffrance reparaît. Le purgatif, en excitant la contraction des canaux biliaires, fait avancer le calcul, et, si un nouveau spasme l'arrête, l'indication est de le combattre, car, de cette façon, on peut parvenir, comme je l'ai constaté bien des fois, à éliminer même des calculs depuis longtemps retenus dans les voies biliaires.

L'antipyrine, recommandée par quelques auteurs, doit être prescrite à la dose de 2 grammes à 3gr,50; mais, elle est loin d'avoir l'efficacité de la morphine, le véritable agent médicamenteux de la crise de colique hépatique. L'indication de la morphine repose sur l'existence de la douleur, autrement dit du spasme qui arrête le calcul sur place, et, malgré les vomissements que peut provoquer cet agent, je n'hésite pas à en faire usage, tout en évitant de créer un besoin; aussi, son emploi doit-il cesser avec la douleur. Une solution ou une potion de morphine remplacera la piqûre, quand le médecin ne pourra se rendre immédiatement auprès du malade; je prescris, alors, 3 centigrammes de morphine dans un julep gommeux de 100 grammes, à prendre en trois ou quatre fois, selon les besoins, et de façon à atteindre le but visé. Si la douleur permet de supporter des doses de morphine qui, en dehors d'elle, ne seraient pas sans danger, il ne faut pas moins subordonner ces doses à l'âge et à la susceptibilité nerveuse des individus; c'est pourquoi nous recommandons de les rendre plus faibles, principalement chez les personnes obèses, qui supportent mal la morphine; puis, nous avons soin de maintenir les malades au lit dans le but de les préserver d'une syncope. Si celle-ci menaçait ou venait à se produire, l'éther, la caféine, la respiration artificielle trouveraient leur application immédiate.

Certains moyens adjuvants ne doivent pas être négligés, quand surtout la colique persiste ou se répète. De ce nombre sont les bains tièdes, les lavements, les cataplasmes, enfin les compresses d'eau de guimauve recouvertes d'un taffetas gommé, en application sur la région de l'épigastre et des hypochondres. Les malades se trouvent bien, à la suite de leurs accès, de l'emploi d'un léger purgatif qui sollicite l'évacuation de la bile, retenue dans le foie, et des matières arrêtées dans l'intestin; l'usage de la glace à l'intérieur, si les vomissements persistent, et son application dans une vessie laissée en permanence à l'épigastre ont également leur utilité. Le lait est le seul régime qui convienne et qui soit possible au moment de la crise où une inappétence absolue s'accompagne du dégoût de tout aliment solide.

La colique hépatique terminée et les calculs éliminés, il reste à prévenir la formation de nouvelles concrétions. La médication alcaline, préconisée par F. Hoffman, dans le but d'amener la dissolution des calculs, jouit depuis longtemps d'une vogue méritée dans la prophylaxie et la thérapeutique de la lithiase hépatique. Elle ne possède pas, à la vérité, la propriété de dissoudre les calculs, bien qu'il y ait lieu de croire que cette dissolution soit possible; mais, en activant la sécrétion biliaire, elle favorise leur évacuation. Sous l'influence d'un traitement thermal alcalin, il se produit, dès le huitième ou le neuvième jour, souvent plus tard, de véritables crises de colique hépatique, bientôt suivies d'un flux bilieux, avec amélioration de l'état local et général, diminution du volume du foie, de la teinte ictérique de la peau et des troubles gastro-intestinaux. Une nouvelle crise, qui survient parfois, au bout de quelques mois, est le plus souvent suivie d'une amélioration persistante.

Hasse, Rœhrig, Rutherford ont cherché expérimentalement à expliquer l'action du bicarbonate de soude sur la sécrétion biliaire, mais leurs conclusions sont contradictoires. Levaschew a repris leurs expériences, en y apportant plus de rigueur, et a reconnu que l'administration du bicarbonate de soude en capsules, augmente la sécrétion biliaire, diminue la consistance de la bile, et qu'en solution, elle détermine des effets plus accentués avec augmentation de l'eau et des parties solides. Le sulfate et le phosphate de soude produisent des résultats assez semblables, quoique Prevost et Binet n'accordent pas cette propriété au dernier de ces sels. Par contre, le salicylate de soude, aux doses de 1 à 2 grammes, a paru à la plupart des auteurs jouir de propriétés cholagogues manifestes, et ces propriétés sont encore accrues par le fait que ce sel est repris par le foie, après avoir été versé par la bile à la surface de l'intestin. Ainsi, cet agent doit être associé aux purgatifs légers qui, stimulant l'action péristaltique de l'intestin, empêchent la résorption d'une bile altérée, et, c'est surtout lorsque les concrétions biliaires sont évacuées que l'on peut recourir à son emploi, dans le but d'augmenter la partie aqueuse du liquide biliaire.

Les effets contradictoires, et souvent opposés, obtenus par les expérimentateurs sur le mode d'action des alcalins, en ce qui concerne la sécrétion biliaire, ne peuvent nous conduire à faire table rase de faits cliniques témoignant que ces substances n'agissent pas seulement sur la fonction biliaire, mais encore sur la nutrition générale. On sait le rôle que joue dans la genèse de la lithiase le ralentissement des échanges nutritifs, et, comme une des conditions de la précipitation de la cholestérine est le défaut de l'alcalinité des humeurs, il convient que la potasse et la soude soient en quantité suffisante pour que les acides biliaires puissent former des sels solubles; au reste, l'alcalinité du sang contribue à l'augmentation de l'activité des échanges, et, par cela même, à la transformation de la cholestérine. L'emploi des sels de soude, et particulièrement du salicylate, du phosphate et du bicarbonate, est, par conséquent, indiqué dans la lithiase biliaire, à la suite et dans l'intervalle des crises de colique hépatique, de même que l'iodure de potassium ou de sodium après une attaque de rhumatisme chronique. La dose de ces sels est variable, mais elle ne doit pas dépasser 2 à 3 grammes dans les vingt-quatre heures; il en est de même des eaux minérales de Vichy, Vals, Carlsbald, etc., qui seront employées chaudes de préférence, pour ce fait, bien constaté par Levaschew et Klikouitsch, que l'eau chaude est plus que l'eau froide un fluidifiant de la bile.

Depuis longtemps la bile de bœuf a été considérée comme exerçant une action utile dans les maladies du foie; cette médication avait pour but de suppléer éventuellement à l'absence ou à la pénurie de la sécrétion biliaire, c'était de l'opothérapie anticipée. La démonstration de l'action cholagogue de la bile est plus récente, et Schiff, Socoloff, Prevost et Binet ont constaté l'augmentation de la sécrétion biliaire, après l'introduction de la bile dans l'intestin et des sels biliaires dans le sang. Rosenberg ayant fait prendre à des chiens la bile qu'ils rendaient par une fistule cutanée, parvint ainsi à accroître la sécrétion de ce liquide, en augmentant les matériaux solides, indépendamment de la quantité d'eau. La bile peut donc être absorbée par l'intestin, puis, sécrétée à nouveau par le foie, et partant, il est possible de croire que cette *circulation entéro-hépatique* n'est pas spéciale à ce produit, et qu'elle existe encore pour certains médicaments ou poisons. L'absorption et l'élimination de ces derniers sont parfois très rapides, puisque de la rhubarbe injectée dans le duodénum apparaît au bout de cinq minutes dans la bile (LAFTER).

L'emploi de la bile dont l'introduction dans l'estomac entrave la digestion est abandonné aujourd'hui; mais un corps gras, l'huile d'olive, a été préconisé pour combattre la lithiase, par le Dr Touat de la Nouvelle-Orléans qui admet la pénétration de cette substance dans les voies biliaires. Chauffard ne put constater cette pénétration sur des animaux auxquels il avait injecté par la sonde œsophagienne de grandes quantités de ce liquide; mais, ainsi que Bucquoy et Hayem, il se trouva bien de l'usage de cette substance. Rosenberg s'est assuré par des expériences pratiquées sur des chiens que l'huile d'olive employée à hautes doses était le cholalogue le plus énergique et le plus durable; mais alors, ce n'est pas au moment même de la crise qu'il convient de prescrire cette substance, mais immédiatement après, dans le but de produire un flux biliaire et de favoriser l'évacuation de la bile et du sable accumulés derrière l'obstacle. La glycérine, préconisée par Ferrand, paraît répondre à la même indication.

*Traitement chirurgical.* — L'impuissance de la thérapeutique médicale dans un grand nombre de cas de lithiase, en présence surtout de calculs volumineux logés dans la vésicule ou enclavés dans les canaux biliaires, de désordres infectieux, d'adhérences aux organes voisins, etc., devait amener une intervention de la part des chirurgiens, le jour où il serait possible d'ouvrir l'abdomen sans danger; c'est, en effet, ce qui est arrivé. Cette intervention est utile, nécessaire même dans un grand nombre de circonstances; mais il ne faut pas oublier qu'un diagnostic précis est le meilleur moyen d'arriver à des indications chirurgicales sérieuses. Celles-ci existent : 1° si la vésicule du fiel est atteinte d'une hydropisie chronique, douloureuse, pouvant amener la perforation ou l'infection de ce réservoir; 2° quand, en l'absence de tout état fébrile, le foie est volumineux, l'ictère intense et la vésicule distendue; 3° lorsqu'il existe des accès répétés de colique hépatique avec fièvre, et des signes manifestes de suppuration localisée à la vésicule ou aux voies biliaires; 4° dans certains cas de lithiase chronique, sans ictère ou tumeur appréciable au niveau de la vésicule, avec douleurs répétées et intenses dans les régions de l'hypochondre droit et de l'épigastre, anorexie, amaigrissement progressif, impuissance musculaire et dégoût de la vie. Fréquemment déterminés par un ou plusieurs calculs enclavés dans la vésicule hypertrophiée et rétractée, ces derniers cas obligent le chirurgien à chercher la vésicule au-dessous du foie, le plus souvent au milieu d'adhérences et d'un magma fibreux[1].

Plusieurs opérations sont usitées en pareilles circonstances : en première ligne la cholécystotomie, lorsqu'il existe de l'ictère, et la cholécystectomie dans les cas de lithiase sans ictère, alors que la bile peut traverser le canal cholédoque[1]. Pratiquée en un seul temps, la cholécystotomie laisse assez souvent à sa suite une fistule biliaire. Pour remédier à cet inconvénient, Courvoisier a imaginé la cholécystendise qui consiste à oblitérer l'incision pratiquée à la vésicule, après l'avoir débarrassée de son contenu et à remiser la poche dans la cavité abdominale. Cette opération, trop souvent suivie d'une déchirure de la vésicule au point d'application des sutures, a été modifiée depuis lors, puis abandonnée, et l'on se contente aujourd'hui de laisser un drain dans la plaie. Le drain, enlevé vers le septième jour, la fistule guérit en général dans le courant du mois. La cholédochotomie, a donné de bons résultats dans les cas de calculs du canal cholédoque, lorsqu'on a eu soin de laisser un drain dans ce canal (Voy. *Soc. de chirurgie*, 1897 et 8 juin 1898, comme aussi p. 630 de ce volume).

**Mentzelius** (C.). *De ingenti calculorum in fellea cystide copia.* (*Misc. Acad. nat. curios.* Norimb., 1693, t. X, p. 421.) — **Geoffroy.** *Trente-trois petites pierres dans la vésicule du fiel.* (*Mém. Acad. royale des sc.* Paris, 1706.) — **Seyfart** (J. A.). *De XXXV calculis in vesica fellea, et osciculo intra crassam et tenuem meningem repertis.* Vitembergæ, 1716, 20. — **Morgagni** (J. B.). *De calculis felleis.* (*Acta Acad. nat. curios.* Norimb., 1730, t. II, p. 376.) — LE MÊME. *De sedibus et causis morborum*, etc. — **De Haller** (A.). *De calculis felleis frequentioribus observationes.* Gottingæ, 1749, et *Elementa physiologiæ corporis humani*, t. VI, p. 500, avec bibliographie. — **Vernier.** *Observation sur les pierres de la vésicule du fiel.* (*J. de méd., chir. et pharm.* Paris, 1755, 2e édit., t. III, 5-11.) — **Boucher.** *Observations sur les pierres biliaires.* (*Rec. périod. d'obst. et de méd.* Paris, 1756, v. p. 346-364.) — **Brillouet fils.** *Observation sur un calcul biliaire, expulsé par les selles.* (*J. de méd., chir. pharm.*, etc. Paris, 1771, t. XXXVI, p. 233.) — **White** (W.). *An essay on the diseases of the bile, more particularly into calculous concretions called gall-stones.* York, 1771. — **Harmens** (G.). *De calculis biliosis.* (*Acta med. Succic.* Holmiæ, 1783, t. I, p. 351-358.) — **Angeli** (L.). *Calcoli biliari.* (*Oss. med. prat. e chir. di val. clin. ital.* Imola, 1793, t. I, 141-148.) — **Saunders.** *A treatise on the struct. of the liver London*, 1793. — **Sœmmering.** *De concrementis biliaris corporis humani.* Frankf., 1795. — **Brunié.** *Observations sur les calculs biliaires.* (*Rec. périod. Soc. de méd. de Paris*, 1797, t. II, p. 67-69.) — **Savary.** *Considérations sur les calculs biliaires.* (*J. de méd., chirurg. pharm.*, etc. Paris, 1808, XV, 408-416.) — **Devilliers.** *Réflexions et observations sur les concrétions biliaires.* (*J. gén. de méd., chirur. et pharm.* Paris, 1812, t. XLV, p. 283-292.) — **Louis.** *Calcul d'un volume extraordinaire.* (*J. de méd., chir. et pharm.*, etc. Paris, 1812, t. XXIII, p. 42-46.)

1. Consultez, à ce sujet, les communications de Terrier à l'Académie de médecine, celles de plusieurs chirurgiens à la Société de chirurgie et les importantes discussions qui ont suivi.

— **Chatelain.** *Notice pour servir à l'histoire des calculs biliaires humains.* (*Journ. de méd., chirurg. pharm.*, etc. Paris, 1814, t. XXIX, p. 161-167.) — **Sue (J.-J.).** *Essai appuyé d'observ. prat. sur les calculs biliaires dans la vésicule.* Paris, 1814. — **Gardanne (C. de).** *Mémoire sur les calculs biliaires* (*J. gén. de méd., chirurg. et pharm.* Paris, 1815, t. XXX, p. 209-239.) — **Brayne (T.).** *Two cases of biliary alculi, of extraordinary dimensions.* (*Med. chir. Tr.* Lond., 1823, t. XII, p. 255-267.) — **Andral.** *Précis d'anat. path.* Paris, t. II, 614. — **Jourdan (W. D.).** *Case in which a large number of biliary calculi were voived.* (*Transylv. J. M. Lexington Ky*, 1831, t. IV, 257.) — **Drake (D.).** *Notes of a fatal case of quiescent gall-stones.* (*West. J. M. et Phys. sc.*, 1832, t. V, p. 205-210.) — **Cruveilhier (J.).** *Lithiase des extrém. des canalicules biliaires.* (*Anat. path. gén.*, Atlas, liv. 12, t. I, pl. 4.) — **Wagner (D.).** *Bemerkungen über Gallensteine.* (*Med. Jahrb. d. k. k. österr. Staates.* Wien, 1833, n. F., V, 251-258.) — **Monnier.** *Diss. sur les calculs biliaires.* (Thèse Paris, 1834.) — **Carmichael (R.).** *Observations on sciatica... with some novel views on the origin and prevention of gall-stones*, etc. Dublin, 1838. — **Taylor (T.).** *On a new species of biliary calculus.* (*Lond. M. Gaz.*, 1840, II, 383.) — **Lima Leitao (A. J.).** *Calculi de extraordinario volume.* (*J. d. sc. méd. de Lisb.*, 1840, t. XI, p. 141, 1 pl.) — **Miergue (A.).** *Observation d'une tumeur à l'hypochondre gauche, guérie à la suite de l'expulsion de plus de 30 calculs.* (*J. Soc. méd. prat. de Montpellier*, 1841, t. III, p. 430-433.) — **Crisp (E.).** *On gall-stones.* (*Lancet.* London, 1841, t. I, p. 365-370.) — **Fauconneau-Dufresne.** *Des calculs biliaires et des accidents qu'ils déterminent.* (*Rev. méd. franç. et étrang.* Paris, 1841, t. I, p. 5, 177-332.) — Le même. *Traité de l'affection calculeuse du foie et du pancréas.* Paris, 1851. — Le même. *Précis des maladies du foie et du pancréas.* Paris, 1856. — **Henderson.** *Case of abdominal tumor; calculi felt in the gall-bladder during life.* (*Lond. a. Edimb. Month. J. M. sc.*, 1843, t. III, p. 630.) — **Aubry.** *Calculs des canaux biliaires.* (*Bull. Soc. anat. de Paris*, 1843 t. XVIII, p. 69.) — **Duparcque.** *Observations sur le diagnostic et le traitement des concrétions biliaires.* (*Rev. méd. franç. et étrang.* Paris, 1844, t. I, p. 506.) — Le même. *Notice sur le diagnostic des coliques hépatiques par concrétions biliaires.* Paris, 1860. — **Smith (R. W.).** *Gall-bladder enormously distended with aqueous fluid.* (*Proc. Path. Soc. Dubl.*, 1844, I, 258.) — **Martin-Solon.** *Quelques considérations sur les calculs biliaires et leur diagnostic.* (*Bull. gén. de thérap.* Paris, 1849, t. XXXVI, p. 297-302.) — **Yardley (T. H.).** *A fatal case of gall-stone.* (*Tr. coll. phys. Philad.*, 1850, 402-406.) — **Durand-Fardel.** *Calculs biliaires.* (*Dict. des dic. de méd.* Paris, 1851.) — **Calvi (P.).** *Calcolo emesso per vomito.* (*Gazz. med. ital. Lomb.* Milano, 1851, s. 3, t. II, p. 364.) — **Condict (L.).** *Passage of a large biliary calculus from the bowels.* (*N. Jersey. M. Reporter Burlington*, 1851-52, t. V, p. 393-395.) — **Monneret.** *Mécanisme de la guérison spontanée de l'affection calculeuse du foie.* (*Archiv. gén. de méd.*, Paris, 1854, t. I, p. 70.) — **Delaunay (J.).** *Des calculs biliaires et des accidents qu'ils déterminent.* Paris, 1851. — **Mandard (L.-E.).** *Des calculs biliaires.* Paris, 1854. — **De Langenhagen (J.-E.).** *Des calculs biliaires.* Paris, 1855. — **Bourgeois (L.).** *Des calculs biliaires, lésions et symptômes qu'ils déterminent.* Paris, 1858. — **Barth.** *Études anatomo-patholog. sur le mécanisme de la guérison spont. de l'affection calculeuse du foie, et conséquences prat. pour le traitement des concrétions biliaires.* (*Gaz. hebd. de méd.* Paris, 1854, t. I, p. 364-367, et Art. Voies biliaires du *Dict. encycl. des sc. méd.* en collaborat. avec le docteur Besnier.) — **Harley (G.).** *Specimen of hepatic-intestinal calculus.* (*Tr. path. Soc. London*, 1856-57, t. VIII, p. 235-237.) — **Corlieu.** *Considérations sur les calculs biliaires et leur traitement.* (*Gaz. des hôp.*, 1856, t. XXIX, p. 287.) — **Waidele (C.).** *Ueber Gallensteine.* (*Memo-*

rubilien. Heilbr., 1856, I, No 3, 2; No 4, 1.) — **Ullmann** (M.). *Ueber Gallenstein.* (*Ztschr. f. Nat. u. Heilk. in Ungarn.* Oldenburg, 1857, VIII, 241.) — **Collins** (G.). *Large biliary calculus.* (*Boston M. a. S. J.*, 1858, LVIII, 120.) — **Hamilton**. *Biliary calculus, cholesterine and bile pigment.* (*Buffalo M. J.*, 1858-9, t. XIV, p. 17.) — **Gubler**. *Observations sur les calculs biliaires dans les canaux hépatiques.* (*Compt. rendus Soc. de Biol.*, 1858. Paris, 1859, s. 2, V, 118-120.) — **Wolff** (C.). *Beiträge zur Symptomatologie und Diagnostik der Gallensteine.* (*Arch. f. path. Anat. und Phys.*, etc. Berlin, 1861, XI.) — **Thompson** (H.). *Large gall-stone ejected by vomiting.* (*Tr. path. Soc. London*, 1861, XII, 129.) — **Brick** (W. G.). *Biliary calculi from a patient only 19 years of age.* (*Boston M. a. S. J.*, 1861, t. LXV, p. 369.) — **Brignoli**. *Colica hepatica; saida pelo recto de um grande calculo biliar; cura.* (*Gaz. méd. de Lisb.*, 1862, t. X, p. 263.) — **Rheims** (B.). *De l'affection calculeuse du foie.* Strasbourg, 1862. — **Hodges**. *Large gall-stone passed from the bowels.* (*Boston M. a. S. J.*, 1862, t. LXI, p. 452.) — **Mulnier** (S.-F.). *De calculis biliariis.* Berolini, 1863. — **François**. *Quelques mots à propos des calculs biliaires.* (*Arch. de méd. belges.* Bruxelles, 1864, t. XXXIV, p. 142.) — **Thudichum** (J. L. W.). *A treatise on gall-stones : their chemistry, pathology and treatment.* London, 1863. — **Rouault** (A.). *Des calculs biliaires en général, etc.*, Paris, 1865. — **Moxon**. *Gall-stones discharged through the abdominal wall* (*Trans. of the Pathol. Soc. of London*, 1867, t. XVIII, p. 120.) — **Hilton Fagge**. *Two cases in which large gall-stones were passed during life, after producing symptoms of intestinal obstruction.* (*Ibid.*, London, 1868, t. XIX, p. 254.) — **Murchison**. *Gall-stones discharged by a fistulous opening through the abdominal wall.* (*Ibid.*, p. 260.) — **Bressy**. *Tum. biliaire formée dans les canaux hépatiques.* (Thèse de Strasbourg, 1867, et *Arch. gén. de méd.*, Paris, 1867, II, 348.) — **Clermont**. *Coliques et calculs hépatiques.* (*Gaz. des hôp.* Paris, 1868, p. 170.) — **Fochier**. *Calculs biliaires.* (*Mém. et Compt. rend. Soc. sc. méd. de Lyon*, 1869, t. VIII, p. 21.) — **Charcot**. *Oblitération du canal cholédoque par deux calculs biliaires.* (*Compt. rend. Soc. de biologie*, 1869. Paris, 1870, 5 s., t. I, p. 212.) — **Jimenez** (M. F.). *Colico grave determinado por un calculo de colesterina.* (*Gac. med. de Mexico*, 1869, t. IV, p. 59-62.) — **Sigmund** (A. M.). *Singular cases of calculus.* (*Med. et Surg. Reporter.* Philad., 1869, t. XX, p. 398.) — **Magnin** (J.). *De quelques accidents de la lithiase bil.; anomalies de la colique hépatique.* Paris, 1869; 2e édit. Paris, 1898. — **Aubert**. *Calculs biliaires.* (*Mém. et Compt. rend. Soc. d. sc. méd. de Lyon*, 1870, t. IX, p. 70.) — **Senac** (H.). *Du trait. des coliques hépatiques, précédé de remarq. sur les causes, la nature et les sympt. de cette affection.* Paris, 1870. — **Galéati** (D. G.). *Sur des calculs biliaires trouvés dans la vésicule du fiel et dans l'épaisseur de ses membranes.* (*Mém. Acad. des sc. de Bologne.* Paris, 1873, t. X, p. 416-420.) — **Dumontpallier**. *Lithiase biliaire; obstruction incomplète du canal cholédoque* (*Compt. rendus Soc. de biol.*, 1873. Paris, 1874, p. 337-341.) — **Hopkins** (H. R.) *A case of impacted gall-stone.* (*Am. Pract.* Louisville, 1874, t. IX, p. 17-20.) — **Henry** (F. P.). *Biliary calculi.* (*Tr. path. Soc. Phila.*, 1874, t. IV, p. 82.) — **Willemin**. *Des coliques hépatiques et de leur traitement.* Paris, 1874. — **Burd** (E.). *Biliary concretions dissolved.* (*Med. et Surg. Reporter Philad.*, 1874, t. XXX, p. 357.) — **Rapin**. *Calcul biliaire volumineux expulsé par les voies naturelles.* (*Bull. soc. méd. de la Suisse Rom.* Lausanne, 1874, t. VIII, p. 446.) — **Guéneau de Mussy**. *De la lithiase biliaire.* (*Clinique médicale.* Paris, 1875, t. II, p. 72-76.) — **Herrero** (F.). *Calculos biliares, colico hepatico.* (*Corresp. med. Madrid*, 1876, t. XI, p. 53.) — **Breex** (R.). *Calculs énormes dans le canal cholédoque.* (*Presse med. belge.* Brux., 1876, t. XXVIII, p. 209.) — **Daly**. *Fatal case of gall-stones.*

(*Brit. M. J.* London, 1876, t. II, p. 604.) — **Le Provost** (P.). *Contribution à l'étude de l'affection calculeuse des voies biliaires*. Montpellier, 1876. — **Armieux**. *Entérolithe de provenance biliaire*. (*Rev. méd. de Toulouse*, 1876, t. X, 285-295.) — **Del Arca** (E. E.). *Espulsion sin accidentes de un calculo biliar der volumen de una avellana y varios fragmentos*. (*Rev. méd.* Rio-de-Jan., 1877-1878.) — **Goldschmidt**. *Calcul biliaire volumineux*, etc. (*Gaz. méd. de Strasbourg*, 1877, 3e série, t. VI, p. 35.) — **Jones** (C. H.). *Clinical lecture in two cases of impacted biliary calculi*. (*Med. Times et Gaz.* London, 1878, t. I, p. 217-246.) — **Dunlop** (W. M.). *A case of over two thousand biliary calculi*. (*Lancet*. London, 1878, t. II, p. 82.) — **De Beauvais**. *Calculs biliaires volumineux rendus par les selles*. (*Union méd.* Paris, 1878, 3e série, t. XXXI, p. 517-524.) — **Bobowicz** (A. L.). *De la fièvre intermittente symptomatique de la lithiase biliaire*. Paris, 1878. — **Benessat**. *Ensayo de un calculo biliar*. (*Sentido catol.* Barcel., 1879, t. I, p. 74.) — **Andouard** (A.). *Calculs biliaires*. (*J. de méd. de l'Ouest*. Nancy, 1879, 2e série, t. III, p. 11, 1 pl.) — **Reichardt**. *Calcul biliaire; ulcération de la vésicule* (*Gaz. méd. de Strasbourg*, 1879, 3e série, t. VIII, p. 63.) — **Williamson** (J. M.). *Death during a paroxysm of gall-stone* (*Lancet*. Lond., 1879, t. II, p. 780). — **Spencer** (H. E.). *Fatal case of biliary calculi : necropsy*. (*Brit. M. J.* London, 1879, t. I, p. 149.) — **Stephanides** (E.). *Einiges zur Aetiologie und Therapie der Gallensteine und Gallensteinkolik*. (*Wien. med. Wchnschr.*, 1880, t. XXX, p. 688-692.) — **Tuckermann** (L. B.). *A case of gall-stone simulating aneurism*. (*Med. et Surg. Reporter Philad.*, 1880, t. XLIII, p. 263.) — **Cole** (T.). *A year's experience of gall-stones* (*Brit. M. J.* London, 1880, t. I, p. 322-324.) — **Mossé** (A.). *Accidents de la lithiase biliaire*. Paris, 1880). — **Hill** (B.). *Obstruction from impacted gall-stone*. (*Med. Times et Gaz.* Lond., 1880, t. II, p. 375.) — **Hutchinson** (J. H.). *Biliary calculi*. (*Med. et Surg. Report. Philad.*, 1880, t. XLII, p. 138-140). — **Stemen** (C. B.). *Gall-stones*. (*Tr. Indiana M. Soc.* Indianap, 1880, t. XXX, p. 58-62). — **De Meersmann**. *Observation sur l'extraction d'un calcul biliaire volumineux*. (*Ann. Soc. de méd. d'Anvers*. Brux., 1880, t. I, p. 44-46.) — **Cyr** (J.). *Traité de l'affection calculeuse du foie*. Paris, 1883. — **Alison**. *Contribut. au diagnostic de la lithiase biliaire, considéré en dehors de l'accès de coliq. hépatique*. (*Arch. gén. de méd.* Paris, 1887, t. II, p. 141.) — **Naunynn**. *De la lithiase biliaire*. (*Rapport au Congrès de méd. int.* Wiesbaden, 6 et 9 avril 1891, et *Sem. méd.* Paris, 1891, p. 137.) — **Beadles**. *Gall-stones in the insane (calculs biliaires chez les aliénés)*. (*Journ. of ment. sc.*, juillet 1892, et *Rev. d. sc. med.*, t. XLI, p. 240.) — **Hanot et Létienne**. *Notes sur diverses variétés de lithiases biliaires*. (*Soc. de biologie*. Paris, 1895, p. 857.) — **Teale**. *Obst. calculeuse du cholédoque et guérison*. (*Tribune méd.* Paris, 1897, p. 205.)

**Ruptures et perforations biliaires.** — **Desjardins et Double**. *Observat. d'anat. path. sur une rupture de la vésicule du fiel*. (*Journ. gén. de méd. chir. et pharm.* Paris, 1805, t. XXII, p. 363.) — **Fizeau**. *Observat. sur une rupture du conduit choléd. avec épanch. de bile dans le ventre*; etc. (*Ibid.*, Paris, 1806, t. XII, 171.) — **Leseure** (G. L.). *Sur les ruptures et les perforations de la vésicule biliaire*, Paris, 1824. — **Wolff** (H.). *Beobachtung einer Zerreissung des Ductus hepaticus*. (*J. f. Chirurg. u. Augenh.* Berlin, 1828, t. XII, p. 370-379.) — **Marjolin**. *Observation d'épanchement de bile dans le foie, par suite de la rupture des canaux biliaires*. (*Bull. Soc. anat. de Paris*, 1837, t. XII, p. 39-49.) — **Durand-Fardel**. *Ulcérat. et rupt. spontanée de la vésicule biliaire*. (*Ibid.*, t. XV, p. 211.) — **Prantl**. *Cholelithiasis*, etc. (*Allg. Wien. med. Ztg.*, 1858, t. III, p. 173.) — **Bourdon**. *Calcul bil. ayant perforé la vésicule et étant tombé dans l'intestin*. (*Archiv. g. de méd.* Paris,

1859, t. II, p. 439.) — **Guibout.** *Perforation du canal cholédoque*, etc. (*Soc. méd. des hôpitaux*. Paris, 1864, p. 193.) — **Labbée (E.).** *Perforation de la vésicule biliaire.* (*Bull. Soc. anat.*, Paris, 1865, p. 21.) — **Pepper (W.).** *Rupture of gall-bladder; gall-stones.* (*Proceed. path. Soc.* Philadelphia, 1871, t. III, p. 75.) — **Seuvre.** *Calculs biliaires, perforat. de la vésicule.* (*Progrès méd.* Paris, 1873, p. 323.) — **Beckmann (J. M.).** *Perforation of the gall-bladder.* (*Trans. New York path. Soc*, 1876, t. I, p. 249.) — **Godfrey (E. L. B.).** *Rupture of the ductus communis choledochus.* (*Phila. M. Times*, 1878, t. VIII, p. 221.) — **Barker (A. E.)** *Ulcerative escape of biliary calculi from the gall-bladder into the duodenum.* (*Trans. o the path. Soc. of London*, 1878, t. XXIX, p. 142.) — **Spillmann (P.).** *Dilatation des voies bil. et rupture du canal cystique.* (*Rev. méd. de l'Est.* Nancy, 1879, t. XI, p. 629. — **Bouchaud.** *Du mode de formation des ulcérations calculeuses de la vésicule biliaire.* (*Archiv. gén. de méd.* Paris, 1880, t. II, p. 187.) — **Martel.** *Rupt. de la vésicule bil.* (*Bull. et Mém. de la Soc. de chirurgie.* Paris, 1882, t. VIII, p. 469.) — **Uhde (C. W.).** *Zerreissung eines Gallenganges mit glücklichen Ausgange.* (*Arch. f. klin. Chir.* Berlin, 1880, t. XXV, p. 485.). — **Richard.** *Épanchement de bile dans la cavité péritonéale sans symptôme de péritonite.* (*Gaz. hebd. de méd.* Paris, 1880, 2ᵉ s., t. XVII, p. 280.) — **Pilliet.** *Lésions de la vésicule biliaire contenant des calculs.* (*Bull. Soc. anat.* Paris, 1871, p. 500.) — **Pilliet et Delbecq.** (*Ibid.* Paris, 1892, p. 505.)

**Fistules biliaires.** — **Montabré.** *Observ. sur une tum. cystique abcédée, et fistule biliaire.* (*Ann. Soc. de méd. prat. de Montpel.*, 1803, t. II, p. 129-146.) — **Ward (O.).** *Portion of gall-bladder discharged externally.* (*Tr. path. Soc. London*, 1850-51, t. III, p. 100.) — **Robinson (G.).** *Case of biliary fistula.* (*Med.-chir. Tr.* Lond., 1852, t. XXXV, p. 471-475.) — **Bigelow (J.).** *Fistulous communic. of gall-bladder with colon*, etc. (*Boston med. surg. Journ.*, 1855, t. LIII, p. 89. — **Palmer (E.)** *Adhesion of the gall-bladder to the duodenum followed by ulceration*, etc. (*Extr. Rec. Bost. Soc. m. Improve*, 1859, t. III, p. 106.) — **Barlow.** *Fistula between the gall-bladder and colon.* (*Lancet*, London, 1863, t. I, p. 8.) — **Greene (J. S.).** *Case of gall-stones escaping externally through the abdominal parietes.* (*Indian m. Gaz.* Calcutta, 1866, t. I, p. 157.) — **Leguelinel de Lignerolles (H.).** *Quelques recherches sur la région de l'ombilic et les fistules hépatiques ombilicales*; Paris, 1869, et *Archiv. général de méd.*, 1870, t. I, p. 733.) — **Philipson (G. H.)** *Notes of a case of biliary fistula.* (*Brit. med. Journ.* London, 1870, t. II, p. 382.) — **Murchison (C.).** *Biliary fistula in the abdominal parietes*. etc. (*Trans. path. Soc. London*, 1871, t. XXII, p. 152-158.) — Le même. *Leçons cliniq. sur les maladies du foie*, trad. fr. par J. Cyr. Paris, 1878, p. 502.) — **Westphalen.** *Ein Fall von Gallenfistel.* (*Deutsch. Archiv f. klin. Med.*, t. IX, et *Rev. des sc. méd.* Paris, 1874, t. III, p. 188.) — **Laboulbène (A.).** *Mémoire sur une espèce de fistule biliaire (hépato-bronchique).* (*Bull. et Mém. Soc. méd. de hôp.* Paris, 1875, s. 2, t. XII, p. 240-250.) — **Quenu.** *Fistules cysto-duodénales.* (*Bull. de la Soc. anat.* Paris, 1876, p. 694.) — **Viple (J. A.).** *Note sur un cas de fistule biliaire externe.* Paris, 1876. — **Charcot (J. M.).** *Des fistules biliaires.* (*Progrès méd.* Paris, 1876, t. IV, p. 579.) — **Chaudron (M.-L.-A.).** *Contribution à l'étude des fistules biliaires externes.* Paris, 1878. — **Yeo (J. B.).** *Numerous gall-stones discharged through a fistulous opening in the abdominal wall.* (*Lancet*, London, 1880, t. II, p. 203.) — **Cantani (G.).** *Fistule hépato-pulm. suivie de guérison.* (*Un. méd.* Paris, 1888, t. II, p. 319.) — **Galliard (L.).** *Diagnostic des fistules cholécysto-intestinales dans la lithiase biliaire.* (*Semaine méd.* Paris, 1895, p. 309.)

**Calculs biliaires et iléus.** — **Scott Alison.** *Gangrene and perfor. of the*

*Ileum, with peritonitis caused by a large biliary calculus*. (*Trans. of pathol. Soc. of London*, 1858, t. IX, p. 203.) — **Legros Clark**. *A case of large biliary concretion in the ileum*. (*Med. chir. Trans.* 1872, t. LV, p. 1.) — **Cohnheim (J.)**. *Ein Fall von Ileus in Folge eines Gallensteines*. (*Archiv für pathol. Anat.* Berlin, 1866, t. XXXVII, p. 415.) — **Logerais**. *Observat. de calcul intestinal*. (*Gaz. méd.*, Paris, 1880, nº 22.) — **Woodburg (V.)**. *Fatal intestinal obstruction by gall-stones*. (*The Am. Journ. of med. sc.*, janvier 1880.) — **Ord (W. M.)**. *Description of a large gall-stone passed per anum, etc.* (*Trans. of the pat. Soc.*, London, 1880, t. XXXI, p. 139.) — **Wilks (S.) et Wilks (W. D.)**. *Gall-stones causing intestinal obstruction*. (*Ibid.*, t. XXXVI, p. 218.) — **Feltz (J.)**. *Calcul de cholestérine ayant déterminé des accidents d'obstruction intestinale*. (*France méd.* Paris, 1881, t. II, p. 100.) — **Merklen (M. P.)**. *Note sur un cas d'occlusion intestinale par calcul biliaire*. (*Ibid.*, Paris, 1884, p. 1793.) — **Demars**. *Obstr. intestin. par un calcul biliaire*. (*Bull. de la Soc. anat.* Paris, 1885, p. 261.) — **Taylor**. *Calcul biliaire, cause d'obstruct. intestinale*. (*Gaz. méd.* Paris, 1885, p. 163.) — **Moore (J.-W.)**. *Large gall-stones passed per anum*. (*The Dublin J. of med. Sc.*, 1885, p. 509.) — **Wising**. *De l'occlusion intestinale par des calculs biliaires*. (*Nordiskt med. Arkiv*, nº 18, 1885.) — **Johnson-Russell (H.)**. *Fatal obstruct. of the ileo-cæcal valve by a gall-stone*. (*The med. News*, 27 juin 1885, et *Rev. des sc. méd.* Paris, 1886, p. 670.) — **Ford Anderson et Smith (Th.)**. *Un cas d'obstruction intestinale causée par un calcul biliaire*. (*The Lancet*, London, 1887, p. 1103.) — **Gonzalès (Al.)**. *Contribut. à l'étude de l'obstruct. intest. par calculs biliaires*. (*Gaz. méd.* Paris, 1889, p. 44.) — **Dagron**. (*Thèse de Paris*, 1891.) — **Thiroloix**. *Lithiase biliaire, obstruct. int. par un calcul volumineux*. (*Bull. de la Soc. anat.* Paris, 1891, p. 455.) — **Létienne**. (*Ibid.*, p. 457.) — **Mayo-Robson (M.)**. *Occlusion intestinale par calculs biliaires*. (*Bull. méd.* Paris, 1892, p. 1105.) — **Kirmisson et Rochard**. *De l'occlusion intestinale des calculs biliaires et de son traitement*. (*Archiv. génér. de médecine*, Paris, 1892, t. I, p. 148.) — **Galliard (L.)**. *De l'ileus par calculs biliaires*. (*Presse médicale*, Paris, 1895, p. 185.) — **Lobstein (E.)**. *De l'ileus par calcul biliaire*. (*Semaine médicale*, Paris, 1895, p. 396.) — **Hayem**. *Évacuation de calculs biliaires par voie stomacale*. (*Soc. méd. des hôpitaux*, Paris, 1895.)

**Traitement chirurgical**. — **Seyfert (R.)**. (*Zur pathol. d. Gallengänge*. Greifswald, 1888.) — **Terrier (F.)**. *Cholécystentérostomie*. (*Rev. de chirurgie*. Paris, 1889, t. IX, p. 973.) — **Courvoisier**. *Casuist Statist.* (*Beiträge zur Patholog. und Chirurg. d. Gallenwege*. Leipzig, 1890.) — **Delagenière (H.)**. *De la cholécystentérostomie*. Paris, 1890. — **Kummell**. *Zur Chirurg. d. Gallenblase*. (*Deutsch. med. Wochenschr.*, 1890, p. 237.) — **Calot**. *De la cholécystectomie*. Paris, 1891. — **Thornton (J. K.)**. *Obs. on addit. cases illustr. hepatic surgery*. (*Lancet*, 1891, t. I, p. 463.) — **Terrier (F.)**. *De la choledochotomie proprement dite*. (*Revue de Chirurgie*, t. XXII, nov. et déc. 1892.) — Le même. *De la cholédochostomie*. (*Ibid.*, t. XIII, février 1893.) — Le même. *Des opérations sur les voies biliaires*. (*Rapport au Congrès français de chirurgie*. Paris, avril 1892.) — **Doyen (E.)**. *Quelques opérations sur le foie et les voies biliaires*. (*Archiv. prov. de chirurgie*. Paris, 1893). — **Vautrin (A.)**. *Des indications de la cholécystotomie*. (*Ibid.*, 3 mai 1894, p. 245.) — Le même. *De l'obstruct. calculeuse du cholédoque*. (*Rev. de chir.* Paris, 1896, p. 446.) — **Lejars (F.)**. *Contribut. à l'étude des indications de la cholécystostomie et de la cholécystectomie*. (*Revue de chirurgie*. Paris, 1896, p. 645.) — **Michaux, Tuffier, Schwartz**. (*Bull. de la Soc. de chiurrg.* Paris, t. XXII, 1896.) — **Jeannel (J.)**. *Contribution au traitement chirurgical de la lithiase biliaire*. (*Archiv. prov. de chirurgie*. Paris, 1896, p. 547.) — **Kehr**. *Gallenstein Laparatomier*. (*Berlin. klin. Wochenschrift*, 15 juin 1896.)

# LIVRE IV

## PARASITISME ET TRAUMATISME

### Article I^er^. — Parasitisme du foie

Le foie, en raison de sa situation sur le trajet du sang venant de l'estomac et des intestins, est le viscère le plus exposé aux affections parasitaires, attendu qu'il reçoit, avant tous les autres, les œufs ou germes de parasites apportés par les aliments et par les boissons.

L'étude de ces affections nous intéresse, tant par le nombre des espèces parasitaires : échinocoque, douve, actinomyces, pentastome cysticerque, etc., que par les désordres qui résultent de leur présence dans la glande la plus importante de l'économie.

#### § I. — KYSTES HYDATIQUES DU FOIE

*Historique.* — Les kystes hydatiques du foie étaient connus des médecins de l'antiquité, du moins si on en juge par certains passages des écrits d'Hippocrate, de Galien, et d'Arétée; mais ces auteurs, dont les descriptions sont fort vagues, ignoraient la nature de cette altération. Des observations, plus exactes sur la matière, commencent à partir des xvi^e^ et xvii^e^ siècles, comme l'indique le *Sepulchretum* de Th. Bonnet, qui en renferme un certain nombre. La nature spéciale des hydatides est néanmoins toujours méconnue; ces tumeurs sont prises pour des dilatations de vaisseaux lymphatiques ou pour d'autres altérations, et c'est seulement en 1760, que Pallas[1] y voit des parasites indépendants qu'il rapproche

1. PALLAS, *Insectis et viventibus intra viventia* (Diss. Inaug., Leyde, 1750).

des tænias. Gœze vient plus tard confirmer et étendre cette découverte, et Bremser[1], en 1821, donne la première description exacte des échinocoques de l'homme. Les recherches, accomplies vers le milieu de ce siècle, mettent hors de doute les rapports des vers vésiculaires avec les tænias, en montrant que l'échinocoque est un degré du développement d'un tænia (*Tænia echinococcus* Siebold), dont l'œuf, devenu embryon dans le milieu ambiant, accomplit sa phase larvaire dans les organes d'un animal vivant, et acquiert enfin son complet développement dans l'intestin d'un autre animal. En même temps, l'observation clinique conduit à mieux comprendre la manière dont se comportent les échinocoques dans le foie, leurs symptômes, leur évolution et leurs indications thérapeutiques[2].

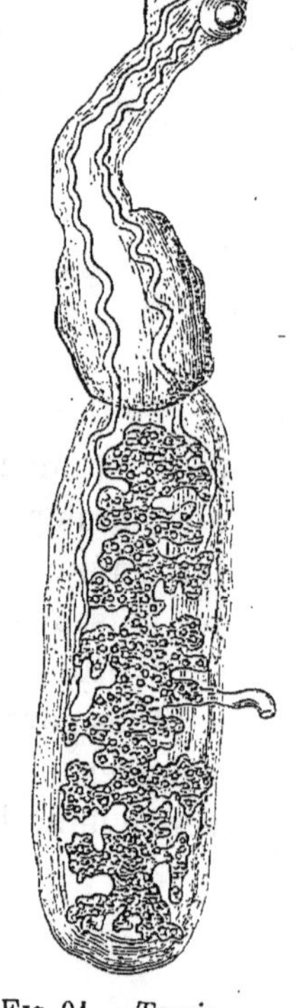

Fig. 91. — Tænia échinocoque grossi 22 fois.

*Étiologie et pathogénie. — Le tænia echinococcus*, ver rubané de la famille des cestodes, vit dans le canal intestinal du chien, et se rencontre exceptionnellement chez le singe, le mouton, le chevreuil, le cheval, le chameau, le porc, et en général, chez les herbivores. Ce ver possède une tête armée de 38 crochets alternativement grands et petits, et seulement deux ou trois segments dont le dernier est pourvu d'organes génitaux, consistant en un pénis, et un ovaire rameux, renfermant une grande quantité d'œufs sphériques (fig. 91). Ce segment ou cucurbitin, rendu avec les déjections du chien, ne tarde pas à se détruire. et laisse ainsi les œufs en liberté. Une fois dans le milieu extérieur, les embryons se développent, s'attachent aux herbes des pâturages, aux légumes, ou bien ils sont entraînés par les eaux, et, de la sorte, ils peuvent être avalés par un animal herbivore et aussi par l'homme. Parvenu dans les voies digestives, l'œuf est attaqué par le suc gastrique; sa paroi, épaisse, se ramollit et se dissout, l'embryon, armé, et muni de spicules aiguës, perfore les tissus et se trouve entraîné par le sang de la veine porte jusque dans le foie qui est le terme habituel de ses pérégrinations. Là, il perd ses crochets, sécrète autour

1. Bremser, *Traité sur les vers intestinaux de l'homme et des animaux*, trad. de l'allemand. Paris, 1837.

2. Livois, *Recherches sur les échinocoques chez l'homme et les animaux* (thèse de Paris, 1843). — C. Davaine, *Traité des entozoaires et des maladies vermineuses de l'homme et des animaux domestiques*. Paris, 1860.

de lui une enveloppe et s'enkyste; dès lors, la poche hydatique est constituée. Celle-ci se compose d'une couche interne due à la transformation de l'embryon (membrane germinative) et d'une couche externe sécrétée; un liquide clair et transparent s'accumule dans sa cavité, et l'irritation qu'elle détermine au sein des tissus devient le point de départ de la formation d'une membrane épaisse et fibreuse, destinée à la défense du parenchyme hépatique, ou membrane d'enkystement. Intimement adhérente au foie et indépendante du kyste hydatique, cette membrane ne joue pas moins un certain rôle vis-à-vis du kyste qu'elle alimente par son réseau vasculaire; aussi, ses altérations (suppuration, calcification, etc.) sont-elles une cause fréquente de la mort des hydatides et de la transformation du kyste.

Les œufs du tænia échinocoque, développés à l'état embryonnaire, et déposés sur des légumes ou entraînés par l'eau, sont pour l'homme qui vient à les ingérer la cause des kystes hydatiques du foie. L'observation et l'expérimentation ont mis, depuis longtemps, ce fait en évidence. En Islande, où la maladie hydatique est des plus communes, Krabbe et d'autres auteurs ont nettement démontré qu'elle tenait à la cohabitation des habitants de cette île avec leurs chiens et à l'absence de soins de propreté. J'ai eu moi-même l'occasion, à différentes reprises, de vérifier cette assertion, notamment chez une femme de 55 ans, atteinte d'une tumeur hydatique dans l'hypochondre droit, et qui, pendant quatre années successives, conserva dans la petite chambre, occupée par elle et ses enfants, un chien terrier habitué à y déposer ses ordures. Les chiens, très nombreux chez l'Islandais possesseur et éleveur de troupeaux de moutons, se nourrissent des organes de ces derniers, souvent farcis d'échinocoques, et ceux-ci, arrivés dans leurs intestins, s'attachent aux parois de ces organes, achèvent leur développement et se transforment en tænias. Parvenus à l'état de maturité, les anneaux de ces derniers se détachent et deviennent à leur tour les germes des hydatides de l'homme et des animaux phytopages. Ce cycle, qui s'accomplit et se renouvelle indéfiniment, a pour lui la preuve expérimentale, puisque Leuckart a réussi à obtenir des hydatides chez des porcs en leur faisant ingérer des œufs du *tænia echinococcus*.

Les deux sexes sont atteints en proportion à peu près égale, car sur 39 cas personnels, nous comptons 19 hommes et 20 femmes. L'âge a varié de 19 à 66 ans, mais nous devons faire remarquer que les hôpitaux auxquels nous avons été attachés ne recevaient pas de malades au-dessous de 16 ans. Les couturières nous ont paru relativement nombreuses, et, dans un grand nombre de cas, la cohabitation avec des chiens a été constatée.

*Anatomie et physiologie pathologiques.* — FORME UNILOCULAIRE. — Le nombre ordinaire des kystes du foie est de un à deux, mais il peut atteindre celui de trois, cinq, six et plus. Le siège habituel de ces lésions est la partie moyenne du bord postéro-supérieur et la face supérieure de cette glande, plus rarement sa face inférieure. Leur forme est arrondie, sphérique, aplatie par suite des compressions diverses que peuvent leur faire subir le thorax et le diaphragme. Leurs dimensions oscillent depuis le volume d'un gros pois ou d'un noyau de cerise jusqu'à celui d'une tête d'enfant ou d'adulte. Le plus souvent, ces kystes font saillie à la surface du foie, où ils offrent une teinte blanchâtre et une forme hémisphérique, qui permet de les soupçonner tout d'abord.

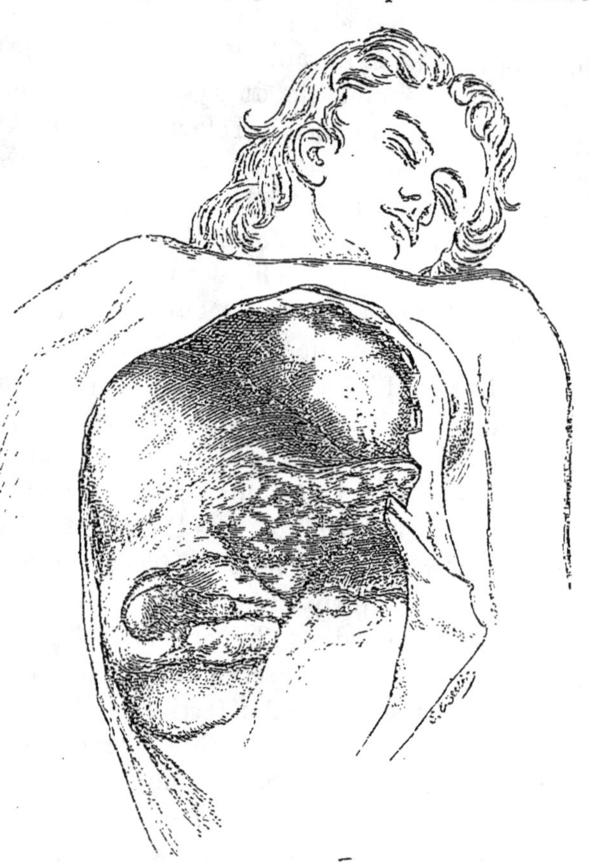

FIG. 92. — Jeune fille atteinte d'un kyste hydatique de la face postéro-supérieure du foie, faisant saillie dans le thorax et déplaçant le poumon droit et le cœur.

La glande, d'un volume parfois démesuré, refoule en haut le diaphragme et fait saillie dans la cavité pleurale, déplace le cœur (fig. 92) ou bien descend en bas jusqu'à la crête iliaque, atteint le bassin, et s'étend enfin, à gauche jusqu'aux fausses côtes, de telle sorte qu'elle parvient à remplir une grande partie de la cavité abdominale, refoulant l'estomac, les côlons sur les côtés, et l'intestin grêle dans la cavité du bassin. A mesure que le kyste s'étend, le tissu glandulaire est refoulé et atrophié, au point que, dans certains cas, tout un lobe a pu être détruit; ce qui reste de la glande conserve sa structure normale, s'hypertrophie et se vascularise en raison directe de l'étendue de l'altération, de façon à suppléer à la fonction compromise, c'est là une nouvelle cause de déformation de la glande. Un léger degré de cirrhose peut enfin se rencontrer au voisinage du kyste; et, s'il existe plusieurs tumeurs hydatiques, cette lésion tend à s'étendre; mais, lorsqu'elle est généralisée avec un seul kyste, tel le cas d'un buveur de notre service, elle doit être considérée comme une simple coïncidence.

Les vaisseaux hépatiques, à part la compression qu'ils peuvent subir, conservent leur intégrité, excepté dans certains cas où les divisions de la veine porte s'altèrent et remplissent le kyste de sang. Ainsi Dolbeau[1] ayant trouvé dans un foie volumineux près de quarante kystes, dont quelques-uns renfermaient du sang, poussa par la veine porte et par l'artère hépatique une injection qui pénétra dans la cavité de ces derniers. Les veines hépatiques s'ulcèrent parfois, et, lorsque le kyste suppure, elles deviennent le point de départ d'abcès du foie, des poumons et d'autres organes; il arrive aussi que des vésicules hydatiques, affaissées, s'introduisent dans ces vaisseaux, et aussi dans la veine cave inférieure et le cœur droit. Cette dernière veine, dans un cas de mon service qui a servi de sujet de thèse à un de mes élèves[2], se trouvait obstruée par un caillot sanguin situé au voisinage d'un énorme kyste hydatique du lobe droit du foie, d'où œdème des membres et ascite.

Les canaux biliaires subissent des modifications assez semblables à celles des vaisseaux. Simplement comprimés dans la plupart des cas, ils peuvent être ulcérés, et la bile épanchée dans la poche kystique a permis à plusieurs auteurs de constater les effets pernicieux de ce produit sur le développement ultérieur des échinocoques. La pénétration d'hydatides ou de débris d'hydatides dans les voies biliaires n'est pas un fait rare, et comme cette pénétration a surtout lieu lorsque le kyste hydatique est suppuré, il en résulte qu'à la rétention biliaire s'ajoute de l'angiocholite suppurée (fig. 96). L'évacuation des hydatides à travers les voies biliaires, qu'il est possible d'envisager comme un procédé naturel de guérison, est malheureusement loin de réussir toujours, à cause de la suppuration qui s'y ajoute généralement; leur pénétration dans la vésicule biliaire, non moins dangereuse, est exceptionnellement suivie d'un résultat favorable.

1. Dolbeau (*Bull. de la Soc. anat.* Paris, 1857, p. 116).

2. H. Faille, Contribution à l'étude d'une complication rare du kyste hydatique du foie (*thèse de Paris*, 1884).

Examiné à l'œil nu dans son complet développement, le kyste hydatique présente une première membrane fibreuse, résistante, intimement adhérente au tissu conjonctif du foie, puis une seconde, d'apparence gélatiniforme, qui appartient au parasite et que l'on désigne sous le nom de membrane interne ou hydatide mère. Dans cette dernière se trouve contenu un liquide clair, transparent, comme de l'eau de roche et, suivant le volume du kyste, un nombre plus ou moins considérable de vésicules transparentes, ovoïdes, ayant depuis le volume d'un œuf de pigeon jusqu'à celui d'un œuf d'oie; ce sont les hydatides filles (fig. 93). La membrane fibreuse, d'une épaisseur variable, provient de la réaction du tissu conjonctif dont les éléments se multiplient en

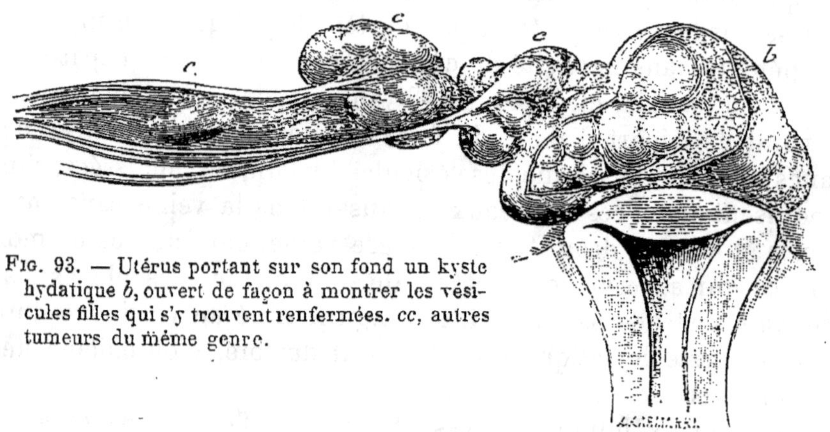


FIG. 93. — Utérus portant sur son fond un kyste hydatique *b*, ouvert de façon à montrer les vésicules filles qui s'y trouvent renfermées. *cc*, autres tumeurs du même genre.

présence d'un corps étranger. D'une épaisseur de 1 à 3 millimètres, cette membrane formée de fibres conjonctives renferme de nombreux vaisseaux qui servent à nourrir le parasite. Semblable à de l'albumine mal cuite, la seconde membrane ou membrane hydatique est formée de couches stratifiées, amorphes, et malgré l'absence de tout élément figuré, s'enroulant à la suite d'une section comme une tunique élastique; aussi, un fragment de cette enveloppe suffit-il à fixer le diagnostic de kyste hydatique. La couche interne ou *membrane fertile* (CH. ROBIN), *germinative* (GIRALDÈS), granulé d'aspect, donne naissance aux vésicules et aux échinocoques; les vésicules apparaissent sous la forme de bourgeons sessiles qui se remplissent de liquide, se pédiculisent, s'accroissent et tombent enfin à l'intérieur du kyste. Elles sont plus ou moins volumineuses et contiennent, quelques-unes au moins, une troisième et même une quatrième génération. Ces vésicules, le plus souvent fertiles, sont dites *stériles* lorsqu'elles ne renferment pas d'échinocoques. Ceux-ci, sous forme de granulations blanchâtres, font saillie à la face interne de la vésicule, ils sont formés d'une tête qui possède quatre ventouses et d'une couronne de vingt-huit à trente crochets (fig. 94). Un col sépare la tête du corps arrondi et terminé par un prolongement qui fixe l'animal à la membrane génératrice, et si ce prolongement vient à se rompre, l'animal tombe dans le liquide. D'une densité de 1,000 à 1,010, celui-ci est incolore, clair ou légèrement opalin, neutre et rarement alcalin ou acide; il ne précipite ni par la chaleur, ni par l'acide nitrique, n'est pas albumineux, et se distingue en cela de tous les liquides de sérosité. Cl. Bernard, Lucke et d'autres observateurs y ont trouvé du sucre, et dans quelques cas, lorsque les hydatides viennent à mourir, il renferme de l'albumine.

L'échinocoque, être organisé et vivant, meurt quand les conditions favorables à son existence viennent à se modifier; c'est là, pour l'homme, un mode de guérison spontanée du kyste hydatique. Plusieurs circonstances contribuent à ce résultat : la pénétration de la bile dans ce kyste, la suppuration de la poche kystique qui malheureusement peut emporter le malade; mais, il est des procédés plus avantageux, comme la soustraction du liquide hydatique, qui ne permet plus aux hydatides de se nourrir, et certaines modifications de la poche fibreuse qui finissent par les étouffer. Forcément distendue par la multiplication et le développement des hydatides, cette poche présente des points de moindre résistance et des diverticules qui altèrent la régularité de ses contours; mais ce qui compromet l'existence du parasite et s'oppose à son accroissement, c'est un défaut d'extensibilité. Des plaques fibreuses plus ou moins étendues, des épaississements divers avec ou sans calcification lui donnent une résistance qui a pour effet de comprimer les hydatides et de les asphyxier. Ce sac, d'ailleurs, se rétrécissant de plus en plus, à l'instar d'une cicatrice, les vésicules sont aplaties, pressées et desséchées, sans aucun mélange de substance étrangère, et enfin transformées peu à peu en une masse blanchâtre ou jaunâtre, d'apparence athéromateuse, semi-fluide et visqueuse, ou encore grasse et semblable à du mastic de vitrier. Cette masse, formée de débris d'hydatides avec ou sans un liquide lactescent, offre, à l'examen microscopique, en même temps que des crochets d'échinocoques, des gouttelettes de graisse, de la cholestérine sous forme de cristaux isolés ou amorphe. Quand la

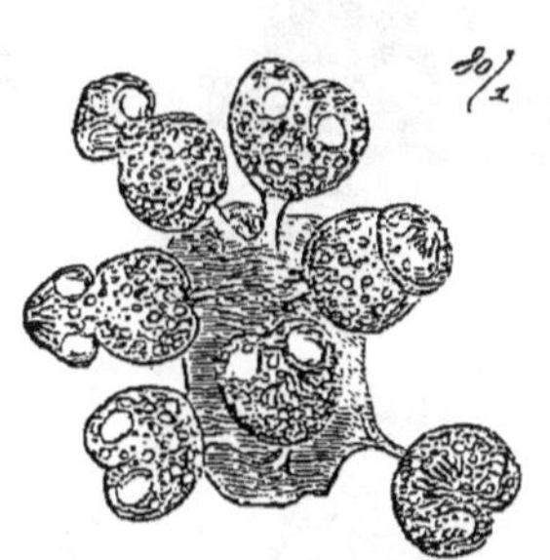

FIG. 94. — Echinocoques fixés par un funicule sur la membrane interne de l'hydatide.

destruction des parasites a été l'effet d'une hémorrhagie ou d'un épanchement biliaire, le kyste renferme en outre des pigments et souvent aussi de l'hématoïdine cristallisée ou amorphe[1].

Les kystes hydatiques, non interrompus dans leur développement, parviennent à former des tumeurs qui par leur accroissement progressif détruisent le foie, gênent les fonctions des organes voisins, finissent par se rompre et par évacuer leur contenu. La forme et la direction de ces kystes sont en rapport avec les résistances qu'ils rencontrent; ceux qui occupent le bord postéro-supérieur du lobe droit refoulent en haut le diaphragme (fig. 95), compriment le poumon correspondant et parfois déplacent le cœur au point d'entraîner la mort, ainsi que Dolbeau[2] et d'autres auteurs ont pu le constater. Les kystes du lobe gauche font généralement saillie à l'épigastre; ceux de la face inférieure du foie refoulent quelque peu cet organe en haut, mais ils se développent de préférence vers l'abdomen, compriment les organes qui y sont contenus, au point de troubler les fonctions digestives et de produire, par leur contact avec la veine porte et la veine cave, des désordres circulatoires, tels que : œdème des membres inférieurs, ascite, varices, etc.

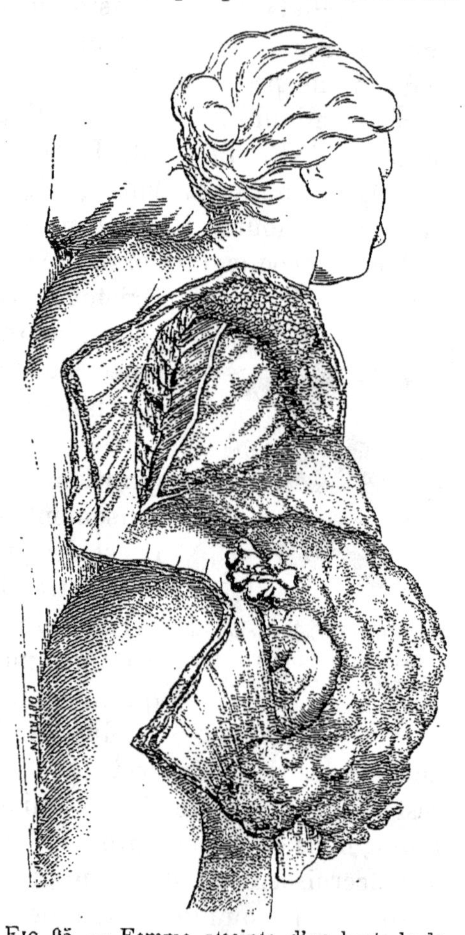

Fig. 95. — Femme atteinte d'un kyste hydatique du bord postéro-supérieur du foie et de kystes multiples des épiploons.

1. J. Cruveilhier (*Traité d'anat. path. gén.* Paris, 1856, t. III, p. 550) est l'un des auteurs qui ont le mieux indiqué les modes de transformation des kystes hydatiques, déjà connus des anciens médecins, comme de Haen et surtout Ruysch (*Observ. anat.*, obs. XXV, Amstelod., 1732) qui désignaient leurs résidus sous le nom d'athérome ou de méliceris.

2. Dolbeau, Études sur les grands kystes de la surface convexe du foie. *Thèse de Paris*, 1856.

La rupture des kystes hydatiques a des conséquences très diverses, selon l'organe dans lequel elle se fait jour. Si elle est tantôt un mode de guérison, tantôt aussi elle cause les accidents les plus sérieux. Les organes vers lesquels les tumeurs hépatiques tendent à se faire jour sont les voies biliaires, l'estomac, les intestins et le péritoine, puis les bronches, la plèvre droite, le péricarde et par exception la paroi abdominale. Le plus souvent

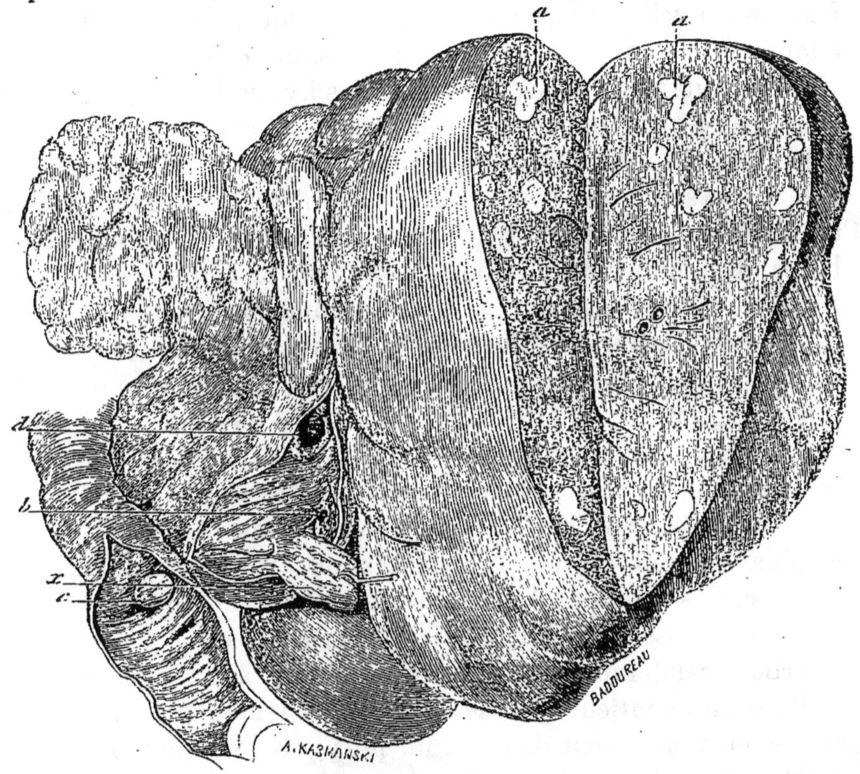


Fig. 96. — Foie vu par sa face inférieure de façon à montrer un kyste hydatique du lobe gauche, engagé dans le canal cholédoque *b* et commençant à faire saillie au niveau de l'ampoule de Vater *c*.

*d*, ouverture du kyste dans le canal cholédoque; *x*, membrane hydatique soulevée par une érigne; *aa*. abcès multiples dans le lobe droit hypertrophié.

suppurés au moment de leur ouverture, ces kystes déterminent les infections les plus graves et quelquefois une mort rapide, si ce n'est lorsqu'ils viennent à se faire jour dans une cavité en communication avec l'extérieur, comme les bronches et le tube digestif. L'ouverture d'une poche hydatique dans les voies biliaires, bien qu'étant une sorte d'élimination naturelle, n'a pas moins des inconvénients sérieux, en raison de l'étroitesse des canaux et de l'obstruction qui a pour conséquence habituelle l'infection (fig. 96); celle qui se produit, par l'intermédiaire d'une fistule, dans l'estomac et les intestins est moins redoutable, bien qu'elle ne soit pas sans dangers. La rupture dans une cavité séreuse est des plus graves; celle qui s'effectue dans les bronches est la moins sérieuse; quant à la perforation qui s'établit à travers la paroi abdominale, conséquence ordinaire de la suppuration du kyste et de la formation d'un abcès, elle laisse à sa suite un trajet fistuleux et une suppuration prolongés. L'ouverture d'un kyste hydatique du foie dans la veine cave, observée dans quelques cas exceptionnels, a toujours été suivie de la mort par embolie cardio-pulmonaire[1].

Forme multiloculaire. — A côté des kystes hydatiques dont il vient d'être question, se voient des formes d'échinocoques du foie dans lesquelles les hydatides, n'étant plus réunies dans une vésicule mère, se développent en grand nombre, les unes à côté des autres, de façon à former des tumeurs volumineuses, multiloculaires, désignées sous le nom d'*échinocoques alvéolaires*.

Observé tout d'abord par Buhl et confondu avec une tumeur colloïde alvéolaire, le kyste hydatique multiloculaire a été reconnu par Luschka et Zeller[2], puis par Virchow, qui le séparèrent des tumeurs gélatineuses alvéolaires. Formée d'un stroma conjonctif de nouvelle formation, plus ou moins développé et pigmenté, cette production présente des espaces multiples et irréguliers qui peuvent contenir un grain de millet ou un pois, et communiquent le plus souvent entre eux par des ouvertures d'un diamètre variable. Ces espaces ou alvéoles renferment des hydatides habituellement plissées à leur intérieur avec des étranglements ou des diverticules latéraux, reçus dans les cavités accessoires. Chaque petite cavité contient une seule vésicule, tandis que les grandes cavités en renferment deux ou un plus grand nombre, ordinairement juxtaposées, et donnant naissance à des masses vésiculeuses qui s'étalent facilement dans l'eau, sous forme de membranes dont on voit s'isoler quelques vésicules. Ces hydatides subissent les mêmes modifications que celles du kyste ordinaire, se transforment, comme elles, en une sorte de masse gélatineuse à laquelle s'ajoutent des cristaux en aiguilles et de l'hématoïdine amorphe ou cristallisée. Les échinocoques, relativement rares, se rencontrent à peu près uniquement dans les vésicules qui occupent les grands alvéoles, car les petits sont stériles. Ces tumeurs, déjà différentes de celles que nous connaissons, tendent d'ailleurs, d'une façon presque constante, à se détruire et à se transformer en graisse vers leur centre où se produit une large

1. L'Honneur, *Bull. de la Soc. anat.* Paris, 7 juillet 1855.
2. Zeller, Alveolare colloid der Leber. (*Inaug. Abhandl.* Tubingen, 1854).

cavité dont l'étendue varie avec l'étendue de la destruction. Des tumeurs plus petites et, dans quelques cas, des traînées en chapelet se rencontrent au voisinage de la tumeur principale, et sur le trajet de la veine porte, ce qui a porté Virchow à croire que les échinocoques alvéolaires se développent dans les lymphatiques du foie.

Cette glande, habituellement adhérente aux organes voisins, est toujours augmentée de volume, à tel point qu'elle a pu peser jusqu'à vingt livres, ce qui s'explique non seulement par la présence de la tumeur, mais encore par l'hypertrophie compensatrice du tissu sain. La tumeur hydatique alvéolaire parvient à un volume qui varie depuis celui d'un œuf jusqu'à celui d'une tête d'adulte; sa forme est arrondie ou légèrement bosselée sur les bords; sa consistance inégale, dure et comme cartilagineuse par places, devient molle et fluctuante, du moins à la suite d'une transformation centrale un peu avancée. La capsule de Glisson, épaissie et blanchâtre à son niveau, se laisse difficilement entamer, mais une fois rompue, la tumeur résiste sur quelques points, tandis que sur d'autres elle est friable, de consistance caséeuse ou gélatineuse, et presque fluide à son centre où existe un détritus granulo-graisseux.

Le tissu hépatique, en dehors du kyste, présente une coloration variable, le plus souvent ictérique, nettement distincte, et laisse apercevoir des prolongements de la tumeur qui s'engrènent dans son épaisseur, ce qui ne l'empêche pas, dans certains cas, de pouvoir être énucléée. Les vaisseaux veineux du foie, la veine cave elle-même, sont parfois oblitérés, et les conduits biliaires, fréquemment comprimés; aussi, la vésicule biliaire est-elle normale ou presque vide. La rate, fréquemment augmentée de volume, est le siège de ramollissement ou d'induration; les autres organes conservent leur intégrité, s'ils ne renferment des tumeurs hydatiques alvéolaires.

*Symptomatologie.* — Les diverses modalités anatomiques et évolutives des kystes hydatiques du foie permettent de comprendre les difficultés d'une bonne étude clinique de ces affections qui tantôt ne trahissent leur présence par aucun désordre appréciable et tantôt se révèlent par les accidents les plus sérieux. Certains échinocoques naissent, se développent et meurent dans la profondeur du foie, sans attirer l'attention du malade qui souffre à peine, et constituent ainsi de simples trouvailles d'autopsie. D'autres échinocoques plus nombreux, en raison surtout de leur accroissement ont pour effet des phénomènes physiques et fonctionnels des plus importants.

Les phénomènes physiques se manifestent par l'augmentation de volume du foie qui remonte au-dessus de la quatrième côte ou descend au-dessous du rebord costal, et se distingue par un *défaut d'uniformité* de ses contours, nettement différent de celui qui caractérise le foie syphilitique. Ce ne sont pas, en effet, des scissures du bord libre, des indurations saillantes avec atrophie partielle que révèlent la palpation et la percussion, mais des saillies plutôt élastiques et arrondies, envahissant le thorax ou la cavité abdominale, avec dilatation des espaces intercostaux ou saillie de la paroi abdominale, selon le siège et la disposition de la tumeur hydatique. Effectivement, bien qu'à l'encontre des échinocoques de l'intestin (fig. 97), ceux du foie soient rarement pédiculés, on les voit former quelquefois des appendices allongés assez semblables à une vésicule biliaire dilatée, et simplement reconnaissables à leur situation. La sensation que donne le palper, lorsque la tumeur hydatique affleure la surface du foie, est celle d'une saillie globuleuse, élastique, ou même

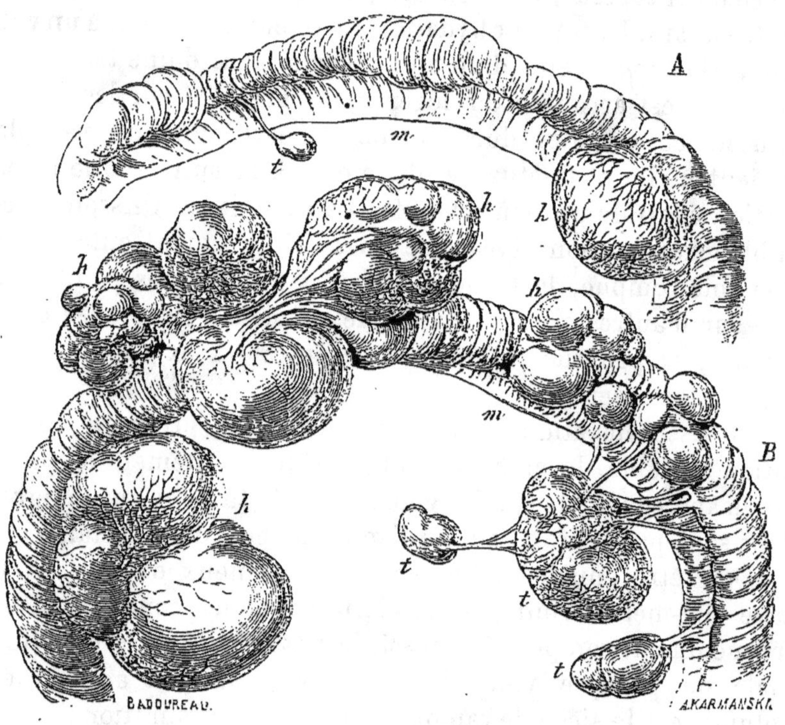


Fig. 97.

*A*, kystes hydatiques de l'intestin. *h* et *t*; *m*, mésentère. — *B*. Le gros intestin chargé d'un grand nombre de tumeurs du m ême genre, *h*, *h*, *h*, et de quelques tumeurs plus petites, *t*, *t*, *t*, portées sur un long pédicule.

fluctuante. La percussion y produit exceptionnellement la vibration ou ce tremblement particulier, connu sous le nom de *frémissement hydatique*, et que, pour mon compte personnel, je n'ai constaté que deux fois sur 60 cas. D'une grande valeur sémiologique, ce frémissement s'obtient lorsque, sur la tumeur, comprimée avec la main gauche, on vient à donner un coup sec de la main droite, et que, se servant du plessimètre, on laisse le doigt, qui a percuté, un instant appliqué sur l'instrument.

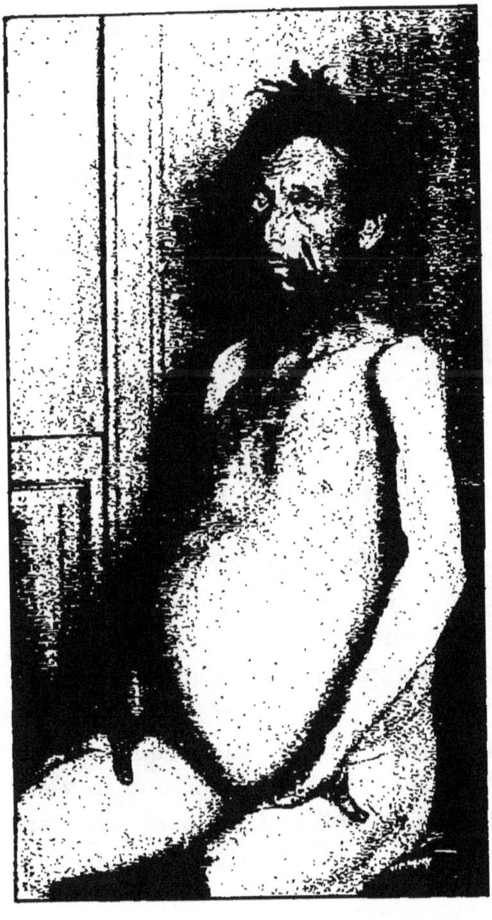

Fig. 98. — Habitus de l'abdomen d'un homme atteint d'un kyste hydatique du foie.

Le ventre, à peine développé dans quelques cas, offre d'autres fois une saillie circonscrite ou une tuméfaction générale, et comme alors sa cavité renferme habituellement du liquide, il en résulte qu'il a de grandes analogies avec l'abdomen dans la cirrhose alcoolique (fig. 98). Cette disposition se rencontre surtout, comme il est facile de le concevoir, lorsque la face concave du foie est le siège du kyste; elle tient alors à la compression des vaisseaux veineux tandis que l'ictère, parfois concomitant, a sa cause dans la compression des voies biliaires.

Les troubles fonctionnels, subordonnés au siège et à l'étendue des tumeurs hydatiques, sont, comme il est facile de le concevoir, extrêmement variables. L'un des plus constants est la douleur qui se manifeste, dès l'abord, par des sensations de plénitude et de pesanteur, et plus tard seulement, si la tumeur fait saillie ou vient à s'enflammer, par des souffrances plus vives, éveillées par les mouvements du thorax. Les troubles de la sécrétion biliaire et de la circulation porte font généralement défaut, à moins de compression ou d'oblitération des canaux et des divisions veineuses du foie, dans lequel cas il survient de l'ictère et de l'ascite. L'ictère est tantôt léger et insidieux, tantôt intense et associé à des crises plus ou moins vives de colique hépatique si les hydatides viennent à se faire jour à travers les voies biliaires. Effet de l'obstruction de la veine porte ou de ses branches par compression ou par thrombose, l'ascite, malgré sa rareté, peut être considérable et associée à de l'œdème des jambes, comme dans un cas de notre clinique où la veine cave se trouvait obstruée par un caillot sanguin.

Les fonctions digestives, malgré l'absence de fièvre, sont fréquemment troublées : l'appétit est médiocre, la digestion pénible et, pour peu que l'estomac soit comprimé, il survient des vomissements; cependant le malade maigrit assez peu, si ce n'est lorsqu'une grande partie du foie fait défaut. Signalons des désordres, provenant de la compression des organes thoraciques, tels que déplacements des poumons et du cœur, épanchements pleurétiques, etc. Les hémorrhagies sont rares, excepté dans les cas où le foie subit une destruction étendue; il en est de même des phénomènes d'insuffisance hépatique ou urinaire. Effet de la suppuration de la poche kystique, la fièvre succède à une opération, ou survient sans cause nettement déterminée, et résulte, selon toute vraisemblance, d'une infection d'origine intestinale. Elle débute par un frisson, qui se termine par de la sueur; mais, ce qui la caractérise, avant tout, c'est le retour des paroxysmes vers le soir et les écarts considérables de la température qui atteint jusqu'à 40° et descend le matin à 36° environ.

*Évolution et modes de terminaison*. — Les échinocoques du foie évoluent d'une façon insidieuse, lente et continue, sans troubles nutritifs appréciables, sans fièvre, si ce n'est lorsque, par leur extension, ils entravent mécaniquement la fonction du foie ou celle d'autres organes, s'enflamment ou se rompent.

La durée de ces parasites est variable; Barrier[1], qui l'a recherchée vingt-quatre fois, a trouvé qu'elle était dans trois cas, de deux ans; dans huit cas, de deux à quatre ans; dans quatre cas, de quatre à six, et dans le reste des cas, de dix-huit, vingt et même trente ans. D'après les faits de notre statistique personnelle, envisagés à ce point de vue, elle oscille entre 3 et 10 ans, si nous comptons à partir du début des accidents. La mort des échinocoques, est loin d'être rare, comme le savent les médecins habitués aux autopsies, qui tous ont rencontré des kystes hydatiques du foie

1. Barrier, De la tumeur hydatique du foie (*thèse de Paris*, 1840).

dans lesquels les hydatides étaient affaissées et transformées, comme nous l'avons dit, en une matière grasse ou athéromateuse.

Nous ne reviendrons pas sur les conditions de la guérison, mais nous ne pouvons passer sous silence les phénomènes liés à l'évacuation du contenu du kyste à travers différents organes ou même à travers les parois abdominales[1], d'autant moins que le médecin trouve, dans certains de ces modes de terminaison, des sources d'indications thérapeutiques. Le tableau symptomatique varie forcément selon le point où s'opère la rupture : le kyste qui se vide dans l'estomac ou l'intestin[2] détermine des vomissements et des évacuations alvines renfermant des hydatides parfois très nombreuses; celui qui se fait jour dans les bronches donne lieu à une expectoration abondante où les débris de ce même parasite se rencontrent le plus souvent associés au pus, comme dans le fait suivant :

*Kyste hydatique du foie ouvert dans les bronches. — Guérison.*

M... Eugène, instituteur, âgé de 54 ans, tousse depuis environ deux ans. Depuis six mois, il crache beaucoup et se plaint de souffrir dans l'hypochondre droit. Il a un foie énorme, qui descend à l'ombilic; sa rate est normale. A droite et en arrière, une percussion forte et perpendiculaire donne de la matité qui remonte à la pointe de l'omoplate; tandis qu'en avant la matité remonte presque jusqu'à la clavicule, ce qui fait que ce malade a été considéré comme poitrinaire et soigné dernièrement à l'hôpital Beaujon par des pointes de feu. A l'auscultation en avant, on entend la respiration tubaire des grosses bronches.

Quelques jours après son entrée à l'hôpital, à la suite d'une violente quinte de toux, ce malade expectore des membranes feuilletées, blanches, comme de l'albumine cuite, et mélangées de bile et de sang. Deux mois plus tard, il a une hémoptysie très abondante, pendant trois jours, à la suite de laquelle il expectore quelques hydatides.

Une ponction aspiratrice pratiquée au niveau du neuvième espace intercostal droit, permet de retirer 1500 grammes d'un liquide clair, albumineux. A la suite et pendant huit jours, chaque matin, le malade est pris de violentes quintes de toux et expectore un paquet d'hydatides de la grosseur d'une noix. Dans la journée il crache en outre quelques rares vésicules qui répandent une odeur fétide; il n'a pas de fièvre. Il cesse enfin d'expectorer, son foie diminue de volume, son état général s'améliore; il quitte l'hôpital, entièrement guéri après cinq mois de séjour.

La perforation du diaphragme et l'irruption du contenu du kyste dans la plèvre s'accompagnent d'une vive douleur, à laquelle s'ajoutent tous les symptômes d'une pleurésie plus ou moins grave,

1. C.-J. Cadet de Gassicourt, Étude sur l'élimination des kystes hydatiques du foie à travers la paroi abdominale et dans les organes voisins. Paris, 1856.

2. Verjeus, Des kystes hydatiques du foie ouverts dans quelques organes abdominaux. Paris, 1877.

et si, plus tard, il s'établit une communication avec les bronches, il s'ensuit un pneumothorax précédé d'une expectoration purulente mélangée de débris d'échinocoques[1]. Le kyste, qui envahit la base du poumon, donne naissance à des phénomènes de pneumonie à marche lente, limitée à la partie inférieure de l'organe, ou encore à un souffle caverneux, à de la fièvre hectique et enfin à une expectoration abondante avec débris d'hydatides et de bile, pouvant conduire à une guérison ou à la mort par hecticité. La rupture du kyste dans le péricarde fait périr au milieu des accidents de la péricardite, son ouverture dans le péritoine produit une péritonite par perforation et se reconnaît à l'affaissement de la tumeur.

Le kyste, extravasé dans la veine cave, est suivi d'embolies et d'une mort rapide; celui qui a lieu dans les veines hépatiques, détermine de préférence des accidents de phlébite et d'infection pyémique; l'ouverture d'un kyste hydatique dans les voies biliaires est suivie de vives douleurs, et d'un ictère auquel ne tardent pas à s'associer des phénomènes d'infection, semblables à ceux de la lithiase hépatique[2].

De l'énumération de tous ces désordres, il résulte que la terminaison fatale est le fait habituel d'une rupture ou d'une infection, provient rarement d'une hémorrhagie ou d'une insuffisance hépatique, à moins qu'une grande partie du foie ne se trouve refoulée ou détruite. La statistique fournie par nos faits personnels donne à cet égard les résultats suivants :

| | | |
|---|---|---|
| Guérison. | Spontanée, trouvaille d'autopsie | 6 |
| | Suite de ponction. | 6 |
| | Ouverture dans les bronches. | 2 |
| Sortie de l'hôpital dans le même état | | 28 |
| Mort. | Suite de suppuration. | 5 |
| | — d'ouverture du canal cholédoque | 2 |
| | — — de la vésicule. | 1 |
| | — — à la surface de la peau | 1 |
| | Par insuffisance hépatique. | 3 |
| | Par d'autres affections (tuberculose, etc.) | 6 |

*Sémiologie.* — Les kystes hydatiques du foie offrent de sérieuses difficultés de diagnostic dues surtout au peu de troubles fonctionnels qu'ils déterminent. Une seule circonstance rend ce diagnostic facile et irrécusable, c'est l'extraction par une ponction

1. DUVERNOY, De l'ouverture des kystes hydatiques du foie dans la plèvre et dans les bronches. Paris, 1879.

2. J. BERTHAUT, Étude sur l'éliminat. des kystes hydatiques du foie à travers les voies biliaires. Paris, 1863. — A. REYMONDON, Sur l'élim. simult. des kystes hyd. du foie dans les voies biliaires et dans la cavité thoracique. Paris, 1884.

exploratrice d'un liquide clair, transparent, non albumineux, même en l'absence de crochets d'échinocoques. Il importe donc, en présence d'un foie volumineux, élastique, saillant sur un point, de pratiquer cette ponction à l'aide d'instruments stérilisés, (seringue de Pravaz) sans conclure toutefois de l'absence de liquide à la non-existence de cette affection.

La rate, dont l'examen importe tant pour le diagnostic des affections du foie, n'a pas moins de valeur quand il s'agit de celui des voies biliaires, attendu que son volume, presque toujours augmenté dans les premières, reste normal dans les dernières. Les échinocoques du foie ne font pas exception à cette règle; attendu que ces parasites compriment simplement le parenchyme hépatique sans l'altérer. Un foie volumineux, offrant une voussure lisse, circonscrite, élastique ou fluctuante, et une rate normale constituent des signes très importants de l'existence d'un kyste hydatique auxquels l'extraction d'un liquide clair, transparent qui ne coagule ni par la chaleur, ni par l'acide nitrique vient donner une certitude absolue. Ce dernier signe, pourtant, est difficile à constater dans tous les cas; les premiers peuvent faire partiellement défaut, aussi les différentes situations des kystes hydatiques dans le foie conduisent-elles fréquemment à des diagnostics erronés.

Les kystes pédiculés du bord libre simulent une vésicule distendue, ceux qui font saillie dans l'hypochondre gauche, une lésion de la rate, ceux qui descendent dans la fosse iliaque ou qui envahissent l'abdomen, un kyste de l'ovaire; enfin, les hydatides qui refoulent le diaphragme et proéminent vers la cavité thoracique, peuvent faire croire à un épanchement pleural. Pour arriver à différencier ces états, il est nécessaire d'examiner séparément les kystes hydatiques de la face supérieure et ceux de la face inférieure du foie. Les premiers ont été divisés en *kystes de la face antéro-supérieure* et *kystes de la face postéro-supérieure*[1]. D'ordinaire saillants au-dessous des fausses côtes, les kystes de la face antéro-supérieure se présentent sous la forme d'une voussure lisse, élastique parfois fluctuante, accessible au trocart explorateur et facile à diagnostiquer. Ceux de la région postéro-supérieure, dont la tendance est de s'étendre vers le thorax, forment des saillies plus ou moins étendues qui refoulent le poumon et diminuent le champ respiratoire (voy. fig. 92 et 95). Ces derniers offrent rarement de la fluctuation, mais la forme de la voussure déterminée

1. P. Segond, Contribution au diagnostic et au traitement chirurgical des kystes hydatiques du foie, (*Thèse inaug.*, Paris, 1889, p. 3.)

par la percussion conduit à soupçonner une tumeur et la ponction exploratrice vient en dernier lieu éclairer le diagnostic. Cette ponction permet en effet de distinguer le kyste d'une pleurésie, à la condition de ne pas oublier que celle-ci peut compliquer ce dernier, de telle sorte qu'après avoir vidé la plèvre, il est souvent nécessaire de pratiquer une nouvelle ponction. Les kystes de la face concave du foie sont antéro-inférieurs, postéro-inférieurs, ou médians. Les premiers, développés en avant du petit épiploon, proéminent vers la paroi antérieure de l'abdomen ou descendent dans la cavité du ventre; les seconds, nés en arrière de ce repli, se dirigent vers la partie postérieure de l'abdomen. Les kystes médians, en rapport avec les canaux biliaires et les vaisseaux hépatiques, donnent naissance par compression à des phénomènes particuliers qui peuvent en imposer pour une cirrhose ou pour toute autre affection hépatique.

Les tumeurs du grand épiploon, les kystes hydatiques du mésentère et surtout ceux de l'ovaire sont autant d'affections avec lesquelles il est facile de confondre les kystes hydatiques de la région antéro-inférieure du foie. Situés immédiatement au-dessous de la paroi abdominale, ceux-ci donnent lieu à un son mat, suivent les mouvements du diaphragme et se développent de haut en bas, à l'inverse des kystes ovariens qui s'accroissent de bas en haut; mais, ce qui permet de distinguer ces affections, c'est avant tout une ponction aspiratrice et l'analyse chimique du contenu liquide. Les kystes hydatiques postéro-inférieurs se confondent avec l'hydronéphrose, les kystes des reins et ceux du pancréas, les abcès par congestion, etc., ils ne sont pas faciles à distinguer à cause des difficultés que rencontre la ponction exploratrice; mais nous devons reconnaître qu'ils sont relativement rares. Les kystes du rein et l'hydronéphrose s'associent, du reste, à des troubles de la sécrétion urinaire que ne présentent jamais les affections du foie, et laissent en général une zone de sonorité entre la tumeur rénale et la glande hépatique. Les kystes du hile du foie se rapprochent des affections scléreuses de cette glande par l'ascite et l'ictère qui leur font habituellement cortège; mais, tandis que la tuméfaction de la rate s'associe toujours aux scléroses hépatiques, elle fait généralement défaut avec la tumeur hydatique du foie; quant à la lithiase elle est caractérisée par de vives douleurs et ne pourrait être confondue qu'avec un kyste ouvert dans les canaux biliaires.

Les kystes hydatiques du foie sont toujours à redouter, attendu qu'on ne sait jamais comment ils peuvent finir. Si ces lésions n'offrent aucun danger, quand les parasites viennent à mourir sans inflammation de la poche, elles sont par contre des plus graves, lorsque celle-ci se met à suppurer, se fait jour dans une cavité séreuse, dans une veine, dans le poumon, et souvent même quand elle s'ouvre à travers les bronches. Les cas de rupture du kyste dans les voies digestives sont moins sérieux et fréquemment suivis de guérison. Les kystes superficiels de la région antéro-inférieure, plus accessibles aux agents thérapeutiques, offrent un danger moindre que ceux des régions profonde et postérieure. Un amaigrissement progressif, des hémorrhagies, des phénomènes d'insuffisance hépatique, tous signes d'une destruction avancée du foie, doivent inspirer les plus vives inquiétudes. Au contraire, la diminution de volume du foie et de la tumeur, spontanée ou consécutive à une simple ponction, est d'un bon augure et l'indice presque certain de la guérison.

*Prophylaxie et thérapeutique.* — La prophylaxie des kystes hydatiques repose nécessairement sur la connaissance que nous avons de leur étiologie, et comme telle, elle doit avoir pour objet d'éviter l'ingestion des œufs du *tænia echinococcus* et par conséquent l'usage de l'eau non filtrée, des légumes crus non épluchés, mal lavés, enfin les aliments malpropres sur lesquels ces œufs pourraient avoir été déposés, ainsi qu'il arriva pour une chiffonnière qui, ayant mangé du pain recueilli sur un tas d'ordures, nous présenta près d'un millier de cysticerques développés spécialement dans son tissu cellulaire sous-cutané. En somme, propreté dans les boissons et dans l'alimentation, là est toute la prophylaxie de la maladie hydatique du foie; ajoutons qu'il faut se garder d'avoir chez soi un chien atteint de *tænia echinococcus*, et ne reprendre cet animal qu'après l'avoir entièrement débarrassé de son ver.

La thérapeutique doit tendre vers un double but : tuer le parasite ou lui donner issue au dehors. Depuis longtemps, on a essayé de le faire périr par des médicaments susceptibles de passer du sang dans les kystes. Baumes attribuait ce pouvoir au calomel, Laënnec au chlorure de sodium, Hawkins à l'iodure de potassium, mais aucun résultat certain n'est venu justifier les avantages de ces médications ; aussi, en présence d'un kyste hydatique du foie, le seul traitement véritablement utile est l'intervention chirurgicale. Cette intervention comprend un grand nombre de procédés, tous suivis de quelques succès, et qui, l'électrolyse mise de côté, peuvent être classés sous deux chefs : la *ponction* et l'*incision* ou simples ou avec adhérences préalables.

La ponction et l'incision des kystes hydatiques du foie sont des procédés depuis longtemps employés; l'un d'eux, qui a eu une certaine vogue, avait pour but d'obtenir, à l'aide d'applications successives de potasse caustique, de pâte de Canquoin ou de l'électro-poncture, des adhérences entre le kyste et la paroi abdominale. Ces adhérences une fois établies, une ponction ou une incision était pratiquée de façon à livrer passage au liquide et aux vésicules hydatiques, et chaque jour, un lavage approprié nettoyait la poche, jusqu'au moment où on parvenait à obtenir, sans accident, le retrait graduel de la cavité. À côté de quelques bons résultats, ce procédé a eu à enregistrer un grand nombre d'insuccès, à la suite de péritonite ou de suppuration par trop prolongée. Un autre procédé consiste à pratiquer, tout d'abord, une ponction avec un gros trocart dont la canule est ensuite fixée à l'abdomen jusqu'à ce que des adhérences se soient établies à son pourtour; dans ce cas encore, la péritonite est à redouter et les insuccès sont nombreux.

La ponction simple à l'aide d'un fin trocart, dit *trocart capillaire*, a pu être suivie quelquefois d'accidents sérieux et de la mort[1]; mais, aux succès déjà signalés par Récamier[2], Hawkins et Brodie, Boinet[3], etc., il s'en est ajouté un grand nombre d'autres depuis l'application de l'aspiration au traitement des kystes hydatiques du foie, en sorte que ce procédé mérite la plus sérieuse attention. Il exige l'emploi d'un appareil aspirateur dont le choix est indifférent, pourvu qu'il fonctionne bien, et d'une aiguille d'un diamètre mesurant de un millimètre à un millimètre et demi. Cette aiguille stérilisée et flambée est introduite sur le point le plus saillant de la tumeur à explorer, puis adaptée à l'aspirateur; le robinet de ce dernier étant ouvert, le liquide du kyste jaillit dans l'appareil, et, lorsque son niveau baisse, on pousse l'aiguille plus profondément dans le kyste. Il faut se garder de presser sur la tumeur et, si l'écoulement du liquide s'arrête, s'efforcer, par des mouvements imprimés à la canule de déplacer l'extrémité de l'aiguille; celle-ci, demeurant en communication avec l'aspirateur, sera enfin retirée lentement et graduellement, de façon à permettre aux parois de la poche de revenir sur elles-mêmes et de fermer l'orifice. Le malade restera étendu sur le dos, même après la ponction, et une potion opiacée

1. J. Moissenet, De la ponct. avec le trocart capillaire, appliquée au traitement des kystes hydatiques du foie (*Archiv. gén. de médecine.* Paris, 1859, t. I, p. 144).

2. Recamier, *Revue méd.* Paris, 1825, t. I, p. 28.

3. A.-A. Boinet, *Traitement des tumeurs hydatiques du foie par les ponctions capillaires et par les ponctions suivies d'injections iodées.* Paris, 1859.

lui sera prescrite. Le mieux, dans les kystes de moyen volume, est de vider entièrement le liquide; dans les kystes volumineux, il est préférable d'en laisser une partie, de façon à éviter des accidents syncopaux qui pour être rares n'ont pas moins été observés.

La soustraction du liquide hydatique change les conditions d'existence du parasite, qui succombe en général, vraisemblablement par insuffisance de matériaux nutritifs. Les hydatides mortes s'affaissent et se transforment, le kyste revient sur lui-même, et la poche s'infiltre de sels calcaires, comme dans les cas de guérison spontanée. La suppuration est exceptionnelle si on opère avec des soins de propreté, mais le liquide se reproduit quelquefois, et il y a lieu de pratiquer une nouvelle ponction, ainsi que nous l'avons fait, avec plein succès, dans le cas suivant :

*Kyste hydatique du foie. — Deux ponctions. — Guérison.*

C..., Pauline, parfumeuse, âgée de 35 ans, éprouvait déjà depuis un an, lorsqu'elle vint nous consulter, une douleur sourde dans l'hypochondre gauche immédiatement au-dessous du rebord costal, et qui s'exaspérait par les mouvements respiratoires un peu profonds, par la toux, le bâillement, etc. Peu de temps après le début de ces phénomènes douloureux, la malade voit apparaître, au niveau du creux épigastrique, une grosseur qui augmente à vue d'œil.

En même temps, cette femme commence à souffrir dans l'épaule droite, au niveau du creux sous-claviculaire et dans le dos au-dessous de l'omoplate; ce sont des tiraillements intenses, surtout dans le décubitus dorsal.

Elle est maigre, un peu pâle, a les traits tirés, et le cœur soulevé, déjeté en dehors, tandis que la pointe bat dans l'aisselle gauche. Le pouls est régulier, normal et d'intensité moyenne; le poumon est intact.

Le ventre, volumineux, est saillant, à droite. Au creux épigastrique, à gauche de l'appendice xyphoïde, il existe une tumeur du volume du poing, et qui à chaque inspiration sort davantage au-dessous du rebord costal. Le foie est énorme; son bord antérieur décrit une ligne très oblique, qui remonte de la fosse iliaque, vers la neuvième côte gauche, en passant par l'ombilic. La rate est normale.

Une ponction pratiquée avec l'appareil Potain, au niveau de la tumeur épigastrique, donne issue à 1 300 grammes d'un liquide clair, transparent, non albumineux. A la suite de cette ponction; il survient pendant toute une journée des vomissements et une poussée d'urticaire.

Un mois plus tard, la poche étant devenue de nouveau saillante, il est fait une nouvelle ponction, et on retire deux litres d'un liquide jaunâtre, opalescent, contenant une grande quantité d'albumine, indice de la mort des échinocoques. Depuis lors, la grosseur épigastrique ne s'est plus reproduite; le foie, diminue de volume et les douleurs cessent, tandis que l'état général de la malade s'améliore rapidement. Nous avons revu cette malade un an après la dernière ponction; elle avait considérablement engraissé, se trouvait très bien portante, et ne présentait pas trace de tumeur à l'épigastre.

Quelques médecins dans le but de faire périr plus sûrement

les hydatides, font passer dans la poche kystique dont ils ont extrait le liquide de 100 à 200 grammes de liqueur de Van Swieten qu'ils retirent au bout de huit à dix minutes, d'autres injectent de l'eau naphtolée, etc., etc. ; mais, si ces procédés ont pu donner de bons résultats, il n'est pas prouvé qu'ils soient supérieurs à la simple ponction aspiratrice, du moins tant que le kyste, encore jeune, possède une poche assez peu épaisse.

La soustraction du liquide hydatique n'est ordinairement suivie d'aucun accident ; toutefois, il arrive de voir des malades éprouver, peu de temps après l'opération, du malaise, de la dyspnée des nausées, du hoquet, dès vomissements et de la fièvre. Ces symptômes, qui peuvent éveiller tout d'abord l'idée d'une péritonite, sont heureusement bientôt suivis de démangeaisons et d'une poussée d'urticaire, liée à l'absorption d'une faible quantité de liquide hydatique. Ce liquide, dans lequel on a trouvé des substances appartenant à la classe des ptomaïnes, est ainsi toxique à la façon des moules.

Quand un kyste hydatique ne cède pas à une ou deux ponctions capillaires, l'incision est la méthode qui reste à la disposition du chirurgien; celle-ci, d'ailleurs, est de toute nécessité lorsqu'il s'agit de kystes suppurés, de kystes anciens dont la poche a perdu toute élasticité, de kystes encombrés de vésicules ou émergés du tissu hépatique auquel ils se rattachent par un simple pédicule. Deux procédés sont actuellement en présence : l'ouverture en deux temps préconisée par Wolkmann, l'incision en un seul temps qui porte les noms de Lindemann et Landau. Le premier trouve son indication dans les cas où le kyste est intrahépatique : une incision est pratiquée et bourrée de gaz iodoformée, puis, au bout de huit ou dix jours, le temps nécessaire à la formation d'adhérences, le kyste est ouvert sans inconvénients. Le second procédé est préférable quand le kyste émerge de l'organe; alors, en effet, l'ouverture peut être directe et les lèvres résultant de l'incision sont suturées aux lèvres de la plaie abdominale. Les vésicules s'écoulent, on lave avec de l'eau bouillie et on attend le retrait de la poche. Si celui-ci tarde trop, on badigeonne les parois avec de la teinture d'iode, dans le but de les faire bourgeonner et adhérer entre elles. Malgré tout, la cicatrisation est parfois lente à se produire, puis il arrive que, la bile venant à pénétrer dans la poche kystique, donne naissance à une fistule biliaire assez persistante pour mettre en danger les jours du malade. D'ailleurs, l'évacuation brusque du contenu d'un kyste volumineux avec déplacement du cœur n'est pas toujours sans danger et peut entraîner une mort rapide[1].

Le traitement des kystes du foie, en somme, doit être subordonné à un bon diagnostic, puisque, à l'instar de tout autre traitement médical ou chirurgical, il repose sur des indications fort variables dans la pratique. Il est donc nécessaire, avant d'opérer ces tumeurs, de déterminer autant que possible le siège et le nombre des kystes, l'épaisseur des parois, l'abondance des hydatides, la qualité du liquide qui les baigne, et surtout de savoir s'ils sont ou non suppurés, attendu que chacune de ces particularités devient une source d'indications spéciales : aussi la ponction aspiratrice à l'aide d'une aiguille de Pravaz est-elle alors d'un précieux secours. Celles-ci une fois déterminées, il faut savoir qu'une simple ponction suffit fréquemment à tuer les hydatides et à obtenir une guérison définitive, quand les parois du kyste sont souples et minces, et les hydatides peu abondantes. Par contre, si le kyste est suppuré, l'incision est forcée, comme aussi lorsque la poche est indurée et les hydatides très nombreuses. La profondeur et le siège du kyste à la région antéro-supérieure ou antéro-inférieure du foie contribuera également à modifier le procédé opératoire qui s'effectuera en un seul, ou en deux temps, et aussi le point de l'incision qui, devant être rapproché le plus possible de la tumeur, aura lieu tantôt à travers les parois abdominales et tantôt à travers la paroi thoracique dont, s'il est nécessaire, on réséquera plusieurs côtes.

Consultez la bibliographie de mon traité d'*Anat. pathologique*, Paris, 1875-1877, t. I, p. 729, 731 et de plus :

**Littré (A.).** *Hydatides du foie.* (*Rec. d. mém.* Dijon, 1754, t. II, p. 115.) — **Robinson.** *A case of abscess of the liver, with a formation of hydatids.* (*Med. et phys. J.* Lond, 1803, t. X, p. 489.) — **Savary (A. C.).** *Observation sur une tumeur hydatique située entre le foie et l'estomac.* (*J. de méd., chirurg. pharm.*, etc. Paris, 1810, t. XIX, p. 334-339.) — **Le Sauvage.** *Observation sur plusieurs kystes hydatifères contenus dans le foie et l'épiploon.* (*Bull. Fac. de méd. de Paris*, 1814, t. III, p. 439-449.) — **Sherwin (H. C.).** *Case of very large abscess containing hydatids.* (*Edinb. M. et S. J.*, 1823, t. XIX, p. 228-235.) — **Martinet (L.).** *Hydatides du foie.* (*Rev. méd. franç. et étrang.* Paris, 1827, t. III, p. 431-443.) — **René (E.).** *Quelques mots sur les kystes hydatiques du foie.* (*Ephém. méd. de Montpellier*, 1827, t. V, p. 170-185.) — **Debouis (A.).** *Essai sur les kystes hydatiques du foie.* Paris, 1828. — **Young (J.).** *Case of very large abscess containing hydatids imbedded in the liver* (*Edinb. M. et S. J.*, 1829, t. XXXI, p. 309-312.) — **Desmarest (J. H.).** *Considération sur les acéphalocystes en général et sur celles du foie en particulier.* Paris, 1831. — **Roberts.** *Abscess of the liver, with hydatids.* (*Lancet.* Lond., 1833-34, t. I, p. 189.) — **Bright.** *Observations on abdominal tumors and intumescence.* (*Guy's*

1. Legendre, Vaste kyste hydatique du foie latent, déplacement insolite du cœur, mort très rapide après l'évacuation du liquide par incision. (*Bull. et mém. de la Soc. méd. des hôpitaux.* Paris, 1896, p. 637.)

*Hospital Reports*, n° 5, octobre, 1837, p. 432.) — **Cæsar Hawkins.** *Cases of sloughing abscess connected with the liver, with some remarks on encysted tumours of that organ.* (*Med. Chirurg. Transact.*, 1833, t. XVIII, p. 98.) — **Cox** (W. T.). *Hydatid of the liver successfully tapped.* (*Ibid.*, 1836, t. XXI, p. 331.) — **Bostock** (J.). *Chemical examination of a red substance contained in a cyst in the liver in the foregoing case.* (*Ibid.*, p. 337.) — **Curling** (T. B.). *Case of a rare species of hydatid, the echinococcus hominis, found in the human liver.* (*Ibid.*, 1840, t. XXIII, p. 385.) — **De Light** (J.). *Cystis serosa simplex in hepate. Ludg. Batav.*, 1844, p. 83-87. — **Falloord.** *Cas d'hépatite suivi d'un abcès contenant des hydatides.* (*Gaz. méd.*, Paris, 1846, p. 568.) — **Dumas** (R.). *Des hydatides du foie.* Montpellier, 1847. — **Thomson** (R.). *Hydatide du foie, évacué par le canal intestinal.* (*Gaz. méd.* Paris, 1849, p. 681.) — **Lyon** (E.). *Observations and inquiries concerning hydatids of the liver.* (*Prov. M. et S. J.* London, 1850, p. 393-396.) — **Le Bret.** *Autopsie d'un enfant qui a rendu une poche hydatique mère par une fistule située au niveau du foie.* (*Compt. rend. Soc. biologie.* Paris, 1850, t. I, p. 68.) — **Linquette** (L.). *Des tumeurs hydatiques du foie.* Paris, 1852. — **Roussin.** *Tumeur énorme du foie renfermant une grande quantité d'hydatides.* (*Bull. Soc. anat. de Paris*, 1853, t. XXVIII, p. 43.) — **Sacristan** (R.). *Curiosa observacion de un quiste hidatidico del higado.* (*Bol. de med. cirurg. y farm.* Madrid, 1853, 2e s., t. III, p. 107-109.) — **Mathieu** (A. C.). *Des kystes hydatiques du foie.* Paris, 1856. — **Sénac.** *Kystes hydatiques multiples.* (*Bull. de la Soc. anat. de Paris*, 1856, t. XXXI, p. 357.) — **Luschka** (H.). *Zur Lehre von der Echinokokkenkrankheit der menschlichen Leber.* (*Arch. f. path. Anat.*, etc. Berlin, 1856, t. X, 206-208, 1 pl.) — **Vigla.** *Grand kyste hydatique du foie*, etc. (*Mon. d. Hop. de Paris*, 1858, t. VI, p. 850.) — **Lewis Jones.** *Hydatids of the liver, with the passage of hydatid membrane.* (*St.-Bartholomew's Hospital Reports*, 1860, t. XIX, p. 315.) — **Trousseau.** *Des kystes hydatiques du foie.* (*Gaz. des hôpitaux.* Paris, 1862, t. XXXV, p. 593.) — **Leuckart.** *Echinococcus hepatis.* (*Cor.-Bl. f. d. Aerzte u. Apoth. d. Grossherz. Oldemburg*, 1862-63, t. II, p. 207-212.) — **Brionval** (D.). *Des tumeurs hydatides du foie etc.* Strasbourg, 1864. — **Logan.** *Enormous accumulation of hydatids in the liver, etc.* (*Tr. Path. Soc. London*, 1864-65, t. XVI, p. 157-159). — **Murchison** (Ch.). *Case of hydatid tumour of the liver bursting into the bile duct.* (*Ibid.*, 1865, p. 160.) — Le même. *Ibid.*, t. XVIII, p. 125, et *Arch. gén. de méd.* Paris, 1867, t. II, p. 127. — **Liverani** (V.). *Sopra un caso di tumore per echinococchi al fegato, etc.* (*Boll. sc. med. di Bologna*, 1866, 5e s., t. II, p. 305-319.) — **Harley** (J.). *On a case of hydatid disease of the liver, etc.* (*Med. Chir. Transact.* London, 1866, t. XLIX, p. 79, et *Archiv. génér. de méd.* Paris, 1868, t. I, p. 224. — Le Même. *Ibid.*, 1878, t. I, p. 224.) — **Pontou** (L.). *Recherches sur les kystes hydatiques du foie chez les enfants.* Paris, 1867. — **Féréol.** *Hydat. infiltrées dans le foie et le poumon.* (*Soc. méd. des hôpit.*, Paris, 1867, p. 236.) — **Petavel** (J.). *Echinoc. multip. du foie et du poumon* (*Bull. Soc. méd. de la Suisse romande*, Lausanne, 1868, II. 199. — **Mireur** (H.). *Essai sur les kystes hydatiques du foie.* Paris, 1867. — **Wright** (F. W.). *A case of immense hydatid cyst of the liver.* (*Brit. M. J.* London, 1868, t. II, p. 496.) — **Habran** (J.). *De la bile et de l'hématoïdine dans les kystes hydatiques.* Paris, 1869. — **Tommasini** (A. P.). *Des kystes hydatiques du foie.* Paris, 1869. — **Löbel.** *Ecchinococcus hepatis.* (*Ber. d. K. K. Krankenaust Rudolph Stiftung in Wien*, 1869, 1870, p. 90.) — **Simpson** (T.). *Two cases of hydatid cyst in the liver successfully treated by puncture.* (*Brit. M. J.* London, 1870, t. I, p. 437.) — **Lescure.** *Kyste hydatique du foie chez un paralytique général.* (*Bull. Soc. anat. de Paris*, 1870, t. XLIV, p. 4.) — **Sangalli** (G.). *Dell' echinococco del fegato.*

(*Mém. r. Ist. Lomb. di sc. et Lett. cl. di lett.*, etc. Milano, 1870, t. XI, p. 1-12.) — **Boch** (E. P.). *Ueber echinococcen der Leber*. Leipzig, 1870. — **Le Courtois**. *Obstruction du canal cholédoque par la membrane d'un kyste hydatique*. (*Bull. Soc. anat.* Paris, 1871, t. XLVI, p. 142-145.) — **Mader**. *Vereiterter Echinococcussack der Leber von enormer Grösse; Tod*. (*Ber. d. K. K. Krankenaust. Rudolph-Stiftung in Wien*, 1871, p. 152. — **Whitmore** (W. B.). *A case of suppurating hydatid cyst of the liver*. (*Lancet*. London, 1873, t. I, p. 11.) — **Bristowe**, *Hydatid cyst of the liver, etc.* (*St Thomas's hospit. Reporte*, n. s. IV, London, 1873, p. 150.) — **Merz**. *Kyste présumé de l'ovaire droit; tumeur acéphalocyste et abcès du foie*. (*Alger médical*, 1874, t. II, p. 228.) — **Vaslin**. *Kyste hydatique du foie en voie de guérison*. (*Bull. Soc. anat.* Paris, 1874, p. 28.) — **Greenhow** (E. H.). *Large hydat. cyst of the liver perforating the diaphragm, etc* (*Trans. of the path. Soc. London*, 1874, t. XXV, p. 130.) — **Hayem et Graux**. *Kyste hydatique du foie ouvert dans les voies biliaires, angiocholite*. (*Bull. de la Soc. anat. de Paris*, 1874, p. 145.) — **Rendu**. *Kyste hyd. du foie communiq. avec le duodénum et s'étant fait jour par le poumon*. (*Ibid.*, p. 482.) — **Miller** (G.). *Beitrag. zur Lehre von der multiloc. ulcerirend. Echinococcus-Geschwulst in der Leber*, Tubingen, 1874.) — **Morin** (F.). *Deux cas de tumeurs à échinocoques multiloculaires*. (*Bull. Soc. méd. de la Suisse romande*. Lausanne, 1875, t. IX, p. 331, 2 pl., et 1876, t. X, p. 12.) — **Testa** (R.). *Una cisti da idatidi nel. fegato guarita col metodo combinato della incisione del tumore alle punture multiple ed al vuotamento graduato*. (*Clinica Napoli*, 1875, t. II, p. 38). — **Taylor** (F.) et **Golding-Bird**. *Suppurating hydatid of the liver*. (*Med. Times et Gaz.* Lond., 1877, t. I, p. 117.) — **Vidal**. *Kyste hydatique suppuré du foie*. (*Bull. et Mém. Soc. méd. des hôp. de Paris*, 1877, 2e s., t. XIII, p. 52.) — **Bechkerich** (A.). *Contribution à l'étude des kystes hydatiques du foie*. Paris, 1877. — **Magnant** (C.). *Contribution à l'étude des kystes hydatiques du foie*. Paris, 1877. — **Mackensie** (S.). *Hydatid disease of liver at a very early age*, etc. (*Med. Exam.* London, 1878, t. III, p. 331.) — **Sawyer**. *Suppurating hydatid cyst of liver*. (*Birmingh. M. Rev.*, 1878, t. VII, p. 85.) — **Martin** (H.). *Kystes hydatiques du foie comprimant les voies biliaires*. (*Progrès médical*, Paris, 1878, t. VI, p. 160.) — **Bouillet** (J.). *Contribution à l'étude des kystes hydatiques simples du foie*. Paris, 1878. — **Martin** (F.). *Étude sur les modes principaux d'extension des kystes hydatiques du foie, etc.* Paris, 1878. — **Sapunzachi**. *Echinococco del fegato*. (*Resoc. san. d. osp. civ. di Trieste*, 1879, t. V, p. 112.) — **Richet**. *Kyste hydatique suppuré du foie*. (*Bull. Soc. clin. de Paris*, 1879, t. II, p. 1-8). — **Loomis** (A. L.). *Hydatids of the liver*. (*Tr. N. York Path. Soc.*, 1879, t. III, p. 4-6). — **Kranzle** (L.). *Fünf neue Fälle von echinococcus multilocularis hepatis*. Tubingen, 1880.) — **Ria** (G.). *Cisti multiple da echinococco nel fegato*. (*Ann. clin. d. osp. incur. Napoli*, 1880, t. V, p. 219.) — **Ortiz-Coffigny** (O.). *De l'ictère dans les kystes hydatiques du foie*. Paris, 1881. — **Stromsky** (A.). *Fall eines Echinococcus Hepatis bei einem zjährigen Knaben*. (*Jahrb. f. Kinderh.* Leipz., 1881-82, t. XVII, p. 294.) — **Edge** (A. M.). *On a case of hydatid tumour of the liver in a young child*. (*Lancet*. London, 1881, t. II, p. 747.) — **Codet** (J.-J.). *Des principales erreurs dans le diagnostic des kystes hydatiques de la face inférieure du foie*. Paris, 1881. — **Thibierge** (G.). *Double kyste hydatique du foie chez un enfant de six ans*. (*Bull. soc. Anat.* Paris, 1882, t. VII, p. 109.) — **Revilliod** (L.). *Résumé de quelques leçons sur deux cas de kystes échinocoq. sup. du foie*. (*Rev. méd. de la Suisse rom.* Genève, 1882, t. II, p. 233-249.) — **Liandier**. *Des kystes hydat. du foie ouverts dans l'estomac, etc.* (*Gaz. méd. de Paris*, 1883, p. 600.) — **Ramey**. *Kystes hydat. du foie*. (*Bull. Soc. anat. et physiol.* Bordeaux, 1883, t. IV, p. 236.) — **Marmonier**. *Kyste hydat. sup-*

*du foie.* (*J. Soc. de méd. et pharm. de l'Isère.* Grenoble, 1883, t. VIII, p. 90-100.) — **Monnier** (**L.**). *Kyste hydat. sup. du foie.* (*Bull. Soc. anat.*, 1883, p. 361.) — **Kirmisson.** *Expérience de contrôle des propriétés septiques du liquide hydat.* (*Rev. des sc. méd.*, Paris, 1884, t. XXIII, p. 68.) — **Bourde** (**P.**). *Kystes hydat. de la rate et du foie chez un enfant de onze ans.* (*Bull. Soc. anat. de Paris*, 1884, p. 320.) — **Maurandy** (**F.**) *De la difficulté du diag. dans cert. cas de kystes hydat. du foie.* Paris, 1884.) — **Andradas** (**A. G.**). *Quistes hidatid en general y en particular del higado.* Madrid, 1884. — **Valude** (**E.**). *Kyste hydat. pédiculisé du foie.* (*Bull. Soc. anat. de Paris*, 1884, p. 391.) — **Rossoni** et **Mariotti.** *Echinococco del fegato.* (*Riv. clin. e. terap.* Napoli, 1884, t. VI, p. 65-67.) — **Mayer** (**M.**). *Abscess of the liver, with echinococci.* (*Med. Rec. N. York*, 1885, t. XXVII, p. 261.) — **Villette.** *Kyste hydat. sup. du foie.* (*Bull. méd. du Nord.* Lille, 1885, t. XXIV, p. 277.) — **Lucas-Championnière.** *Kyste hydat. du bord antér. du foie*, etc. *Soc. de chirurg. de Paris*, 1885, t. XI, p. 548.) — **Broca** (**A.**). *Kyste hydat. du foie.* (*Bull. Soc. anat.* Paris, 1885. p. 150. — **Gérin-Roze.** *Kyste hyd. multil. du foie.* (*Soc. méd. des hôp.*, Paris, 1886, p. 66.) — **Demars** (**A.**). *Des kystes hydat. du foie.* (*Thèse* Paris, 1888.) — **Güterbock.** *Kyste hydat. du foie.* (*Gaz. méd.* Paris, 1886, p. 236.) — **Achard.** *De l'intoxic. hydat. du foie.* (*Arch. gén. de méd.* Paris, 1888, t. II, p. 411.) — **Galliard** (**L.**). *Contribut. à l'étude des kystes hydat. del a convexité du foie.* (*Ibid.*, 1890, t. I, p. 401-420.) — **Vierordt** (**H.**). *Echinocoq. multil. du foie.* (*Berl. kl. Wochenschrift*, oct. 1890, et *Union méd.*, Paris, 1891, t. II, p. 57.) — **Mangold** (**C.**). *Sur l'échinocoq. multil. et son tænia.* (*Berlin. kl. Wochenschrift*, 1892, p. 21 à 50.)

**Budd** (**W.**). *Kyste du foie; guérison après ponction.* (*Gaz. hebd.*, 1859, p. 381., — **Leudet** (**E.**). *Mém. sur le trait. des kystes hydat. du foie.* (*Arch. gén. de méd. de Paris*, 1860, t. I, p. 62, 195.) — **Paul** (**C.-L.**). *Trait. des kystes hydat. du foie.* Paris, 1866. — **Dieulafoy** (**G.**). *Du diag. et du trait. des kystes hydat. et des abcès du foie par aspiration.* Paris, 1872. — **Lancereaux** (**E.**). *Contribut. au trait. des kystes hydat. du foie par la ponction aspiratrice.* (*Soc. méd. des hôp. de Paris*, 1875, 2e sér., t. XI, p. 178-184). — **Duclaux** (**A.-P.**). *Des kystes hydat. du foie considérés au point de vue de la marche et du trait.* Paris, 1875. — **Lajoux** (**G.-E.**). *Opération et guérison du kyste hydat. suppuré du foie.* Paris, 1875. — **Wadham.** *Case of double hydatid tumour of the Liver rapidly destroyed by paracentesis of each cyst.*, *etc.* (*Lancet*, London, 1877, t. I, p. 491.) — **Degoix** (**C.**). *De la ponction aspiratrice de kystes hydat. du foie.* Paris, 1877. — **Roger.** *Essai critique sur le trait. des kystes hydat. du foie.* (*Bull. gén. de thérap.* Paris, 1880, t. XXXVIII, p. 241-207.) — **Terrillon.** *Du trait. des kystes hydat. du foie* (*J. des conn. méd. prat.* Paris, 1882, t. IV, p. 281.) — **Thornton.** *Sur deux cas de kystes hydat. traités par l'incision.* (*Gaz. méd.* Paris, 1883, p. 209.) — **Perreti** (**J.-F.**). *Des kystes hydat. du foie et de leur trait.* Montpellier, 1883. — **Sheaffer** (**A. H.**). *Hydatid of liver, with suppuration of cyst, relieved and cured by aspiration.* (*Tr. M. Soc. Penn.* Phila., 1884, t. XVI, p. 474.) — **Verneuil.** *Trait. des kystes hydat. du foie.* (*Gaz. des hôp.* Paris, 1885, t. LVIII, p. 34.) — **Richelot** (**L.-G.**). *Sur le trait. des kystes hydat. du foie.* (*Soc. de chirurg. de Paris*, 1885, nouv. sér., t. XI, p. 795-807.) — Le même. (*Union méd.*, janvier 1886, p. 169.) — Le même. (*Ibid.*, 28 avril 1889, p. 637.) — **May** (**E. H.**). *Case of operation in hydatid disease of the liver.* (*Brit. M. J.* Lond., 1886, t. II, p. 17.) — **Villette.** *Kyste hydat. du foie, trois ponctions, guérison.* (*Bull. méd. du Nord de la France.* Lille, 1886, t. XXV, p. 179.) — **Braine** (**P.-L.**). *Trait. chirurg. des kystes hydatiques du foie.* Paris, 1887, et *Gaz. méd.* 1887, p. 55.) — **Segond.** *Trait. chirurg. des kystes du foie.* (*IIIe Congrès français de chirurgie*, Paris, 1888). — **Maunoury.** *Ouverture des* *kystes hydat. du foie par la voie pleurale.* (*Ibid.* Paris, 1888.) — **Lannelongue.** *Résection du bord infér. du thorax pour aborder les tumeurs de la face convexe du foie.* (*Ibid.*, 1888.) — **Potherat.** *Contribution au diagnostic et au trait. chirurg. des kystes hydat. du foie.* (Thèse Paris, 1889.) — **Juhel-Renoy.** *Kyste hydat. du foie traité par l'injection de liqueur de Van Swieten.* (*Soc. méd. des hôp.* 1889, p. 362, et 1890, p. 557.) — **Thiéry** (P.). *Des fistules biliaires consécutives à l'opération de la cure radicale des kystes hydat.* (*Gaz. méd.* Paris, 1890, p. 531.) — **Monod** (Ch.). *Kyste hydatique du foie, traité par le procédé de la résection du bord inférieur du thorax.* (*Semaine méd.*, Paris, 1897, p. 121.)

## Cysticerque ladrique.

Le cysticerque ladrique (*cysticercus cellulosæ*, Rudolphi) ou larve du *tænia solium* (fig. 99 et 100), dont la présence est relativement commune dans le foie de quelques animaux, se fait remarquer par sa rareté dans celui de l'homme. Son habitat chez ce dernier est le tissu cellulaire sous-cutané, le système musculaire,

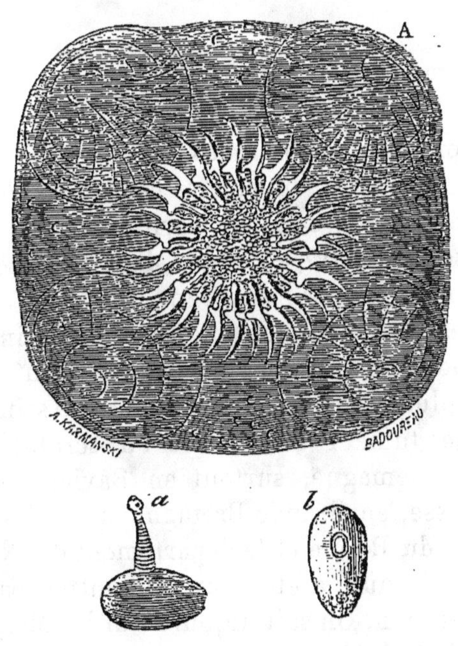


FIG. 99. — Cysticerque ladrique du porc (gr. nat.).

*a*, tête, col et corps sortis de la vésicule ; *b*, les mêmes parties contenues de la vésicule.

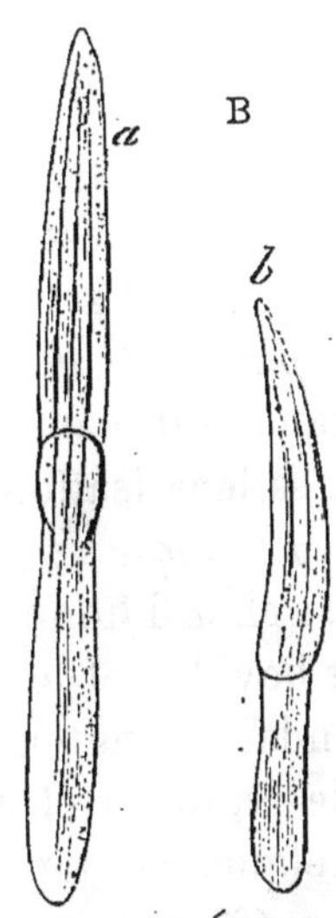


FIG. 100. — A. Tête du cysticerque ladrique de l'homme grossi 80 fois, armé de 14 grands et de 15 petits crochets.

B. *a*, grand crochet ; *b*, petit crochet.

l'œil, l'encéphale, et par exception, le foie où il ne détermine jamais de désordres bien appréciables, en raison du petit nombre des individus qui s'y développent. Il n'en est pas de même chez le porc où il produit parfois un certain degré de cirrhose hépatique.

Le cysticerque pisiforme altère plus spécialement le foie du lapin. Envahie par ce parasite, la glande hépatique, d'après

Laulanié[1], s'hypertrophie, se durcit et présente des traînées sinueuses, étroites, peu étendues en longueur, quelquefois ramifiées, offrant au centre une couleur gris transparent qui semble indiquer la présence d'un liquide, et sur les bords une marge linéaire de nuance jaunâtre. Ces traînées sont les galeries du cysticerque qu'il est facile de faire sortir par une dissection fine. Celui-ci se montre alors sous la forme d'un sac allongé, offrant à l'une de ses extrémités un point blanchâtre qui est sa tête. Il présente le plus souvent un étranglement moyen qui le divise en deux parties et donne à l'ensemble la figure de certaines vessies natatoires.

Des cysticerques divers, par conséquent, peuvent envahir le foie, et, lorsqu'ils y sont un peu nombreux, ils y produisent de la cirrhose. Cette affection se rencontre rarement chez l'homme où on a pu trouver près d'un millier de cysticerques sans que le foie fût envahi par ces parasites[2].

## Actinomycose hépatique.

Le foie est l'un des organes abdominaux où se localise de préférence l'actinomyces; ce parasite, vu d'abord par Lebert (*Iconographie pathologique*), a été étudié dans ces derniers temps avec grand soin partout où il se rencontre, et jusque dans les viscères où sa localisation ne peut nous laisser indifférent.

*Étiologie et pathogénie.* — Plus commune chez les animaux que chez l'homme, l'actinomycose se voit particulièrement chez les bovidés et les équidés, plus rarement chez les porcs. Assimilée pendant longtemps à une tumeur cancéreuse ou scrofuleuse, elle règne en Russie, en Allemagne, surtout en Bavière, dans quelques cantons de la Suisse, en Grande-Bretagne et en France, de préférence dans la vallée du Rhône et le département du Nord.

Sa cause, longtemps méconnue, a été enfin démontrée par la clinique et par l'expérimentation. On sait aujourd'hui le rôle joué par les graminées dans l'étiologie de cette affection, qui est l'effet de la greffe d'un parasite sur leurs épis, ceux de l'orge en particulier; ainsi s'explique sa plus grande fréquence chez les bovidés, et sa localisation plus spéciale au niveau des gencives, des mâchoires, des intestins et dans le foie.

1. Laulanié, Sur une cirrhose veineuse développée chez le lapin par la présence d'un parasite (le *Cysticercus pisiformis*), etc. (*Journ. des Sociétés savantes*, Paris, 21 janvier 1885).

2. C. Davaine, *Traité des entozoaires*, 2e édition, Paris, 1877. — E. Lancereaux, *Traité d'anatomie pathologique*, Paris, 1875-77, t. 1, p. 716.

Chez l'homme, l'actinomycose n'a pas d'autre cause, et paraît résulter de la mauvaise habitude qu'ont certaines personnes de la campagne de mâchonner des brins de paille et des épis. Une fois dans l'organisme, le mycélium de l'actinomyces se fragmente, une grande partie de ses segments sont absorbés, tandis que d'autres résistent, se transforment et prolifèrent au sein d'un tissu

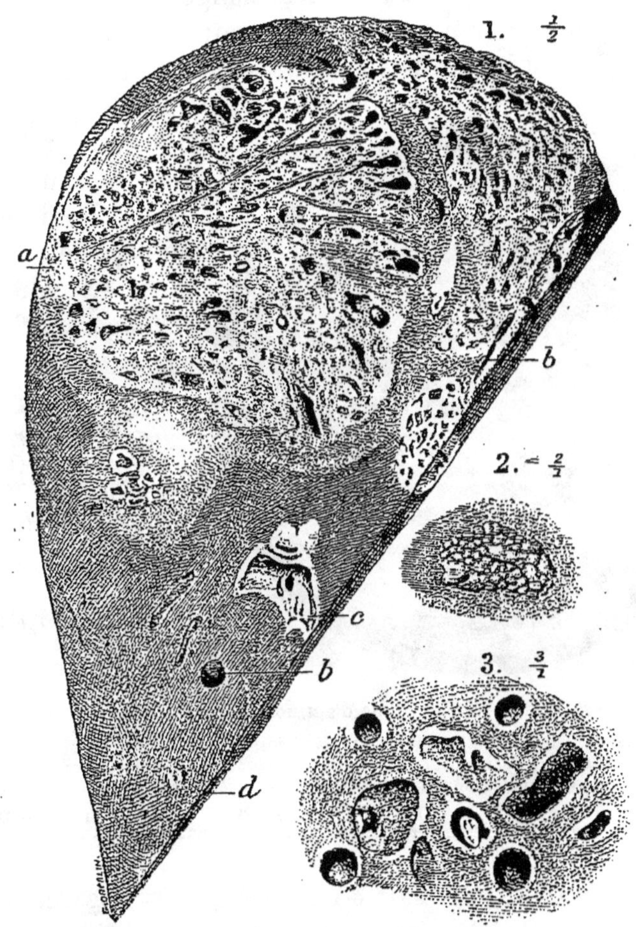


Fig. 101. — Section d'un foie atteint d'actinomycose et déposé dans l'alcool.

1, a, une des principales masses actinomycosiques, b. veine hépatique, c, veine porte, d, jeunes formations. — 2, amas de granules isolés, — 3, portion de la fig. 1 montrant les cavités renfermant ces granules (J. Harley).

composé surtout de globules lymphoïdes. Il revêt alors la forme de filaments et doit être regardé comme l'agent reproducteur du parasite ; c'est lui qui, par ses variations morphologiques, favorise enfin l'expansion du parasite, car si Boström n'a pu déterminer chez les animaux une actinomycose expérimentale, Wolff et Israël sont parvenus à inoculer l'actinomyces dans le péritoine de cobayes et de lapins. Sacrifiés après cinq semaines, ces animaux ont présenté une lésion localisée, et même, chez l'un d'eux qui survécut un an et demi à l'inoculation, deux foyers métastatiques trouvés dans le foie permirent de suivre l'évolution de cette lésion.

*Anatomie et physiologie pathologiques.* — Le foie atteint d'actinomycose augmente de volume, offre à sa surface une légère saillie ou du moins des adhérences et des changements de coloration qui déjà mettent sur la voie d'une altération profonde. Celle-ci se présente, à la suite d'une incision, sous la forme de masses d'un volume qui varie depuis la grosseur d'une noisette ou d'une noix jusqu'à celle d'une tête de fœtus; elle est généralement arrondie et laisse échapper un fluide puri-

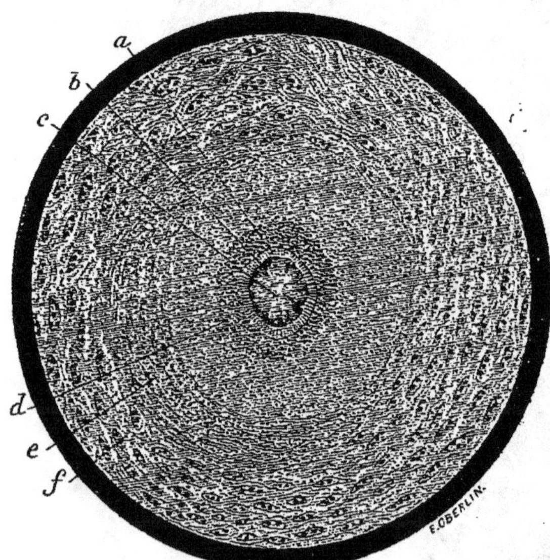


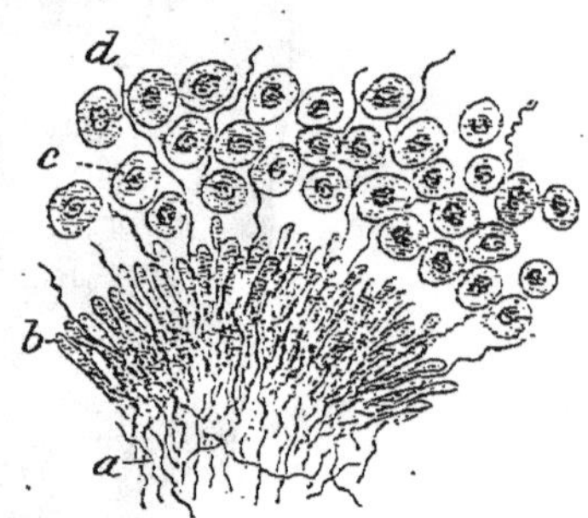


Fig. 102. — Foyer jeune d'actinomyces vu au microscope.

I. *a*, zone extérieure teintée en rouge sombre par l'éosine; *b*, zone moyenne colorée en bleu par le bleu de méthyle; *c*, partie centrale d'apparence radiée; *d*, agglomérations de leucocytes; *e*, tissu fibreux; *f*, cellules hépatiques comprimées et séparées par un tissu conjonctif jeune.
II. *a*, filaments de mycélium; *b*, corps en massue ou sporange dont quelques-uns se prolongent jusque dans la couche des leucocytes *d*; *c*, leucocytes (Wynne).

forme, comme s'il s'agissait d'un abcès; en y regardant de plus près, il est facile de reconnaître que ce liquide ne provient pas d'une cavité unique, mais d'un grand nombre de cavités de l'étendue d'un pois ou d'une petite noisette, limitées par un tissu fibreux et dont l'apparence est celle d'une éponge. Les cavités les plus larges sont remplies d'un pus épais qui s'écoule sous une légère pression, les plus petites ont un contenu gélatineux, assez semblable à celui d'un kyste hydatique multiloculaire, de telle sorte que l'ensemble présente en général une disposition radiée donnant à la coupe une apparence étoilée (fig. 101).

Des coupes fines, pratiquées à travers un foyer jeune d'actinomycose, permettent de constater, à la limite du parenchyme hépatique, après durcissement dans la liqueur de Müller, l'alcool, et coloration par le bleu de méthyle, l'éosine, etc., l'existence d'une agglomération de leucocytes, limitée par un tissu fibreux se continuant avec le parenchyme hépatique du voisinage. Ces éléments, disposés linéairement et enclavés au sein d'un tissu conjonctif jeune, sont comprimés et atrophiés; mais au centre de la masse leucocytique, on aperçoit, à un faible grossissement, une tache limitée par une zone étroite, d'apparence radiée, et teintée en rouge par l'éosine; puis, à sa partie interne, une autre zone colorée par le bleu de méthyle, et enfin une partie centrale ayant, comme les deux zones, une apparence radiée (fig. 102). Vue à un plus fort grossissement, la zone rouge consiste en un grand nombre de corps en forme de massue qui sont vraisemblablement des sporanges, tandis que la zone bleue est formée d'une masse dense de filaments de mycélium, offrant des granulations vers sa partie centrale faiblement colorée.

L'actinomycose hépatique est tantôt primitive, tantôt secondaire à l'altération mycosique d'un autre organe, et, en particulier, à celle de l'intestin dont le cæcum est le lieu d'élection habituel. Quel que soit son point de départ, le foyer mycosique augmente peu à peu de volume, gagne, dans certains cas, la paroi abdominale, et s'ouvre à l'extérieur par des trajets fistuleux. La rate et les reins sont quelquefois simultanément atteints, plus souvent la plèvre et les poumons, comme s'il y avait propagation du parasite du foie à ces organes.

*Symptomatologie.* — La percussion du foie permet, en général, de constater un certain degré de tuméfaction de cette glande, et le palper donne la sensation d'une masse plus ou moins circonscrite et indurée. La douleur qui, la plupart du temps, attire avant tout l'attention du malade et du médecin, est provoquée ou exagérée par les efforts, par les mouvements respiratoires et par toute sorte d'exercice. La diminution des forces, un dépérissement lent et progressif lui font bientôt cortège; puis, au bout d'un ou plusieurs mois, apparaissent un état fébrile, revenant surtout vers le soir, une sorte de fièvre de suppuration, suivie de sueurs, et qui, rapprochée de la douleur de l'hypocondre, conduit à soupçonner l'existence d'un abcès hépatique. En fin de compte, surviennent des troubles digestifs : l'appétit diminue et la digestion est difficile; le malade se maintient néanmoins et s'améliore si le parasite vient à périr. Dans le cas contraire, qui est le plus commun, il continue à maigrir et à dépérir ; des métastases ont lieu du côté de la plèvre et des poumons; ou bien, s'il existe des lésions intestinales, il survient de la diarrhée et un dépérissement de plus en plus profond qui emporte le malade, à moins qu'une péritonite suppurée ne vienne compliquer cet état et précipiter le dénouement.

L'évolution de l'actinomycose hépatique est, en somme, celle d'une affection chronique ; elle offre deux phases successives : une première phase, représentée par des troubles digestifs, de la maigreur, la diminution des forces, etc. ; une seconde phase, caractérisée par des accès fébriles et un dépérissement progressif. La guérison est possible, dans le cours de la première phase, lorsque le parasite vient à mourir ; autrement, la suppuration devenant de plus en plus abondante, il se produit une sorte de fièvre hectique ou pyémique, qui finit par épuiser le malade. La faible étendue de l'altération préserve des phénomènes d'insuffisance hépatique ; mais il n'est pas rare de voir apparaître une péritonite suppurée et rapidement mortelle.

*Sémiologie.* — Le diagnostic de l'actinomycose hépatique offre de sérieuses difficultés, tant à cause du siège profond de cette affection que du peu de réaction qu'elle détermine. La constatation du parasite sous le champ du microscope est bien un signe pathognomonique ; mais cette constatation, à moins d'une fistule, n'est possible qu'à la suite d'une ponction aspiratrice, et celle-ci a de faibles chances de réussite, s'il n'existe une lésion pleurale concomitante. Les abcès, les gommes et les tubercules du foie sont les affections qui se rapprochent le plus de l'actinomycose hépatique. De même que cette dernière, les abcès font saillie à la surface de la glande et déterminent des phénomènes fébriles ; mais le liquide qu'on en retire est simplement purulent, tandis qu'il renferme des actinomyces si la tumeur est formée par le parasite. Les gommes, peu saillantes et susceptibles de ramollissement, ne produisent aucun accident fébrile et finissent en général par des cicatrices ; quant aux lésions tuberculeuses, elles coexistent presque toujours avec de semblables désordres dans d'autres organes. Cependant, lorsque le parasite envahit simultanément le foie, la plèvre et les poumons, il survient une toux avec expectoration, et le malade présente les allures d'un phtisique, à tel point que la différence dans la localisation anatomique dont le siège ordinaire est la partie inférieure du poumon, devient la base principale du diagnostic, à moins de trouver dans le pus et les crachats les granulations blanchâtres ou jaunâtres de l'actinomyces. Traitées par une solution de potasse, pour les débarrasser des globules de pus, ces granulations laissent apercevoir les filaments radiés du parasite, renflés ou non à leurs extrémités périphériques, et distincts, par leur disposition et leurs ramifications, des filaments du leptothrix. Si les grains d'actinomycose étaient calcifiés, il suffirait de les traiter par l'acide chlorhydrique pour dissoudre les sels de chaux et apercevoir le parasite. Un examen des plus attentifs est donc nécessaire pour arriver à reconnaître l'actinomycose hépatique pendant la vie, et il n'y a pas lieu d'être surpris si, dans la plupart des cas, cette affection n'a été reconnue qu'à l'autopsie.

Le pronostic de l'actinomycose du foie est des plus sérieux, car la guérison que certaines cicatrices hépatiques permettent de supposer, est, pour le moins rare, et la mort doit être considérée comme étant la règle dans l'actinomycose des organes abdominaux, bien qu'il soit permis de compter sur la guérison tant que l'affection reste locale et accessible aux moyens chirurgicaux.

*Prophylaxie et thérapeutique.* — L'expérience ayant démontré que l'actinomyces, avant sa pénétration dans l'organisme humain, a son siège sur certaines graminées, il est nécessaire d'en instruire le public, si on veut le préserver du danger qu'il peut courir en mâchonnant des brins de paille ou des épis; mais, en outre, on aura soin de prévenir les personnes appelées à soigner des animaux atteints d'actinomycose, de la possibilité d'une propagation de cette affection, chose relativement commune à la campagne. Le parasite n'infectant pas la viande de bœuf, celle-ci peut être ingérée impunément; il n'en est pas de même de celle du porc qui, en vertu d'une prédisposition spéciale, peut offrir des dangers semblables à ceux de la trichinose; aussi, malgré l'extrême rareté de cette localisation, convient-il d'en interdire l'usage.

Le traitement de l'actinomycose est médical et chirurgical : le traitement médical a un double but, qui est de s'opposer au développement du parasite et de soutenir les forces du malade. L'iodure de potassium, expérimenté par Nocard sur les bœufs atteints de cette affection, est, jusqu'ici, le seul agent auquel on ait reconnu une action efficace. Ses bons effets sont nombreux, et, lorsqu'il s'agit de la localisation de l'actinomycose sur le foie, l'usage s'en trouve tout indiqué; la dose en est de 3 à 6 grammes dans les vingt-quatre heures, à la condition qu'il soit supporté. En cas d'insuccès du médicament, il reste à pratiquer la laparotomie, opération qui éclairera le diagnostic, s'il est incertain, et permettra, en outre, après avoir attiré le foie vers la paroi abdominale, de pratiquer le grattage du foyer actinomycosique et de le cautériser ensuite, sinon de le réséquer.

**Lebert** (H.). *Traité d'anatom. path.* (Atlas), t. I, pl. 11, fig. 16, Paris, 1857 — **Israël** (Jam.). *Neue Beobacht. auf dem Gebiete der Mycosen der Menschen.* (*Archiv f. path. Anat. und Physiol.* Berlin, 1878, t. LXXIV, p. 15, taf. II-V.) — **Bristowe** (J. S.). *Specimen of actinomycosis of the liver.* (*St.-Thomas's hospit. Reports*, 1884, London, 1886, n. s., t. XIV, p. 243.) — **Sam. G. Shattock.** *Two cases of actinomycosis in man.* (*Trans. of the path. Soc.* London, 1885, t. XXXVI, p. 254, pl. X.) — **Eve** (F.-S.). *Actinomycosis of the liver.* (*Ibid.* London, 1889, t. XL, p. 405-409, et *Bull. méd.*, 1889, p. 348.) — **John Harley.** *A case of so-called actinomycosis of the liver.* (*Med. ch. Transact.* London, 1886, t. LXIX, p. 135, 3 pl. et *Rev. soc. sc.* 1886, p. 16.) — **Acland** (Th.). *Actinomycosis hominis.* (*Trans. of the path. Soc. London*, 1886, t. XXXVII, p. 546, 1 pl.) — **Skerlitt.** *Actinomycose du foie*, etc. (*Amer. Journ. of med. sc.*, janv. 1887, et *Un. med.*, 1887, t. II, p. 224.) — **Hebb** (G.). *Un cas d'actinomycose chez l'homme.* (*Journ. des soc. sc.* Paris, 1887, p. 88.) — **Langhans** (Th.). *Drei fälle von Actinomycose* (*Corr-Blatt. f. Schw. Aerzte*, 15 juin 1888). — **Wynne** (E. T.). *Clin. and post mortem notes af a case actinomycosis.* (*St.-Bartholomew's hosp. Reports.* London, 1889, t. XXV, p. 159-164.) — **Taylor** (Fred.). *A case of actinomycosis of the liver and lungs.* (*Guy's hospit. Reports*, t. XLVIII, p. 311, London, 1891.) — **Hummel** (E.), **Jurinka** (J.) et **Grill** (A.). *Contribution à l'étude de l'actinomycose humaine.* (*Semaine méd.* Paris, 1895, p. 394.)

## Distomatose hépatique.

Relativement commun chez le bœuf et le mouton, où il engendre une maladie désignée sous le nom de *pourriture* ou *cachexie aqueuse*, le distome du foie se voit rarement, chez l'homme. Trois espèces connues y ont été cependant observées : le *distoma hepaticum*, le *distoma lanceolatum*, le *distoma crassum;* cette dernière, presque toujours chez des individus venant du sud de la Chine.

*Étiologie et pathogénie.* — La cause de la cachexie aqueuse du mouton est nettement établie depuis le jour où il a été reconnu que l'hôte intermédiaire qui donne asile à l'embryon du distome hépatique est un petit mollusque amphibie, le *lymnaeus truncu-latus*, habitant les prairies humides ou inondées. Sorti des conduits biliaires du mouton et rejeté par les fèces, l'œuf du distome donne naissance à l'embryon ; mis en liberté dans l'eau après la chute de l'opercule qui recouvre le pore de sortie, celui-ci, pourvu de taches visuelles très sensibles à l'action de la lumière, et sous forme de fuseau, se meut au moyen de filaments ciliaires. Arrivé au contact d'un *lymnaeus trunculatus*, il en perfore la coquille au moyen de sa papille céphalique et se loge à l'intérieur. Là il se transforme en sporocyste, puis en cercaire qui gagne le foie aux dépens duquel il se nourrit, s'enkyste et demeure inactif jusqu'au moment où il est avalé par le mouton. Le suc gastrique de ce dernier dissout l'enveloppe kystique et le parasite gagne les voies biliaires où il atteint son parfait développement.

Cette évolution complète, bien établie pour le mouton, ne diffère certainement pas chez l'homme où ce même parasite, introduit dans le tube digestif par les légumes crus ou par l'eau de boisson, parvient à l'état de cercaire dans l'intestin, et passe ensuite dans les voies biliaires où il demeure et achève son développement. Semblables évolution et transformation ont lieu pour le distome lancéolé et aussi, pour le *distoma sinense*. Baelz, en effet, a décrit, sous le nom de douve endémique ou pernicieuse, un helminthe très fréquent dans certains villages du Japon, bâtis sur un sol vaseux récemment conquis sur la mer. Les habitants de ces villages, qui cultivent le riz, n'ayant d'autre eau potable que celle de leurs fosses d'irrigation, lui ont paru prendre le parasite en buvant cette eau, puisque, à une faible distance dans l'intérieur, où l'eau potable est meilleure, l'endémie parasitaire est inconnue, malgré la similitude des aliments.

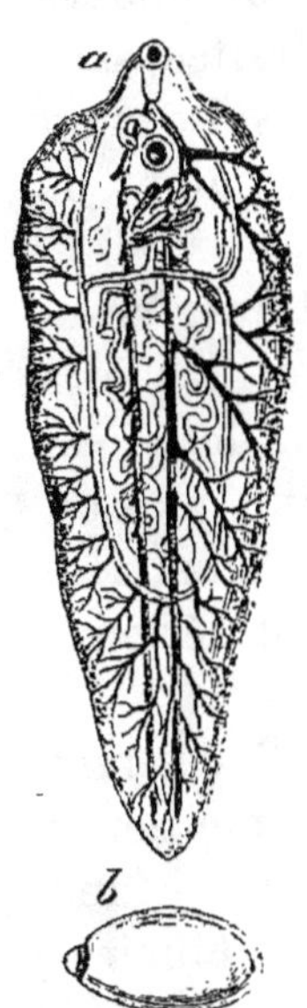


FIG. 103.
a, douve du foie. b, l'œuf surmonté de son opercule.

*Anatomie et physiologie pathologiques*. — La douve (fig. 103) fixe son habitat chez l'homme, comme chez les animaux, dans les voies biliaires. Les désordres anatomiques qui résultent de sa présence se traduisent par l'ectasie partielle ou généralisée, avec ou sans hypertrophie des canaux et de la vésicule du fiel, le plus souvent remplis d'une matière mucilagineuse, jaunâtre, composée d'épithéliums cylindriques et d'œufs de distomes. Le foie est généralement peu modifié; et, cependant, il était sclérosé, dans un cas rapporté par Boström, où cette lésion tenait tout à la fois à la présence des distomes et à la rétention de la bile. Baelz a constaté, dans l'épaisseur des parois de la vésicule et des conduits biliaires, des dilatations kystiques de la grosseur d'une noisette ou d'une noix, renfermant des centaines de petits vers rougeâtres, communiquant avec les voies biliaires, et atrophiant le tissu hépatique voisin.

*Symptomatologie*. — Les phénomènes, liés à la présence de la douve dans les canaux du foie de l'homme, se manifestent par un appétit déréglé, vorace, par la sensation d'une pression gravative, cuisante à l'épigastre, et par un certain degré de tuméfaction de la glande avec léger ictère et splénomégalie. Plus tard, il survient une diarrhée sanguinolente, incoercible, de l'ascite, de l'anémie, de l'œdème des membres inférieurs et un dépérissement progressif, sorte de cachexie analogue à celle qui s'observe chez les animaux.

L'évolution de ces accidents est lente et chronique, leur durée, variable, oscille entre une ou plusieurs années. La guérison est spontanée lorsque les douves, parvenant à s'échapper des voies biliaires, sont expulsées par les fèces. C'est ce qui arriva chez un émigrant hindou qui, ayant rendu en dix jours trente-trois douves du foie, se trouva guéri d'une dysenterie jusque-là traitée sans succès (Pfihl); mais, en général, la mort survient à la suite d'un dépérissement excessif, au milieu de symptômes présentant de grandes analogies avec ceux de la rétention biliaire.

*Sémiologie.* — Un seul signe permet de diagnostiquer sûrement la distomatose, c'est la présence des distomes ou de leurs œufs dans les fèces. En dehors de ce signe, un certain doute est toujours possible, malgré la tuméfaction du foie, la teinte plus ou moins ictérique des téguments, les troubles digestifs, l'amaigrissement et l'anémie. Le pronostic de cette affection est sérieux, attendu que la guérison spontanée en est rare.

La thérapeutique de la distomatose hépatique laisse à désirer; le fer et l'iode sont, avec une bonne hygiène, les meilleurs moyens à lui opposer; mais il y aurait lieu de chercher une substance qui par son élimination à travers les voies biliaires pût amener l'expulsion du parasite.

**Duval.** *Note sur un cas de présence du distome hépatique (douve du foie) dans la veine porte chez l'homme.* (*Gaz. méd. de Paris*, 1842, p. 769.) — **Biermer (A.).** *La douve du foie chez l'homme.* (*Schw. f. Heilk.* Berne, 1863, t. II, p. 381-395, et *Gaz. méd.*, Paris, 1864, p. 656. — **Wyss (O.).** *Ein Fall von Distomum hepaticum beim Menschen.* (*Arch. d. Heilk.* Leipz., 1868, t. IX, p. 172-177, 1 pl.) — **Reynès (P.).** *Des moyens de recherches à employer pour retrouver l'origine probable des douves.* (*Marseille méd.*, 1869, t. VI, p. 30-36.) — **Organesyants.** *Distoma hepaticum in the district of Alexandropolis* (Tiflis, 1873, t. X, p. 205.) — **Vital (A.).** *Les entozoaires à l'hôpital milit. de Constantine.* (*Gaz. méd.* Paris, 1874, p. 274.) — **M'O. Connell (J. F. P.).** *Remarks on the anät. and path. relations of a new species of liver-fluke.* (*The Lancet*, 21 août 1875, p. 271, et *Rev. des sc. médic.* Paris, 1876, t. VII, p. 175.) — Le même. *On the « distoma conjunctum » as a human entozoa.* (*The Lancet*, 4 mars 1876, p. 343, et *Rev. d. sc. med.*, t. IX, p. 612.) — **Mac Gregor (W.).** *A new form of paralytic disease, associated with the presence of a new species of liver parasites.* (*The Glasgow med. Journal*, janvier 1877, et *Rev. d. sc. méd.*, t. XI, p. 55.) — **Prunac.** *De la douve ou distome hépatique chez l'homme.* (*Gaz. des hôp.* Paris, 1878, p. 1147-1149.) — **Wilson (A.).** *On the occurrence of the common fluke in the human subject.* (*Edimb. M. J.*, 1880, t. XXV, p. 413-417.) — **Ercolani (G.).** *Sulla ovulazione dei distomi epatico e lanceolato delle pecore e dei* *buoi.* (*Bull. des sc. med.* Bologna, 1881, 6e s., t. VII, p. 443-447.) — **Smith** (**Q. C.**). *The distomum crassum.* (*Nashville J. M. et S.*, 1881, n. s., t. XXVIII, p. 14.) — **Humble** (**Ed.**) et **Lush.** *A case of distoma hepaticum in man.* (*Brit. M. J.* London, 1881, t. II, p. 75, et *Rev. d. sc. méd.* Paris, 1883, t. XXI. p. 166.) — **Macé** (**Eug.**). *Recherches sur la grande douve du foie.* Paris, 1882. — **Baelz** (**E.**). *Ueber einige neue Parasiten des Munschen.* (*Berlin. klin. Wochenschr.*, août 1883, p. 234.) — **Pfihl.** *Dysenterie parasitaire* (*Archiv. de méd. navale*, août 1884.) — **Thomas.** *The life history of the liver fluke.* (*The Lancet*, 18 novembre 1882, et *Rev. des sc. méd.* Paris, 1885, t. XXV, p. 601.) — **Bostroem** (**E.**). *Ueber Distoma hepaticum beim Menschen.* (*Deutsch. Archiv f. klin. Med.*, 1888, t. XXXIII, p. 557, 601.) — **Isao Ijima.** *Notes on distoma endemicum Baelz.* (*Journ. of the college of science.* (Imperial University, Japan. part. I, p. 47, 1886.) — **Grall.** *Deux observations de distome chez l'homme* (*Arch. de méd. navale*, Paris, 1887, t. XLVIII, p. 459.) — **Biggs** (**H. M.**). *The distoma sinense, a rare form of liver fluke*, etc. (*Amer. Journ. of med. sc.*, 1890, p, 30.) — **Blanchard** (**Raph.**). *Notes sur quelques parasites de l'homme.* (*Soc. dé biolog.* Paris, 1891, p. 604.) — **Le Roy.** *Observat. d'un cas de bilieuse hématurique avec angiocholite occasionnée par des distomes.* (*Arch. de méd. navale et coloniale*, Paris, 1897, t. I, p. 372.) — **Sidney Jamieson.** *De la production de l'ictère par la douve chinoise* (*distoma chinense*) (*Australian med. Gaz.*, févr. 1897, et *Arch. gén. de méd.* Paris, 1897, t. II, p. 369.)

### Hématobiose et cirrhose parasitaire du foie.

Découvert par Bilharz en 1851, le ver trématode, connu sous le nom de distome hématobie, a pour siège d'élection les veines de la vessie, les uretères, et parfois aussi le système de la veine porte. La femelle, relativement mince, plus difficile à trouver que le mâle, est toujours accolée à ce dernier dont le corps, aplati, à bords repliés sur le ventre, forme une sorte de canal où elle se loge; d'où le nom de canal gynécophore et celui de *gynecophorus haematobius* donné à ce parasite (fig. 104).

Bilharz a trouvé ce ver à l'intérieur de la veine porte, de ses rameaux et de ses racines, exemple la veine splénique; Sonzino a pu compter jusqu'à quarante distomes dans ce même vaisseau, en ayant soin de le lier en double et de détacher le foie et les autres viscères, de façon à éviter tout dégorgement de sang. Mais, les inconvénients de ce parasite ne proviennent pas tant du fait de sa présence que de celle de ses œufs. Parvenu à l'état adulte, après avoir accompli la copulation, il se loge, en effet, dans quelques petites veines où s'accomplit l'ovulation. Les œufs, émis en quantité innombrable, remplissent les vaisseaux du voisinage, les distendent, les rompent, et, de là, des hémorragies; mais, parfois aussi, ils s'en échappent sans amener de rupture, s'infiltrent dans les tissus, déterminent des désordres divers, et en particulier une sclérose plus ou moins accentuée.

*Anatomie et physiologie pathologiques.* — La sclérose du foie, liée à la présence des œufs du distome hématobie, a été plusieurs fois observée; elle se manifeste par la tuméfaction et l'induration du parenchyme hépatique; j'ai pu l'étudier au musée pathologique de l'hôpital Saint-Barthélemy, à Londres, où se trouve un joli spécimen de cette altération provenant d'un Arabe mort à l'hôpital d'Alexandrie. Dans ce cas, le foie est non seulement sclérosé dans sa plus grande étendue, mais les poumons et la rate sont atteints de la même lésion.

Kartulis est parvenu à suivre la migration des œufs du distome

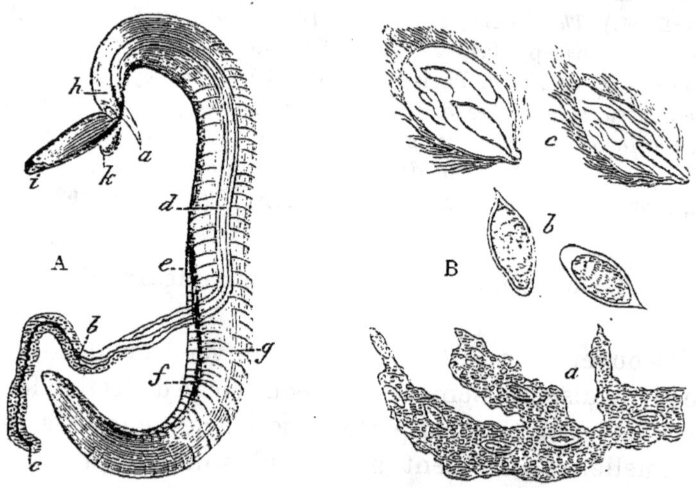


Fig. 104. — A. Distome hématobie mâle et femelle, fortement grossis, d'après Bilharz. *a b c*, la femelle et son corps vu par transparence dans le canal gynécophore. *i g h*, le mâle. B, *a b*, œufs : de distome hématobie provenant de la vessie, et entourés de mucus ; — *c*, embryons ciliés.

hématobie dans le rein, comme aussi dans les divisions de la veine porte où il les a figurés. La glande hépatique, généralement augmentée de volume, se fait remarquer par l'induration, la résistance et l'élasticité de son parenchyme; les œufs, en petit nombre, se voient surtout dans les divisions de la veine porte, au niveau des espaces de même nom, et à la circonférence des lobules; en sorte que la cirrhose, déterminée par leur présence, n'est pas sans quelque analogie avec la cirrhose veineuse du buveur et ne s'en distingue que par la grande irrégularité qui résulte de l'inégale répartition du parasite.

*Symptomatologie.* — Les phénomènes propres à cette affection, d'ordinaire, peu accusés, consistent en troubles digestifs, inappétence et dyspepsie; mais ces symptômes sont le plus souvent effacés par ceux qui se rapportent aux désordres simultanés des voies urinaires, des poumons, etc. La tuméfaction de la rate et la plupart des désordres de la cirrhose vulgaire : météorisme, ascite et ictère apparaissent d'ordinaire sitôt que la cirrhose est constituée. Celle-ci évolue d'une façon lente, progressive, sans fièvre, et devient dangereuse surtout par la gêne circulatoire de la veine porte.

*Séméiologie.* — Le diagnostic de cette cirrhose parasitaire serait des plus difficiles, si on n'était mis sur sa voie par l'existence des principaux troubles dus à la présence du distome hématobie dans les voies urinaires, et surtout par l'hématurie; les signes qui lui sont propres ne diffèrant pas d'une façon sensible de ceux de la cirrhose ordinaire, l'évolution devra être prise en considération.

Cette affection est des plus sérieuses; car, à part les cas de mort du parasite, elle est habituellement fatale. Si le distome vient à périr dans les grosses veines, il ne survient aucun accident fâcheux, et la guérison est, alors, spontanée.

*Prophylaxie et thérapeutique.* — Les conditions de pénétration du distome hématobie dans l'organisme humain, n'étant pas jusqu'ici nettement déterminées, rendent difficile toute mesure prophylactique. Il est vraisemblable, toutefois, que le mécanisme de cette pénétration ne diffère pas de celui des autres vers de même classe et que ce distome, rendu avec les déjections, à l'état d'œuf ou d'embryon, trouve dans un organisme inférieur un milieu favorable pour accomplir sa seconde évolution; malheureusement, cet organisme demeure inconnu, comme aussi la nature des aliments ou des boissons qui peuvent servir à son introduction chez l'homme vivant. En Égypte où ce ver règne à l'état endémique, les médecins conseillent avec raison de ne boire l'eau du Nil que parfaitement filtrée, et de ne manger de fruits et de salades qu'après un lavage complet.

Plusieurs substances ont été mises en usage pour débarrasser l'organisme du distome hématobie et, particulièrement, l'acide phénique en injections dans la vessie, mais l'intolérance de l'organe pour ce médicament a dû en faire supprimer l'emploi. La térébenthine n'a pas mieux réussi, et, pourtant, cette substance est peut-être celle qu'il serait possible d'opposer avec le plus de succès à la cirrhose hépatique provenant de ce ver.

**Sonzino.** *La bilharzia hæmatobia et son rôle pathologique en Égypte.* (*Archiv. gén. de méd.* Paris, 1876, t. I, p. 652.) — **Zancarol.** *Contribution à l'étude du distoma hæmatobium* (*Soc. méd. des hôpitaux.* Paris, 1884 [25 juillet], p. 306.) — **Kartulis.** *Ueber das Vorkommen der Eier des Distomum hæmotobium Bilharz in den Unterleibsorganen.* (*Archiv f. path. Anat. und Physiol.* Berlin, 1885, t. XCIX, p. 139, 1 pl.)

## Pentastome.

Deux espèces distinctes, le *pentastoma denticulatum* et le *pentastoma constrictum*, ont été observés dans le foie de l'homme. Pruner[1], pour la première fois, constata au Caire la présence, dans le foie de deux nègres, d'un parasite que Bilharz et Siebold qualifièrent de *pentastoma constrictum*. Depuis lors, Girard a présenté, à la Société de Biologie, ce même parasite recueilli dans le foie d'un tirailleur sénégalais brusquement décédé avec des symptômes de méningite aiguë. Les méninges ne renfermaient que des pneumocoques, mais le foie et le mésentère étaient bourrés de petits kystes dans lesquels existaient des parasites animés de mouvements lents et mesurant 18 à 22 millimètres de long.

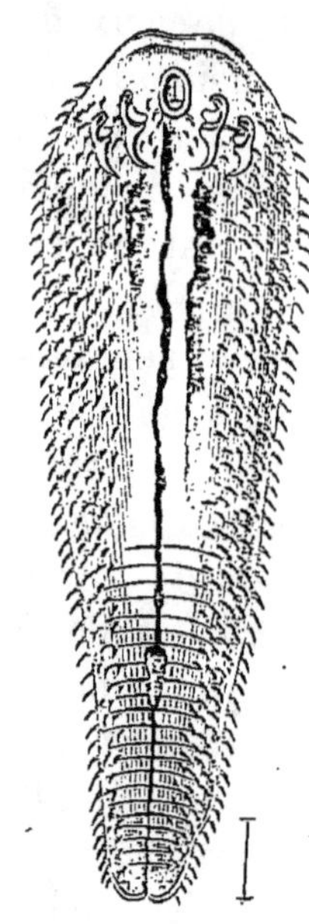

FIG. 105. — Pentastome denticulé fortement grossi.

(Un trait placé sur le côté marque la grandeur naturelle.)

Zenker observa plusieurs fois à Dresde, chez des individus âgés de vingt et un à soixante-quatorze ans, le *pentastome denticulé* que Wagner retrouva à Leipzig, Heschl à Vienne et Frerichs à Breslau. Ce parasite a son siège à la surface du foie où il est renfermé dans un petit kyste fibreux ayant grande tendance à s'infiltrer de sels de chaux; aussi avons-nous pensé, depuis longtemps, que telle était l'origine de tubercules ou noyaux calcaires, rencontrés par nous, dans plusieurs autopsies, à la surface du foie.

Le *pentastome denticulé* est, comme Leuckart[2] l'a démontré expérimentalement, le premier degré du pentastome qui vit dans les fosses nasales et les sinus frontaux du chien et d'autres animaux. Son corps est blanc, lancéolé, aplati, long de 4 à 6 millimètres, large de 1 à 2 millimètres, strié ou ridé transversalement, denticulé sur les bords en avant, et armé de lamelles ou épines implantées sur le tégument au moyen d'un pédicule tubulé (fig. 105). L'extrémité obtuse présente en-dessous une bouche elliptique, portant de chaque côté une paire de crochets, un peu inégaux, dirigés d'avant en arrière. Le pentastome étreint (*pentastoma constrictum*)

1. PRUNER, *Krankheiten des Orients*, Erlangen, 1847, p. 245.
2. LEUCKART, *Bau-und Entwickelung-Gesch. der Pentastomen*, Leipzig, 1860.

a un corps allongé cylindrique mesurant 13 millimètres de longueur, 2 millimètres de largeur, annelé en apparence par des constrictions transversales avec un tégument sans épines.

Le mécanisme suivant lequel ces parasites pénètrent dans les organes de l'homme nous est toujours inconnu; mais il est probable qu'il ne diffère pas de celui qui existe pour la plupart des autres parasites, et qu'il a lieu par des œufs ou par des larves ingérées avec les boissons ou les légumes crus et malpropres.

Situés le plus ordinairement au voisinage du ligament suspenseur du foie, ces parasites sont contenus dans une capsule fibreuse, résistante, qui se présente sous la forme d'un tubercule ayant 2 à 3 millimètres 1/2 de diamètre, et est généralement infiltrée de sels de chaux. Cette capsule, facile à détacher du parenchyme, renferme l'animal recourbé sur lui-même, incrusté de substance calcaire, et si uni à son enveloppe qu'on éprouve de la peine à l'en séparer, et que pour le mettre en évidence, il convient de le débarrasser des sels calcaires au moyen de l'acide chlorhydrique affaibli.

La faible étendue de ces parasites, leur petit nombre, leur siège superficiel sont autant de circonstances qui rendent leur séjour dans le foie tout à fait supportable. Ils ne déterminent, en effet, aucun trouble bien appréciable, passent habituellement inaperçus, et ne sont, la plupart du temps, que des trouvailles d'autopsie.

**Zencker** (F. A.). *Ueber neuen thierischen Parasiten d. Menschen, Pentastomum denticulatum.* (*Zeitschr. f. rat. Med.* Heidelb., 1854, t. V, p. 212-234, et *Gaz. méd.* Paris, 1855, p. 678.) — **Rokitansky.** *Phtisis tuberculosa pulmonum; pentastomum denticulatum in hepate.* (*Allgem. Wien. med. Zeitung*, 1857, t. II, p. 96.) — **Frerichs** (Th.). *Traité de maladies du foie*, 2e édit., Paris, 1897, p. 632.) — **Giard** (Alf.). *Sur le Pentastomum constrictum* Siebold, *parasite du foie des nègres.* (*Compt. rend. de la Soc. de biologie*, 9 mai 1896, p. 469.)

## Coccidies oviformes et cirrhose du foie.

Depuis longtemps des observateurs[1] ont été frappés de la présence, à la surface du foie du lapin domestique, de traînées ou amas blanchâtres, formés de corpuscules dont l'aspect, au microscope, offrait une grande analogie avec celui des œufs de quelques vers intestinaux; ils les appelèrent *corps oviformes*, *psorospermies*. Ces corpuscules sont, en effet, blancs, ovoïdes, pourvus d'une coque épaisse, lisse, résistante, et d'un contenu granuleux. Leur nature, mieux étudiée plus tard, leur fit donner le nom de *coccidies oviformes*.

1. Voy. H. Nasse, *Ueber die eiformigen Zellen der tuberkelähnl. Ablager. in de Gallengang des Kaninchen* (*Arch. de Müller*, 1843, p. 209).

Les coccidies ne se voient pas seulement chez le lapin domestique, elles se rencontrent encore chez le lapin sauvage où elles déterminent une maladie connue sous le nom de *gros ventre*, laquelle parvient à faire de si nombreuses victimes que Mégnin a été conduit à proposer l'envoi en Australie de lapins, ainsi infectés, dans le but de détruire ceux par trop nombreux de cette contrée.

Le foie, altéré par la coccidie oviforme, est augmenté de volume, sclérosé et parsemé de petites masses ou tubercules blanchâtres et caséeux; le contenu de ces masses, vu au microscope, est composé, d'après Mégnin [1], de petits corps ovoïdes, assez semblables à des œufs d'helminthes. Ces corps, isolés et cultivés dans un milieu convenable, comme l'a fait Balbiani, ont leur contenu granuleux, qui se réunit en forme de sphère et se segmente en quatre sphères plus petites. Celles-ci se divisent en deux corps en forme de virgule, qui deviennent des spores et donnent chacune une jeune coccidie, laquelle ne tarde pas à devenir une coccidie adulte. C'est sur l'herbe où le lapin a déposé ses ordures chargées de coccidies, expulsées à travers les canaux biliaires, que la multiplication des sphères se fait, et c'est en ingérant cette herbe que les autres lapins contractent le germe de la phtisie hépatique coccidienne (Mégnin).

Des corps oviformes analogues à ceux du foie de lapin ont été observés chez l'homme. Quelques faits nous paraissent le démontrer : l'un d'eux, observé par Gubler [2], concerne un carrier âgé de quarante-cinq ans, atteint de tuméfaction hépatique, de troubles digestifs, etc., et qui succomba dans un état de prostration complète, avec délire. Le foie, à l'autopsie, était le siège de nombreuses tumeurs blanches, de la forme et du volume d'un marron, dont quelques-unes étaient ramollies. L'examen microscopique permit de constater, à côté de cellules hépatiques plus ou moins altérées et de granules graisseux, la présence d'une proportion considérable de cellules que l'iode colora en jaune : les unes ovoïdes avec un double contour et un contenu granuleux, les autres aplaties, comme flétries et vidées. Un autre fait, vu par Silcock [3], a rapport à une femme de cinquante ans dont la maladie débuta par un frisson, et qui offrait pour principaux symptômes, indépendamment d'une fièvrer émittente et de sécheresse de la langue, des douleurs des membres, des nausées, des sensations de

1. C. Davaine, *Traité des Entozoaires*, Paris, 1877, p. 261 avec Bibliographie.

2. A. Gubler, Tumeurs du foie déterminées par des œufs d'helminthes, etc. (*Soc. de Biologie*, et *Gaz. méd.* Paris, 1858, p. 657.)

3. Silcock, Case of parasiticism by psorospermia (*Proc. of the path. Soc. Lond.* 1890, t. XLI, p. 320.)

défaillance, un foie et une rate tuméfiés et douloureux, une diarrhée légère et enfin de l'albuminurie. La mort survint six semaines plus tard par défaillance cardiaque : le foie et la rate, volumineux et parsemés de foyers caséeux, entourés d'une zone de congestion hémorrhagique, rappelaient comme aspect une tuberculose un peu anormale. L'examen des nodules caséeux démontra la présence de coccidies identiques à celles décrites par Leuckart; on parvint, du reste, à les cultiver.

**Leuckart.** *Die menschlichen Parasiten*, etc., Leipzig, 1867. — **Stieda (L.).** *Sur les psorospermies du foie de lapin et leur mode de développement.* (*Gaz. méd.* Paris, 1867, p. 47. *Archiv. f. pathol. Anat. und Phys.*) — **Lang (G.).** *Ueber die Entstehungs weise der sogenannten Wurmknoten in der Leber.* (*Arch. f. path. Anat.* Berlin, 1868, t. XLIV, p. 202-215.) — **Roloff (F.).** *Ueber die sogenannten Psoros permienknoten in der Leber bei Kaninchen.* (*Ibid.* p. 512-524.) — **Schweitzer (Fr.).** *Ueber ein Cystadenoma papilliferum in einer Kaninchenleber.* (*Archiv f. pathol. Anat. und Physiol.*, t. CXIII, p. 209, et *Rev. des Sc. méd.*, 1889, t. XXXIII, p. 38.) — **Mégnin.** *La phtisie hépatique coccidienne du lapin.* (*Bull. mensuel de la Soc. nation. d'acclimatation de France*, 20 avril 1888.) — **Pilliet (A.).** *Cirrhose vermineuse.* (*Bull. de la Soc. anatom.* Paris, 1890, p. 470.) — **Cazin.** *Cirrhose parasitaire.* (*Ibid.* Paris, 1891, p. 657.) — **Felsenthal (F.)** et **Stamm.** *Die Veränderungen in Leber u. Darm.* (*Arch. f. pathol. Anat. und Physiol.*, t. CXXXII, p. 1, et *Rev. des Sc. méd.*, 1893, t. XLII, p. 436.) — **Keen.** *Coccidial origin of an hepatic tumour* (*Boston med. and. surgical Journ.* 9 mars 1893, et *Rev. des Sc. méd.* 1893, t. XLII, p. 436.)

## Lombrics dans les voies biliaires.

Les vers lombrics, dans leurs migrations, parviennent quelquefois en s'engageant dans le canal cholédoque, à pénétrer dans la vésicule biliaire, les canaux hépatiques et jusque dans le parenchyme hépatique, atteint d'abcès ou de kyste hydatique. Les conditions de cette pénétration ne sont pas nettement déterminées, mais il est à présumer, comme le fait observer Davaine[1], qu'elles résultent surtout de la dilatation des voies biliaires, sans altération préalable.

La présence des lombrics dans ces canaux a pour effet l'exagération de la dilatation et l'altération de leurs parois. La dilatation est générale ou partielle, c'est-à-dire bornée à la partie occupée par le ver qui se trouve comme renfermé dans une loge spéciale. Irritée par le ver ou par le microbe qu'il emporte avec lui, la paroi s'enflamme et se sclérose, ou bien elle suppure, et les conséquences de cette suppuration varient suivant que le pus s'écoule

1. Ch. Davaine a rapporté dans son *Traité des entozaires*, Paris, 1877, p. 157 et p. 933 la plupart des observations de lombrics engagés dans les voies biliaires.

au dehors ou se trouve retenu de façon à former une ou plusieurs collections purulentes. Cette suppuration peut gagner le parenchyme hépatique, les vaisseaux voisins, et s'étendre à d'autres organes, de telle sorte que les effets des lombrics engagés dans les voies biliaires, semblables en cela à ceux de la lithiase, sont mécaniques ou infectieux, selon que ces vers obstruent simplement les canaux ou les livrent à l'action des microbes intestinaux.

Les symptômes liés à la présence des ascarides lombricoïdes dans l'appareil excréteur du foie se manifestent, en général, par des crises douloureuses à l'épigastre ou dans l'hypochondre droit, bientôt suivies d'ictère avec décoloration des selles, coloration des urines, souvent aussi par des vomissements et des convulsions, effets vraisemblables d'un acte réflexe déterminé par l'irritation des branches du plexus hépatique. Puis, s'il se produit une infection biliaire, surviennent des symptômes nouveaux : fièvre, prostration, sécheresse de la langue, etc., qui, s'ajoutant aux précédents, compromettent l'existence du malade.

L'évolution et la durée de ces désordres pathologiques sont forcément très variables puisqu'il s'agit d'un pur accident.

Le diagnostic est des plus difficiles, du moins si on en juge par les faits publiés, dont aucun n'a été reconnu. La rareté de l'envahissement des voies biliaires par des lombrics et la fréquence de la lithiase conduisent le plus souvent, en effet, à admettre cette dernière affection ; pourtant, si on savait tenir compte de l'helminthiase, on parviendrait, sans doute, en présence de coliques hépatiques survenues tout à coup, à soupçonner, sinon à admettre l'obstruction biliaire par des lombrics. Celle-ci est toujours un accident très grave, en ce sens qu'une fois entrés dans les canaux hépatiques, les helminthes n'en peuvent plus sortir, si ce n'est par un abcès ou un kyste venant s'ouvrir à l'extérieur. Aussi, la guérison est-elle des plus rares, et le fait de la disparition rapide d'un ictère après le rejet d'un lombric par l'anus, rapporté par Schloss[1], peut n'être que l'effet d'une simple coïncidence. Il n'est pas démontré que des ténias aient pu s'introduire dans l'appareil excréteur de la glande hépatique, cependant Jones[2] en a trouvé un dans le foie d'un rat ; mais ce fait douteux n'a d'ailleurs pas rapport à l'homme.

Le traitement a peu de ressources, étant donnée la difficulté du diagnostic ; il consiste à prescrire un vermifuge et à combattre les

1. Schloss, Ictère paraissant symptom. d'un ascaride lombricoïde dans les voies biliaires (*Bull. de la Soc. anat.*, Paris, 1856, p. 361) (rapport par Vidal, p. 363).

2. Jones, *Bull. de la Soc. anatom.*, Paris, 1833, p. 31.

principaux symptômes. Une intervention chirurgicale trouverait, sans doute, son indication si on parvenait à reconnaître cette affection; elle ne serait possible, en tout cas, qu'à la suite d'une laparotomie.

**Mattei**, de Bastia. *Occl. du can. choléd. par un lombric.* (*Rev. méd.-ch.* Paris, 1855, t. VII, p. 311.) — **Mattei.** *Sur deux lombrics ayant pénétré dans le foie.* (*Gaz. hebdomad. de méd. et de chirurgie.* Paris, 1859, p. 446.) — **Zchuder (F.).** *Fall des Vorkom. von Ascariden in den Gallengäng. der Leber.* (*Wien. med. Presse*, 1865, t. VI, p. 505.) — **Pellizzari (G.).** *Di sedici vermi lombricoidi penetrati n. condotti biliari nel fegato durante la vita dell'infermo.* (*Sperimentale.* Firenze, 1864, t. XIII, p. 44-56, et *Gaz. méd.* Paris, 1866, p. 152.) — **Bonfils (E. A.).** *Des lésions et des phénom. patholog. déterminés par la présence des vers ascarides lombricoïdes dans les canaux biliaires.* (*Archives gén. de méd.*, 1858, t. I, p. 661.) — **Scheuthauer.** *Käsig zerfallende Herde in der Leber eines 4-jähriges Knaben, bewirkt durch Spielwürmer der Lebergallengänge.* (*Jahrb. für Kinderheilk.* t. VIII, fasc. 1-2, p. 63, octobre 1878, et *Rev. des sc. méd.*, 1881, t. XVII, p. 239.) — **Sumhold.** *Leber-abcess nach Helminthiasis.* (*Jahrb. f. Kinderheilk.*, t. XIII, 3, p. 288, et *Rev. des sc. méd.*, 1881, t. XVII, p. 139.) — **Doyen (E.).** *Quelq. opérat. sur le foie et les voies biliaires.* (*Archiv. prov. de chirurgie*, Paris, 1892.) — **Hanot (V.).** *Parasites intest. dans le foie.* (*Congrès de Bordeaux*, 1895, p. 76.) — **Viola.** *Abcès du foie provoqué par des ascarides lombricoïdes.* (*Journ. des conn. méd.*, 11 juin 1896, p. 199.)

## Art. II. — Traumatisme du foie.

Ce traumatisme comprend deux sortes d'accidents : les contusions et les plaies avec toutes leurs conséquences.

### § I. — CONTUSIONS, DÉCHIRURES ET RUPTURES

*Étiologie.* — Les causes de ces lésions sont le plus souvent des chocs portant sur la région de l'hypochondre droit et qui sont, les uns directs : coup de pied, pression violente, tamponnement entre deux wagons, écrasement, etc.; les autres indirects, et produits par contre-coup : chute d'un lieu élevé, forte contusion au niveau du siège, etc.

L'augmentation du volume du foie, la diminution de consistance de son parenchyme sont autant de causes prédisposantes aux lésions que nous étudions; ainsi, le foie stéatosé d'un buveur d'alcool se déchirera plus facilement que le foie sclérosé d'un buveur de vin; le foie enflammé plus vite que le foie sain. L'âge et le sexe du sujet peuvent jouer aussi un certain rôle, le foie, chez le fœtus, est facilement lésé dans les manœuvres obstétricales; l'homme adonné à des travaux pénibles est, plus que la femme, disposé à ces sortes d'accidents.

*Anatomie pathologique.* — Le désordre hépatique varie suivant la nature des lésions, l'intensité et la violence du choc. Si, parfois, la capsule de Glisson est simplement déchirée, il peut arriver que le tissu glandulaire soit absolument broyé; on a vu des fragments hépatiques pénétrer dans les veines et aller former des embolies cardiaque et pulmonaire. Les contusions proprement dites sont constituées par une ecchymose ou par un épanchement de sang situé sous la capsule, accompagné ou non d'attrition peu étendue du parenchyme hépatique, ou encore par des déchirures constituant des fissures ou des fentes plus ou moins profondes, à bords déchiquetés et remplis de sang. Les veines sus-hépatiques sont généralement ouvertes, mais les vaisseaux contenus dans les espaces portes résistent, et cela explique pourquoi l'hémorrhagie est moindre que dans les cas de plaies par instruments tranchants. Les fissures de la face inférieure et surtout celles du bord postérieur du foie sont presque toujours le siège des hémorrhagies les plus abondantes, à cause, sans doute, du voisinage des gros vaisseaux. Les ruptures varient en profondeur, et, parfois, elles intéressent toute l'épaisseur de l'organe dont un fragment se trouve détaché.

Terrillon, à la suite d'expériences sur des chiens, constata que la face inférieure de la glande hépatique est plus sujette aux fissures que la face supérieure, mais il n'en résulte pas absolument qu'il en soit de même chez l'homme, attendu que son foie est formé par une masse unique et non pas, comme chez le chien, par des lobes plus ou moins séparés les uns des autres. Ce même auteur admet, en outre, que la guérison de ces lésions s'opère par la prolifération du tissu conjonctif des bords de la plaie, et que les cellules hépatiques du voisinage dégénèrent sur une certaine étendue, ce qui est parfaitement exact, si l'on en croit les recherches les plus modernes, suivant lesquelles la cicatrisation du foie s'opérerait par les procédés ordinaires.

Les contusions du foie s'accompagnent fréquemment, de lésions des voies biliaires et de lésions extra-hépatiques. Les ruptures de la vésicule, relativement communes, sont favorisées par des altérations préalables des parois de ce réservoir, par sa distension, et sont produites par des coups directs ou indirects. Dans un cas rapporté par Lescure, la vésicule, contenant plusieurs calculs, se rompt à la suite d'un coup de poing porté sur le côté gauche du thorax; dans un autre (Aurézan), un coup de pied de cheval a pour conséquence des fissures multiples du foie et une déchirure de la vésicule, un épanchement de bile et de sang dans la cavité abdominale et la mort par péritonite, cinq jours plus tard.

Les accidents de septicité s'observent peu, sauf cependant les cas où il y a communication de la déchirure hépatique avec l'extérieur ou avec l'intestin. Les épanchements de sang et de bile aseptique, presque toujours résorbés sans laisser de traces, peuvent, quelquefois, donner naissance à une péritonite, plutôt localisée que généralisée.

*Symptomatologie.* — Les phénomènes des contusions hépatiques varient forcément suivant l'étendue et l'intensité de la lésion. Le choc initial se traduit ordinairement par un état syncopal avec collapsus, petitesse du pouls, pâleur du visage; puis, ces symptômes sont remplacés par des douleurs profondes, sourdes et continues, paroxystiques, qui siègent dans l'hypochondre et irradient vers l'épaule droite. Il survient ensuite des vomissements bilieux, de l'intolérance gastrique, parfois du hoquet, de l'ictère, et des hémorrhagies sous-capsulaires ou extra-capsulaires plus ou moins abondantes. Celles-ci ont pour conséquence une anémie variable, mais souvent excessive, avec dyspnée et fréquence du pouls. Des épanchements biliaires se produisent, enfin, si les voies hépatiques sont atteintes, et déterminent une péritonite suppurée toutes les fois que la bile n'est pas aseptique. Ces épanchements, comme ceux de sang, s'amassent dans la fosse iliaque droite ou dans le petit bassin; c'est pourquoi une ponction exploratrice, faite à ce niveau, peut éclairer sur la nature du liquide épanché et servir à diriger le traitement.

*Évolution et modes de terminaison.* — La marche des contusions hépatiques est subordonnée à l'intensité des lésions et à l'abondance des épanchements de sang et de bile. Dans les cas légers, le sang épanché se résorbe, la plaie se cicatrise rapidement et la guérison s'obtient en peu de jours; mais, si un vaisseau important est intéressé, l'hémorrhagie ne s'arrête pas spontanément, et le malade est emporté par la perte de sang. Enfin, lorsque les désordres sont considérables, que le foie est broyé et que d'autres organes importants sont lésés, la mort est immédiate, ou du moins le malade ne se réveille pas du collapsus initial.

*Séméiologie.* — Le diagnostic est difficile, et, pour ce fait, les lésions du foie passent le plus souvent inaperçues dans les grands traumatismes; quelques phénomènes, cependant, peuvent mettre sur la voie, comme, par exemple : le siège de la contusion, des signes d'hémorrhagie interne, une douleur hépatique avec irradiation vers l'épigastre ou vers l'épaule droite. Toutefois, il n'y a qu'une laparotomie exploratrice qui puisse donner une juste idée de l'étendue et de la gravité de ces lésions.

Le pronostic dépend de cette étendue, de l'importance des désordres des autres organes, et, enfin, des complications : hémorrhagies ou péritonites qui peuvent se produire.

*Thérapeutique.* — Les indications thérapeutiques s'adressent, avant tout, au collapsus, et à l'hémorrhagie. Le collapsus sera combattu par des frictions stimulantes, des injections d'éther, de caféine, de sérum artificiel. En présence d'une hémorrhagie abondante et continue pouvant emporter le malade, la laparotomie doit être pratiquée sans hésitation, comme aussi le tamponnement de la plaie, qu'une exploration attentive aura permis de reconnaître. Tzeidler rapporte l'histoire, instructive à ce point de vue, d'un garçon de seize ans, sur le ventre duquel avait passé la roue d'un lourd camion, et qui, se plaignant de douleurs dans la partie inférieure du ventre et dans l'épaule droite, fut soumis à une laparotomie exploratrice. Cette opération ayant appris qu'une certaine quantité de sang épanché dans le petit bassin avait sa source dans une plaie située à la face inférieure du lobe droit du foie, près du bord antérieur, un tampon fut appliqué et retiré cinq jours après, et au bout de quinze jours la guérison était complète. Dans le cas où il existerait une rupture concomitante des voies biliaires, il faudrait ajouter au tamponnement de la plaie hépatique la suture des parois de ces conduits, et pratiquer des lavages aseptiques de la cavité abdominale, s'il y avait en même temps de la fièvre.

Contusions et Ruptures du Foie. — **Johnson (A.).** *Cases of rupt. of the liver or spleen.* (*Med. chir. Transact.* London, 1851, t. XXXIV, p. 53-60). — **Robert.** *Rupt. multiples du foie par cause contondante.* (*Gaz. des hôpitaux.* Paris, 1853, p. 524.) — **Dutil (R.).** *Sur la contus. du foie,* Paris, 1859. — **Desnos.** *Rupt. multiples du foie par cause contondante.* (*Bull. Soc. anat.* Paris, 1853, t. XXVIII, p. 260-264.) — **Bertholle.** (*Ibid.*, 1856, p. 25.) — **Jouon.** (*Ibid.*, 1860, p. 47.) — **Béraud.** (*Ibid.*, p. 174.) — **Farabeuf.** (*Ibid.*, 1865, p. 634.) — **Durand (J.).** *Rupture traumatique du foie; mort subite.* (*Gaz. méd.* Lyon, 1866, t. XVIII, p. 332.) — **De la Bigne-Villeneuve.** *Des déchir. du foie et de la vésicule biliaire.* Paris, 1869. — **Gripat.** *Lésions traumat. multiples; rupture du foie, etc.* (*Bull. Soc. anat.* Paris, 1874, t. XLVII, p. 176.) — **Terrillon.** *Étude expér. sur la contusion du foie.* (*Arch. de phys. norm. et path.* Paris, 1875, t. II, p. 22-32, 1 pl.) — **Hofmeier (J.).** *Ueber Leberrupturen und ihren Heilungsprozess.* Greifswald, 1876. — **Pincus.** *Drei Fälle von Leberrupturen bei Neugeborenen.* (*Vierteljahrschr. f. ger. Med.*, etc., janvier 1875, n. série, t. XXII, p. 1.) — **Bittner.** *Zur Casuistik der Leberrupturen bei Neugeborenen.* (*Ibid.*, juillet, t. XXIII, p. 33.) — **Koehler.** *Leberruptur bei einem Neugeborenen.* (*Ibid.*, t. XXVI, p. 71.) — **Wilkie (D.).** *Chronic alcoolism; death by rupture of the liver from a fall.* (*Indian med. Gaz.* Calcutta, 1876, t. XI, p.149.) — **Klob (J.).** *Ueber die Rupturen der Leber.* (*Wien. med. Blätt.*, 1878, t. I, p. 297, etc.) — **Chevers (N.).** *Cases of ruptured liver* (*Guy's Hospital Reports*, sér. 2, t. II, p. 481 et suiv.) — **Ströhl (E.).** *Rupture du foie chez le nouveau-né.* (*Ann. d'hyg. publ. et de méd. légale,* Paris, 1876, t. XLVI, p. 547.) — **Moutard-Martin,**

*Déchirure foie et reins.* (*Bull. Soc. anat.* Paris, 1876, p. 33.) — **Hamilton** (J.). *Rupture du foie, embolies graisseuses consécutives.* (*Gaz. méd.* Paris, 1877, p. 591.) — **Klob.** *Des ruptures du foie.* (*Wiener med. Blätter*, nos 13 et 18, et *Archiv. gén. de méd.* Paris, 1879, t. II, p. 489.) — **Jessop** (**Walter H.**). *Case of rupture of liver and kidney.* (*St-Bartholomew's Hospital Reports.* London, 1881, t. XVII, p. 243.) — **Schmorl** (**S.**). *Deux cas de rupture du foie avec transport embolique du tissu hépatique.* (*Deutsche Archiv f. klin. Med.*, 1888, t. XLII, p. 498.) — **Makins.** *Rupture du foie, thrombose de la veine hépatique; embolie pulmon.* (*The Lancet*, 4 nov. 1882, et *Archiv. gén. de méd.* Paris, 1883, t. II, p. 106.) — **Chiari** (**H.**). *Zur Casuistik der Leberrupturen.* (*Prog. med. Wochenschr.*, 1884, t. IX, p. 173). — **Targett** (**J. H.**). *Internal rupture of liver.* (*Transact. of the pathol. Soc. London*, 1889, t. XL, p. 133.) — **Smits.** *Un cas de lésion traumatique du foie* (*Geneesk. Tyschrift voor w. Indie*, t. XXXIII, fasc. I, et *Rev. gén. de méd. de chirurg. et d'obst.* Paris, 1893, p. 261). — **Vanverts** (**J.**). *Des ruptures du foie et de leur traitement.* (*Archives gén. de méd.* Paris, 1897, t. I, p. 45.)

## § II. — PLAIES DU FOIE

Les plaies du foie, comme toutes les autres, sont produites par l'action d'instruments piquants, tranchants et par armes à feu.

*Étiologie.* — Caché derrière le rebord costal, le foie est relativement préservé de l'action des corps vulnérants; mais il n'en est pas de même lorsqu'il augmente de volume et descend dans l'abdomen. La vésicule, distendue et remplie de calculs, faisant saillie au-dessous du bord antérieur du foie, est, par cela même, plus exposée aux blessures.

Les enfants, dont le foie volumineux dépasse le rebord costal, sont plus que les adultes prédisposés à ce genre de lésions, les hommes, en raison de leurs habitudes, plus que les femmes : les guerres et les duels, les querelles et les rixes entre gens ivres, les assassinats, enfin, fournissent la plupart des cas de plaies du foie.

*Anatomie pathologique.* — Les désordres produits par l'introduction dans le parenchyme hépatique d'un instrument piquant : trocart, appareil aspirateur, fleuret, etc., sont suivis de l'écartement des éléments et d'une hémorrhagie qui, le plus souvent, s'arrête spontanément, après quoi la cicatrisation a lieu. Toutefois, si des vaisseaux importants sont intéressés par un instrument malpropre, la plaie a pour aboutissant un abcès hépatique, sinon une péritonite aiguë.

Les plaies par instruments tranchants (sabres, couteaux, poignards, etc.) varient avec l'instrument vulnérant, et suivant la force de l'impulsion qu'il avait au moment de l'accident. En général, la plaie, étendue et profonde, à bords nets, laisse suinter du sang, en plus ou moins grande abondance selon l'importance du vaisseau lésé. L'ouverture de vaisseaux volumineux, comme la veine porte, (cas du président Carnot), donne lieu à une hémorrhagie violente et à une mort presque immédiate; les blessures des voies biliaires intra ou extra-hépatiques sont suivies d'un épanchement variable de bile dans la cavité abdominale.

Les plaies par armes à feu occasionnent des blessures diverses, suivant le volume et la force de translation du projectile. Elles se manifestent sous la forme d'une simple contusion, d'un sillon, d'une encoche superficielle; mais, parfois, la balle pénètre le parenchyme et reste logée au milieu du foie, ou bien elle le perfore de part en part et laisse à sa suite un orifice d'entrée, petit et arrondi, un orifice de sortie, étendu et déchiqueté. Si le projectile est volumineux, comme un éclat d'obus, le foie peut être broyé, et des fragments détachés de la glande, aspirés par les contractions cardiaques, deviennent la source d'embolies de l'artère pulmonaire (cas de Zenker). Les hémorrhagies sont moins abondantes dans ces plaies que dans celles produites par des instruments tranchants, si aucun vaisseau important n'est atteint, ce qui résulte de la cautérisation déterminée par la balle sur tout son trajet; par contre, des hémorrhagies secondaires doivent être redoutées à la chute des eschares. Des lésions de la vésicule biliaire, des canaux extra-hépatiques ou même d'organes voisins, comme l'estomac, les intestins, les grosses veines, accompagnent fréquemment les plaies du foie, et les compliquent simultanément avec des fractures des côtes ou de la colonne vertébrale. Les accidents septiques sont plus communs que dans les cas de section nette, car, à part la contusion qui prédispose les tissus à l'invasion microbienne, le projectile peut pousser devant lui des morceaux de vêtements ou autres, plus ou moins malpropres; ils se manifestent sous la forme d'abcès uniques ou multiples, de péritonites aiguës, localisées ou généralisées.

Le sang et la bile épanchés dans la cavité péritonéale gagnent les parties déclives, et s'accumulent le plus souvent dans la fosse iliaque droite. Aseptiques, ces liquides sont résorbés; septiques, ils déterminent une péritonite rapidement mortelle.

*Symptomatologie.* — Les symptômes des plaies du foie, les uns locaux, les autres généraux, varient avec l'étendue et la profondeur de ces solutions de continuité. Quelques phénomènes généraux sérieux marquent leur début, comme celui de la plupart des plaies abdominales; c'est, en même temps que l'altération des traits du visage, la petitesse et la fréquence du pouls, un état syncopal et un collapsus plus ou moins accentué. Pourtant, dans certaines circonstances, aucun trouble apparent, à part le traumatisme extérieur, ne vient révéler l'existence de ces plaies, et ce fait ne doit pas être oublié.

Plaie extérieure de la paroi et douleur locale irradiant vers l'épigastre ou l'épaule droite, tels sont, avec l'hémorrhagie, les principaux phénomènes locaux. L'étendue de la plaie varie aussi bien que l'intensité de la douleur. L'hémorrhagie, plus ou moins abondante, externe ou interne se manifeste par la pâleur de la face, un pouls petit et fréquent, des vertiges, des bourdonnements d'oreilles, des lipothymies, des convulsions, etc. Lorsqu'elle est très abondante, comme dans les plaies étendues et les blessures des gros vaisseaux, elle peut conduire à une mort rapide, à moins d'une intervention efficace; mais, si la plaie est moyenne ou de petites dimensions, il se produit un suintement continu, et peu marqué, qui, en l'absence de tout traitement, persiste jusqu'à la mort. Tel est le cas d'un malade, âgé de 45 ans, soigné par nous pour une aortite paludique avec crises d'angine de poitrine, insuffisance cardiaque, dilatation du cœur droit, hyperémie et augmentation de volume du foie. Cet organe, dont le bord antérieur descend à l'ombilic, est le siège d'une douleur intense qui, un soir, conduit le malade à s'enfoncer, en deux endroits, dans la région épigastrique, un gros canif à lame pointue. Il perd vite connaissance et présente au niveau de l'épigastre deux petites plaies, de 1 centimètre de long sur 1 millimètre de large, saignant à peine. La face est peu pâle, le pouls presque normal. Le patient, revenant à lui sous l'influence d'injections d'éther, accuse à l'épigastre une douleur qui est calmée par une injection de morphine. Pendant plus d'une heure, le pouls reste bon et il ne semble pas qu'il y ait accumulation de liquide dans le ventre. L'interne de garde, considérant que la plaie est sans importance, pense qu'il y a lieu de retarder une intervention chirurgicale. Le malade s'endort, et vers minuit il se lève, s'assoit sur son lit, puis, tout à coup, devient pâle, s'affaisse et succombe. L'autopsie révèle l'existence d'une aortite paludique en plaques, des plus manifestes. La cavité abdominale contient une quantité considérable de sang épanché entre le foie et la paroi abdominale antérieure, où il forme un caillot du volume d'une tête d'enfant. Le foie, très congestionné (noix muscade), pèse 2 kilogrammes, et laisse apercevoir sur la face supérieure du lobe gauche, tout près du ligament suspenseur, deux petites plaies, comblées par du sang coagulé. Ces plaies ont moins de 1 centimètre de longueur, et l'une d'elles est profonde de 1 centimètre et demi, l'autre, de plus de 3 centimètres; les autres organes ne présentent rien de particulier à noter.

L'abondance des hémorrhagies dépend surtout du siège de la blessure; une plaie du foie située près du hile, ou dans le voisinage de l'embouchure des veines sus-hépatiques, donne plus de sang que celle qui occupe la face supérieure ou le bord antérieur. Certaines conditions physiologiques ou pathologiques, comme la digestion, la congestion stasique du foie, etc., favorisent cet accident. L'ictère, phénomène accessoire, moins fréquent que dans les cas de contusion hépatique, se rencontre néanmoins; la respiration est embarrassée, la température abaissée, les fonctions digestives sont troublées et, souvent, d'autres désordres, liés à des lésions des organes voisins, viennent s'ajouter à ces symptômes.

*Évolution et modes de terminaison.* — La marche de ces désordres est en rapport avec le siège et l'étendue de la plaie. Si celle-ci est large et profonde, suivie d'une abondante hémorrhagie, le malade tombe dans un collapsus qui se continue jusqu'à la mort; mais, le plus souvent, son état paraît excellent, et parfois même, rien ne fait penser à une plaie du foie. Il importe donc de savoir que, dans ces cas, l'hémorrhagie ne s'arrête pas toujours spontanément, et qu'en l'absence de toute intervention, la mort est presque fatale.

Les épanchements de sang et de bile aseptiques se résorbent spontanément; par contre, ceux qui sont septiques ne tardent pas à déterminer une péritonite suppurée ou bien des abcès du foie. Dans ce dernier cas, le malade est pris, quelque temps après l'accident, de fièvre, de frissons répétés, de prostration et, si on n'ouvre pas l'abcès, le pus se livre passage à l'extérieur, sinon vers l'une des cavités du voisinage: plèvre, péritoine ou voies digestives. Les suppurations de la plèvre et du péritoine demeurent circonscrites ou s'étendent à toute l'étendue de ces membranes séreuses, ce qui en fait des accidents de la plus grande gravité.

*Sémiologie.* — Le diagnostic des plaies du foie, fréquemment méconnues dans les grands traumatismes où les symptômes nerveux prédominent, est possible dans les cas de moyenne intensité, lorsque la blessure demeure limitée à cette glande.

Le siège de la plaie extérieure, sa forme, sa direction, sa profondeur, les liquides qui s'en écoulent (bile), la douleur irradiée jusque dans l'épaule droite, l'abondance de l'hémorrhagie constituent autant de signes favorables à ce diagnostic; mais la laparotomie exploratrice peut seule trancher définitivement la question.

Le pronostic est subordonné à l'étendue et au siège de la plaie; très grave, lorsqu'un vaisseau volumineux est atteint, il l'est beaucoup moins dans le cas contraire; toutefois, il doit toujours être réservé. Sa gravité dépend de deux facteurs : l'hémorrhagie et les accidents septiques. L'écoulement sanguin n'a pas grande tendance à s'arrêter spontanément, comme le démontre le cas rapporté plus haut, et un autre de Dalton où, deux heures après l'accident, la plaie hépatique saignait encore; un cas de Adler où, l'intervention ayant eu lieu onze heures après l'accident (coup de couteau), la plaie du foie ne continuait pas moins à saigner, témoigne dans le même sens.

Les plaies de la glande hépatique, en somme, sont peu sérieuses par elles-mêmes, puisque si on intervient assez tôt elles guérissent facilement; leur danger est surtout dans les hémorrhagies qu'elles déterminent, dans les complications septiques qui les suivent, et dans les lésions des voies biliaires intra ou extra-hépatiques qui peuvent s'y ajouter.

*Thérapeutique.* — Le traitement des plaies du foie découle logiquement de ce que nous venons de dire : la première indication à remplir, en face d'une lésion de ce genre, est de courir au plus pressé, c'est-à-dire de prévenir ou d'arrêter l'hémorrhagie, et d'éviter, dans la mesure du possible, les accidents septiques.

La laparotomie exploratrice, pratiquée d'une façon aseptique, s'impose, pour ainsi dire, toutes les fois que l'on découvre une plaie du foie. Cette plaie est-elle superficielle, il est facile de la suturer; mais, le plus souvent, les fils coupent le parenchyme hépatique, et, alors, pour peu que la plaie soit profonde ou étendue, il faut employer un tamponnement aseptique. Lorsque les conduits biliaires intra-hépatiques sont atteints, ce tamponnement s'impose plus encore, car, sans lui, l'écoulement de la bile empêcherait la cicatrisation de se produire.

Les corps étrangers que l'on découvre dans les plaies, comme des débris de vêtements, de balles, etc., seront extraits aseptiquement. Pour peu que les voies biliaires soient ouvertes, il faut extirper ou suturer la vésicule ou bien tamponner et laisser s'établir une fistule. En tous cas, il est bon de laver le péritoine avec de l'eau bouillie après l'évacuation de la bile qui s'y trouve épanchée. La douleur sera combattue par les opiacés, et le collapsus par les moyens ordinaires; certains excitants, comme le café, l'alcool, l'éther, etc., serviront à relever le pouls et les forces du malade.

L'attention du médecin doit être attirée, d'une façon spéciale, sur la faible tendance de l'hémorrhagie à s'arrêter spontanément et sur sa continuité, qui peut aller jusqu'à la syncope, du moins chez l'homme, même dans des cas relativement peu sérieux. Il en est autrement chez le chien, car Tillmans, qui pratiqua, sur 12 animaux de cette espèce, des incisions cunéiformes dans le foie, reconnut que l'hémorrhagie s'arrêtait spontanément au bout de peu de temps, et que tous ces animaux guérissaient. Cette opposition tient vraisemblablement à la différence de *coagulabilité* du sang hépatique du chien et de celui de l'homme. Lehmann avait observé que le sang du foie humain n'était pas coagulable; mais des recherches récentes ont montré que la question de la coagulabilité est ici des plus complexes. L'un de nos meilleurs élèves, le Dr Paulesco[1], après avoir établi que chez le chien, contrairement à l'assertion de Lehmann, le sang hépatique est coagulable, examina comparativement le sang de la veine porte, celui des veines sus-hépatiques et celui de la circulation générale, et constata des différences de *coagulabilité* suivant les diverses phases de la digestion. Chez des chiens, à jeun depuis trois à quatre jours, la coagulabilité du sang sus-hépatique et porte est à peu près égale à celle du sang de la circulation générale, tandis que, après un repas copieux de viande, la coagulabilité du sang sus-hépatique et surtout celle du sang de la veine porte est considérablement retardée. Ces recherches ont une certaine importance; elles méritent au moins d'entrer en ligne de compte dans les indications thérapeutiques et dans le pronostic des plaies du foie. On conçoit, en effet, que l'hémostase spontanée, toujours très difficile chez l'homme, l'est plus encore si l'accident survient peu de temps après le repas. Dans certains cas, enfin, où, pour une cause quelconque, toute intervention chirurgicale est impossible, il convient de chercher à prévenir les accidents hémorrhagiques, en rendant le sang plus coagulable par des injections sous-cutanées d'une solution stérilisée de gélatine (1 à 2 gr. pour 100 gr. d'une solution NaCl à 7/1000), qui nous ont donné des résultats satisfaisants dans le traitement des anévrysmes de l'aorte.

**Roux (A.).** *Mém. sur une large plaie du foie, guérison.* (Rapp. de Gerdy. *Bull. Acad. de méd.* Paris, 1844-1845, t. X, p. 812.) — **David.** *Plaie du foie par un projectile de guerre, suivie de guérison.* (*Gaz. méd.* Paris, 1846, p. 957.) — **Bergmann (E. C. E.).** *Ueber die Wunden der Leber und Gallenblase.* Leipzig, 1864.) — **Nicaise.** *Blessures du foie par armes à feu.* (*Gaz. méd.* Paris, 1871, p. 130-132.) — **Després.** *Plaie pénétrante du foie par une balle.* (*Bull. Soc. de chirurg.* Paris, 1872, t. XII, p. 221.) — **Martin.** *Plaie du foie produite par une barre de fer chauffée au rouge, etc.* (*Bull. Soc. anat.* Paris, 1873, p. 519.) — **Mayer (Ludwig).** *Die Wunden der Leber und Gallenblase.* Munich, 1872. — **Roustan.** *Des lésions traumatiques du foie.* (*Thèse d'agrégation.*) Paris, 1875. —

1. Paulesco, *Arch. de physiologie*, Paris, janvier 1897, p. 21.

**Aurégan** (J.-Y.-M.). *Des traumatismes du foie et des voies biliaires.* Paris, 1876. — **Mollière** (D.). *Blessures par arme à feu; plaie du foie, guérison.* (*Gaz. des hôpitaux.* Paris, 1879, p. 1034.) — **Tillmans.** *Recherches expérimentales et anatomiques sur les plaies du foie et des reins.* (*Archiv f. pathol. Anat. und Physiol.* Berlin, 1879, t. LXXVIII, p. 437, et *Archiv. gén. de méd.*, 1880, t. II, p. 102.) — **Baumann** (E.). *Ein Fall von Leberverwundung mit Pylephlebitis traumatica, aus dem Krankhenhause zu München.* (*Aerztl. intell. Blatt.* München, 1881, t. XXVIII, p. 485.) — **Pyret** (D. P.). *Étude sur les blessures du foie par armes à feu.* Paris, 1879. — **Labrousse** (J.). *Sur les plaies de la face inférieure du foie par instruments piquants et tranchants.* Paris, 1880. — **Burckhardt.** *Traitement des blessures du foie.* (*Centr. f. Chir.*, n° 5, 1887, et *Rev. des sc. méd.* Paris, 1818, t. XXXI, p. 233.) — **Ponfick** (E.). *Experim. Beiträge z. Pathologie der Leber.* (*Archiv f. path. Anat. und Physiol.* Berlin, 1889, t. CXVIII, p. 209). — **Zenker.** *Un cas de blessure du foie, du cœur, etc. par coup de feu, avec transport embolique du tissu hépatique.* (*Deutsche Arch. f. klin. Med.*, 1898, t. XLII, p. 505, et *Gaz. méd.* Paris, 1888, p. 260.) — **Tzeidler.** *Trois cas de lésion traumatique du foie.* (*Journ. de chirurgie de Saint-Pétersbourg*, et *Gaz. méd.* Paris, 1894, p. 439.) — **Cornil.** *Bull. de l'Acad. de méd.* Paris, 1898.

**Hépatites traumatiques.** — **Barth.** *Hépatite traumatique suppurée.* (*Bull. Soc. anat.* Paris, 1856, p. 111.) — **Gurschmann** (H.). *Zur Lehre von traumatischen Leberabscess.* (*Deutsche Klinik*, 1874, n^os^ 48, 50 et 51, et *Rev. des sc. méd.*, t. V, p. 564.) — **Bärensprung** (C.). *Der Leberabscess nach Hopfsverletzungen.* (*Archiv f. klin. Chirurg.*, t. XVIII, fasc. 3, p. 557, et *Rev. des sc. méd.*, t. VII, p. 507.) — **Roustan.** *Des lésions traumat. du foie. Thèse d'agrégat.* Paris, 1875.

Plaies des voies biliaires. — **Campaignac** (J.-H.-J.). *Des plaies des voies biliaires, de la ligature du col de la vésicule et de la ligature partielle de ce réservoir.* (*Journ. hebd. de médecine.* Paris, 1829, t. II, p. 204-219.) — **Barlow** (W. R.). *Case of tumour in the right hypochondrium, occurring after injury, etc.* (*Med. ch. Transact.* London, 1844, t. XXVII, p. 378.) — **Richard.** *Épanchement de bile dans la cavité péritonéale sans symptôme de péritonite.* (*Gaz. hebd. de méd. et de ch.* Paris, 1880, 2^e^ sér., t. XVII, p. 280). — **Burnstead.** *Gunshot, lacerat. of the liver, gall-bladder, etc.* (*Am. med. Times.* New-York, 1860, t. I, p. 329.) — **Thornwaldt** (G.). *De hepatis cystaeque felleae læsionibus.* Halis, 1866. — **Klebs.** *Fall von Schussverletzung der Bauchhole mit Verletzung von Gallenblase und Darm.* (*Corresp.-Blatt. f. Schweiz. Aertze.* Basel, 1882, t. XII, p. 425.) — **Schawarz** (R.). *Sugli effetti del versamento di bile nella cavita peritoneale e sulla cicatrizzazione delle ferite della cistifellea.* (*La Riforma medica*, 10 oct. 1889, et *Rev. des sc. méd.* Paris, t. XXXV; p. 465.) — **Terrier** (P.) et **Auvray**. *Les traumatismes du foie et des voies biliaires* (*Revue de chirurgie*, t. XVI, Paris, 1896, p. 718 et t. XVII, Paris, 1897.)

# TROISIÈME PARTIE

## LES AFFECTIONS DU PANCRÉAS

---

# LIVRE I

## ÉTUDE GÉNÉRALE

Le pancréas, formé, comme le foie, de deux ordres de tissus, les uns épithéliaux, les autres conjonctivo-vasculaires, se distingue de cet organe par sa fonction et surtout par l'absence d'une veine spéciale en rapport avec les intestins, par cela même, avec le milieu extérieur : aussi, les désordres pathologiques de ce viscère, sans être rares, sont-ils beaucoup moins fréquents que ceux de la glande hépatique, exposée à tout un groupe d'infections auquel il échappe. Ces désordres, toutefois, comportent un ensemble de phénomènes communs sur lesquels il y a lieu de jeter, tout d'abord, un coup d'œil général.

Étiologie et pathogénie. — Les affections pancréatiques prennent naissance sous des influences multiples, les unes physiologiques, les autres hygiéniques ou pathologiques.

*Influences physiologiques.* — Tous les grands changements de l'organisme sont les causes prédisposantes habituelles des affections du pancréas. Beaucoup plus vasculaire dans le jeune âge, cette glande est, par cela même, plus sujette aux congestions, aux inflammations et aux néoplasies conjonctivo-vasculaires ; c'est là, sans doute, la raison pour laquelle le diabète pancréatique est relativement commun chez les jeunes gens ; par contre, dans la vieillesse, ce sont les atrophies, les dégénérescences graisseuse et albuminoïde, les végétations épithéliales qui prédominent. La puberté dans les deux sexes, la menstruation, la grossesse et la ménopause, chez la femme, sont des circonstances qui, tantôt, font éclore les affections pancréatiques, tantôt, activent leur développement.

*Influences hygiéniques.* — Destiné à transformer les aliments dans le tube digestif de façon à les rendre assimilables, le pancréas a son intégrité jusqu'à un certain point subordonnée à la quantité et, sans doute aussi, à la qualité des substances sur lesquelles il exerce son action; aussi, n'y a-t-il pas lieu d'être surpris des modifications qu'il peut subir sous l'influence d'une alimentation défectueuse. L'abus de certains médicaments a été considéré comme susceptible de modifier la sécrétion de cette glande ou d'altérer son parenchyme; c'est de cette façon que l'on a attribué à une sorte de salivation pancréatique la diarrhée qui survient dans le mercurialisme aigu. Chez des lapins, soumis par Arnozan et Vaillard à l'usage quotidien de 0gr,02 de sublimé, la mort survint au bout d'une quinzaine de jours et ces observateurs purent constater l'existence d'une inflammation catarrhale du canal de Wirsung et des canaux secondaires, lésion peu importante, il est vrai, eu égard aux graves désordres qui avaient précédé la mort. Si le foie est exposé à s'altérer sous certains climats et, notamment, dans les contrées chaudes, le pancréas, sans doute, à cause de la digestion des graisses, est plus fréquemment affecté dans les contrées froides que dans les pays chauds.

*Influences pathologiques.* — Deux ordres de maladies, les unes constitutionnelles, les autres infectieuses, peuvent localiser leurs effets sur le pancréas. Les premières donnent naissance à l'artériosclérose, à la stéatose, à la lithiase de cet organe, etc.; les secondes se divisent en deux groupes distincts : l'un, qui comprend la syphilis, la lèpre, et la tuberculose, se traduit par des lésions scléreuses; l'autre, dans lequel rentrent les fièvres éruptives, la fièvre typhoïde, la fièvre jaune, etc., se manifeste surtout par des lésions épithéliales. Ces désordres, trop peu étudiés, passent le plus souvent inaperçus au milieu des nombreux troubles avec lesquels ils coexistent, ce qui tient, en partie au moins, à la négligence apportée, la plupart du temps, dans l'examen de la glande pancréatique.

*Influences de voisinage.* — Cette glande subit, en outre, dans quelques cas, l'action des lésions de son voisinage, phlegmasies ou néoplasies qui, tantôt l'envahissent, tantôt la compriment et l'atrophient, et toutes les altérations hépatiques qui obstruent le tronc ou les branches de la veine porte y produisent une hypérémie passive. Le rapprochement du conduit excréteur du pancréas avec le canal cholédoque, est une cause d'altération de cet organe, relativement commune dans la lithiase biliaire. Ses rapports avec le duodenum l'exposent, d'ailleurs, aux infections microbiennes de l'intestin qui comptent parmi ses affections les plus communes. Il existe, enfin, pour cet organe comme pour beaucoup d'autres, le foie, en particulier, de simples troubles névropathiques ou fonctionnels : certaines dyspepsies intestinales, caractérisées par des borborygmes, de la pesanteur, des selles fétides, quelques glycosuries ont été rattachées avec raison à un désordre de la sécrétion pancréatique, déterminé par une émotion pénible, un chagrin, la fatigue de l'esprit, etc.

La pathogénie des affections du pancréas s'opère par l'intermédiaire du système nerveux ou d'un agent microbien. Les affections d'origine nerveuse sont, les unes, l'effet d'une lésion matérielle, les autres, d'un trouble purement fonctionnel. Celles-ci dépendent, en général, d'une maladie constitutionnelle, rhumatisme et goutte ; les premières d'un désordre matériel direct ou réflexe du système nerveux (diabète nerveux). Les affections subordonnées à une influence microbienne forment également deux groupes, selon que le sang ou les canaux pancréatiques servent de transmission aux agents microphytiques. Quel que soit leur point de départ et d'arrivée, ces agents exercent, soit par eux-mêmes, soit par l'intermédiaire de toxines, leur action sur les éléments épithéliaux ou conjonctivo-vasculaires. Les éléments épithéliaux se gonflent et se troublent sous l'influence d'un exsudat fibrino-albumineux, puis, ils reprennent leur état normal à la suite de la transformation et de la résorption de cet exsudat, s'ils ne finissent par être détruits. Les éléments conjonctivo-vasculaires, au contraire, prolifèrent et donnent naissance à une sclérose diffuse ou à une lésion circonscrite, sous forme de petites nodosités miliaires ou marronnées, avec tendance à une transformation granulo-graisseuse dont le terme ultime est la résorption. Ces deux ordres d'affections ont ainsi pour aboutissant : le retour à l'état normal ou la mort de l'élément affecté.

Anatomie et physiologie pathologiques. — La loi de la spécificité d'action des causes morbides, que nous avons cherché à mettre en évidence dans tous nos travaux, ne fait pas exception pour le pancréas. C'est pourquoi, les lésions de cette glande se localisent primitivement d'une façon plus spéciale soit aux tissus épithéliaux, soit aux tissus conjonctivo-vasculaires. La présence d'un exsudat fibrino-albumineux caractérise surtout le processus épithélial, la formation de cellules embryonnaires, le processus conjonctif. L'exsudat des cellules épithéliales tend à se transformer et à se résorber, sinon il amène la nécrose de ces éléments et les détruit. La formation conjonctivo-embryonnaire se développe à peine et subit une transformation graisseuse qui favorise sa résorption, ou bien, continuant à s'accroître, elle parvient à constituer un tissu qui jouit des propriétés rétractibles du tissu de cicatrice. Ces deux genres de lésions pancréatiques sont les plus communs, mais il en est d'autres qui ont pour localisation spéciale les vaisseaux ou le système nerveux : ainsi, tous les tissus qui entrent dans la composition du pancréas sont accessibles à l'action des agents morbides. Or, comme ces agents ont des localisations spéciales, il en résulte que des phénomènes fort divers caractérisent, tout d'abord, chacune de ces localisations; plus tard, tous les tissus participant plus ou moins à l'altération, il se produit un syndrome commun que nous désignons sous le nom d'*insuffisance pancréatique*.

Symptomatologie. — Qu'ils aient une origine matérielle ou qu'ils soient l'effet d'un trouble purement fonctionnel, les symptômes liés aux désordres du pancréas diffèrent selon que la sécrétion externe ou la sécrétion interne est mise en jeu : dyspepsie, diarrhée, stéarrhée, lipurie, amaigrissement, tels sont les phénomènes inhérents au désordre de la sécrétion externe; glycémie, polydipsie, polyurie, polyphagie et émaciation, tels sont ceux qui résultent du désordre de la sécrétion interne. A ces phénomènes s'ajoute fréquemment un symptôme commun : la douleur. Celle-ci, toujours difficile à différencier de la souffrance de l'estomac et des organes voisins, se manifeste sous forme de sensation de barre, de pesanteur, à l'épigastre, de préférence à gauche de la ligne blanche; ou, encore, sous celle d'élancements répétés, paroxystiques, ayant tous les caractères d'une névralgie du plexus cœliaque; aussi, pour être fixé sur son origine, doit-on tenir compte des phénomènes qui lui font cortège. Aggravée par le déplacement, cette douleur donne parfois aux malades l'idée d'un corps mobile; en tout cas, elle les conduit à préférer la station assise avec flexion du corps en avant, excepté lorsqu'un cancer ou un abcès du pancréas s'étend aux filaments nerveux du plexus cœliaque.

Destiné par sa sécrétion externe à transformer les substances albuminoïdes et les matières grasses, le pancréas altéré devient l'occasion de troubles digestifs, sorte de dyspepsie pancréatique, toujours moins accusés qu'on ne serait tenté de le croire, sans doute parce qu'au bout d'un certain temps, les glandes duodénales, venant à s'hypertrophier, suppléent à l'insuffisance du suc pancréatique. Les troubles digestifs se révèlent par de l'inappétence, du dégoût pour certains aliments, et surtout pour les substances grasses et les substances albuminoïdes, par la difficulté de digérer ces substances et, enfin, par un météorisme intestinal, apparaissant assez longtemps après le repas, et auquel s'ajoutent, dans certains cas, des vomissements et une diarrhée spéciale. Les vomissements sont d'autant plus communs que le désordre pancréatique est plus sérieux; Cenni[1] qui les a étudiés, prétend qu'ils ressemblent à une régurgitation, et se produisent plusieurs heures après les repas, à la suite de malaises, pesanteurs à l'épigastre, agitation, anxiété indéfinissable, ardeur et constriction de la gorge. Les matières rendues, formées d'un liquide visqueux, filant et tenace, ne renferment pas de substances alimentaires, si ce n'est à une phase avancée du mal où il peut s'y rencontrer de la graisse facile à reconnaître au microscope, et même à l'œil nu. Le vomissement, lié à une crise de colique pancréatique, se montre plus tôt, et les matières qui le composent peuvent renfermer, avec de la bile, des parcelles d'aliments.

L'opinion de certains auteurs, suivant laquelle un ptyalisme, ou sialorrhée fonctionnelle, viendrait parfois compenser le désordre du pancréas, n'étant basée sur aucune preuve sérieuse, ne peut nous arrêter. Quant à la *diarrhée* séreuse, abondante, attribuée à une hypersécrétion, ce qui lui a valu la dénomination de *diarrhée pancréatique*, et l'a fait rapprocher de la sialorrhée, sa pathogénie n'est pas nettement déterminée. Cl. Bernard l'expliquait dans une conversation avec moi par un acte réflexe qui, partant du pancréas, amenait le foie à sécréter une bile âcre, irritante pour les intestins; mais, ce qui l'avait surtout frappé, au cours d'une souffrance de plusieurs mois, vers l'année 1865, où il crut avoir une lésion du pancréas, c'est qu'il digérait seulement les substances transformées par les sucs de l'estomac. Quelques auteurs ayant observé, dans le cours d'oreillons, des douleurs abdominales accompagnées de diarrhée, ont attribué ces phénomènes, sans preuves suffisantes, à une fluxion pancréatique analogue à la fluxion parotidienne.

La diarrhée, caractérisée par des selles graisseuses ou *stéarrhée*, constitue un symptômes dont l'apparition a été notée, au cours des affections pancréatiques, par plusieurs observateurs et surtout par Kuntzmann (1820), Bright, Unckell, longtemps avant les intéressantes recherche de Cl. Bernard sur l'action digestive du suc pancréatique. Depuis lors, Moyse, Ancelet et d'autres auteurs ont insisté sur la coexistence de ces selles avec les lésions du pancréas et ont voulu en faire un de leurs principaux signes. Cette manière de voir est exagérée, attendu qu'un grand nombre de lésions pancréatiques ne sont point accompagnées de stéarrhée, et que

1. G.-N. Cenni, Storia di due affezioni pancreatiche (*Il Raccoglitore medico*, Fano, 1845, t. XV, 341, 357 et *Gaz. méd.*, Paris, 1845, p. 613).

l'on observe des selles graisseuses avec un pancréas normal.

Les caractères de ces selles sont variables; mais, en réalité, ils ont été assez mal étudiés pour que l'on ait à se demander si, dans certains cas, on n'a pas pris pour de la graisse ce qui était simplement du *mucus concrété*. Leur forme est celle de petites boulettes blanchâtres, du volume d'une noisette ou d'une olive, onctueuses au toucher et comme enduites de substances grasses. Solubles dans l'éther et combustibles, ces masses sont fréquemment mélangées à des matières semi-molles, sinon liquides, où surnagent des îlots huileux qui se figent parfois sur les parois du vase. L'existence de ces selles, toutefois, ne peut être affirmée qu'après un examen chimique et un examen microscopique. Bonnamy recommande de délayer les matières fécales dans de l'éther, d'agiter et de filtrer ensuite, puis de plonger dans le liquide éclairci un morceau de papier buvard, lequel devient transparent, comme s'il avait été imbibé d'huile; l'évaporation de l'éther laisse au fond du vase une matière grasse, fluide, de teinte jaune ambrée qui brûle avec une flamme bleuâtre et qui n'est autre chose que de la graisse. L'examen microscopique permet d'apercevoir des gouttelettes graisseuses, solubles dans l'éther, et des cristaux en aiguilles que la potasse transforme en gouttes visqueuses amorphes (savon). Ces aiguilles cristallines, bien décrites par Friedreich et par Ziehl[1], disposées sous forme de faisceaux ou de gerbes, sont solubles dans l'éther qui, après vaporisation, laisse un abondant dépôt de graisse. Elles se rencontrent de préférence dans les cas d'obstruction simultanée des canaux cholédoque et pancréatique, ce qui a conduit à les attribuer à une lésion hépatique[2]. Ajoutons que des selles graisseuses ont été encore observées dans le diabète[3] et qu'il est ainsi possible d'admettre rétrospectivement que celui-ci avait une origine pancréatique.

Les matières grasses renfermées dans l'intestin, n'étant que des matières ingérées, sont dans un rapport forcé avec l'alimentation, et l'on comprend qu'elles disparaissent, lorsque celle-ci ne renferme aucune substance de ce genre. Aussi ne peut-on admettre que leur présence soit toujours l'indice d'une lésion pancréatique, puisqu'il suffit d'un excès de matières grasses dans l'alimentation pour les retrouver dans les selles. Un obstacle à l'absorption de la

1. Ziehl, Des cristaux de graisse mêlés aux matières dans un cas du pancréas (*Deutsche med. Wochenschr.*, 1883, n° 39, anal. dans *Arch. gén. de méd.*, Paris, 1884, t. I, p. 349.

2. Muller, Présence de la graisse dans les selles (*Zeitsch. f. kl. Med.*, 1887, XII.)

3. M. Traube, Ueber die Verdauung des Fettes im Diabetes mellitus (*Archiv f. path. Anat. und Physiol.*, Berlin, 1852, t. IV, p. 148).

graisse par l'intestin, avec imperméabilité des chylifères, à la suite, par exemple, d'une altération des ganglions lymphatiques ou de la compression du canal thoracique, est une autre cause de la présence de ces substances dans les fèces, malgré l'intégrité du pancréas[1].

Les *selles décolorées* ou *argileuses* ont été également données comme un signe important de l'obstruction des voies pancréatiques. Walker[2] les ayant observées dans deux cas où le canal excréteur du pancréas était oblitéré, tandis que les conduits biliaires se trouvaient sains, s'est appliqué à montrer qu'elles pouvaient servir à caractériser l'altération des voies pancréatiques, sans nier qu'elles ne pussent résulter de l'oblitération du canal cholédoque; leur valeur sémiologique, toutefois, n'a pas l'importance qui leur a été attribuée.

La *lipurie*, phénomène caractérisé par la présence d'une plus ou moins grande abondance de graisse dans les urines, coexiste assez souvent avec la stéarrhée et la glycosurie; tel était le cas d'un ouvrier de 35 ans, chez lequel Marston[3] trouva le pancréas atrophié et ses conduits excréteurs oblitérés. Différents auteurs au reste, et particulièrement : Rayer, Nisseron, Bence-Jones, Beale, ont constaté la simultanéité de la graisse et du sucre dans l'urine. Harley écrit que le diabète peut être associé à l'urine « chyleuse » ; Babington est arrivé à croire que la présence d'un excès de sucre dans le sang prédispose à la lipurie, et de fait, un certain nombre de diabétiques dont il examina le sang étaient atteints de l'affection appelée piarrhémie (sérum laiteux). Si, dans la plupart de ces cas, il n'est pas question de diabète, n'est-ce pas simplement parce qu'on ignorait alors l'influence des altérations de cet organe sur la glycosurie?

Cependant Tulpius[4] au XVIIe siècle, Ellioston[5], dans celui-ci, ont observé la coexistence de la stéarrhée et de la lipurie, chacun dans un cas où, à la vérité, l'examen du pancréas n'eut pas lieu. Dans un fait, rapporté par Bowditch[6], le pancréas fut trouvé en partie détruit par un cancer. Ce fait, et d'autres encore ne permettent pas

1. W. Gull, Fatty stools from diseases of mesenteric glands (*Guy's hosp. Reports*, sér. 3, t. I, p. 369, London).

2. T. J. Walker, Signification clin. des selles décolorées et argileuses sans ictère, et leur rapport avec les maladies du pancréas (*Med. ch. Trans.*, London, 1889, t. XXXIII, p. 25), et *Bull. méd.*, Paris, 1889, 4-2.

3. Jeffrey Marston (de Newcastle), Observat. de diarrhée graisseuse (*Glascow med. Journ.*, 1854 et *Archiv. gén. de méd.*, Paris, 1854, I, 594).

4. Nicolai Tulpii Observationes medicæ (Amstelodami, 1685).

5. John Ellioston, On the discharge of fatty matters from the alimentary canal and urinary passages (*Med.-chir. Transact.*, London, 1833, XVIII, 67).

6. Bowditch, Urine containing oil in large quantity (*Amer. Journ. of med. Boston med. Soc.* 1852, XXIII, 115).

le doute au sujet de l'existence d'un rapport entre la lipurie et l'altération du pancréas. La graisse se reconnaît dans l'urine en traitant ce liquide par l'éther, qui s'empare des substances grasses. Les auteurs qui ont constaté la présence de la graisse dans le sang de certains diabétiques, ont eu le tort de négliger l'examen du pancréas. Pourtant une jeune fille de 17 ans, atteinte d'un diabète, remarquable par la forte proportion de sucre, présentait en même temps de la lypémie et un pancréas atrophié[1].

La *glycosurie*, en dehors de sa concomitance avec la stéarrhée et la lipurie, est un symptôme fréquent et d'une grande importance, dans les affections du pancréas. Ce symptôme, facile à constater, est l'effet de la glycémie, toujours plus difficile à reconnaître, puisqu'elle exige la soustraction d'une certaine quantité de sang et une opération chimique. Le sang, comme on sait, renferme une quantité de glycose à peu près constante et évaluée à 3 p. 1000; mais, si le pancréas vient à s'altérer, la glycémie s'exagère, et le rein élimine le sucre en excès; d'où la glycosurie. L'exagération de la proportion du sucre dans le sang a d'autres conséquences, à savoir une polydipsie et une polyurie plus ou moins abondantes, une polyphagie escortée d'une maigreur progressive, en sorte que ces différents symptômes sont la plupart du temps associés au cours des affections avancées du pancréas.

Conséquences naturelles de l'hyperglycémie, qui exige un apport plus considérable d'eau dans le sang, la *polydipsie* consiste dans un besoin pénible, vif et impérieux de l'ingestion d'une quantité de boisson parfois très considérable, à tel point que certains malades sont conduits à boire, dans les vingt-quatre heures, six, huit, dix litres et plus, de liquide, sans pouvoir parvenir à rafraîchir leur muqueuse digestive et à calmer leur soif. Effet de la polydipsie, la *polyurie* est abondante et proportionnelle à la quantité de liquide ingéré; aussi est-il rendu de quatre à dix litres d'urines et plus, dans les vingt-quatre heures. Celles-ci, ordinairement claires, limpides et peu colorées, n'ont pas moins une densité moyenne de 1,030 à 1,040, en rapport avec le plus ou moins grand excès de sucre et d'azote qu'elles renferment, vu que, dans ces conditions, il y a presque toujours de l'azoturie. L'urée, en réalité, dépasse de beaucoup le chiffre normal; celui-ci oscille entre

1. Hertz, Ueber Lipaemie bei Diabetes mellitus (*Artzl. Verein in Hamburg*, et *Deutsche med. Wochensch.*, 1881 n° 25, et *Rev. de sc. méd.* XIX, 534). — Comparez : Starr, Lipaemi and fat embolism in diabetes mellitus (*New York med. Record*, 1er mai 1880. — Fraser (Th.) et Logan (J.) « a » case of diabetic coma with Lipaemia (*Edimb. med. journ.* 1882, p. 199 et *Rev. des sc. méd.* t. XXII, p. 180).

30, 60 grammes et plus dans les vingt-quatre heures. Cette azoturie n'est-elle que l'effet de la polyphagie ou a-t-elle une autre signification? Ce sont là des questions qui attendent encore une explication définitive bien que la diminution de l'urée concordant toujours avec la diminution de l'appétit soit favorable à la première hypothèse.

La *polyphagie* est, en effet, excessive, à tel point que certains malades, non contents de boire, ingèrent une ration d'aliments triple et quadruple de la ration ordinaire; il en est même que l'on ne parvient pas à rassasier, comme si les substances dont ils font usage ne servaient aucunement à leur nutrition. Ces malades, d'ailleurs, commencent toujours à maigrir à partir du moment où ils se mettent à manger avec excès, et leur *dépérissement* est en raison directe, pour ainsi dire, de la quantité d'aliments qu'ils prennent. La graisse disparaît en grande partie, les muscles s'atrophient, les téguments se sèchent, se rident, s'amincissent, et il se produit une sorte de *phtisie pancréatique.* Toutes les fonctions sont rapidement anéanties, la mémoire se perd, la tristesse succède à la gaîté, le travail intellectuel devient impossible, la puissance génitale s'éteint, les forces physiques déclinent chaque jour, au point que le malheureux patient, malgré un état absolument apyrétique, se voit condamné à garder la chambre ou même le lit.

La glycosurie est considérée comme fonction d'altération du pancréas, depuis le jour où nous sommes parvenus à démontrer que certains diabètes des plus graves avaient pour origine constante la *destruction totale* de cette glande[1]. A partir de ce moment, il fallut bien accepter que le pancréas joue un rôle principal, sinon dans tous les cas de glycosurie, au moins dans les plus sérieux et les plus rebelles, et admettre une relation de cause à effet, méconnue jusque-là, malgré les intéressantes recherches de Cl. Bernard, entre les altérations du pancréas et le diabète. Légère et passagère lorsqu'il s'agit d'une affection du pancréas qui ne dure pas, comme j'ai pu m'en rendre compte dans des cas de lithiase de cette glande, la glycosurie est, au contraire, des plus abondantes et des plus tenaces, en présence d'une lésion avancée, à tel point que la quantité de sucre, éliminée dans les vingt-quatre heures, oscille généralement entre 300 et 1 000 grammes. Toutefois, si, même dans ces conditions, il survient une maladie aiguë, l'appétit

1. E. Lancereaux, Notes et réflexions à propos de deux cas de diabète sucré avec altération du pancréas (*Bull. Acad. de méd.* Paris, 1877, p. 12-15, et 1888, p. 588). — Consultez en outre les nombreuses thèses de mes élèves sur la matière. — Le même, *Leçons de cliniq. méd.*, t. II, Paris, 1892, p. 348. *Congrès français de médecine*, Lyon, 1894, p. 113.

se perd et le sucre diminue ou disparaît des urines; aussi, sa quantité est-elle relativement faible au moment de la mort. Ces caractères si particuliers de la glycosurie, la vive polydipsie, l'intense polyphagie, et l'abondante polyurie qui lui font cortège, en même temps qu'un état de maigreur excessif, me conduisirent à faire de la glycosurie, liée aux altérations du pancréas, un diabète spécial, que je désignai sous le nom de *diabète pancréatique* ou encore sous celui de *diabète maigre*, par opposition au diabète ordinaire ou constitutionnel, toujours associé à un certain degré d'embonpoint, ce qui me fit le désigner sous le nom de *diabète gras;* l'un et l'autre distincts du *diabète nerveux* créé par Cl. Bernard.

La démonstration clinique du diabète pancréatique devait naturellement amener un contrôle physiologique. Quelques-uns de nos élèves, et particulièrement le Dr Ch. Rémy, essayèrent tout d'abord de reproduire ce diabète chez l'animal, mais sans pouvoir y réussir, faute de soins asepsiques suffisants. C'est en 1889 seulement que deux physiologistes allemands, Von Mering et Minkowski, parvinrent à extirper le pancréas en totalité et à confirmer de tous points nos recherches cliniques[1]. A la suite de cette extirpation, pratiquée plus particulièrement sur le chien, ils constatèrent l'existence d'une glycosurie considérable avec polydipsie, polyurie, polyphagie et émaciation. Ils reconnurent, en outre, comme je l'avais indiqué tout d'abord, que la destruction totale de la glande est nécessaire à la production du diabète, et qu'il suffit d'en laisser une parcelle pour éviter la glycosurie, malgré la polydipsie, la polyurie, la polyphagie et l'amaigrissement.

Des greffes du pancréas pratiquées sous la peau de la paroi abdominale par ces mêmes savants, celles qu'ont faites plusieurs autres physiologistes, et en particulier le Dr Thiroloix, dans notre laboratoire de l'Hôtel-Dieu, ont donné les mêmes résultats, à savoir : apparition de tous les accidents du diabète pancréatique, moins la glycosurie, tant qu'il restait une parcelle de la glande sous l'abdomen. Ces expériences, comme, du reste, nos premières recherches cliniques et anatomo-pathologiques, conduisent à la conclusion que la condition nécessaire à la production de la glycosurie diabétique est la destruction totale du pancréas. Cependant, si on examine tous les faits de diabète pancréatique observés chez l'homme, on ne tarde pas à reconnaître qu'il en est plusieurs, où le pancréas, du moins en apparence, n'est que partiellement détruit.

1. Lépine, de Lyon, Hédon, Gley, etc., répétèrent ces expériences presque aussitôt avec le même succès.

La clinique et l'expérimentation, d'accord jusque-là, cessent de l'être tout à coup, ce qui doit nous amener à faire de nouvelles recherches, à moins d'admettre que les éléments du pancréas, malgré un état d'intégrité apparente, puissent se trouver, momentanément au moins, dans l'impossibilité de fonctionner, ce qui arrive, par exemple, pour les reins dans certaines crises de colique néphrétique. D'ailleurs, ce qui existe pour l'œil dans plusieurs circonstances, et particulièrement dans l'hystérie et dans l'urémie, peut sans doute aussi se produire pour d'autres organes; mais, c'est là une question qui attend encore sa démonstration.

De nombreuses hypothèses ont été faites à propos du mécanisme de la glycosurie pancréatique, sans qu'il ait été possible d'arriver jusqu'ici à une démonstration certaine. Ces hypothèses, rappelées pour la plupart dans le rapport présenté par nous au Congrès de médecine de Lyon, en 1894, ne peuvent nous arrêter[1]. Leur solution par la clinique doit, suivant nous, tenir le plus grand compte non seulement de la glycosurie, mais encore de tous les phénomènes qui lui font cortège, et, en particulier, du contraste si frappant entre la polyphagie et la maigreur. Ce contraste, en effet, étant donné l'excès de sucre dans le sang, n'est-il pas la preuve que ce sucre est inassimilable, et, s'il en est ainsi, n'est-ce pas parce que la sécrétion interne du pancréas, dont le produit parvient au foie par les veines pancréatiques et la veine porte, fait défaut? En conséquence, ce produit aurait la propriété de rendre assimilable la glycose qui vient de l'intestin, et cela en favorisant directement ou indirectement, par l'intermédiaire de la cellule hépatique, sa transformation en matière glycogène? Cette transformation n'ayant plus lieu, la glycose passe de l'intestin dans le sang artériel où son défaut d'utilisation a pour conséquence la maigreur et la glycosurie. Une autre preuve, favorable à cette manière de voir, est la faible proportion de glycogène que renferme le foie dans ces conditions.

La constatation des divers phénomènes qui viennent d'être passés en revue ne peut manquer, en tous cas, d'éveiller dans l'esprit du praticien l'idée d'un désordre sérieux du pancréas. Le *diabète maigre, traduit*, en effet, l'*insuffisance fonctionnelle de cette glande*, et, à ce point de vue, il mérite de prendre place à côté de l'asystolie, de l'urémie et de la cholæmie; partant, ce diabète ne constitue pas une entité pathologique, il est simplement le syndrome révélateur d'une insuffisance pancréatique.

1. Voyez : Étiologie et pathogénie du diabète. *Congrès français de médecine*, Lyon, 1895, p. 48.

Évolution et modes de terminaison. — La marche des affections pancréatiques varie avec leur localisation, leur nature et leur intensité. Celles d'entre elles qui ont pour siège les éléments épithéliaux ou sécrétoires, évoluent plus rapidement que celles qui se fixent au tissu conjonctif et aux vaisseaux, à moins que ceux-ci ne viennent à s'oblitérer ou à se rompre. La nature et l'intensité du mal modifient cette marche en détruisant avec plus ou moins de rapidité l'élément sécrétoire qui est l'élément principal.

La durée des affections pancréatiques varie pour ainsi dire avec chacune d'elles, et, comme telle, ne peut nous arrêter. Leur terminaison heureuse est le fait, lorsqu'il y a lésion matérielle, du retour à l'état normal des éléments affectés; c'est ce qui arrive dans le cours des fièvres, pour les cellules épithéliales infiltrées d'un exsudat fibrino-albumineux. Cet exsudat, une fois résorbé, la cellule reprend sa vitalité et ses fonctions; il en est de même pour certaines lésions conjonctivo-vasculaires, celles de la syphilis par exemple. D'autres désordres, comme les néoplasies, ont, au contraire, une marche progressive et pour ainsi dire fatale. Les troubles purement fonctionnels, subordonnés à des désordres du système nerveux, ne cèdent qu'autant que ceux-ci viennent à disparaître.

La terminaison fatale des affections du pancréas, si on fait exception des complications qui peuvent se produire, est la conséquence habituelle de l'insuffisance de cette glande. Ce syndrome, effet ordinaire de la destruction des cellules glandulaires, survient de préférence au cours des lésions qui frappent directement ces éléments. Les scléroses, les kystes du pancréas n'exercent que tardivement une action mécanique, suffisante pour compromettre entièrement la fonction sécrétoire; les néoplasies conjonctives tuent plutôt par leur généralisation que par le trouble fonctionnel qu'elles déterminent. L'épithéliome, quoique toujours grave par lui-même, peut, dans quelques cas, amener la mort par insuffisance pancréatique, car on a vu un diabète maigre apparaître à une période avancée de cette maladie et précipiter le dénouement. La lithiase pancréatique est dans les mêmes conditions, avec cette différence qu'elle détermine plus souvent la sclérose de la glande et la formation de ce diabète. Celui-ci, dont les principaux caractères nous sont connus, s'arrête peu, et, par sa marche progressive, il conduit à peu près fatalement à la mort dans l'espace de un à trois ou cinq ans, selon le degré d'intensité du mal.

Séméiologie. — Les affections bénignes et passagères du pancréas n'ont pas, comme celles du foie, un signe pathognomonique analogue à l'ictère; cependant, si on se donne la peine de les étudier avec soin et de les chercher, on parvient sinon à les diagnostiquer sûrement, du moins à les soupçonner en s'appuyant sur l'existence de troubles digestifs, accompagnés ou non de glycosurie. Les affections sérieuses du pancréas sont plus faciles à reconnaître, attendu que leur diagnostic repose sur un ensemble symptomatique des plus nets : l'*insuffisance pancréatique*. Ce syndrome, qui gravite autour d'une abondante glycémie, consiste dans une polydipsie avec polyphagie, polyurie et glycosurie, contrastant avec une maigreur excessive et l'abolition rapide des forces de l'individu.

Telle est la donnée sémiologique générale des affections du pancréas ; mais, en dehors de cette donnée, il est des signes particuliers qu'il ne faut pas négliger. La douleur, par exemple, quoique d'une interprétation toujours difficile, en raison des nombreux organes situés dans le voisinage de la glande pancréatique, ne manque pas de valeur lorsque, siégeant à l'épigastre, elle se renouvelle par crises successives, accompagnées de nausées, de vomissements et parfois de glycosurie et d'amaigrissement. Elle est, alors, l'indice d'une lithiase pancréatique, à peu près comme une crise douloureuse de l'hypochondre droit suivie d'ictère, est celui de la lithiase hépatique. Le dégoût des substances grasses et albuminoïdes avec nausées et vomituritions, la stéarrhée, la lipurie sont des signes qui, pris isolément, ont une valeur sémiologique médiocre, mais qui, réunis et groupés chez un même individu, apportent des présomptions sérieuses au diagnostic d'un désordre pancréatique.

Malgré la difficulté de les percevoir, les signes physiques sont, dans certains cas, un appoint important au diagnostic des kystes et des tumeurs du pancréas. L'ictère et la distension de la vésicule biliaire qui s'y associe parfois, conduisent à localiser ces désordres au niveau de la tête de l'organe. D'ailleurs, si la sémiologie des affections qui nous occupent offre de sérieuses difficultés, tant à cause de la situation profonde du pancréas que de la suppléance de sa sécrétion externe par les glandes duodénales, le foie et l'estomac, elle peut, néanmoins, apporter la certitude dans l'esprit du médecin, lorsqu'elle s'appuie sur un ensemble de signes concordants. La présence d'un diabète maigre suffit à elle seule, dans beaucoup de circonstances, pour permettre d'affirmer l'existence d'une lésion grave ou avancée du pancréas, puisque ce diabète ne se voit pas en dehors de cette lésion.

Le pronostic des affections du pancréas, peu sérieux tant qu'il n'y a que des troubles digestifs, devient grave lorsqu'il arrive de constater le début d'une hémorrhagie, la présence d'un abcès, d'une tumeur résistante de la tête de cet organe, et surtout l'ensemble symptomatique de son insuffisance, à savoir les signes d'un diabète maigre.

Prophylaxie et thérapeutique. — La prophylaxie d'une affection repose forcément sur la connaissance de ses causes, et, comme cette connaissance laisse à désirer en ce qui concerne les désordres pancréatiques, il en est de même des moyens prophylactiques. Toutefois, en présence des fonctions de la sécrétion externe du pancréas, il est nécessaire, si on tient à éviter l'altération de cette glande, de conseiller une alimentation modérée dans laquelle la quantité des substances grasses et des substances albuminoïdes ne soit pas excessive. Il est indiqué, pour des motifs analogues, de ne pas continuer trop longtemps certaines médications, et en particulier la médication mercurielle, dont l'action s'exerce sur la glande pancréatique au point d'exagérer sa sécrétion et de l'altérer. C'est donc uniquement par un régime approprié et par une hygiène convenable que l'on parviendra à se préserver, dans une certaine mesure au moins, des affections pancréatiques, jusqu'au jour où on arrivera à mieux connaître leurs conditions étiologiques et pathogéniques.

Le traitement des affections pancréatiques repose sur la connaissance que nous pouvons avoir des substances médicamenteuses susceptibles d'exercer une action élective, directe ou indirecte, sur les éléments de cette glande. Tel est, en effet, le principe qui doit guider tout médecin ; malheureusement, la thérapeutique du pancréas ayant été jusqu'ici purement empirique, ce principe est difficile à mettre en pratique. Les mercuriaux, et en particulier le calomel, sont à peu près les seules substances qui paraissent jouir d'une action sur le pancréas, en activant sa sécrétion externe. La pilocarpine, excellent moyen de salivation, peut sans doute agir sur cette même sécrétion et l'exciter ; mais, le fait n'a pas encore été prouvé. Les carbonates alcalins, le fer, le bismuth et beaucoup d'autres substances médicamenteuses, usitées dans quelques affections du pancréas, n'ayant aucune action spéciale sur cette glande, relèvent d'une indication générale bien plus que d'une indication locale. En somme, les médications susceptibles de modifier les fonctions du pancréas par action directe sur les éléments de cette glande sont peu connues, ce qui ne peut surprendre, dans l'ignorance où l'on est de ses affections. Celles qui pourraient agir par l'intermédiaire du système nerveux n'ont pas été suffisamment étudiées, et s'il reste beaucoup à faire à ce sujet, il n'est pas moins vrai qu'il y a là un vaste champ à exploiter.

L'iode et les iodures, quel que soit leur mode d'action, sont naturellement indiqués dans les affections scléreuses et surtout syphilitiques du pancréas, comme dans toutes les affections qui s'en rapprochent, et, en particulier, dans l'artério-sclérose de cette glande.

L'insuffisance du pancréas exige un traitement prompt et énergique, si surtout l'apparition de ce syndrome est brusque, puisque alors, aucun organe n'est préparé à le suppléer. Il en est autrement lorsque cette insuffisance survient avec lenteur, car, de même que l'estomac et le rectum suppléent à l'insuffisance fonctionnelle des reins, les poumons à celle du foie, de même les glandes duodénales et hépatique viennent en aide à l'insuffisance pancréatique. La stimulation de ces organes, toutefois, n'ayant pas une grande influence sur le diabète, on a été conduit à faire usage d'extraits frais de pancréas, dans le but de modérer ce symptôme. Après avoir signalé, en 1877, l'emploi possible de la pancréatine, j'ai fait usage des sucs frais de cette glande, retirés de différents animaux, et surtout du veau et du mouton. Ces sucs, administrés sous forme de lavements, nous ont paru n'être pas sans efficacité; mais en y regardant de plus près et en comparant les malades traités de cette façon à ceux que nous soumettions à un autre traitement, notre conclusion a été qu'il n'y avait pas lieu de fonder un grand espoir sur cette médication.

Le régime le mieux approprié aux affections du pancréas repose sur la connaissance que nous avons du fonctionnement de cette glande; en conséquence, les aliments attaqués par le suc pancréatique doivent être écartés, et l'indication formelle est de conseiller ceux que digèrent les sucs gastrique et duodénal. Les substances grasses seront ainsi proscrites, tandis que les substances albuminoïdes, le lait et les peptones surtout, pourront être autorisés. On tiendra compte de l'appétence des malades, car il en est qui, malgré une hypersécrétion pancréatique, tolèrent assez mal les substances grasses. La stéarrhée, le vomissement, la diarrhée, signes indicateurs d'une insuffisance de la sécrétion pancréatique externe, conduiront à prescrire les excitants des glandes duodénales; une abondante glycosurie et une maigreur excessive engageront à recourir à l'emploi de sucs frais de pancréas de veau, de bœuf ou de mouton. Ces indications générales, bien qu'insuffisantes, pourront néanmoins aider le médecin, en présence d'une affection pancréatique, et le diriger dans la voie la plus propre à assurer l'amélioration, sinon la guérison.

# LIVRE II

## ÉTUDE SPÉCIALE

### Introduction historique. — Classification et Bibliographie générale.

Les anciens se préoccupaient peu ou pas du pancréas. Cependant Hérophile, Eudemius, Rufus d'Ephèse et Galien avaient une vague idée de cette glande. Au XVII^e siècle, Gaspard Aselli (1627) la confondait avec une agglomération de ganglions mésentériques, mais en 1642, J. M. Hoffmann et G. Wirsung découvraient le conduit pancréatique, le premier sur un coq d'Inde, le second chez l'homme, et, vingt-deux ans plus tard, Renier de Graaf commençait l'examen des propriétés et des usages du pancréas.

Il n'y a pas lieu d'être surpris de l'ignorance des médecins de l'antiquité et du moyen âge, puisque, même à cette dernière époque, on manquait de données certaines sur la physiologie et sur l'anatomie pathologique des organes. Ce qui étonne, c'est plutôt le contraste entre le silence des anciens et l'importance exagérée, attribuée au pancréas par les écrivains du XVI^e siècle, dont les opinions ne reposaient, malgré tout, sur aucune observation exacte. Higmore regardait le pancréas comme le siège et l'origine de l'apoplexie et de la paralysie ; Sylvius de le Boë, comme celui de l'hystérie ; Fernel, plus sévère dans ses observations, n'en faisait pas moins, avant ces auteurs, le point de départ de l'hypochondrie et de la mélancolie. De Graaf accordait aux lésions de cette glande une influence sur la production des fièvres intermittentes, et Riolan sur la plupart des maladies. Ainsi, on était parvenu à faire jouer au pancréas, à l'instar de la glande hépatique, un rôle plus ou moins important dans la genèse des affections de l'organisme humain. Mais, cette fois encore, les théories devaient s'évanouir devant l'observation des faits; car, il n'en fut plus question le jour où on se mit à chercher sérieusement les altérations des organes. L'anatomie pathologique, à peine naissante, fut encore une fois le flambeau de la pathologie; c'est, en effet, par son intermédiaire, qu'il est possible d'arriver au déterminisme rigoureux des affections du pancréas.

Quelques médecins : Percival, Abercrombie, R. Bright, en Angleterre; Bécourt, Mondière, Ancelet, en France; Harles, Engel, Klebs et plusieurs autres, en Allemagne, ont rapporté des faits intéressants d'altération de cette glande; mais ces faits, réunis pour la plupart par Ancelet, ne donnent qu'une faible idée de la pathologie du pancréas. Celle-ci restait donc à faire, en grande partie du moins, quand en 1877, je communiquai à l'Académie de médecine, avec pièces anatomiques à l'appui, plusieurs observations de lésions graves de cet organe, accompagnées de diabète, et, m'appuyant sur les caractères et l'évolution rapide de ce syndrome, je démontrai l'existence d'une relation de cause à effet entre ces lésions et le diabète. Ce fait, entièrement nouveau, devait forcément froisser certains esprits qui se contentèrent de le nier. La démonstration n'était pas moins des plus claires pour nous qui pensons que la pathologie n'est qu'une série d'expériences faites par la nature, et que l'observation clinique conduit à une certitude non moins absolue que l'expérimentation. Aussi, à partir de cette époque, je ne cessai d'enseigner que les altérations graves du pancréas avaient pour conséquence une glycosurie abondante et spéciale que je désignais sous le nom de *diabète maigre* ou encore sous celui de *diabète pancréatique*.

En 1879, un de mes meilleurs internes, le Dr Lapierre, de Sedan, prenait, pour sujet de thèse, cette question qu'il s'appliqua à développer d'après mon enseignement, comme le firent plus tard plusieurs autres de mes élèves[1]. En 1888, je revins sur le même sujet, avec de nouvelles observations, absolument semblables aux précédentes, et j'arrivai à la même conclusion, à savoir que *la destruction du pancréas donne naissance à un diabète maigre des plus graves*. En 1889, deux expérimentateurs, Von Mering et Minkowski inspirés par nos recherches cliniques, confirmèrent cette proposition, et de ce moment date une nouvelle phase de l'étude pathologique du pancréas, basée sur la connaissance d'un syndrome qui permet de mieux reconnaître ses altérations.

1. Voyez les thèses des Drs Boutard, *Des différents types de diabète sucré*, Paris, 1891. — Bernstein-Kohan, *Du diabète traumatique*, Paris, 1891. — J. Thiroloix, *Le diabète pancréatique*, Paris, 1892. — P. Bieloоussoff, *Le diabète sucré chez les enfants*, Paris, 1894.

Appuyé sur l'étude des faits observés par nous depuis vingt ans, nous essayerons d'apporter quelque clarté dans l'étude des affections pancréatiques, et, pour cela, nous suivrons la division qui nous a servi pour l'étude des affections hépatiques (voy. p. 122), ce qui est bien naturel, puisque le foie et le pancréas sont deux glandes construites sur un même canevas. En conséquence, nous passerons successivement en revue les *anomalies de formation*, les *anomalies de nutrition*, de *circulation*, d'*innervation* et les *anomalies accidentelles*, de façon à embrasser toute la pathologie du pancréas.

Enfin, pour compléter l'esquisse historique qui précède, nous renverrons le lecteur aux indications bibliographiques qui suivent :

BIBLIOGRAPHIE GÉNÉRALE

**Wirsung** (J. G.). *Icon. ductûs pancreatis*. Padoue, 1642, in-folio. — **Regnier de Graaf**. *Traité de la nature et de l'usage du suc pancréatique où plusieurs maladies sont expliquées, principalement les fièvres intermittentes*. Paris, 1666, in-12. — **Hoffmann** (Fr.). *Diss. de pancreatis morbis*, Hal., 1713. — **Barfoth**. *Diss. de morbis pancreatis affectionibus*. Londin., 1799. — **Pemberton**. *On diseases of the pancreas, etc.* London, 1807. — **Hoffmann** (G.). *De pancreate ejusque morbis*. Nuremberg, 1807. — **Serval**. *An essay on the diseases of the pancreas*. (*Med. and phys. Journ.* London, 1814, t. XXXI.) — **Harles** (Ch. Fr.). *Ueber die Krankheiten des Pancreas mit besund. Berücksicht. d. Phtisis pancreatica, etc.* Nürnberg, 1812. — **Schmakpfeffer** (E. S.). *Diss. sistens observat. de quibusdam pancreatis morbis*. Halle, 1817. — **Vogel** (C.). *De pancreatis nosologia generali*. Halis Sax., 1819. — **Percival** (E.). *On the diseases of the pancreas*. (*Transact. of the Assoc. of physic. in Ireland*, 1818, t. XI, p. 130.) — **Bécourt** (J. G.). *Recherches sur le pancréas, ses fonctions et ses altérations organiques*. (*Thèse de Strasbourg*, 1830). — **Abercrombie** (J.). *Contribut. to the patholog. of the stomach, of the pancreas and the spleen*. (*Edinb. med. and surg. Journ.*, 1824, t. XXI, p. 243.) — **Bright** (R.). *Cases and observat. connected with diseases of the pancreas and duodenum*. (*Med. chirurg. Transact.*, t. XVIII, p. 3, London, 1833; ext. dans *Arch. gén. de méd.*, sér. 2, t. IV, p. 482.) — **Bisgby** (J.-J.). *Pathological and therap. Observations on diseases of the pancreas* (*Edinb. med. and surgic. Journal*, 1835, t. XLIV, p. 85; extr. dans *Gaz. méd. de Paris*, 1835, p. 599.) — **Unckell** (H. J.). *Conspectus nosographiæ pancreatis*. Bonnæ, 1836. — **Mondière** (J. T.). *Recherches pour servir à l'histoire patholog. du pancréas*. (*Archives gén. de méd.*, 1836, t. XI, p. 36 et 265, et t. XII, p. 133.) — **Engel** (J.). *Ueber Krankheiten des Pancreas und seines Ausführungsganges*. (*Med. Jahrb. d. K. K. österr. Staates*. Wien, 1840, n. f., t. XXIII, p. 411; 1841, n. f., t. XXIV, p. 193). — **Landsberg**. *Krankheiten des Pankreas*. (*J. d. pract. Heilk.* Berl., 1840, t. XCI, p. 49-79). — **Whitfield** (W. B.). *Diseases of the pancreas*. (*Lancet*. London, 1841-1842, t. II, p. 445.) — **Wilson** (J.-A.). *Extensive disease of the pancreas*. (*Med. ch. Tr. London*, 1842, t. XXV, p. 42). — **Battersby** (F.). *Recherches sur le diagnostic des maladies du pancréas*. (*The Dublin Journal of med. Science*, mai 1844, et *Gaz. méd. de Paris*, 1844, p. 617.) — **Dawidoff**. *De morbis pancreatis observat. quædam*. Dorpat, 1833. — **Claessen** (H.). *Die Krankheiten d. Bauchspeicheldrüse*. Köln, 1842.) — **Siebert** (A.),

*Krankh. d. Pankreas* (*Arch. f. d. ges. Med.* Iéna, 1849, t. X, p. 29). — **Fearnside.** *Illustrations of pancreatic diseases.* (*London med. Gaz.*, 1850, t. XLVI, p. 96.) — **Clark** (A.). *Case of disease of the pancreas and liver accompanied by fatty discharge from the bowels.* (*Lancet*, Lond., 1851, t. II, p. 152.) — **Hasfeld** (I.). *De pancreatis morbis.* Berolini, 1851. — **Hwasser** (I.). « *Om pankreas* » *sjukdomar.* Upsala, 1852. — **Moyse** (D.). *Étude historique et critique sur les fonctions et les maladies du pancréas.* Paris, 1852. — **Eisenmann.** *Zur Pathologie des pancreas.* (*Vrtljschr. f. d. prakt. Heilk.* Prag., 1853, t. X, p. 73, et *Gaz. méd.* Paris, 1855, p. 250). — **Ancelet** (E.). *Essai analytique sur l'anatomie pathologique du pancréas.* Paris, 1856. — Le même. *Études sur les maladies du pancréas.* Paris, 1866. — **Klob** (J.). *Zur pathologischen Anatomie des Pankreas.* (*Oesterr. Ztschr. f. prakt. Heilk.* Wien, 1860, t. VI, p. 529-534.) — **Fauconneau-Dufresne.** *Précis des maladies du foie et du pancréas.* Paris, 1856. — **Baines.** *Diseased pancreas.* (*Méd. Times and Gaz.* Lond., 1862, t. I, p. 281.) — **Besson** (J.-B.-M.). *De quelques faits pathologiques pour servir à l'étude du pancréas.* Paris, 1864. — **Nott** (J. C.). *Case of disease of supra-renal capsules and pancreas.* (*N. Orl. M. et S. J.*, 1866-1867, t. XIX, p. 318-333.) — **Oppolzer** (J.). *Ueber Krankheiten des Pancreas.* (*Wien. med. Wchnschr.*, 1867, t. XVII, p. 5-21.) — **Verardini** (F.). *Studi sulle malattie del pancreas.* (*Mem. Acad. d. sc. d. Ist. di Bologna*, 1867, 2e s., t. VII, p. 249-302.) — **Lee** (W.). *Disease of the pancreas.* (*Nat. M. J. Washingt.*, 1871-1872, t. II, p. 430-435.) — **Wardell** (J. R.). *Diseases of the Pancreas.* (*Syst. med. Reynolds.* Lond., 1871, t. III, p. 407.) — **Huber.** *Plötzlicher Tod bei Pankreaserkrankung.* (*Deutsches Arch. f. klin. Med.* Leipz., 1874-1875, t. XV, p. 455). — **Friedreich** (N.). *Die Krankheiten des Pankreas*, in *Handb. d. spec. Path. Ziemssen.* Leipz., 1875, t. VIII, p. 197). — **Lockridge** (J. E.). *Diseases of the pancreas.* (*Ann. Pract.* Louisville, 1876, t. XIV, 193.) — **Thornbery** (W. M.). *A case of disease of the pancreas* (*Ibid.* Louisville, 1877, t. XV, p. 30). — **Dobrzycki** (H.). *Sur les maladies du pancréas.* (*Medycyna Warszawa*, 1878, t. VI, p. 113-129). — **Chvostek** (F.). *Klinische Beiträge zu den Krankheiten des Prancreas.* (*Wien. med. Bl.*, 1879, t. II, p. 791 et suivantes.) — **Lancereaux** (E.). *Le Diabète maigre; ses rapports avec les altérations du pancréas.* Paris, 30 mai 1879, et l'*Union méd.*, Paris, 1880, t. I, p. 161; 205). — **Lapierre** (A.). *Sur le diabète maigre dans ses rapports avec les altérations du pancréas*, Paris, 1879. — **Chiari** (H.). *Ueber zwei neue Falle von Sequestration des Pankreas.* (*Wien. med. Wchnschr.*, 1880, t. XXX, p. 139-164, et *Gaz. hebd.* Paris, 1880, p. 343.) — **Dethier.** *Deux cas d'affect. du pancréas.* (*Journ. des sc. méd.* Louvain, 1880, t. V, p. 577.) — **Drozda.** *Klin. Beiträge zur Kasuistik des Pankreaserkrank.* (*Wien. med. Presse*, 1880, t. XXI, p. 993, etc., et *Rev. des Sc. méd.* Paris, 1882, t. XIV, p. 70). — **Moore** (N.). *Pathological observations on the pancreas.* (*St-Barth. Hosp. Rep.* Lond., 1882, t. XVIII, p. 207-212.) — **Pepper** (W.). *Clinical remarks on several cases of pancreatic disease.* (*Med. News.* Phila., 1882, t. XLI, p. 678-704.) — **Mollière** (H.). Art. *Pancréas* dans *Dict. de méd. et de chirurg. pratiques.* — **Rodionoff.** *Altérat. du pancréas dans les maladies chroniq. générales.* St-Pétersbourg, 1883. — **Demme** (R.). *Ueber die Affect. d. Pancreas im Kindersalter.* (*Wien. med. Blatt.*, 1884, t. VII, p. 1606). — **Arnozan.** *Pathologie du pancréas*, dans *Dictionn. encyclopéd. des sc. méd.* Paris, 1884, p. 137. — **Allen** (C. S.). *Fatty stools due to organic disease of the pancreas.* (*Tr. N. York. M. Ass.*, 1884, N.-York, 1885, t. I, p. 286-290.) — **Starr** (L.). *Diseases of the pancreas*, in *Syst. Pract. M. Pepper.* Phila., 1885, t. II. p. 1112-1131. — **Gerhardi** (O.). *Pankreaskrankheiten und Ileus.* (*Arch. f. path. Anat. und Physiol.*, Berl., 1886, t. CVI, p. 303-341.).

# CHAPITRE PREMIER

## ANOMALIES DE FORMATION ET DE DÉVELOPPEMENT

Ces anomalies, moins bien connues qu'elles ne méritent de l'être, sans doute à cause du peu d'importance que l'on accorde au pancréas dans les examens cadavériques, sont cependant très dignes d'attention.

### § I. — AGÉNÉSIE DU PANCRÉAS

L'absence de pancréas est le fait habituel chez les monstres acéphales, où cet organe manque en même temps que l'estomac. Mais ce serait un tort d'admettre avec Meckel que cette absence ne se rencontre que dans ces conditions, car Mellet[1] n'a trouvé ni pancréas, ni péritoine, ni épiploon chez un enfant mort peu de temps après sa naissance, et atteint d'une exomphale considérable; Gastelier[2] a également noté chez un nouveau-né atteint d'exomphale, né avant terme, et qui vécut une heure, l'absence du pancréas, des reins et de toutes les parties de la génération. D'autres auteurs ont vu des cas semblables, et Ecker[3] a pu constater un cas d'absence du cœur et du pancréas.

Dans un cas de cancer du foie rapporté par Linah[4], il est dit que le pancréas ne put être découvert, mais il n'est pas prouvé que son absence fût congénitale. Il est bien plus probable qu'il s'agissait simplement d'une atrophie de cette glande. En somme,

1. Mellet, Sur un enfant venu au monde avec toutes les parties flottantes hors du ventre (*Journ. de médecine de Vandermonde*, Paris, 1756, p. 359).

2. Gastelier, Sur un fœtus monstrueux (*Journ. de médecine de Vandermonde*, Paris, 1773, t. XXXIX, p. 27).

3. Ecker (A.), Bildungsfehler des Pancréas und des Herzens (*Zeitschr. f. rat. Med.* Leipzig, 1862, série 3, XIV, 354, 1 pl.)

4. Linah (A. M.), Case of cancer of the liver, absence of pancreas, etc., *the Charleston med. Journ.*, 1852, VII, 325, et *Gaz. méd.*, Paris, 1853, p. 186).

les cas où l'absence du pancréas a pu être constatée, en dehors de l'acéphalie, sont des plus rares, et les seuls qui méritent quelque crédit étant relatifs à de jeunes enfants, atteints de malformation de l'abdomen et surtout d'exomphale congénitale, sont impropres à nous renseigner sur les effets de l'absence de cette glande.

## § II. — HYPERGÉNÉSIE DU PANCRÉAS

Blasius[1] dit avoir trouvé deux pancréas, mais ce que cet anatomiste prit pour une seconde glande, n'était, selon toute vraisemblance, que le petit pancréas de Winslow, quelque peu développé et séparé. Un fait assez analogue a été vu par Young chez un fœtus atteint de monstruosité par inclusion[2].

Ce qui est moins rare et mieux déterminé, c'est l'existence d'un pancréas accessoire. Sans compter, comme tel, la portion du pancréas qui s'ouvre directement par un canal dans le duodénum et qui se trouve quelquefois séparée de la glande principale par les vaisseaux mésentériques supérieurs, nous devons reconnaître que, plusieurs fois, des acini glandulaires, semblables à ceux qui composent le pancréas, ayant depuis l'étendue d'une lentille jusqu'à celle d'une pièce de deux francs, ont été rencontrés sous forme de masses aplaties, dans l'estomac, le duodénum et le jejunum où ils se trouvaient compris, entre les tuniques séreuse et musculaire. Neumann trouva une masse glandulaire de ce genre à l'extrémité d'un diverticule de l'intestin grêle, en forme de doigt de gant, d'une longueur de 5 centimètres 1/2, situé à 54 centimètres au-dessus de la valvule iléo-cæcale, et qui n'était vraisemblablement que la conséquence d'une anomalie pancréatique.

**Klob** (J.). *Pancreas-Anomalien.* (*Ztschr. d. K. K. Gesellsch. d. Aerzte zu Wien.* 1859, t. XV, p. 732.) — **Montgomery** (E.). *Two specimens of accessory pancreas.* (*Tr. path. Soc. Lond.*, 1860-1861, t. XII, p. 130.) — **Zenker** (F. A.). *Nebenpancreas in der Darmwand.* (*Arch. f. path. Anat., etc.* Berl., 1861, t. XXI, p. 369-376.) — **Wagner** (E.). *Accessorisches Pankreas in der Magenwand.* (*Arch. d. Heilk.* Leipz., 1862, t. III, p. 283.) — **Gegenbauer** (C.). *Ein Fall von Nebenpankreas in der Magenwande.* (*Archiv f. Anat. physiol. u. Wissensch. Med.* Leipzig, 1863, p. 163.) — **Neumann** (E.). *Nebenpancreas et Darmdivertikel.* (*Archiv der Heilkunde*, 1870, p. 200, 1 pl.) — **Weichselbaum** (A.). *Ein Nebenpankreas in der Wand des Magens und Duodenums.* (*Ber. d. K. K. Krankenanst. Rudolph. Stiftung in Wien*, (1883) 1884, p. 379.) — **Symington** (J.). *Note on a rare abnormality of the pancreas.* (*J. anat. et physiol.*, Lond., 1884-1885, t. XIX, p. 292.) — **Apoliono** (C.). *Sopra un caso di pancreas e Milza succenturiati.* (*Gaz. d. Osped.* Milano, 1887, t. VIII, p. 196.)

1. Blasius, *Observat. medicæ rarior.* Leyde, 1674, in-8, p. 126.
2. Voy. A. Lachese, *De la duplicité monstrueuse par inclusion.* (Thèse de Paris, 1823, p. 32.)

## § III. — APLASIE DU PANCRÉAS

Une affection du pancréas, non étudiée jusqu'à ce jour, et que nous désignerons sous le nom d'*aplasie*, nous paraît devoir prendre place à côté des malformations de cette glande.

Rencontrée chez les adolescents, elle constitue un véritable type caractérisé par l'intensité du syndrome : diabète maigre, par une marche rapide, et surtout par le fait qu'elle présente, pour toute lésion, un pancréas très petit, sans modification appréciable de ses éléments glandulaires. *Quatre faits* observés par nous sont, à ce point de vue, des plus démonstratifs : nous tenons à les rapporter, tout d'abord.

*Aplasie du pancréas et diabète. — Tuberculose pulmonaire.*

B..., Paul, 16 ans, garçon marchand de vins, est admis à l'hôpital le 28 novembre 1895; son père, âgé de 42 ans, se porte bien. Sa mère, 38 ans, est atteinte de migraines et de varices, elle tousse beaucoup et a été soignée dans le service pour une tuberculose pulmonaire. Un frère, 18 ans, bien portant, a eu dernièrement une pleurésie *a frigore* qui a guéri. Deux sœurs, 13 ans et 3 ans, sont bien portantes.

Ce malade, dans son enfance s'est toujours bien porté, il n'a eu aucune fièvre, n'a subi aucune intoxication paludique ou autre, n'a eu ni migraines, ni épistaxis, ni hémorrhoïdes, ni douleurs articulaires, etc. Néanmoins, il a toujours été chétif et maigre, ce que l'on attribue au fait d'avoir été nourri d'une façon médiocre, ses parents ayant peu de ressources.

Né à Limoges, il a toujours habité cette ville, si ce n'est depuis quatre ans où il est venu s'établir avec ses parents à Levallois-Perret, et loge au troisième étage d'une maison saine et bien exposée.

Depuis une année seulement il a commencé à travailler dans une imprimerie, et, ensuite, chez un marchand de vins. Il n'a subi aucun traumatisme, ne se souvient pas d'avoir eu de vives émotions, de céphalée ou de douleurs quelconques; aussi, sans pouvoir préciser d'une façon exacte le début de sa maladie, il croit savoir qu'il a commencé à avoir soif depuis plus de trois mois. Dans le principe, il buvait un peu plus que d'habitude, ce qu'il attribuait à la chaleur; mais peu à peu, sa soif augmentant, de deux à trois litres de liquide par jour, il arrive bientôt à cinq et même à six litres. Il y a une quinzaine de jours, sa soif était tellement vive qu'il buvait nuit et jour, sans être jamais rassasié, et, malgré cela, il avait constamment dans la bouche une sensation désagréable de sécheresse. Il va sans dire que cette polydipsie intense s'accompagnait de polyurie, et qu'il se trouvait obligé de se lever plus de dix à douze fois par nuit pour uriner.

Ce jeune homme, dont l'appétit avait toujours été faible, commence à ressentir la faim et à manger plus que d'habitude. On se félicite de ce changement, mais, bientôt, on s'aperçoit que malgré un appétit féroce qui l'oblige à ingérer des quantités considérables d'aliments, il maigrit à vue d'œil et perd ses forces : « Je ne suis jamais rassasié, disait-il; viande, pain, graisse, rien ne me dégoûte, je prends tout avec plaisir, et, néanmoins, depuis trois semaines surtout, je deviens squelettique, et suis de plus en plus faible ; un rien me fatigue, je ne puis me décider à me lever, à marcher ou même à remuer un membre ; je suis continuellement immobile et l'immobilité même me fatigue. »

Depuis le début du mal, d'ailleurs, la mère avait remarqué chez lui un grand changement de caractère; il était devenu sombre, morose, nerveux, très irritable, et peut-être parce qu'il buvait près de trois litres de vin par jour, son sommeil devint agité par des cauchemars terrifiants. Il est imberbe, de taille moyenne, pâle, très amaigri, avec un cou mince et un corps thyroïde normal. Le thorax et les membres sont très maigres, les muscles flasques et minces, légèrement myœdémateux. L'abdomen est normal, le pubis garni de poils, les testicules sont formés et bien développés. Le cœur et les poumons sont sains, le foie déborde à peine le rebord costal ; la rate présente des dimensions normales. La sensibilité est intacte et la force musculaire très diminuée ; les réflexes rotuliens abolis.

Ce malade rend dans les vingt-quatre heures huit litres environ d'une urine claire et transparente, d'une densité de 1,048, renfermant 650 *grammes de sucre;* mais sous l'influence du repos et du régime, son état s'améliore, une diarrhée légère disparaît et il se sent plus fort, peut quitter le lit et devient moins triste et abattu. La quantité des urines se maintient à huit litres avec 1,033 de densité et contient par vingt-quatre heures 560 grammes de sucre et 54 gramme d'urée. Les fèces, solides, grisâtres et foncées, ne sont pas graisseuses. De temps à autre il survient de la diarrhée avec coliques qui se calment sous l'influence de l'opium. Nous prescrivons du pancréas de bœuf haché dans du bouillon ; l'état se maintient stationnaire, la faim est moins intense. Vers la fin de février 1896, nous constatons au sommet droit des traces d'induration tuberculeuse. Toutefois, se sentant mieux, le malade quitte le service en avril et nous revient en juillet très affaibli, avec des lésions pulmonaires avancées ; il tousse et crache abondamment depuis un mois. Il rend de neuf à dix litres d'urine dont six la nuit et trois à quatre seulement le jour ; on note par vingt-quatre heures environ 600 grammes de sucre et 60 grammes d'urée. Les lésions pulmonaires faisant de rapides progrès, le malade s'affaiblit de plus en plus, il est pris de fièvre et perd l'appétit. Son poids diminue rapidement : en septembre, il pesait 53 kilos, en décembre, il pèse 32 kilos ; vers la fin de décembre il ne rend plus par vingt-quatre heures que 3500 grammes d'urines d'une densité de 1,050, non albumineuses, et contenant 300 grammes de sucre, 22 grammes d'urée. L'appétit se perd, la faiblesse fait des progrès; la quantité des urines, tombée peu à peu à deux litres, puis à un litre, ne présente plus qu'une densité de 1,015, puis de 1,010 ; le sucre diminue rapidement et disparaît plusieurs jours avant la mort, la proportion d'urée est de 15, puis de 9 grammes; le malade cesse de prendre de la nourriture et s'éteint le 15 janvier 1896.

*Autopsie.* — Il n'existe aucune lésion appréciable du système nerveux céphalo-rachidien ou sympathique. La tuberculose pulmonaire, localisée aux sommets, est parvenue à sa seconde période, le cœur est normal et l'aorte intacte. L'estomac est petit, rétracté, et l'intestin n'offre rien de spécial. Le foie, un peu volumineux, pèse 1 800 grammes ; il est mou, lisse à sa surface et d'aspect normal. La vésicule contient une bile foncée, épaisse. La rate, assez ferme, pèse 180 grammes. Les reins, un peu volumineux, se décortiquent facilement; la substance corticale paraît épaissie et blanchâtre. Le pancréas, très petit, du poids de 35 grammes au plus, a une longueur de douze centimètres et une épaisseur qui n'atteint pas un centimètre. Aplati d'avant en arrière et très aminci, cet organe, dont la tête est formée par une mince languette rougeâtre, d'apparence fibroïde, sans traces de lobulation glandulaire, se continue par une sorte de col et se prolonge vers la gauche par une portion large de 1cm.5 et épaisse de un centimètre. Cette portion qui représente le corps du pancréas est longue de quatre centimètres et présente le même aspect lisse que la tête. Peu à peu le pancréas s'élargit pour atteindre trois centimètres au niveau de la queue ; à ce niveau, seulement, on

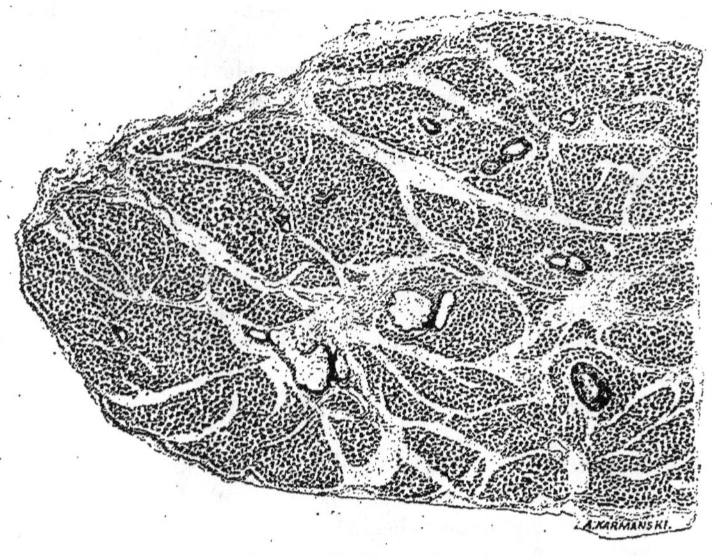


Fig. 106. — Aplasie du pancréas. Une coupe microscopique de cette glande permet de constater l'intégrité du parenchyme glandulaire et aussi du tissu conjonctivo-vasculaire.

constate l'existence de lobules glandulaires et d'un parenchyme d'apparence à peu près normale.

L'ampoule de Vater, facile à trouver, offre une ouverture assez large ; une sonde cannelée, introduite par cette ouverture, pénètre dans le cholédoque qui a un aspect et des dimensions normales. La section transversale du pancréas, au niveau de sa portion caudale, laisse voir le canal de Wirsung, petit et d'apparence normale : un stylet, qu'on y introduit, conduit à l'ampoule de Vater. Ouvert dans toute son étendue, ce canal présente un aspect et des dimensions normales ; vers la queue, il chemine au milieu du tissu glandulaire, tandis qu'au niveau du corps et de la tête, il se trouve entouré d'une sorte de tissu fibroïde lâche.

Le pancréas, vu à un faible grossissement, ne présente rien de particulier. Le tissu conjonctif n'est pas plus abondant que d'ordinaire, et la topographie du parenchyme est normale. A un plus fort grossissement, on constate l'intégrité de ce même tissu, aussi bien au pourtour de la glande qu'entre ses lobes. Les branches artérielles et veineuses, contenues dans le tissu interlobulaire, sont, comme les filets nerveux, petites et non altérées. Les branches des canaux excréteurs présentent des parois normales, tapissées d'un épithélium également normal. Le canal de Wirsung, cependant, a son épithélium desquamé et contient un magma amorphe ; mais, il est facile de se rendre compte qu'il s'agit là d'une desquamation cadavérique et que le magma qui remplit la lumière de ce tube n'est que le suc pancréatique qui s'y trouvait au moment de la mort. *Le parenchyme glandulaire* paraît normal (fig. 106). Les cellules qui constituent les acini ont un protoplasma formé de deux zones : l'une interne, plus claire, l'autre externe, plus foncée et granuleuse; les noyaux prennent très bien la matière colorante. Les capsules de Langerhans présentent des capillaires normaux; leurs cellules ont très peu de protoplasma et des noyaux petits qui se colorent fortement; elles paraissent moins abondantes qu'à l'état normal. *La rate* offre une topographie normale; ses vaisseaux et son tissu conjonctif sont intacts, comme aussi les cellules spléniques; quelques-unes pourtant ont un protoplasma légèrement tuméfié et trouble. *Le foie* est normal. Le tissu conjonctif, les branches artérielles, celles de la veine porte et des veines sus-hépatiques, y compris les capillaires des lobules, sont intacts. Les cellules hépatiques ont leur protoplasma intact et leurs noyaux prennent la matière colorante. *Les reins* présentent un tissu conjonctivo-vasculaire et des glomérules de Malpighi sains. Les épithéliums des tubes excréteurs sont clairs, transparents, peu granuleux; ceux des canaux sécréteurs offrent un protoplasme tuméfié et trouble, mal délimité du côté de la lumière et comme déchiqueté; les ellules se confondent par leurs bords, mais les noyaux continuent à se colorer.

*Aplasie pancréatique et diabète sucré. — Tuberculose pulmonaire.*

H..., David, serrurier, âgé de 17 ans, n'a aucun antécédent héréditaire ou personnel qui mérite d'être signalé, si ce n'est qu'à l'âge de 14 ans il a contracté la syphilis et une blennorrhagie.

En septembre 1891, ce garçon reçut sur le dos une barre de fer pesant environ six kilos; il en souffrit pendant deux jours et le troisième il put recommencer à travailler. Vers le mois de janvier 1892 il s'aperçut qu'il maigrissait sans aucune autre cause appréciable que des excès génitaux; puis il fut pris d'une soif intense et il se mit à uriner beaucoup; malgré un fort bon appétit, il maigrissait à vue d'œil et perdait rapidement ses forces. Ces symptômes s'accentuant, et six mois plus tard, ce jeune homme commençant à tousser, se fait admettre dans notre service à l'Hôtel-Dieu, le 8 septembre 1892.

C'est un garçon très maigre, imberbe, qui présente un myœdème considérable. L'examen des organes ne révèle rien de particulier, à part des signes de tuberculose au sommet droit. Le cœur est normal. Le foie, volumineux, déborde les fausses côtes de deux travers de doigt. La peau est sèche. La bouche et les dents sont normales. La digestion se fait bien, les selles n'ont rien de particulier.

Ce malade rend, dans les vingt-quatre heures, environ dix litres d'une urine claire et transparente, contenant *plus de 900 grammes de sucre*, et environ 90 grammes d'urée, aussi il se sent de plus en plus faible et continue à dépérir d'une façon progressive. Il est pris, à plusieurs reprises, d'une céphalée qui cède à l'emploi de purgatifs. Le 2 février 1893, il rend encore huit litres d'urine et 550 grammes de sucre; mais peu à peu, à mesure qu'il dépérit, la quantité des urines diminue ; le 15 février, il n'en rend plus que quatre litres contenant 225 grammes de sucre, et, enfin, le 21 février, trois litres renfermant 150 grammes de sucre et 20 grammes d'urée. Sa température oscille entre 38° et 39° ; il commence à délirer et meurt avec une température rectale de 36°,6.

*A l'autopsie*, il existe une infiltration tuberculeuse des deux sommets pulmonaires ; le cœur est normal, l'aorte de même. Les reins, volumineux, congestionnés, pèsent chacun 200 grammes. Le foie, légèrement hyperémié, du

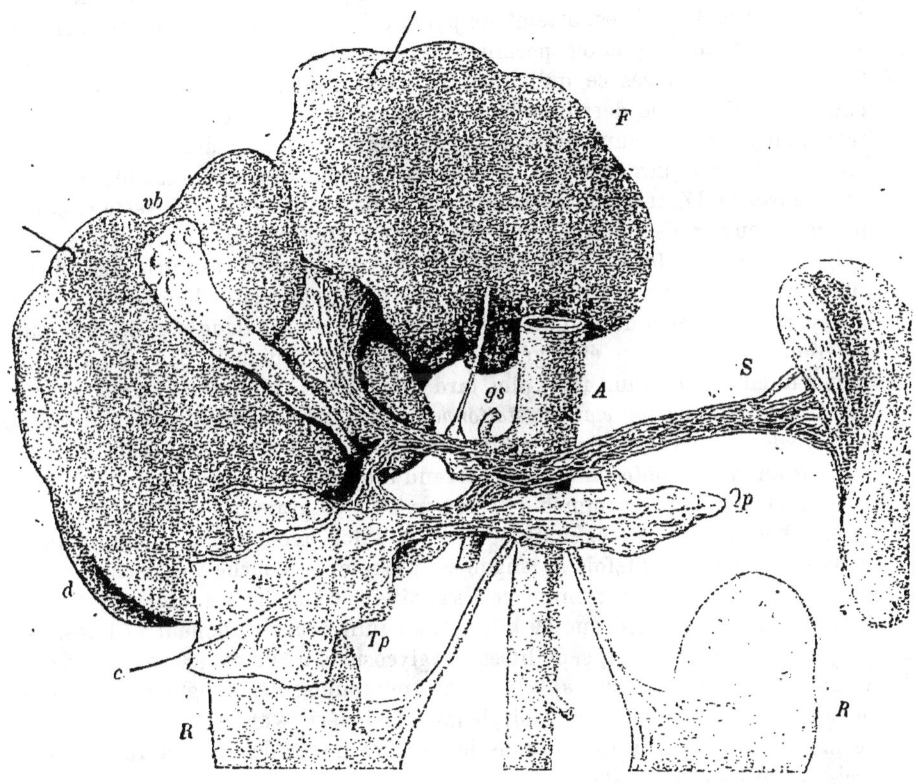


Fig. 107. — Aplasie du pancréas.

*Tp.*, tête du pancréas. — *Qp.*, queue du pancréas. — *c.*, crin introduit dans le canal de Wirsung — *d*, duodénum. — *F.*, foie. — *vb.*, vésicule biliaire. — *gs.*, ganglion semi-lunaire. — *S.*, Rate — *RR.*, reins. — *A.*, aorte.

poids de 1700 grammes, offre une surface libre et un aspect normal. La vésicule du fiel contient de la bile verdâtre, assez claire. Les autres organes ne présentent rien de particulier, à part l'estomac, qui est très distendu.

Le pancréas, diminué de volume et de poids, pèse exactement la moitié du pancréas d'un individu, également maigre, mort d'un cancer à l'estomac. Cet organe, raccourci et surtout aminci, comme le montre la fig. 107, est lisse, légèrement induré, ni gras, ni manifestement sclérosé. Le canal de Wirsung est perméable. Sur une coupe fine, examinée au microscope, le tissu conjonctif interacineux n'est pas plus épais que normalement ; les artères, les veines et les conduits excréteurs sont intacts. Le parenchyme glandulaire n'a pas subi d'altération manifeste, néanmoins il est difficile de se prononcer sur l'état des cellules à cause d'un léger degré de putréfaction de la pièce.

*Aplasie pancréatique et diabète maigre. — Tuberculose pulmonaire, coma et mort.*

Ant..., âgé de 14 ans, a été soigné à plusieurs reprises dans mon service, de septembre 1890 à août 1892. Ses parents sont bien portants; lui-même n'a jamais été malade et n'a cessé d'aller à l'école jusqu'à l'âge de 12 ans. A cette époque, mars 1889, il est atteint de polydipsie et d'une polyurie qui l'oblige à demander de fréquentes permissions de sortie, ce qui fâche son maître. Ces accidents, d'après ce qu'il raconte, survinrent peu de temps après une chute qu'il fit sur le derrière, en se livrant à des exercices de gymnastique, sans qu'il y ait eu aucune perte de connaissance ou le moindre arrêt. Il accuse en outre des coliques violentes dans le ventre, sans cause appréciable. Quinze jours après le début de ces accidents, obligé de quitter l'école, il reste chez lui pendant deux mois; puis il entre dans notre clinique où l'on constate une polyurie intense (dix litres), une glycosurie et une azoturie énormes: 700 *grammes de sucre* et 60 grammes d'urée par vingt-quatre heures.

Après trois mois de séjour à l'hôpital, ce jeune malade sort légèrement amélioré, quant à son état général; le syndrome diabète persiste avec la même intensité. Dix-huit mois plus tard (septembre 1890), il vient nous retrouver à l'Hôtel-Dieu; *son état est stationnaire*, il a, néanmoins, grandi et n'a pas de myœdème; il accuse de la faiblesse dans les jambes pendant la marche, et surtout lorsqu'il monte un escalier. Il rend toujours dix litres environ d'urines contenant 700 à 850 grammes de sucre et 50 à 60 grammes d'urée par vingt-quatre heures. Il est très maigre, pèse 32 kilos, n'offre rien de particulier dans ses organes, toutefois sa langue est rouge et sa bouche très sèche.

Peu à peu le malade commence à s'affaiblir et à maigrir davantage; en septembre 1891, il ne pèse que 29 kilos et, en juin 1892, seulement 27 kilos. La polyurie tombe à huit et sept litres; la glycosurie à 500 et 400 grammes par vingt-quatre heures. Enfin apparaît une tuberculose des ganglions du cou et des aisselles, puis du poumon droit; le malade dépérit, s'affaisse de plus en plus, se met à délirer; puis tombe dans le *coma* et meurt le 21 août 1892, après trois ans et demi de maladie.

*Autopsie.* — Le système nerveux central est intact; le plancher du quatrième ventricule, normal; les ganglions semi-lunaires semblent un peu volumineux.

Les poumons sont le siège de lésions tuberculeuses; une grosse caverne existe au sommet droit. Les autres organes ne présentent rien de remarquable. Le cœur, les vaisseaux, les reins et les capsules surrénales sont normaux. Le foie, un peu volumineux et congestionné, pèse 1 560 grammes; la rate pèse 100 grammes, elle est molle.

Le pancréas, très petit, a sa queue effilée et sa tête aplatie; il pèse 60 grammes avec une portion du duodénum, tandis que le pancréas d'un jeune tuberculeux, du même âge, pris dans les mêmes conditions, pesait 125 grammes. L'examen histologique ne révèle aucune altération appréciable; les cellules prennent bien les matières colorantes; le tissu conjonctif paraît normal. Les canaux excréteurs perméables ne présentent aucune lésion.

*Aplasie pancréatique. — Diabète maigre. — Coma.*

P..., Désiré, tisserand, âgé de 20 ans, admis dans notre service le 8 juin 1880, succombe le 29 du même mois. Il n'y a rien à noter dans ses antécédents héréditaires si ce n'est qu'entre 13 et 18 ans il a eu, à plusieurs reprises, des accès de fièvre intermittente et de névralgie faciale.

La maladie actuelle a débuté il y a sept mois par une augmentation de la soif, accompagnée de polyurie et de polyphagie; peu de temps après, perte des forces et amaigrissement, changement de caractère, et abolition des désirs génésiques.

Lors de son entrée à l'hôpital, ce malade rendait dans les vingt-quatre heures quatre à cinq litres environ d'urines acides, d'une densité de 1,040, contenant 350 grammes de sucre, sans albumine. Sous l'influence du régime et du repos son état général parut s'améliorer, tandis que la quantité des urines augmentait : le 22 juin il urinait sept litres et demi contenant 550 grammes de sucre par vingt-quatre heures. Se sentant très bien, il demande la permission de sortir pour quelques heures; mais en rentrant il éprouve des frissons et se sent fatigué. Le lendemain, il est pris de fièvre, de malaise, de vomissements, de céphalée, d'insomnie. Sa langue se sèche, il se plaint de souffrir de tout le corps, d'éprouver une forte dyspnée, il fait entendre des geignements. Les urines de quatre litres tombent à deux litres, puis à 400 grammes, et renferment à peine de sucre; enfin, il survient un léger délire, du coma, et la mort vingt-quatre heures plus tard.

*A l'autopsie*, pratiquée trente heures après la mort, le cœur et les poumons sont normaux, le tube digestif est intact. Le foie, volumineux, pèse 1800 grammes; il n'est pas sclérosé. La rate, du poids de 220 grammes, est légèrement pigmentée. Les reins, sains d'apparence, pèsent 160 grammes, la vessie est dilatée, le système nerveux central et les ganglions du plexus solaire paraissent normaux.

Le pancréas se fait remarquer par la faiblesse de ses dimensions, au moins diminuées de moitié; mou et flasque, il a conservé une apparence normale. Son canal excréteur, étroit et perméable, ne contient pas de calcul; sa structure n'est pas sensiblement modifiée.

Remarquables par leur identité presque parfaite, tant au point de vue symptomatique qu'au point de vue anatomique et évolutif, ces faits vont nous permettre de tracer, en quelques mots, le tableau symptomatique de l'aplasie pancréatique.

Le début des accidents, quelque peu insidieux, n'a pas la brusquerie que l'on rencontre parfois, chez l'adulte, dans d'autres affections pancréatiques, et principalement dans la lithiase. Toutefois, le syndrome diabète, d'abord peu marqué et souvent inaperçu, acquiert rapidement une intensité considérable et arrive bientôt à son maximum qui constitue la période d'état de la maladie. La polydipsie, la polyphagie et la polyurie ouvrent la scène. Le malade, jusque-là malingre et sans appétit, est pris d'une soif vive, inextinguible; puis il se nourrit abondamment, il devient vorace sans parvenir à se rassasier, et se met à manger d'une façon continue.

Ce changement paraît tout d'abord de bon augure; mais on ne tarde pas à s'apercevoir que, malgré son grand appétit, le jeune malade maigrit à vue d'œil, perd ses forces, ses facultés, et ne tarde pas à cesser tout travail physique et intellectuel. Tourmenté par une soif ardente, il a dans la bouche une sensation désagréable de sécheresse qui l'invite à boire jour et nuit, sans être jamais satisfait, aussi la polyurie est-elle des plus abondantes et proportionnelle à la polydipsie. Il est rendu dans les vingt-quatre heures huit, dix, douze, et même jusqu'à seize litres d'urine, d'une densité très élevée (1,040 à 1,050), qui contiennent depuis 500 jusqu'à 1 kilogramme de sucre, et 50 à 60 grammes d'urée. Les matières fécales sont d'ordinaire solides, grisâtres ou argileuses, sans graisse appréciable. Il existe une sensation de fatigue qui rend le moindre mouvement pénible; puis, le caractère change, le malade devient triste, sombre, morose et souvent irritable jusqu'au moment où il tombe dans la dépression ou dans le coma.

Tout d'abord l'examen des organes ne révèle aucun désordre, les poumons et le cœur sont normaux; il en est de même du foie et de la rate. Cependant, au bout d'un certain temps, le malade se met à tousser et les poumons offrent les signes d'une tuberculose qui fait de rapides progrès. La fièvre devient intense, l'affaiblissement et la maigreur s'accentuent de plus en plus. L'appétit et la soif diminuent, la polyurie baisse graduellement jusqu'à trois litres, deux litres, un litre; la densité tombe à 1,020, à 1,015 et à 1,010; la quantité de sucre diminue de plus en plus et peut même disparaître totalement, quelques jours avant la mort qui vient mettre fin à un état de marasme et de faiblesse extrême; ou bien, la quantité des urines baisse rapidement, la langue se sèche, il survient un délire calme, bientôt suivi d'un coma final. La durée de l'affection dépasse rarement trois années, la thérapeutique étant impuissante à prévenir et à combattre ces accidents terminaux, la mort est, pour ainsi dire, fatale.

A part les désordres pulmonaires et une légère augmentation du volume du foie, il n'existe aucune lésion appréciable des organes, pas plus que des centres ou des cordons nerveux. Le pancréas seul se fait remarquer par une petitesse insolite, il est mince, peu épais et peu large; son poids est de 25 à 35 grammes, c'est-à-dire plus de moitié moindre que ce qu'il devrait être. Néanmoins, l'aspect de la glande est normal et l'on n'y aperçoit ni sclérose, ni dégénérescence graisseuse. Les vaisseaux pancréatiques et les canaux excréteurs sont petits et en rapport avec le volume de l'organe. Le microscope ne révèle aucune lésion appréciable : le tissu conjonctif est normal et sans trace d'hyperplasie; les vaisseaux, les nerfs et les conduits sont intacts. Le parenchyme glandulaire ne paraît pas altéré, en ce sens que les noyaux des cellules prennent la matière colorante.

Croire ces faits, uniques, serait une erreur; il m'est arrivé d'être consulté à plusieurs reprises pour des jeunes gens de 15 à 18 ans atteints d'un diabète dont les allures, la marche et le mode de terminaison étaient identiques. L'un d'eux, jeune Rouennais, se plaignait d'avoir reçu un coup dans la région des reins; mais quelques autres, dont l'un était de Reims, ne se souvenaient d'aucun accident de ce genre. D'ailleurs, si on consulte les annales scientifiques, on arrive facilement à y trouver des faits, assez semblables, liés à la petitesse du pancréas[1].

L'interprétation de ces faits n'est pas aisée : en présence d'un syndrome aussi grave qu'un diabète maigre, d'une intensité extraordinaire, et qui n'a pour caractère anatomique que la petitesse du pancréas avec intégrité, au moins apparente, de ses éléments glandulaires, il y a lieu d'éprouver quelque embarras. Ce pancréas n'est pas atrophié; il n'a jamais été plus volumineux que ce que nous voyons, car son tissu conjonctif est normal, et aussi ses lobules glandulaires. Il s'agit donc là d'un arrêt de développement de la glande qui ne suffit plus à l'accomplissement de sa tâche, et cette insuffisance fonctionnelle se traduit, comme toujours, par le syndrome diabète.

Des arrêts de développement assez semblables, s'observent, d'ailleurs, à cet âge de la vie, dans le système artériel de jeunes gens, d'ordinaire peu développés (*aplasie artérielle*). Ils ont pour conséquence habituelle l'hypertrophie du cœur avec atrophie et insuffisance rénale. C'est par analogie avec ces états que nous avons cru devoir désigner l'état pathologique qui nous occupe sous le nom d'*aplasie pancréatique*.

Deux de nos malades, il est vrai, ont subi un traumatisme, et l'on peut objecter que le diabète en a été la conséquence. Mais si l'on remarque qu'aucune lésion nerveuse n'a été rencontrée à l'autopsie, que la glycosurie n'est survenue que plusieurs mois après l'accident, et que son évolution a sensiblement différé de ce qu'on a coutume d'observer dans le diabète nerveux traumatique, il n'est

1. Un jeune garçon de 13 ans, observé par Von Jaksch, mort rapidement de diabète présentait, pour toute lésion, une petitesse du pancréas (Voy. la thèse de Rojas, *Diabète sucré chez les enfants*, Paris, 1887, et celle de P. Bieloουssoff, Paris, 1894.)

guère possible de s'arrêter à cette objection. Aussi, croyons-nous pouvoir admettre l'existence d'un *type morbide caractérisé par un arrêt de développement du pancréas, par une évolution bien définie, et, enfin, par des lésions toujours les mêmes, à savoir : la petitesse de la glande avec intégrité apparente de ses éléments.*

*Sémiologie.* — L'âge des malades et l'intensité des symptômes constituent les principaux éléments du diagnostic de cette affection. Celui-ci ne peut être posé que par exclusion, après avoir éliminé les autres causes de l'insuffisance pancréatique, possibles à cette époque de la vie. L'abondance de la glycosurie, l'excessive polydipsie, l'intense polyphagie, la marche rapide de l'émaciation et de tous les accidents sont, d'ailleurs, autant de circonstances venant appuyer le diagnostic de l'*aphasie pancréatique.*

Le pronostic de cette affection est très grave puisque la terminaison a toujours été fatale; la prostration, le délire et le coma sont des signes extrêmement fâcheux.

*Thérapeutique.* — Dans l'ignorance où nous sommes des causes de cette affection, le traitement, purement symptomatique, doit viser, d'un côté, l'amélioration de la nutrition, de l'autre, les complications toujours sérieuses, et particulièrement l'acétonémie et la tuberculose pulmonaire.

Un régime bien compris, combiné avec le repos, et le séjour au grand air, peuvent rendre d'énormes services. Des lavements de suc pancréatique, le pancréas du mouton haché et ingéré par la bouche sont des moyens qui nous ont paru, dans quelques cas, améliorer l'état du malade, sans nous permettre de lui conserver l'existence.

Le médecin, en pareil cas, ne perdra pas de vue la quantité des urines émises dans les vingt-quatre heures, et si leur diminution coïncide avec une aggravation de l'état général, et la diminution de la proportion du sucre, il devra intervenir énergiquement pour prévenir le coma et la mort. La tuberculose pulmonaire sera combattue par la suralimentation et par le séjour dans un air pur et renouvelé, puis on cherchera à stimuler les organes susceptibles de suppléer à l'insuffisance fonctionnelle du pancréas, afin de diminuer cette insuffisance autant que possible. Nous avions pensé autrefois que les glandes duodénales, en raison de leur hypertrophie, pouvaient être ces organes; c'est là une question qui a besoin d'être examinée à nouveau.

## § IV. — ECTOPIE OU DÉPLACEMENT DU PANCRÉAS

I. Ectopie congénitale. — Le pancréas, malgré les liens solides et nombreux qui l'unissent à la colonne vertébrale, n'est pas moins sujet à quelques déplacements. Il a été plusieurs fois trouvé dans la poitrine, en l'absence plus ou moins complète du diaphragme. G. Claude, Campbell (d'Edimbourg), cités par Mondière[1], Weyland[2] et d'autres auteurs ont observé des hernies diaphragmatiques comprenant l'estomac, le duodénum et le pancréas. Mais ce n'est pas seulement dans les cas de vices de conformation congénitaux du diaphragme que le pancréas parvient à se loger dans la poitrine; c'est encore à la suite de la rupture ou de l'ulcération de cette cloison. Cavalier[3] a consigné dans sa dissertation inaugurale le cas d'un homme, qui, à la suite d'un violent émétique, fut frappé de convulsions et périt en peu d'instants. Le diaphragme était déchiré à l'endroit où le nerf intercostal passe de la poitrine dans le ventre. Une portion de l'épiploon, du côlon et du pancréas avait passé dans la cavité gauche de la poitrine ou la déchirure de quelques vaisseaux de la glande pancréatique avait produit un épanchement de sang considérable. Dans un autre cas, rapporté par Blancard[4], le pancréas, hypertrophié, squirrheux, s'était fait jour dans la poitrine par une ouverture ulcérée du diaphragme.

Le pancréas peut encore se rencontrer avec d'autres viscères dans une exomphale congénitale. Un chirurgien de Versailles, du nom de Marigues[5], a décrit deux cas de ce genre, recueillis l'un sur un enfant né à terme, l'autre sur un fœtus d'environ cinq mois. Howel[6] a vu un cas analogue chez un enfant qui vécut vingt-quatre heures, et semblable déplacement a encore été observé dans un genre de monstruosité décrit sous le nom d'*aspalasome* par Geoffroy Saint-Hilaire[7].

1. Mondière, Recherches pour servir à l'hist. path. du pancréas (*Arch. gén. de médecine*, série 2, t. XI, Paris, 1836, p. 50).

2. E. Weyland, *Diss. inaug. med. duas exhibens casus dislocationis viscerum nonnull. abdominis memoratu dignus*. Iéna, 1831, p. 7.

3. Cavalier, *Observat. sur quelques lésions du diaphragme et en particulier sur sa rupture* (thèse Paris, 1804, p. 18).

4. S. Blancard, *Anat. reform, etc.* (*Lugd. Batavorum*, 1688).

5. Marigues, Sur une hernie singulière, etc. (*Journ. de méd., chir. et pharm.*, Paris, 1755, t. II, p. 35 et 318).

6. Howel, *Dict. de médecine*, Paris, 2e édit., t. I, p. 131.

7. Is. Geoffroy Saint-Hilaire, *Journ. compl. du Dict. des Sc. méd.*, Paris, 1825, t. XXI, p. 236, 369.

Une malformation consistant dans une disposition anormale de la tête du pancréas a été observée par Cecchini[1], et Gennersich[2] en a communiqué un cas au congrès de médecine interne tenu à Berlin en août 1890. A l'autopsie d'un homme de trente-sept ans, ce médecin trouva que la tête du pancréas, haute de six centimètres, large de sept centimètres, constituait une tumeur facile à délimiter par la palpation à travers la paroi abdominale, et formait un anneau parenchymateux autour du duodénum qui, retréci à ce niveau, admettait au plus l'extrémité d'un doigt. Par suite de cet étranglement, la partie supérieure du duodénum avait acquis le volume du gros intestin, l'estomac s'était dilaté à son tour, et la tunique musculaire des deux organes avait fini par s'hypertrophier. Cette disposition est importante à connaître, tant à cause de la dilatation de l'estomac que de la tumeur abdominale; en effet, la dilatation stomacale trouble la digestion et la saillie formée par le pancréas peut en imposer pour un cancer du pylore.

Si l'existence d'un anneau complet est chose rare, par contre, l'enveloppement partiel du duodénum, loin d'être exceptionnel, produit, parfois, son rétrécissement, la dilatation de son segment supérieur et celle de l'estomac : accidents qui, d'ailleurs, peuvent résulter encore de la simple flexion forcée de ce même intestin.

II. Ectopie mécanique. — Le pancréas présente dans quelques cas, en dehors de toute ectopie congénitale, un déplacement mécanique. Cet organe peut être refoulé en bas ou sur l'un des côtés. Helmershausen[3] aurait vu le pancréas refoulé dans l'hypochondre gauche par le foie d'un volume et d'un poids énormes. Baud[4] a trouvé cette glande invaginée dans une portion du canal intestinal; le côlon descendant et le rectum contenaient toute la portion du tube intestinal située au-dessus d'eux, y compris le duodénum, puis l'iléon, et, enfin, le pancréas situé dans une direction perpendiculaire. Guibert a vu un fait semblable chez un enfant de trois ans.

1. Cecchini, Ectopia congenita della teta del pancreas e consecutiva gastrectasia (*Rassegna di sc. med. Modena*, 1886, t. I, p. 314).

2. Gennersich, Anomalie du pancréas (*Archiv. génér. de médecine*, Paris, 1891, t. II, p. 89).

3. Helmershausen, *Nova act. nat. curios.*, t. VI, obs. 27.

4. Voy. Baud, *Recueil périodique*, t. XXIV, p. 20. — Guibert, *Jour. universel*, t. LIII, p. 55.

# CHAPITRE II

## ANOMALIES DE NUTRITION

### Article I. — Hypertrophie et Atrophie du Pancréas.

#### § I. — HYPERTROPHIE DU PANCRÉAS

L'hypertrophie générale du pancréas, c'est-à-dire l'altération caractérisée par l'augmentation de volume des éléments constitutifs de cette glande, est un fait des plus rares, toujours difficile à apprécier, et qui n'a pas, que je sache, été constaté histologiquement. Cette anomalie, pourtant, n'est pas impossible, et l'on conçoit que le pancréas puisse, à l'instar d'autres organes, s'hypertrophier réellement, sous l'influence d'une exagération fonctionnelle ou d'une action nerveuse venant dilater ses vaisseaux. L'hypertrophie partielle du pancréas est plus commune et plus certaine ; elle a pour siège un point quelconque de la glande, la tête ou la queue et résulte de la suppléance fonctionnelle du parenchyme, par suite de la destruction d'une portion étendue de cette glande.

Le tissu du pancréas, dans ces différentes circonstances, conserve sa coloration et sa consistance, car c'est à peine s'il est un peu plus ferme que normalement. Sa structure n'est pas sensiblement changée, les éléments qui le composent sont simplement plus volumineux. Générale, l'hypertrophie du pancréas ne déterminerait, sans doute, aucun désordre appréciable, car si la fonction de cette glande est quelque peu exagérée, rien ne prouve jusqu'ici que la digestion soit réellement troublée; partielle, elle est un bienfait, puisque la portion hypertrophiée de l'organe vient suppléer à la fonction de ce qui a disparu.

## § II. — ATROPHIE DU PANCRÉAS

L'atrophie vraie du pancréas, c'est-à-dire l'atrophie sans désordres matériels, qui a pour caractère la simple diminution de volume des éléments glandulaires, est un état à peu près aussi rare que l'hypertrophie du même organe. Générale, elle se rencontre chez le vieillard, mais le plus souvent elle coexiste avec des modifications des éléments glandulaires. Le pancréas, revenu sur lui-même, est aminci, souvent induré et d'un poids inférieur à son poids normal. Les acini, ratatinés, sont d'un brun jaunâtre. Semblable aspect s'observe encore dans les maladies anciennes, le cancer, la paralysie générale des aliénés, etc. Cette atrophie, chez l'adulte, consiste en une diminution de volume du parenchyme glandulaire qui, le plus souvent, ne reçoit plus une quantité suffisante de sang, par suite ou bien d'un rétrécissement vasculaire ou bien d'une compression portant tout à la fois sur les canaux et sur le tissu glandulaire lui-même. Klebs prétend que le pancréas est souvent atrophié dans le diabète sucré; mais, il serait plus exact de dire qu'il est petit, diminué de poids et de volume. Effectivement, s'il est fait mention de la longueur et de l'épaisseur de cette glande dans les faits qu'il cite, l'examen histologique est négligé, et nous ne pouvons considérer la dégénération graisseuse avec diminution de volume d'un organe, comme une atrophie proprement dite; c'est là, du reste, une altération que nous étudierons plus loin.

L'atrophie partielle est l'effet de causes semblables, mais moins étendues, à savoir d'une modification des nerfs ou des vaisseaux. Une diminution plus ou moins considérable du produit de sécrétion est la conséquence de l'atrophie générale ou partielle de la glande pancréatique; cette conséquence, étant donnée la faible intensité du désordre anatomique, n'a d'ordinaire aucun inconvénient sérieux, en sorte que l'atrophie comme l'hypertrophie du pancréas sont des états que le clinicien ne diagnostique pas et que l'anatomopathologiste même parvient rarement à reconnaître et à différencier.

**Castelain**, *Hypertrophie du pancréas.* (*Bull. méd. du Nord*, Lille, 1863, sér. 2, t. IV, p. 30.) — **Klebs**, *Handb. der pathol. Anatomie*, Berlin, 1868, p. 536.

## Article II. — Phlegmasies du Pancréas ou Pancréatites.

L'étude de ces affections a suivi celle des phlegmasies des autres organes, bien que le pancréas, autrefois comme aujourd'hui, fût quelque peu négligé dans les autopsies. Depuis le commencement du siècle pourtant, un certain nombre d'auteurs se sont appliqués à décrire des pancréatites; mais les divisions de ces affections et l'absence d'examen histologique n'étaient pas de nature à les faire connaître. Les travaux les plus récents, eux-mêmes, n'ont pas apporté la clarté dans la question, car il ne suffit pas de dire qu'une pancréatite est hémorrhagique, parce qu'il existe un certain nombre d'extravasats sanguins à la surface ou dans la profondeur du parenchyme glandulaire, pas plus que de la déclarer infectieuse sous prétexte qu'on y aura trouvé quelques microbes. Il faut, pour convaincre l'homme de science, indiquer la cause de l'altération, sa localisation élémentaire et son évolution, et, s'il s'agit d'un état infectieux, montrer la relation qui existe entre cet état et la phlegmasie pancréatique.

Les causes de ces phlegmasies, insuffisamment connues, devront être passées sous silence dans plusieurs cas, et, bien qu'elles soient la base naturelle de leur division, nous devons, pour l'instant, établir celle-ci sur l'anatomie pathologique; c'est pourquoi nous classerons les pancréatites, comme les hépatites, d'après leur localisation histologique, sous deux chefs principaux, et nous décrirons successivement: 1° des *pancréatites épithéliales;* 2° des *pancréatites conjonctives.*

## § I. — PANCRÉATITES ÉPITHÉLIALES

Cette dénomination nous sert à désigner les affections spécialement localisées au tissu acineux et caractérisées par une infiltration albumino-fibrineuse, ou tuméfaction trouble des cellules sécrétoires du pancréas, se terminant par la résorption de l'exsudat ou encore par la nécrose de ces éléments.

Moins bien étudiées jusqu'ici que les phlegmasies épithéliales du foie, ces affections sont suffisamment connues pour qu'il soit possible de les rapprocher de ces dernières et de les classer de la même façon. Elles constituent, en effet, un genre distinct qui, en raison de la nature variable des agents étiologiques, comprend des espèces diverses, assez semblables à celles des hépatites épithéliales décrites plus haut. Elles proviennent, en effet, les unes de l'action d'un poison sur le pancréas, les autres de celle plus ou moins directe d'un agent microphytique sur cette même glande; aussi, de même que les hépatites, les pancréatites éphithéliales sont classées par nous de la façon suivante : *pancréatites toxiques; pancréatites microphytiques.*

### I. — PANCRÉATITES TOXIQUES

Ces affections, peu étudiées et fort mal connues, en raison de l'oubli dans lequel est généralement tenu le pancréas, se rencontrent cependant dans un certain nombre d'empoisonnements, et ne peuvent être entièrement passées sous silence.

*Anatomie pathologique.* — Les intoxications phosphorée, arsenicale, antimoniée, etc., produisent, en effet, du côté du pancréas des lésions qui, pour être moins accusées que celles du foie, sont néanmoins indiscutables. Elles consistent dans un léger degré de tuméfaction de cette glande qui perd de sa consistance, revêt une teinte jaunâtre et présente un plus ou moins grand nombre de petites ecchymoses sous-péritonéales.

Vus au microscope, les acini glandulaires se font remarquer par une faible tuméfaction, et par une infiltration granulo-graisseuse des cellules épithéliales, plus ou moins réfringentes. Ces cellules, tuméfiées et parfois déformées, continuent à fonctionner, du moins dans la majorité des cas; pourtant, il n'est pas impossible qu'elles finissent par une destruction, ce qui permet, sans doute, de se rendre compte de la glycosurie constatée dans un certain nombre d'empoisonnements, et principalement dans ceux qui sont produits par les substances dites stéatogènes [1].

Arnozan et Vaillard qui ont décrit des altérations du pancréas à la suite de l'empoisonnement par le sublimé, chez le lapin, ont eu leur attention attirée sur l'état des canaux excréteurs qui étaient injectés, plutôt que sur les éléments glandulaires; mais il est permis de penser que la glycosurie, observée dans quelques cas, à la suite de l'administration du mercure, a dû avoir pour origine l'altération de ces éléments plutôt que celle de leurs conduits excréteurs.

*Symptomatologie.* — Les symptômes propres à ces lésions, toujours confondus avec ceux des altérations des autres organes, ont été trop peu étudiés pour qu'il soit possible d'en parler avec assurance. Toutefois, ils sont de deux ordres : digestifs et nutritifs. Les premiers se traduisent par de l'inappétence et la presque impossibilité de digérer, les seconds, par de la glycosurie. Leur évolution varie avec la gravité du poison.

*Sémiologie.* — Ces accidents doivent être soupçonnés, dans certains cas, où des désordres avancés donnent naissance à des troubles digestifs caractérisés par un dégoût excessif des aliments. Mais

1. Consultez : CARTIER, thèse de Paris, 1891, et *Un. méd.*, Paris, 1892, t. I, p. 67. — LAUR, La glycosurie dans l'empoisonnement phosphoré (*Wien. klin. Wochenschrift.*, n° 2, 1898).

le moyen le plus sûr de s'assurer pendant la vie qu'un poison, dont la propriété est de modifier les tissus épithéliaux a pu altérer les cellules du pancréas, est de rechercher le sucre dans les urines, car, la plupart du temps, sa présence suffira au diagnostic.

Le pronostic des pancréatiques toxiques est des plus sérieux, attendu que ces lésions font toujours cortège à de graves désordres du foie et d'autres viscères. Leur traitement ne diffère pas de celui qui s'adresse à l'empoisonnement général (voy. *Hépatites toxiques*, p. 159).

### II. — PANCRÉATITES MICROPHYTIQUES

*Étiologie et pathogénie.* — Les fièvres éruptives malignes, les fièvres entéro-mésentérique, pneumonique grave, la fièvre jaune, le choléra, la pyémie, la plupart des septicémies, et la tuberculose miliaire aiguë sont autant de maladies, dans le cours desquelles, il arrive d'observer des localisations sur les épithéliums du pancréas. Bien qu'insuffisamment étudiées, ces localisations, semblables à celles qui, dans les mêmes conditions, atteignent les cellules hépatiques, ne peuvent être mises en doute. Attribuées tout d'abord à l'action des microbes sur les éléments épithéliaux, les désordres pancréatiques, survenant dans ces conditions, sont considérés aujourd'hui, avec plus de raison, comme des effets des toxines microbiennes. Cette explication, assez plausible, s'appuie d'ailleurs sur des expériences pratiquées chez différents animaux, et qui ont permis de reproduire ces lésions par des injections de toxines.

*Anatomie pathologique.* — Le pancréas présente, dans ces diverses maladies, des caractères assez semblables. A peine plus volumineux qu'à l'état normal, il est comme boursouflé, rosé ou rouge par suite de la distention de ses vaisseaux, et, en dernier lieu, pâle et comme anémié. Sa consistance, diminuée, est un peu molle, et la coupe qu'on y pratique laisse échapper un liquide sanguinolent. Les cellules glandulaires, vues au microscope, troubles, tuméfiées, infiltrées d'un exsudat albumino-fibrineux, sont pourvues d'un ou de deux noyaux; elles présentent d'abord des granulations grisâtres albuminoïdes qui, plus tard, deviennent réfringentes et manifestement graisseuses, puisqu'elles se dissolvent sous l'action de l'éther.

Ces lésions ont une évolution en rapport avec celle de la maladie générale dans le cours de laquelle elles se manifestent. Leur terminaison habituelle est la résolution ; celle-ci s'opère par la transformation de l'exsudat cellulaire et par sa résorption. Dans quelques cas, pourtant, les éléments épithéliaux, altérés, sont détruits et leurs fonctions abolies; c'est alors qu'il est possible de constater la présence du sucre dans l'urine des malades, mais cette constatation est très rare.

*Symptomatologie.* — Les phénomènes que déterminent ces diverses pancréatites passent le plus souvent inaperçus, confondus qu'ils sont, avec ceux des maladies dans le cours desquelles elles se déclarent; aussi n'y a-t-il pas lieu d'être surpris de la rareté de leur diagnostic. Le pancréas, à peine tuméfié, ne donne lieu à aucun phénomène physique; les troubles fonctionnels s'accusent simplement par un dégoût prononcé pour tout aliment, par un état nauséeux et rarement par des vomissements et de la diarrhée. Dans quelques cas, il existe de la douleur à l'épigastre, de l'angoisse et des défaillances, qu'il n'est pas possible d'attribuer à une péritonite. Ces derniers phénomènes, à la vérité, sont fort rares; il en est de même de la glycosurie qui, sans être abondante comme dans certains cas de sclérose avec destruction du pancréas, n'aurait pas moins une certaine importance, si on se donnait la peine de la chercher plus souvent, à la fin des maladies fébriles qui offrent tout à coup des phénomènes inquiétants.

La marche des désordres pancréatiques dans les maladies qui nous occupent n'est pas très bien connue; nous savons, toutefois, que ces lésions ont une évolution aiguë, et que, la plupart du temps, elles se terminent par la résorption de l'exsudat cellulaire fibrino-albumineux, et par le retour à l'état normal. Peuvent-elles aboutir à la destruction totale des cellules glandulaires et devenir une cause de mort? C'est là une question qui n'a pas encore été nettement résolue, ce qui paraît tenir surtout au défaut de recherche du glycose des urines, dans les maladies graves d'origine infectieuse, et à l'habitude acquise de mettre sur le compte de la fièvre la plupart des accidents qui s'y rencontrent.

L'attention une fois appelée sur ces points, il n'est pas douteux que de nouvelles recherches finiront par les éclairer; et peut-être trouvera-t-on un jour que l'altération du pancréas contribue parfois à la mort dans les maladies microbiennes, celle-ci étant toujours le fait d'un trouble organique.

*Sémiologie.* — Le diagnostic des pancréatites microphytiques est des plus obscurs, en raison de la difficulté qu'il y a à séparer les phénomènes qui leur sont propres de ceux de la maladie principale. Aucun signe certain ne nous permet d'affirmer leur existence, si ce n'est la glycosurie; mais, ce signe est rare et il ne nous est pas démontré qu'il ne puisse exister en dehors de toute affection pancréatique. Les vomissements, la diarrhée, l'inappétence absolue, les défaillances sont des symptômes trop fréquents et trop communs pour autoriser à admettre surement une pancréatite épithéliale.

Le pronostic de ces affections est, en somme, peu grave, puisque la guérison en est la règle et qu'elle survient habituellement avec celle de la maladie générale dont le désordre pancréatique dépend.

*Thérapeutique.* — Le traitement des pancréatites microphitiques est des plus pauvres, ce qui se comprend, puisque nous ignorons encore leurs conditions pathogénique, et que nous ne connaissons aucun agent susceptible de s'adresser aux altérations des éléments épithéliaux du pancréas ou à leurs causes. La première chose à faire, toutefois, est de combattre la maladie qui engendre ces désordres, afin de s'opposer aux principaux accidents qu'elle détermine, après quoi il y a lieu de calmer la douleur par les narcotiques. Les boissons gazeuses seront opposées aux vomissements, les stimulants diffusibles et les révulsifs cutanés trouveront leurs indications, s'il survient des défaillances, de la prostration, etc. Les urines devront être surveillées avec grand soin, et toutes les fois qu'elles seront en défaut, il y aura lieu de prescrire des diurétiques ou même des purgatifs.

**Louis.** *Rech. path. et thérap. sur la fièvre typhoïde.* Paris, 1829. — **Conti (P.).** *Intorno l'inflammaz. del pancreas, osservata durante una costituzione epidemica di parotiti.* (*Bull. d. sc. med. di Bologna*, 1837, sér. 2, t. III, p. 3-12.) — **Hoffmann (C. E. E.).** *Untersuch. über die pathol. anat. Veränderungen d. Organ. bei Abdominaltyphus*, 1869. — **Norman Moore.** *Pathological observat. on the pancreas* (*St-Bartholomew's Hosp. Reports.* London, 1882, p. 207.) — **Stofnikow.** *Zur Lehre von der Function. des Pankreas im Fieber.* (*Archiv für path. Anat. und Physiol.* Berlin, 1882, t. LXXXIX, p. 389.)

## § II. — PANCRÉATITES CONJONCTIVES

Spécialement localisées au tissu conjonctivo-vasculaire du pancréas, ces affections offrent deux genres anatomiquement distincts et caractérisés : l'un, par la présence d'un liquide purulent, l'autre, par la formation d'un tissu conjonctif jeune qui tend à s'organiser en tissu de cicatrice. Au premier, se rapportent les *pancréatiques suppuratives ;* au second, les *pancréatites prolifératives* ou *scléreuses.*

### I. — PANCRÉATITES SUPPURATIVES

*Étiologie et pathogénie.* — Profondément situé à la partie supérieure de l'abdomen, au-devant de la colonne vertébrale et des piliers du diaphragme, le pancréas, sans communication directe avec le milieu extérieur, est peu prédisposé aux phlegmasies suppuratives. N'ayant pas, comme le foie, de communication avec l'intestin par l'intermédiaire de ses veines, il échappe à une cause commune d'infection. Toutefois, en rapport avec le tube digestif par ses canaux excréteurs, il peut, dans certaines conditions, subir l'invasion d'agents de suppuration, il est, en outre, baigné par le sang qui, parfois, lui apporte d'autres agents non moins dangereux. A l'introduction de ces agents au sein du parenchyme du pancréas sont dues les suppurations de cette glande; quelques-unes peuvent provenir encore d'un foyer purulent de voisinage, d'un ulcère gastrique, etc. De là trois origines diverses de la suppuration du pancréas : 1° par extension de la suppuration d'un foyer contigu, né sur place ou de provenance éloignée, comme cela s'est vu à la suite de la ligature du cordon spermatique[1]; 2° par voie sanguine; 3° par voie pancréatique, quand l'état des canaux permet la pénétration des microbes intestinaux. Certaines différences tiennent à ces origines multiples de suppuration; nous pourrions n'en tenir aucun compte, si nous ne pensions qu'il y ait lieu d'étudier à part celles d'entre elles qui proviennent des voies pancréatiques.

*Anatomie pathologique.* — Les pancréatites suppurées par contiguïté ou par infection artérielle, sont ordinairement limitées et circonscrites. Le pancréas, tuméfié sur un ou plusieurs points, est, en même temps, injecté et atteint d'une infiltration purulente qui ne tarde pas à se collecter et à former des abcès, souvent uniques, et relativement volumineux, dans la suppuration par continuité, multiples et de plus petit volume, dans celle qui s'établit par la voie sanguine : tel est le cas d'une femme de 38 ans, atteinte de broncho-pneumonie et qui présenta, à l'autopsie, une péritonite suppurée et plusieurs abcès pancréatiques, dont un, plus développé, siégeait dans la tête de l'organe. Le pus cultivé de ces abcès donna simplement du pneumocoque[2]. Plus fréquents au niveau de la tête du pancréas, ces abcès se rencontrent encore dans les différents points de cette glande, et même vers la queue. Ils ne sont presque jamais limités par une membrane d'enkystement, du moins lorsqu'ils ont une origine vasculaire, en raison sans doute de la marche rapide du mal; tandis que s'ils proviennent d'une lésion de contiguïté, comme leur évolution est plus lente, ils présentent, assez souvent, une membrane de ce genre

1. A. Portal, *Cours d'anatom. méd.* Paris, 1803, p. 353.
2. Macaigne, Abcès du pancréas (*Bull. Soc. anat.*, Paris, 1894, p. 366).

Les veines pancréatiques renferment quelquefois des concrétions sanguines et le tissu graisseux du voisinage a été trouvé nécrosé. Ces abcès ne sont pas toujours stables, ils fusent, dans quelques cas, le long de la colonne vertébrale, de façon à faire croire à un abcès par congestion, d'autres fois dans l'un des flancs et simulent un abcès périnéphrétique.

*Symptomatologie*. — Les phénomènes liés à la suppuration du pancréas sont, les uns physiques, les autres fonctionnels. Les phénomènes physiques n'ont, dans l'espèce, qu'une faible valeur, attendu que rarement un abcès du pancréas fait saillie au point de pouvoir être senti à l'épigastre. Les désordres fonctionnels sont de plusieurs ordres, car, en dehors des phénomènes d'infection, ils se manifestent, les uns, par des troubles digestifs, les autres, par des symptômes glycémiques. Les phénomènes d'infection se révèlent par des frissons intenses, l'altération des traits du visage, de la fièvre, et, dans quelques cas, par de l'albuminurie. Les troubles digestifs se traduisent par une douleur abdominale presque constante, diffuse ou localisée à la région épigastrique, par du dégoût des aliments, des nausées, des vomissements, du hoquet, et, enfin, par une diarrhée argileuse ou muqueuse, rarement graisseuse, quelquefois, par de la constipation, du tympanisme et du mélæna.

La glycosurie, moindre que dans certains diabètes où le pancréas est profondément altéré, sinon entièrement détruit, fait exception dans les cas de suppuration par voie sanguine, se montre plus commune dans ceux qui ont lieu par voie pancréatique (voy. plus loin). Ajoutons à ces symptômes ceux qui peuvent résulter d'une complication telle que péritonite suppurée, phlébite de la veine splénique ou de la veine porte, et nous comprendrons que le complexus symptomatique de la suppuration pancréatique soit, dans quelques cas, très complexe et difficile à débrouiller.

La marche de cette suppuration est, malgré quelques stades d'arrêt, continue et progressive. Sa durée, très variable, dépend non seulement de l'altération du pancréas, mais encore de son origine et des complications qui viennent s'y ajouter ; elle oscille entre quelques semaines et un ou plusieurs mois. La terminaison, presque toujours fatale, est parfois rapide, si les nerfs du voisinage prennent part au processus phlegmasique. Ce mode de terminaison, sur lequel nous aurons à revenir lorsque nous nous occuperons de l'apoplexie pancréatique où il est beaucoup plus commun, est en quelque sorte exceptionnel. Habituellement, la mort survient lentement, dans le délire ou dans le coma.

*Sémiologie.* — Le diagnostic des suppurations pancréatiques ne repose sur aucun signe pathognomonique, mais bien sur un ensemble de symptômes qui le rendent plus ou moins certain. Ces symptômes sont, avec la fièvre, la douleur épigastrique, le dégoût des aliments, les vomissements, l'état des selles, la glycosurie, si la destruction du pancréas est étendue, et, dans quelques cas enfin, le palper de la glande. Les coliques hépatique, néphrétique et intestinale, en raison de leur début brusque, du caractère de la souffrance, de l'absence habituelle de fièvre et de leur évolution, ne seront pas confondues avec un abcès pancréatique. Il en sera de même de l'*iléus*, bien que l'erreur ait été parfois commise. L'examen des urines pourra être, d'ailleurs, d'un grand secours, attendu que la présence de la glycosurie parviendrait à lever tous les doutes. La péritonite suppurée se distingue facilement des abcès du pancréas, si elle est la consé quence de la suppuration et circonscrite à la région de cette glande. Les abcès hépatiques, presque toujours accompagnés de douleurs dans la région de l'hypochondre droit et d'ictère, ne seront pas davantage confondus avec la suppuration du pancréas, si on sait tenir compte de tous les phénomènes que nous venons d'énumérer.

Le pronostic des suppurations pancréatiques est généralement sérieux à cause de la difficulté de l'évacuation du pus au dehors, de la possibilité de sa fusion dans le tissu cellulaire prévertébral, et de son ouverture dans la cavité péritonéale. L'étendue de la lésion, l'altération des traits du visage, le délire et le coma sont autant de signes d'une grande gravité.

*Thérapeutique.* — Le traitement médical est celui des processus inflammatoires et suppuratifs; mais d'autres indications sont à remplir. La douleur, souvent pénible, doit être combattue par les moyens usités, et les foyers originels de suppuration ne seront pas négligés. L'état général du malade mérite une grande attention, et la glycosurie est à rechercher pour ses indications spéciales. Enfin, comme les foyers de suppuration du pancréas ont peu de tendance à se déverser au dehors, il y a un moment où une intervention chirurgicale peut devenir nécessaire, c'est lorsque, la fièvre persistant, l'existence d'une douleur, et parfois d'une tumeur, conduisent à soupçonner, sinon à diagnostiquer, la présence d'un abcès. La laparotomie s'impose alors; elle sera d'abord exploratrice, et l'abcès, bien constaté, devra être ouvert; après quoi, on appliquera un drain dans son épaisseur de façon à lui permettre de se vider et de se cicatriser.

**Bécourt** (J. G.). *Recherches sur le pancréas, ses fonct. et ses altérat. organiques.* (*Thèse de Strasbourg*, 1830.) — **Samberger.** *Entzündung und Vereiterung des Pancreas.* (*San. Ber. d. k. med. Coll. zu Posen*, 1832, p. 26-27.) — **Flechter.** *Abscess of the Pancreas.* (*Proc. M. et S. J., Lond.*, 1848, p. 20.) — **Kilgour** (J.). *Case of abscess of the pancreas.* (*Lond. J. M.*, 1850, t. II, p. 1052-1057.) — **Riboli.** *Pancréatite suppurée.* (*Gaz. med. ital.*, 1858, et *Gaz. hebdom. de méd. et de chirurgie.* Paris, 1859, p. 557.) — **Roddik** (T. G.). *Pancreatic abscess with pyæmia.* (*Canada M. J.* Montréal, 1869, t. V, p. 385-390). — **Smith** (W.). *Pancreatic abscess.* (*Dublin Q. J. M. Sc.*, 1870, t. I, p. 201.) — **Shea** (J.). *Abscess of the pancreas, with large lumbricus obstructing the pancreatic duct.* (*Lancet.* Lond., 1881, t. II, p. 791.) — **Moore** (N.). *Abscess of the pancreas* (*two specimens*). (*Tr. path. Soc. Lond.*, 1881-82, t. XXXIII, p. 186-189, et *Lancet.* Lond., 1882, t. I, p. 105.) — **Rosenbach** (J.). *Occlusion intestinale occasionnée par un abcès du pancréas.* (*Centralbl. für Chirurgie*, suppl. au n° 29, p. 66, et *Gaz. méd.* Paris, 1882, p. 423.) — **Rosborg** (C. A.). *Pancréatite chroniq. supp. et ind. avec péripancréatite, néphrite et gastrite; mort.* (*Hygiea.* Stockholm, 1885, t. XLVII, p. 274-276.) — **Musser** (J. H.). *Abscess of the pancreas and thrombosis of the portal vein.* (*Tr. path. Soc. Philad.*, 1886, t. XII, p. 66-72, et *Union méd.* Paris, 1887, t. I, p. 140.) — **Daraignez.** *Abcès du pancréas.* (*J. de méd. de Bordeaux*, 1887-88, t. XVII, p. 479.) — **Voughon Harley.** *Remarks of two cases of pancreatic diabetes.* (*British. med. Journ.*, janv. 1892, p. 9.) — **Rolleston** (H. D.). *Fat necrosis and its association with pancreatic lesions.* (*Trans. of the path. Soc., London*, 1893, t. XLIV, p. 71.) — **Walsh** (J.). *Celiotomy for abscess of the pancreas.* (*Med. News*, 1893, p. 737.) — **Kuster.** *Suppuration et nécrose du pancréas.* (*Congrès de chirurg. allemande*, et *Tribune méd.* Paris, 1894, p. 383.) — **Étienne** (G.). *Des pancréatites suppurées.* (*Archives de méd. expérimentale*, mars 1898.) — **Page.** *Traitement chirurgical des pancréatites suppurées et gangréneuses.* (Thèse, Paris, 1898).

## II. — PANCRÉATITES PROLIFÉRATIVES OU SCLÉREUSES

L'étude des scléroses ou cirrhoses du foie nous a amené à reconnaître que chacune des espèces faisant partie de ce groupe prenait naissance non pas tant dans le tissu interstitiel que dans un vaisseau ou dans les voies biliairees, et qu'il y avait lieu, en se plaçant au point de vue anatomo-pathologique, de classer ces affections sous les trois chefs suivants : *cirrhose veineuse, cirrhose lymphatique, cirrhose artérielle* et *cirrhose biliaire*. Ce que nous avons fait pour le foie s'applique naturellement au pancréas et à d'autres glandes, attendu que tous ces organes sont constitués d'après un même plan, et aux dépens de semblables tissus. Toutefois, des différences notables existent entre les glandes qui nous occupent : le foie, en effet, est pourvu d'un vaisseau spécial, la veine porte, qui charrie toutes sortes de matériaux venant du dehors, boissons, aliments, etc., tandis que le pancréas, n'ayant pas ce même vaisseau, échappe aux causes d'altération apportées par le système veineux hépatique et, pour ce motif, est beaucoup moins fréquemment lésé. Ainsi, la cirrhose veineuse, si commune dans le foie, est exceptionnelle dans le pancréas, la sclérose artérielle, par contre, s'y voit plus fréquemment, à cause, sans doute, de la grande disposition de l'artère splénique à l'athérome. La sclérose lymphatique du pancréas n'a pas été étudiée jusqu'ici; mais son existence est possible, et même vraisemblable, dans le paludisme où cette glande est souvent volumineuse, pigmentée et indurée; enfin la cirrhose consécutive à l'altération des voies pancréatiques ou sclérose péricanaliculaire, relativement commune, constitue un type inséparable des affections des voies pancréatiques. De là plusieurs genres de sclérose pancréatique que nous essayerons de rattacher à des causes spéciales et que nous classerons de même que les hépatites scléreuses, sous quatre chefs : 1° pancréatite alcoolique; 2° pancréatique paludique; 3° pancréatite syphilitique; 4° pancréatite tuberculeuse.

En l'absence de bibliographie spéciale, nous donnons ici une bibliographie générale.

**Rahn.** *Diss. scirrhosi pancreatis diagnosis observationibus anatomo-pathologicis illustrata.* Goetting, 1796. — **Lawrence** (W.). *A case in which, on exam. after death, the pancreas wass found in a state of activ. inflam.* (*Med. chirurg. Trans.* London, 1831, t. XVI, p. 367.) — **Arnozan et Vaillard.** *Cirrhose totale du pancréas avec hypertrophie de l'organe.* (*Journal de méd. de Bordeaux,* 3 juillet 1881.) — **Morache.** *Induration hypertrophique du pancréas, dans un cas de tuberculose généralisée.* (*Ibid.*, 1881-1882, t, IX, p. 154.) — **Rodionoff.** *Des altérat. path. du pancréas dans les maladies chroniques générales.* Saint-Pétersbourg, 1883, et *Rev. des sc. méd.*, t. XXII, p. 470. — **Earle** (C. W.). *Two cases of cirrhosis of the pancreas.* (*Chicago med. Journ. et Exam.*, 1882, t. XLV, p. 254.) — Le même. *Cirrhosis of the pancreas.* (*The med. Record.* New-York, 1884, t. XXVI, p. 505, et *Rev. de méd.* Paris, 1885, p. 619.) — **Hadden** (W. B.). *Cirrhosis of pancreas in diabetes.* (*Trans. of the path. Soc. London*, t. XXXVIII, p. 163.) — Le même. (*Ibid.* London, 1891, t. XLII, p. 184.) — **Riedel.** *Hypertrophie inflammatoire de la tête du pancréas.* (*Berlin. klin. Wochenschrift*, n° 1 et 2, 1896, et *Presse méd.* Paris, 1896.)

### 1° Pancréatite alcoolique.

*Étiologie.* — Les boissons alcooliques ne peuvent altérer le pancréas comme le foie, pour la raison qu'elles ne le traversent pas; cependant, il n'est pas rare d'observer chez le buveur, et particulièrement chez celui qui est atteint de cirrhose hépatique, l'induration et même l'augmentation de volume de la glande pancréatique.

*Anatomie pathologique.* — Le pancréas, ferme et légèrement tuméfié, d'ordinaire, recouvert de pelotons graisseux, offre une teinte grisâtre ou jaunâtre, une surface lisse et, parfois, de fines granulations jaunâtres, dues à la saillie de ses lobules. Vu au microscope, le tissu interstitiel est peu ou pas épaissi; mais les cellules épithéliales des lobules sont surchargées de graisse et tuméfiées ; cet état se rapproche quelque peu de la cirrhose graisseuse du buveur.

Une lésion un peu différente coexiste le plus souvent avec la cirrhose rétractile du foie ; elle est caractérisée par l'induration avec retrait et légère pigmentation du pancréas. Une certaine analogie avec la sclérose hépatique du buveur pourrait, au premier abord, la faire considérer comme une altération de même ordre. Il n'en est rien, cependant, car si on soumet à une analyse sévère la structure du pancréas, ainsi modifié, il devient facile de se convaincre que l'altération, dont il est le siège, n'est pas le fait d'une formation conjonctive périlobulaire, mais celui d'un léger épaississement qui prédomine au pourtour des veines et résulte de la stase amenée dans ces vaisseaux par l'obstacle à la circulation hépatique, comme l'indique, du reste, la pigmentation qui s'y associe habituellement (voy. *Cirrhose alcoolique*).

*Symptomatologie.* — Ces lésions n'ont pas une symptomatologie connue, et cependant il ne faut pas croire qu'elles ne donnent lieu à aucun phénomène appréciable. La dyspepsie et la diarrhée ou même certains vomissements, observés dans ces conditions, peuvent leur être parfois attribués. Si l'importance du désordre pancréatique n'est pas suffisante pour produire de la glycosurie et un véritable diabète, néanmoins, il serait bon, à l'avenir, d'examiner avec soin les urines, à ce point de vue ; non seulement dans ce cas particulier, mais encore toutes les fois qu'il y a des raisons de soupçonner une altération du pancréas.

Si, comme nous l'avons dit plus haut (p. 432), certaines cirrhoses attribuées au diabète du foie ne sont que des cirrhoses alcooliques, c'est que, dans ces cas, la lésion du pancréas peut engendrer une glycosurie qui, sans doute, appartient surtout à la stéatose des cellules acineuses de cette glande. Cette circonstance vient aider au diagnostic de l'affection pancréatique, assez peu grave d'ailleurs, et dont le traitement ne diffère pas de celui de la cirrhose hépatique.

### 2° Pancréatite paludique.

*Étiologie.* — Le pancréas revêt quelquefois, chez les paludiques, une teinte noirâtre, ocre ou bronzée, qui lui vient de l'altération des hématies et du pigment qui en résulte. En même temps, il présente une augmentation de volume et de l'induration, phénomènes dépendant d'un léger degré de sclérose, et semblable à celui qui, dans les mêmes conditions, atteint le foie ; c'est, du moins, ce que nous avons pu constater dans plusieurs cas, et ce que paraissent avoir vu la plupart des auteurs qui ont admis une cirrhose diabétique.

*Anatomie pathologique.* — Le stroma pancréatique est le siège de traînées conjonctives, formées d'un tissu jeune, plus ou moins développé, disposé, selon toute vraisemblance, sur le trajet de vaisseaux qui ne sont, sans doute, que les vaisseaux lymphatiques. A peu près toujours associée à une hépatite et à une splénite paludiques, cette sclérose passe le plus souvent inaperçue et c'est la principale cause pour laquelle elle est si peu connue ; les ganglions lymphatiques situés au voisinage et le long du bord supérieur du pancréas, à peu près toujours lésés, sont noirs, sclérosés et pigmentés, comme dans la cirrhose hépatique du paludisme.

*Symptomatologie.* — Les désordres symptomatiques liés à la sclérose pancréatique ne se manifestent par aucun signe physique appréciable, vu la difficulté de parvenir jusqu'au pancréas par le palper, mais ils se traduisent quelquefois par une douleur sourde à l'épigastre et par des troubles digestifs. Ceux-ci consistent en une inappétence plus ou moins absolue, avec dégoût des aliments, météorisme, diarrhée et vomiturations. Le passage des matières grasses dans les selles a été observé, et Earle a pu constater le rejet par l'estomac de ces substances ou d'un liquide, légèrement coloré, analogue à de la salive. L'ascite, qui se rencontre exceptionnellement dans ces conditions, est l'effet ordinaire d'une cirrhose concomitante du foie, qui, comme la tuméfaction de la rate, se rattache au paludisme. Les malades maigrissent, en tout cas, et s'anémient rapidement, malgré l'absence de la glycosurie, ce qui tient sans doute, parfois au moins, à la négligence de l'examen des urines. Il est vrai que l'altération des cellules pancréatiques, étant généralement peu prononcée dans ces conditions, le malade échappe aux phénomènes de l'insuffisance pancréatique. Il n'en est pas toujours ainsi, et, dans quelques circonstances, une glycosurie plus ou moins abondante vient s'ajouter aux phénomènes précédents. Ce symptôme a même conduit certains auteurs, par trop disposés à juger d'après le *post hoc ergo propter hoc*, à lui rattacher la cirrhose concomitante du foie et à la désigner sous le nom de *cirrhose diabétique*. Cette glycosurie, relativement peu abondante, s'accompagne néanmoins de polydipsie et de polyurie ; elle rend compte des prétendus cas de diabète paludique rapportés par quelques auteurs.

La cirrhose pancréatique d'origine paludique, comme toutes les affections de même nature, évolue d'une façon insidieuse et lente ; sa durée est de plusieurs années. Elle entraîne rarement la mort, parce qu'elle ne parvient qu'exceptionnellement à détruire les éléments glandulaires du pancréas et à produire un diabète maigre. La terminaison fatale est, le plus souvent, la conséquence de l'altération du foie, de la rate et du liquide sanguin.

*Sémiologie.* — Le diagnostic de cette affection offre les plus grandes difficultés à cause surtout des désordres multiples auxquels elle se trouve fréquemment associée. Les signes qui peuvent mettre sur sa voie sont des troubles digestifs, sans cause appréciable, comme chez un homme de 62 ans, soigné par nous, et qui, après avoir souffert longtemps de fièvres intermittentes contractées en Afrique, vint mourir à l'hôpital, à la suite d'une diarrhée incoercible, datant de trois mois, et d'une inappétence absolue. En dernier lieu, il fut pris de vomissements et succomba dans un état de maigreur excessive et de marasme. Les urines renfermaient du sucre et ne contenaient point d'albumine. Il existait, à l'autopsie, indépendamment d'une stéatose hépatique, une hypertrophie avec sclérose manifeste du pancréas; les autres organes n'étaient pas sensiblement lésés. Ces désordres, toutefois, ne peuvent permettre d'affirmer l'existence d'une lésion pancréatique; la stéarrhée et la lipurie, d'ailleurs exceptionnelles dans ces conditions, n'ont pas plus de valeur. Il en est autrement, si un diabète maigre vient s'ajouter à ces symptômes; l'affection pancréatique ne peut, alors, laisser de doute sérieux dans l'esprit; aussi, ce diagnostic sera-t-il facile le jour où on recherchera avec plus de soin le sucre dans les urines et où on s'occupera plus sérieusement des affections du pancréas.

Le pronostic de la sclérose en question n'est pas très grave, attendu qu'elle est rarement suivi d'insuffisance pancréatique, seul syndrome redoutable dans les lésions de cette glande.

*Thérapeutique.* — Le traitement de la pancréatite paludique doit avoir pour but d'enrayer le développement de la néoformation conjonctive. Cette lésion sera arrêtée, dans son développement, par l'emploi de l'iodure de potassium qui est, comme nous savons, le meilleur agent à lui opposer. On lui associera l'usage des bains salés, des lotions froides alcoolisées, et aussi un régime approprié.

### 3° Pancréatite syphilitique.

Le pancréas, beaucoup moins sujet que le foie aux déterminations locales de la syphilis, subit cependant les effets de cette maladie. Les altérations qui s'y rencontrent ont la plus grande analogie avec celles de la glande hépatique, et se présentent sous deux formes, fréquemment réunies : l'une scléreuse, commune dans la syphilis héréditaire et dont un dessin vraisemblable se trouve dans l'Atlas de Cruveilhier[1]; l'autre gommeuse, plus spéciale à la syphilis acquise.

*Anatomie pathologique.* — La pancréatite diffuse consiste en un épaississement conjonctif qui prend naissance au niveau de la tunique externe des artérioles et forme des traînées qui s'étendent dans la profondeur du parenchyme glandulaire. Elle demeure ainsi circonscrite, excepté, toutefois, chez le fœtus où elle peut atteindre une grande partie de la glande sans entraîner à sa suite une diminution notable de son volume ; en cela, cette lésion se distingue des atrophies qui réduisent le pancréas à un simple cordon fibreux, et qui, le plus souvent accompagnées de glycosurie, se rapprochent des lésions viscérales syphilitiques.

La forme gommeuse est caractérisée par la présence, au sein du tissu pancréatique, de nodosités du volume d'un pois ou d'une aveline, sèches, jaunâtres, entourées de jeunes éléments conjonctifs ou d'une zone fibreuse, lesquelles se transforment en graisse et sont résorbées, laissant à leur suite des dépressions comme cicatricielles[2]. Uniques ou multiples, ces nodosités se rencontrent de préférence au niveau de la tête du pancréas où nous avons pu les observer avec leurs caractères ordinaires. Dans un cas rapporté par Schlangenhaufer, la tête de cette glande, très ferme à la coupe, était le siège d'une cirrhose qui l'avait envahie presque tout entière; le corps renfermait un foyer ramolli de la dimension d'une noisette, la queue était normale et le canal de Wirsung perméable. L'examen microscopique permit de constater une abondante prolifération du tissu conjonctif péri-lobulaire, formant une sorte de gangue qui étouffait les éléments glandulaires. La nodosité du corps du pancréas était une gomme entourée d'une couche de jeunes cellules arrondies. La lumière des vaisseaux sanguins se trouvait notablement rétrécie par l'épaississement de la tunique interne, tandis que la tunique adventive offrait une abondante infiltration de cellules conjonctives embryonnaires.

*Symptomatologie.* — Le pancréas syphilitique, toujours partiellement altéré, ne donne lieu, le plus souvent, à aucun désordre sérieux. Les faits très incomplets, publiés jusqu'à ce jour, font à peine mention de quelques troubles digestifs; aussi les lésions syphilitiques de cette glande ont-elles été la plupart du temps des trouvailles d'autopsie. Il en fut autrement chez un sujet âgé

1. J. Cruveilhier, *Atl. d'anat. path.*, XV<sup></sup>e liv., pl. 2, fig. 5. Paris, 1829-35.
2. Chvostek, *Wiener klin. Wochenschrift*, 1877.

de 34 ans, manifestement syphilitique, (Drozda) où une gomme du pancréas, comprimant la veine splénique, quelques ramifications de la veine porte et enfin le tronc de cette veine, parvint à produire un ensemble symptomatique analogue à celui d'une sclérose du foie, à savoir: gonflement de la rate, ascite et circulation collatérale de la paroi antérieure de l'abdomen. Dans ce cas exceptionnel, il était légitime de diagnostiquer une cirrhose hépatique, d'autant plus que la terminaison fatale fut hâtée par des hématémèses, relevant d'un ulcère de l'estomac; il existait, en somme, de réelles difficultés de diagnostic.

La marche des lésions syphilitiques du pancréas ne diffère pas de celle de la plupart des désordres de même nature ; elle est lente, insidieuse et sans réaction fébrile. La guérison est la règle, attendu que l'altération du pancréas, n'étant pour ainsi dire jamais accompagnée de glycosurie, n'entraîne pas la mort, à moins de complications, comme dans le cas qui vient d'être rapporté, ou dans celui d'une localisation sur les voies pancréatiques (voy. plus loin).

*Sémiologie.* — Le diagnostic de la syphilis du pancréas offre des difficultés qui résultent de l'absence habituelle de symptômes et aussi de l'oubli dans lequel sont généralement laissées les affections de cette glande. La douleur, à peine mentionnée dans les faits connus, peut bien, dans certains cas, lorsqu'elle s'accompagne de troubles digestifs, mettre sur la voie d'un désordre pancréatique dont la nature serait à déterminer. Ce ne sont là, malheureusement, que des présomptions, car les signes véritablement pathognomoniques des affections du pancréas, comme les phénomènes physiques, le diabète maigre, font généralement défaut dans la syphilis de cette glande qui, néanmoins, peut être soupçonnée, en présence d'une lésion spécifique d'un autre organe.

Le pronostic de cette affection est peu sérieux, et quand la mort a lieu, c'est presque toujours par le fait d'un désordre autre que celui du pancréas.

*Thérapeutique.* — Le traitement ne diffère pas de celui de toutes les manifestations de la syphilis constitutionnelle, et consiste dans l'emploi longtemps continué du mercure et des préparations iodurées.

**Verneuil.** *Tumeurs gommeuses du pancréas.* (*Bull. de la Soc. anat.*, 1855, t. XXX, p. 98.) — **Lancereaux (E.).** (*Traité historique et pratique de la syphilis*, Paris, 1866, p. 320, 2e édit., Paris, 1873, p. 255.) — **Drozda.** *Klinische Beiträge zur Kasuistik der Pancreaserkrankungen.* (*Wien. med. Presse*, 1880, t. XXI, p. 993, et *Rev. d. sc. méd.* Paris, 1882, t. XIX, p. 70.) — **Huber (K.).** *Syphilis des Pancreas.* (*Arch. d. Heilkunde.* Leipzig, 1878, t. XIX, p. 430). — **Birch-Hirschfeld.** *Beiträge* *zur pathol. Anat. der hereditären Syphilis neugebörener kinder mit besonderer Berücksichtigung der Bauchspeicheldrusé.* (*Archiv der Heilkunde*, 1875, t. II, et *Viertelj. für Dermat.*, 1875, p. 379.) — **Schlagenhaufer.** *Un cas de syphilis sclérogommeuse acquise du pancréas.* (*Archiv f. Dermat. und Syphil.*, t. XXXI, p. 189.)

#### 4° Pancréatite tuberculeuse.

A peine mentionnée par la plupart des auteurs qui se sont occupés de l'étude pathologique du pancréas, cette affection, dont l'un de nos élèves, le Dr Pallier a fait le sujet de sa thèse inaugurale, est à tort considérée comme une rareté pathologique. Sur cent vingt-huit cas de tuberculose, observés par Kudrewetzki, le pancréas, quinze fois atteint, participait six fois à une tuberculose miliaire aiguë, sept fois à une tuberculose chronique et deux fois à une tuberculose de voisinage.

*Étiologie.* — La tuberculose pancréatique, dont les causes ne diffèrent pas de celles de la tuberculose en général, s'observe à tous les âges de la vie. De même que la tuberculose du foie, elle se montre sous deux formes : l'une massive ou caséeuse, l'autre infiltrée ou granuleuse, résultant, selon toute vraisemblance, la première, d'une infection d'origine intestinale ou ganglionnaire, la seconde, d'une généralisation bacillaire par voie sanguine, le foyer primitif siègeant en un point quelconque de l'économie.

*Anatomie pathologique.* — La description de la forme caséeuse repose sur un petit nombre de faits, dont deux rapportés par Aran. Dans l'un, le pancréas, d'un volume normal, offre au niveau de sa moitié gauche ou queue, un abcès capable de loger un petit œuf de poule; remplie d'un pus grumeleux, la cavité de cet abcès est tapissée par une membrane organisée, grisâtre, épaisse de deux centimètres, infiltrée et entourée de nombreux tubercules ramollis, dont quelques-uns, du volume d'une petite aveline, ressemblent à du fromage mou. Autour de ces abcès, le tissu du pancréas est refoulé et comme atrophié. La moitié droite ou tête de la glande offre une teinte rouge foncé, et le canal pancréatique, reconnaissable dans toute son étendue, contribue à former le plancher de l'abcès. A côté de ces faits, il nous paraît possible de placer celui qui suit, caractérisé par la dissémination de gros tubercules dans le pancréas.

*Tuberculose du poumon et du pancréas.*

V... Louis, garçon de magasin, âgé de 22 ans, a son père, âgé de 52 ans, qui se porte bien; sa mère, morte à 38 ans, ne toussait pas; ses deux sœurs sont bien portantes. Il se plaint d'avoir été pris, pendant son adolescence d'épistaxis fréquentes. Cultivateur jusqu'à 21 ans, il vient à cette époque à Paris (mars 1891), où il se fixe comme garçon de magasin. En septembre 1891, il commence à tousser et à cracher, se sent de la fièvre vers le soir et un point de côté à gauche; en même temps il maigrit et perd ses forces. Après un séjour d'un mois à l'hôpital, il reprend son travail, mais continue à tousser et à cracher. Le 7 avril 1892, il est admis à l'Hôtel-Dieu, dans notre service de clinique; il présente les signes d'une dénutrition prononcée; ses muscles, excités, font la corde (myœdème). L'examen des organes révèle une diminution de l'élasticité et de la sonorité au sommet du poumon gauche, et plus bas, des frottements pleuraux.

Un peu plus tard la fièvre s'installe, accompagnée de sueurs profondes, la nuit; le malade est pris de diarrhée, il expectore abondamment des crachats nummulaires. Les urines, dont la quantité est de un litre et la densité de 1,020 à 1,025, ne contiennent ni sucre, ni albumine. Le 12 mai, il survient une douleur au niveau du pli de l'aine gauche et dès le lendemain, la jambe commence à enfler et à devenir douloureuse; puis, le 30 mai la jambe droite se prend à son tour (thrombose). L'affaiblissement fait des progrès rapides; des eschares apparaissent au sacrum et le malade meurt le 25 juin.

A l'autopsie, il existe des lésions étendues de tuberculose pulmonaire sous forme de grosses cavernes, entourées de granulations miliaires dans les deux poumons, et particulièrement à gauche; le cœur est petit, le foie pèse 3,500 grammes, il est normal; la rate pèse 350 grammes, et est diffluente. L'intestin présente des ulcérations nombreuses et peu étendues; les ganglions du mésentère, de même que ceux des épiploons, du voisinage du pancréas et de la colonne vertébrale, sont farcis de granulations tuberculeuses.

Le pancréas est considérablement augmenté de volume, surtout au niveau de la tête, qui mesure 7 centimètres verticalement et 4 centimètres d'avant en arrière. Sa surface est irrégulière et la palpation fait sentir dans l'épaisseur de la glande des nodosités pisiformes multiples. La partie moyenne et la queue de l'organe, pour être moins altérées, ne présentent pas moins de nombreux tubercules. Sur une coupe il est facile de constater que les masses indurées que l'on percevait à la palpation sont formées de masses caséeuses plus ou moins volumineuses et situées dans le tissu conjonctif interlobulaire. Le microscope permet de reconnaître que ces tubercules ne font que refouler le parenchyme glandulaire sans l'altérer. L'examen bactériologique y fait reconnaître la présence du bacille de la tuberculose. Les veines iliaques fémurales sont oblitérées par des caillots adhérents à la paroi.

La tuberculose infiltrée du pancréas est caractérisée par la présence de granulations grisâtres ou jaunâtres, miliaires ou pisiformes, disséminées à la surface et dans la profondeur de son parenchyme. En tout semblables aux tubercules des autres organes, ces granulations, au sein desquelles nous avons constaté la présence de bacilles, ont besoin d'une certaine attention, si on veut les distinguer des lobules pancréatiques, qui, parfois, circonscrits, comme l'a vu Barlow, par un tissu de sclérose périvasculaire, font saillie à la surface de la glande. Le pancréas, d'ailleurs, peut être hypertrophié, principalement au niveau de sa tête, siège habituel de l'altération. Un de nos malades dont les poumons, le pancréas, les reins et la rate présentaient des granulations tuberculeuses, avait en même temps le foie volumineux et très gras, par suite d'habitudes alcooliques anciennes. Ainsi les éléments glandulaires peuvent être parfois infiltrés de graisse, principalement chez le buveur; mais, assez souvent, leurs modifications ne sont que des désordres survenus après la mort. Des ganglions tuberculeux entourent fréquemment le pancréas; le tube digestif et les poumons sont presque toujours simultanément affectés.

*Symptomatologie.* — Les phénomènes liés à la tuberculose du pancréas sont nuls toutes les fois que cette affection consiste dans une simple infiltration granuleuse; aussi, ne se révèle-t-elle au praticien que dans un petit nombre de cas. Les troubles qu'elle détermine, difficilement distincts de ceux qui résultent des altérations concomitantes des autres organes, consistent en un dégoût prononcé pour certains aliments, surtout pour les graisses, avec nausées, rapports ou vomissements de matières glaireuses, diarrhée séreuse, salivation et léger météorisme. A ces accidents, signalés dans une observation rapportée par Aran, s'ajoutait, dans un autre fait du même auteur, une teinte, d'abord bistre et, plus tard, jaune de la peau, semblable à celle du mulâtre, et qui tenait vraisemblablement à l'action des ganglions tuberculeux, voisins du pancréas, sur les branches nerveuses du plexus solaire; c'est pourquoi il est assez commun de voir une douleur continue ou intermittente s'associer à ces accidents. La glycosurie et la lipurie surtout existent rarement dans ces conditions, mais la maigreur et le marasme, phénomènes si fréquents dans les affections du pancréas, n'échappent pas à la tuberculose de cette glande.

*Évolution et modes de terminaison.* — La marche de la tuberculose pancréatique, ordinairement lente et continue, ne paraît pas offrir de poussées aiguës, et du reste, ce désordre est rarement la cause de la mort. Celle-ci résulte le plus souvent de la maladie dont la localisation pancréatique est l'un des effets; aussi, est-ce l'état général du malade, plutôt que l'état local, qui doit être visé par le thérapeutiste.

*Sémiologie.* — La difficulté de distinguer les phénomènes de la tuberculose pancréatique de ceux des organes simultanément affectés, le peu de signes propres à cette manifestation rendent des plus difficiles le diagnostic du pancréas tuberculeux. Troubles digestifs, diarrhée, maigreur excessive, mélanodermie, etc., sont des phénomènes qui appartiennent autant à la tuberculose des intestins qu'à celle du pancréas; la glycosurie qui permettrait d'affirmer l'existence de cette dernière, n'a pas été observée jusqu'ici et se rencontre peu dans l'espèce. Cependant, si elle venait à se montrer, il resterait à rechercher si ce symptôme a précédé ou suivi la phtisie; dans ce dernier cas seulement, il indiquerait d'une façon manifeste l'existence d'une tuberculose pancréatique.

Cette affection, déjà grave par elle-même, l'est plus encore par la maladie générale dont elle est l'expression symptomatique et qui, parvenue à une certaine période de son évolution, ne pardonne plus.

*Thérapeutique.* — Le traitement de la tuberculose du pancréas ne diffère pas de celui des autres manifestations tuberculeuses; l'air et des aliments appropriés sont les meilleurs moyens à lui opposer, et en raison des troubles digestifs, il y a lieu de prescrire un régime azoté, l'usage du lait, des peptones, et d'éviter une trop forte proportion de substances grasses. Les antiseptiques intestinaux et les opiacés seront enfin employés pour combattre la diarrhée, et l'huile de foie de morue sera conseillée dans le but de ramener les forces et l'embonpoint.

**Martland** (R.). *Tubercles of the liver and pancreas.* (*Edinb. med. et Surg. Journ.*, 1825, t. XXIV, p. 73.) — **Berlyn** (C.). *Beobachtung einer Phtisis pancreatica.* (*Med. Cor.-Bl. rhein. und westfäl. Aerzte.* Bonn, 1842, t. I, p. 321-329.) — **Aran.** *Observations d'abcès tuberculeux du pancréas.* (*Arch. gén. de méd.*, 1846, p. 61.) — **Sandras.** *Observation de tubercules dans le pancréas.* (*Revue médic. franç. et étr.* Paris, 1848, p. 279-293.) — **Barrier** (F.). (*Traité des maladies de l'enfance*, 3e édit., Paris, 1861, p. 219.) — **Barlow** (Th.). *On a case of tubercle of the pancreas.* (*Trans. of the Pathol. Society London*, 1876, t. XXVII, p. 173.) — **Bruen** (E. T.). *Specimens from a case of tuberculous disease of the pancreas.* (*Polyclin. Phila.*, 1885-1886, t. III, p. 7.) — **Pallier** (Ed.). *Tuberculose du pancréas.* (Thèse, Paris, 1892.) — **Kudrewetzki.** *Sur la tuberculose du pancréas.* (*Prager Zeitschr. für Heilkunde*, t. XIII, 1891, p. 101, et *Revue gén. de méd., de chir. et d'obstét.*, 1892, p. 227.) — **Carnot** (M.-P.). *Sclérose tuberculeuse du pancréas.* (*Sem. méd.*, Paris, 1897, p. 481.)

L'étude qui précède ne comprend pas toutes les pancréatites scléreuses; il en est d'autres qui sont produites par l'obstruction des voies pancréatiques et, même, il s'en rencontre quelques-unes sans causes nettement déterminées. Aussi, plusieurs jeunes médecins, forts d'expériences pratiquées sur des animaux à l'aide de toxines[1], sont-ils parvenus à avancer que certaines scléroses

1. H. Claude, *Essai sur les lésions du foie et des reins, déterminées par certaines toxines*, Paris, 1897. — P. Carnot, Pathogénie des pancréatites (*Soc. de Biologie et thèse.* Paris, 1898).

hépatiques, rénales et pancréatiques pouvaient bien n'être que des effets des maladies fébriles de l'enfance. L'idée, au moins en ce qui concerne le pancréas, n'est pas à dédaigner et l'on peut se demander si elle ne donnerait pas la clef de la fréquence du diabète pancréatique chez les jeunes gens. La clinique, pourtant, ainsi que nous l'avons déjà dit pour le foie, est peu favorable à cette manière de voir, étant donné la fréquence des fièvres éruptives pendant le jeune âge, et d'ailleurs, on sait que nous avons plusieurs fois rencontré, dans le diabète des jeunes gens, une simple aplasie, sans sclérose. Par conséquent, avant d'accepter que certaines cirrhoses pancréatiques puissent avoir cette origine, nous croyons nécessaire d'attendre des faits bien observés, avec des caractères anatomiques et cliniques parfaitement distincts.

Il nous est impossible, au reste, d'admettre avec quelques auteurs, habitués à faire passer l'expérimentation avant la clinique, qu'une même cause aboutisse, suivant son intensité, à plusieurs lésions et inversement qu'une même lésion puisse être causée par des facteurs multiples[1]. Une semblable proposition, si elle était exacte, serait la négation de la science médicale, tandis que la proposition contraire, formulée par nous, dans un travail basé sur un grand nombre de faits cliniques[2], à savoir : qu'il y a *un rapport constant entre la lésion, sa cause originelle et son évolution*, nous paraît toujours vraie. Effectivement, s'il existe quelques différences entre les lésions de la variole hémorrhagique et celles de la varioloïde, entre les manifestations de la syphilis maligne et celles de la syphilis bénigne, ces lésions, comme celles des diverses formes de la rougeole, de la fièvre typhoïde, etc., n'ont pas moins des caractères communs et une évolution spéciale qui les rapprochent et les rendent inséparables : il en est forcément de même des autres désordres matériels de l'économie.

## Article III. — Néoplasies pancréatiques.

Les néoplasies du pancréas présentent, comme celles du foie, deux genres distincts, et sont : les unes *épithéliales*, les autres *conjonctives*, selon qu'elles émanent des épithéliums ou du tissu conjonctivo-vasculaire, en sorte qu'elles offrent autant de variétés qu'il entre d'éléments divers dans la composition de cette glande.

1. P. Carnot, Pathogénie des pancréatites (*Presse méd.*, Paris, 1898, p. 249).
2. E. Lancereaux, *Atlas d'anat. pathol.*, Paris, 1871, p. 539.

## § I. — NÉOPLASIES ÉPITHÉLIALES

Ces néoplasies, comme celles de toutes les glandes, se manifestent sous deux formes nettement distinctes, caractérisées : l'une, par la végétation limitée, avec transformation colloïde des éléments épithéliaux, c'est l'*adénome;* l'autre, par la végétation indéfinie avec infection de l'organisme, c'est l'*épithéliome*.

### I. — ADÉNOMES KYSTIQUES DU PANCRÉAS

Les kystes du pancréas, lésions relativement fréquentes, ont depuis longtemps attiré l'attention des médecins, ce qui n'empêche pas qu'aujourd'hui même, ceux-ci sont encore loin de s'entendre sur leur nature et sur leur pathogénie. Sous ce nom, sont, en effet, désignées des affections diverses, dont quelques-unes proviennent d'un traumatisme et de l'enkystement d'un caillot sanguin, tandis que les autres ont pour origine la rétention du produit de sécrétion ou encore une lésion spéciale de la glande. Les premiers de ces kystes ont leur place naturelle dans l'étude que nous ferons du traumatisme et des hémorrhagies du pancréas. L'histoire des seconds, ou kystes par rétention, ne saurait être séparée de celle des altérations des voies pancréatiques. Quant aux derniers, identiques par leurs caractères avec la dégénérescence kystique des glandes en général : ovaires, corps thyroïde, reins, testicules, mamelles, foie, etc., ils méritent la même dénomination, aussi les désignons-nous sous le nom d'*adénomes kystiques*.

*Étiologie et pathogénie*. — Les adénomes kystiques ont des causes qui nous échappent aussi bien pour le pancréas que pour les autres glandes. Plus fréquentes chez la femme (15 femmes pour 9 hommes) que chez l'homme, ces affections apparaissent vers l'âge moyen de la vie; mais souvent, elles se montrent plus tôt, au moment de la période de développement de la glande. C'est, en effet, ce qui arrive pour l'adénome des mamelles, lequel se manifeste fréquemment peu après la puberté, et se trouve presque toujours associé à des troubles nerveux qui, sans doute, jouent un certain rôle sur sa genèse. L'adénome pancréatique, en tout cas, consiste dans la multiplication des cellules glandulaires, qui distendent l'acinus, sans le détruire, et qui, au bout d'un certain temps, subissent la transformation colloïde et kystique, de telle sorte qu'il présente deux phases successives, l'une d'hypertrophie et de multiplication cellulaire, comparable à ce qui se passe dans certaines sécrétions, l'autre de dégénérescence cellulaire et de production kystique.

*Anatomie et physiologie pathologiques.* — Les adénomes kystiques du pancréas ont pour siège ordinaire le corps ou la queue de cette glande; leur volume varie depuis la grosseur d'un pois jusqu'à celle d'une tête de fœtus ou d'adulte. Uniques ou multiples, ils présentent une ou plusieurs loges, sont bosselés, plus ou moins tendus, fermes et résistants (fig. 108). Les parois de ces loges, d'une épaisseur qui varie entre 3 millimètres et 4 centimètres,

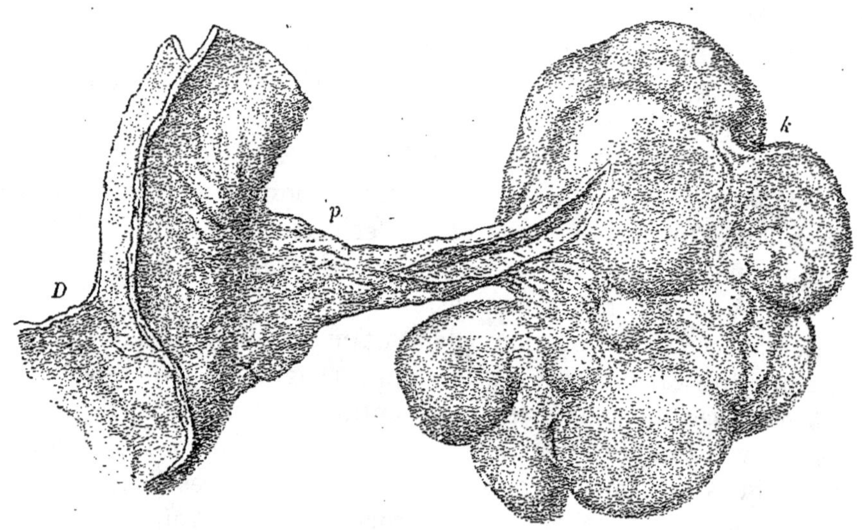


Fig. 108. — Le pancréas (*p*) est le siège d'un adénome kystique (*k*) qui occupe près de sa moitié gauche. — D, duodénum.

sont formées d'un tissu conjonctif serré et sclérosé, renfermant dans son épaisseur des amas de cylindres glandulaires, en voie d'évolution adénomateuse, ou simplement comprimés. Elles sont tapissées d'un épithélium plus ou moins aplati par la compression, quelquefois cylindrique et qui est, selon toute vraisemblance, l'épithélium glandulaire encore persistant à la face interne d'un ou plusieurs acini. Ces parois, néanmoins, ne donnent qu'une faible idée de l'origine du kyste; et c'est surtout en étudiant le tissu pancréatique du voisinage qu'il est possible de s'en rendre compte. Ce tissu laisse voir, en effet, des cylindres épithéliaux constitués par la multiplication d'éléments acineux, assez semblables à ceux que l'on observe au début des kystes du foie, et, comme eux, circonscrit par un tissu conjonctif de nouvelle formation. Les cellules qui constituent ces cylindres se tuméfient, deviennent granuleuses et sont, peu à peu, transformées en une masse amorphe, comparable à du mucus. Cette dégénérescence, se produisant sur plusieurs points voisins et s'accentuant d'une façon progressive, finit par donner naissance à des kystes plus ou moins volumineux, qui souvent s'accroissent encore par des extravasations sanguines, et par des exsudations séreuses.

Le contenu de ces kystes, variable comme quantité, est habituellement de un à trois litres; il peut atteindre jusqu'à dix litres et plus. Rarement séreux et clair, il est d'ordinaire épais, de teinte verdâtre ou brunâtre, presque toujours coloré par du sang extravasé; sa consistance est quelque peu visqueuse, sa réaction alcaline ou neutre; sa densité, variable, dépend de sa composition chimique. Celle-ci n'a pas toujours été bien étudiée, mais on sait que ce liquide renferme des traces d'albumine, de la mucine, des chlorures, et parfois de la cholestérine. Les ferments du pancréas y ont été signalés dans quelques cas, non pas tant dans le liquide extrait directement du kyste que dans celui qui s'en écoule plus tard à la suite d'une incision et de l'application d'un drain (Schwartz).

*Symptomatologie.* — Les phénomènes propres aux adénomes pancréatiques, à peine accusés dans la première phase de ces désordres, alors qu'il n'y a pas encore de dégénérescence kystique, s'accentuent peu à peu de telle sorte qu'il vient un moment où ils peuvent être constatés sans trop de difficultés; ils sont les uns fonctionnels, les autres physiques. Les premiers consistent en troubles digestifs peu différents de ceux de la plupart des affections du pancréas; ce sont des digestions pénibles avec ou sans météorisme, de la diarrhée séreuse, rarement de la stéarrhée, de l'entérorrhagie ou des vomissements. A ces phénomènes s'ajoutent, des douleurs d'une intensité variable, qui ont leur siège à l'épigastre, et irradient vers différents points et surtout vers les régions des reins et des flancs. Intermittentes et paroxystiques plutôt que continues, ces douleurs, parfois accompagnées de vomissements, ont les caractères des névralgies, cèdent à un changement de position, à la pression, etc., et sont ainsi l'effet vraisemblable d'une irritation provoquée par la compression des ganglions cœliaques ou de leurs branches. Lorsque la dégénérescence kystique est étendue, on voit apparaître des phénomènes d'insuffisance pancréatique : polydipsie, polyphagie, polyurie et glycosurie, associés à un amaigrissement progressif. Ces symptômes, dont la gravité ne peut échapper, attirent forcément l'attention du médecin vers le pancréas et viennent en aide au diagnostic; ils ne manquent pas, en tous cas, d'affaiblir le malade qui dépérit rapidement, du moins lorsqu'il est devenu diabétique.

Les phénomènes physiques se manifestent, à la percussion et à la palpation, par la présence, à l'épigastre, d'une tumeur située sur la ligne médiane qu'elle déborde à droite et souvent plus encore à gauche. Cette tumeur, ferme, élastique, lisse ou bosselée, le plus souvent fluctuante, refoule, en bas et sur les côtés, les intestins, reconnaissables à une zone de sonorité, en haut l'estomac qui continue à la recouvrir, du moins partiellement quand il se trouve distendu par des gaz, disposition qui met sur la voie d'une lésion pancréatique. La palpation nous apprend, en outre, que la tumeur est parfois soulevée par des battements de l'aorte, mais l'auscultation n'y découvre aucun souffle.

*Évolution et modes de terminaison.* — L'adénome kystique du pancréas a une marche lente et chronique qui s'accomplit sans aucun accident fébrile, à moins d'une infection concomitante venue de l'intestin; sa durée est de plusieurs années et sa terminaison des plus variables. Tant que cette affection ne s'accompagne d'aucun phénomène diabétique, en dehors de l'action mécanique qu'elle exerce sur les organes, elle trouble bien les fonctions digestives, mais ne compromet pas sérieusement l'existence. Il n'en est pas de même lorsque survient la glycosurie, car alors, le malade dépérit rapidement et finit par succomber. Ajoutons que la rupture du kyste, pouvant amener une péritonite, est un autre danger, le plus souvent évité par la ponction; mais, celle-ci n'est pas toujours sans inconvénient sérieux, et, plusieurs fois, elle a été suivie de mort. Pourtant, un de mes malades, atteint d'un énorme kyste pancréatique, et pris tout à coup d'une péritonite des plus graves tandis que sa tumeur s'affaissait, finit par guérir. Chez une femme de soixante ans qui portait dans la région de l'épigastre, au-dessous de l'estomac, une tumeur fluctuante de la grosseur d'une orange, Parsons constata tout à coup la disparition de cette tumeur en même temps qu'apparaissait une diarrhée glaireuse assez abondante. Un soulagement suivit cette évacuation, mais la tumeur reparut et atteignit les premières proportions, puis il s'y joignit des douleurs dans les régions rénales, iliaques et lombaire droite, tandis que l'émaciation et la débilité faisaient des progrès. La malade périt un jour subitement d'hémorrhagie interne, et on trouva le pancréas transformé en un vaste canal terminé à ses deux extrémités par des ampliations kystiques, contenant du sang altéré. Les parois de ces kystes, d'une dureté cartilagineuse, étaient réunies par des adhérences à l'estomac, aux reins et au côlon.

*Sémiologie.* — Le diagnostic des adénomes kystiques en question repose sur deux ordres de phénomènes : les uns communs à toutes les affections du pancréas, les autres propres aux kystes de cette glande. Les signes de la première catégorie : troubles digestifs, diarrhée, vomissements, amaigrissement rapide, et surtout diabète sucré, mettent sur la voie d'une affection du pancréas, s'ils ne permettent d'en établir sûrement le diagnostic. Ceux de la deuxième catégorie apparaissent plus tardivement, ils sont fournis par la présence à la région épigastrique d'une masse ou tumeur abdominale, volumineuse et fluctuante, qui permet d'éliminer toute autre affection du pancréas. Mais, en réalité, l'idée d'un kyste pancréatique échappe la plupart du temps au chirurgien qui croit à d'autres désordres, notamment à un kyste ovarique, et ne s'aperçoit de son erreur qu'à la suite d'une laparotomie. C'est là un point sur lequel il importe d'être fixé, de façon à ne pas oublier d'une part l'examen des organes génitaux pour déterminer les rapports qu'ils peuvent avoir avec la tumeur abdominale, et d'autre part les urines, dans le but de savoir si elles renferment ou non du sucre.

Les affections qu'il est possible de confondre avec les kystes du pancréas sont : dans la première phase de ces lésions, la névralgie du plexus solaire, tantôt idiopathique, tantôt symptomatique d'nu désordre de cette glande. Dans la seconde phase, c'est-à-dire lorsqu'il existe une tumeur abdominale, manifeste, celle-ci est généralement confondue avec les kystes ovariques, chez la femme; elle s'en distingue par ce fait qu'elle se développe de haut en bas, quand les kystes de l'ovaire s'accroissent de bas en haut. Les tumeurs hydatiques du foie font corps avec cette glande, tandis que les kystes du pancréas en sont indépendants; d'ailleurs, une ponction aspiratrice, pratiquée à l'aide d'un fin trocart adapté à une seringue de Pravaz, suffirait à lever les doutes, puisque le liquide du kyste hydatique ne renferme pas d'albumine. Les tumeurs kystiques, non hydatiques, du mésentère et de la rate sont trop rares pour que nous ayons à en parler; elles se distinguent au reste par leur siège et par leur mode de développement; l'anévrisme de l'aorte, enfin, a pour caractères des mouvements d'expansion et des bruits de souffle qui ne se rencontrent pas dans les kystes du pancréas.

Le pronostic des adénomes pancréatiques est sérieux, mais non fatal. Dans les cas mêmes où elles acquièrent un grand développement, ces tumeurs, dont la gêne mécanique peut être considérable, sont loin de tuer toujours, et plusieurs fois on les a vues guérir à la suite d'une opération convenablement pratiquée. Leur danger tient surtout à l'étendue de l'altération qui peut compromettre tout à la fois les sécrétions externe et interne du pancréas, et engendrer un diabète maigre. La péritonite est un accident fâcheux et souvent mortel, qu'une opération même ne parvient pas toujours à combattre; je me souviens cependant d'avoir eu à soigner un malade atteint d'une tumeur située à l'épigastre, et un peu dans le flanc gauche, laquelle s'étant rompue à la suite d'un effort donna lieu à d'excessives souffrances, et à une inflammation péritonéale qui fut traitée par les opiacés à haute dose. Cette péritonite finit par guérir, et comme à la suite la tumeur disparut, je pensais qu'il s'agissait vraisemblablement d'un kyste pancréatique.

*Prophylaxie et thérapeutique.* — L'ignorance des causes de l'adénome kystique du pancréas, la difficulté de le reconnaître assez tôt rendent toute mesure prophylactique impossible.

Le traitement de cette affection est médical et chirurgical. Le traitement médical, simplement palliatif, consiste à combattre la souffrance et à faire porter au malade une ceinture abdominale, dans le but d'immobiliser la tumeur et de la préserver d'un choc ou d'une rupture. Le traitement chirurgical a pour objet de la faire disparaître; à cet effet, il a été pratiqué des opérations diverses qui sont la ponction, l'extirpation et l'incision.

La ponction, qui permet de vider le kyste, ne guérit pas d'une façon certaine, attendu que le liquide peut se reproduire, et d'ailleurs, elle n'est pas toujours sans danger. L'extirpation de la tumeur est une opération difficile et qui reste souvent inachevée, principalement lorsqu'il existe des adhérences avec les organes voisins. Si, dans quelques cas, elle a été suivie de succès, il ne faut pas moins reconnaître que l'on doit éviter d'enlever la glande entière, et qu'elle est d'ailleurs redoutable, puisque, selon Treves, elle aurait donné cinq morts sur six cas. L'incision et le drainage, par contre, ont fourni, suivant le même auteur, sur seize cas, quinze guérisons, et partant, cette méthode doit être préférée. La laparotomie, qui constitue le premier temps de l'opération, doit être pratiquée sur le point le plus saillant de la région épigastrique, après quoi on va à la recherche du pancréas, en ayant soin de séparer le côlon de la grande courbure de l'estomac et de refouler ce dernier en haut; puis, la tumeur est suturée à la paroi abdominale, vidée par le trocart et incisée ensuite; après quoi, un drain, introduit dans sa cavité, est maintenu jusqu'à cicatrisation de la poche. Celle-ci, aidée, s'il est nécessaire, par des applications de compresses iodoformées, par des badigeonnages à l'aide de la teinture d'iode, parvient à se rétrécir, au point de ne plus former qu'une fistule qui finit d'ordinaire par se fermer. Dans quelques cas, pourtant, il reste une ouverture qui peut devenir permanente et d'où s'écoule une faible quantité d'un liquide albumineux qui parfois renferme des ferments digestifs.

**Cruveilhier** (J.). *Kystes du pancréas.* (*Anat. path.* Paris, 1856, t. III, p. 365.) — **Parsons** (J.). *Case of pancreatic cyst.* (*British med. Journ.* London, 1857, p. 475, et *Gaz. méd.*, 1858, p. 596.) — **Anger** (**Th.**). *Kyste sanguin du pancréas.* (*Bull. de la Soc. anat.* Paris, 1865, t. XL, p. 192-214.) — **Le Dentu.** *Des kystes du pancréas.* (*Ibid.*, 1865, p. 197.) — **Lediberder.** *Pemphigus foliacé, dégénérescence fibro-kystique du pancréas.* (*Ibid.* Paris, 1867, t. XLII, p. 581.) — **Janeway** (**E. G.**). *Cystic degeneration of the pancreas.* (*New York med. Journal*, 1878, t. XXVII, p. 523.) — **Walker** (**H. F.**). *Rare cystic degeneration of the pancreas.* (*Tr. New York path. Soc.*, 1879, t. III, p. 85-87.) — **Ruehle.** *Ueber einen Fall von Diabetes mellitus.* (*Berlin. kl. Wochenschrift*, 13 oct. 1879, p. 610, et *Rev. sc. méd.*, t. XIX, p. 535.) — **Kulenkampff.** *Un cas de fistule pancréatique.* (*Berlin. kl. Wochenschrift*, n° 7, 1882, et *Gaz. méd.* Paris, 1882, p. 423.) — **Zukowski.** *Kyste volumineux du pancréas; laparotomie; mort.* (*Wien. med. Presse*, 1881, n° 45, et *Rev. d. sc. méd.*, 1882, t. XX, p. 687.) — **Gussenbauer.** *Zur operativ. Behandlung der Pankreas-Cysten.* (*Verhandl. d. deutsch. Gesellsch. f. Chirurgie*, 1883, et *Rev. d. sc. méd.* Paris, 1883, t. XXII, p. 699; voy. encore *Presse méd.*, 1894, p. 63.) — **Garrigues** (**H. J.**). *Report on the anatomy and histology of cysts of the pancreas.* (*Bull. N. York path. Soc.*, 1881, 2e s., t. I, p. 376-380.) — **Dixon** (**G. A.**). *Cystic degeneration of the pancreas.* (*Med. Rec. N. Y.*, 1884, t. XXV, p. 304.) — **Banham** (**H. F.**). *Perihepatitis causing stricture of bile and pancreatic ducts and cystic enlargement of pancreas.* (*Med. Times et Gaz.* Lond. 1885, t. I, p. 314.) — **Riedel.** *Ein Fall von Pancreas-Cyste.* (*Verhandl. d. deutch. Gesellsch. f. Chir.* Berl., 1885. t. XIV, 269-272, 1 pl.) — **Pye-Smith** (**H.**). *Cyst of the cerebellum, with numer. small cysts in the pancreas and the kidneys.* (*Transact. of the path. Soc. London*, 1885, t. XXXVI, p. 17.) — **Salzer** (**F.**). *Zur Diagnostik der Pankreas-Cyste.* (*Ztschr. f. Heilk.* Prag. 1886, t. VIII, p. 11-26, 1 pl.) — **Kulnast** (**W.**). *Sur les kystes da pancréas.* (*Diss. inaug. Breslau*, 1887, et *Gaz. méd.* Paris, 1888, p. 347.) — **Virchow.** *Ueber Ranula pancreatica und über Pleuritis retrahens.* (*Berl. klin. Wchnsch.*, 1887, t. XXIV, p. 248-250 (discussion) 267.) — **Bull** (**W. T.**). *A case of pancreatic cyst.* (*New York med. Journ.*, t. XLVI, p. 376, et *Rev. des sc. méd.*, t. XXXII, p. 236.) — **Fenger** (**C.**). *A case of traumatic cyst of the pancreas.* (*Chicago M. J. Exam*, 1888, t. LVI, p. 74-77.) — **Nichols** (**J. A.**). *A case of cyst. of the pancreas.* (*N. York M. J.*, 1888, t. XLVII, p. 575.) — **Steele** (**D. A. K.**). *Cyst of the pancreas.* (*Ibid.*, t. I, VI, p. 205-209, et *Arch. gén. de méd.* Paris, 1888, t. II, p. 495.) — **Wölfler** (**A.**). *Zur Diagnose und Therapie der Pankreascysten.* (*Ztschr. f. Heilk.* Prag, 1888, t. IX, p. 119-130, 1 pl., et *Archiv. gén. de méd.* Paris, 1889, t. II, p. 355.) — **Annandale.** *Case of pancreatic cyst, etc.* (*Brit. med. J.*, juin 1889, p. 1291.) — **Treves** (**Fred.**). *Case of cyst of pancreas. The Lancet*, sept. 1890, p. 655, et *Rev. d. sc. méd.*, t. XXXVII, p. 250.) — **Martin** (**A.**). *Ein Fall von Pancreas-Cyste, etc.* (*Archiv* *für path. Anat. und Physiol.* Berlin, 1890, t. CXX, p. 230, 1 pl.) — **Karewski.** *Ueber Pancreascysten.* (*Berl. klin. Wochens.*, 16 juin et 10 novembre 1890.) — **Riegner (O.).** *Zur Diagnose und Operation der Pancreascysten.* (*Ibid.*, 20 octobre 1890.) — **Hartmann.** *Kyste du pancréas.* (*Ve Congrès franç. chirurg.* et *Bulletin méd.*, 15 avril 1891.) — **Newton Pitt (G.)** et **Jacobson (A.).** *A case of pancreatic cyst successfully treated by laparatomy and drainage.* (*Brit. med. J.*, p. 1284, 13 juin 1891.) — **Bœckel (J.).** *Chirurgie du pancréas, des kystes pancréatiques.* (*Gaz. méd. de Strasbourg*, extr. 1891.) — **Roux.** *Étude anatomopath. et clin. du cancer et des kystes du pancréas.* Paris, 1891.) — **Schrœder.** *Diagnostic et traitement des kystes du pancréas.* (Thèse. Breslau, 1892). — **Sharkey (S.)** et **Clutton (H.).** *Case of pancreatic cyst, successful removal.* (*St-Thomas's Hosp. Reports*, 1893, t. XXI, p. 271.) — **Mikhoïlov.** *Deux cas de kystes du pancréas.* (*Vratch*, 1895, n° 41, et *Bull. méd.* Paris, 1895, p. 1081.) — **Schwartz.** *Des kystes du pancréas.* (*Semaine méd.* Paris, 1893, p. 281.) — **Churton.** *Kyste du pancréas chez un diabétique.* (*Clinical Soc. of London* et *Bull. méd.* Paris, 1894, p. 560.) — **Railton (G.).** *A case of pancreatis cyst in an infant.* (*Brit. med. Journ.*, 1896, p. 1318.) — **Heinricius (G.).** *Ueber die Cysten und Pseudocysten des Pancreas und ueber ihre chirurg. Behandl.* (*Arch. f. kl. Chirurg.*, t. LIV, p. 389, et *Rev. des sc. méd.*, t. L, p. 256.) — **Mac Phedran (A.).** *On a case of pancreatitis followed by cyst of the pancreas.* (*Brit. med. Journ.* London, 1897, p. 1400, et *Rev. des sc. méd.*, t. L, p. 553.) — **Horrocks.** *Kyste du pancréas avec glycosurie et calculs biliaires.* (*The Lancet.* London, 23 janv. 1897.) — **Bas.** *Des kystes volumineux du pancréas.* (Thèse. Lyon, 1897.)

**Kootz (H.).** * *Operation einer Pancreascyste mit Einheilung des umfangreichen Cystensacks in die Bauchwunde während der Schwangerschaft.* Marburg, 1886. — **Bull (W. T.).** *Report of a case of pancreatic cyst treated successfully by incision and drainage; subsequent death from diabetes.* (*N. York M. J.*, 1887, t. XLVI, p. 376-378.) — **Hagenbach (K.).** *Ueber complicirte Pankreaskrankheiten und deren chirurgische Behandlung.* (*Deutsche Ztschr. f. Chir.* Leipz., 1887-1888, t. XXVII, p. 110-142.) — **Küster (E.).** *Zur Operation der Pankreascysten.* (*Deutsche Med. Ztg.* Berl., 1887, t. VIII, p. 174.) — LE MÊME. *Zur Diagnose und Therapie der Pankreascysten.* (*Deutsche med. Wchnschr.* Leipz., 1887, t. XIII, p. 189, 215.) — **Brown (W.-H.).** *A case of traumatic cyst of the pancreas, treated by abdominal incision.* (*The Lancet*, janv. 1894, p. 21.) — **Asthurst (W.).** *Large suppurating cyst of the pancreas, pancreatotomy; recovery.* (*Med. News*, 7 avril 1894, p. 377.) — **Nimier (H.).** *De l'intervention opératoire dans les affections du pancréas.* (*Arch. gén. de méd.* Paris, 1887, t. II, p. 309-317.) — **Subbotic (V.).** *Ablation d'un kyste du pancréas.* (*Allg. Wien. med. Ztg.*, 1887, t. XXXII, p. 279-292.)

## II. — ÉPITHÉLIOMES DU PANCRÉAS

Semblables, en cela, aux épithéliomes du foie, ceux du pancréas sont primitifs ou secondaires, selon qu'ils ont pour point de départ les épithéliums pancréatiques ou ceux d'un autre organe. Les uns et les autres méritent notre attention : les épithéliomes primitifs, de beaucoup les plus fréquents, à cause de leur importance et des désordres qu'ils déterminent ; les épithéliomes secondaires en raison de l'étendue de l'infection cancéreuse et de ses conséquences.

### 1° Épithéliomes primitifs.

Aussi variées que les épithéliums pancréatiques, ces néoplasies ont pour origine : ou bien les cellules des acini glandulaires, ou bien celles qui tapissent les voies d'excrétion, et de là deux types nettement distincts : 1° l'épithéliome acineux ou glandulaire, formé de cellules polygonales plus ou moins hypertrophiées et déformées; 2° l'épithéliome canaliculaire ou cylindrique, constitué par la végétation des cellules de revêtement des canaux pancréatiques, confondu à tort avec le précédent et, pour ce fait, non encore étudié. Le pancréas renferme une autre catégorie de cellules, selon toute vraisemblance de nature épithéliale, faisant partie des corpuscules de Langerhans; mais les néoplasies qui peuvent se développer aux dépens de ces éléments sont jusqu'ici entièrement méconnues.

*Étiologie et pathogénie.* — Les causes des épithéliomes primitifs du pancréas ne diffèrent pas de celles du cancer en général, et conséquemment, nous n'avons rien à ajouter à ce que nous en avons dit plus haut à propos de l'épithéliome glandulaire du foie. Pas plus que les autres cancers, ces épithéliomes n'apparaissent avant la fin de la période d'accroissement et l'on peut affirmer que les cas de cancer du pancréas, observés chez des jeunes gens, se rapportent à des fibromes embryonnaires ou à une tout autre lésion. Effectivement, sur 24 observations personnelles (10 femmes et 14 hommes) 2 malades étaient âgés de 30 à 40 ans; 4 de 40 à 50 ans; 7 de 50 à 60 ans; 8 de 60 à 70 et enfin 3 de 70 à 80. Ainsi le maximum de fréquence, dans notre statistique, se trouve placé entre 50 et 70 ans. Le sexe et la profession, par contre, ne paraissent jouer aucun rôle dans l'étiologie de ce cancer.

*Anatomie et physiologie pathologiques.* — L'épithéliome primitif du pancréas peut atteindre indifféremment toutes les parties de la glande, mais quel que soit son siège, il présente la même structure, et se trouve constitué par une masse plus ou moins volumineuse, ferme, lobulée et de teinte blanchâtre. Exceptionnellement étendu à tout le pancréas, il peut occuper la queue ou le corps de l'organe, mais il siège le plus souvent au niveau de la tête. Ainsi, sur 15 cas d'épithéliome pancréatique examinés par nous, 2 siégeaient au niveau de la queue, 2 au niveau du corps, et 11 au niveau de la tête.

D'un volume qui dépasse rarement celui d'une orange, cette lésion adhère fréquemment aux organes voisins et s'y propage, L'épithéliome de la queue du pancréas gagne la rate et l'estomac, celui du corps comprime parfois le plexus solaire et produit des accidents particuliers (voy. p. 830); l'épithéliome de la tête du pancréas se fait remarquer, enfin, par les complications diverses. Le premier organe, qui souffre de son voisinage, est le canal cholédoque dont la dernière portion traverse la tête du pancréas avant de s'aboucher dans l'intestin; ce canal, ordinairement comprimé ou obstrué, amène une rétention plus ou moins complète de la bile avec toutes les conséquences que nous avons fait connaître (voy. p. 612). D'autres fois, la veine porte se trouve comprimée ou obstruée, d'où un épanchement ascitique; ou bien, c'est l'artère mésentérique supérieure qui est comprimée ou oblitérée, et de là des hémorrhagies intestinale et mésentérique (voy. obs. p. 835). — Les cellules cancéreuses envahissent fréquemment les voies lymphatiques et sont arrêtées par les ganglions pancréatiques et prévertébraux qui se tuméfient et s'indurent, ou bien elles pénètrent dans les voies sanguines et forment autant d'embolies qui gagnent les capillaires sanguins du foie. Là, elles donnent naissance à des noyaux secondaires qui peuvent simuler une néoplasie primitive de cette glande. Groupés en une masse unique, souvent volumineuse, ces noyaux ont été désignés, dans quelques cas, sous le nom de cancer en amande; mais d'autres fois, ils forment des nodosités multiples, du volume d'une olive ou d'une petite pomme, au point que le foie arrive à peser jusqu'à quatre et cinq kilogrammes. D'une couleur blanc mat, ils occupent de préférence la surface de la glande, où ils ressemblent à des taches de bougie; de consistance ferme, ils sont rétractés à leur centre où existent parfois de petites hémorrhagies capillaires. La rétention biliaire d'une part, l'envahissement cancéreux d'autre part, augmentent ainsi le volume du foie, dont le bord antérieur descend dans la cavité du ventre et met obstacle à toute tentative d'exploration manuelle du pancréas. En même temps, la tête du pancréas venant comprimer le canal cholédoque, la vésicule biliaire se distend et atteint des proportions qui donnent naissance, sous la paroi abdominale, à une saillie facilement reconnaissable, mais sans qu'il soit possible d'en tirer un signe absolument certain pour le diagnostic, attendu que toute cause d'obstruction de la bile : néoplasie, rétrécissement du canal cholédoque, etc., peut avoir la même conséquence.

L'analyse histologique de l'épithéliome pancréatique apprend que cette tumeur est constituée par des amas de cellules de nature épithéliale, entourées de tissu conjonctif adulte ou fibreux, en sorte que, vue dans son ensemble, elle a l'aspect d'une glande acineuse lorsqu'elle s'est développée aux dépens des épithéliums glandulaires, ou d'une glande tubuleuse quand elle provient des épithéliums canaliculaires. Elle est, en effet, formée par des boyaux cellulaires plus ou moins volumineux qui simulent des lobules glandulaires, circonscrits par un tissu conjonctif embryonnaire ou adulte, dans lequel cheminent des vaisseaux (fig. 109).

Ces boyaux cellulaires ont des dimensions très variées : les uns sont constitués par une ou deux rangées de cellules, les autres, plus volumineux, par un plus grand nombre d'éléments épithé-

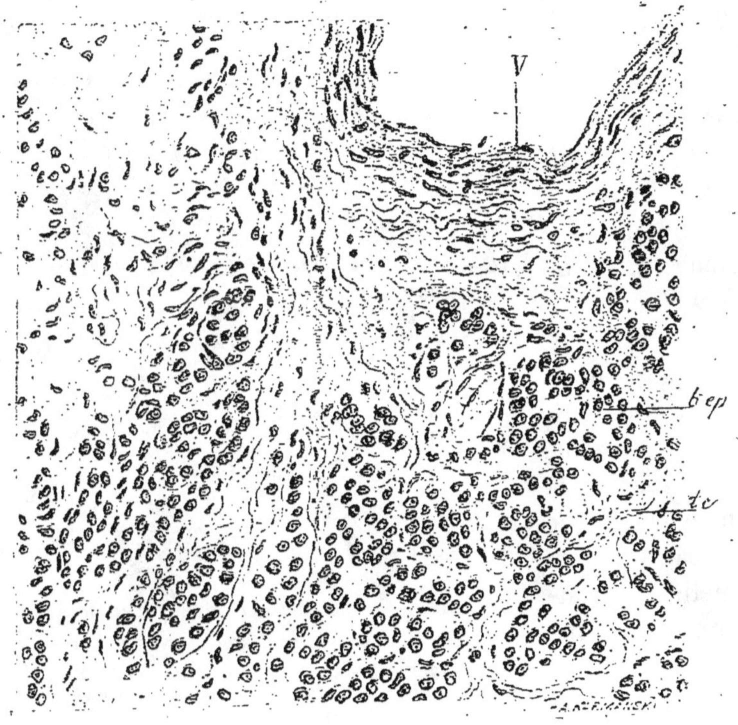


Fig. 109. — Coupe microscopique $\frac{280}{1}$ d'un épithéliome de la tête du pancréas. *bep*, boyaux cellulaires; *tc*, tissu conjonctif; *V*, veine.

liaux dont quelques-uns au centre, sont en voie de dégénérescence granulo-graisseuse. Les cellules, assez volumineuses, polyédriques, allongées ou même fusiformes par suite d'une compression réciproque, sont formées d'un gros noyau vésiculeux ou légèrement granuleux, d'un protoplasme peu abondant, et se rapprochent, ainsi, des cellules épithéliales embryonnaires. Nous ne parlons pas des épithéliomes cylindriques trop peu connus; notons seulement que les noyaux secondaires des ganglions lymphatiques et du foie ont la même composition histologique que la tumeur principale, aussi bien que toutes les autres tumeurs de générali sation (fig. 110).

*Symptomatologie.* — La symptomatologie du cancer primitif du pancréas présente des caractères propres, dus à l'altération du parenchyme glandulaire, et des caractères d'emprunt liés aux troubles que la néoplasie apporte dans le fonctionnement des viscères voisins. Les premiers sont à peu près constants, les seconds, au contraire, varient avec le siège de la localisation. Nous étudierons d'abord les symptômes communs aux épithéliomes du pancréas, viendront ensuite les signes particuliers qui permettent de distinguer entre elles les lésions de la queue, du corps, ou de la tête de cet organe.

Le début de l'épithéliome glandulaire du pancréas est insidieux et pendant une période plus ou moins longue il ne traduit son existence par aucun trouble apparent. Néanmoins, le malade, jusque-là bien portant, ne tarde pas à perdre l'appétit, à éprouver un dégoût invincible pour certains aliments, la viande et surtout les matières grasses; les digestions deviennent pénibles, le malade rend en diarrhée les aliments qu'il ne parvient plus à transformer, et il s'amaigrit. L'examen des fèces permet d'y découvrir, alors, une quantité plus ou moins considérable de fibres musculaires, de graisse et de substances alimentaires non dissoutes[1].

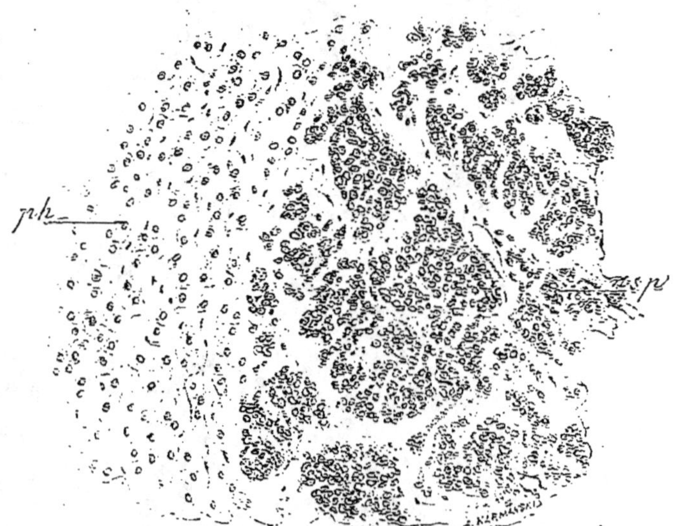


Fig. 110. — Coupe microscopique $\frac{150}{1}$ d'un noyau cancéreux secondaire du pancréas, dans le parenchyme hépatique. *nsp*, boyaux cellulaires cancéreux; *ph*, cellules hépatiques comprimées et aplaties par la nodosité cancéreuse.

La palpation de l'abdomen, pratiquée au bout d'un certain temps suivant les règles posées au début de cet ouvrage, parvient quelquefois à sentir profondément, entre l'ombilic et l'appendice xyphoïde, une tumeur d'un volume variable, bosselée, et de consistance ligneuse; mais, le plus souvent, le foie, bourré de noyaux

1. **Ziehl.** *Ueber ein Fall von Carcinom d. Pancreas und über Vorkommen von Fettekrystallen im Stuhlgang.* (*Deutsch. med. Wochenschr.*. Berlin, 1883, n° 37, et *Rev. des sc. méd.*, t. XXIII, p. 567 et *Archiv. gén. de méd.* Paris, 1884, t. I, p. 349.)

secondaires et augmenté de volume, recouvre l'épigastre, descend jusqu'à l'ombilic, cache la région du pancréas et empêche ainsi toute exploration de cette glande. L'estomac peut aussi, lorsqu'il est distendu, faire obstacle à la palpation du pancréas, de sorte que les symptômes physiques sont rarement perceptibles.

Les troubles fonctionnels, d'une valeur sémiologique de beaucoup supérieure, se rapportent les uns à l'existence du cancer, les autres à l'altération du pancréas. Les premiers se manifestent par une anémie considérable aboutissant à une teinte jaune paille, caractéristique, de la peau et des membranes muqueuses, ou encore par des thromboses des veines des membres ; les seconds, variables avec le siège, l'étendue et le degré de l'altération du pancréas, peuvent aboutir au diabète. L'apparition de ce syndrome au cours d'une affection cancéreuse de l'abdomen, difficile à localiser, doit faire songer au pancréas. En effet, l'une des conséquences les plus ordinaires de l'épithéliome de cette glande est d'obstruer les canaux excréteurs, de produire la sclérose de tout le parenchyme, situé en amont de la tumeur, d'où l'abolition de la fonction externe qui se traduit par des troubles digestifs, et aussi de la fonction interne dont le diabète est l'expression symptomatique; c'est ce que démontre le fait suivant qui est loin d'être unique[1].

*Épithéliome pancréatique limité à la tête de l'organe. — Oblitération du canal de Wirsung. — Sclérose et atrophie du reste de la glande. — Diabète, polydipsie, polyurie et glycosurie persistantes ; amaigrissement sans polyphagie et sans azoturie marquée.*

La nommée M... Marie, sans profession, 60 ans, est admise le 11 septembre 1891 à notre clinique de l'Hôtel-Dieu, après avoir été soignée par nous à l'hôpital du Perpétuel-Secours. Orpheline dès son enfance, elle ne peut donner de renseignements sur l'état pathologique de ses parents. Elle jouit d'une excellente santé jusqu'en mai 1891 où elle commença à ressentir une soif inextinguible. La nuit, elle est obligée de se lever sept ou huit fois, pour uriner et boire; mais, contrairement à ce que l'on remarque dans certains diabètes par atrophie du pancréas, elle ne peut préciser le moment exact où

1. Plusieurs auteurs dont les noms suivent ont déjà signalé, sans en connaître toujours la véritable signification l'existence d'un diabète survenu au cours d'un épithéliome du pancréas : **Bright** (R.). *Cases and observat. connected with diseases of the pancreas and duodenum.* (*Med. Chir. Transact.* London, 1833, t. XVIII, p. 3, et *Rev. med. chirurg.*, t. XII, p. 198.) — **Frerichs (Th.)**. *Traité des malad. du foie.* (Trad. fr. par L. Dumenil et J. Pellagot, 2e éd., Paris, 1866, p. 146.) — **Dufley** (G.). *On the connexion of acute diabetes with diseases of the pancreas.* (*The Dubl. journ. of med. sc.*, mai 1884, et *Rev. sc. méd.*, t. XXV, p. 210.) — **Harley (Vaughan)**. *Remarks of two cases of pancreatic diabetes.* (*Brit. med. Journ.* Lond., 1892, p. 9, et *Rev. des sc. méd.*, t. XL, p. 179.)

sa soif a commencé pas plus que sa polyurie et son état de maigreur. L'appétit, conservé, est peu exagéré et les forces persistent en partie, au point que dans les premiers jours de décembre, elle peut encore faire une course à pied. Les masses musculaires ne tardent pas à fondre et, en de nombreux points, la peau se colle littéralement aux os. Les facultés intellectuelles demeurent intactes et la mémoire se maintient aussi fidèle que par le passé. La vue, l'ouïe, l'odorat et le goût ne sont point altérés. Les artères sont dures, athéromateuses, et les cheveux deviennent rares. Il existe, au sommet des poumons, des râles muqueux et de la submatité avec résistance au doigt, indice d'une tuberculose en évolution (bacilles dans les crachats). Le cœur est régulier; tension artérielle : 20. Les urines (densité 1,030 à 1,035) acides, jaune paille, varient comme quantité entre 3 et 4 litres, et contiennent de 280 à 350 grammes de sucre, de 12 à 20 grammes d'urée par litre, sans traces d'albumine. Devant cet ensemble symptomatique, le diagnostic demeure hésitant, et quoique l'existence d'une lésion pancréatique soit définitivement admise, l'absence d'un début brusque, la faible exagération de la faim, la proportion du sucre et surtout de l'urée, enfin, l'intégrité parfaite des fonctions intellectuelles ne sont pas sans laisser quelque doute sur la nature de cette lésion.

Pendant toute la période où elle est soumise à notre examen (du 11 novembre au 26 décembre), cette malade ne présente aucun phénomène nouveau : appétit faible, constipation habituelle, soif modérée, arrêt de l'amaigrissement (pesait 78 livres le jour de son entrée, 79 le 24 décembre). Le 26 décembre, en se levant, elle est prise de syncope, alors qu'elle était la veille dans son état habituel, et, malgré l'absence de souffrance, elle a le pressentiment de la mort. Le 27 décembre, elle nous raconte avec la plus grande lucidité d'esprit ce qui lui est arrivé, elle insiste sur sa fin prochaine, ce que rien ne justifie en apparence. Dans la soirée, après une journée tranquille, elle tombe tout à coup sans connaissance, urine sous elle, se débat et meurt une heure après, (11 heures) sans avoir repris connaissance.

*Autopsie.* — Les artères de la base de l'encéphale sont athéromateuses (plaques blanches disséminées), les méninges se détachent fort bien, la substance cérébrale est ferme, grisâtre, plus dense que normalement. Les cavités ventriculaires ne sont pas dilatées; la substance nerveuse présente un piqueté hémorrhagique des plus nets, sans foyer de ramollissement ou d'hémorrhagie; il n'existe aucune lésion bulbaire ou cérébelleuse. Les poumons, adhérents à leurs sommets, principalement à gauche, présentent des cavernules, des tubercules confluents et des granulations disséminées au niveau surtout des lobes supérieurs. Le péricarde est intact, le ventricule gauche du cœur est hypertrophié (épaisseur de la paroi, à sa partie moyenne, deux centimètres et demi), revenu sur lui-même; la valvule mitrale est saine, la cavité ventriculaire absolument vide. L'orifice aortique et son appareil valvulaire sont intacts; l'embouchure des coronaires est libre. Le ventricule droit ne renferme aucun caillot; ses valvules tricuspide et pulmonaire sont saines. L'aorte, non dilatée, présente des plaques athéromateuses de petites dimensions. Il n'existe aucune cause de compression le long des troncs nerveux sympathique et pneumogastrique; mais des adhérences unissent le diaphragme au foie. Ce dernier organe, du poids de 1 450 grammes, d'apparence normale, n'est ni graisseux, ni amyloïde, ni sclérosé. La vésicule biliaire contient une bile verdâtre, transparente, sans calculs, que la moindre pression fait couler dans l'intestin. La rate, petite, pèse 80 grammes. Les capsules des reins se détachent difficilement et entraînent avec elles des débris de parenchyme. La surface de ces organes est décolorée, blanchâtre, parsemée de kystes colloïdes. La substance corticale est diminuée d'épaisseur, les artères, dilatées, restent béantes à la coupe. Le poids du rein droit est de 90 grammes, celui du gauche de 130 grammes. La vessie et les uretères sont normaux. L'estomac, très dilaté, est rempli d'aliments non digérés. Le petit et le gros intestin sont sains. L'utérus renferme plusieurs corps fibreux pédiculés; les ovaires ne sont pas lésés.

Le pancréas, le duodénum et l'aorte ayant été détachés en même temps et disséqués, on constate, au niveau de la tête pancréatique, la présence de nombreux ganglions lymphatiques hypertrophiés et indurés. L'un d'eux, gros comme une noix, siège sur l'artère hépatique et renferme un caillot hémorrhagique. Le pancréas, dans son ensemble, est diminué de volume et d'éten-

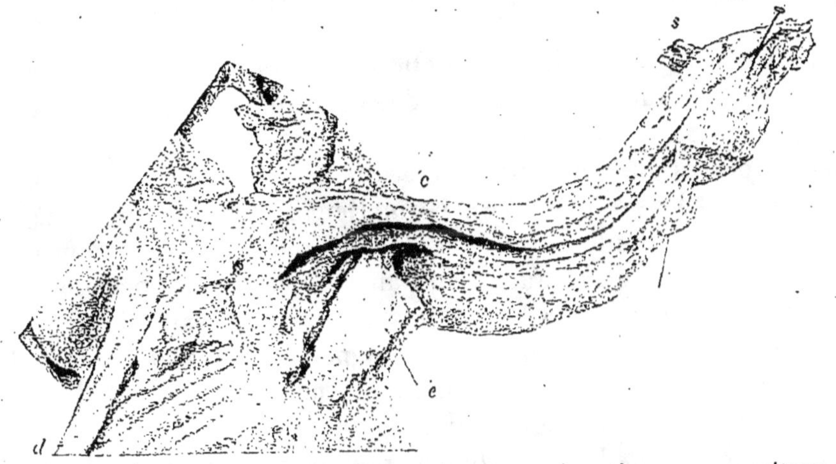


Fig. 111. — Épithéliome de la tête du pancréas, *e*, comprimant les canaux excréteurs *c*, qui sont dilatés, tandis que le parenchyme, sclérosé et atrophié, a eu pour effet une abondante glycosurie; *s*, artère splénique; *d*, duodénum.

due. Sa surface, blanchâtre, est irrégulière, bosselée, et sa lobulation très prononcée. Sa tête, confondue avec le duodénum, présente une tuméfaction grosse comme une olive, dure comme du bois, et qui fait penser, au premier abord, à l'existence d'un calcul. Cette glande mesure 15 centimètres de longueur et 8 millimètres d'épaisseur, à sa partie moyenne. Le corps et la queue, résistants et fibreux, ne donnent pas de sensation ligneuse. La néoplasie n'a pas dépassé la sphère pancréatique. Une coupe longitudinale au niveau de la tête, laisse apercevoir une masse blanchâtre, ferme, en aucun point ramollie, sans cavité kystique (fig. 111). Les canaux principal et accessoire sont dilatés, oblitérés à leur embouchure. Le corps et la queue de l'organe sont modifiés : le canal de Wirsung, gros comme une plume d'oie, renferme un liquide lactescent, et le parenchyme, à son pourtour, se trouve sclérosé et rétracté, au point que les lobules pancréatiques font une saillie manifeste. La membrane muqueuse duodénale est saine. Le canal cholédoque est libre ainsi que la veine porte. Les ganglions semi-lunaires, manifestement atrophiés, mesurent à peine quelques millimètres dans tous leurs diamètres; ils sont mous, non altérés en apparence; mais, sur toutes les branches du plexus solaire se voient des ganglions lymphatiques hypertrophiés et non adhérents. Les capsules surrénales ont un aspect normal.

De minces coupes, pratiquées au niveau de la tête du pancréas où siège la néoplasie, montrent l'existence d'un stroma conjonctif circonscrivant des alvéoles de forme variable, et remplis de cellules. Celles-ci, disposées en amas, sont volumineuses, à contours nets, mais irréguliers, avec un protoplasma abondant, transparent, granuleux; elles renferment un noyau volumineux qui se colore parfaitement. Quant au stroma, il est formé de fibrilles conjonctives, parallèles, entre lesquelles existent, en très grande abondance, des cellules embryonnaires. Au niveau du corps et de la queue de l'organe, les travées conjonctives interacineuses ont subi un épaississement considérable. Les acini pancréatiques sont comprimés dans cette trame et diminués de volume. Leurs cellules se colorent mal, et beaucoup ont subi une dégénérescence graisseuse totale; notons que le pancréas a été recueilli vingt-quatre heures après la mort.

Ce fait, bel exemple d'épithéliome pancréatique avec diabète, peut donner une idée générale des conditions qui président à la manifestation de ce syndrome. Il nous reste à dire quelques mots des désordres afférents aux diverses localisations du cancer pancréatique et des symptômes qui permettent d'en déterminer le siège.

Ceux-ci mettent en évidence trois *formes cliniques* selon que la tête, le corps ou la queue du pancréas sont plus spécialement atteints. La fréquence relative de ces formes est variable, car sur 33 cas personnels d'épithéliome du pancréas nous trouvons que la tête est lésée 29 fois, tandis que le corps et la queue ne le sont l'un et l'autre que chacun deux fois.

*a) Le cancer de la queue du pancréas*, comme il est possible d'en juger par l'observation suivante, ne présente aucun signe saillant de localisation, et, pour ce fait, il est généralement confondu, pendant la vie, avec l'épithéliome de l'estomac, à moins d'être accessible au palper.

*Epithéliome de la queue du pancréas. Epithéliome secondaire du foie.*

G... Pierre, cocher, âgé de 52 ans, est admis dans notre clinique le 5 septembre 1893. Toujours bien portant, cet homme ressent 8 à 9 mois avant sa mort des douleurs vagues dans les deux hypochondres et principalement à droite; il n'a jamais eu ni vomissements, ni diarrhée. Son appétit demeure normal, et il n'éprouve pas de dégoût pour les aliments; néanmoins, il perd ses forces et maigrit de plus en plus.

A l'examen que nous en faisons, 5 mois après le début de la maladie, nous constatons l'existence d'un foie volumineux et parsemé de bosselures, indices d'un épithéliome secondaire, ce qui nous conduit à soupçonner l'existence d'un cancer de l'estomac. Les autres organes sont normaux, à part le cœur, qui est un peu hypertrophié et dont le deuxième bruit aortique est claquant. Les urines rendues dans les vingt-quatre heures sont de 1 litre environ; leur densité est normale, elles ne contiennent ni sucre ni albumine.

Pendant le séjour de la malade à l'hôpital, le foie augmente de plus en plus de volume; son bord antérieur descend jusque dans la fosse iliaque. En même temps apparaît, au niveau des jambes, un œdème qui devient considérable et envahit la paroi abdominale; à aucun moment le malade n'a eu d'albumine dans les urines, mais il offre un léger épanchement dans le ventre. Sous l'influence des pilules diurétiques, l'œdème et l'ascite diminuent rapidement; toutefois, le patient s'affaiblit de plus en plus, perd l'appétit, et maigrit à vue d'œil, sans présenter la pâleur de l'anémie cancéreuse. Quelque temps après, il lui survient des eschares au sacrum et il s'éteint dans le marasme.

A l'autopsie, on trouve un épithéliome de la queue du pancréas, constituant une tumeur, grosse comme une orange, qui adhère à la rate; cette tumeur a une couleur blanche et une consistance ferme, fibreuse (fig. 112). Le reste du

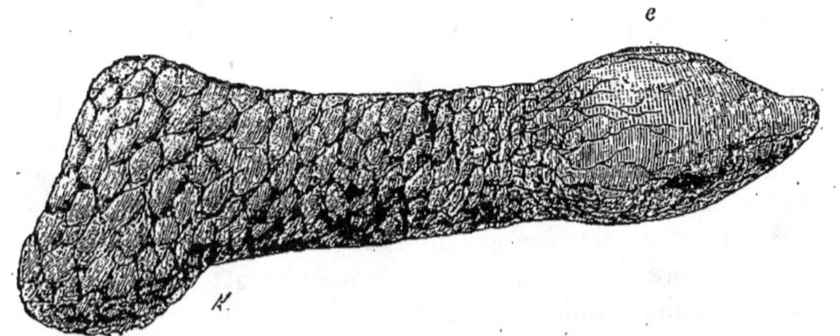


Fig. 112. — Épithéliome *e* de la queue du pancréas gonflée et indurée.

corps et la tête du pancréas sont indemnes de toute lésion; le canal de Wirsung est intact; il en est de même du cholédoque.

Le foie, énorme, pèse 4 500 grammes; il est bourré de noyaux secondaires d'une consistance ferme, d'une couleur blanc mat et qui, à la surface du foie, ont l'aspect d'une tache de bougie. Les ganglions prévertébraux sont volumineux et infiltrés d'éléments cancéreux. Les autres organes sont normaux, à part le cœur qui est dilaté, volumineux et dont les vaisseaux sont atteints d'artério-sclérose. L'examen microscopique démontre qu'il s'agit d'un épithéliome primitif du pancréas, généralisé au foie [1].

*b*) *Le cancer du corps du pancréas* doit ses caractères distinctifs aux troubles qu'il apporte dans le fonctionnement des organes voisins; en rapport habituel avec le plexus solaire, qui peut être englobé ou comprimé par la tumeur, il est sujet, comme dans l'observation qui suit, à divers troubles dont le plus saillant est la *teinte bronzée de la peau*. Dans une autre observation qui nous est personnelle la mort ayant eu lieu brusquement, par syncope, nous avons été conduit à incriminer le cancer d'avoir déterminé, en irritant le plexus solaire, le réflexe mortel.

*Epithéliome du corps du pancréas et glycosurie. Compression du plexus solaire, teinte bronzée de la peau. Coma et mort.*

M.,. Charles, égoutier, âgé de 51 ans, admis dans notre clinique le 25 juillet 1895, n'a pas connu ses parents et ne peut nous renseigner sur ses

1. Voyez un fait assez semblable publié par MM. Verstraete et Donel dans le *Journ. des Sciences méd. de Lille*, 29 juin 1898.

antécédents héréditaires. Toujours bien portant, il n'a jamais présenté de signes d'herpétisme, n'a été atteint ni de syphilis, ni de paludisme. Depuis cinq à six mois, il perd l'appétit et ses forces diminuent de plus en plus. Il éprouve surtout un invincible dégoût de la viande, et si, au début, il prend du lait et du bouillon, actuellement, tout aliment lui répugne. Il ressent des douleurs vagues dans le ventre, surtout dans le bas-ventre; il n'a jamais vomi, et se plaint d'avoir eu un peu de diarrhée.

A son entrée à l'hôpital, ce malade, très affaissé, répond difficilement aux questions; sa faiblesse est telle qu'il peut à peine se mouvoir dans son lit. La maigreur est considérable, la peau offre une teinte bronzée sans ictère. — La langue est rouge, desquamée, et du muguet se voit au niveau du vestibule de la bouche.

Le cœur et les poumons ne présentent rien de particulier; le foie, volumineux, descend jusqu'à l'ombilic; il n'est douloureux ni à la pression, ni à la palpation, mais on sent sa surface parsemée de nombreuses bosselures. La rate, petite, mesure 9/14 centimètres. Le ventre est tendu; il n'y a ni ascite, ni œdème des jambes, ni induration des ganglions inguinaux ou sus-claviculaires. Les urines et les matières sont rendues involontairement; la quantité des urines est faible, leur couleur, foncée et trouble, leur densité 1,022; il n'y a pas d'albuminurie; la quantité de sucre est d'environ 20 grammes par litre. Les matières, jaunâtres et liquides, ne contiennent que fort peu de graisse. Après une courte période d'agitation, pendant la nuit, le malade tombe dans un profond coma et meurt le lendemain.

*A l'autopsie*, on constate que le cœur et tout le système artériel sont intacts; les poumons, normaux, présentent à leurs sommets des cicatrices pigmentées. L'estomac et les intestins sont intacts, les ganglions mésentériques, ceux surtout qui correspondent au duodénum, tuméfiés et blanchâtres. Les reins (125 grammes) sont normaux, il en est de même des capsules surrénales et de la rate, qui pèse 120 grammes.

*Le foie*, 2 500 grammes, est farci de noyaux épithéliomateux, dont le volume varie entre une lentille et une mandarine. Ces noyaux secondaires sont tellement nombreux et rapprochés qu'il reste très peu de substance hépatique entre eux; ils ont une couleur blanche et une consistance ferme. La vésicule biliaire, non dilatée, contient un peu de bile brune. Le pancréas est très altéré; la tête paraît tout à fait normale sur une étendue de 6 à 7 centimètres; au niveau de la partie moyenne, on observe une tumeur de la grosseur d'une petite orange, blanche et ferme, légèrement bosselée à sa surface.

Le canal pancréatique, ouvert, offre, à partir de l'ampoule de Vater, un calibre normal et des parois intactes; il se termine en cul-de-sac au niveau de la tumeur. Une coupe transversale de celle-ci ne présente aucun vestige de canal pancréatique. Au delà de la tumeur, ce canal apparaît de nouveau, mais il est très dilaté et rempli d'un liquide louche et légèrement filant. La queue du pancréas a des dimensions et une consistance normale; elle est formée en grande partie par de la graisse, et, à la coupe, sa couleur est jaunâtre avec des taches plus pâles que le parenchyme, au niveau de la tête. La tumeur repose en arrière sur le tronc cœliaque et sur l'artère mésentérique qui lui sont adhérents. Les plexus nerveux qui entourent les artères sont manifestement atteints, et, c'est peut-être là l'explication de la coloration bronzée que la peau présentait pendant la vie. Le néoplasme est formé par des nodules plus ou moins volumineux ayant l'apparence de lobes glandulaires, et séparés par un tissu conjonctif fibreux, abondant, dans lequel cheminent des vaisseaux plus ou moins larges. Chacun de ces nodules est constitué par des boyaux cellulaires, simulant des acini d'une glande en grappes, séparés par un tissu fibreux moins abondant, parcouru par des capillaires sanguins. L'ensemble de la tumeur rappelle donc la disposition d'une glande normale, dont elle diffère seulement par l'irrégularité et l'absence de proportion de ses parties constituantes. Ainsi, à côté de boyaux, paraissant formés d'une où deux rangées de cellules, on en trouve d'autres plus volumineux, et constitués par un amas considérable de ces éléments; par places même, les cellules qui occupent le centre des amas ont subi une dégénérescence granulo-graisseuse et leurs noyaux se colorent mal. A un fort grossissement on constate que le tissu interstitiel est formé de faisceaux de fibres ondulées et de cellules conjonctives à noyaux très allongés. Les cellules néoplasiques, petites, possèdent un gros noyau ovalaire, vésiculeux, peu granuleux; le protoplasma qui entoure ce noyau est peu abondant; les cellules revêtent surtout la forme polyédrique; quelques-unes, comprimées, ont pris une forme allongée et même fusiforme. Le parenchyme pancréatique, situé dans le voisinage de la tumeur, a subi la dégénérescence graisseuse; sur quelques points, on voit des acini dont les cellules, multipliées, ressemblent à celles du néoplasme. Une coupe faite au niveau de la queue du pancréas, montre une sclérose très prononcée; le canal de Wirsung est dilaté et entouré d'une épaisse couche de tissu conjonctif; le parenchyme glandulaire est presque en entier transformé en graisse. Les noyaux secondaires du foie ont une constitution absolument identique à celle de la tumeur principale : mêmes cellules, même disposition en boyaux plus ou moins volumineux, séparés par du tissu conjonctif fibreux. Au centre d'un noyau que nous observons, ce tissu fibreux est devenu tellement abondant qu'il a étouffé et remplacé la néoplasie épithéliale qui n'est plus représentée que par de rares traînées cellulaires. Le parenchyme hépatique environnant est refoulé, comprimé, et ses éléments épithéliaux sont aplatis.

c) *Le cancer de la tête du pancréas*, comme celui du corps de cet organe, doit ses caractères distinctifs aux désordres qu'il détermine dans le fonctionnement des appareils voisins. En effet, le canal cholédoque, traversant la tête du pancréas avant de se déverser dans le duodénum, est forcément comprimé par la tumeur ou englobé par elle, d'où il résulte une *rétention biliaire* avec toutes ses conséquences (fig. 113).

Les symptômes de l'épithéliome de la tête du pancréas sont, au bout d'un certain temps, *un ictère* biliphéique qui, d'abord, jaune citron, arrive rapidement aux teintes foncées; la vésicule biliaire, dans ces conditions, se remplit de bile et fait sous la paroi du ventre une saillie ovoïde, volumineuse, facilement appréciable au palper. Le foie est généralement tuméfié, tant à cause de la rétention de la bile que des noyaux secondaires qui, d'ordinaire, l'envahissent de bonne heure. Les urines contiennent des pigments et des sels biliaires, tandis que les matières fécales sont décolorées.

Ces désordres s'accompagnent souvent de violentes crises douloureuses, qui siègent au niveau de l'hypochondre droit et irradient dans le dos, l'épaule droite et l'épigastre, à gauche de la ligne blanche. Ces crises, qui simulent, à s'y méprendre, des coliques hépatiques se rencontrent, néanmoins, chez des malades à l'au-

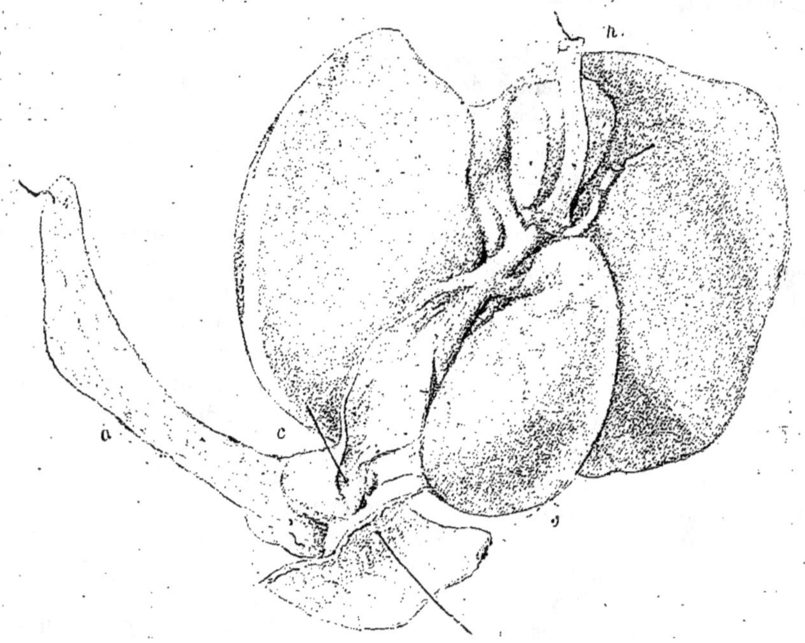


Fig. 113. — Épithéliome de la tête du pancréas avec rétention biliaire.
*a*, pancréas; *c*, cancer de la tête de cet organe rétrécissant l'orifice du canal cholédoque traversé par une soie, et fortement dilaté ainsi que la vésicule du fiel; *vh*, artère hépatique.

topsie desquels on ne trouve de lithiase, ni dans la vésicule, ni dans le canal cholédoque, fait important dont la connaissance peut mettre à l'abri de nombreuses erreurs de diagnostic et de pronostic. Dans quelques cas, enfin, l'épithéliome du pancréas a, pour conséquence, de l'entérorrhagie, comme l'indique le fait suivant :

*Épithéliome de la tête du pancréas; obstruction du canal cholédoque. Compression de l'artère mésentérique supérieure; hémorrhagies mésentérique et intestinale.*

G... Solange, ménagère, âgée de 46 ans, entre dans notre service d'hôpital le 13 décembre 1883. Toujours bien portante elle a eu sept enfants qui sont tous vivants. Il y a environ un an, elle éprouva, pour la première fois, des coliques violentes dans l'hypochondre droit. Il y a cinq mois, une crise douloureuse survint de nouveau et, fut suivie de jaunisse ; les douleurs durèrent, cette fois, une douzaine de jours. Depuis lors, la malade est demeurée jaune; puis elle s'est affaiblie et a maigri. Aujourd'hui, elle a du myœdème, de l'inappétence et un dégoût profond pour les aliments; son ictère est très foncé avec décoloration des matières.

Le foie, volumineux et lisse, déborde les fausses côtes de quatre travers de doigt. Les autres organes ne présentent rien de particulier à signaler. Les urines, rares, peu denses : 1,013, très colorées, contiennent des pigments biliaires en abondance, mais ne renferment ni sucre, ni albumine. Le lendemain de son entrée à l'hôpital, la malade éprouve des coliques violentes et rend à plusieurs reprises des matières noires et sanguinolentes. A la suite, elle s'affaisse, perd connaissance et meurt dans la soirée.

A l'autopsie, il existe une faible quantité d'un liquide rougeâtre dans la cavité abdominale. L'estomac est normal, mais l'intestin grêle présente, dans presque toute son étendue, une teinte rouge foncé; sa paroi est épaisse et recouverte d'un exsudat muqueux; sa cavité contient des matières noires et sanguinolentes.

Le mésentère est épaissi et infiltré de sang. Au-devant de la colonne vertébrale on trouve un amas de ganglions cancéreux, volumineux et durs qui compriment l'artère mésentérique supérieure, obstruée par un caillot récent. La veine grande mésaraïque, renferme également un caillot qui paraît plus ancien; la veine porte est libre.

Le pancréas présente, au niveau de sa tête, un noyau épithéliomateux, très ferme, coloré en vert par la bile; le reste de la glande est induré, sclérosé, le canal de Wirsung, dilaté.

*Le foie* est volumineux, verdâtre, gorgé de bile; le *canal cholédoque*, très dilaté, est rempli d'un liquide visqueux, peu coloré, ayant l'aspect du petit lait. Les canaux intra-hépatiques sont, eux aussi, très dilatés. La vésicule contient 30 calculs, elle est petite et ses parois sont appliquées sur ces calculs (fig. 113).

Le cœur n'offre rien à noter; il en est de même de l'aorte et des reins. Les poumons présentent quelques noyaux de broncho-pneumonie. La rate, volumineuse, est ferme, et les autres organes sont intacts.

Soit qu'il envahisse les capsules surrénales, soit que, par sa généralisation aux ganglions lymphatiques, il produise des altérations du plexus solaire, l'épithéliome de la tête du pancréas peut encore déterminer des phénomènes qui rappellent ceux de la maladie d'Addison : le fait suivant en est un exemple.

*Epithéliome de la tête du pancréas, propagé aux ganglions sous-péritonéaux et à la capsule surrénale droite.*

Le nommé God..., Jean, maroquinier, âgé de 42 ans, entre le 5 juin 1888 dans mon service d'hôpital. — C'est un homme maigre dont le teint est grisâtre, terreux et la figure fatiguée. Les muscles des bras et des jambes sont minces et flasques. Le ventre est creusé en bateau, et malgré cela, la palpation n'y découvre aucune tumeur, bien que le foie ne déborde pas les fausses côtes. Il existe sous la clavicule droite une diminution d'élasticité et de petits craquements; les bruits du cœur sont normaux. Le malade accuse, au lever, des pituites vertes; dans la nuit, des crampes dans les mollets, des réveils en sursaut et des sueurs, il offre de la diminution de la sensibilité aux extrémités inférieures, tous signes indicateurs d'excès de boisson.

Les urines acides, D. 1,048, ne sont ni albumineuses, ni sucrées. Le patient, qui pesait 128 livres, il y a trois semaines, ne pèse plus que 110, il est apyrétique et on soupçonne chez lui une affection organique de l'estomac, malgré l'impossibilité de sentir une tumeur au palper. Toutefois, comme malgré le régime absolu du lait, il est pris, peu après l'ingestion de cet aliment, de vomissements ressemblant à de la purée de pois, j'éloigne l'idée d'un cancer stomacal et, vu l'aplatissement de l'abdomen, j'émets l'avis que le plexus solaire est atteint et je diagnostique une lésion tuberculeuse, probable, des capsules surrénales, une maladie d'Addison, sans mélanodermie. Le pouls est à 96, la température normale, il n'existe ni diarrhée, ni constipation, et le régime lacté est remplacé par des potages, des œufs, de la viande et de la glace. Le 22 juin, malgré le changement de régime, les vomissements continuent, 36°,8 de température. — Les 24 et 25, pas de vomissements. Le malade, dont les yeux sont égarés, ne comprend plus les questions; il délire et cherche à sortir; son état est très grave (ventouses, piqûres d'éther). Le 26, il est sondé sans en avoir conscience, ses urines, d'une densité de 1,021, ne sont pas albumineuses. Couché sur le dos, la tête renversée, les yeux déviés en haut, la bouche entr'ouverte, les lèvres noires et sèches, il présente à peine quelques mouvements convulsifs des muscles de la face et du bras droit. La respiration est stercoreuse, puis, il survient des râles trachéaux, et la température, jusque-là normale, s'élève brusquemenl à 39°. Mort le soir.

*Autopsie.* — Congestion marquée des veines de la pie-mère. Pas de lésions du manteau des hémisphères, ni des noyaux gris centraux. Le 4e ventricule, le cervelet, la protubérance et le bulbe sont normaux.

Absence de lésions des orifices du cœur; congestion intense des deux poumons; cavernule du volume d'une noisette et quelques granulations caséeuses, irrégulièrement distribuées, au sommet du poumon droit. *Le foie*, d'une coloration gris de fonte uniforme, est de volume normal et de consistance assez ferme. La vésicule biliaire est grande et remplie d'une bile tout à fait noire. Les voies biliaires sont libres et la bile afflue dans le duodénum qui est fortement coloré en jaune au-dessous de l'ampoule de Vater. Les *deux reins* et la *rate* ne sont pas lésés. La capsule surrénale du côté gauche coiffe le rein correspondant; celle du côté droit est confondue dans une masse volumineuse et dure, rattachée aux ganglions lymphatiques prévertébraux. L'estomac ne présente pas d'altération, si ce n'est une tache de la grandeur d'une pièce de 50 centimes, plate et sèche, qui correspond à une faible érosion cicatrisée. Le détroit pylorique est normal; mais, immédiatement au-dessous de lui, la membrane du duodénum, intacte, se trouve soulevée par une tumeur arrondie, et très fortement indurée. Cette tumeur, du volume d'une grosse noix, et qui a pour siège la tête du pancréas, est formée d'un tissu blanc, friable, aréolaire, donnant du suc à l'état frais; le reste de la glande ne présente pas d'altération manifeste. Le canal de Wirsung n'est pas dilaté, on peut le disséquer dans toute sa longueur, il est libre et vient s'ouvrir dans le duodénum à 2 centimètres au-dessous de l'extrémité inférieure de la tumeur. La veine porte n'est pas en contact avec le néoplasme; mais les ganglions lymphatiques sont tuméfiés et forment des masses blanches sessiles ou pédiculées, du volume d'un pois ou d'une petite noisette, et parcourues à leur surface par de fins vaisseaux. Le *plexus solaire* est tout entier entouré et masqué par ces lésions qui, semblables à des grains de raisin, reposent sur ses branches nerveuses. La capsule surrénale droite est constituée par une masse allongée et aplatie, à surface lobulée et à coupe blanche, friable comme celle des ganglions voisins, et se trouve, comme eux, envahie par le cancer. Le mésentère est parsemé d'un certain nombre de nodules du volume d'un gros pois, ayant les caractères des noyaux cancéreux groupés autour du plexus solaire.

Des coupes fines, pratiquées au niveau du duodénum et vues au microscope, permettent de constater que la paroi intestinale est simplement comprimée. Les glandes de Brünner sont aplaties, mais ne participent pas à la lésion. La masse de la tumeur qui occupe la tête du pancréas présente un stroma conjonctif formé de faisceaux de fibres parallèles qui circonscrivent des alvéoles allongés dans le sens de ces faisceaux. Ces alvéoles sont remplis de cellules polygonales, tassées, et difficilement colorées par le picro-carmin.

*Évolution et modes de terminaison.* — Quoique soumis à une marche lente et progressive, l'épithéliome du pancréas, malgré son début insidieux, ne présente pas moins des phases diverses : une première phase, sans symptômes bien nets, ou phase latente; une seconde phase surtout caractérisée par les phénomènes de l'obstruction biliaire ou de la compression du plexus solaire; une troisième phase, enfin, distincte par le syndrome de la cachexie cancéreuse, auquel s'ajoute parfois de la glycosurie.

La durée de cette affection, qui oscille entre quelques mois et une ou deux années, est souvent abrégée par une complication inflammatoire ou une infection d'origine intestinale. La mort, terminaison ordinaire, sinon fatale, est le fait habituel de la dénutrition et du dépérissement général, ou encore de l'insuffisance pancréatique et hépatique, de l'intoxication cancéreuse; mais quelquefois aussi, elle est hâtée par une complication : pneumonie ou suppuration des voies biliaire et pancréatique; une syncope, enfin, peut terminer brusquement la scène, lorsqu'il y a compression des plexus nerveux.

*Sémiologie.* — L'épithéliome du pancréas est une affection obscure et d'un diagnostic toujours difficile, du moins lorsqu'il siège au niveau du corps ou de la queue de l'organe. Impossible à reconnaître dans sa première phase, il doit être suspecté dans la seconde, lorsqu'il existe un ictère par rétention, avec distension de la vésicule biliaire, un amaigrissement rapide, souvent excessif, et une anémie manifeste. Dans ces conditions, qui mettent en évidence un rétrécissement des voies biliaires, il reste à déterminer ensuite le siège et la nature de ce rétrécissement. On y parviendra par une étude sérieuse de l'ictère qui offre, dans le cas de lithiase, un début brusque, ordinairement précédé de violentes coliques et, dans celui de rétrécissement organique, un début insidieux et non douloureux. Les coliques, qui, dans quelques cas, font cortège à l'épithéliome de la tête du pancréas, seraient toutefois assez facilement prises pour des coliques hépatiques, sans le siège de la souffrance et l'absence de décoloration des matières. L'exploration physique du pancréas n'est pas d'un grand secours dans la circonstance, puisque le foie, augmenté de volume, recouvre cette glande, et rend exceptionnelle la perception d'une tumeur bosselée, ferme, résistante, ligneuse, située à l'épigastre, entre l'ombilic et l'appendice xyphoïde. La palpation de la surface du foie, n'est pourtant pas sans utilité, car lorsqu'on hésite entre un épithéliome de la tête du pancréas et une obstruction du canal cholédoque par simple rétrécissement ou par lithiase, la perception des bosselures que les noyaux secondaires forment à la surface de la glande hépatique permet de lever tous les doutes.

Le signe capital, celui qui, se surajoutant ou non à l'ictère, à l'amaigrissement et à la cachexie, devient pathognomonique, pour ainsi dire, c'est une glycosurie ordinairement abondante, avec ou sans stéarrhée. Un diagnostic précis, toujours difficile, lorsqu'il s'agit d'un cancer du corps ou de la queue du pancréas, n'est pas absolument nécessaire, car, ce qui importe, dans la majorité des cas, c'est de savoir reconnaître l'affection cancéreuse. Celle-ci se distingue, comme toutes les affections du même genre, par la diminution de l'appétit, le dégoût des aliments, un amaigrissement rapide, sans cause appréciable, une anémie et un dépérissement de plus en plus considérables.

Le pronostic de l'épithéliome primitif du pancréas est tout à fait grave, puisque cette affection, déjà fatale par elle-même, l'est encore par l'importance fonctionnelle de l'organe affecté. L'inappétence absolue, la maigreur, le dépérissement progressif et l'anémie sont autant d'indices d'une fin prochaine, auxquels s'ajoutent parfois de la glycosurie et des phénomènes d'acétonémie.

*Thérapeutique.* — Le traitement médical, simplement palliatif dans l'espèce, doit avoir pour objectif de soutenir le malade par une alimentation convenable et de lui procurer un sommeil réparateur. Un régime azoté et solide doit être prescrit, tant qu'il existe de l'appétence; plus tard, il devient nécessaire de recourir à la diète lactée, et, s'il est possible, à l'usage du thé et du café. Le lait, dans ces conditions, est l'aliment le plus riche et le mieux supporté, pourvu que l'on y ajoute les ferments digestifs supprimés par la lésion pancréatique; cet aliment est, en outre, par ses propriétés diurétiques, le moyen le plus propre à débarrasser l'organisme des déchets et des poisons qui l'encombrent. La digestion sera stimulée par les amers, l'usage de la pepsine ou de la pancréatine, la nutrition par des lotions alcoolisées, par des frictions à l'aide de liquides ou de baumes stimulants. L'opium, et, de préférence, le chloral, trouveront leur utilité lorsqu'il s'agira de provoquer un sommeil suffisant et réparateur; les douleurs seront combattues par ces mêmes moyens ou, encore, si elles sont très vives, par des piqûres de morphine.

Aucun médicament connu, pas plus le condurango que tout autre, n'ayant prise jusqu'ici sur le cancer, on a dû songer à une intervention opératoire. Le traitement chirurgical, par malheur, est peu applicable, non seulement en raison de la situation spéciale du pancréas et de ses rapports intimes avec le duodénum, mais encore et surtout par le danger qu'il y a à extirper un organe essentiel à l'existence, de telle sorte que l'on ne peut songer à une opération véritablement sérieuse qu'autant que l'épithéliome se trouve limité et situé au niveau de l'extrémité caudale, et, à la rigueur, au niveau du corps du pancréas. Toutefois, les opérations tentées dans ces conditions, n'ont pas été suivies de succès assez encourageants pour qu'il soit possible de les recommander.

**Van Dœveren** (A. J.). *De pancreate carcinomatoso eo in loco, ubi ipsi ventriculus accumbit, etc.* (*In his : Observ. path. anat.* In-4, Ludg. Bat., 1789, p. 35-49, 3 pl.) — **Rahn** (J. R.). *Scirrhorum pancreatis diagnosis observationibus anatomico-pathologicis illustrata.* In-4, Gottingæ, 1796. — **Sandwith** (T.). *Case of scirrhous pancreas.* (*Edinb. M. et S. J.*, 1820, t. XVI, p. 380.) — **Irwin** (W. F.). *Case of cancerous duodenum and scirrhus of the pancreas.* (*Phila. J. M. et Phys. Sc.*, 1824, t. VIII, p. 406-413.) — **King**. *Observations sur un squirre du pancréas compliqué de cataractes.* (*Répert. gén. d'anat. et physiol. path.* Par.) 1827, t. III, p. 43-49.) — **Vidal**. *Cancer du pancréas.* (*Clinique.* Paris, 1829, t. I, p. 234.) — **Bayne** (J. H.). *Scirrhous state of the duodenum and pancreas, etc.* (*Am. J. M. Sc.* Phila., 1830-1831, t. VII, p. 265.) — **Dupré**. *Cancer du pancréas.* (*Bull. Soc. anat. de Par.*, 1830, 2e édit., 1846, t. V, p. 44-46.) — **Trumpy** (J.). *Cancer pancreatis.* (*J. d. pract. Heilk.* Berl., 1830, t. LXXI, p. 35.) — **Andral**. *Cancer du pancréas, simulant un anévrysme de l'aorte abdominale.* (*Gaz. d. Hôp.* Paris, 1831-1832, t. V, p. 61.) — **Mühry** (A. A.). *Markschwammbildung im Pancreas und dessen Umgebung.* (*Wchnschr. f. d. ges. Heilk.*, Berl., 1835, p. 153.) — **Sym** (J.). *Medullary tumour of the pancreas, with gastrodynia, jaundice, an dropsy.* (*Edinb. M. et S. J.*, 1835, t. XLIV, p. 125.) — **Casper**. *Eniges über den Krebs der Bauchspeicheldrüse.* (*Wochenschr. f. d. ges. Heilk.* Berlin, 1836, p. 433.) — **Hamon** (C.). *Apoplexie cérébrale; cancer du foie et du pancréas; hypertrophie du cœur; mort.* (*Bull. clin.* Par., 1836-1837, t. II, p. 129.) — **Dickson** (D. J. H.). *Case of chronic inflammation and scirrhus of the pylorus and pancreas, etc.* (*Med. Chir. Rev.* Lond., 1840, t. XXXIII, p. 590-591.) — **Holscher** (G. P.). *Ileus in Folge von Hypertrophie des Pancreas, etc.* (*Hannov. Ann. f. d. ges. Heilk.*, 1840, t. V, p. 350 et 358, 360.) — **M'Dowel**. *Cancer of the pancreas and stomach; jaundice; rupture of the gall-bladder.* (*Proc. path. Soc. Dubl.*, (1840-1849), 1849, t. I, p. 167.) — **Crampton**. *Scirrhus of the pancreas.* (*Prov. M. et S. J.* Lond., 1842-1843, t. V, p. 234.) —

**Albers.** *Einfacher Krebs des Pancreas.* (*Med. Cor.-Bl. rhein. u. westfäl. Aerzte.* Bonn, 1843, t. II, p. 131-144.) — **Fletcher.** *Carcinoma of the pancreas.* (*Prov. M. et S. J.* Lond., 1843-1844, t. VII, p. 318.) — Le même. *Scirrhous pancreas.* (*Ibid.*, 1847, p. 552.) — **Knowlton (C.).** *Scirrhus of the pancreas; error in diagnosis.* (*Boston M. et S. J.*, 1843, t. XXIX, p. 379-382.) — **Battersby (F.).** *Two cases of scirrhus of the pancreas, with observations on the diagnosis of affections of that gland.* (*Dublin Q. J. M. Sc.*, 1844, t. XXV, p. 219-244.) — **Smith (R. W.).** *Carcinoma of the axillary glands and mamma; scirrhus of the head of the pancreas and ovaria.* (*Ibid.*, 1844, t. XXV, p. 175.) — **Carmichael.** *Cancerous degeneration of the head of the pancreas, obstructing the gall-ducts; malignant tumours in the neck; icterus.* (*Ibid.*, 1846, t. I, p. 243.) — **Greene.** *Malignant deposition involving the head of the pancreas, and occupying the mesenteric glands; oil in the faeces.* (*Ibid.*, 1846, t. I, p. 250.) — **Godart.** *Cancer de la vésicule biliaire et du pancréas.* (*Bull. Soc. anat. de Par.*, 1847, t. XXII, p. 287.) — **Campbell (H. F.).** *Autopsical observations; scirrhous degeneration of the pancreas, with rupture of the stomach.* (*South. M. et S. J.*, n. s., t. V, p. 336.) — **Lees.** *Scirrhus of the pancreas, and chronic ulcer of the stomach.* (*Dublin Q. J. M. Sc.*, 1848, t. VI, p. 188.) — Le même. *Scirrhus of the pancreas and liver; ulceration of the gall-bladder.* (*Ibid.*, 1854, t. XVII, p. 447].) — **Dumenil.** *Induration du pancréas; compression du canal cholédoque par la tête de cet organe.* (*Compt. Rend. Soc. de biol.*, 1849. Par., 1850, t. I, p. 65.) — **Barth.** *Cancer du pancréas (queue), foie, etc.* (*Bull. Soc. anat.* Paris, 1851, p. 91.) — **Mc Clurg (J. R.).** *Case of scirrhus of the pancreas.* (*Med. Exam.* Phila., 1851, n. s., t. VII, p. 640.) — **Vesselle (A. P.).** *Du cancer du pancréas.* Paris, 1852. — **Williams.** *Cancer of the pancreas.* (*Med. Times.* Lond., 1852, n. s., t. V, p. 131-135.) — **Haldane (D. R.).** *Cancer of the pancreas.* (*Month. J. M. Sc.*, Lond. et. Édinb., 1854, t. XIX, p. 77.) — **Wilks (S.).** *Colloid cancer of the pancreas.* (*Tr. path. Soc. Lond.*, 1854-1855, t. VI, p. 224.) — **Kist (J. C.).** * *De carcinomate pancreatis.* Ludg. Bat., 1855. — **Babington (T. H.).** *Extensive cancerous degeneration of the pancreas, mesentery, and stomach, unattended with urgent symptoms.* (*Dublin Q. J. M. Sc.*, 1855, t. XX, p. 237.) — **Bartrum (J. S.).** *Case of scirrhus of the pancreas and stomach.* (*Assoc. M. J.* Lond., 1855, p. 564.) — **Bauer (L.).** *Scirrhus of the pancreas, etc.* (*N. Jersey M. Reporter.* Burlington, 1856, t. VIII, p. 588.) — **Holley (D. C.).** *Carcinoma of the pancreas.* (*Penins J. M. Ann. Arbor*, 1855-1856, t. III, p. 293-297.) — **Jones (C. H.).** *Observations respecting degeneration of the pancreas.* (*Med. Chir. Tr.* Lond., 1855, t. XXXVIII, p. 195-217, 2 pl.) — **O'Rourk.** *Specimen of cancer of the pancreas.* (*Am. M. Month.* N. York, 1855, t. III, p. 139.) — **Thorn (W.).** *On a case of scirrhus of the pancreas.* (*Lancet.* Lond., 1855, t. II, p. 437.) — **Barth.** *Un cancer du pancréas.* (*Bull. Soc. anat. de Par.*, 1856, t. XXXI, p. 110.) — Le même. *Des tumeurs développées autour du pancréas et dans l'épaisseur de la rate.* (*Ibid.*, p. 174.) — **Agnew.** *Cancer of the pancreas and stomach.* (*Proc. path. Soc.* Phila., (1857-1860), 1860, t. I, p. 84.) — **Emiliani (E.).** *Dello scirro del pancreas.* (*Bull. d. st. med. di Bologna*, 1857, 4e s., t. VIII, p. 161-177.) — **Roques.** *Cancer de la tête du pancréas.* (*Bull. Soc. anat. de Par.*, 1857, t. XXXII, p. 215.) — **Stillé.** *Enlargement and induration of the pancreas.* (*Tr. path. Soc. Phila.*, 1857-1860, t. I, p. 34.) — **Van der Byl.** *Medullary cancer of the common bile-duct; dilatation of all the biliary ducts; enlargement of the gall-bladder; cancerous growth in the pancreas; intense jaundice.* (*Tr. path. Soc. Lond.*, 1857-1858, t. IX, p. 228.) — **Da Costa (J. M.).** *Cancer of the pancreas.* (*N. am. M. chir. Rev.* Phila., 1858, t. II, p. 883, et *Archiv. gén. méd.* Paris, 1862, t. II, p. 225.) — **Demme (T. A.).** *Medullary cancer of the pancreas.* (*Med. et Surg.*

*Reporter*. Phila., 1858-1859, t. I, p. 77.) — **Forvood (W. S.)**. *A case of cancer of the pancreas and stomach*. (*Ibid*. Phila., 1858-1859, t. I, p. 125.) — **Buckingham (C. E.)** *Scirrhous pancreas*. (*Boston M. et S. J.*, 1859-1860, t. LXI, p. 89.) — **Laborde**. *Ictère, dégénérescence de la tête du pancréas*, etc. (*Compt. rend. Soc. de biol.*, 1859. Par., 1860, 3e s., t. I, p. 84.) — **Crisp (E.)**. *Scirrhous enlargement of the pancreas*. (*Tr. path. Soc. Lond.*, 1861-1862, t. XIII, p. 124.) — **Wagner (E.)**. *Fall von primären Pankreaskrebs*. (*Arch. d. Heilk.* Leipz., 1861, t. II, p. 285.) — **Meigs (J. F.)**. *Cancer of pancreas*. (*Med. a. Surg. Reporter*. Phila., 1862, t. VII, p. 107.) — **Rohrer (J. S.)**. *Case of scirrhosity of the pancreas, with induration, hypertrophy, etc.* (*Ibid.*, Phila., 1862, t. VII, p. 201.) — **Wedekind (G.)**. * *Primitiv. Krebs der Bauchspeicheldrüse*. Wurzburg, 1863. — **Ward**. *Two cases of cancerous disease of the pancreas*. (*Lancet*, Lond., 1863, t. II, p. 66.) — **Boucaud**. *Observation de squirrhe de la tête du pancréas*. (*Gaz. méd. de Lyon*, 1865, t. XVII. p. 527). — **Labbé (E.)**. *Cancer primitif du pancréas*. (*Bull. Soc. anat. de Par.*, 1865, t. XL, p. 267-270.) — **Bell (J. R. F.)**. *Cancer of the pancreas*. (*Proc. path. Soc. Phila.* (1866-1870), 1871, t. III, p. 158.) — **Gibbons (H.)**. *Case of cancer of pancreas; autopsy*. (*Pacific. M. et S. J.* San Francisco, 1866-1867, t. IX, p. 24-27.) — **De Lignerolles**. *Cancer du pancréas*. (*Bull. Soc. anat. de Par.*, 1866, p. 38.) — **Pepper (W.)**. *Tumour of the head of the pancreas*. (*Proc. path. Soc. Philad.* (1866-1870), 1871, t. III, 182.) — **Pop (G. F.)**. *Carcinoma pancreatis et duodeni*. (*Geneesk. Tijdschr. v. de Zeemagt*. GRAVENH., 1866, t. IV, p. 310.) — **Taylor (E. R.)**. *Case of scirrhus of pancreas, with consequent involvement of the portal vein and common choledoch and pancreatic ducts, causing ascites and jaundice*. (*Pacific. M. et S. J.* San Francisco, 1866-1867, t. IX, p. 19.) — **Wood (E. A.)**. *Scirrhus of duodenum, pylorus, and head of pancreas*. (*Ibid.*, 1866, t. XV, p. 228.) — **Von Lichtenfels**. *Icterus e carcinomate pancreatis; noma; tod*. (*Ber. d. K. K. Krankenanst. Rudolph-Stiftung in Wien* (1867), 1868, p. 277.) — **Williams (J.)**. *Scirrhous tumor of stomach and pancreas*. (*Med. et surg. Reporter*. Phila., 1868, t. XVIII, p. 274.) — **Cameron**. *A case of scirrhus of the pancreas*. (*Med. Times and Gaz.* Lond., 1869, t. II, p. 491.) — **Gibbons (H.)**. *Case of enormous encephaloid cancer of the pancreas*. (*Ibid.*, 1869-1870, t. XII, p. 216-218.) — **Gross (S. W.)**. *Primary cancer of the head of the pancreas, undergoing softening*. (*Am. J. M. Sc.*, Phila., 1869, n. s., t. LVIII, p. 132-135.) — **Hamilton (E.)**. *Scirrhus of the pancreas*. (*Dublin Q. J. M. Sc.*, 1870, t. I, p. 476.) — **Nancrede (C. B.)**. *Cancer of pancreas*. (*Am. J. M. Sc.* Phila., 1870, n. s., t. LX, p. 150.) — **Tyson (J.)**. *Cancer of the head of the pancreas, rivolving also the pyloric end of the stomach*. (*Med. Times*. Phila., 1870-1871, t. I, p. 365.) — **Jayaker (A. S. G.)**. *Cancer of the pancreas simulating hepatic abscess; autopsy*. (*Indian M. Gaz.* Calcutta, 1870, t. V, p. 230.) — **Barton (J. M.)**. *Tumor of the pancreas and of the pylorus*. (*Tr. path. Soc. Phila.* (1871-1873), 1874, t. IV, p. 71.) — **Webb (W. H.)**. *Scirrhus of the head of the pancreas*. (*Phila. M. Times*, 1871-1872, t. II, p. 86.) — **Gross (F. H.)**. *Cancer of the head of the pancreas*. (*Ibid.*, 1871-72, t. II, p. 354.) — **Keen (W. W.)**. *Scirrhus of the head of the pancreas*. (*Tr. path. Soc. Phila.* (1871-1873), 1874, t. IV, p. 69.) — **Reece (M.)**. *Cancer of the stomach and pancreas*. (*Med. et Surg. Reporter*. Phila., 1871, t. XXV, p. 6.) — **Mc Collom (J. H.)**. *Cancer of the pancreas*. (*Boston M. a. S. J.*, 1872, t. IX, p. 371-373.) — **Bowditch**. *Fatty dejections for four years; cancerous disease of the pancreas and liver*. (*Ibid.*, 1872, t. LXXXVII, p. 65-67.) — **Luithlen**. *Zur Casuistik des Pankreas-Krebses*. (*Memorabilien*, Heilbr., 1872, t. XVII, p. 309-314.) — **Bailey (J. S.)**. *Cancer of the pancreas, liver, mesentery, and uterus*. (*Phila. M. Times*, 1873-1874, t. IV, p. 667.) — **Finnell**. *Specimen of* *pancreas, the seat of primary cancer.* (*Med. Rec. New York*, 1873, t. VIII, p. 344.) — **Smith** (**H.**). *Serous cyst on thoracic wall; removal; death from cancer of the pancreas.* (*Med. Times et Gaz.* Lond., 1873, t. I, p. 249.) — **Trousseau.** *Cancer du pancréas communiquant avec l'estomac et l'intestin.* (*France méd.* Par., 1873; t. XX, p. 613.) — **Sauter** (**R.**). **Zwei Fälle von Carcinoma des Pancreas.* In-8. Berlin, 1874. — **Cutter** (**E.**). *Case of cancer of the pancreas and modified transfusion of blood.* (*South. M. Rec.* Atlanta, 1874, t. IV, p. 12-16.) — **Manley.** *Case of the pancreas being a solid mass of scirrhus.* (*Tr. Wisconsin M. Soc.* Milwaukee, 1874, t. VIII, p. 13.) — **Wickham Legg** (**J.**). *Cancer of the pancreas and liver, cancerous polypi of the portal vein and pancreatic duct.* (*Trans. of the path. Soc. London*, 1876, t. XXVII, p. 189.) — **O'Hara** (**M.**). *Soft cancer of the pancreas.* (*Tr. path. Soc. Phila.* (1875-1876), 1877, t. VI, p. 12.) — **Satterthwaite** (**T. E.**). *Carcinoma of the pancreas; occlusion of the ductus communis; cavernous metamorphosis of the liver.* (*Bull. New York path. Soc.*, 1881, 2[e] s., t. I, p. 67-70.) — **Jamieson** (**A.**). *Cancer of the head of the pancreas.* (*Customs Gaz. Med. Rep.*, 1876, Shanghaï, 1877, p. 51-53.) — **Jarvis** (**G. C.**). *Cancer of the head of the pancreas.* (*Proc. Connect. M. Soc.* Hartford, 1876, p. 37, 1 pl.) — **Soyka** (**I.**). *Primäres Carcinom des Pancreas; etc.* (*Prag. med. Wchnschr.*, 1876, t. I, p. 777.) — **Janicke** (**O.**). *Zur Casuistik des Icterus in Folge von Carcinom des Pankreas.* (*Verhandl. d. phys. med. Gesellsch. in Würzb.*, 1877, n. f., t. X, p. 125-157). — **Dreyfus** (**L.**). *Cancer du pancréas, de la deuxième portion du duodénum et de l'ampoule de Vater.* (*Bull. de la Soc. anat. de Paris*, 1876, p. 381.) — **Bruzelins et Rey.** *Un cas de cancer primitif du pancréas.* (*Prager Vierteljahrschr.*, 1878, p. 138.) — **Reinhard** (**F.**). *Ueber das Carcinom des Pancreas.* In-8. Würzburg, 1878. — **Dechamps.** *Cancer du pancréas; autopsie.* (*Arch. méd. belges.* Brux., 1878, 3e s., t. XIV, p. 257.) — **Mackenzie** (**S.**). *Primary cancer of pancreas, involving bile-duct; secondary deposits in liver and stomach; lymphatic infection of peritoneum and pleura.* (*Med. Exam.* Lond., 1877, t. IV, p. 126.) — **Pott** (**R.**). *Ein Fall von primären Pancreascarcinum.* (*Deutsche Ztschr. f. prakt. Med.* Leipz., 1878, t. V, p. 181-183.) — **Strumpell** (**A.**). *Primäres Carcinom des Pankreas.* (*Deutsches Arch. f. klin. Med.* Leipz., 1878, t. XXII, p. 226-229.) — **Hesse.** *Tumor of pancreas.* (*Proc. M. Soc. County Kings.* Brooklyn, 1879-1880, t. IV, p. 94.) — **Johnson.** *Case of primary cancer of the pancreas, with secondary infection of the liver, lumbar and mediastinal glands, etc.* (*Med. Times et Gaz.* Lond., 1879, t. I, p. 591.) — **Bonnamy** (**J.**). **Étude clinique sur les tumeurs du pancréas.* In-4. Paris, 1879. — **Allin** (**C. M.**). *Cancer of the pancréas.* (*Tr. N. York path. Soc.*, 1879, t. III, p. 40.) — **Edwards** (**W. E.**). *A case of cancer of the pancreas.* (*Ohio M. Rec.* Columbus, 1879-1880, t. IV, p. 402.) — **Ewart** (**W.**). *Biliary obstruction, due to cancer of the head of the pancreas.* (*St-George's Hosp. Rep.* 1879, Lond., 1880, t. X, p. 282.) — **Masing** (**E.**). *Ein Fall von Pancreaskrebs.* (*St-Petersb. med. Wchnschr.*, 1879, t. IV, p. 263.) — **Westbrook.** *Carcinoma of pancreas.* (*Proc. M. Soc. County Kings.* Brooklyn, 1879, t. IV, p. 16.) — **Salles** (**E.**). *Contribution à l'étude du cancer primitif du pancréas.* Paris, 1880. — **Anders** (**J. M.**). *A case of cancer of the pancreas, with secondary deposit in the liver.* (*Phila. M. Times*, 1880-1881, t. XI, p. 803.) — **Bartley** (**E. H.**). *Malignant tumor of the pancreas.* (*Ann. anat. et surg. Soc.* Brooklyn, N. Y., 1880, t. II, p. 495.) — **Brêchemin** (**G.**). *Cancer primitif du pancréas, envahissement des gros conduits biliaires; cancer secondaire du foie.* (*Progrès méd.* Par., 1880, t. VIII, p. 70.) — **De Cérenville.** *Tumeur cancéreuse du pancréas.* (*Bull. Soc. méd. de la Suisse rom.* Lausanne, 1880, t. XIV, p. 86.) — **Herrmann** (**F.**). *Zur Diagnose des Pankreas-Krebses.* (*St-Petersb.*

*med. Wchnschr.*, 1880, t. V, p. 61.) — **Mosler** (F.). *Ein Fall von Gallertkrebs des Pankreas.* (*Deutsches Arch. f. klin. Med.* Leipz., 1880-1881, t. XXVIII, p. 493.) — **Weyer** (G.). *Ein Fall von Gallertkrebs des Pancreas.* Greifswald, 1881. — **Aufrecht.** *Carcinom des pancreaskopfes.* (*Path. Mitt.* Magdeb., 1881, p. 126.) — **Bruen** (E. T.). *Small tumor of the head of the pancreas.* (*Tr. path. Soc. Phila.*, (1881, 1883), 1884, t. XI, p. 45.) — **Carson.** *Cancer of pancreas.* (*St-Louis Cour. Med.*, 1881, t. V, p. 342.) — **Galloupe** (F.). *Cancer of the pancreas.* (*Boston M. et S. J.*, 1881, t. CV, p. 592.) — **Kernig** (V. M.). *Cancer du pancréas.* (*Vrach.* Saint-Pétersb., 1881, t. II, p. 1, et *Un. méd.* Paris, 1883, t. I, p. 453.) — **Legendre** (P. L.). *Cancer du pancréas comprimant les voies biliaires.* (*Bull. Soc. anat. de Par.*, 1881, t. LVI, p. 186-188.) — **Moore** (N.). *Cancer of the pancreas.* (*St-Bartholomew's Hosp. Rep.*, London, 1881, t. XVII, p. 205.) — **Biach** (A.). *Zwei Fälle von primären Carcinom des Pancreas.* (*Mitth. d. Ver. d. Aerzte in Nied Oest.* Wien, 1882, t. VIII, p. 171.) — Le même. *Ueber Carcinom des Pancreas.* (*Mitth. d. Wien. med. Doct.-Coll.*, 1883, t. IX, p. 43 et suiv.) — **Kidd** (P.). *Primary cancer of pancreas.* (*Tr. path. Soc. Lond.*, 1882-1883, t. XXXIV, p. 136.) — **Madre** (C. A.). *Étude clinique sur le cancer primitif et secondaire du pancréas.* Paris, 1883. — **Osler.** *Scirrhus of pancreas; secondary colloid of lungs.* (*Med. News.* Phila., 1883, t. XLII, p. 694.) — **Lösch.** *Fall von primären Carcinom des Pankreas.* (*St-Petersb. med. Wchnschr.*, 1883, t. VIII, p. 205.) — **Stintzing** (R.). *Carcinom des Pankreas und Duodenum; Verschluss des Duct choledochus; Erweiterung der Gallenblase und der Gallengänge, etc.* (*Aerztl. Int. Bl.* München, 1883, t. XXX, p. 185.) — **Ziehl** (F.). *Ueber einen Fall von Carcinom des pancreas und über das Vorkommen von Fettkrystallen im Stuhlgang.* (*Deutsche med. Wchnschr.* Berl., 1883, t. IX, p. 538.) — **Cane.** *Sur un cas de cancer du pancréas compliqué de phlegmatia alba dolens.* (*British med. Journ.*, febr. 1883, et *Gaz. méd.* Paris, 1883, p. 208.) — **Wesener** (F.). *Ein Fall von Pancreas Carcinom mit Thrombose der Pfortader.* (*Archiv f. path. Anat. und Physiol.*, 1883, t. XCIII, p. 386.) — **Ramey.** *Cancer du pancréas.* (*Bull. Soc. d'anat. et physiol. de Bordeaux*, 1883, t. IV, p. 24, et *Tribune méd.* Par., 1878, t. XI, p. 387.) — Le même: *Cancer du pancréas avec carcinome du foie et tubercules cancéreux disséminés dans les deux poumons.* (*J. de méd. de Bordeaux*, 1883-1884, t. XIII, p. 232.) — **Dixon** (G. A.). *Cancer of the pancreas.* (*Phila. M. Times*, 1883-1884, t. XIV, p. 472.) — Le même. *Primary cancer of the head of the pancreas.* (*N. York M. J.*, 1884, t. XXXIX, p. 333). — **Gillar** (F.). *Primärer Krebs der Bauchspeicheldrüse; Blutung in die Bauchdecken.* (*Med. Chir. Centralbl.* Wien, 1883, t. XVIII, p. 239.) — **Vernay** (J.). *Étude clinique et anatomo-pathologique du cancer du pancréas.* Lyon, 1884. — **Anderson** (M. C.). *Notes of a case of malignant disease of the pancreas.* (*Glasgow M. J.*, 1884, t. XXI, p. 59.) — **Bennett** (C. D.). *A case of cancer of the pancreas and omentum.* (*Med. Rec.* N. Y., 1884, t. XXV, p. 695.) — **Horwitz** (L. N.). *An interesting case of carcinoma of the pancreas, with secondary involvment of the liver and stomach.* (*Coll. et Clin. Rec.* Phila., 1884, t. V, p. 166.) — **Lilly** (M. W.). *A case of scirrhus of the pancreas simulating abdominal aneurism.* (*Med. et surg. Reporter.* Phila., 1884, t. I, p. 422.) — **Aphel.** *Caso di cancroal pancreas.* (*Gazz. med. di Torino*, 1885, t. XXXVI, p. 179.) — **Armstrong.** *Primary cancer of pancreas, with secondary deposits in other organs.* (*Canada M. Rec.* Montréal, 1885-1886, t. XIV, p. 555.) — **Hirschler** (A.). *Trois cas de cancer du pancréas.* (*Orvosi hetil.* Budapest, 1885, t. XXIX, p. 707.) — **Mérigot de Treigny.** *Kyste hématique de l'abdomen, etc.* (*Bull. de la Soc. anat.*, 1885, p. 425.) — **Mayet.** *Cancer primitif de la tête du pancréas, ayant envahi le foie.* (*Lyon méd.*, 1885, t. XLIX, p. 31-33.) —

**Rotch** (T. M.). *A case of cancer of the head of the pancreas.* (*Boston M. et S. J.*, 1885, t. CXII, p. 175-177.) — **Verardini** (F.). *Cancer del pancreas.* (*Rev. med. de Sevilla*, 1886, t. VIII, p. 108-129-200.) — **Garnier** (R.). *Cancer de la tête du pancréas généralisé au foie.* (*Bull. Soc. anat. de Par.*, 1886, t. LXI, p. 472.) — **Welch** (G. T.). *Cancer of the pancreas.* (*Tr. M. Soc. N. Jersey.* Newark, 1885, p. 231.) — **Beck** (M.). *Scirrhus of the pancreas, causing intestinal obstruction: colotomy; necropsy.* (*Lancet.* Lond., 1887, t. II, p. 113.) — **Dalton** (H. C.). *Cancer of pancreas and duodenum; autopsy.* (*St Louis Cour. Med.*. 1887, t. XVIII, p. 134.) — **Dyson.** *Malignant disease of pancreas and liver.* (*Brit. M. J.* Lond., 1887, t. I, p. 115.) — **Moutard-Martin** (R.). *Cancer prim. du pancreas.* (*Bull. Soc. anat.* Paris, 1887, p. 342.) — **Méry** (H.). (*Ibid.*, p. 743.) — **Hamilton** (J. B.). *Cancer of the stomach and pancreas.* (*J. Am. M. Ass.* Chicago, 1887, t. VIII, p. 630.) — **Jamieson** (R. A.). *Cancer of the pancreas, not diagnosed during life.* (*China M. Miss. J.* Shanghaï, 1887, p. 51.) — **Kuvshinski** (P. D.). *Tumeur de la tête du pancréas.* (*Ejened. klin. Gaz. St-Petersb.*, 1887, t. VII, p. 183.) — **Ramos** et **Cochez.** *Relation de deux cas de cirrhose biliaire par obstruction à la suite d'un cancer du pancréas.* (*Rev. de méd.* Par., 1887, t. VII, p. 770.) — **Bard** (L.) et **Pic** (A.). *Contribution à l'étude clinique et anatomo-pathologique du cancer primitif du pancreas.* (*Ibid.* Par., 1888, t. VIII, p. 257-363.) — **Cash** (A. M.). *Case of cancer of the pancreas, with ulceration and hæmorrhage into the stomach.* (*Brit. M. J.* Lond., 1888, t. I, p. 133.) — **Hale White** (W.). *A case of carcinoma of the pancreas and semi-lunar ganglia.* (*Trans. of the path. Soc. London*, 1888, t. XXXIX, p. 147.) — **Dickinson** (E. H.). *On cancer of the head of the pancreas.* (*Liverpool M. Chir. J.*, 1888, t. VIII, p. 85.) — **Isch-Wall.** *Cancer du pancréas avec noyaux de général. au foie et à l'épaule.* (*Bull. Soc. anat.* Paris, 1889, p. 330.) — **Aigre.** (*Ibid.*, 1889, p. 253.) — **Dutil** (A.). *Note sur un cas de cancer primitif de la tête du pancréas.* (*Gaz. méd.* Paris, 1888, p. 447.) — **Roussel** (A.). *Cancer du pancréas; mort subite.* (*Loire méd.* Saint-Étienne, 1888, t. VII, p. 146.) — **Taylor** (T. C.). *Case of carcinoma of the pancreas, with infiltration of the omentum and walls of the stomach along the greater curvature.* (*Boston M. et S. J.*, 1887, t. CXVI, p. 503.) — **Seebohm.** *Cancer primitif du pancréas.* (*Deutsch. med. Wochensch.*, n° 38, 1888, et *Arch. gén. méd.*, 1889, t. I, p. 481.) — **Schwerdt.** *Carcinom des Pankreas mit Speichelsteine enthaltender Cyste.* (*Cor.-Bl. d. allg. ärztl. Ver. v. Thüringen.* Weimar, 1888, t. XVII, p. 374.) — **Segré** (R.). *Studio clinico sui tumori del pancreas.* (*Ann. univ. di med. e chir.* Milano, 1888, t. CCLXXXIII, p. 3-62 et *Un. med.*, Paris, 1888, t. I, p. 518.) — **Zielewicz** (J.). *Pankreas-Carcinom; Laparotomie.* (*Berl. klin. Wchnschr.*, 1888, t. XXV, p. 294.) — **Kesteven** (H.). *A case of primary cancer of the pancreas, etc.* (*Tr. of the path. Soc. London*, 1889, p. 140.) — **Legrand** (H.). *Sclérose et épithéliome de la tête du pancréas, coïncidant avec une cirrhose de Laënnec.* (*Rev. de médecine.* Paris, 1889, p. 165.) — **Caron** (A.). *Le cancer du pancréas.* Paris, 1889. — **Thompson.** *Primary carcinoma of the pancreas.* (*New-York med. J.*, 1889, p. 407.) — **Klemperer** (G.). *Dilatation de l'estomac par suite d'un cancer du pancréas. Diagnostic de la compression du pylore.* (*Bull. méd.*, 1889, p. 12-15.) — **Musmeci** (N.). *Contribution à la pathologie et à la clinique du cancer du pancréas.* (*Union méd.*, 1er janvier 1891, p. 8.) — **Roux.** *Étude anatomo-pathologique et clinique du cancer et des kystes du pancréas.* Paris, 1891. — **Aldibert.** *Cancer de la tête du pancréas avec dilation énorme des canaux cholédoque et hépatique, etc.* (*Bull. de la Soc. anat.*, janv. 1892, p. 39.) — **Macaigne.** *Cancer du pancréas sans glycosurie, cholécystite et angiocholite suppurée.* (*Ibid.*, 1892, p. 43.) — **Auvray.** *Cancer primitif du pancréas, etc.* (*Ibid.*,

1893, p. 453.) — **Ranglaret.** (*Ibid.*, p. 470.) — **Bernard.** *Épithéliome primitif du pancréas.* (*Ibid.*, 1894, p. 97.) — **Lévi (Léopold).** *Cancer de l'estomac juxtapylorique et cancer de la tête du pancréas, etc.* (*Ibid.*, p. 111.) — **De Massary.** *Cancer primitif de la tête du pancréas.* (*Ibid.*, 1894, p. 849-862.) — **Lucron.** *Contrib. à l'étude cl. du cancer du pancréas.* (Thèse Paris, 1893). — **Perdu.** *Essai sur les formes cliniq. du cancer du pancréas.* (Thèse, Lyon, 1893-1894.) — **Choupin** et **Molle.** *Contrib. à l'étude clin. du cancer primitif du pancréas.* (*La Loire méd.*, 15 mars 1893.) — **Cangini.** *Cancer de la tête du pancréas.* (*Ann. de méd. scient. et prat.* Paris, 1895, p. 263.) — **Huchard (H.).** *Cancer du pancréas.* (*Bull. méd.*, 6 janv. 1895, p. 15.) — **Bard (L.).** *Rapports des cancers du pancréas et des cancers de l'ampoule de Vater.* (*Rev. des malad. cancéreuses*, 1896, t. I, p. 225.)

### 2° Épithéliomes secondaires.

Formés d'éléments émigrés d'une lésion de voisinage, sinon d'un point plus ou moins éloigné, les épithéliomes secondaires du pancréas, jusqu'ici peu étudiés, sont aussi variés que les épithéliums de l'économie. Ils se manifestent sous des formes diverses : pavimenteuse, cylindrique, polyédrique ou mélanique, et proviennent ou bien d'une extension par voisinage ou bien d'une généralisation.

L'épithéliome pancréatique par propagation tire son origine de l'intestin, et surtout de l'estomac, rarement du foie; il se présente sous la forme d'une masse, plus ou moins volumineuse, indurée et presque toujours unique. Cette masse, qui envahit le tissu pancréatique et demeure en continuité avec le cancer initial dont elle a la composition et toutes les qualités, mérite une mention, à cause surtout de son extension possible au plexus solaire.

L'épithéliome par généralisation, toujours éloigné de la tumeur initiale, est formé de nodosités grisâtres ou blanchâtres, uniques ou multiples, arrondies et légèrement déprimées vers leur centre. Disséminées à la surface ou dans la profondeur de la glande, ces masses sont comme enkystées au sein du parenchyme dont il est quelquefois possible de les énucléer, et de cette façon, elles se distinguent de l'épithéliome primitif du pancréas. Assez peu considérables, en général, elles sont indurées, de consistance ferme, ligneuse, remarquables par la sensation de résistance et l'absence d'élasticité sous le doigt qui les palpe. Sur une coupe, elles sont blanchâtres, parfois ramollies à leur centre. Vues au microscope, elles présentent les caractères du cancer initial, sont formées d'un stroma alvéolaire au sein duquel se voient des cellules tantôt cylindriques et disposées en tubes, tantôt sphériques, tantôt enfin pavimenteuses ou même mélaniques, selon la nature de la végétation qui en a été l'origine spéciale. Mackensie a trouvé chez un homme de 30 ans, atteint d'un cancer mélanique de l'œil, de la mélanose du foie, du pancréas, de la rate, des poumons, du cœur, de la plèvre et du péritoine; j'ai moi-même observé un cas semblable.

Les localisations secondaires du cancer dans le pancréas n'ont jamais l'importance symptomatique de l'épithéliome initial; aussi, faisant cortège à d'autres désordres plus sérieux, elles passent presque toujours inaperçues. L'inappétence, les vomissements et la diarrhée, observés dans plusieurs cas, sont des phénomènes sans signification particulière, et qui appartiennent à presque toutes les affections cancéreuses. Il en est de même de l'amaigrissement et de l'anémie; quant au diabète maigre, il n'a pas été, que nous sachions, observé dans ces conditions; mais von Ackeren a constaté de la maltose et de l'indican dans l'urine d'un homme atteint de cancer de l'estomac avec foyers métastatiques dans le pancréas, et dont les matières fécales renfermaient un grand nombre de fibres musculaires striées.

La marche de l'épithéliome secondaire du pancréas est continue et progressive; sa durée, subordonnée à celle du cancer initial, est très variable et sa terminaison toujours fatale, plus encore par le fait de la maladie générale que de la lésion glandulaire locale.

Le diagnostic de l'épithéliome secondaire du pancréas n'est possible qu'à la condition d'arriver à percevoir par le palper une ou plusieurs tumeurs arrondies, fermes et de consistance ligneuse, situées entre l'appendice xyphoïde et l'ombilic, indépendantes de l'estomac et concomitantes d'un cancer primitif nettement établi. La fixité de ces tumeurs peut venir en aide au diagnostic qui, d'ailleurs, n'a pas une grande importance.

Le pronostic de cette affection est des plus graves, et, si elle ne tue pas par elle-même, elle contribue au moins dans une certaine mesure à amener la mort.

La thérapeutique, peu efficace ou nulle, ne diffère pas de celle qui s'adresse à la maladie générale, car aucune opération n'est possible dans ces conditions.

**Mackensie.** *Practical treatise on the diseases of the eye*, London, 1830, et *Arch. gén. de méd.*, t. XXV, p. 73, 242 et 517. — **Van der Byl.** *Medullary cancer of the common Bileduct. Cancer growth in the pancreas.* (*Trans. of the pathol. Soc. of London*, 1858, t. IX, p. 228.) — **Laborde.** *Dégén. de la tête du pancréas, cancer épith. du duodénum au niveau de l'embouchure des canaux cholédoque et pancréatique.* (*Comptes Rendus de la Soc. de biologie*, sér. 3, t. X, 1859, p. 84.) — **Meigs.** *Cancer du pancréas.* (*The med. and surg. Reporter*, 2 nov. 1861, et *Gaz. hebd.*

*de méd. et de chirurg.*, Paris, 1861, p. 847.) — **Da Costa.** *Mém. sur le cancer du pancréas.* (*Proceedings of the pathol. Society of Philadelphia*, t. I, p. 109, et *Archives gén. de méd.* Paris, 1862, t. II, p. 225.) — **Boucaud.** *Obs. de squirrhe de la tête du pancréas.* (*Gaz. méd. de Lyon*, n° 23, et *Gaz. hebd.*, 1865, p. 833.) — **Lucke** et **Klebs.** *Carcinom des Netzes und des Pancreas, etc.* (*Archiv f. path. Anat. und Physiol.*, 1867, t. XLI, p. 9.) — **Douglas-Powell** (**R.**). *Case of cancer of the lung and bronchial glands, liver and pancreas.* (*Trans. of the pathol. Soc. of London*, 1868, t. XIX, p. 79.) — **Gouguenheim.** *Cancer du pancréas probablement primitif, cancer du côlon transverse et de la région hépatique contigu au gros intestin, etc.* (*Bull. et Mém. de la Soc. méd. des hôp.*, 1878. t. XV, 2 série, p. 151.) — **Von Ackeren** (**F.**). *Sur la glycosurie symptomat. des affections du pancréas.* (*Berlin. kl. Wochenschrift*, 1889, p. 293, et *Gaz. méd.* Paris, 1889, p. 331.)

## § II. — NÉOPLASIES CONJONCTIVES

Les néoplasies conjonctives du pancréas, lésions relativement rares, sont, néanmoins, aussi nombreuses que sont variés les tissus de substance conjonctive entrant dans la composition de cette glande. Les plus communes sont les fibromes, dont il existe plusieurs observations, vient ensuite le lymphome; nous ne connaissons jusqu'ici aucun exemple de lipome, d'endothéliome, d'ostéome ou de myome de cette glande.

### I. — LYMPHOME PANCRÉATIQUE

Lépine et Cornil ont observé un cas de lymphome du pancréas chez un malade âgé de 52 ans, et atteint de souffrances dans la région de l'estomac. Cet homme, très amaigri, présentait au palper abdominal une tumeur non mobile, située au-dessous du rebord costal droit, il avait en outre une teinte jaune, terreuse de la peau, de l'inappétence et des vomissements, peu de temps après le repas, sans hématémèses ou selles particulières. A sa mort, une masse ganglionnaire considérable enveloppait la tête du pancréas sans se confondre avec elle. La moitié droite de cette glande était augmentée de volume, et à la place du tissu glandulaire normal se voyait, à la coupe, un tissu blanc, un peu mou, entouré par les ganglions lymphatiques voisins. L'estomac se trouvait soudé au pancréas par sa petite courbure et par sa face postérieure; sa membrane muqueuse et le tissu sous-jacent, dans le voisinage du pylore, présentaient un tissu lardacé de plusieurs millimètres d'épaisseur, qui rétrécissait l'orifice pylorique. Le foie, le diaphragme, la base du poumon droit étaient envahis par l'extension de la production morbide; les reins présentaient, dans leur substance corticale et médullaire, plusieurs noyaux blanchâtres de généralisation.

L'examen histologique démontra que toutes ces productions étaient formées par un tissu lymphoïde; sur des couches minces, durcies, s'apercevait une accumulation d'éléments lymphoïdes, serrés les uns contre les autres, et des trabécules circonscrivant des mailles de grandeur variable où se voyaient quelques cellules endothéliales. Coupland a observé dans le pancréas des nodules consécutifs à un lymphome de la prostate.

**Lépine et Cornil.** *Lymphome du pancréas.* (*Gaz. méd. de Paris*, 1874, p. 624.) — **Sidney-Coupland.** *Lymphoma of the prostate; secondary nodules in Pancreas and supra-renal capsule.* (*Transact. of the path. Soc. of London*, 1877, t. XXVIII, p. 179.)

## II. — FIBROMES PANCRÉATIQUES

Ces tumeurs, contrairement au cancer, se manifestent généralement dans la première phase de l'existence, c'est-à-dire depuis les premières années de la vie jusqu'à la fin de la période d'accroissement; elles revêtent presque toujours la forme embryonnaire, par exception, la forme adulte, et peuvent occuper les différents points de la glande.

Un exemple de fibrome embryonnaire du pancréas, rapporté par Litten, peut servir de base à la description de cette néoplasie. Il s'agit d'un enfant de 4 ans qui, en septembre, avait conservé l'appétit et se trouvait dans un état de santé assez bon. Mais, à partir de ce moment, il est pris, de temps à autre, d'une diarrhée avec douleurs à la pression de l'abdomen, et perd dans l'espace de quinze jours près de dix kilos. L'abdomen, quoique tendu, permet de découvrir l'existence, à sa partie supérieure, d'une tumeur nettement délimitée avec des bords durs et bosselés. L'âge du petit malade et le siège du néoplasme conduisent à diagnostiquer une tumeur du rein.

L'enfant étant décédé en novembre, on découvre à l'autopsie une énorme tumeur qui refoule les intestins, et occupe la plus grande partie de la cavité abdominale; les reins sont complètement englobés dans cette masse, sans être lésés, pas plus que le foie, la rate et l'estomac. Par contre, le pancréas tout entier est transformé en un néoplasme qui embrasse le duodénum et émet des prolongements vers le mésentère et, sur quelques points, jusque dans la cavité de l'intestin, puis gagne les ganglions lymphatiques, l'espace rétropéritonéal et le grand épiploon. Un examen sérieux démontre que cette production a son point de départ dans le pancréas, et le microscope y découvre tous les caractères du sarcome (fibrome embryonnaire).

Ce fait qu'il est possible de rapprocher du fibrome embryonnaire des reins, tant à cause de l'âge du sujet que de la rapidité de l'évolution et du volume considérable atteint par la tumeur, peut donner une juste idée du tableau symptomatique du fibrome embryonnaire du pancréas. Nous y voyons que cette affection se montre dans l'enfance, qu'elle se traduit par la présence d'une tumeur ayant, pour caractères, un développement rapide et un volume qui permet au palper abdominal de la saisir. De consistance plutôt molle, cette lésion, sujette à des hémorrhagies, se distingue de l'épithéliome, tumeur ordinairement peu volumineuse, indurée et rétractée, beaucoup plus lente dans son évolution et qui tend à se généraliser au foie et à d'autres organes. Inappétence, vomissements, amaigrissement rapide, anémie, et, dans quelques cas, fièvre légère, tels sont les principaux phénomènes auxquels donne naissance le fibrome embryonnaire du pancréas, remarquable d'ailleurs par sa rapide évolution et sa terminaison fatale.

Le diagnostic clinique de ce fibrome repose sur l'âge du sujet, et plus encore sur l'apparition, à la région de l'épigastre, d'une tumeur qui, en peu de temps, prend un accroissement des plus rapides et s'étend à une partie de l'abdomen. Facile à confondre avec le fibrome embryonnaire du rein, celui du pancréas se différencie par son siège à l'épigastre et par l'absence de troubles du côté des urines. L'existence d'une glycosurie, symptôme qu'il ne faut jamais négliger de chercher dans les affections abdominales, est un signe précieux à son avoir.

Le pronostic de cette affection est des plus graves, à cause de sa marche rapidement progressive. La thérapeutique doit consister à calmer la souffrance, à provoquer un sommeil réparateur, et c'est à peu près tout; en somme, elle est simplement palliative.

**Percival** (**Edw.**). *Case of medullary sarcoma.* (*Transact. of the Assoc. of Physician in Ireland*, 1818, p. 134.) — **Lawrence** (**W.**). *Description of pancreatic sarcoma.* (*Med. chirurg. Transact.*, 1832, t. XVII, p. 18.) — **Bright** (**R.**). *Cases and obs. conn. with. disease of the Pancreas and duodenum.* (*Ibid.*, London, 1833, t. XVIII, p. 1.) — **Claessen.** *Die Krankh. d. Bauchspeicheldr.*, 1842. — **Walshe.** *Not. and. treatm. of cancer.* London, p. 316. — **Wagner** (**E.**). (*Archiv d. Heilkunde*, t. II, 1861.) — **Paulicki.** *Primäres Sarcom im Kopf des Pancreas.* (*Allgmen. Centr. Ztg.* Berlin, 1868, t. XXXVII, p. 781.) — **Satterthwaite** (**T. E.**). *Bloody tumor of the pancreas.* (*N. York M. J.*, 1875, t. XXII, p. 170.) — **Moore** (**N.**). *Cancer of the pancreas.* (*St-Bartholom. hospit. Reports*, London, 1881, t. XVII, p. 207.

— **Chiari.** *Umfängliches metastatisches Sarcoma melanodes des pancreas.* (*Prag. med. Wchnschr.*, 1883, t. VIII, p. 122). — **Machado (V.).** *Sarcoma encephaloide de cabeça do pancreas.* (*Correio med. de Lisb.*, 1883, t. XII, p. 61-63.) — **Baudach (J.).** *Ueber Angioma myxomatosum des Pankreas (cylindroma); ein Beitrag zur Casuistik der Pankreascysten*, Fribourg en Brisgau, 1885. — **Kühn (A.).** *Ueber primäres Pankreascarcinom im Kindesalter.* (*Berl. klin. Wchnschr.*, 1887, t. XXIV, p. 494-496.) — **Litten.** *Sarcome du pancréas.* (*Bulletin médical.* Paris, 1888, p. 1385.) — **Blind.** *Sarcome de la queue du pancréas.* (*Bull. de la Soc. anat.* Paris, 1894, p. 947.)

## CHAPITRE III

### ANOMALIES DE CIRCULATION OU ANGIOPATHIES PANCRÉATIQUES

Les vaisseaux du pancréas, n'ayant pas de structure spéciale, sont sujets aux lésions ordinaires des artères et des veines; aussi, de même que les désordres matériels des artères rénales et hépatiques ont pour conséquence l'atrophie des reins et du foie, de même ceux des artères du pancréas sont suivis de l'altération de cette glande. C'est pourquoi, l'étude à laquelle nous allons nous livrer comprendra d'abord les lésions propres aux vaisseaux du pancréas, ensuite les désordres qui en résultent en ce qui concerne la structure et le fonctionnement de cette glande.

Contrairement aux reins et au foie, le pancréas est en possession de plusieurs branches artérielles, auxquelles font suite un grand nombre de divisions veineuses; c'est là un avantage sérieux, en ce sens que l'oblitération d'une de ces branches ou de ses divisions ne parvient pas à abolir entièrement la fonction de cette glande. Les artères pancréatiques émanent de trois sources différentes, à savoir : l'artère hépatique, les artères splénique et mésentérique supérieure. L'artère hépatique fournit la pancréatico-duodénale qui se distribue à la moitié supérieure de la tête et au duodénum; la splénique donne au pancréas des branches toujours multiples, variables comme volume et comme nombre, lesquelles plongent dans l'épaisseur du parenchyme où elles se divisent et s'anastomosent entre elles. La mésentérique supérieure fournit au pancréas deux artères : l'une interne et ascendante qui se distribue à la tête et s'anastomose avec la pancréatico-duodénale, l'autre externe et horizontale, qui longe le bord inférieur du corps auquel elle abandonne des rameaux obliques et perpendiculaires qui s'anastomosent avec les rameaux de l'artère splénique dans les interstices des lobes et des lobules. En conséquence, le pancréas est le siège d'une circulation très riche et parfaitement assurée, qui explique non seulement l'importance de son rôle physiologique, mais encore les divers modes d'altération pathologique qui ont leur source dans les vaisseaux artériels et veineux de cette glande. Étudions tout d'abord les lésions des artères, puis nous dirons quelques mots de celles des veines, et enfin nous parlerons des hypérémies et des hémorrhagies du pancréas liées aux désordres de l'appareil circulatoire.

## Art. I. — Angiopathies artérielles.

Il ne sera pas question ici des malformations des artères pancréatiques sur lesquelles il n'existe aucune donnée certaine ; les phlegmasies de ces vaisseaux sont circonscrites ou généralisées, et, selon les causes qui leur donnent naissance, constituent des types distincts, que nous classerons sous deux chefs : artérites circonscrites, artérite généralisée.

### § I. — ARTÉRITES CIRCONSCRITES DU PANCRÉAS

Malgré l'absence de renseignements, tout prouve que les artères pancréatiques n'échappent pas aux atteintes de la syphilis et de la tuberculose qui se manifestent par des artérites circonscrites, et, comme tels, ces vaisseaux peuvent être le siège d'oblitération (artérite oblitérante) ou d'anévrysmes susceptibles de rupture et source d'un certain nombre d'hémorrhagies du pancréas.

Il y a lieu de penser également que certaines lésions de cette glande, considérées comme des nécroses, ont pour origine vraisemblable l'oblitération d'une ou plusieurs branches artérielles dont l'examen a presque toujours été négligé. Conséquemment, si l'absence de faits bien observés ne nous permet pas de décrire ces lésions, il n'est pas moins vrai que leur existence est des plus probables et qu'elles ne doivent pas être négligées à l'avenir.

### § II. — ARTÉRITE GÉNÉRALISÉE OU ARTÉRIO-SCLÉROSE DU PANCRÉAS

Mieux connue que les artérites syphilitique et tuberculeuse, l'artério-sclérose du pancréas repose sur des faits nettement constatés et beaucoup moins rares qu'on pourrait le croire, si nous en jugeons par ceux que nous avons été à même d'observer et que nous tenons à rapporter tout d'abord :

*Diabète maigre, sclérose artérielle et atrophie du pancréas.*
*Mort dans le coma.*

L..., Alexandre, employé de commerce, âgé de 41 ans, n'offre à noter dans ses antécédents qu'une toux fréquente, à partir de l'âge de 37 ans. — En août 1890, c'est-à-dire deux ans et demi avant sa mort, il est pris assez brusquement et, sans aucune cause appréciable, d'une soif intense, avec sécheresse de la bouche, et prétend avoir ressenti vers cette même époque, de vives douleurs dans le ventre, sans vomissements. Une polyurie intense s'ajoute à sa soif, il rend de 6 à 8 litres d'urines dans les vingt-quatre heures, et l'analyse qui en est faite tout d'abord, démontre que ce liquide contient environ 180 grammes de sucre. Soumis à un régime spécial, ce malade s'améliore au point de vue de la proportion des urines qui tombe à 2 litres, sans diminution toutefois de la quantité de sucre dans les vingt-quatre heures. L'hiver de 1890-1891 se passe dans un état satisfaisant, l'été suivant n'est pas mauvais, mais vers le mois de mars 1892, ce malade se sentant affaibli, entre à l'hôpital Lariboisière où il séjourne neuf mois. A ce moment il rend dans les vingt-quatre heures environ 6 litres d'urines et près de 700 grammes de sucre. Sorti de cet hôpital, légèrement amélioré, il ne tarde pas à tousser, maigrit de plus en plus, et, le 9 février 1893, il est admis dans notre service, à l'Hôtel-Dieu.

C'est un homme très maigre qui a les traits tirés, la figure fatiguée, la peau, la bouche et la langue sèches. Il conserve ses dents, et ses principaux organes, à l'exception des poumons, n'offrent pas de lésions appréciables; toutefois, il se trouve atteint d'une polydipsie et d'une polyphagie telles qu'il n'arrive jamais à se rassasier ; il rend par vingt-quatre heures 9 litres d'urines, contenant 550 grammes de sucre et 106 grammes d'urée. Sa température oscille entre 36° et 37°; sa circulation et sa respiration sont à peu près normales, mais il éprouve une grande lassitude, se trouve irritable et assombri, sans forces physique et génitale. Cet état demeure stationnaire jusqu'au 10 mars, époque où l'appétit se perd; les urines tombent de 6 à 4 litres, la quantité de sucre de 650 à 300 grammes par vingt-quatre heures. Le 30 mars, il n'y a plus qu'un litre et demi d'urine et vers le soir le malade présente un état comateux qui devient de plus en plus profond. La température, jusque-là normale, descend à 35°, et la mort a lieu le lendemain avec un pouls à 84° et une température de 36°,4.

Le sommet des poumons est le siège de tubercules anciens, crétifiés et entourés d'une zone de granulations jaune grisâtre. Le cœur pèse 360 grammes, la grande valve de la mitrale offre une plaque jaunâtre; l'aorte et les gros vaisseaux, l'artère splénique surtout, sont atteints d'endartérite, avec épaississement de leurs parois. Le foie pèse 1 950 grammes, sa surface est lisse, d'aspect normal, parsemée de quelques granulations tuberculeuses; la bile est fluide, brun foncé. La rate, volumineuse, pèse 450 grammes; elle présente de nombreux tubercules dans son épaisseur. Les reins, du poids de 200 grammes chacun, offrent une surface lisse, facilement décorticable, congestionnée et parsemée de granulations tuberculeuses. Le tube digestif et l'estomac, dont les dimensions sont normales, ne présentent aucune modification appréciable.

Le cerveau et le cervelet sont intacts, et une petite tache rosée, située au niveau du plancher du quatrième ventricule est sans importance. Le grand sympathique et les ganglions du plexus solaire ne sont ni augmentés de volume, ni altérés.

Le pancréas, beaucoup plus petit que normalement, pèse, avec les deux premières parties du duodénum, 80 grammes, tandis que le pancréas d'un autre sujet, examiné comparativement, dans les mêmes conditions, nous donne 150 grammes. L'orifice du canal de Wirsung est perméable, le parenchyme

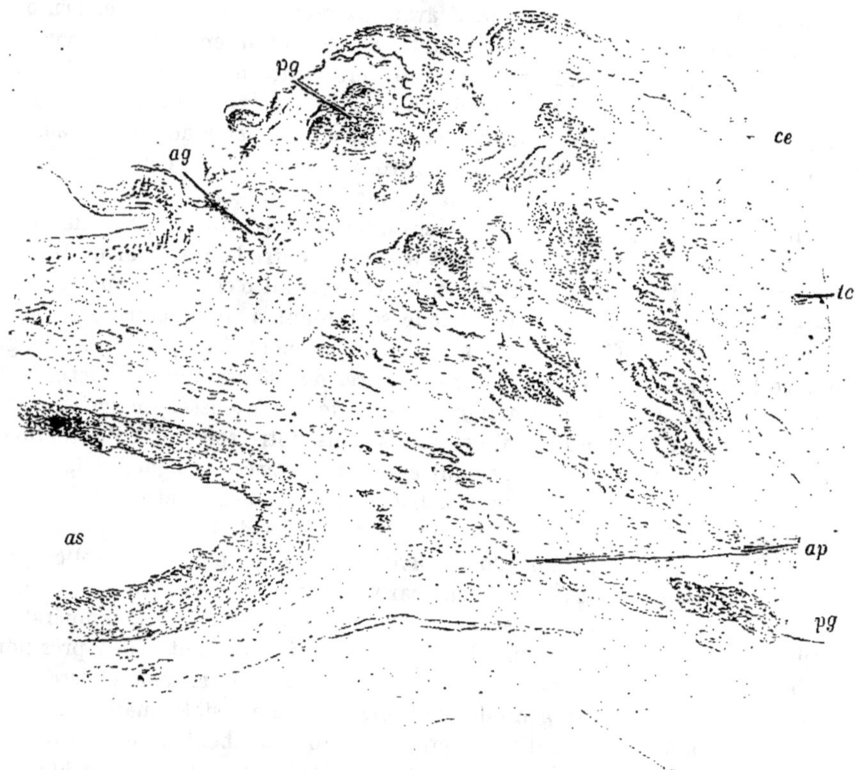


Fig. 114. — Sclérose artérielle du pancréas; coupe microscopique $\frac{10}{1}$.

*as*, artère splénique. — *ap*, artérioles pancréatiques dont les parois sont épaissies. — *tc*, tissu conjonctif. — *ce*, canal excréteur. — *pg*, parenchyme glandulaire. — *ag*, acini transformés en graisse.

glandulaire aplati, ferme et induré. Vu au microscope, cet organe présente, comme on peut le constater sur la figure 114, une hyperplasie considérable du tissu conjonctif interlobulaire, qui a fragmenté, comprimé et atrophié les éléments cellulaires. Au milieu de ces nappes étendues de tissu conjonctif, se voient des rameaux artériels à parois épaissies, dont un certain nombre sont obstrués. L'artère splénique, allongée, parsemée de nodosités saillantes sur sa face interne, est profondément altérée; les conduits excréteurs ont pour la plupart leur épithélium desquamé et le tissu glandulaire se trouve représenté uniquement par quelques petits îlots cellulaires entourés et comprimés par le tissu conjonctif récemment formé, et, sur quelques points même, les acini sont remplacés par de la graisse.

*Glycosurie et albuminurie; artério-sclérose généralisée et sclérose consécutive du pancréas. — Mort dans le coma.*

P..., Jean, domestique, âgé de 59 ans, est amené à l'hôpital le 4 novembre 1896, dans un état désespéré; c'est un homme de forte taille, maigre et atteint d'anasarque. Ses jambes et ses cuisses sont très enflées, ses bourses énormes et exulcérées; la paroi abdominale est œdématiée, le ventre, tendu, renferme de la sérosité. Outre les parties déclives, les bras sont enflés, violacés et froids, comme aussi la face et les paupières. Ce malade, en proie à une dyspnée intense, conserve sa connaissance, mais il peut à peine parler à cause de l'oppression; aussi les renseignements qu'il nous fournit sont-ils quelque peu incomplets. Il souffre, toutefois, depuis de longues années de manifestations herpétiques, se lève la nuit pour uriner et sait que depuis deux ans ses urines renferment du sucre et de l'albumine. Dès ce moment il a de la polyphagie, une polydipsie et une polyurie intenses; mais, ce qui l'inquiète surtout, ce sont les crises d'urémie dont il a été atteint à plusieurs reprises. Il y a deux mois environ, il a pris le lit à la suite d'un refroidissement et depuis lors il ne l'a plus quitté. Néanmoins, malgré un œdème et une oppression de plus en plus considérables, il refusait avec obstination d'entrer dans un hôpital. Il est chauve, a de la blépharite ciliaire et de la gingivite expulsive, des troubles trophiques des pieds, des jambes et des ongles. Sa langue est sèche, desquamée, luisante, sa soif très vive; il accuse des douleurs dans les membres, une violente oppression avec la respiration dite de Cheyne-Stokes : lavements purgatifs, injections sous-cutanées de caféine, frictions stimulantes.

Malgré ces différents moyens, le malade tombe vers le soir dans un état comateux et la mort survient le lendemain sans phénomènes particuliers. L'urine retirée par la sonde et examinée avant la mort renfermait une forte proportion de sucre et une quantité considérable d'albumine.

*Autopsie.* — Indépendamment d'un œdème sous-cutané considérable, il existe de la sérosité citrine dans le péritoine, le péricarde et dans les deux cavités pleurales. Le cœur est volumineux, le ventricule gauche hypertrophié et dilaté; les valvules sont normales, mais l'aorte présente dans toute son étendue et surtout au niveau de sa portion abdominale, de nombreuses plaques d'athérome. Les artères du cœur, celles de l'encéphale et la plupart de celles du tronc et des membres sont le siège d'endartérite.

Les poumons offrent de la congestion et de l'œdème; le foie, hyperémié, pèse 1 600 grammes, sa surface est lisse et sa consistance assez normale. La rate, du poids de 180 grammes, est simplement hyperémiée. Les reins pèsent chacun 110 grammes; petits, fermes et congestionnés, ils se décortiquent avec difficulté, ont leur surface légèrement chagrinée et leur substance corticale diminuée d'épaisseur. L'estomac est élargi, les intestins n'offrent rien à noter. Les ganglions du plexus solaire conservent leur aspect normal. L'encéphale n'offre à signaler que de l'œdème au niveau de la convexité des hémisphères. Le cerveau, le cervelet et le bulbe sont normaux. Les artères de la base présentent quelques plaques d'athérome.

Le pancréas, manifestement diminué de volume, a sa tête petite et son corps, très aminci, formé par une mince languette fibreuse, large de 1 centimètre et demi, épaisse de 5 à 6 millimètres. Toutefois, il existe encore à l'extrémité de la queue quelques lobules glandulaires intacts. Le canal de Wirsung est perméable dans toute son étendue.

Une coupe mince de cette glande, vue au microscope, permet de constater que la plupart des acini sont détruits, vides de cellules et remplacés par de la graisse; ceux qui persistent se trouvent circonscrits par un tissu conjonctif abondant et sclérosé (fig. 114). A un plus fort grossissement, le tissu conjonctif interlobulaire, formé de faisceaux ondulés et de cellules jeunes, présente une épaisseur considérable qui, sous forme d'anneaux, colorés en rose par le carmin, circonscrit les éléments épithéliaux; les cloisons interacineuses, sont, pour la plupart, également épaissies. Les artères de calibre moyen offrent un léger degré d'endartérite, tandis que les artérioles ont l'endartère tellement épaissi que, par places, leur lumière est fortement réduite et presque oblitérée (fig. 114). Cette endartérite, généralisée, laisse voir dans son voisinage un très

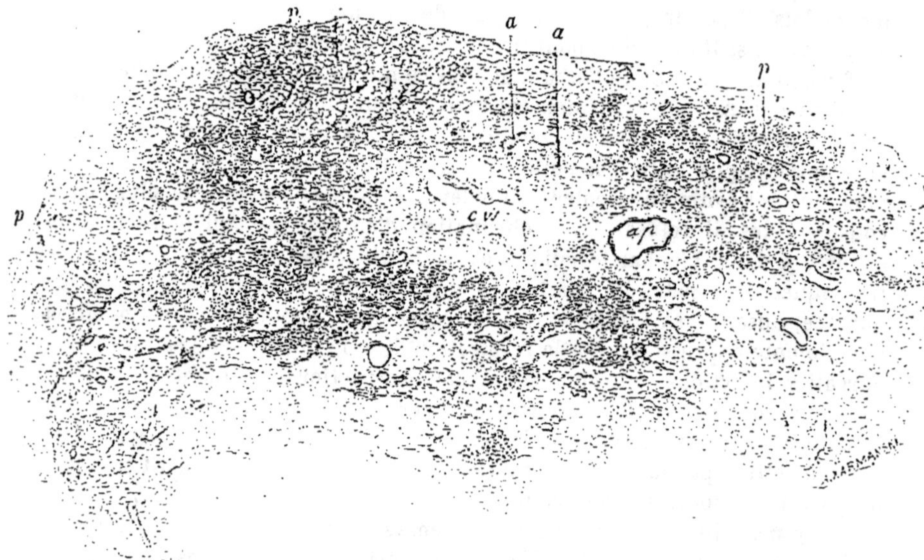


Fig. 115. — Sclérose artérielle du pancréas; coupe microscopique $\frac{8}{1}$.

*aa*, artérioles dont les parois épaissies présentent dans leur voisinage des tractus conjonctifs; *ap*, artère pancréatique; *cw*, canal de Wirsung; *p*, parenchyme en voie de transformation.

grand nombre de filets nerveux sains, excepté par places où le péritoine paraît un peu plus épais que normalement. Les canaux excréteurs de petite et moyenne dimensions sont tout à fait normaux; ils ne sont pas dilatés et leur épithélium est intact. Les plus volumineux de ces canaux, comme le canal de Wirsung, manquent d'épithélium, ce qui paraît être un phénomène cadavérique; ils sont, d'ailleurs, entourés d'une couche abondante de tissu conjonctif qui se prolonge avec le tissu interlobulaire et renferme les artères et les veines sans présenter aucun caractère particulier; il n'est pas probable que les canaux en soient le point de départ. Les îlots glandulaires persistants sont atrophiés et fragmentés par des prolongements conjonctifs. Leurs cellules, pour la plupart petites et atrophiées, ont un protoplasma trouble, granuleux et des noyaux qui prennent mal la matière colorante; quelques-uns des follicules de Langerhans paraissent normaux.

Les reins offrent tous les caractères de la néphrite artérielle, les artères de moyen calibre sont le siège de plaques d'endartérite et les plus petites ont leurs parois épaissies. Le tissu conjonctif, presque normal entre les traînées des glomérules, est épaissi sous la capsule externe où il forme des nappes plus ou moins étendues, colorées en rose par le carmin, lesquelles compriment et atrophient les tubes glandulaires. A ce niveau les glomérules ont leurs capsules épaissies, et un très grand nombre d'entre eux sont complètement transformés en pelotons fibreux, compacts, rétractés. Cette hyperplasie conjonctive, manifestement irrégulière, est en rapport avec la distribution du système artériel. Les veines n'offrent rien à signaler, les tubes sécréteurs, un peu dilatés, ont leurs cellules épithéliales altérées; le protoplasma de ces cellules est trouble, fragmenté, et leurs noyaux se colorent mal, ou ne se colorent pas du tout. Les tubes excréteurs ne présentent rien à noter.

Le foie est normal, sans prolifération du tissu conjonctif des espaces portes. Les artères, veines et conduits biliaires contenus dans ces espaces sont intacts; il en est de même des veines sus-hépatiques. Le parenchyme proprement dit, à part un certain degré d'hyperémie, prononcé surtout au pourtour des veines centrales, est intact; les cellules hépatiques sont normales, leurs noyaux se colorent bien et ne sont pas vésiculeux.

Ces observations démontrent, en ce qui concerne le pancréas, un fait que nous avons depuis longtemps établi pour l'encéphale, le cœur, les reins et le foie, à savoir que l'endartérite généralisée de cette glande est la source de désordres nutritifs qui ont pour effet de produire la sclérose, l'atrophie de son parenchyme et par suite son insuffisance fonctionnelle. Ces désordres ne peuvent nous surprendre, en présence de la fréquence des lésions athéromateuses et calcaires de l'artère splénique et de ses divisions; ils méritent, en tout cas, une description à part.

*Anatomie et physiologie pathologiques.* — L'artério-sclérose, dont la tendance ordinaire est de se généraliser, affecte plus spécialement, tantôt les grosses branches artérielles, tantôt les petites, et de là des désordres quelque peu différents. Constitués, dès l'abord, par la multiplication des cellules de la tunique interne qui ne tardent pas à s'altérer et à dégénérer, ces lésions modifient le calibre des vaisseaux, et, en atrophiant la tunique moyenne, diminuent leur élasticité et entravent ainsi l'irrigation sanguine. Par suite, la tunique externe devient le point de départ d'une prolifération qui s'étend au tissu conjonctif avoisinant, lequel s'épaissit, se sclérose, se rétracte enfin et étouffe les éléments glandulaires qui s'atrophient, deviennent granulo-graisseux et perdent peu à peu leurs propriétés physiologiques (fig. 116 *ppn*). Le pancréas, alors, diminue de volume et de poids, s'aplatit, se racornit, et parfois se transforme en une sorte de languette indurée. Sa surface devient granulée ou lisse, sa teinte grisâtre, sa consistance ferme, résistante sous le doigt qui la presse, du moins par places, à cause de l'inégale répartition de la lésion. Dans le cas d'une femme âgée de 57 ans, morte d'accidents d'acétonurie au cours d'un diabète aigu, Hoppe-Seyler constata, avec une artério-sclérose généralisée, des altérations athéromateuses et calcaires des artères cœliaque, gastro-duodénale et splénique, un pancréas volumineux en apparence et presque exclusivement constitué par du tissu adipeux. A l'examen microscopique, les culs-de-sac glandulaires, très peu nombreux, étaient entourés de tissu fibreux et de tissu adipeux; les cellules glandulaires non détruites avaient leurs noyaux réfractaires aux agents habituels de coloration, tandis que les épithéliums de revêtement des canaux excréteurs étaient presque tous respectés.

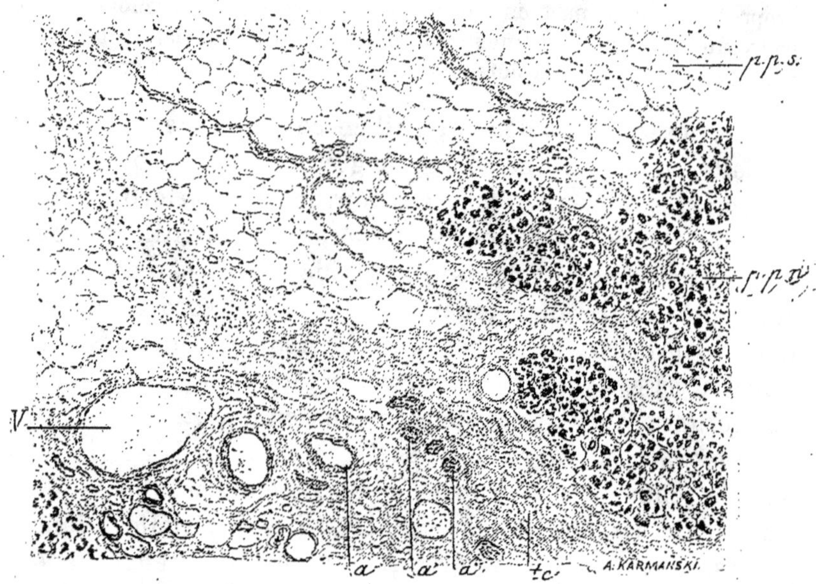


Fig. 116. — Sclérose artérielle du pancréas; coupe microscopique $\frac{40}{1}$.
*aaa*, artérioles épaissies; *tc*, tissu conjonctif dans leur voisinage; *ppn*, lobules glandulaires en voie d'altération; *V*, veine.

Si on pratique des coupes microscopiques dans un pancréas artério-scléreux, il est facile de constater l'épaississement des divisions artérielles dont la lumière béante est inégale, irrégulière, obstruée par les saillies de la tunique interne et par l'épaississement du tissu conjonctif voisin; constitué par des faisceaux de fibres plus ou moins infiltrées d'éléments embryonnaires, ce tissu, sous forme d'îlots ou de traînées, est irrégulièrement réparti, aussi voit-on à côté de lobules comprimés des lobules peu modifiés, à peine atrophiés et sur d'autres points, leur disparition et leur remplacement par le tissu fibreux (voy. fig. 114, 115 et 116).

L'aorte, le tronc cœliaque, l'artère splénique et, en général, le système artériel tout entier présentent la même altération que les artères pancréatiques. C'est pourquoi plusieurs organes, les reins et le cœur notamment, sont presque toujours affectés simultanément avec le pancréas, contrairement à ce qui a lieu pour les artérites syphilitique et tuberculeuse qui demeurent localisées.

*Symptomatologie.* — L'artério-sclérose du pancréas se manifeste tout d'abord par des troubles digestifs : pesanteur d'estomac, lenteur des digestions, vomituritions, diarrhée, qui attirent d'autant moins l'attention du médecin qu'ils sont la plupart du temps associés à d'autres désordres. Ces symptômes, auxquels s'ajoute un certain état de maigreur et d'apathie, ne caractérisent pas moins la première phase du mal; à cette phase en succède fréquemment une autre dont le phénomène prédominant est une glycosurie abondante associée à une polydipsie, à une polyurie et à une polyphagie souvent excessives, le tout, sans douleur appréciable, avec une diminution progressive de toutes les forces et une émaciation de plus en plus considérable. La concomitance de ces symptômes, leur début insidieux, contrairement à ce qui se passe pour d'autres affections pancréatiques, la lithiase et le rétrécissement des canaux excréteurs, leur intensité croissante, leur évolution et enfin leur coexistence avec une artério-sclérose généralisée forment un concours de circonstances propres à révéler, sinon à faire soupçonner l'existence d'une sclérose artérielle du pancréas.

*Évolution et modes de terminaison.* — Début insidieux, marche progressive et intensité croissante, tel est le mode d'évolution habituel de la pancréatite artérielle. Subordonnée au degré de l'altération des vaisseaux et de la dystrophie qui en est la conséquence, cette affection varie avec l'intensité du désordre vasculaire et dure en général plusieurs années. Il arrive, toutefois, de la voir se terminer rapidement dans quelques cas, tel le fait d'un ancien capitaine de vaisseau, rapporté par Wolf (de Liverpool) : cet homme, âgé de 59 ans, et dont la santé était bonne jusque-là, commence à se plaindre, en février 1836, de céphalée, perte d'appétit, nausées et crises de diarrhée; en même temps, il maigrit et quinze jours plus tard, il accuse, tout le long de l'œsophage, une sensation de brûlure qui l'oblige à prendre fréquemment quelques gorgées de liquide; il vomit de la bile et un fluide muqueux, se sent très oppressé, et malgré un pouls qui bat de 70 à 80, et l'absence d'élévation de température, il succombe le 21 mars.

A l'autopsie, le corps ressemble à un squelette tant la maigreur est excessive; les organes contenus dans le crâne n'offrent rien d'anormal. Le cœur et les vaisseaux renferment peu de sang;

l'estomac est petit, parsemé de taches jaunes verdâtres, les branches fournies par les artères splénique, pancréatico-duodénale et mésentérique supérieure sont ossifiées. Le pancréas est très atrophié, de couleur grisâtre et son conduit propre se trouve obstrué. Exceptionnellement susceptible de guérison, la pancréatite d'origine artérielle demeure quelquefois assez longtemps dans le *statu quo*, et finit par des phénomènes d'insuffisance fonctionnelle, à moins que l'artério-sclérose d'autres organes ou une complication ne vienne, au préalable, emporter le malade.

*Sémiologie.* — Le diagnostic de la pancréatite artérielle repose sur les mêmes signes que celui de la plupart des affections graves du pancréas; ces signes sont de deux ordres : troubles digestifs et troubles nutritifs. Les premiers, considérés isolément, sont à peu près sans valeur, tandis que les seconds ont une grande importance sémiologique, toutes les fois qu'il existe une lésion avancée du pancréas. Effectivement, l'artério-sclérose est, comme le diabète gras, une affection commune dans l'herpétisme, et la présence d'une glycosurie dans le cours de cette maladie constitutionnelle, conduit à rechercher si ce symptôme se lie ou non à un désordre matériel du pancréas. Or, l'intensité des accidents et surtout la proportion du sucre des vingt-quatre heures s'élevant au-dessus de 200 grammes, la polyphagie contrastant avec une maigreur de plus en plus profonde sont autant de signes favorables à l'existence de ce désordre. Le dépérissement, la déperdition des forces se voient, il est vrai, dans quelques cas de diabète gras, mais il faut reconnaître que ces diabètes peuvent quelquefois se transformer en un diabète pancréatique, lorsqu'il existe de l'artério-sclérose. En conséquence, le diagnostic de la pancréatite artérielle malgré de sérieuses difficultés, peut être assuré en s'appuyant sur l'abondance de la glycosurie, la marche rapide des accidents et la concomitance d'une artério-sclérose généralisée.

Le pronostic de cette affection, peu sérieux, tant que les éléments sécréteurs du pancréas continuent à fonctionner, devient des plus graves lorsque ces éléments en arrivent à être détruits, alors, en effet, la polyphagie devient excessive et la glycosurie abondante, le malade dépérit rapidement et s'il n'est pris d'intoxication diabétique ou atteint d'une complication aiguë, il ne tarde pas à devenir phtisique et à succomber.

*Prophylaxie et thérapeutique.* — La prophylaxie de la pancréatite artérielle se confond avec celle de l'artério-sclérose. Le traitement de cette affection, pour être efficace, devrait être institué assez tôt, dès le début de la lésion du système artériel. Malheureusement, cette lésion est difficile à dépister, du moins dans le pancréas où il est au plus possible de soupçonner son existence. L'iodure de potassium est l'agent qui dans le principe remplit le mieux l'indication thérapeutique; plus tard, il doit être continué, mais il convient de s'occuper en même temps du diabète et de le combattre par un régime approprié, par des lotions froides alcoolisées, par l'opium et l'antipyrine. Les phénomènes d'intoxication diabétique seront traités d'une façon prompte et énergique par l'emploi des purgatifs et des diurétiques, auxquels on ajoutera celui du bicarbonate de soude à cause de la modification subie par le liquide sanguin. La tuberculose sera passible des moyens ordinaires.

**Wolff** (J.). *Case presenting ossification of the arteries of the pancreas.* (*Lancet.* London, 1836, t. II, p. 825, et *Gaz. méd.* Paris, 1837, p. 42.) — **Harris** (R. P.). *Atheromathous deposit in arteries; calcareous deposit at apex of the lung; degeneration of the pancreas.* (*N. Americ. med. chir. Rev.* Philadelphia, 1858, t. II, p. 515-517.) — **Hoppe-Seyler** (M. G.). *Des rapports des lésions du pancréas et de ses vaisseaux avec le diabète sucré.* (*Deutsche Archiv fur klin. Med.*, t. LII, p. 152, et *Semaine méd.* Paris, 1893, p. 584.) — **Fleiner** (W.). *Zur Pathol. der calculösen und arterio-sclerot. Pancreas-Cirrhose und der. sentspr. Diabetesform.* (*Berlin. klin. Wochenschr.*, 1er et 8 janv. 1894, et *Rev. des sc. méd.*, t. XLV, p. 149.)

## § III. — THROMBOSE ET EMBOLIES PANCRÉATIQUES

La multiplicité des vaisseaux qui se distribuent au pancréas place cette glande, au point de vue de la thrombose et de l'embolie, dans des conditions beaucoup meilleures que ne le sont d'autres organes, tels que le foie, la rate et les reins. Aussi, les effets si fâcheux de la thrombose et de l'embolie artérielles sur ces organes, pourvus d'un seul tronc vasculaire, sont-ils beaucoup moins sérieux sur le pancréas; cette circonstance, jointe au peu de soins apportés à l'examen pathologique de cette glande, explique notre ignorance sur ces accidents qui cependant méritent d'être signalés.

Les faits de thrombose et d'embolie des artères pancréatiques sont, en effet, des plus rares, car le cas d'infarctus du pancréas rapporté par Klippel[1] ne peut être démonstratif, en l'absence d'oblitération vasculaire. Dans le but d'éclairer la pathogénie de plusieurs cas d'hémorrhagie pancréatique qui s'étaient présentés à son observation, Hlawa (de Prague) pratiqua la ligature des artères pancréatiques sur des chiens, afin de chercher à produire des

1. Klippel, Rétrécissement et insuffisance de l'orifice mitral et de l'orifice aortique. et infarctus probable du pancréas (*Bull. de la Soc. Anatom.*, Paris, 1887, p. 209).

infarctus hémorrhagiques de cette glande ; mais, il ne parvint qu'à engendrer une anémie sans infiltration hémorrhagique. Si donc on s'en rapporte aux expériences de cet auteur, ni l'embolie ni la thrombose de l'artère pancréatico-duodénale ou de la veine de même nom ne peuvent provoquer, du moins chez le chien, une hématome pancréatique. Chez une femme, âgée de 44 ans, traitée par nous en 1888 pour une gangrène de la jambe gauche, liée à une oblitération de l'artère fémorale, les artères splénique, pancréatique et coronaire stomachique se trouvaient obstruées par des bouchons, le foie congestionné pesait 1 900 grammes; la rate, affectée d'un volumineux infarctus à sa partie supérieure, pesait 520 grammes, mais le pancréas était simplement hypérémié. L'estomac présentait des taches ecchymotiques, étendues, au niveau de sa grande courbure, et un bel infarctus correspondait à l'oblitération de l'une des branches de l'artère rénale gauche. La gangrène du membre avait été la principale cause de la mort.

**Mader.** *Gangräne des Pankreas und nekrosirende Thrombose der vena Lienalis*, etc. (*Ber. d. K. K. Krankenh. Rudolph. Stiftung in Wien* (1884), 1885, p. 371.) — **Norman Moore.** *Pathol. olservat. on the pancreas.* (*St-Bartholomews's Hospital Reports.* London, 1882, t. XVIII, p. 208.) — **Hlava (J.).** *Sur la pancréatite hémorrhagique.* (*Wiener klin. Rund schau*, 29 août 1897.) — **Rolleston (H.-D.).** *Fat necrosis and its assoc. with pan creatic lesion* (*Trans. of the path. Soc.* London, 1893, XLII, 71.)

## § IV. — LEUCOMATOSE PANCRÉATIQUE

Si la leucomatose de la rate et celle du foie sont des affections relativement communes, par contre cette lésion est des plus rares dans le pancréas, sans qu'il soit possible d'en donner une raison sérieuse. Toutefois, malgré le petit nombre de faits qui viennent établir son existence, la dégénérescence amyloïde du pancréas est indiscutable, et subordonnée à une disposition particulière et générale de l'organisme. Cette affection se localise, comme dans la plupart des organes et des tissus, d'une façon particulière aux petites artères et aux capillaires. Les vaisseaux dans le pancréas, comme ailleurs, en sont le siège spécial; leurs parois, épaissies, grisâtres, friables, homogènes, réfringentes, revêtent sous l'influence de l'eau iodée une teinte rouge qui tourne au bleu par l'addition de l'acide sulfurique. La membrane propre des acini est quelquefois le siège de cette même altération où *infiltration albuminoïde* dont l'origine échappe en grande partie (voy. *Leucomatose hépatique*). Cette infiltration, selon Rokitansky, s'étendrait parfois aux cellules épithéliales du pancréas, mais d'autres auteurs ont nié cette extension, et n'ont admis qu'une infiltration de ces éléments par des gouttelettes graisseuses qui les tuméfient et peuvent les détruire.

Les manifestations symptomatiques de la leucomatose pancréatique viennent parfois jeter de l'ombre sur celles qui résultent du désordre des autres viscères; mais elles n'ont pas de caractères particuliers. A peu près entièrement méconnues, elles ne sont jamais diagnostiquées et passent pour ainsi dire toujours inaperçues. Il n'y a pas lieu d'en être surpris, si on remarque que cette affection donne simplement naissance à quelques troubles digestifs, et ne va jamais, du moins autant que nous sachions, jusqu'à provoquer de la glycosurie.

Dans ces conditions nous ne chercherons pas à établir le diagnostic de la leucomatose pancréatique; son pronostic est relativement peu sérieux; et son traitement ne diffère pas de celui des lésions organiques auxquelles elle fait cortège.

**Rokitansky** (C.). *Lehrb. d. path. Anat.* Wien, 1859, t. III, p. 313. — **Friedreich.** (*Archiv f. patholog. Anatom.*, t. XI, p. 389.) — **Kyber** (Ed.). *Die amyloide Degeneration des Pancreas.* (*Ibid.*, Berlin, 1880, t. LXXXI, p. 420.) — **Norman Moore.** *Pathol. observ. on the pancreas.* (*St-Bartholemew's hospit. Reports.* London, 1882, t. XVIII, p. 217.)

## § V. — ADIPOSE ET STÉATOSE PANCRÉATIQUES

I. — L'ADIPOSE ou surcharge graisseuse du pancréas consiste en un dépôt de graisse à la circonférence et dans les fissures interlobulaires du pancréas. C'est un état commun dans l'alcoolisme, dans la bronchite chronique, l'emphysème, et chez la plupart des individus qui font excès de boissons ou d'aliments, chez ceux, enfin, dont les combustions sont ralenties et, par conséquent, la condition pathogénique de ce désordre est la diminution de l'activité des oxydations.

Enseveli sous une énorme couche de graisse, qui l'enveloppe à peu près de toutes parts, le pancréas est en outre pénétré par des pelotons graisseux qui s'insinuent entre ses lobules, les séparent les uns des autres, si bien qu'il semble au premier abord que ceux-ci aient été remplacés par un tissu adipeux. Disposé sous forme de pelotons graisseux, semblables à des tubercules, ce tissu est composé de cellules volumineuses dont un grand nombre renferment des cristaux en aiguilles. Les acini, simplement comprimés et atrophiés dans quelques cas, sont, d'autres fois, envahis par la graisse; mais les cellules épithéliales, plus ou moins infiltrées de granulations graisseuses, réfringentes, sont rarement détruites.

Ces désordres coexistent habituellement avec une adipose généralisée ou tout au moins avec la surcharge graisseuse des épiploons, des feuillets du mésentère, du pourtour des reins, du péricarde et de la base du cœur, et résultent par conséquent d'une disposition générale de l'organisme, dont les causes sont multiples et variées. En tout cas, les individus atteints de cette affection sont, en général, obèses, comme j'ai pu le voir, et fréquemment ils ont le foie volumineux et gras. Ainsi combinées, ces diverses lésions ont pour symptômes : la pâleur des téguments, un léger essoufflement, des troubles digestifs, du dégoût des aliments, rarement d'autres désordres, du moins tant que l'élément glandulaire conserve son intégrité, mais sa destruction entraînerait la glycosurie. L'augmentation de volume de la glande peut, à la rigueur gêner le fonctionnement des organes voisins, mais elle ne parvient pas à mettre obstacle à la circulation veineuse, à l'excrétion du suc pancréatique, non plus qu'à engendrer de l'ascite et un ictère.

L'adipose pancréatique toujours difficile à reconnaître, peut être cependant soupçonnée, dans certains cas d'obésité avec troubles digestifs, et même diagnostiquée, si les urines sont glycosuriques. Sans être grave, elle ne constitue pas moins, dans quelques circonstances, une affection sérieuse et bien capable d'entraîner la mort. Une diète relative et l'hydrothérapie sont les moyens qui répondent le mieux aux indications de cette affection.

II. — La Stéatose du pancréas consiste dans la transformation graisseuse des éléments épithéliaux de cette glande, avec ou sans surcharge adipeuse; c'est une affection des plus graves qui conduit presque fatalement à la destruction des éléments sécréteurs de la glande et à l'insuffisance pancréatique, autrement dit au diabète maigre. Liée dans quelques cas à l'obstruction des voies pancréatiques et à la sclérose artérielle, elle est, d'autres fois, indépendante de tout désordre appréciable, et, comme telle, mérite une description à part.

*Étiologie.* — La *stéatose* proprement dite, ou stéatose primitive, qu'il convient de séparer des stéatoses secondaires, n'a pas de causes nettement déterminées. Elle se voit à l'âge moyen de la vie, dans la vieillesse, quelquefois aussi chez des jeunes gens obèses, adonnés à des excès de boisson ou d'alimentation, puis enfin, chez des personnes sobres et sans qu'un écart de régime ou autre puisse rendre compte de son existence; aussi, devons-nous croire que sa véritable cause échappe encore. Nous ne l'avons jamais observée dans le jeune âge, ce qui ne signifie pas qu'elle n'y ait pas été rencontrée.

*Anatomie pathologique.* — Le pancréas stéatosé se tuméfie, augmente de volume, tout au moins dans sa première phase, car, plus tard, il tend à s'atrophier. Vu à l'œil nu, il se montre sous la forme d'une masse adipeuse, transversalement située derrière l'estomac et au-devant de la colonne vertébrale, de telle sorte qu'il peut à la rigueur échapper à l'attention d'un médecin inexpérimenté, qui le prendrait pour un simple dépôt graisseux. Sa surface est lobulée, sa coloration jaunâtre, quelquefois pigmentée, sa longueur et son épaisseur sont, en général, augmentées, quoique son poids soit parfois diminué. Le parenchyme glandulaire, très friable à la coupe, offre l'apparence d'une masse de graisse, parfois étranglée sur un ou plusieurs points, et au sein de laquelle il n'est pas rare d'apercevoir de petits kystes (fig. 118). Ceux-ci, dont le contenu est opalescent, de consistance albumineuse, sont limités par une membrane, et proviennent selon toute vraisemblance de l'ectasie des canalicules pancréatiques. Le canal de Wirsung, ses plus grosses branches et le canal de Santorini n'offrent habituellement aucune altération appréciable, en sorte qu'il n'est pas possible de leur attribuer la dégénérescence de l'organe, bien qu'elle soit assez fréquemment associée à un léger degré de sclérose. Les exemples suivants vont nous donner une juste idée de cette affection qui n'a été jusqu'ici l'objet d'aucune étude spéciale.

*Stéatose du pancréas et diabète maigre. — Tuberculose pulmonaire et mort.*

V... Auguste, tailleur, âgé de 40 ans, est né à Milan ; son père, mort subitement à 60 ans, était rhumatisant; sa mère a succombé à 35 ans et sa sœur à 18 ans, la première à une tuberculose pulmonaire, la seconde à une tuberculose osseuse. Il s'est toujours bien porté, à part, vers l'âge de 7 ans, une variole, dont il conserve encore des traces. — A 15 ans il était atteint de migraines et saignait fréquemment du nez ; plus tard il eut des hémorrhoïdes, mais il n'a jamais souffert des articulations. Jusqu'à l'âge de 23 ans, ce malade habite dans le voisinage de rizières, sans contracter de fièvres intermittentes ; de 23 à 33 ans il travaille à Gênes, à Naples, à Turin, et, à l'âge de 33 ans, il vient se fixer à Paris. Toujours bien portant, il n'a jamais été obèse; il pesait 62 kilos, il y a quatre ans, aujourd'hui, il ne pèse plus que 51 kilos.

Cet homme, bien constitué, d'un caractère gai, parlant beaucoup et fort galant, s'aperçoit, vers le mois de février 1896, à l'âge de 38 ans, vingt mois avant sa mort, que, sans cause appréciable, il est pris du besoin de manger plus que d'habitude; la soif le tourmente, il boit beaucoup, sans pouvoir se désaltérer; puis il perd ses forces physiques et génitales, devient tout à fait impuissant; en même temps, son caractère change, et tandis qu'il aimait la société autrefois, aujourd'hui il ne se trouve bien que s'il est seul; tout l'ennuie et le dégoûte. Dans l'impossibilité absolue de continuer son travail, il entre à la *Charité* où on trouve du sucre dans ses urines. Pendant les quatre premiers mois de l'année 1897, son appétit est formidable, sa soif très vive; il urine de dix à douze litres par vingt-quatre heures, et néanmoins, sa faiblesse augmente progressivement. Le printemps venu, il se sent moins mal, sa soif diminue et avec elle la polyurie. Il quitte l'hôpital de la Charité, et quinze jours plus tard, se sentant incapable de travailler, il est admis dans notre service hospitalier (5 juin).

C'est un homme maigre qui présente des signes manifestes d'une dénutrition avancée (myœdème) et, sous la clavicule droite, de la matité avec affaiblissement du murmure vésiculaire et craquements humides. Il tousse peu, crache à peine, quoique le sommet de son poumon soit atteint de tuberculose. Le poumon gauche demeure intact; le cœur est normal; le pouls, régulier, bat quatre-vingts fois à la minute. Le foie, volumineux, déborde les fausses côtes de trois forts travers de doigt; la rate, augmentée de volume, mesure 13 sur 20 centimètres; les autres organes n'offrent rien de particulier. La digestion est difficile, il existe de la constipation, et les matières fécales, dures, offrent une teinte grisâtre, argileuse, sans stéarrhée. La peau est sèche, écailleuse, la langue sèche, rouge et luisante; les dents se déchaussent et tombent. Les réflexes rotuliens sont abolis. Il n'y a aucun signe d'intempérance; la soif est vive et huit litres d'urine sont rendues par vingt-quatre heures (dont 4 l. 500 la nuit et 3 l. 500 le jour). Ces urines, claires et transparentes, d'une densité de 1,030, ne contiennent pas d'albumine; mais elles renferment 160 grammes de sucre et 72 grammes d'urée.

La lésion pulmonaire fait de rapides progrès; en juillet, des cavernes sont déjà formées au sommet droit, et le sommet gauche est pris. La quantité des urines baisse un peu; elle oscille entre cinq et sept litres; d'une densité = 1,030, ce liquide contient à peine 50 grammes de sucre par vingt-quatre heures, et 45 grammes d'urée. Vers cette époque, on constate, pour la première fois, l'apparition d'une faible quantité d'albumine dans les urines. Le régime que le malade suit, se compose de six litres de liquide, 500 grammes de viande, 500 grammes de pain, un demi-litre de lait. — A mesure que les lésions pulmonaires progressent, l'affaiblissement augmente, l'expectoration devient nummulaire, et fourmille de bacilles. L'appétit se perd, le malade mange moins et boit moins. Vers le 15 octobre, il ne rend plus que trois ou quatre litres d'urines d'une densité de 1,025; la quantité de sucre et d'urée est d'environ 40 grammes par vingt-quatre heures; l'albumine est plus abondante. Vers la fin du mois d'octobre, geignements dans la nuit, puis céphalée, faiblesse extrême, impossibilité de se lever. L'emploi des purgatifs soulage le malade, mais des eschares apparaissent au sacrum, puis sur les trochanters; les urines et les matières deviennent involontaires, et le malade se met à délirer, à cracher sur ses draps, sur les oreillers et sur les rideaux du lit. L'urine qu'on peut recueillir, d'une densité de 1,020, contient assez peu de sucre et d'albumine; le malade tombe enfin dans un profond anéantissement et succombe le 12 novembre.

Vingt-quatre heures après la mort, le cadavre est dans un état d'émaciation tel qu'il n'y a pas le moindre lobule de graisse sous la peau. Il existe une double symphyse pleurale, le lobe supérieur du poumon droit est le siège d'une caverne énorme, de l'étendue du poing, remplie de pus et de débris pulmonaires. Le lobe moyen contient deux cavernes plus petites, tandis que l'inférieur est infiltré du tubercules. Le poumon gauche est relativement moins altéré; son lobe supérieur renferme trois cavernes de la dimension d'une noix, et le reste de l'organe, à part quelques tubercules disséminés, présente de l'emphysème. Il existe du liquide citrin dans le péricarde qui est intact. Le cœur, normal, s'est arrêté en *systole*, car le ventricule gauche, contracté, a sa cavité très petite; ses parois sont tellement rapprochées qu'elles se touchent, et ne renferment qu'un mince caillot fibrineux situé à l'origine de l'aorte. Les valvules mitrales et sigmoïdes aortiques sont intactes, il en est de même des artères coronaires et de leurs orifices. Le ventricule droit est vide de sang et ses valvules sont normales. L'aorte est intacte dans toute son étendue.

Les méninges, le cerveau, le cervelet, la protubérance et le bulbe sont sains. Les ganglions du plexus solaire n'offrent pas d'altération apppréciable. Absence de liquide et d'adhérences dans le ventre. La membrane muqueuse

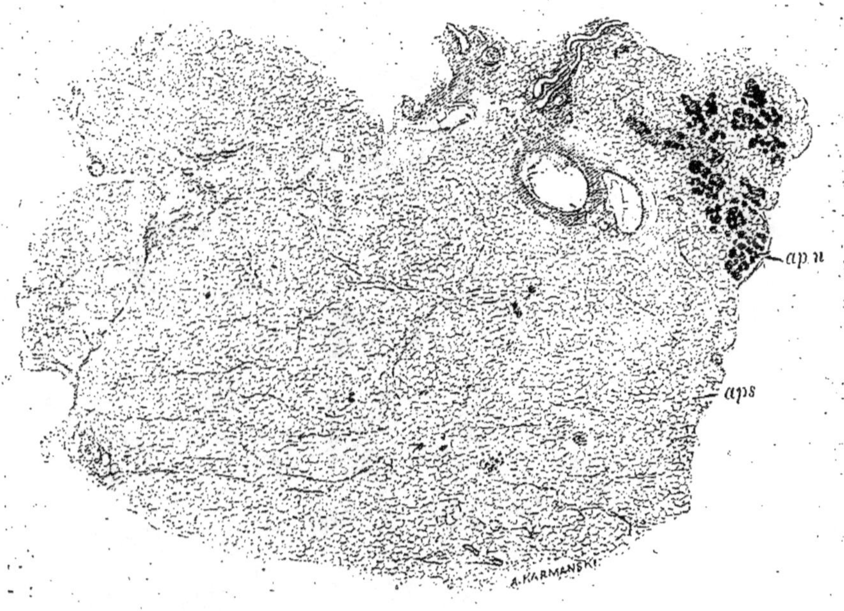


Fig. 117. — Coupe microscopique d'un pancréas stéatosé $\frac{10}{1}$.

*apn*, acini pancréatiques altérés, mais non détruits; *aps*, acini détruits et transformés en graisse.

stomacale est intacte; l'intestin grêle contient un mucus épais, verdâtre; le gros intestin renferme des matières dures, ovillées. Le foie pèse 1 400 grammes; sa surface est libre, sa couleur pâle, sa consistance molle; il se laisse facilement écraser, et donne au toucher une sensation onctueuse; la vésicule contient une bile jaunâtre. La rate (200 grammes) paraît normale; elle est molle avec une capsule comme chagrinée. Les reins (150 grammes) un peu volumineux, de couleur violacée pâle, plutôt blanchâtre, présentent une surface lisse et se laissent facilement détacher; leur substance corticale paraît plus épaisse que normalement. Les capsules surrénales sont normales, de consistance ferme. Les testicules n'offrent rien à noter.

*Le pancréas*, très volumineux, apparaît comme formé de pelotons graisseux semblables au tissu adipeux; il est long de 22 centimètres, et d'une épaisseur, au niveau de sa partie moyenne, de 5 centimètres; il pèse 85 grammes. Ses lobes, très apparents, ont une couleur jaune d'or, et sont formés presque exclusivement par de la graisse; à peine trouve-t-on quelques petits points violacés, et peu ou pas altérés. Le canal de Wirsung, de calibre normal, contient une faible quantité d'un mucus filant; perméable, il parcourt toute la longueur de la glande et débouche dans l'ampoule de Vater. Malgré l'absence de graisse partout ailleurs, le pancréas paraît en être exclusivement formé. Une coupe mince de cette glande, vue *à un faible grossissement*, présente l'aspect d'une dentelle de Bruxelles; de petits espaces polygonaux, vides, séparés seulement par de minces lamelles conjonctives, ressemblent assez aux alvéoles d'une ruche

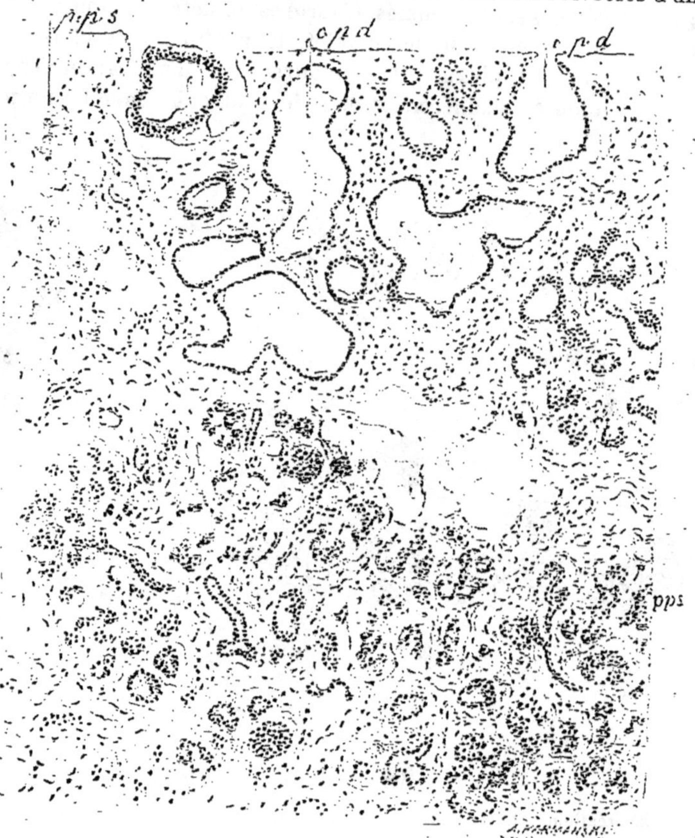


Fig. 118. — Coupe microscopique d'un pancréas stéatosé $\frac{115}{1}$.

*pps*, acini pancréatiques stéatosés; *cpd*, canalicules pancréatiques dilatés.

d'abeilles, ou mieux encore à une coupe pratiquée dans une moelle de sureau et vue au microscope. Ces espaces polygonaux représentent les acini du pancréas dont les cellules disparues (voy. fig. 117) sont remplacées par de grosses gouttelettes de graisse; celles-ci traitées par l'acide osmique revêtent une teinte noire. Par places, il existe encore des îlots glandulaires formés par l'agglomération de plusieurs acini dont les cellules sont peu ou pas altérées.

*A un plus fort grossissement*, le tissu conjonctif interacineux et interlobulaire a son épaisseur ordinaire. Les artères, les veines et les nerfs sont absolument normaux. Les canaux excréteurs, légèrement dilatés, sont tapissés d'un épithélium intact; autour d'eux, le tissu conjonctif semble épaissi et plus abondant qu'à l'état normal. La dilatation est excessive sur quelques points où se voient des espaces qui atteignent jusqu'à 5 et 6 millimètres, et sont par conséquent visibles à l'œil nu (fig. 118). Ces espaces sont formés d'une mince paroi conjonctive, tapissée par une seule couche de cellules épithéliales aplaties, d'où il y a lieu de croire qu'il s'agit d'ectasies des canaux de moyen calibre. Le canal de Wirsung, quoiqu'un peu élargi, présente des parois normales. Les portions où le parenchyme glandulaire se trouve conservé forment des îlots entourés de tissu graisseux; le nombre des canalicules excréteurs paraît augmenté, comme si les acini s'étaient transformés en partie en canalicules excréteurs. La lumière de ces canalicules est tapissée par un épithélium cubique et le tissu interacineux notablement épaissi; partout où les éléments glandulaires ne sont pas entièrement détruits et remplacés par de la graisse, les cellules des acini tendent à se transformer en cellules de revêtement, en même temps que le tissu conjonctif qui les entoure s'épaissit. Cet épaississement périacineux, celui qui enveloppe les canaux excréteurs de petit et de moyen calibre (les gros sont intacts), telles sont les conditions pathogéniques vraisemblables de la dilatation des acini et des canaux excréteurs; celle de la stéatose est plus obscure, et ne peut être expliquée par le simple examen microscopique. Les corpuscules de Langerhans sont pour la plupart détruits et transformés en graisse, comme les acini pancréatiques; pourtant, au niveau des îlots glandulaires conservés, quelques-uns d'entre eux paraissent intacts.

*Le foie* absolument normal, ne présente, nulle part, de prolifération conjonctive. Les artères, les veines et les conduits biliaires sont normaux, comme aussi les cellules hépatiques; mais, quelques-unes de ces dernières contiennent des grains de pigment. Les noyaux prennent la matière colorante; ils ne sont pas vésiculeux. *La rate*, vue à un faible grossissement, présente une topographie normale; ses bandes fibreuses ne sont pas épaissies; mais il existe de nombreuses hémorrhagies capillaires, situées pour la plupart à la périphérie des corpuscules de Malpighi. A un plus fort grossissement, le réticulum splénique paraît très légèrement épaissi, tandis que les cellules spléniques n'offrent rien à noter. Une certaine quantité de pigment, formant des grumeaux noirs, plus ou moins volumineux et abondants, se trouve déposée dans la pulpe splénique et principalement à la périphérie, au pourtour des bandes fibreuses. Par places, ce pigment est très abondant, presque toute la pulpe en est imprégnée. Ce sont là, en somme, les caractères d'une rate paludique.

*Les reins* ont leur stroma conjonctif, leurs artères et leurs veines absolument intacts, comme aussi les glomérules de Malpighi. Les épithéliums des tubes contournés sont atteints de tuméfaction trouble; leur protoplasme, tuméfié, remplit la lumière du tube et se confond au niveau de ses bords. La masse protoplasmique est irrégulièrement fragmentée par suite sans doute de l'action de l'alcool qui a servi à fixer la préparation. Les noyaux des cellules prennent mal la matière colorante (hématoxyline), quelques-uns même ne se colorent pas. Les conduits excréteurs ont un aspect tout à fait normal, ils ne contiennent pas de cylindres et leur épithélium est intact. *Les capsules surrénales* paraissent normales, à part un léger état vacuolaire de leurs cellules.

*Stéatose du pancréas et diabète maigre. Acétonémie, coma et mort.*

Br..., Marie, couturière, âgée de 51 ans, a perdu son père, à 70 ans, d'une hémiplégie; sa mère, asthmatique, est morte à 62 ans. A part quelques migraines et des épistaxis, elle s'est toujours bien portée, n'a pas été obèse et n'a présenté ni polyurie, ni aucun signe de diabète. A 50 ans (il y a un an environ), cette malade fut prise tout à coup d'une soif vive avec bouche sèche et, malgré un grand appétit, elle dépérit rapidement. A la Pitié, où elle va consulter, ses urines, examinées, renferment de 40 à 60 grammes de sucre par litre. Depuis lors son état empire, l'émaciation fait des progrès, les forces s'en vont, et le 8 novembre 1894, cette femme est admise à l'Hôtel-Dieu, dans notre service. Très amaigrie, elle a la langue sèche et les dents pour la plupart expulsées de leurs alvéoles par une gingivite. La peau est sèche, désagréable au toucher, mais l'examen des organes n'offre rien de particulier; le pouls est petit et rapide, 150 pulsations à la minute, soif très vive; l'haleine exhale une odeur fétide d'acétone et l'appétit est nul depuis quelques jours. Il existe de la polyurie et surtout de la pollakiurie, car il n'est pas rendu dans les vingt-quatre heures beaucoup plus de deux litres d'urine d'une densité de 1,022; ce liquide contient de l'albumine et environ 80 grammes de sucre par vingt-quatre heures. Les facultés mentales, déjà troublées le jour de l'entrée à l'hôpital, s'altèrent de plus en plus; au délire succède un état comateux, et la mort a lieu deux jours plus tard.

Une mince couche de graisse existe sous la peau de l'abdomen. Le cœur est normal et le système artériel intact, les poumons ne présentent pas d'altération. L'estomac est distendu, sa membrane muqueuse paraît saine; les intestins n'offrent rien à noter. Le foie pèse 1300 grammes, il est lisse, d'aspect et de consistance normale; la vésicule biliaire est vide. La rate, petite, ne pèse que 100 grammes; elle est pâle et sa capsule plissée. Les reins pèsent chacun 130 grammes, ils sont lisses à leur surface, sans altération appréciable et faciles à décortiquer; leurs artères comme aussi les capsules surrénales sont intactes. Le cerveau, la protubérance, le bulbe, les méninges et les artères de la base sont sains; seule, la glande pituitaire semble un peu volumineuse. Les ganglions du plexus solaire ont une apparence normale.

Le pancréas, d'une longueur normale, a son épaisseur un peu diminuée; il est comme aplati d'avant en arrière. Sa tête, amincie, est formée de lobules graisseux, jaunes, au milieu desquels se rencontrent quelques petits noyaux glandulaires qui tranchent par leur couleur rosée. Le corps de la glande, très réduit, a les dimensions d'un doigt et se trouve constitué exclusivement par de la graisse et du tissu conjonctif. Au niveau de la queue existe quelques lobules glandulaires, d'apparence normale, entourés par d'autres qui ont subi la transformation graisseuse. Le canal de Wirsung, perméable dans toute son étendue, ne présente ni rétrécissement, ni dilatation et ne contient pas de calculs.

Une coupe microscopique mince pratiquée au niveau de la partie la moins altérée (fig. 119) présente des lobules en voie de transformation graisseuse et un épaississement du stroma conjonctif; sur les points les plus fortement atteints, une semblable coupe offre, comme le montre la figure 120, l'aspect d'une dentelle, et se trouve formée, presque en entier, par des espaces polygonaux vides de cellules et limités par de fines lamelles de tissu conjonctif. Ces espaces représentent les acini du pancréas dont les cellules sont remplacées par de la graisse. On retrouve encore, de distance en distance, des noyaux glandulaires à peu près normaux, dus à l'agglomération d'un petit nombre d'acini, dont les cellules ne sont pas encore détruites. A côté de ces îlots glandulaires, se voit une sclérose des plus manifestes, qui fait défaut là où les cellules sont remplacées par de la graisse. A un plus fort grossissement, on constate un épaississement du tissu conjonctif interlobaire, d'où partent des travées fibreuses, plus ou moins épaisses, qui pénètrent à l'intérieur des lobules et les fragmentent en plusieurs petits îlots. Les artères, les veines et les nerfs sont intacts, comme aussi le canal de Wirsung et ses principales branches; les parois de ces dernières ne sont pas épaissies, mais les épithéliums sont desquamés et leur lumière est remplie d'un magma amorphe et granuleux, provenant des débris épithéliaux. Il existe, par places, des conduits excréteurs de moyen calibre, plus nombreux que normalement, et légèrement dilatés. Les acini glandulaires ont sur quelques points de la tendance à se transformer en conduits excréteurs, le protoplasme des cellules devient trans-

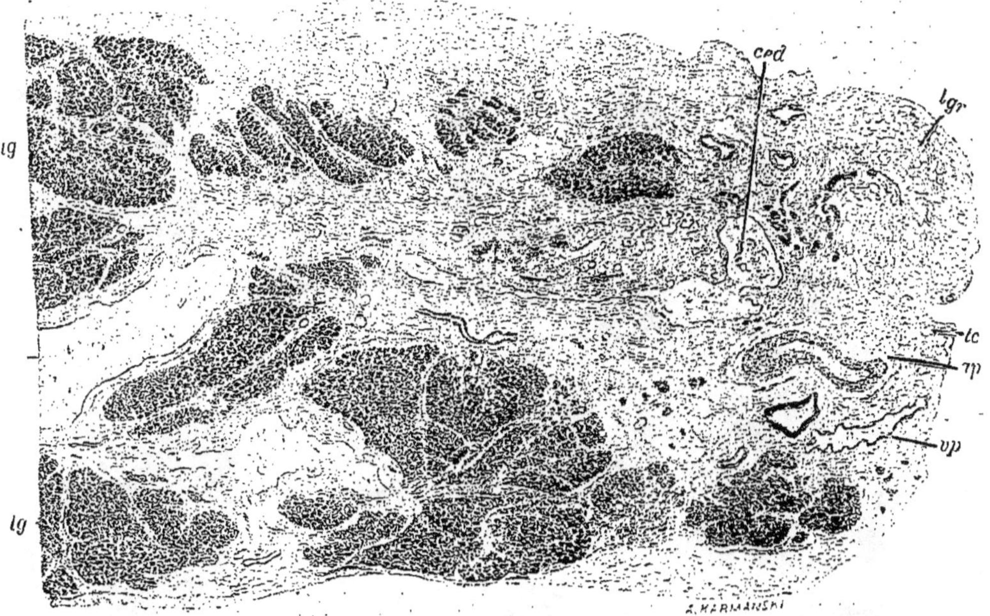


Fig. 119. — Coupe microscopique d'une stéatose faible du pancréas $\left(\frac{15}{1}\right)$.

*cw*, canal de Wirsung; *ce*, canaux excréteurs; *ced*, canalicules excréteurs dilatés; *lg*, lobules glandulaires; *lgr*, lobules graisseux; *tc*, tissu conjonctif; *ap*, artères pancréatiques; *vp*, veine pancréatique.

parent et les noyaux se rangent en file contre la paroi de l'acinus, toujours épaissie. Le tissu conjonctif interacineux n'est pas sensiblement épaissi là où les cellules glandulaires sont remplacées par de la graisse; celles-ci dans les points où le tissu interstitiel est abondant offrent une certaine tendance à s'atrophier et à se transformer en cellules inertes.

Déjà antérieurement nous avons rapporté deux cas de stéatose du pancréas avec glycosurie (voy. les observ. III et IV, de la communication faite par nous à l'Académie de médecine en 1888); mais en outre, nous avons pu observer trois autres cas de stéatose du même organe, d'une ressemblance parfaite avec ceux qui précèdent, et que pour ce motif nous nous contenterons de résumer brièvement.

K..., J. L., 29 ans, bien portant jusqu'au mois d'avril 1885, éprouve alors une soif intense, et présente tous les signes d'un diabète maigre. La quantité des urines oscille entre 5 et 7 litres, la densité entre 1,030 et 1,040, le sucre entre 300 et 500 grammes, l'urée entre 25 et 35 grammes. La mort survient le 27 décembre 1886 à la suite d'une tuberculose à marche rapide. Le foie et les

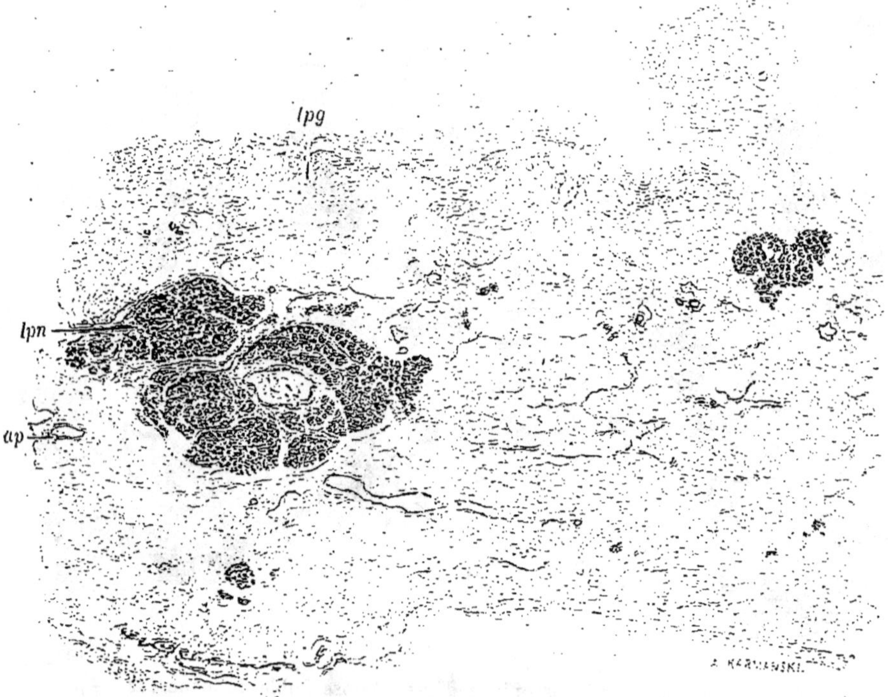


Fig. 120. — Coupe microscopique sur un point de stéatose avancée du pancréas $\left(\frac{12}{1}\right)$.
*lpn*, l bules pancréatiques faiblement altérés; *lpg*, lobules devenus graisseux; *cc*, canal excréteur; *ap*, artériole pancréatique.

reins sont volumineux; leur parenchyme est pâle, légèrement décoloré. Le pancréas, petit et graisseux, pèse 40 grammes.

E..., François, journalier, âgé de 51 ans, est atteint d'un diabète à début insidieux. Il rend par 24 heures de quatre à cinq litres d'urines, d'une densité qui oscille entre 1,040 et 1,045. Celles-ci contiennent 200 grammes de sucre et 30 à 40 grammes d'urée. La mort survient à la suite d'une pleurésie purulente; la maladie avait duré un an. A l'autopsie, le foie pèse 1795 grammes; le pancréas, petit, graisseux, ne dépasse pas 59 grammes.

C..., Adélaïde, ménagère, âgée de 34 ans, a cinq enfants, le dernier âgé de deux mois; son diabète a débuté environ un mois avant l'accouchement: elle rend cinq litres d'urine, d'une densité de 1,030, contenant 150 grammes de sucre par vingt-quatre heures, et meurt dans le coma, après trois mois de maladie. A l'autopsie, on trouve un pancréas graisseux et de dimensions presque normales.

L..., Louise, couturière, âgée de 49 ans ; rend quatre à cinq litres d'urine d'une densité de 1,025 à 1,030, contenant de 150 à 200 grammes de glycose, par vingt-quatre heures, et un peu d'albumine. Comme la précédente, elle meurt dans le coma après six mois de maladie ; elle était en même temps tuberculeuse. A l'autopsie, le foie pèse 2100 grammes, le pancréas est petit et transformé en graisse.

Tels sont les faits qui nous permettent d'établir l'existence d'une stéatose localisée uniquement au pancréas et indépendante de toute autre altération appréciable, à part, sur quelques points, un léger degré de sclérose conjonctive. Cette affection, qui contraste avec une maigreur excessive et, dans quelques cas, avec la disparition totale du tissu cellulo-adipeux, est ainsi des plus remarquables. Peu de lésions lui font cortège : les centres cérébro-spinaux n'offrent aucun désordre, et si les poumons sont assez souvent atteints de tuberculose, c'est par suite de la glycosurie et de la dénutrition générale. Un seul viscère, toutefois, a pu présenter une altération assez semblable à celle du pancréas, c'est le foie qui, dans quelques cas, a été trouvé stéatosé.

La lésion pancréatique consiste dans l'envahissement des éléments sécrétoires par la graisse, car on trouve, par places, des cellules en voie de transformation, qui permettent de surpendre, sur le fait, le processus morbide. Les éléments épithéliaux perdent peu à peu leur aspect granuleux, deviennent réfringents ; le protoplasma est peu à peu remplacé par des vésicules graisseuses, et le noyau disparaît ; les vésicules qui prennent la place des cellules glandulaires, se confondent bientôt entre elles, et l'acinus demeure occupé par une masse amorphe, réfringente, soluble dans l'éther et l'alcool, laquelle se colore en noir sous l'action de l'acide osmique. Il résulte de là que, sur une coupe microscopique traitée par l'alcool, on aperçoit simplement le stroma lamellaire qui sépare les acini glandulaires ; les éléments de ceux-ci étant détruits, la préparation revêt l'aspect d'une ruche d'abeilles (fig. 117). Néanmoins, il existe encore çà et là de petits noyaux glandulaires au niveau desquels les cellules épithéliales demeurent presque intactes (fig. 118 et 119), si elles ne sont comprimées par le tissu conjonctif sclérosé, ou, comme dans deux de nos faits, par la formation de petits kystes acineux dont la pathogénie reste à élucider. Dès lors, il est facile de comprendre que cette affection, en détruisant complètement les cellules glandulaires, abolit leurs fonctions, et que réalisant l'expérience de l'extirpation du pancréas, elle doive donner naissance à tous les phénomènes du diabète maigre.

*Symptomatologie.* — Le volume du pancréas stéatosé, très peu augmenté, sinon diminué, ne donne pas lieu à des phénomènes physiques appréciables. Les désordres fonctionnels, tout d'abord indécis, ne tardent pas à s'accentuer et à prendre une grande intensité. Les troubles digestifs commencent par l'inappétence, celle des graisses surtout; puis, les digestions deviennent difficiles, l'abdomen se météorise, il survient des nausées, rarement des vomissements ou de la diarrhée; les matières fécales, grisâtres ou argileuses, souvent solides, sont peu ou pas graisseuses. Mais, pour peu que la lésion progresse et que les éléments sécrétoires soient détruits, de nouveaux symptômes apparaissent. Ceux-ci se traduisent par de la polydipsie à laquelle s'associe, d'une façon pour ainsi dire constante, une abondante polyurie, une intense glycosurie, puis une polyphagie qui contraste avec une émaciation rapide, progressive, et enfin avec la diminution des forces physiques, de la puissance génitale et des facultés mentales. La quantité des urines rendues dans les vingt-quatre heures oscille entre 3 et 6 litres; leur densité, relativement peu élevée, varie de 1,030 à 1,040, et la proportion de sucre entre 150 et 300 grammes; il existe une faible augmentation d'urée, du moins dans les derniers temps de la vie et une albuminurie à peu près constante. En dernier lieu, le malade présente tous les symptômes d'une tuberculose rapide, s'il ne tombe dans le coma diabétique.

*Évolution et modes de terminaison.* — La stéatose du pancréas, d'un début le plus souvent insidieux, présente deux phases successives. La première phase se manifeste par de simples troubles digestifs, et peut à la rigueur passer inaperçue. La seconde se révèle par des phénomènes d'insuffisance pancréatique des plus sérieux, et, malgré une alimentation excessive, par une émaciation et une faiblesse progressives, par la perte des forces physiques et des facultés mentales. Parvenue à ce point, la stéatose du pancréas évolue d'une façon continue, rapide, et sans arrêt bien manifeste. Sa durée, qui varie avec le degré d'altération du pancréas, est ordinairement courte et oscille entre quelques mois et une ou plusieurs années. Sa terminaison, toujours fatale, à cause de la destruction des cellules glandulaires, est tantôt lente, amenée par le marasme, et la tuberculose, tantôt rapide, et succède à une intoxication diabétique. Après quelques jours de malaise, le malade, pris tout à coup d'une faiblesse excessive, a de la peine à se soutenir, ses traits se tirent, ses yeux s'enfoncent dans l'orbite, sa respiration s'accélère, devient anxieuse et laborieuse, puis, sa voix s'altère, sa face pâlit, et il s'éteint dans l'espace de un à trois jours; d'autres fois; il tombe tout à coup dans le délire, puis dans le coma, et succombe non moins rapidement.

Sur les huit cas observés par nous, la mort est survenue trois fois à la suite d'une tuberculose, quatre fois dans le coma diabétique; une seule fois elle a été la conséquence d'une pneumonie suivie de pleurésie purulente. La durée a été de trois mois et un an dans les cas terminés par le coma, de six mois et deux ans dans ceux où s'est déclarée la tuberculose et d'un an dans celui qui s'est compliqué d'une pleuro-pneumonie.

*Sémiologie.* — A peu près impossible dans sa première phase le diagnostic de la stéatose pancréatique est encore difficile dans la seconde. Troubles digestifs, polydipsie et polyurie, polyphagie et glycosurie contrastant avec un état de faiblesse générale et d'émaciation progressive, tels sont les signes qui viennent mettre sur la voie d'une altération grave du pancréas, et éveiller, dans l'esprit du médecin, l'idée de la possibilité d'une stéatose avancée de cette glande. Toutefois ce n'est là qu'un soupçon et non un diagnostic ferme; pour arriver à celui-ci, il convient d'éliminer d'abord la plupart des lésions pancréatiques du jeune âge, celles qui ont été précédées ou accompagnées de coliques pancréatiques, celles qui ont eu un début tout à fait brusque et enfin toutes celles qui sont accompagnées de phénomènes fébriles. C'est alors seulement qu'il devient possible d'arriver à un diagnostic, sinon absolu, au moins très vraisemblable, et comme le relevé de nos observations apprend que la quantité des urines n'a pas dépassé 5 à 6 litres par vingt-quatre heures, que la densité, relativement faible, a varié entre 1,025 à 1,040, la quantité de sucre entre 60 et 300 grammes et celle de l'urée entre 20 et 30 grammes, on trouve dans la faible intensité de ces phénomènes un appui à ce diagnostic. La polyurie, la glycosurie et surtout l'azoturie n'étant pas excessives, en comparaison de l'intensité extraordinaire que ces symptômes acquièrent dans le diabète consécutif à d'autres altérations pancréatiques, fournissent autant de signes d'une importance incontestable.

Le pronostic de la stéatose du pancréas, allant jusqu'à la destruction des cellules glandulaires est des plus sérieux; de cette destruction résulte, en effet, l'abolition des sécrétions externe et interne, fatalement suivie, à un certain moment, des phénomènes de l'insuffisance pancréatique, et comme aucun organe, à notre connaissance, ne peut suppléer d'une façon efficace à la perte de cette importante fonction, la mort en est la conséquence forcée.

*Thérapeutique.* — Le traitement de la stéatose du pancréas consisterait logiquement à enrayer la lésion anatomique, si, à la difficulté de diagnostiquer cette lésion ne s'ajoutait celle de trouver le moyen efficace de la combattre. Mais, en présence de l'ignorance où nous sommes des conditions étiologiques et pathogéniques de cette stéatose; la connaissance de mesures prophylactiques, à part l'abstinence des matières sucrées et féculentes, nous échappe, et plus encore celle d'agents thérapeutiques efficaces, aussi, croyons-nous que de nouvelles recherches sont nécessaires pour éclairer ce point de pathologie.

**Lobstein** (J. F.). (*Traité d'anat. pathol.* Paris, 1829, p. 347 et pl. 9, fig. 1.) — **Moret.** *Note sur un cas de pancréas graisseux, avec calculs pancréatiques.* (*Bull. Soc. anat. de Par.*, 1839, t. IX, p. 30-32.) — **Verga** (A.). *Conversione del pancreas in adipe.* (*Gazz. med. ital. Lomb.*, Milano, 1850, 3ᵉ s., t. I, p. 200). — **Handfield Jones** (C.). *Fatty degeneration of the pancreas.* (*Tr. Path. Soc. Lond.*, 1854-55, t. VI, p. 223.) — Le même. *Observat. respect. degen. of the pancreas.* (*Med. Chir. Tr.*, 1855, t. XXXVIII, p. 195.) — **Cruveilhier** (J.). *Métamorphose graisseuse du pancréas.* (*Traité d'anat. pathol.* Paris, 1856, t. III, p. 300.) — **Rokitansky** (C.). *Lehrbuch der path. Anatomie,* Wien, 1861, t. III. p. 312.) — **Von Recklinghausen** (F.). *Drei Fälle von Diabetes Mellitus.* (*Archiv f. pathol. Anat. und Physiol.* Berlin, 1864, t. XXX, p. 363.) — **Klebs** (E.). (*Handbuch d. patholog. Anatomie.* Berlin, 1870, p. 536 et 538.) — **Maier** (R.). *Fall von ausgezeichneter Verfettung des Pankreas.* (*Arch. d. Heilk.*, Leipz., 1865, t. VI, p. 168.) — **Rigal.** *Hypertrophie du pancréas ayant produit une compression de la veine cave inférieure et des canaux biliaires; dégénération graisseuse du foie, des reins et du pancréas; ictère grave; autopsie.* (*Rec. d. trav. Soc. méd. d'obs.* Paris, 1866-1870, 2ᵉ s., t. II, p. 310-319.) — **Lancereaux** (E.). (*Atlas d'anat. pathol.* Paris, 1871, texte, p. 47, atlas, pl. 6, fig. 4, 4'). — **Silver et Cayley.** *Fatty degeneration of the pancreas* (*Tr. Pat. Soc. Lond.*, 1872-73, t. XXIV, p. 121.) — **Harnack.** *Zur Pathog. des Diabetes mellitus.* (*Dorpat,* 1873.) — **Lépine** (R.) et **Cornil.** *Cas d'altération graisseuse du pancréas.* (*Compt. rend. Soc. de biol.*, 1874, Paris, 1875, 6ᵉ s., t. I, p. 372.) — **Litten** (M.). *Drei Fälle von totaler Degeneration des Pancreas.* (*Charité Annal.*, 1878, Berlin, 1880, t. V, p. 181.) — **Guelliot** (O.). *Glycosurie et inosurie; dégén. graisseuse du pancréas.* (*Gaz. méd.* Paris, 1881, p. 237, 264, 282.) — **Notta.** *Diabète maigre et altérat. du pancréas.* (*Union méd.* Paris, 1881, t. LXIII, p. 289.) — **Chambers.** *Post mortem specimen of fatty pancreas.* (*Maryland M. J.*, Baltim., 1883-84, t. X, p. 656.) — **Van Gieson** (J.). *Fatnecrosis in the pancreas.* (*Med. Rec.* New-York, 1888, t. XXXIII, p. 477.) — **Pilliet** (A.). *Transformation graisseuse du pancréas.* (*Bull. de la Soc. anat.* Paris, 1889, p. 245.)

## Art. II. — Angiopathies veineuses.

### § I. — THROMBOSE VEINEUSE DU PANCRÉAS

La présence d'une thrombose des veines pancréatiques ou de la veine splénique se trouve signalée dans plusieurs cas d'hémorrhagies du pancréas rapportés par Hilty, Day et par d'autres auteurs;

mais il n'est pas démontré que ces hémorrhagies soient bien réellement subordonnées à l'oblitération veineuse. Un cas de gangrène du pancréas avec thrombose de la veine splénique, observé par Mader, n'est pas plus démonstratif, et conséquemment, nous ne connaissons aucun fait certain d'accidents sérieux liés à la thrombose veineuse du pancréas. Cette thrombose, en somme, est une lésion relativement rare, dont les effets sont peu sérieux, en raison, sans doute, des nombreuses branches veineuses qui se distribuent à la glande. Cependant, dans une note de Bosquillon à la traduction des *Éléments de médecine de Cullen*, Paris, 1787, t. II, p. 445, il est dit qu'une espèce de diabète aurait été produite artificiellement par Malpighi, en liant, chez un chien, les vaisseaux de la rate; mais cette expérience, si elle a été réellement pratiquée, demanderait à être confirmée par d'autres faits.

## § II. — HYPÉRÉMIES DU PANCRÉAS

La division de ces affections ne diffère pas de celles des hypérémies des autres organes : selon qu'elles proviennent d'un obstacle circulatoire ou d'un trouble nerveux vaso-moteur, elles sont les unes angiopathiques (hypérémies stasiques ou passives), les autres névropathiques (hypérémies actives). Ces dernières trouveront leur place à la suite des désordres nerveux du pancréas, il ne sera question ici que des premières.

Les hypérémies angiopathiques sont artérielles ou veineuses, suivant que l'obstacle circulatoire a son siège sur le trajet du système artériel ou sur celui du système veineux. Les hypérémies d'origine artérielle étant l'effet d'une thrombose ou d'une embolie, leur étude ne peut être séparée de celle de ces affections, tandis que les hypérémies d'origine veineuse méritent une description particulière.

*Étiologie.* — Les altérations du cœur gauche, celles des vaisseaux pulmonaires, du cœur droit, du foie et du tronc de la veine porte qui entravent la circulation de la veine splénique, sont les sources habituelles des hypérémies passives non seulement de la rate, mais encore du pancréas dont la fréquence est indéniable.

*Anatomie pathologique.* — La glande, tout d'abord gorgée de sang et de sérosité, augmente de volume, tandis que le tissu cellulaire voisin s'œdématie[1]. Une incision de son parenchyme dé-

1. J. Klob, Contribution à l'anatomie pathologique du pancréas (*Œsterr. Ztschr. f. prakt. Heilkunde*, 1860, n° 201, et *Gaz. hebdomadaire de médecine et de chirurgie*, Paris, 1860, p. 668).

montre que les lobules d'une couleur blanc jaunâtre tranchent sur le tissu interstitiel, plus ou moins coloré, et siège d'une infiltration séreuse, principale cause de la tuméfaction de l'organe. L'examen microscopique permet de constater, tout d'abord la réplétion et la dilatation des vaisseaux, la présence d'éléments conjonctifs jeunes, sans altération appréciable des acini glandulaires et des conduits excréteurs. A une phase plus avancée, le pancréas revient sur lui-même et augmente de consistance; sa coloration, d'un blanc jaunâtre ou d'un jaune rougeâtre pâle, est uniforme et, au fur et à mesure de la rétraction du tissu conjonctif, l'aspect lobulé de la glande s'accentue. Le tissu interstitiel, épaissi et légèrement sclérosé, comprime les éléments glandulaires qui deviennent granuleux, granulo-graisseux et s'atrophient; dans quelques cas, enfin il se produit des extravasations sanguines qui se traduisent, au bout d'un certain temps, par un simple dépôt circonscrit de pigment noir. Ces altérations, rencontrées dans toute la glande, sont plus accentuées sur quelques points et en particulier au niveau de la tête du pancréas, ce qui ne peut surprendre, étant donné que des veines multiples émanent de cette partie de la glande.

*Symptomatologie.* — Effet de désordres cardiaques ou hépatiques, l'hypérémie stasique du pancréas est toujours associée à des lésions du cœur ou du foie et accompagnée d'hypérémie de la rate et des viscères abdominaux, ce qui rend très difficile l'interprétation de ses diverses manifestations symptomatiques. Tout ce que l'on sait, à cet égard, c'est que la diminution de la sécrétion externe du pancréas, conséquence de cette hypérémie, est la cause de troubles digestifs qui viennent s'ajouter à ceux que déterminent simultanément la congestion passive du foie, de la rate, de l'estomac et du duodénum. Cette affection, néanmoins, ne va jamais jusqu'à produire des phénomènes d'insuffisance pancréatique, et partant n'est pas grave par elle-même. La mort, commune dans ces conditions, est ainsi presque toujours la conséquence des altérations organiques qui ont précédé la stase pancréatique.

*Sémiologie.* — La congestion passive du pancréas doit être soupçonnée toutes les fois que l'on se trouve en présence des symptômes d'une hypérémie stasique des viscères abdominaux; quand à ces symptômes s'ajoute une diarrhée rebelle, de l'inappétence, des nausées et un dégoût des matières grasses, il y a peu de doute à conserver sur cette affection. Son pronostic est toujours sérieux, du moins, lorsqu'elle s'accompagne de glycosurie.

*Thérapeutique.* — Combattre les lésions organiques du cœur ou du foie, c'est prévenir la stase pancréatique qui en est la conséquence; prescrire des purgatifs et des diurétiques, c'est y remédier, puisque les sécrétions intestinales ont la propriété de diminuer la tension du système veineux abdominal, et les diurétiques, celle de la circulation générale.

## § III. — HÉMORRHAGIES DU PANCRÉAS

Caractérisées par la formation brusque et spontanée d'un épanchement sanguin dans le parenchyme pancréatique, avec ou sans effusion de sang au sein du tissu conjonctif péri-glandulaire, ces hémorrhagies, en raison des graves accidents qui en sont la conséquence, méritent toute l'attention du clinicien et du médecin légiste.

A l'encontre de plusieurs auteurs qui décrivent une pancréatite hémorrhagique, distincte de l'hémorrhagie du pancréas, nous croyons qu'aucun signe certain ne sépare ces affections, et pour ce motif nous les rangeons sous un même chef. Aucun organe, en effet, ne nous présente de phlegmasies avec hémorrhagie survenant tout à coup et n'étant précédée ni de fièvre ni d'aucun phénomène prémonitoire. La nature des hémorrhagies du pancréas, au reste, ne diffère pas de celle des hémorrhagies des autres organes, et les opinions récemment émises sur leur pathogénie ne reposent pas sur des preuves suffisamment probantes pour pouvoir entraîner la conviction. Aussi, croyons-nous devoir classer ces hémorrhagies, comme celles du foie, sous les chefs suivants : *hémorrhagies angiopathiques*, *hémorrhagies névropathiques*, *hémorrhagies hémopathiques*. En vertu de leur rareté, ces dernières peuvent être négligées, mais il ne saurait en être de même des premières et des secondes, qui offrent le plus vif intérêt. Celles-ci pourtant sont peu connues, et nous en parlerons uniquement pour les différencier des hémorrhagies angiopathiques dont il va être question.

*Étiologie et pathogénie.* — Plus fréquentes, d'après certaines statistiques, chez l'homme que chez la femme, les hémorrhagies angiopathiques du pancréas s'observent vers l'âge moyen de la vie, de vingt-cinq à soixante-cinq ans. Les personnes obèses, celles qui abusent des boissons alcooliques, qui digèrent mal, y sont particulièrement prédisposées, ainsi que l'ont constaté plusieurs auteurs et nous-même. Le commencement de la digestion, qui est le moment où le pancréas se congestionne physiologiquement, est aussi celui de l'hémorrhagie de cette glande, comme le moment du lever est celui de l'hémorrhagie cérébrale.

Ce que nous savons des causes efficientes de ces hémorrhagies est fort peu de chose; mais, en réalité, nos connaissances sur celles des hémorrhagies des autres organes sont à peine plus avancées. On ne peut nier, toutefois, que l'herpétisme dont l'artério-sclérose est la manifestation, que la syphilis et le paludisme dont la localisation aux parois artérielles peut donner naissance à des anévrysmes, n'en soient les principales circonstances étiologiques.

Ces hémorrhagies ont leur source dans une lésion artérielle ou dans une obstruction veineuse qui se termine : la première par rupture du vaisseau affecté, la seconde par l'exagération de la tension dans le domaine des veines oblitérées, et dans certains cas, par la rupture de ces veines. Il serait erroné de croire que ces ruptures soient toujours faciles à trouver; il n'en est rien, et le plus souvent, elles échappent aux recherches du médecin, ainsi que cela a lieu pour l'encéphale, les poumons etc., en sorte qu'il n'y a pas lieu d'en être surpris. Cette circonstance, cependant, a conduit plusieurs observateurs à chercher ailleurs l'origine des hémorrhagies pancréatiques et a contribué à les induire en erreur.

Frappé de l'état anatomique du pancréas dans trois cas soumis à son observation, J. Hlawa chercha, à l'aide d'expériences pratiquées sur le chien, à savoir si l'infarctus hémorrhagique du pancréas était ou non l'effet de l'obstruction des vaisseaux artériels ou veineux de cette glande, et sa conclusion fut que la ligature de ces vaisseaux ne donne lieu à aucun extravasat sanguin. Il n'y a là rien de surprenant pour qui connaît la richesse vasculaire du pancréas, et l'impossibilité à d'autres vaisseaux que les vaisseaux terminaux d'être suivis de ces accidents. Toutefois, avant de rejeter toute influence d'ordre purement vasculaire dans l'hémorrhagie du pancréas, il eût fallu pratiquer sur le vivant des incisions des vaisseaux de cette glande, afin de savoir s'il en résulterait des hémorrhagies semblables à celles que l'on observe chez l'homme. Des expériences instituées par le même auteur, à l'aide du bacterium coli, n'eurent pas de meilleurs résultats. Toutefois, désireux de connaître la nature de la nécrose graisseuse qui s'associe parfois à l'altération hémorrhagique du pancréas, Hlawa eut l'idée de faire pénétrer du suc gastrique dans le canal de Wirsung et dans celui de Santorini, et, par ce procédé, il arriva à constater que ce suc hyperacide peut engendrer des altérations semblables à celles de la pancréatite hémorrhagique avec nécrose adipeuse. Plus récemment, Carnot a répété ces expériences avec la papaïne, la toxine diphtérique et d'autres substances qui lui donnèrent des résultats à peu près identiques. Mais, à part les cas de perforation de l'estomac ou d'inondation du pancréas par son suc, ces expériences ne peuvent être assimilées à ce qui se passe chez l'homme, et ne nous expliquent pas la pathogénie des hémorrhagies pancréatiques. En tout cas, c'est uniquement par l'action plus ou moins directe des substances injectées sur les vaisseaux qu'ont été produites les hémorrhagies en question et les sels de zinc usités par Thiroloix n'ont pas eu d'autre mode d'action.

*Anatomie et physiologie pathologiques.* — Le pancréas hémorrhagique, généralement augmenté de volume, présente une colo-

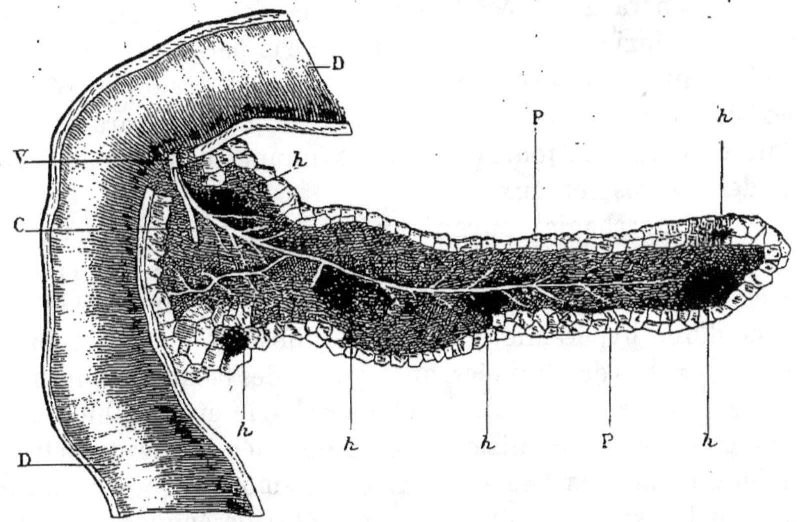


Fig. 121. — Hémorrhagie du pancréas.

D. duodénum. — P, pancréas. — c, canal cholédoque sectionné. — V, canal de Wirsung d'où se détache le canal pancréatique accessoire. — h h h h, foyers hémorrhagiques de diverses grandeurs. (Cette figure, renversée, est tirée du *Traité d'anat. pathol.* du Dr Laboulbène.)

ration brun noirâtre ou rougeâtre due à l'infiltration du sang dans le tissu conjonctif lâche qui réunit ses lobules. Le sang extravasé suit les fentes interlobulaires et interacineuses, fait saillie sous l'enveloppe péritonéale, produit la tuméfaction de la glande entière et la transforme en une sorte de caillot sanguin; puis, il gagne le mésocôlon, infiltre le tissu cellulaire sous-péritonéal, et arrive jusque dans l'arrière-cavité des épiploons. Ainsi s'explique la rareté des foyers et la disposition en nappe de l'hémorrhagie du pancréas (fig. 121); au reste, les hémorrhagies traumatiques de cette glande offrent des caractères assez peu différents.

L'état des artères a été malheureusement trop négligé dans l'étude des hémorrhagies pancréatiques; pourtant nous savons que ces vaisseaux sont athéromateux dans un certain nombre de cas, et si leur altération syphilitique ou tuberculeuse n'a pas été signalée, la cause en est, sans doute, dans le peu de soins donnés à leur examen. Tout porte à croire, en effet, que de petits anévrysmes des branches artérielles, semblables à ceux qui proviennent de la syphilis ou de la tuberculose, ont pu être parfois la cause de ces hémorrhagies. Les veines étaient, dans plusieurs cas, obstruées par des coagulums sanguins récents; les cellules glandulaires, presque toujours modifiées, se trouvaient en état de dégénérescence graisseuse, ou à peu près entièrement détruites.

Un certain degré d'obésité, des calculs biliaires, une artériosclérose généralisée précèdent et accompagnent assez habituellement l'apoplexie du pancréas. Dans un cas personnel, des hémorrhagies multiples, avec ramollissement du tissu pancréatique, coexistaient avec une néphrite artérielle, une péricardite et une stéatose cardiaque, toutes lésions communes dans les hémorrhagies des centres nerveux.

Les hémorrhagies subordonnées à un trouble nerveux ou hémorrhagies névropathiques ne présentent jamais un semblable cortège de désordres et ne sont la plupart du temps que la phase ultime d'une hypérémie. Elles se manifestent, en outre, sous la forme de taches disséminées, analogues à des taches de purpura, et diffèrent, par conséquent, de l'hémorrhagie angiopathique, toujours étendue, généralisée et accompagnée d'une tuméfaction notable du pancréas. Les hémorrhagies hémopathiques, communes dans le paludisme, ont pour caractère d'être disséminées sous forme de points ou taches pigmentaires.

*Symptomatologie.* — Le début des phénomènes liés à l'apoplexie du pancréas, toujours brusque et soudain, est ordinairement marqué par une douleur épigastrique intense, par du tympanisme, des nausées, des vomissements et un collapsus des plus sérieux. Térébrante et continue, la douleur s'étend fréquemment vers les hypochondres, mais n'irradie jamais jusque dans les épaules, et consiste parfois en une simple sensation de malaise et de pesanteur limitée à l'épigastre. Le tympanisme est modéré, les vomissements sont bilieux, et en général acides, accompagnés de constipation plutôt que de diarrhée. Puis, à ces symptômes s'ajoutent des phénomènes qui, selon toute vraisemblance, résultent des connexions du pancréas avec le grand sympathique abdominal. Le patient, dont l'abdomen est aplati ou à peine météorisé, offre un état de profonde dépression, des traits altérés, des yeux caves, un facies grippé, des extrémités froides ou même cyanosées, comme s'il était atteint de péritonite; son pouls est petit, filiforme, accéléré, sa respiration anxieuse, pénible et fréquente. Il accuse de la céphalée, des vertiges et présente un abaissement notable de la température; exceptionnellement il a de la fièvre, bien qu'il prétende assez souvent avoir éprouvé, tout d'abord, un léger frisson. Les facultés mentales sont anéanties, la voix est en partie éteinte, la soif vive; les urines, d'abord abondantes, deviennent rares, puis il survient du coma et le plus souvent une mort rapide.

Un jardinier, âgé de 29 ans, rentre chez lui bien portant après une journée de travail, mange avec bon appétit un hareng et des œufs. Deux heures plus tard, il frissonne, ses extrémités se refroidissent, il sent ses jambes comme brisées et se couche. Pendant toute la nuit, il éprouve à l'épigastre des douleurs, sorte de coliques et de tiraillements d'une intensité telle qu'il se roule dans son lit, en poussant des cris. Il se plaint, en outre, d'étouffer, répète sans cesse qu'il va mourir, et n'éprouve de calme que par instants où il peut s'adonner à un sommeil tranquille. Le lendemain matin, il existe des nausées, sans vomissements ni diarrhée, une soif vive et des urines très abondantes; l'appétit persiste, le malade mange deux œufs et un bol de soupe, puis, se sentant dans un état de profond anéantissement, il se fait transporter à l'Hôtel-Dieu où il est admis dans notre service.

C'est un homme de taille moyenne, vigoureux, ayant la face pâle, le nez pincé, les traits tirés et contractés par la douleur, les yeux ternes, enfoncés dans l'orbite, les oreilles et les lèvres livides, les mains et les pieds glacés, la peau froide au toucher et la température abaissée. Sa voix est éteinte, sa faiblesse, excessive, ne permet pas la station verticale; ses mains se dirigent constamment vers l'épigastre, principal siège du mal; son pouls, petit et fréquent, s'accompagne d'une anxiété des plus pénibles. Tout est employé pour ramener la température à la surface du corps; mais le malade, à peine couché depuis un quart d'heure, se plaint de contractions douloureuses à l'épigastre et à l'anus, se lève pour aller à la garde-robe et s'affaisse tout à coup, à la suite d'un effort de défécation; on s'empresse de le recoucher, la respiration est ralentie, le cœur affolé et, quelques minutes plus tard, la mort survient dans l'immobilité la plus complète, sans la moindre plainte.

Tous les organes sont intacts, à part un certain degré de congestion à la base des poumons et au niveau de la portion des intestins la plus rapprochée du pancréas. Après avoir relevé le grand épiploon et l'estomac, on aperçoit une masse volumineuse, noirâtre, allongée dans le sens transversal et qui donne l'impression d'un gros caillot sanguin. L'intestin détaché, il est facile de reconnaître que le foyer hémorrhagique est uniquement formé aux dépens du pancréas qui est représenté par une masse, d'une longueur de 20 centimètres et d'une largeur de 10 centimètres, constituée à peu près entièrement par un caillot sanguin, car à l'exception de la tête où l'on aperçoit les lobules séparés les uns des autres par du sang extravasé et par des vaisseaux dilatés, le reste de l'organe n'offre plus trace de tissu glandulaire. Le tronc cœliaque et les grosses branches qui en émanent sont intacts; les rameaux artériels qui se distribuent à la tête du pancréas, l'artère et la veine splénique sont libres et sans solution de continuité appréciable; mais il est possible que les recherches n'aient pas été suffisantes. Les urines, examinées dans les derniers instants, ne contenaient pas de sucre; cette absence de glycosurie tenait sans doute à la gravité des accidents et à la rapidité de la mort. On sait, en effet, que le sucre disparaît généralement des urines à la phase terminale du diabète, et d'ailleurs, la glycosurie a été notée dans quelques cas d'hémorrhagie pancréatique à évolution moins rapide.

*Évolution et modes de terminaison.* — Un début brusque, sans prodromes appréciables, une marche aiguë, foudroyante, et une durée de un à quelques jours, caractérisent l'évolution habituelle de l'hémorrhagie pancréatique. La durée de cette affection est quelquefois plus longue, tel est le cas d'un homme de cinquante ans, observé par Langerhans, lequel succomba au bout de deux mois avec une nécrose du pancréas d'origine vraisemblablement hémorrhagique, et par conséquent les extravasations sanguines de cette glande, comme celles de l'encéphale, offrent des formes distinctes et multiples.

La mort, le plus souvent brusque, est quelquefois instantanée; Zenker dans trois cas où le pancréas était hypérémié, dégénéré et infiltré de sang, crut devoir l'attribuer à une syncope réflexe, semblable à ce qui se passe à la suite d'une forte percussion abdominale. Le cas suivant peut en être rapproché : une femme de soixante ans, d'un embonpoint excessif, sortant de déjeuner, s'affaisse tout à coup dans la rue, après avoir ressenti une vive douleur à l'épigastre, puis, est transportée dans mon service à l'Hôtel-Dieu où elle succombe instantanément, à la suite de quelques mouvements convulsifs, au point de me porter à soupçonner un empoisonnement par le cyanure de potassium.

La paroi abdominale présente une couche de graisse d'une épaisseur de près de cinq centimètres; les épiploons et le mésentère sont surchargés de cette même substance; l'estomac dilaté est à demi plein d'aliments, à peine déglutis; le duodénum est entièrement vide. La membrane muqueuse stomacale, celle de la région du cardia surtout, offre une congestion intense avec plaques rouges au niveau de la petite courbure, celle de la région pylorique a ses glandules hypertrophiées sous forme de points blancs. Le foie, normal, laisse échapper à l'incision une grande quantité de sang; la rate et les reins sont de petit volume et congestionnés. La membrane muqueuse vésicale se trouve surmontée de végétations saillantes, assez semblables à des grains de millet; semblables végétations se voient encore à la face interne du vagin et du corps de l'utérus. Les poumons sont simplement congestionnés, le cœur, vide de sang, est hypertrophié à gauche où il présente quelques adhérences avec le feuillet pariétal du péricarde. La valvule mitrale est jaunâtre et l'aorte au niveau de sa crosse surmontée de quelques plaques graisseuses, les valvules sygmoïdes sont légèrement rétractées et insuffisantes.

Le pancréas, que recouvre une épaisse couche de graisse, sans être volumineux, présente, dans toute son étendue, une infiltration sanguine abondante, sorte d'apoplexie généralisée; son parenchyme, comprimé, déchiré et jaunâtre, est le siège d'une altération graisseuse manifeste.

*Sémiologie.* — L'hémorrhagie angiopathique du pancréas serait une affection facile à diagnostiquer si, en clinique, on oubliait moins l'existence de cet organe, et si on n'avait l'habitude d'attribuer aux viscères de son voisinage les symptômes qui lui appartiennent. Le début brusque de cette affection, l'intensité et le siège de la souffrance, les vomissements parfois incoercibles qui lui font cortège, la dépression des forces et le collapsus sont autant de signes dont l'évolution et la réunion mettent sur la voie de l'hémorrhagie pancréatique, s'ils ne permettent de la diagnostiquer. Toutefois, de nombreux désordres abdominaux ont avec elle de grandes analogies, et principalement les crises de colique hépatique ou néphrétique, l'appendicite, la péritonite aiguë, et certains empoisonnements.

Les crises hépatiques se manifestent par des douleurs à l'épigastre, ou dans l'hypochondre droit, par des vomissements abondants, bilieux, suivis d'un léger collapsus; mais, la douleur est moins tenace, les traits sont moins altérés que dans l'hémorrhagie pancréatique, et si le mal persiste, l'ictère ne tarde pas à lever tous les doutes. L'appendicite a été plusieurs fois confondue avec cette même affection, notamment chez un ouvrier de trente-deux ans observé par Biggs. Ce malade, atteint tout à coup de vives souffrances à l'épigastre, de tension de l'abdomen et de vomissements bilieux, devait être opéré pour une appendicite, sans la marche rapide des accidents qui furent suivis de la mort au bout de vingt-quatre heures. L'autopsie démontra qu'il n'existait ni péritonite, ni appendicite, mais une simple hémorrhagie du pancréas, tuméfié, et transformé en une sorte de caillot sanguin. Le siège de la douleur, l'intensité des accidents, la rapidité de leur évolution pouvaient cependant permettre un diagnostic exact, si on eût pensé à la possibilité d'une lésion pancréatique. La péritonite par perforation, malgré une grande ressemblance symptomatique avec l'hémorrhagie du pancréas, se distingue par le gonflement, la tension excessive de l'abdomen et la dissémination de la douleur à la pression. La colique néphrétique, en raison du siège de la douleur dans l'un des flancs et de son irradiation vers les aines, peut difficilement prêter à l'erreur, et par conséquent, le jour où l'attention sera suffisamment attirée du côté des lésions du pancréas, on parviendra certainement à diagnostiquer l'apoplexie de cette glande, sans être dans la nécessité de recourir à la laparotomie. La dépression des malades, l'altération des traits du visage, les vomissements sont autant de symptômes propres à éveiller l'idée d'un empoisonnement, et, dans ces conditions il est facile de comprendre la nécessité de l'examen du pancréas par le médecin légiste.

Le pronostic de l'hémorrhagie pancréatique est des plus graves, puisque la plupart des faits connus se sont terminés par la mort; l'intensité de la souffrance, la profonde dépression des malades, l'abaissement de la température sont autant d'indices d'une fin prochaine. La mort, des plus rapides dans quelques cas, comme l'ont vu plusieurs observateurs, ne peut être prévue longtemps à l'avance; mais le diagnostic de cette affection doit inspirer de vives inquiétudes.

*Prophylaxie et thérapeutique.* — La prophylaxie de l'hémorrhagie pancréatique, malgré la connaissance incomplète que nous avons de ses causes, ne consiste pas moins à s'opposer à l'obésité et à l'artério-sclérose qui sont les désordres auxquels elle fait généralement cortège.

Le traitement de cette affection est des plus pauvres, vu la rapidité de son évolution qui permet à peine au médecin d'intervenir, si ce n'est pour calmer la souffrance. En présence d'un diagnostic ferme, le devoir de celui-ci est de combattre la douleur et de chercher à arrêter l'hémorrhagie. La morphine est l'agent le mieux approprié à l'accomplissement de la première indication; l'application de sangsues à l'épigastre sont avec des injections d'ergotine les meilleurs moyens de remplir la seconde. Il reste à soutenir le cœur et à relever sa puissance musculaire, ce que feront les injections de caféine et d'éther, les frictions cutanées, les compresses chaudes, les sinapismes, etc. Enfin, à défaut d'autre intervention, il peut être avantageux d'injecter dans le tissu cellulaire sous-cutané, à plusieurs reprises s'il est nécessaire, une solution hémostatique de gélatine (2 grammes dans 100 centimètres cubes de sérum artificiel).

**Portal.** *Traité de l'apoplexie*. Paris, 1811. — **Klebs** (E.). (*Handb. d. path. Anat.* Berlin, 1868, p. 555.) — **Zenker.** *Ueber Hämorrhagien des Pankreas als Ursache plötzlichen Todes* (*Tag. Blatt des 47*en *Ver. deutsch. Naturforsch.* Breslau, 1874, p. 200-211, et *Rev. des sc. méd.*, t. VII, p. 173.) — **Satterthwaite.** *Hæmatoma of the pancreas; jaundice.* (*Med. Rec.* New York, 1875, t. X, p. 541.) — **Challand** et **Rabow.** *Un cas de mort par hémorrhagie du pancréas chez une aliénée.* (*Bull. Soc. méd. de la Suisse Rom.* Lausanne, 1877, t. XI, p. 345-350.) — **Hilty.** *Ein Fall von acuter Hämorrh. Pancreatitis.* (*Correspond.-Blatt für Schweize Aerzte.* Basel, 1877, t. VII, p. 666, et *Revue des sc. méd.*, t. XII, p. 92.) — **Draper** (F. W.). *A case of hæmorrhage into and around the pancreas, with sudden death.* (*Boston M. et S. J.*, 1880, t. CIII, p. 615.) — **Laboulbène** (A.). *Traité d'anat. pathol.* Paris, 1879, p. 371. — **Farges.** *Hémorrhagie du pancréas.* (*Bull. et mém. de la Soc. de méd. d'Angers* (1882), 1883, n. s., t. X, p. 188-193.) — **Vigot** (A.). *Insuff. mitrale, hémorrhagie dans le pancréas, rupt. de l'artère splénique, mort rapide.* (*Un. méd.*, 6 nov. 1884, p. 757.) — **Kollmann.** *Ueber Hæmorrhagie des Pancreas.* (*Verhandl. der physikal Med. Gesellsch. in Wurzburg*, 1880.) — **Homans** (C. D.). *Hæmorrhage into the pancreas.* (*Boston med. and surg. Journ.*, 1881, t. CV, p. 592.) — **Harris** (J. C.). (*Ibid.* p. 593.) — **Prince-Morton.** *Pancreatic apoplexie with a report of two cases.* (*Ibid.*, 1882, t. CVII, p. 28.) — **Osler** (W.) et **Hughes** (W. E.). *Hæmorrhagic pancreatitis with swelling of semi-lunar ganglia and Pacinian corpuscles.* (*Semi-month. J. Proc. path. Soc. Phila.* Wilmington, 1886, t. I, p. 7.) — **Call** (E.-L.). *A case of chronic pancreatitis with symptoms resembling malignant disease.* (*Boston M. et S. J.*, 1887, t. CXVII, p. 576-578.) — **Dittrich.** *Pancréatite primitive aiguë et hémorrhagies du pancréas.* (*Assoc. des médecins de Prague*, et *Bull. méd.* Paris, 1889, p. 1572.) — **Langerhans.** *Pancréatite aiguë.* (*Soc. de méd. de Berlin*, 4 décembre 1889, et *Archiv. gén. de méd.* Paris, 1890, t. I, p. 737.) — **Fitz** (R.). *Des pancréatites aiguës.* (*Med. Record*, 1889, vol. XXXIV, n° 8, et *Archiv. gén. de méd.* Paris, 1890, t. I, p. 482.) — **Lépine.** *Pancréatite hémorrhagique.* (*Lyon méd.*, 1892, p. 302.) — **Day.** *A case of pancreatitis and hæmorrhage, etc.* (*Boston med. Journ.*, 15 décembre 1892, et *Archiv. gén. de méd.*, 1893, t. I, p. 216.) — **Hade** (F. H.). *Apoplexie du pancréas.* (*Rev. gén. de méd., de chirurgie et d'obstétrique.* Paris, 1892, p. 411.) — **Biggs** (G.). *Pancréatite hémorrhagique.* (*Ibid.* Paris, 1893, p. 65.) — **Thiroloix.** *Hémorrhagie du pancréas.* (*Bull. Soc. anat.* Paris, 1891, p. 573.) — **Hawkins.** *A case of pancreatic hæmorrhage.* (*The Lancet*, London, 12 août 1893, p. 358, et *Rev. d. sc.*, t. XLII, p. 557.) — **Stajanovits.** *De l'apoplexie pancréatique.* (*Thèse.* Paris, 1893.) — **Nimier.** *Hémorrhagies du pancréas.* (*Revue de médecine.* Paris, mai 1894.) — **Seifert.** *Apoplexie du pancréas, laparotomie.* (*Presse méd.*, 1895, p. 474.) — **Hlawa** (J.). *Sur la pancréatite hémorrhagique.* (*Wien. klin. Rundschau*, 29 août 1897). — **Carnot** (P.). *Rech. sur les pancréatites.* (*Thèse*, Paris, 1898.)

# CHAPITRE IV

## ANOMALIES D'INNERVATION OU NÉVROPATHIES PANCRÉATIQUES

Appareil de sécrétion, le pancréas est formé d'éléments épithéliaux ou cellules sécrétoires, de vaisseaux qui apportent à ces éléments les matériaux nécessaires à leur fonction et à leur nutrition, enfin d'un appareil nerveux qui préside à l'action et au jeu réciproque de chacune de ces parties.

Nous venons de voir que les altérations étendues des éléments glandulaires du pancréas déterminent l'insuffisance fonctionnelle de cette glande et l'apparition du syndrome *diabète maigre;* mais le fonctionnement de ces éléments étant sous la dépendance du système nerveux, il est facile de concevoir que des lésions matérielles ou de simples troubles fonctionnels de ce système peuvent conduire au même résultat.

Si on en juge par ce qui se passe dans d'autres glandes, le pancréas possède au moins deux sortes de nerfs : les uns vaso-moteurs, les autres sécréteurs. Les nerfs vaso-moteurs sont constricteurs ou dilatateurs, et, l'on peut croire que les nerfs sécréteurs sont appelés à régir les uns la sécrétion externe, les autres la sécrétion interne. Malheureusement, l'existence de la plupart de ces nerfs n'est que soupçonnée et nous ne pouvons donner qu'un résumé de ce que l'on en sait. Cl. Bernard découvre, dans le bulbe, le centre fonctionnel de l'appareil glycogène; plus tard, Chauveau et Kauffmann décrivent, à ce même niveau, deux centres distincts : l'un excito-sécréteur du pancréas, l'autre fréno-sécréteur du foie; ils placent dans la moelle épinière le centre excito-sécréteur de cette dernière glande, mais ne disent rien du centre fréno-sécréteur du pancréas. Morat et Dufourt considèrent le sympathique comme la voie centrifuge des excitations sécrétoires de l'appareil hépato-pancréatique, et le pneumogastrique comme celle que suivent les incitations fréno-sécrétoires.

De ces faits, retenons simplement qu'il y a dans le bulbe un centre nerveux présidant au fonctionnement du pancréas, en tant que glande à sécrétion interne, et que de ce centre partent des filets nerveux, contenus les uns, dans le grand sympathique, les autres, dans le pneumogastrique. Or, tous ces filets aboutissent au plexus solaire, et c'est de ce second centre que proviennent les divisions qui se rendent au pancréas, en suivant les branches artérielles, pour se distribuer, soit aux petits vaisseaux, soit aux éléments glandulaires. Partant, il est facile de concevoir que les désordres nerveux du pancréas aient des sièges d'élection divers; à savoir : le centre bulbaire, les nerfs centrifuges ou centripètes, ou encore le plexus solaire, et comme ces désordres intéressent tantôt l'élément sécréteur, tantôt l'élément vasculaire, il en résulte que nous avons à étudier : 1° *des névropathies sécrétoires;* 2° *des névropathies vasomotrices.*

### Art. I. — Névropathies sécrétoires du pancréas.

Ces névropathies offrent deux variétés, selon que les nerfs qui régissent la sécrétion externe ou la sécrétion interne sont plus spécialement intéressés. Si, en réalité, ces fonctions sont indépendantes, il ne faut pas moins reconnaître la simultanéité habituelle de leurs troubles; toutefois, ceux de la sécrétion interne, étant de beaucoup les plus importants, nous occuperont d'une façon spéciale. La glycosurie, qui en est le caractère distinctif, est généralement abondante et accompagnée de polydipsie, de polyphagie, de polyurie et d'un état d'émaciation progressive. Or, ces symptômes, connus sous le nom de diabète, ne diffèrent pas sensiblement de ceux qui résultent de la destruction du pancréas, et en conséquence, il est rationnel de les attribuer au même organe. Ainsi, la glycosurie, à l'instar de l'albuminurie liée le plus souvent à un désordre matériel des reins, et, dans quelques cas, à un trouble névropathique de ces organes, serait l'effet, tantôt d'une lésion du pancréas, tantôt d'un désordre matériel ou d'un trouble purement fonctionnel du système nerveux de cette même glande.

Le diabète subordonné à une lésion matérielle du système nerveux est depuis longtemps connu, celui qui se lie à un trouble fonctionnel, l'est moins, et cependant, il mérite aussi notre attention. Sous la dépendance habituelle d'un acte réflexe, comme le démontrent les cas de lithiase pancréatique, de lithiase biliaire et encore certains cas de névralgies sciatique et faciale (THOMSON), ce dernier est ordinairement passager et transitoire, ce qui permet d'en rapprocher, en raison de ses intermittences, le diabète constitutionnel ou diabète gras.

En conséquence, l'étude qui va suivre comprendra :

1° Les effets sur le pancréas des désordres matériels de son appareil nerveux, et, comme ces désordres se traduisent surtout par une glycosurie abondante, établie expérimentalement par la piqûre du bulbe (CL. BERNARD), nous les désignerons sous le nom de *diabète par lésion nerveuse*.

2° Les effets, sur la même glande, d'excitations réflexes se manifestant de préférence par une glycosurie transitoire ou *diabète réflexe*.

3° Le *diabète constitutionnel* ou *diabète gras*, qui, par ses analogies avec le diabète réflexe, mérite d'en être rapproché.

## § I. — DIABÈTE PAR LÉSION MATÉRIELLE DU SYSTÈME NERVEUX

*Aperçu historique*. — La connaissance de ce diabète est l'œuvre du célèbre physiologiste Cl. Bernard qui, par des expériences sur la piqûre du 4e ventricule, attira l'attention des médecins sur les rapports du diabète avec les affections cérébro-spinales, car les observations publiées antérieurement par des médecins anglais et allemands, et même, le cas de diabète d'un sujet atteint de traumatisme de la tête, rapporté par Larrey (*Clinique chirurg.*, t. I, p. 128), n'avaient nullement pour but d'établir cette relation. L'expérimentation, cette fois, contrairement à ce que nous savons pour le diabète pancréatique, précéda l'observation clinique, laquelle ne se fit pas attendre. A partir de 1853, Szokalski, Becquerel, Todd, publient des faits de traumatisme cérébral et de diabète, ces faits sont réunis, pour la plupart, dans un important travail où P. Fischer[1] chercha à mettre d'accord la clinique et l'expérimentation, en même temps qu'il essaya de tracer le tableau du diabète traumatique. Quelques mémoires et de nombreuses observations suivirent ce travail; en 1888, Brouardel et

1. P. FISCHER, Du diabète consécutif aux traumatismes (*Archiv. gén. de méd.* Paris, 1862, t. II, p. 257 et 413).

Richardière (*Ann. d'hygiène. publiq. et de méd. lég.* nov. 1883) traitèrent le même sujet, au point de vue surtout de la médecine légale, tandis que dans mes *leçons cliniques* je me suis appliqué à différencier le diabète traumatique des diabètes pancréatique et constitutionnel[1].

Dès l'année 1857, Leudet, de Rouen, s'efforce à démontrer l'influence des affections spontanées de l'encéphale sur la genèse du diabète sucré; peu de temps après, Levrat-Perroton, Traube et plusieurs autres médecins publient des faits de glycosurie causés par des tumeurs ou par toute autre lésion du plancher du 4e ventricule ou de la moelle épinière; ces faits, qui depuis lors ont augmenté de nombre, serviront à notre description.

*Étiologie et pathogénie.* — Toujours lié à un désordre matériel, le diabète par lésion nerveuse reconnaît deux ordres de causes : les unes traumatiques, les autres pathologiques. Les premières sont, des chocs violents, des chutes ou des coups sur la tête, principalement sur la région occipitale, des fractures directes ou indirectes des os du crâne, des chutes sur les pieds, sur les genoux ou sur la région des fesses, produisant sur certaines régions de l'encéphale un ébranlement direct ou à distance et par contre-coup. Les secondes sont des lésions diverses des méninges ou de la substance nerveuse, habituellement localisées aux mêmes régions, à savoir : le bulbe et la partie supérieure de la moelle épinière, plus rarement le pneumogastrique, les filets sympathiques ou le plexus solaire.

Ce serait en modifiant la circulation hépatique que ces diverses altérations, d'après la conception de Cl. Bernard, parviendraient à engendrer le diabète nerveux; mais, ce savant ne connaissant pas le rôle exercé par le pancréas sur la formation du diabète, nous paraît avoir attribué au foie ce qui, en réalité, appartient au pancréas. Effectivement, si la destruction des cellules pancréatiques a pour conséquence forcée une glycosurie des plus intenses, il y a toute raison d'admettre que les désordres nerveux suivis de ce symptôme, n'ont pas un mécanisme différent et qu'ils ont pour effet de modifier la fonction de ces mêmes éléments. Le diabète n'est ainsi qu'un syndrome lié à l'altération des éléments sécréteurs du pancréas ou du système

1. Voy. : *Le diabète maigre, ses symptômes*, etc. Leçons rédigées par le docteur Lapierre; *L'Union medicale*, 31 janvier 1880, p. 161; 7 février 1880, p. 205, et de plus nos *Leçons cliniques* faites à la Pitié et à l'Hôtel-Dieu, Paris, 1891; consultez encore les deux excellentes thèses de mes élèves : E. Boutard : Des différents types de diabète sucré, Paris, 1891; et Mlle Anna Bernstein-Kohan : Contribution à l'étude du diabète traumatique, Paris, 1891.

nerveux qui les anime. C'est, d'ailleurs, ce qui existe pour un autre syndrome, mieux étudié, l'albuminurie qui, subordonnée le plus souvent à un désordre matériel des reins, est quelquefois, si on s'en rapporte aux expériences de Cl. Bernard, confirmées par la clinique, le simple effet de l'excitation d'un centre bulbaire.

*Anatomie et physiologie pathologiques.* — Les désordres traumatiques des centres nerveux, suivis de glycosurie, se traduisent, dans quelques cas, par des lésions matérielles très manifestes, tandis que, dans d'autres cas, il est impossible de constater, même à l'examen microscopique, aucun changement appréciable de la substance nerveuse (Fischer, Lecocq, Griesinger).

Les lésions nerveuses spontanées sont plus variables, et se distinguent uniquement par leur siège. Elles se montrent sous forme de lésions dégénératives des cellules nerveuses (Luys, Lancereaux, Homolle, Potain, Zenker, Dumontpallier, etc.), d'altérations vasculaires et surtout d'artério-sclérose des vaisseaux du bulbe (Bischoff, Richardson, Broca), d'hémorrhagies interstitielles (Murray, Andral, etc.), de ramollissement bulbaire (Goodridge) ou encore d'hémorrhagie du 4e ventricule (Parkes, Mallet). Dans certains cas, enfin, il s'agit d'îlots de sclérose de la moelle allongée survenus dans le cours d'une affection cérébro-médullaire, comme la *sclérose en plaques*, la *paralysie générale*, le *tabes* (Charcot, Edwards, Guinon et Souques), sinon débutant par le bulbe où ils demeurent localisés, comme dans le fait suivant :

*Sclérose bulbaire et diabète maigre. — Tuberculose et infection pneumococcique des poumons.*

B..., Hubert, camionneur, 46 ans, a perdu sa mère à l'âge de 40 ans dans un asile d'aliénées; son père, âgé de 71 ans, se porte bien, à part quelques accès d'asthme; quant à lui, il n'a jamais eu de maladie infectieuse aiguë ou chronique et il est demeuré sobre. Gagnant largement sa vie, il était bien logé, bien nourri, et jouissait d'une parfaite santé, quoiqu'un peu obèse (190 livres). Il raconte qu'en février (21) il s'éveilla tout à coup, vers minuit, avec une grande soif, se mit à boire plusieurs verres d'eau, et remarqua, en se levant, qu'il avait uriné involontairement dans le lit, bien qu'il n'eût jamais été dans la nécessité de se servir de vase la nuit. Le lendemain, une soif inextinguible l'oblige à entrer chez un marchand de vins pour vider une carafe d'eau, il urine en proportion; mais en outre, il ingère plus d'aliments qu'auparavant, à tel point que sa femme, ne comprenant rien à cet appétit subit, met sous clef le pain et la viande, de crainte qu'il n'en vienne à tout dévorer. Deux jours plus tard, il se sent tellement faible qu'il ne peut se lever, et à cet anéantissement des forces physiques s'ajoute bientôt un effondrement complet des facultés mentales, car il nous dit : « Je ne lis plus, je ne pense même plus, et quoique je laisse ma femme et mes deux enfants dans la misère, je n'ai plus la force de m'intéresser à eux, de souffrir avec eux, j'oublie tout. » Les fonctions génésiques, désirs et aptitudes, s'étaient radicalement supprimées au bout de quelques jours.

Pendant le premier mois de cette maladie, la quantité d'urines, émise dans les 24 heures, oscille entre 16 et 18 litres. Une analyse faite par un pharmacien de la ville donne les chiffres suivants : glycose, 600 grammes; urée, 96 grammes. Le 28 août 1891, ce malade, admis dans notre service hospitalier, raconte que, du 23 février à ce jour, les phénomènes de sa maladie n'ont pas sensiblement varié : polydipsie (12 à 20 litres), polyphagie (2 kilos de viande, 4 livres de pain environ), et, néanmoins, émaciation progressive. Déjà en mars, il ne pesait plus que 161 livres, en juillet 142 et, à son entrée à l'hôpital, 132. A cette époque, la peau est sèche, rugueuse, ridée, trop large pour les membres décharnés; le pannicule adipeux a totalement disparu, le teint est bon et la face, colorée, tranche sur le reste du corps qui dénote le marasme. La langue est sèche, rôtie, vernissée, les selles sont régulières, quotidiennes, sans coliques, sans débâcle diarrhéique, et sans aucun autre phénomène anormal qu'une fétidité excessive. Légère blépharite ciliaire, varices aux jambes, quelques craquements secs dans les articulations tibio-fémorales, léger œdème des extrémités inférieures (dos du pied et tiers inférieur de la jambe), myœdème très accusé au niveau des pectoraux, abolition des réflexes patellaires, impossibilité de rester debout et de marcher plus de quelques minutes sans fatigue douloureuse dans les mollets et dans les cuisses.

Il n'existe aucune douleur spontanée, viscérale, musculaire ou névralgique, La sensibilité générale et les organes sensoriels sont normaux; la mémoire des faits anciens est très nette, mais il y a oubli rapide des choses récentes et impossibilité absolue de tout effort de volonté; la main droite marque à l'échelle dynamométrique 23, la main gauche 19, absence de tremblement. La respiration est rude aux deux sommets pulmonaires en arrière et dans les fosses sus-épineuses où il existe de la submatité et de la résistance sous le doigt percuté; absence d'expectoration, toux fréquente, quinteuse et surtout nocturne, 20 respirations à la minute, 84 pulsations; la tension artérielle est de 18; les artères sont légèrent résistantes; le foie déborde de deux à trois travers de doigt les fausses côtes.

Ce malade, ne voulant accepter aucun régime spécial, la quantité des urines, pendant les mois d'août, septembre, octobre, novembre et décembre, varie entre 12 et 18 litres. L'analyse qui en est faite tous les 3 ou 4 jours donne, par 24 heures, des chiffres qui oscillent, pour la glycose, entre 694 et 1193 grammes, pour l'urée, entre 44 et 155 grammes; les aliments comprennent 2 à 3 kilos de viande et 3 livres de pain, des légumes, du vin et de la bière (4 litres en décembre). Du 1er au 5 septembre, du 18 au 23 septembre, du 21 au 23 octobre, nous avons à combattre des crises d'intoxication diabétique pendant lesquelles les urines tombent de 18 litres à 8 et 4 litres, la glycose à 412 et même à 357 grammes, l'urée à 40 et 29 grammes par 24 heures. Chaque crise s'annonce par une exagération dans la faiblesse et la sensation de lassitude; puis, les masses musculaires deviennent douloureuses, il se produit une céphalée, surtout occipitale; le taux des urines baisse, et apparaissent des vomissements bilieux, verdâtres, une diarrhée blanche, profuse et une prostration extrême avec délire nocturne (purgatifs drastiques, lavement des peintres, pilules diurétiques). Au bout de quelques jours de traitement, les urines, la glycose et l'urée reprennent leurs chiffres antérieurs; et la santé générale devient meilleure.

Du 10 au 21 novembre, le malade se soumet au régime du pain de gluten, et prend chaque soir de 2 à 4 grammes d'antipyrine. Sous cette influence, les urines tombent de 18 à 6 litres, la glycosurie de 1 093 à 451 grammes, l'urée de 142 à 78 grammes. Ce médicament ayant été cessé à la demande formelle du malade qui se plaint de crampes d'estomac, de vertiges, de prostration et de perte d'appétit, les urines restent pendant 6 jours confinées aux chiffres de 6 à 8 litres, avec 500 grammes de sucre et 80 grammes d'urée environ; puis elles remontent brusquement à des chiffres inconnus jusqu'alors : 22 et 23 litres, avec plus de 1 100 grammes de sucre et 150 grammes d'urée. Vers la fin de décembre et pendant le cours de janvier, tandis que l'émaciation et la perte des forces progressent, la courbe des urines baisse entre 8 et 12 litres, et on y observe de l'albumine durant quelques jours. La glycosurie et l'urée marchent parallèlement en février et mars, puisque l'une oscille entre 293 et 123 grammes, l'autre entre 79 et 29; malgré une diminution considérable de l'appétit, les chiffres de l'urée sont toujours notables. La température oscille entre 36°,4 et 37°,3; le pouls, régulier, offre de 80 à 90 pulsations, la respiration, malgré l'évolution rapide d'une tuberculose pulmonaire, n'est ni gênée, ni fréquente. L'expectoration, devenue purulente en septembre, contient des bacilles; la toux, fréquente, quinteuse, pénible, cède à peine à l'administration de doses élevées de sulfonal, d'opium ou de chloral. La céphalée, dans les deux derniers mois, devient continue, et s'accompagne d'une insomnie rebelle à toutes les médications (15 centigrammes d'opium ou 4gr,50 de chloral). L'amaigrissement va sans cesse en progressant, ainsi que l'indiquent les poids suivants :

| | | livres. |
|---|---|---|
| 29 | août | 132 |
| 1er | octobre | 122 |
| 8 | décembre | 113 |
| 20 | janvier (1892) | 103 |
| 5 | mars | 97 |

Dans les premiers jours de mars la perte des forces devient telle que le malade ne peut plus marcher sans trébucher et tomber. A partir du 3 mars, il ne quitte plus le lit, et d'ailleurs, il est complètement décharné. Les membres inférieurs sont le siège d'un œdème translucide, et le patient, n'ayant plus la force de se mouvoir seul, reste couché en chien de fusil. Les paupières sont closes et agglutinées par un pus jaunâtre, épais, que la religieuse du service enlève à chaque instant; la mâchoire inférieure est pendante avec une langue rôtie, brunâtre, les dents sont cariées. Le malade cesse de répondre aux questions et cependant, il se plaint amèrement de son impuissance à garder les urines et les matières fécales qui le souillent; il continue à prendre quelques œufs, un peu de pain et de bière. Cet état persiste encore jusqu'au 25 mars, époque où il refuse tout aliment solide, ne voulant plus accepter qu'une petite quantité de bière. Dans la nuit, il délire, marmotte des mots sans suite, essaie de changer de place sans y parvenir. Dans la journée du 26, il peut encore réclamer de la bière, parler de sa femme et de ses enfants, et dire qu'il ne souffre pas; température 36°, pouls 72, respiration 24. Dans l'après-midi, réapparition du délire et perte de la notion du monde extérieur, collapsus, coma, quelques légers gémissements, sans aucun mouvement, et mort le lendemain à 6 heures du matin.

*Autopsie.* — Cadavre émacié, extrémités inférieures infiltrées de sérosité et parsemées d'ecchymoses, de taches purpuriques, d'abcès sous-cutanés, de furoncles; eschares sacrées et fessières. Le pannicule adipeux a totalement disparu, les muscles sont réduits à des lames rougeâtres et de consistance normale.

Les plèvres adhèrent aux sommets des deux poumons qui sont infiltrés de tubercules et présentent des excavations multiples, de l'étendue d'une aveline ou d'une fève, remplies d'un pus verdâtre, extrêmement épais. Les ganglions du hile des poumons sont volumineux, noirâtres, avec dépôts caséeux. Les voies aériennes : larynx, trachée et grosses bronches, sont congestionnées. La membrane muqueuse bronchique est ulcérée par places, et parsemée de granulations tuberculeuses semi-transparentes. Le cœur est flasque, mou et décoloré, le ventricule gauche, revenu sur lui-même, est vide, tandis que les cavités droites sont dilatées, remplies de caillots denses, fibrineux, blanchâtres qui se continuent dans le tronc de l'artère pulmonaire. L'aorte, peu altérée dans sa première portion, est le siège de plaques athéromateuses qui augmentent de nombre, d'étendue et de profondeur, dans les régions thoracique et abdominale. Les troncs artériels qui en partent sont tous dilatés, variqueux (principalement les artères splénique, hépatique, mésentérique supérieure). Les troncs nerveux de la cavité thoracique paraissent intacts.

Les feuillets péritonéaux (grand épiploon, mésentère) ne renferment pas trace de graisse; le foie, notablement augmenté de volume et de consistance, présente, au niveau des espaces portes, une multitude de petites granulations tuberculeuses, semi-transparentes. La vésicule biliaire, revenue sur elle-même, a ses parois épaissies; les voies biliaires sont libres. La bile, très peu abondante (une cuillerée à café à peine), est granuleuse, jaunâtre, sans calculs. La rate, assez ferme, du poids de 230 grammes, ne présente ni tubercules, ni suppuration. Les reins, volumineux, pèsent : le droit 380 grammes, le gauche 395 grammes. Leur surface libre est parsemée d'abcès du volume d'un grain de millet à un pois. Le parenchyme qui sépare ces abcès est d'un rouge intense, violacé. Sur une coupe, la substance corticale est tuméfiée (2 centimètres et demi) et jaunâtre, tandis que la substance pyramidale, violacée, se trouve effacée par les colonnes de Bertin hypertrophiées. Le pus des abcès examiné sur lamelles (violet de gentiane et gram) présente une seule variété de micro-coques encapsulés. Des souris, inoculées avec le produit du raclage, succombent en trente-huit heures d'infection pneumococcique. Les calices et les bassinets ne sont pas dilatés et ne contiennent pas de pus; leur membrane muqueuse n'est pas parsemée de points hémorrhagiques. L'urine renfermée dans la vessie (120 grammes) est limpide, d'un jaune d'or, elle renferme du sucre et de l'albumine en très notable proportion. Les vésicules séminales, la prostate, les testicules sont normaux, les capsules surrénales, volumineuses et non caséeuses.

L'estomac, petit et revenu sur lui-même, contrairement à ce qui existe en général dans les autopsies de diabétiques, mesure transversalement 15 centimètres, verticalement 10 centimètres. Sa membrane muqueuse, fortement plissée, n'est ni ulcérée, ni ecchymotique, les intestins sont sans lésions. — Le *pancréas*, d'une longueur de 20 centimètres, de consistance ferme, offre une teinte blanc grisâtre et un aspect lobulé; sa tête, volumineuse, mesure dans son diamètre vertical 9 centimètres, dans son diamètre antéro-postérieur 3 centimètres; au niveau du corps on note, verticalement, 3$^{cm}$,5, et d'avant en arrière, 2 centimètres. A la coupe, cet organe n'est nullement sclérosé et ses lobules sont séparés par un tissu conjonctif lamelleux, peu abondant. Le canal de Wirsung, du volume d'une plume d'oie, est libre dans toute son étendue, ainsi que le canal accessoire. L'examen histologique du parenchyme offre une réaction et une apparence normales des cellules pancréatiques, avec absence de toute altération du stroma conjonctivo-vasculaire. La dissection du plexus solaire démontre que le ganglion semi-lunaire gauche est plus volumineux que celui de droite, mais sans lésion appréciable.

Les os du crâne sont atrophiés et friables. La pie-mère, au niveau de tous les sillons et scissures de la face convexe des hémisphères cérébraux, présente une teinte jaunâtre et se détache difficilement des circonvolutions; ses prolongements sont œdématisés et infiltrés d'un pus qui renferme des pneumocoques. La substance cérébrale est diffluente, mais ne présente ni abcès, ni foyer de ramollissement, ni foyer hémorrhagique. La protubérance et le cervelet sont sains; il en est de même du plexus choroïde et de l'épendyme du plancher du 4e ventricule; une série de coupes, aussi peu espacées que possible, pratiquées perpendiculairement à ce dernier, permettent de constater à quelques millimètres au-dessous et un peu en dehors de l'aile blanche interne, l'existence d'une plaque scléreuse, blanche, brillante, nacrée, perforée de 5 ou 6 orifices, et dont le contour, de coloration jaunâtre, tranche sur un fond blanc grisâtre. Cette plaque, de forme lenticulaire, ne se sépare pas nettement du tissu voisin et se fond peu à peu avec lui, elle se retrouve dans d'autres coupes jusqu'à la hauteur d'un plan horizontal passant par le bec du calamus, et mesure verticalement 5 à 6 millimètres; sous-jacente au plancher du 4e ventricule, elle occupe la portion gauche du bulbe et présente d'autant plus de netteté que la portion droite n'est pas lésée (fig. 122). Des coupes microscopiques du bulbe, durcies par l'alcool et colorées par l'hématoxyline, permettent de reconnaître que cette lésion est formée d'un tissu connectif très riche en noyaux embryonnaires, et traversé par des artérioles dont la tunique externe est fort épaissie. La moelle épinière, dans toute son étendue, paraît normale; il n'y a ni îlots de dégénérescence, ni foyer de ramollissement. La pie-mère médullaire, comme la pie-mère encéphalique, est infiltrée de pus.

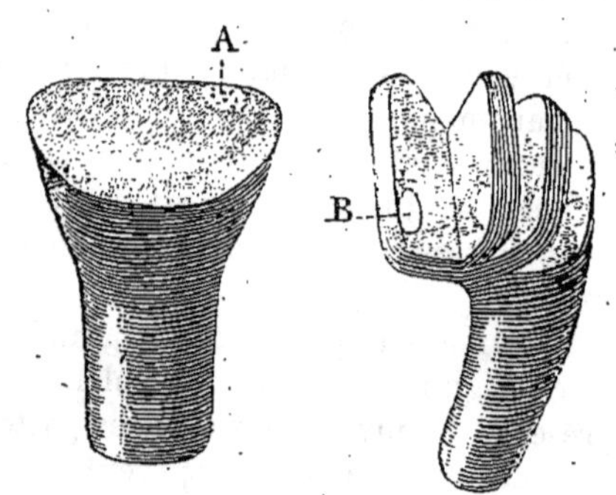

FIG. 122. — Le bulbe.

A, noyau de sclérose; B, ce même noyau se prolongeant dans la substance nerveuse.

Des tubercules, des gommes syphilitiques et même des abcès (SOREL) ont été rencontrés au niveau du 4e ventricule, et aussi des tumeurs diverses développées, les unes dans la substance même du bulbe : sarcomes (LEVRAT-PERROTON, SEEGEN), gliome (VIRCHOW) qu'ils détruisent; les autres dans le voisinage, d'où ils compriment le plancher du 4e ventricule : tumeurs du cervelet, des plexus choroïdes (TRAUBE, LIOUVILLE, GROMIER, etc.), de l'épendyme ventriculaire (BÉHIER). Des tumeurs parasitaires y ont, enfin, été observées, tel est le cas de Ivan Michaël, où un cysticerque adhérait au plancher du 4e ventricule. Ces différents désordres, en déterminant des excitations de la région du bulbe, offrent ainsi la plus complète analogie avec les lésions que Cl. Bernard produisait chez les animaux par la piqûre du 4e ventricule ; les effets en tout cas sont les mêmes, à savoir : l'apparition d'une glycosurie qui, étant donnée la nature du désordre anatomique, est passagère ou durable au point de conduire à la dénutrition et à la mort.

La glycosurie a encore été rencontrée à la suite de lésions des hémisphères, comme dans l'hémorrhagie et le ramollissement du cerveau (LOEB, SCHUTZ); elle est alors transitoire, dure de douze à vingt-quatre heures et paraît tenir à la commotion encéphalique ou à un réflexe inhibiteur sur le bulbe. Elle a été vue, de même, dans la syphilis cérébrale, dans certaines méningites chroniques (LEUDET), la paralysie générale (BECQUEREL, DICKINSON) et l'aliénation mentale (SEEGEN, SCHMIDT).

Des altérations diverses, situées à la partie supérieure de la moelle épinière, peuvent produire les mêmes effets ; c'est ainsi que le tabes (SMITH, EULENBURG, GILLES DE LA TOURETTE, etc.), certaines myélites ou méningo-myélites (KUNCKLER, SCHARLAU, VOGEL), la syphilis médullaire, des hémorrhagies rachidiennes (LEBERT), des traumatismes avec lésions médullaires, (fracture de la colonne vertébrale (SCHIFF) et des luxations des vertèbres cervicales (HERMANN) ont pu être suivis de glycosurie.

Quelques faits mentionnent la coexistence du diabète avec des tumeurs (NYMAN, HARLEY, HENROT) ou d'autres lésions des pneumogastriques (DE FLEURY) ; mais, ces faits étant incomplets, il est légitime d'attendre de nouvelles observations avant d'arriver à une conclusion définitive.

Certaines altérations du plexus solaire, avec tuméfaction des ganglions, ont été également rencontrées (LUBINOFF, WHITE, PAVY) dans plusieurs cas de diabète. L'observation qui suit en est un nouvel exemple[1] :

*Diabète maigre d'origine solaire. — Glycosurie et azoturie abondantes. — Amélioration sous l'influence de l'antipyrine à haute dose. — Cataracte double. — Tuberculose pulmonaire. — Parotidite suppurée.*

Le nommé B..., Ferdinand, cuiseur de pains à cacheter, âgé de 60 ans, né d'un père et d'une mère névropathes, a eu de l'incontinence nocturne

1. Observation déjà publiée par notre interne le Dr Thiroloix (*Bull. de la Soc. anat.*, Paris 1892, p. 196).

d'urine et de la polyurie dans sa jeunesse; d'une intelligence peu développée, il a appris difficilement à lire; marié, il a 3 enfants, tous bien portants. A 31 ans, il a été atteint d'une pneumonie suivie de poussées furonculeuses généralisées. Il lui est difficile de préciser le début de son diabète; il se rappelle seulement qu'il y a cinq ans, pendant l'été de 1887, étant occupé à la moisson des blés, il se fatiguait rapidement et se trouvait obligé, à chaque instant, de boire et d'uriner. En novembre, il est pris d'une nouvelle poussée thoracique, après quoi s'accusent les phénomènes diabétiques, car l'appétit augmente et la soif devient inextinguible; puis, il maigrit et perd ses forces. En février 1888, il consulte un médecin qui trouve 85 grammes de sucre par litre dans son urine; il rendait, alors, près de 15 litres dans les vingt-quatre heures. Le 4 décembre 1889, ce malade est admis à la Salpêtrière dans le service du Dr Charcot, où l'on constate que la quantité de glycose atteint, dans les premiers mois jusqu'à 800 grammes ou même 1 kilogramme, la quantité des urines oscillant entre 7 et 12 litres. Il quitte la Salpêtrière en 1890, et, le 13 juillet 1891, il est admis pour une double cataracte dans le service de notre collègue le Dr Panas qui, en raison de la glycosurie dont il est atteint, nous l'adresse trois jours plus tard.

C'est un homme petit, à facies ridé et vieillot; la tête est déformée, aplatie de chaque côté, en avant et en arrière, le front est bas, la mâchoire inférieure proéminente; les oreilles longues, non ourlées, sont détachées et présentent non seulement un lobule de Darwin très accusé, mais encore une adhérence de tout le lobe. Les cheveux sont peu abondants; la peau distendue, sèche et rugueuse, est le siège de picotements, de sensations de brûlure très intenses la nuit. L'intelligence est faible, la mémoire pénible; les facultés génésiques sont nulles, la démarche est difficile, sans steppage. Les réflexes patellaires sont abolis; il n'existe aucune réaction faradique au niveau des muscles antéro-externes des jambes et de la partie antérieure de la cuisse. Le poids est de 51 kilogrammes; les urines (14 litres) contiennent : sucre 900 grammes, urée 153 grammes; absence d'albumine; cœur normal; artères temporales et radiales dures. Début de tuberculose pulmonaire, selles diarrhéiques très fétides. Régime carné, pain de gluten. Jusqu'en octobre 1891, l'analyse régulière des urines tous les huit jours permet de constater que la quantité oscille entre 12 et 15 litres par vingt-quatre heures. La glycose éliminée n'a jamais été inférieure à 900 grammes, et s'est élevée parfois au chiffre de 1 225 grammes, l'urée a oscillé entre 88 et 192 grammes. Le 14 octobre, le malade est soumis au traitement de l'antipyrine qui fait sensiblement diminuer la quantité de glycose, comme l'indique le tableau p. 920.

Six jours après l'administration de l'antipyrine, les phénomènes du diabète étaient redevenus aussi intenses que par le passé; le malade avait totalement perdu l'appétit, il était sans forces et obligé de garder le lit toute la journée, car sitôt levé, il fléchissait sur ses jambes, et était pris de lipothymies et de syncopes, par conséquent, l'antipyrine, en diminuant la quantité de glycose, ne combat qu'un symptôme et non la maladie.

Le 19 novembre 1891, poids : 48kil,500; pas d'œdème des extrémités. Signes de ramollissement tuberculeux aux sommets, douleurs extrêmement vives dans les extrémités supérieures et inférieures, accusées surtout la nuit où elles arrachent des cris plaintifs. Température du matin 37°, du soir 39° et 40°. Les urines s'élèvent à 9lit,500, glycose 759 grammes, urée 147 grammes.

| DATES. | ANTIPYRINE. | QUANTITÉS D'URINES. | | SUCRE par 24 HEURES. | URÉE par 24 HEURES. |
|---|---|---|---|---|---|
| | | lit. | gr. | gr. | gr. |
| 14 octobre | Régime ordinaire. | 12 | 300 | 1 196 | 180 |
| 15 — | 6 | 11 | 500 | 1 065 | 172 |
| 16 — | 6 | 9 | 250 | 1 035 | 180 |
| 17 — | 8 | 8 | 200 | 900 | 140 |
| 18 — | 10 | 10 | 400 | 725 | 108 |
| 19 — | 10 | 13 | 500 | 959 | 135 |
| 20 — | 10 | 7 | 320 | 715 | 118 |
| 21 — | 14 | 8 | 200 | 695 | 108 |
| 22 — | 16 | 7 | 900 | 680 | 92 |
| 23 — | 18 | 7 | 150 | 575 | 74 |
| 24 — | 20 | 6 | 900 | 512 | 49 |
| 25 — | 22 | 7 | » | 523 | 85 |
| 26 — | 22 | 5 | » | 490 | 71 |
| 27 — | 22 | 5 | 250 | 425 | 97 |
| 28 — | 22 | 4 | 750 | 437 | 34 |
| 29 — | 22 | 4 | 500 | 457 | 56 |
| 30 — | 22 | 4 | 250 | 325 | 40 |
| 31 — | 22 | 4 | 250 | 310 | 29 |
| 1er novembre | 22 | 5 | 500 | 270 | 38 |
| 2 — | 22 | 5 | 250 | 210 | 32 |
| 3 — | 22 | 3 | 900 | 278 | 43 |
| 4 — | 22 | 4 | 100 | 325 | 23 |
| 5 — | 22 | 4 | 500 | 222 | 27 |
| 6 — | 22 | 3 | 500 | 378 | 24 |
| 7 — | 22 | 3 | 100 | 265 | 31 |
| 8 — | 22 | 3 | 750 | 297 | 37 |
| 9 — | 22 | 3 | 900 | 275 | 32 |
| 10 — | 22 | 4 | 500 | 279 | 45 |
| 11 — | 22 | 4 | 150 | 235 | 31 |
| 12 — | On cesse tout traitement. | 4 | 500 | 340 | 28 |
| 13 — | » | 6 | 400 | 475 | 39 |
| 14 — | » | 8 | 100 | 720 | 53 |
| 15 — | » | 9 | 500 | 843 | 59 |
| 16 — | » | 11 | 250 | 712 | 41 |
| 17 — | Malade très faible, mange peu. | 12 | » | 975 | 53 |

Dans le mois de décembre, aucun fait saillant. Le malade peut se lever quelques heures sur un fauteuil. La tuberculose pulmonaire fait des progrès incessants, les urines diminuent de quantité et atteignent au plus 5 litres dans les vingt-quatre heures; les chiffres de la glycose varient entre 305 et 210 grammes, ceux de l'urée entre 27 et 41 grammes; pas trace d'albumine, ni odeur de chloroforme. En janvier 1892, poids : 47kil,300, voix éteinte, impossibilité de se tenir debout et de répondre aux questions. Urines 2 à 3 litres, glycose 215 à 390 grammes, urée 14 à 20 grammes; œdème des extrémités, gémissements continuels la nuit. Le 17 février survient une douleur dans le creux parotidien gauche, puis une saillie légère et douloureuse derrière la branche montante du maxillaire inférieur; pas de rougeur à la peau, pas d'adénopathie sous-maxillaire. Le malade, sans cesse dans le décubitus dorsal, ne mange plus, il continue de boire. Température : 39°,8 le matin, 40° le soir; urines, 2 litres; sucre, 128 grammes; urée, 14gr,50. Pas d'albumine. Le 18, gonflement parotidien très accusé, œdème de la peau et rougeur intense s'étendant jusqu'au cuir chevelu. Le 19, prostration extrême; urines, 2 à 3 litres; glycose, 195 grammes; urée, 24gr,20. Température du matin 38°,7, du soir 40°,5. Le 20, état comateux; décès dans la nuit.

La pression fait sourdre un liquide lactescent de l'orifice du canal de Sténon dans la cavité buccale; la parotide est infiltrée d'un pus qui, examiné sur lamelles (Gram) et mis en culture, ne donne que des streptocoques; les inoculations pratiquées soit avec le liquide venant de la glande, soit avec les bouillons de culture sont toutes négatives (souris, cobayes, lapins).

*Autopsie.* — Les os du crâne, d'épaisseur normale, offrent une grande friabilité. Les méninges, le cerveau, la protubérance, le bulbe ne présentent aucune altération appréciable. Les artères cérébrales sont souples, sans sclérose; la pie-mère et ses prolongements normaux. Cataracte double, sans altération des yeux. Symphyse pleurale, totale et double, granulations tuberculeuses abondantes sur les membranes muqueuses laryngée, trachéale et bronchique; cavernes tuberculeuses multiples de la grosseur d'une aveline ou d'une mandarine aux sommets des deux poumons; gros tubercules et granulations miliaires dans le reste de cet organe. Ganglions du hile pulmonaire volumineux et tuberculeux, sans compression des pneumogastriques; cœur petit et flasque, artères coronaires et appareils valvulaires, droit et gauche, non altérés; très peu de plaques athéromateuses sur l'aorte et sur quelques autres artères.

Absence de liquide dans la cavité abdominale, foie volumineux (2kil,700 gr.) hypertrophié dans toute son étendue; surface lisse, violacée, capsule non épaissie, parenchyme ferme, non sclérosé. Vus au microscope les vaisseaux du foie sont dilatés et remplis d'un sang noirâtre, teinte rouge brun des lobules, absence de dégénérescence graisseuse ou amyloïde et de tubercules. La vésicule biliaire est distendue par une bile jaune, très fluide, que la pression fait sourdre avec la plus grande facilité dans le duodénum; absence de calculs. Les parois de l'estomac, très distendues, ne sont pas épaissies; l'intestin grêle et le gros intestin paraissent normaux. La rate, volumineuse, gorgée de sang (495 grammes), est extrêmement friable.

Le rein droit, volumineux, pèse 190 grammes, le gauche 195 grammes. La capsule se détache facilement sans entraîner de débris de parenchyme. La substance corticale est épaissie; la substance pyramidale violacée; il n'existe pas de lésions appréciables des épithéliums; vessie, prostate, uretère et bassinets normaux. Testicules atrophiés, non tuberculeux.

Le pancréas offre une consistance normale, ferme; ses lobules sont bien dessinés. Une sonde, introduite par l'ampoule de Vater, dans le canal de Wirsung, permet de reconnaître qu'il n'y a ni rétrécissement, ni oblitération de ce canal. En résumé, glande normale, non sclérosée, même à l'examen histologique. Les ganglions solaires, par contre, présentent une hypertrophie accusée et sont aux ganglions normaux dans le rapport de 4 à 1. Le ganglion semi-lunaire gauche mesure : diamètre transversal 2cm,80, diamètre vertical externe 3cm,50; diamètre vertical interne 4 centimètres. L'épaisseur de ce ganglion est de 7 millimètres; il est plexiforme, dur, fibreux. Le ganglion droit, réniforme, épais, mesure : diamètre transversal 1cm,9; diamètre vertical 3cm,8; épaisseur 6 millimètres. Les deux ganglions sont réunis l'un à l'autre sous le tronc cœliaque par des anastomoses nerveuses très épaisses qui forment là comme un nouveau ganglion.

Ce fait dans lequel, la glycosurie pourrait être attribuée à la mauvaise conformation des centres nerveux, n'est pas absolument démonstratif à cause de l'insuffisance de l'examen histologique. Cependant, il y a lieu de lui accorder une valeur réelle, si on le rapproche d'observations du genre de celle que nous rapportons à la page 852, où une tumeur de la partie moyenne du pancréas, comprimant le plexus solaire, se trouve associée à un diabète accompagné de mélanodermie, bien qu'une partie du pancréas sain parût suffisante pour éviter la glycosurie.

Notons, en finissant, que la plupart des lésions en question, reproduites expérimentalement, ont donné naissance à de la glycosurie. Sans parler de l'expérience classique de Cl. Bernard sur la piqûre du IVe ventricule, rappelons que ce même auteur a observé en outre la glycosurie à la suite de la section des pédoncules cérébraux, et que pour Schiff, toute lésion un peu étendue de la protubérance, du bulbe et de la moelle cervicale conduit le plus souvent au même résultat, comme aussi certaines lésions des hémisphères, et, en particulier, celles qui intéressent les couches optiques. Une injection de liquide dans le canal rachidien ou même l'excitation électrique de la moelle épinière ont été aussi suivies de glycosurie, et ce syndrome a pu encore être produit par l'excitation du bout central du pneumogastrique (Cl. Bernard, Arthaud et Butte), par des lésions du grand sympathique dans le thorax (Pavy, Eckhard, de Cyon) ou au niveau du plexus solaire (Minick, Klebs), et enfin par l'irritation de plusieurs nerfs périphériques, en particulier du sciatique (Schiff, Kuntz). En résumé, l'excitation ou la destruction de certains centres cérébro-spinaux, et même des voies conductrices du système nerveux pancréatique, entraînerait, à sa suite, des troubles dans l'activité de cette glande et une insuffisance fonctionnelle se traduisant par le syndrome diabète.

*Symptomatologie.* — Les troubles fonctionnels liés à ces différents états pathologiques présentent une allure et une intensité variables suivant le siège, l'étendue et l'importance des lésions. Peu marqués et parfois transitoires dans les cas de simple commotion cérébrale, ces troubles prennent, si la lésion est irréparable et suffisamment étendue, une intensité considérable. Le début des accidents est brusque ou lent, suivant que le désordre nerveux survient tout à coup ou peu à peu; le plus souvent il est rapide et soudain, même dans le cas de tumeurs ou de lésions scléreuses à développement lent, lorsque ces lésions viennent à envahir le centre régulateur de la fonction pancréatique.

Arrivée à sa période d'état, la maladie présente habituellement des symptômes d'une intensité excessive. La polydipsie est considérable; il est ingéré 4, 6, 10 et même 20 litres de liquide par jour et les urines sont en proportion de ces chiffres. La glycosurie, toujours forte, peut atteindre des chiffres extrêmement élevés, 750 et même 1 200 grammes (Sorel); son abondance, toutefois, diminue quelque temps avant la mort.

La polyphagie est énorme, et néanmoins les malades maigrissent rapidement, deviennent squelettiques; leur dénutrition, de plus en plus profonde, s'accompagne de myœdème, aussi, le bacille de la tuberculose ne tarde pas à s'installer dans les poumons où il trouve les conditions favorables à son développement. Les lésions qu'il y produit sont massives et revêtent la forme caséeuse; et, lorsque la survie est un peu longue, la fonte des masses tuberculeuses aboutit à d'énormes cavernes. Telle est la terminaison habituelle du diabète par lésion nerveuse; parfois, néanmoins, la quantité des urines baisse brusquement, le malade s'agite, délire, puis devient somnolent, tombe dans le coma et meurt.

L'évolution de ces accidents est rapide et la marche en est progressive; la durée, ordinairement courte, ne dépasse guère une année. Dans les cas de diabète consécutif à des traumatismes, la glycosurie, peu importante et transitoire, suit de près l'accident; et finit en général par une guérison définitive. Quand l'effet immédiat de la commotion est l'albuminurie, à laquelle s'ajoute plus tard de la glycosurie, ce dernier symptôme est habituellement peu redoutable et conduit rarement à la consomption, aboutissant du diabète confirmé. Le diabète qui apparaît au cours d'affections encéphaliques ou médullaires, comme l'hémorrhagie cérébrale, la paralysie générale, la sclérose en plaques, est d'ordinaire peu bruyant et passe souvent inaperçu, caché par les phénomènes cérébro-spinaux qui lui font cortège. Il en est autrement des lésions persistantes du bulbe auxquelles s'associe une abondante glycosurie, car la mort en est la règle.

*Sémiologie.* — Le diagnostic du diabète par lésion nerveuse repose sur la connaissance de ses causes et des manifestations qui le précèdent ou lui font cortège. Un diabète intense, à début brusque, est presque sûrement un diabète pancréatique; mais si ce diabète succède à un traumatisme, s'il est accompagné de troubles nerveux, il doit être rattaché au traumatisme; enfin s'il est transitoire, ou intermittent, ou même abondant et permanent, associé à des manifestations encéphalo-rachidiennes, il y a lieu de l'attribuer de préférence à une lésion de l'appareil nerveux hépato-pancréatique. Je sais bien que trop souvent un diabète survenu peu de temps après une chute ou un coup a été considéré comme un diabète traumatique ou nerveux, alors qu'il était réellement pancréatique. L'erreur sera évitée si on admet avec nous que le diabète traumatique apparaît fort peu de temps après le choc, n'a jamais la marche progressive du diabète pancréatique et que le diabète nerveux est rarement un phénomène isolé. Le diabète insipide se distingue du diabète nerveux par la faible densité des urines et l'absence de glycosurie.

Le pronostic du diabète par lésion nerveuse est subordonné à la nature et à la ténacité du désordre matériel qui l'engendre, à la quantité du glycose éliminé par les urines et à la durée de l'élimination; cette affection, toujours grave quand elle se lie à un abcès, à un néoplasme du bulbe, l'est moins s'il s'agit d'une affection syphilitique. Tout malade qui, dans les vingt-quatre heures, rend 300 grammes de sucre est sérieusement affecté, il l'est beaucoup plus lorsque la proportion de cette substance s'élève à 700 et 800 grammes. Toute glycosurie transitoire et peu abondante est sans gravité; mais, si elle dépasse une année, elle est généralement sérieuse et une durée plus longue laisse peu de chances de guérison. Moins grave que le diabète lié à une lésion spontanée, la glycosurie traumatique guérit dans plus de la moitié des cas. Bernstein-Kohan a constaté, sur 45 cas, la terminaison par la guérison 14 fois; par la mort, 15 fois; et, sur ce chiffre, 5 fois, au moins, le traumatisme plutôt que le diabète en fut la cause; 16 fois la glycosurie se continua avec ou sans amélioration et les malades furent perdus de vue.

*Thérapeutique.* — Le traitement du diabète par lésion du système nerveux varie forcément avec la nature et l'étendue du désordre auquel il se trouve subordonné. C'est le désordre initial qu'il faut combattre, tout d'abord, par les moyens appropriés : l'iodure de potassium et le mercure, par exemple, lorsqu'il existe des raisons de soupçonner la syphilis, comme le démontrent plusieurs faits où cette médication a été suivie de succès[1]. La glycosurie sera ensuite traitée par un régime convenable, par l'emploi des bromures alcalins, de l'antipyrine et par l'hydrothérapie. L'insuffisance pancréatique, enfin, donnera lieu à des indications spéciales sur lesquelles il est inutile de revenir.

**Fauconneau-Dufresne.** *De la polyurie et de la glycosurie traumatiques.* (*Union méd.* Paris, 1860; t. V, p. 306-314.) — **Itzigsohn (H.).** *Fall von Diabetes traumaticus.* (*Archiv f. path. Anat. und Physiol.* Berlin, 1856, t. XI, p. 394.) — **Plagge (L.).** *Ein Fall von Diabetes traumaticus.* (*Ibid.*, Berlin, 1858, t. XIII, p. 93.) — **Pavy (F. W.).** *Lesions of the nervous system producing diabetes.* (*Guy's hosp.*

1. Voy. notre *Traité de la syphilis*, 2e édit., Paris, 1873, p. 363.

*Reports*. London, 1859, sér. 3, t. V, p. 204-246, 1 pl.) — **Fischer (P.)**. *Du diabète consécutif aux traumatismes*. (*Archiv. génér. de médecine*. Paris, 1862, t. II, p. 257, 413.) — **Jacquemet**. *Fract. du crâne; glycosurie traumatique et tétanos*. (*Montpellier méd*., 1862, t. VIII, p. 34-44.) — **Klée**. *Observ. de diabète traumatique*. (*Gaz. méd*. Strasbourg, 1863, t. XXIII, p. 174 et 1864, t. XXIV, p. 72.) — **Eckhard (C.)**. *Die Stellung der Nerven beim Kunstl. Diabetes*. — **Mc Clintock**. *Case of diabetes mellitus following injury of the brain*. (*Med. Rec*. New-York, 1867, t. II, p. 387.) — **Jacquier**. *Du diabète traumatique*. Paris, 1869. — **Mabé (J.)**. *Un cas de diabète à la suite d'un traumatisme*. (*Archiv. de méd. navale*. Paris, 1870, t. XIV, p. 285.) — **Schaper (J.)**. *Ein Fall von Diabetes mellitus enstanden durch Trauma*. Göttingen, 1873. — **Robin (A.)**. *Note sur la glycosurie temporaire et sur l'augmentation de l'acide urique, observées dans un cas de commotion cérébrale*. (*Gaz. méd. de Paris*, 1878, p. 17.) — **Redard**. *Glycosurie éphémère à la suite des traumatismes*. (*Revue de chirurgie*. Paris, 1886.) — **Butruille**. *Glycosurie et diabète traumatique*. (*Bull. méd. du Nord*. Lille, 1887.) — **Loisnel**. *Sur un cas de diabète d'origine traumatique*. (*Normandie méd*., 1890, t. V.) — **Bernstein-Kohan (Anna)**. *Contribut. à l'étude du diabète traumatique*. Paris, 1891.

**Leudet (E.)**. *Recherches cliniq. sur l'infl. des maladies cérébrales sur la production du diabète sucré*. (*Mém. de la Soc. de Biologie*, 1857, p. 123, et *Études de pathol. et de clinique*. Paris, 1891, t. II, p. 460.) — **Levrat-Perroton (F.)**. *Sur un cas de glycosurie déterminée par une tumeur colloïde renfermée dans la 4e ventricule*. Paris, 1859. — **Recklinghausen (F. V.)**. *Diabetes mellitus, tuberculose, tumor im 4. Ventrikel*. (*Arch. f. path. Anat. und Phys*. Berlin, 1864, t. XXX, p. 364.) — **Dickinson (W. H.)**. *On certain morbid changes in the nervous system associated with the Diabetes*. (*Med. Chir. Transact*. London, 1870, t. LIII, p. 233-259, 2 pl., et *Gaz. hebdom*. Paris, 1871, p. 648.) — **De Cyon** et **Aladoff**. *Du rôle des nerfs dans la production du diabète sucré*. (*Archiv. gén. de méd*. Paris, 1872, t. II, p. 95.) — **Magnin**. *Observat. de diabète sucré avec tumeur cérébrale*. (*Mém. Soc. des sc. méd. de Lyon* (1875), 1876, t. XV, pt. 2, p. 8-13.) — **Henrot**. *Diabète, tumeur sur le trajet du pneumo-gastrique*. (*Bull. Soc. méd. de Reims*, 1874, t. XIII, p. 118-122, 1 pl.) — **Homolle**. *Diabète; accidents cérébraux; apparence chagrinée du plancher du 4e ventricule*. (*Bull. Soc. anat*. Paris, 1876, p. 249.) — **Mosler**. *Lésion cérébelleuse et diabète sucré*. (*France méd*. Paris, 1876, p. 99.) — **Weichselbaum**. *Diabetes mellitus beim multipler Sclerose des Gehirns und Ruckenmarks, etc*. (*Wien. med. Wochenschr*., 1881, n° 32, et *Rev. des sc. méd*., t. XIX, p. 535.) — **De Jonge**. *Tumor des Medulla oblongata; Diabetes mellitus*. (*Arch. f. Psych. und Nervenkr*., t. XIII, p. 658, et *Rev. Sc. méd*. t. XXII, p. 180.) — **Michaël (Ivan)**. *Zur Ætiologie des Diabetes mellitus*. (*Deutsche Archiv f. klin. Med*., t. XLV, p. 512, et *Rev. d. Sc. méd*., t. XXV, p. 541 (*Cysticerque*). — **Arthaud** et **Butte**. *Rech. sur la pathog. du diabète, du syndrome clinique et des lésions anatomopath. déterminés chez les animaux à la suite de la névrite des nerfs vagues*. (*Arch. de physiol. norm. et path*. Paris, 1888, p. 344.) — **Mallet**. *Hémorrh. du IVe ventricule, glycosurie, coma*. (*Bull. de la Soc. anatom*. Paris, 1890, p. 501.) — **Thiroloix**. (*Ibid*. Paris, 1892, p. 196 et p. 277.) — **Guinon** et **Souques**. *Relat. du tabes avec le diabète sucré*. (*Union méd*. Paris, 1892, t. I, p. 522.) — **Lévy (J.)**. *Le diabète sucré dans ses rapports avec les lésions nerv. spontanées*. (*Th. de Paris*, 1892.) — **Ebstein**. *Rapp. entre le diabète sucré et l'épilepsie*. (*Sem. méd*. Paris, 1896, p. 177.) — **Kahniz (E.)**. *Ruckenmarkserkrankung. bei Diabetes*. (*Zeitschr. f. klin. Med*., t. XXX, p. 559, et *Sem. méd*. Paris, 25 nov. 1896.) — **Souques (A.)** et **Marinesco (G.)**. *Lésions de la moelle épinière dans un cas de diabète sucré*. (*Compt. Rend. Soc. de biologie*. Paris, 1897, p. 433.)

## § II. — DIABÈTE RÉFLEXE

*Étiologie et pathogénie.* — L'étude de la lithiase pancréatique nous apprendra bientôt que les crises douloureuses, provoquées par le passage des calculs, s'accompagnent fréquemment de deux phénomènes d'une grande importance : la glycosurie et la stéarrhée. Or, ces deux phénomènes, ordinairement transitoires et qui disparaissent lorsque le calcul parvient à pénétrer dans l'intestin, ne laissent, à leur suite, aucune lésion glandulaire pouvant expliquer, d'une part, l'insuffisance fonctionnelle de la sécrétion externe du pancréas (stéarrhée), et d'autre part celle de sa sécrétion interne (glycosurie). Aussi est-on conduit à croire qu'ils sont simplement névropathiques et liés à des actes réflexes ; l'irritation douloureuse, émanée de la membrane muqueuse du canal de Wirsung, détermine l'inhibition des centres fonctionnels du pancréas, de même que la présence d'un calcul dans l'uretère paralyse ceux des reins et de l'anurie.

Tel est le type le mieux connu du diabète nerveux par action réflexe ; mais ce diabète, d'après ce que nous savons des opérations pratiquées sur les animaux, peut se rencontrer également chez l'homme à la suite d'opérations chirurgicales sur le pancréas, et l'on conçoit qu'une excitation, partie d'un autre point, puisse influencer d'une façon analogue les centres fonctionnels de cette glande. Il existe, en effet, des névralgies, et, en particulier, des névralgies sciatique et faciale (Thomson), qui sont avec la glycosurie dans un état d'intime relation, puisque celle-ci disparaît en même temps que la douleur névralgique. Les nerfs cutanés sont aussi le point de départ de réflexes semblables, car il n'est pas rare de voir apparaître d'une façon transitoire, dans certaines brûlures étendues de la peau, du sucre dans les urines. Tel est le cas d'une jeune fille, âgée de 13 ans, bien constituée et bien portante, soignée actuellement dans notre service pour des brûlures étendues et superficielles, siégeant à la face, aux mains, sur les cuisses, sur la moitié inférieure de l'abdomen, et produites par l'explosion d'une lampe à alcool. Le lendemain de son accident, cette jeune malade rendait un verre d'urines qui contenaient manifestement du sucre et de l'albumine ; le surlendemain, le sucre avait disparu, mais l'albumine persistait.

Loin de venir de la périphérie, le réflexe peut avoir son point de départ dans les centres cérébraux ou sur un point les reliant aux centres bulbaires. On cite, en effet, des cas d'hémorrhagie des hémisphères où l'on constata, pendant les vingt-quatre ou quarante-huit heures qui suivirent l'accident, une glycosurie transitoire. A cette même catégorie de diabète se rattachent certainement d'autres cas de glycosurie passagère, non encore étudiés; et s'il n'est pas possible d'y faire rentrer le diabète constitutionnel, il ne faut pas moins l'en rapprocher, attendu qu'il survient le plus souvent à la suite de fatigues et de vives émotions.

*Symptomatologie.* — Les phénomènes qui caractérisent le diabète réflexe se montrent, en général, d'une façon brusque, et peu de temps après la mise en jeu de la cause efficiente; dans la colique pancréatique, par exemple, la glycosurie et la stéarrhée apparaissent pendant la crise douloureuse; dans les brûlures, dans l'hémorrhagie cérébrale, etc., on arrive à constater la présence du sucre dans les urines, quelques heures après l'accident. Une glycosurie légère est habituellement le seul symptôme qui vienne révéler le désordre fonctionnel du système nerveux pancréatique; elle ne s'accompagne presque jamais de polyurie, de polydipsie ou de polyphagie, mais l'albuminurie s'y associe assez souvent. Cependant, il est des cas, comme dans la lithiase pancréatique, où une glycosurie abondante s'accompagne de polydipsie, de polyurie et de polyphagie, et d'une émaciation rapide, si surtout la sécrétion externe de la glande se trouve atteinte et s'oppose à l'émulsion des graisses de l'alimentation et à leur absorption (stéarrhée). La persistance de ces accidents est parfois suivie de phénomènes d'insuffisance pancréatique, notamment de délire ou de coma.

L'évolution du diabète par action réflexe varie avec la cause qui l'engendre : peu intense et de courte durée dans les cas d'hémorrhagie cérébrale et de brûlure, la glycosurie peut acquérir de l'importance dans les cas de névralgie et surtout dans les crises douloureuses de coliques pancréatiques; dans ces dernières, les symptômes, persistant autant que la douleur, s'atténuent et disparaissent rapidement dès que l'irritation vient à cesser. Pourtant, si le calcul demeure dans les voies pancréatiques et les obstrue, le pancréas se sclérose, et un diabète durable, lié à l'atrophie ou à la destruction des éléments glandulaires vient remplacer le diabète réflexe. Donc, si la guérison est la terminaison habituelle de ce diabète, il peut arriver néanmoins qu'il se transforme en diabète permanent, définitif, et qu'il conduise à la mort.

Les complications habituelles des diabètes graves, telles que la tuberculose, le phlegmon sont exceptionnelles dans le diabète par action réflexe, à moins que celui-ci ne persiste pendant un long temps et qu'il ne détermine une forte dénutrition.

*Séminologie.* — Le diagnostic du diabète par action réflexe découle de l'ensemble des symptômes que nous venons d'énumérer et surtout des conditions étiologiques dans lesquelles apparaît cette affection. Une glycosurie peu intense, survenue brusquement à l'occasion d'une commotion nerveuse, d'une irritation des nerfs sensitifs de la peau (brûlure), d'une névralgie intense, ou bien, à la suite de violentes coliques épigastriques, avec irradiation à gauche de la ligne blanche, nausées, vomissements bilieux, stéarrhée, etc. est à peu près sûrement de nature réflexe, si surtout elle disparaît rapidement après la cessation de la souffrance.

Le diabète réflexe n'est pas rare en clinique, et il le serait encore moins, sans doute, si on se donnait la peine d'examiner systématiquement les urines et de les analyser avec plus de soin qu'on ne le fait d'habitude. Grâce à ses caractères propres, ce diabète ne peut pas être confondu avec celui qui résulte d'une lésion anatomique de la glande pancréatique ou du système nerveux, car, dans ces derniers, les symptômes sont persistants, d'une grande intensité, et s'accompagnent d'un amaigrissement rapide et d'une dénutrition précoce. Moins facile à séparer du diabète constitutionnel, il s'en distingue néanmoins lorsqu'on sait tenir compte de la marche de chacune de ces affections.

Le pronostic du diabète par action réflexe est le plus souvent bénin; la glycosurie cédant presque toujours peu de temps après la cause qui lui a donné naissance, il est exceptionnel que cette affection conduise à la tuberculose ou à l'intoxication diabétique.

*Thérapeutique.* — Le traitement rationnel consiste en la suppression du réflexe, condition pathogénique de la glycosurie. Il convient, par conséquent, de chercher à paralyser l'irritation nerveuse dans les brûlures, par exemple, en les couvrant de corps gras, dans les névralgies, en agissant sur le désordre initial par la quinine ou l'antipyrine. Il faut, en outre, s'efforcer de modifier l'excitabilité des centres nerveux par l'emploi des bromures, et surtout de la morphine. Aussi, dans la colique pancréatique, lorsque l'élément douleur prédomine, ne doit-on pas hésiter à pratiquer des injections sous-cutanées de cette dernière substance, comme dans les cas de crises hépatiques.

## § III. — DIABÈTE CONSTITUTIONNEL OU GRAS; DIABÈTE GOUTTEUX OU HERPÉTIQUE

L'étude des altérations du pancréas nous a appris qu'une certaine forme de diabète n'en est que le symptôme, celle des lésions des centres ou des cordons nerveux qui se distribuent à cette glande, nous a fait connaître une seconde forme diabétique. Une troisième forme vient de nous être révélée par l'étude de certains actes réflexes; mais une quatrième et dernière forme nous reste à décrire, c'est celle qui s'observe spécialement chez les individus atteints d'herpétisme (goutte et rhumatisme chronique) et que, pour ce motif, nous désignons sous le nom de diabète constitutionnel ou herpétique.

*Étiologie et pathogénie.* — C'est en général vers la fin de l'accroissement, entre vingt-cinq et trente ans, que ce diabète fait son apparition chez les individus obèses et surmenés, le plus souvent à l'occasion d'émotions, de préoccupations de l'esprit, de chagrins, d'un ébranlement nerveux quelconque, circonstances qui peuvent être envisagées comme autant de causes occasionnelles. Mais lorsque ces causes font défaut ou sont tardives, la glycosurie apparaît dans un âge plus avancé, et peut passer inaperçue; en tout cas, c'est vers l'âge de 35 à 40 ans que les malades s'en trouvent incommodés et vont généralement consulter le médecin. Ainsi, sur 86 cas observés dans les hôpitaux, dont 52 hommes et 34 femmes, je trouve sept individus de 30 à 40 ans; 18, de 40 à 50; 22, de 50 à 60; 30 de 60 à 70 ans et 9 de 70 à 80 ans. — De cette statistique, ressort clairement l'influence, comme cause prédisposante, de deux facteurs, à savoir : l'âge et le sexe, et ce résultat se trouve confirmé par l'observation de notre clientèle de ville où le nombre des hommes est environ double de celui des femmes. Sur 87 cas, nous trouvons 78 professions sédentaires, réparties comme il suit : couturières 14, ménagères 9, teinturières 7, employés de commerce 7, sans profession 9, tailleurs 5, cuisiniers 3, épiciers 2, marchands de vin 2, cordonniers 3, boutiquiers 3, relieurs 3, caissiers 3, rentiers 3, notaires 2, concierge 1, ingénieur 1, papetier 1. — Les autres cas concernent des blanchisseuses, des cochers, etc., ajoutons que cette statistique est confirmée par celle de notre clientèle privée où il n'est fait mention que de professions sédentaires, d'hommes de bourse, rentiers, etc.

Essentiellement héréditaire et lié d'une façon intime à la constitution de l'individu qui en est atteint, ce diabète est une sorte de manière d'être qui commence et finit avec la vie, bien que la glycosurie survienne, en général, assez tardivement. J'ai été appelé à donner des soins à une famille dont le grand-père, sous-préfet, était obèse et diabétique; le petit-fils, âgé de 25 ans, très obèse et glycosurique, est mort à 40 ans à la suite d'accidents liés au diabète; un second petit-fils est obèse et glycosurique à 30 ans;

enfin une arrière-petite-fille, âgée aujourd'hui de 17 ans, est obèse depuis l'âge de 7 ans. Dans une autre famille, il y avait 3 frères, tous obèses et glycosuriques; le fils du dernier devint obèse à 28 ans, glycosurique à 33 ans, il eut du rhumatisme déformant à 50 ans et mourut à 60 ans, avec des accidents diabétiques; la sœur de ce dernier, obèse dès son jeune âge, devint plus tard, également glycosurique; un frère mourut diabétique; restait une sœur rhumatisante que j'ai perdue de vue. Les faits de ce genre sont des plus communs, et il me serait possible d'en citer un grand nombre.

Ce diabète est donc, pour ainsi dire, familial, mais l'hérédité n'est pas toujours directe. Manifestation d'une névropathie vaso-motrice et trophique désignée par nous sous le nom d'*herpétisme*, le diabète constitutionnel coïncide habituellement avec d'autres désordres caractéristiques de cet état pathologique, tels que eczéma, névralgies, zona, gravelle, arthrites chroniques, artério-sclérose, migraines, hémorrhoïdes, etc., de telle sorte qu'il peut succéder à ces désordres, et inversement. C'est pourquoi les différents stigmates de l'herpétisme coexistent fréquemment avec la glycosurie, ainsi qu'il est possible de s'en rendre compte par le fait suivant, des plus complets à ce point de vue :

*Herpétisme, diabète constitutionnel, obésité, calvitie, blépharite ciliaire, bronchite chronique, emphysème et accès d'asthme; varices, hémorrhoïdes, artério-sclérose et polyurie nocturne, troubles trophiques des extrémités.*

G..., Auguste, déménageur, âgé de 58 ans, dont la mère, obèse, asthmatique et rhumatisante, est morte à ce même âge, présente la plupart des stigmates de l'herpétisme, à savoir : dans sa jeunesse : migraines, épistaxis fréquentes et hémorrhoïdes; à 35 ans, poussée de rhumatisme chronique qui dure plus de 3 mois. Vers la fin de sa croissance, il commence un embonpoint progressif; atteint depuis lors d'une bronchite avec emphysème et accès d'asthme, il est en même temps porteur d'une hernie ombilicale et c'est en réclamant l'opération (1889) que l'on s'aperçoit qu'il est glycosurique.

Depuis quelques années, ce malade, toujours gros mangeur et grand buveur, a constaté qu'il avait de la polyurie nocturne; mais c'est surtout depuis un an que sa faim et sa soif ont augmenté d'intensité et qu'il a commencé à maigrir et à uriner abondamment. Ne pouvant plus travailler à cause de l'apathie nerveuse et de la fatigue musculaire qui l'envahissent, il se fait admettre dans notre service de l'Hôtel-Dieu, le 31 juillet 1890.

Ce qui frappe quand on examine ce malade, c'est la multiplicité des désordres qu'il présente : atteint de calvitie, de blépharite ciliaire, d'angine granuleuse, il a les articulations déformées et atteintes de craquements sous l'influence des mouvements; ses jambes sont couvertes de varices, ses orteils déjetés, en dehors, et ses pieds présentent des troubles trophiques, principalement au niveau des ongles. Les artères d'ailleurs sont dures et sinueuses, le cœur est volumineux.

Ce malade, quoique amaigri, pèse encore 213 livres; il raconte que depuis un an sa faim a augmenté, sans que sa soif soit excessive. Il rend dans les

24 heures de 2 à 3 litres d'urines, d'une densité de 1,037 renfermant 130 grammes de sucre, 27 grammes d'urée et 1gr,45 de phosphates. Cet état se maintient à peu près stationnaire jusqu'au 22 octobre, où il survient de la toux à la suite d'un refroidissement, et de la somnolence; puis les urines se mettent à baisser graduellement, la glycosurie diminue en même temps et l'on voit apparaître pour la première fois une albuminurie intense. Le 4 novembre, les urines rendues dans les 24 heures ne dépassent pas 500 grammes, leur densité est de 1,020, elles renferment 5 grammes de sucre et 4 grammes d'albumine. La bronchite s'accentuant et le cœur droit s'élargissant peu à peu, le malade devient violet, cyanosé; ses jambes enflent et, le 13 novembre, il succombe dans le collapsus.

*Autopsie.* — Le cœur, surchargé de graisse et fortement dilaté, surtout à droite, se trouve rempli de caillots cruoriques; l'oreillette droite, très distendue, contient dans l'auricule des coagulums fibrineux anciens et adhérents, dont plusieurs fragments détachés pendant la vie, ont produit de nombreux petits infarctus dans le poumon droit. — Les deux poumons sont congestionnés, gorgés de sang, non tuberculeux. L'aorte et le système artériel tout entier sont athéromateux, et un petit foyer d'hémorrhagie se rencontre dans l'hémisphère central droit; les reins, volumineux, indurés et congestionnés par suite de la stase veineuse sont le siège de plusieurs petits kystes.

Le foie, volumineux, pèse 2100 grammes et présente des lésions de stase et de cirrhose de buveur de vin; car il est tout à la fois sclérosé et congestionné, avec des vaisseaux gorgés de sang noir. La rate, volumineuse, indurée, pèse 430 grammes. Le pancréas est normal, l'estomac un peu distendu; l'épiploon et le mésentère sont surchargés de graisse. Le cerveau, à part un léger foyer hémorrhagique de l'hémisphère droit et l'altération de ses artères, est normal. Le bulbe, la protubérance, la moelle épinière, les nerfs pneumogastriques et sympathiques sont intacts.

Bel exemple de diabète herpétique, ce fait comme beaucoup d'autres, met à même de reconnaître que, si le plus souvent les ascendants d'un diabétique gras sont obèses et glycosuriques, ils peuvent bien être, quelquefois aussi, simplement asthmatiques, ou atteints de rhumatisme déformant.

La nature névropathique de ce diabète n'est pas discutable étant données les circonstances où il survient, et alors, la question se pose de savoir si le système nerveux général ou celui du pancréas préside à sa genèse. Une solution positive est malheureusement impossible aujourd'hui, dans l'état de nos connaissances sur le fonctionnement du système nerveux de cette glande.

*Anatomie et physiologie pathologiques.* — Les éléments du pancréas, dans cette forme de diabète, sont généralement normaux, car, sur vingt observations personnelles, suivies d'autopsie, le poids de cette glande oscille entre 75 et 80 grammes, et ses caractères physiques aussi bien que sa composition histologique laissent peu à désirer, à part l'état du système artériel, comme le montre le fait suivant :

*Herpétisme, obésité et glycosurie; artério-sclérose et albuminurie, intoxication par les essences; tuberculose pulmonaire.*

G..., Léonie, concierge, âgée de 66 ans, a perdu son père d'un épithéliome de l'estomac à l'âge de 72 ans; il était en outre obèse et rhumatisant; sa mère, intoxiquée par la menthe et le vulnéraire, est morte à 72 ans, de tuberculose pulmonaire; elle éprouvait en même temps des douleurs atroces dans les deux jambes qui finirent par se paralyser. Atteinte de rougeole, de coqueluche et de variole entre 7 et 10 ans, notre malade n'a eu ni scarlatine, ni fièvre typhoïde, ni paludisme, ni syphilis. Depuis son enfance, elle a des migraines avec vomissements de bile, des épistaxis et des hémorrhoïdes, jamais elle n'a eu de poussées articulaires. Vers l'âge de 30 à 32 ans, elle commence à prendre de l'embonpoint et en peu de temps elle devient obèse au point de peser, quoique de petite taille, plus de 150 livres. Vers 40 ans, elle mange beaucoup et commence à éprouver des troubles digestifs, qui se traduisent par de la rougeur du visage à la suite des repas, par des renvois, etc.; à 45 ans, elle a de l'eczéma aux mains et aux avant-bras. Vers l'âge de 62 à 63 ans, elle commence à maigrir et c'est à cette époque qu'elle éprouve, pour la première fois, une soif intense et inaccoutumée; en même temps, son appétit augmente à tel point qu'elle se lève la nuit pour manger. A partir de ce moment, survient de la polyurie; mais, c'est seulement trois ans plus tard, en août 1896, un an environ avant sa mort, que par l'analyse des urines on découvre de la glycosurie. sans albuminurie. A cette époque, la malade a déjà considérablement maigri et ne pèse plus que 107 livres; ses forces ont beaucoup diminué et, de plus, elle commence à tousser et à cracher. Depuis lors, la faiblesse et l'amaigrissement font de rapides progrès; vers la fin de décembre 1896, elle éprouve une sensation de lassitude extrême qui l'oblige à rester couchée, et, au moindre effort, elle ressent de violents battements de cœur et de l'oppression, sans douleurs précordiales.

Admise à l'hôpital au commencement de l'année 1897, cette malade, amaigrie et dénourrie, présente un myœdème considérable, un cœur très volumineux, hypertrophié et des battements forts et réguliers; les artères radiales sont dures et sinueuses. Il existe de la matité aux sommets des poumons et des cavernes à gauche et en avant; le foie paraît assez volumineux et la rate normale. Il est rendu, dans les 24 heures, environ 4 litres d'urine dont $2^{lit},500$ la nuit et seulement $1^{lit},500$ le jour; la densité est de 1,030; on y trouve 50 grammes de sucre par litre (200 grammes par 24 heures), 50 grammes d'urée (par 24 heures) et un peu d'albumine formant un nuage léger lorsqu'on ajoute un peu d'acide nitrique.

La malade tousse et crache; elle se plaint, en outre, de violentes crampes dans les jambes, de picotements et de fourmillements dans les pieds, qui sont le siège d'une hyperalgésie excessive; son sommeil est agité par des cauchemars terrifiants, mais elle n'a pas de pituites. Elle avoue boire du *vulnéraire* dans de l'eau, depuis qu'elle est polydipsique, mais elle a aussi l'habitude de boire de l'eau de Cologne et en grande quantité.

A son entrée à l'hôpital, cette malade est soumise au régime lacté (de 5 à 6 litres) et à la suite son état s'améliore; sa langue n'est plus sèche, ses forces reviennent; mais au bout d'un mois, elle refuse de prendre du lait, et revient au régime solide; depuis lors, elle perd ses forces, sa faiblesse augmente; de plus, elle tousse davantage; le soir elle a de la fièvre et la nuit des transpirations abondantes; ses lésions pulmonaires font de rapides progrès. Pendant ce temps, la quantité des urines et le sucre diminuent; mais l'albumine augmente.

Considérablement amaigrie, ayant des eschares au sacrum, aux talons et les jambes enflées, cette malade se met à délirer, crache partout, laisse aller ses urines et ses matières, s'agite et gémit; puis tombe dans le coma et meurt en juillet 1897.

A l'autopsie, il existe des lésions tuberculeuses étendues des deux poumons; le sommet du poumon gauche est occupé par une large caverne, tandis que le reste de cet organe est farci de tubercules; à droite, les lésions, quoique identiques, sont un peu moins avancées. Le cœur est volumineux, le myocarde considérablement épaissi, l'aorte est athéromateuse, surtout dans sa portion abdominale comme d'ailleurs tout le système artériel. Le foie, volumineux, 1 800 grammes, est congestionné; sa surface est lisse et sa consistance normale; la vésicule contient une bile brune, épaisse. La rate, 300 grammes, ne présente pas d'altération appréciable. Les reins, petits, légèrement granuleux, se décortiquent assez difficilement. L'estomac et les intestins sont intacts; il en est de même de l'encéphale et du bulbe. Le pancréas, un peu petit, a sa consistance ordinaire.

La rate, vue au microscope, est normale, à part les artérioles qui présentent des parois épaissies par une sorte de dégénérescence hyaline. Les cellules spléniques sont intactes; toute la pulpe est parsemée de nombreuses hémorrhagies capillaires qui ont déchiré le réticulum. Le *foie* offre une topographie et une structure normales, à part un léger épaississement des parois des veines sus-hépatiques et un certain degré de dilatation des capillaires du lobule autour de la veine centrale. Les cellules glandulaires présentent un protoplasme d'apparence normale, mais leurs noyaux sont, pour la plupart, très volumineux et *tout à fait transparents*, de sorte qu'à un examen superficiel on pourrait les prendre pour des vacuoles remplies de graisse. Le tissu conjonctif des reins est par places épaissi; les veines sont intactes, mais les petites artérioles ont subi une sorte de dégénérescence vitreuse qui a épaissi leurs tuniques internes. La capsule de Bowmann est aussi épaissie par places et un certain nombre de glomérules sont complètement transformés en tissu fibreux. La substance corticale, qui correspond à l'extrémité des pyramides de Ferrein, est le siège d'une prolifération conjonctive manifeste, celle qui est intermédiaire laisse apercevoir les tubes contournés, très dilatés. Petits, avec cellules atrophiées au niveau des portions sclérosées, ces tubes sont distendus entre celles-ci; leurs cellules, aplaties contre la paroi propre du tube, possèdent un protoplasma granuleux et déchiqueté; leurs noyaux se colorent bien. Les tubes excréteurs sont normaux. En résumé : néphrite interstitielle d'origine artérielle à laquelle s'est surajoutée une lésion épithéliale, probablement due à la tuberculose.

L'examen microscopique du pancréas présente, à un faible grossissement, un aspect normal. Le tissu conjonctif est quelque peu épaissi par places entre les acini. Les nerfs, les veines et les artères sont intacts, il en est de même des canaux excréteurs dont les épithéliums persistent. Les cellules glandulaires normales, possèdent un protoplasma peu abondant; leurs noyaux se colorent, mais ils sont volumineux et vésiculeux, presque transparents. Les corpuscules de Langerhans, très rares, contiennent peu de cellules. On rencontre un assez grand nombre d'acini, vides et remplis de graisse. Le protoplasma présente de petites boules de graisse qui deviennent de plus en plus abondantes et refoulent les noyaux qui s'allongent par compression, et finalement, font éclater les cellules. L'acinus se remplit alors d'un magma granulo-graisseux, tandis que sa paroi propre se trouve tapissée par les noyaux aplatis, atrophiés. A côté de ces acini, il en existe d'autres qui sont tout à fait vides, sans aucun vestige de protoplasma ou de noyaux, et sont remplis de graisse; toutes ces modifications, en somme, sont l'effet de l'état du système artériel.

L'intégrité plus ou moins parfaite du pancréas contraste en général, dans le diabète constitutionnel, avec des désordres multiples ayant pour siège plus spécial les tissus fibro-osseux et le système artériel. Les articulations présentent des lésions des tissus fibreux, cartilagineux et osseux, qui se manifestent sous la forme d'ostéophytes, de rétraction des parties tendineuses et aponévrotiques (rétraction du tendon d'Achille, de l'aponévrose palmaire, etc.). Le système artériel se fait remarquer par l'épaississement de l'endartère, sous forme de saillies disséminées et généralisées, par l'existence, en un mot, d'une artério-sclérose avec lésions dystrophiques du cœur, des reins et souvent d'autres organes. Avec ces lésions coexistent fréquemment de l'angine granuleuse, des hémorrhoïdes, des éruptions cutanées et des troubles trophiques divers, etc. Or, tous ces désordres étant identiques à ceux que détermine la section de certains nerfs, leur origine névropathique ne peut être contestée, pas plus que celle de l'emphysème, de la bronchite chronique, de l'obésité et du diabète qui leur font si souvent cortège.

*Symptomatologie.* — Les caractères symptomatiques du diabète gras ne sont pas moins nets que ceux des diabètes pancréatique et nerveux. Le début, des plus insidieux, survient au milieu des apparences de la meilleure santé, car, la plupart du temps, un réel embonpoint se manifeste avant l'apparition de la glycosurie dont il est comme la première étape. Cet embonpoint se manifeste vers la fin de la période d'accroissement ou peu de temps après, exceptionnellement au moment de la puberté. Les personnes affectées se plaignent rarement, elles se réjouissent plutôt de leur état apparent de bonne santé, et souvent leur entourage les en félicite; mais l'embonpoint, augmentant peu à peu, se transforme en une véritable obésité qui peut atteindre des proportions excessives, et porter le poids des individus à 100 et 125 kilogrammes. La polydipsie et la polyurie sont peu marquées ou n'existent pas et la polyphagie fait souvent défaut. Toutefois, dans le cours de cette phase prémonitoire, apparaît la glycosurie dont le début insidieux échappe presque toujours, et qui n'est reconnue, en général, qu'à l'occasion d'une soif un peu vive, d'une éruption prurigineuse des parties génitales, ou encore d'affections intercurrentes, telles que : épistaxis, furoncles, anthrax, etc. La proportion du sucre rendu dans les vingt-quatre heures, relativement faible, oscille entre quelques grammes et 50 ou 60 grammes, atteint, par exception, 150, 200 ou 250 grammes. Toujours associée à un léger degré d'azoturie, cette glycosurie, variable et subordonnée jusqu'à un certain point à la fatigue physique et morale des individus, à leur genre de vie, augmente sous l'influence d'un ébranlement nerveux, d'une forte émotion, et diminue avec un repos et une hygiène convenables; parfois même, elle est intermittente et, de cette façon, peut échapper à l'attention du médecin.

La polydipsie, la polyurie et la polyphagie, phénomènes presque toujours en rapport avec le degré d'intensité de la glycosurie, sont, comme celle-ci, peu accentués et difficiles à déterminer. La polydipsie, toutefois, attire en général l'attention; c'est elle qui conduit à l'examen des urines et au diagnostic du diabète; la polyurie passe plus souvent inaperçue pour le malade et la polyphagie n'est considérée que comme un fort appétit, si ce n'est à une période avancée du mal, quand se manifeste un certain amaigrissement. Les urines émises dans les vingt-quatre heures, rarement très abondantes, oscillent entre deux et quatre litres; leur densité est élevée, la proportion d'urée augmentée, et, assez souvent, elles renferment de l'albumine.

Attribuée sans preuves à la glycosurie, cette albuminurie, exceptionnellement sous la dépendance d'une altération des épithéliums rénaux, se rattache quelquefois à une néphrite par artério-sclérose et vraisemblablement aussi, dans certains cas, à une excitation du bulbe, semblable à celle qui résulte de la piqûre du plancher du 4e ventricule. Alors, en effet, ce symptôme alterne parfois avec la glycosurie, et, bien que pouvant aboutir à l'urémie, il n'a jamais ni la marche progressive, ni la gravité propre aux affections organiques des reins, et, du reste, il se fait remarquer par sa longe durée et l'absence d'une atteinte grave à la santé générale. Il m'est arrivé de constater, il y a déjà longtemps, que l'albuminurie, concomitante du diabète gras et indépendante d'une néphrite artérielle, est un syndrome relativement bénin et qui ne porte pas de sérieuses atteintes aux forces physiques des malades.

Indépendante de la polyphagie, l'obésité, progressive jusqu'à l'âge de 40 à 50 ans, devient alors stationnaire; mais souvent aussi, à cet âge de la vie, elle fait place à un amaigrissement considérable, au cours duquel il n'est pas rare de voir apparaître des crises d'intoxication diabétique. D'autres fois, l'émaciation s'arrête au bout d'un certain temps, le malade conserve un embonpoint modéré et continue à se bien porter pendant plusieurs années. Toutefois, si les forces physiques se maintiennent, il arrive que les malades, facilement fatigués, éprouvent au moindre effort une lassitude inaccoutumée. Le mouvement et le travail intellectuel deviennent difficiles, la mémoire s'émousse, et l'on voit des hommes, actifs, perdre leur grande aptitude aux affaires; de leur côté, les fonctions génitales faiblissent, sans aller jusqu'à l'impuissance absolue.

A l'opposé du diabète pancréatique et du diabète nerveux, le diabète constitutionnel est toujours précédé, accompagné ou suivi de désordres pathologiques avec lesquels il alterne quelquefois. Ces désordres, qui caractérisent la grande névrose vasotrophique que nous désignons sous le nom d'*herpétisme*, sont les suivants, d'après l'ordre habituel de leur apparition : migraines, névralgies, épistaxis, hémorrhoïdes, calvitie, asthme, emphysème, bronchite chronique, lésions trophiques des extrémités et particulièrement des ongles (fig. 124), éruptions prurigineuses diverses et le plus souvent symétriques de la peau, gravelle urique, ostéophytes articulaires, varices, artério-sclérose généralisée avec ses conséquences viscérales : dystrophie rénale et cardiaque, hémorrhagie ou ramollissement du cerveau, gangrène sèche, etc. Déjà constatées, en partie du moins, et rapprochées du diabète par plusieurs auteurs, Strosch, Prout, Charcot, Bouchard, etc., ces manifestations ont conduit à admettre l'existence d'un *diabète goutteux* que nous croyons devoir désigner plus exactement sous le nom de *diabète herpétique*.

Les complications qui surviennent au cours de ce diabète sont des clous, des furoncles, des anthrax ou des phlegmons. La tuberculose, plus rare que dans le diabète pancréatique, se voit néanmoins chez les individus soumis à un travail excessif, à une aération et à une alimentation insuffisantes, ou encore adonnés à des excès de boisson; le muguet, la pneunomie, l'érysipèle, la pleurésie sont des accidents plus rares qu'il faut cependant mentionner.

*Évolution et modes de terminaison.* — A l'inverse du diabète pancréatique, le diabète constitutionnel présente, avec un début incertain, une marche lente et parfois intermittente, ce qui n'empêche pas de lui reconnaître plusieurs phases. Une phase prémonitoire, trop souvent inaperçue, est représentée par de l'obésité, sans glycosurie, et considérée, à tort, la plupart du temps, comme la marque d'un bon état de santé. Une seconde phase se montre d'habitude entre 30 et 40 ans, elle a pour principal symptôme, avec l'obésité, une glycosurie modérée, le plus souvent intermittente, sans diminution notable des forces physiques et intellectuelles. Une troisième phase, enfin, se distingue par l'accroissement des phénomènes diabétiques, c'est-à-dire par l'augmentation de la glycosurie, de la polydipsie, de la polyurie, et, enfin, par une émaciation parfois considérable, tandis que les forces physiques et les facultés mentales faiblissent. Ce changement, assez commun entre 50 et 60 ans, n'est pas forcé, car les malades peuvent à ce moment conserver leur santé ; mais il n'est pas moins vrai que le médecin, lorsqu'il se produit, doit redoubler de précautions auprès de son malade, beaucoup plus menacé que dans tout autre moment.

La durée du diabète constitutionnel est toujours de plusieurs années ; il est même remarquable par sa longue échéance, car, il laisse souvent l'existence se continuer, et les malades qui en sont atteints succombent à une tout autre affection. Il est commun de voir des personnes, dont le diabète avait débuté entre 30 et 40 ans, vivre jusqu'à 70, 80 ans et plus, même lorsqu'une albuminurie vient s'ajouter à la glycosurie, comme s'il s'agissait de simples troubles fonctionnels, dangereux seulement dans les cas de fatigue excessive, d'écart de régime ou d'excès de toute sorte. Toutefois, dans un grand nombre de cas, c'est entre 50 et 60 ans que se termine le diabète gras, rarement plus tôt, si ce n'est chez les personnes soumises à une mauvaise hygiène ou à un régime défectueux ; ainsi que le démontre le cas suivant :

*Migraines ; obésité et artério-sclérose généralisée. Diabète et mort subite.*

B..., Eugène, clerc de notaire, âgé de 47 ans, a perdu sa mère âgée de 48 ans, obèse et goutteuse ; son père, mort à 65 ans d'un épithéliome de la face, n'avait jamais été malade. Atteint de la rougeole à 7 ans, il contracte la syphilis à 20 ans ; à 25 ans il souffre de migraines et présente de l'embonpoint dès son jeune âge ; mais, c'est entre 20 et 25 ans qu'il devient obèse. A l'âge de 29 ans, malgré sa belle apparence, il éprouve une grande lassitude et n'a pas de force pour travailler ; on examine alors ses urines et on y trouve du sucre, attribué par le malade aux grandes fatigues et aux contrariétés répétées d'une période militaire de 28 jours. A partir de cette époque, il est soumis à un régime approprié, et au bout de 7 ou 8 mois, le sucre disparaît de l'urine. Ce malade reprend ses forces et ne ressent plus aucun trouble jusqu'à l'âge de 41 ans ; mais à ce moment, sans cause appréciable, il s'aperçoit d'une atrophie des muscles de l'éminence thénar de la main droite ; il entre à l'hôpital Beaujon où on constate de nouveau la présence du sucre dans ses urines. Sous l'influence du régime et du repos, le sucre disparaît au bout de 3 semaines et l'atrophie musculaire s'améliore. A 46 ans, à la suite de violents chagrins, fatigue et lassitude nouvelles, cessation du travail; puis, pour la première fois, soif inaccoutumée et, 2 mois plus tard, le 11 février 1895, ce malade est admis dans notre service d'hôpital.

C'est un homme de petite taille, mais très gros, ayant un ventre proéminent, des joues colorées et toutes les apparences d'une bonne santé. A l'examen de ses organes, on ne découvre qu'une légère hypertrophie du cœur, liée à l'artério-sclérose. Il rend, dans les 24 heures, 1 500 grammes d'urine, d'une densité de 1,032, contenant environ 70 grammes de sucre, 29 grammes d'urée, 7 grammes de chlorures, 1 gr. 50 de phosphates, 2 gr. 25 de sulfates, mais ne renfermant pas d'albumine. Six mois plus tard, cet état était devenu meilleur, néanmoins le malade se plaignait d'éprouver de temps à autre, et principalement la nuit, des sensations de serrement à la région précordiale avec tiraillements vers les côtés du cou. Ces crises, d'une durée de quelques minutes et qui ne s'accompagnent d'aucun autre phénomène, nous paraissent se rapporter à une dyspepsie qui se traduit en outre par de l'oppression et des renvois après le repas; soumis au régime spécial des dyspeptiques, notre malade s'améliore lorsque, quatre mois plus tard, un matin, sans que rien pût le faire prévoir, il meurt subitement en allant aux cabinets. Il faut dire qu'il venait d'avaler un litre et demi de café au lait.

A l'autopsie, on constate une surcharge graisseuse considérable de la paroi abdominale, du mésentère, des épiploons et des reins. Le cœur gauche est en systole, rétracté et vide, le cœur droit est légèrement chargé de graisse; les artères coronaires sont tapissées de plaques jaunes, épaisses, dures, rétrécissant leur lumière; toutefois le myocarde est peu altéré, l'aorte présente quelques plaques d'endartérite au niveau de la crosse, et le reste du système artériel est assez peu athéromateux. Les poumons sont intacts; l'estomac est rempli d'une grande quantité de café au lait, non encore digéré. Le foie pèse 1 725 grammes, la rate 125 grammes, les reins 160 grammes; tous ces organes ont une structure normale, comme aussi les capsules surrénales et le pancréas. Ce dernier présente un aspect et des dimensions ordinaires et, quoique entouré de graisse, il offre à sa surface une lobulation très nette, mais son parenchyme, congestionné, a une couleur rouge vineuse foncée; du reste les viscères sont gorgés d'un sang noir liquide et poisseux. Il n'existe aucune altération appréciable des centres nerveux; les artères de la base du crâne ne sont pas athéromateuses; il n'y a pas de lésion appréciable du plancher du 4e ventricule. Le plexus solaire a une apparence normale.

Vu au microscope, le pancréas présente à peine de désordres : les tissus conjonctif interlobulaire et interacineux sont normaux; les canaux excréteurs et les veines sont intacts, tandis qu'on rencontre par places des artérioles présentant des traces manifestes d'endartérite. L'épithélium glandulaire, à part un très léger degré de stéatose, ne présente aucune lésion appréciable; le protoplasma des cellules et les noyaux se colore bien. Par places, néanmoins, ces éléments sont détachés de la paroi de l'acinus; mais il n'y a là qu'une simple altération cadavérique. Le foie est intact, tandis que les reins présentent un léger degré de néphrite par artério-sclérose; quelques artérioles sont atteintes d'endartérite, et celle-ci s'étend jusqu'aux glomérules transformés en tissu fibreux; l'épithélium glandulaire est intact. La rate présente, pour toute altération, de petites hémorrhagies capillaires.

Les modes de terminaison du diabète constitutionnel sont multiples et des plus variés. Si on ne tenait compte que de la glycosurie, la guérison ne serait pas extrêmement rare, attendu que le sucre disparaît souvent des urines; mais cette disparition pas plus que celle de l'albuminurie, dans certaines affections des reins, ne peut être interprétée comme un signe certain de la cessation du mal. Ce symptôme, en effet, reparaît généralement de telle sorte que, même en son absence, il est impossible d'affirmer la guérison. Celle-ci n'est certaine qu'au bout d'un long temps écoulé après la disparition du sucre de l'urine, et lorsque les forces et l'embonpoint sont revenus à l'état normal. Dans le cas contraire, le médecin doit toujours craindre le retour d'accidents graves qui seraient l'effet de la glycosurie ou d'une des modalités de la maladie générale dont elle dépend, sinon d'une affection intercurrente.

La glycosurie entraîne la mort de deux manières différentes : par dépérissement progressif ou par intoxication diabétique. Le dépérissement est tellement considérable, dans certains cas, que les malades, parvenus à un état de maigreur excessive, cessent de manger, à cause de la rougeur de leur bouche ou du muguet, et succombent dans le marasme ou à la suite d'une tuberculose. L'intoxication diabétique se manifeste par un accablement excessif et l'impossibilité de se tenir debout sans tomber dans un état syncopal, par une dyspnée des plus intenses avec décoloration des téguments, et en dernier lieu, par du délire et un coma plus ou moins profond. Les affections concomitantes susceptibles d'entraîner la mort sont l'hémorrhagie ou le ramollissement artériel de l'encéphale, les altérations du cœur ou des reins. Parmi les complications dangereuses, citons le furoncle suivi ou non de phlébite, l'anthrax, la pneumonie, la pleurésie, ou encore, comme j'ai pu le voir dans un cas, l'endocardite ulcéreuse.

*Sémiologie.* — Le diabète constitutionnel est facile à diagnostiquer, si on rapproche la faible intensité de ses phénomènes de la lenteur de son évolution et de l'embonpoint qui le précède et l'accompagne. Son début insidieux le laisse souvent inaperçu pendant un certain temps; mais, il en serait autrement, si on apportait plus de soins à l'examen des urines chez les individus obèses, ayant des stigmates d'herpétisme. Le début brusque, l'intensité des symptômes et surtout l'évolution aiguë du diabète pancréatique sont autant de signes qui ne permettent pas de le confondre avec le diabète constitutionnel. De même, le début, l'évolution et surtout l'existence d'un désordre nerveux spontané ou traumatique peuvent différencier le diabète par lésion nerveuse. Le diabète réflexe, à cause de son évolution, offre de plus grandes difficultés; néanmoins, il se distingue par les conditions spéciales qui lui donnent naissance et par l'absence d'obésité.

Le pronostic du diabète constitutionnel est d'ordinaire bénin, car cette affection permet de vivre trente, quarante ans, et plus, et qu'elle devient dangereuse à peu près uniquement chez les personnes surmenées, fatiguées par des excès, soumises à des fatigues pénibles et à des émotions violentes. Il doit être également redouté des individus peu soigneux et malpropres, attendu que la présence du sucre dans le sang fait de l'organisme humain un terrain favorable au développement des agents microbiens et aux complications les plus graves : anthrax, phlegmon, érysipèle, pneumonie, etc.

Un amaigrissement rapide, avec fatigue générale, diminution des forces, constitue un état sérieux, précurseur bien souvent d'une crise d'acétonémie que l'on ne peut trop s'appliquer à éviter. Cette crise, en effet, constitue un état des plus graves, presque toujours rapidement mortel. Une plaie, un anthrax, un état inflammatoire quelconque, sont pour les diabétiques autant d'accidents redoutables qu'il importe de soigner, au plus vite, avec les plus grands soins de propreté. Une maigreur croissante doit attirer l'attention, car elle est de nature à faire redouter le marasme et la phtisie; un phénomène anormal quelconque, enfin, expose le glycosurique qui en est atteint aux accidents les plus sérieux, et, par conséquent, ne doit pas être négligé.

*Thérapeutique.* — Le traitement rationnel du diabète gras ne pourra être institué que le jour où sa pathogénie sera bien connue. Toutefois, malgré des divergences d'opinion, il est un fait acquis et certain, c'est que ce diabète ne dépend pas d'un désordre matériel du pancréas et qu'il est l'effet d'un trouble nerveux. En conséquence, c'est au système nerveux que s'adressent forcément les moyens thérapeutiques destinés à le combattre; aussi convient-il de rechercher les modifications subies par ce système dans le but de savoir s'il y a lieu de le réprimer ou de le stimuler.

La lenteur des échanges moléculaires, dans cette forme diabétique, doit être considérée comme une source d'indications et conduire à prescrire des stimulants de la nutrition. L'hydrothérapie associée à des exercices musculaires, nous paraît, à ce point de vue, nettement indiquée. C'est une pratique qu'il convient de recommander aux jeunes candidats au diabète gras, c'est-à-dire à ceux qui, sans cause appréciable, présentent un embonpoint anormal, comme aussi, à moins de contre-indications, à toute personne obèse et glycosurique jusqu'au jour où survient le dépérissement. Nous conseillons de prendre chaque jour une ou deux douches froides, en jet brisé, d'environ un quart de minute de durée et de la faire précéder et suivre par un exercice modéré, de vivre autant que possible au grand air; puis, si le système nerveux se trouve surexcité, nous prescrivons l'emploi des bromures alcalins, de l'antipyrine et des opiacés.

L'expérience ayant démontré que le genre d'alimentation peut diminuer ou augmenter la proportion du sucre de l'urine, il est nécessaire de soumettre les malades à un régime approprié, semblable à celui qui a été institué depuis longtemps par Bouchardat. Un peu moins sévère que ce professeur, au sujet des substances amylacées, je permets facilement l'usage des pommes de terre et même, dans certains cas, celui du pain ordinaire en très faible quantité; je recommande d'une façon spéciale l'usage des viandes faites, grillées ou rôties, du jambon, des poissons, du beurre frais, des œufs, du fromage fait et aussi des légumes verts[1].

Les alcalins, et en particulier le bicarbonate de soude pur, ou associé au carbonate de lithine, sont des médicaments qu'il ne faut pas négliger dans les deux premières phases du diabète gras, car, en facilitant les combustions de l'organisme, ils combattent l'obésité et la glycosurie; mais, en outre, ils viennent en aide aux digestions, le plus souvent mauvaises chez les herpétiques, même lorsqu'ils sont glycosuriques. Il est parfois possible de se contenter de l'eau de Vichy froide : Célestins, Saint-Yorre ou Haute-Rive ou encore de l'eau de Vals ou de Soultzmatt. L'emploi des eaux alcalines sur lieu : Vichy, Carlsbad, etc., est une pratique qui n'est pas à négliger, à condition d'en faire un usage modéré, d'y associer des pratiques hydrothérapiques bien faites, et de continuer le traitement au delà du temps habituel. Nettement indiqué dans la période d'état du diabète constitutionnel, ce traitement doit être modifié dans la dernière phase de cette affection, caractérisée par l'amaigrissement, la déperdition des forces et un anéantissement général. Dans cette phase où l'intoxication diabétique est en imminence, il devient nécessaire de recourir aux stimulants cutanés (frictions avec liquides alcoolisés, baume de Fioraventi, etc.), aux diurétiques et même aux évacuants, de façon à favoriser l'élimination des principes de désassimilation, et à éviter l'intoxication qui peut en être la conséquence.

1. Voyez nos *Leçons de Clinique médicale*, Paris, 1892, p. 416.

## Rapports des formes diabétiques avec les affections concomitantes des différents appareils organiques.

L'étude qui précède nous a démontré que, contrairement à l'opinion reçue, le diabète n'est pas une maladie, mais un syndrome lié à des états pathologiques divers : altérations avancées du pancréas, désordres anatomiques ou purement fonctionnels du système nerveux. Puis, elle nous a conduit à voir dans ce syndrome des formes diverses que nous avons désignées sous les noms de *diabète pancréatique*, *diabète nerveux*, *diabète réflexe* et *diabète constitutionnel*. Ces formes, tant par leurs caractères que par leur origine et leur évolution, représentent, en clinique, des types nettement distincts, faciles à reconnaître et suffisamment étudiés pour n'avoir pas à y revenir. Toutefois, il nous reste à montrer les rapports qui relient chacune de ces formes aux différentes manifestations qui leur font cortège, d'autant plus qu'en vertu de l'adage anti-scientifique : *post hoc, ergo propter hoc*, il nous arrive chaque jour de voir attribuer au diabète des désordres qui en sont absolument indépendants. Dans le but d'être aussi complet que possible, nous ferons une revue de ces désordres dans chacun des divers appareils de l'organisme, et, pour bien juger de leurs rapports avec la glycosurie, nous les examinerons tout d'abord dans les diabètes graves, et ensuite dans les diabètes légers.

### I. — APPAREIL TÉGUMENTAIRE EXTERNE

La peau étant fréquemment affectée au cours du diabète, un certain nombre d'auteurs n'ont pas hésité à attribuer à ce syndrome, envisagé comme maladie, la plupart des lésions cutanées qui se rencontrent avec lui. C'est ainsi que l'eczéma, le psoriasis, le zona et beaucoup d'autres éruptions ont été considérées comme des affections diabétiques et qu'a été créée une classe de *diabétides*, sans preuves, c'est-à-dire sans caractères spéciaux. Appelé en consultation, il y quelques années, pour un voyageur célèbre, qui était à la fois glycosurique, albuminurique, quelque peu urémique et de plus atteint d'une éruption étendue à plusieurs parties du corps, je ne fus pas peu surpris d'apprendre que cette éruption avait été attribuée au diabète et traitée comme telle par l'auteur bien connu d'un ouvrage sur la matière. Or, cette éruption, non prurigineuse, était formée de tubercules disséminés, saillants, d'un brun sombre, caractères qui nous conduisirent à diagnostiquer une syphilis tertiaire et à instituer un traitement spécifique dont l'effet fut de débarrasser le malade en moins d'un mois.

En présence des différentes formes de diabète, établies dans ce travail, il nous est plus facile aujourd'hui qu'autrefois de juger des rapports des affections de la peau avec ce syndrome, puisque nous pouvons comparer leur fréquence relative par rapport à l'abondance de la glycosurie. En procédant de la sorte, nous arrivons à la conclusion que, à part certaines affections eczémateuses, furonculeuses ou phlegmoneuses, auxquelles peuvent être prédisposés les individus glycémiques, le diabète ne joue aucun rôle dans la genèse des éruptions cutanées. Ce ne sont pas les personnes les plus fortement glycosuriques qui présentent ces éruptions, mais bien celles qui rendent le moins de sucre; car les dermatoses, communes dans le diabète constitutionnel où la glycosurie est faible, s'observent peu dans les diabètes pancréatique et nerveux où ce symptôme est des plus intenses. Effectivement, elles se sont rencontrées 35 fois sur 87 cas de diabète constitutionnel, et sur 42 cas de diabète maigre, il existait une seule éruption furonculeuse, deux éruptions eczémateuses et une autre éruption que nous tenons à faire connaître en raison du doute qu'il est possible de conserver sur son origine.

*Diabète maigre; éruption cutanée.*

G.., Élisa, cuisinière, âgée de 27 ans, sans antécédents héréditaires mauvais, s'est toujours bien portée jusqu'en juillet 1886, où elle se trouva atteinte d'une abondante perte de sang, qui dura environ un mois et fut suivie d'une anémie considérable. En même temps, elle commença à avoir soif et à uriner plus que d'habitude; un peu plus tard, malgré un fort appétit, elle s'aperçut qu'elle maigrissait et perdait ses forces. Admise dans notre clinique, à l'hôpital de la Pitié, le 26 novembre 1887, cette jeune femme, amaigrie et dénourrie, se présente avec une peau sèche, écailleuse surtout aux jambes, et parsemée d'un pointillé rougeâtre au niveau des avant-bras. Elle offre, en outre, au niveau de la vulve, sur les grandes et les petites lèvres, des ulcères saillants, d'un gris rougeâtre, de forme lenticulaire; ces ulcères, à fond jaunâtre, diphthéroïde, avec bordure rouge, sont isolés sur les grandes lèvres, confluents sur les petites lèvres où ils forment des plaques étendues qui saignent au moindre contact.

Avec ces désordres coexistent une soif intense, de la sécheresse de la bouche, une polyurie et une glycosurie telles qu'il est rendu dans les vingt-quatre heures 6 à 7 litres d'urine, 45 grammes environ d'urée, et 350 à 400 grammes de sucre, sans albumine; toutefois, l'appétit n'est pas sensiblement exagéré et la maigreur n'est pas excessive. Le cœur, les poumons, les reins fonctionnent normalement; les facultés mentales, conservées. se fatiguent vite, la vue baisse depuis un mois.

Le 2 décembre, une éruption de papules rouges. surmontées de petites vésicules blanchâtres, apparaît sur les membres supérieurs du côté de la flexion et sur les membres inférieurs, au niveau de l'extension. Ces papules sont le siège de sensations d'élancements, de picotements, etc., tellement accusées la nuit, qu'elles causent parfois de l'insomnie. Quelques jours plus tard, cette éruption, accentuée aux membres inférieurs et accompagnée d'intenses démangeaisons, se présente sous forme de saillies d'un rouge rosé, de la largeur d'une lentille, surmontée de plusieurs petites pustules miliaires; lesquelles, en se groupant, revêtent une apparence mûriforme (fig. 123). Les ulcérations de la vulve, par contre, se sont améliorées sous l'influence de compresses imbibées de liqueur de Van Swieten.

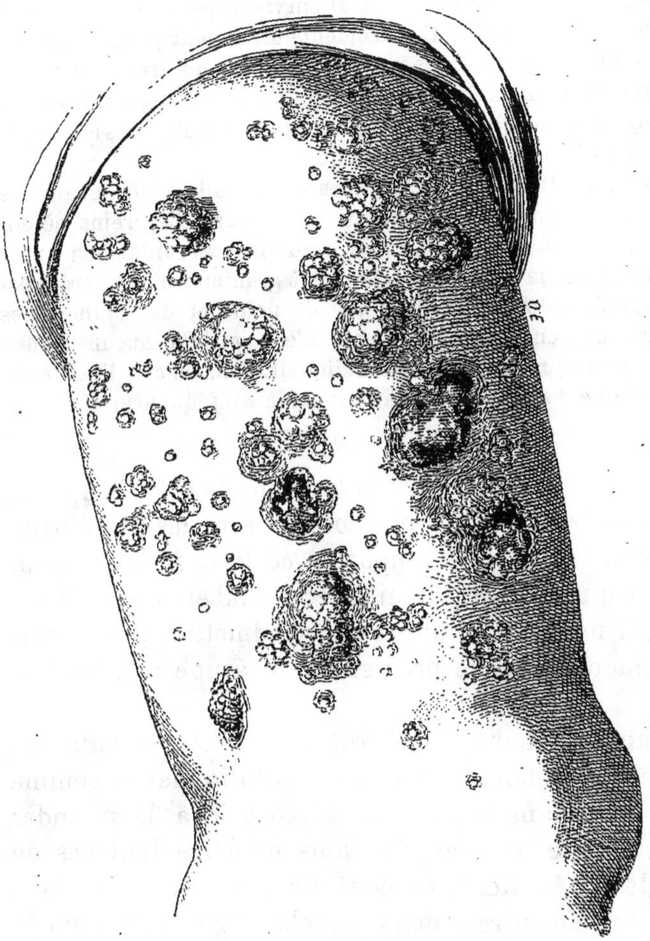

Fig. 123. — Partie supérieure du bras couverte d'une éruption papulo-pustuleuse ou ecthymateuse.

Le 9 décembre, l'éruption, de plus en plus confluente, envahit toute la circonférence des membres. La surface antérieure se trouve couverte de saillies rougeâtres, indurées, surmontées de pustules jaunâtres, dont quelques-unes, ouvertes, laissent échapper un liquide puriforme et sanguinolent. Dans le lit, cette éruption, qui respecte la face, ne détermine que de simples démangeaisons; mais, après le lever, elle s'accompagne de vives douleurs au niveau des parties lésées.

Le 12 octobre, il survient des sueurs abondantes la nuit, le pied s'œdématie et devient le siège de fourmillements; l'éruption confluente à la face antéro-interne des cuisses, se voit à peine à la face postérieure de ces mêmes parties. Aux jambes, la face interne est surtout envahie par des saillies de teinte violacée, disséminées, surmontées de petites pustules, parfois rompues; il n'existe rien aux pieds; mais les mains sont enflées sans trace d'éruption, les bras et les avant-bras, par contre, sont atteints dans toute leur circonférence, surtout à gauche; l'éruption, constituée par une saillie violacée de l'étendue de plusieurs millimètres, est semée de petites pustules, entre lesquelles la peau présente une rougeur diffuse, formant autour des saillies une auréole qui va s'atténuant insensiblement, après quoi elle redevient saine.

Vers le 15 décembre, les vésico-pustules disparaissent en partie, laissant à leur place un tubercule saillant, assez semblable à celui des pustules varioliques. Le 17 décembre, la malade, somnolente et abattue, répond difficilement aux questions; elle rend 7 litres d'urine qui renferment seulement 65 grammes de sucre, 45 grammes d'urée et de l'acétone. Il survient des vomissements et de la diarrhée : lavements purgatifs. Ces accidents diminuent et finissent par disparaître; vers le milieu de janvier, les vomissements se montrent à nouveau et se continuent pendant les mois de février et mars. Le 29 mars, affaissement considérable, sécheresse de la langue, abaissement de la quantité des urines; le lendemain, prostration et coma; mort dans la nuit.

*Autopsie.* — Les organes thoraciques, le cerveau et le bulbe n'offrent aucune altération appréciable. L'appareil circulatoire est normal. Les reins pèsent chacun 150 grammes, ils sont intacts. Le foie, volumineux et intact en apparence, pèse 2 kilogrammes; la rate, molle, pèse 175 grammes. Le pancréas est flasque, petit, atrophié, notablement diminué de poids et de volume. Les canux pancréatiques ne sont pas examinés; il n'est pratiqué aucune coupe histologique de cet organe; néanmoins tout indiquait, dans ce cas, l'existence d'une lésion pancréatique dont le diabète aurait été la conséquence.

Les caractères peu ordinaires et la ténacité de cette éruption, la difficulté de la rattacher aux types connus sont les principales raisons qui nous ont conduit à rapporter ce fait. Loin de nous l'idée de prétendre que cette lésion ait avec le diabète une relation de cause à effet; il nous paraît plus exact d'admettre que ce dernier a été simplement la cause prédisposante à une colonisation microbienne.

Très rares dans le diabète maigre, les affections cutanées sont des plus communes dans le diabète constitutionnel, et comme cette forme est celle dans laquelle la glycosurie a la moindre abondance, il en résulte que ces affections ne dépendent pas de ce symptôme. Elles présentent, au contraire, tous les caractères des éruptions qui se rencontrent dans la maladie générale, dont le diabète gras n'est au fond que l'une des expressions phénoménales, et conséquemment il y a lieu de les considérer comme autant de désordres concomitants de ce syndrome. Il en est de même des désordres trophiques des extrémités (fig. 124), dont la fréquence dans le diabète gras, se lie non pas à la glycosurie, mais bien aux troubles nerveux si communs chez les herpétiques.

Il faut reconnaître cependant que si le diabète n'engendre par lui-même aucune éruption cutanée, il prépare un terrain favorable à la colonisation des micro-organismes et prédispose ainsi à certaines affections streptococciques ou autres : ainsi s'explique la fréquence des furoncles, des anthrax, et des phlegmons diffus au cours de cette maladie. Remarquons, toutefois, qu'indépendamment du terrain, il existe une prédisposition individuelle, sans

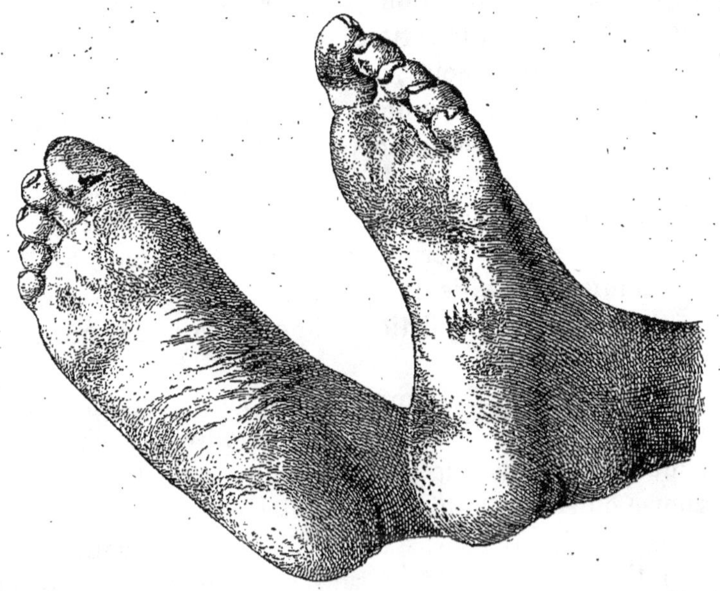

Fig. 124. — Troubles trophiques des pieds, dans un cas de diabète constitutionnel : ongles épaissis et recourbés, peau épaissie et couverte de squames ; mal perforant du gros orteil droit à son début.

quoi la fréquence des éruptions cutanées serait en raison de l'abondance de la glycosurie, ce qui n'est pas la règle.

## II. — APPAREIL DIGESTIF ET GLANDES ANNEXES

Le tube digestif est très rarement atteint dans le cours du diabète; et si parfois l'estomac se trouve dilaté par le fait de l'intensité de l'appétit ou encore d'un trouble nerveux, les intestins sont généralement peu lésés. L'hypertrophie des glandes duodénales, signalée dans notre premier mémoire sur le diabète pancréatique, est l'effet de l'exagération de leur fonctionnement dans les cas d'atrophie du pancréas. L'intestin grêle et le gros intestin, à part un léger état catarrhal, résultant sans doute du désordre de la sécrétion externe du pancréas, est généralement intact et assez peu enclin à la diarrhée. Les dents, toutefois, manifestent une plus grande tendance à se carier, et nous les avons vues chez quelques diabétiques tranchées, pour ainsi dire, au niveau du collet. La gingivite expulsive, commune dans le diabète constitutionnel, exceptionnelle dans les autres formes diabétiques, est par cela même plutôt subordonnée à la maladie générale qu'à la glycémie.

Le foie est rarement lésé et la lithiase qu'il présente, dans quelques cas, est une affection purement concomitante. Faisons remarquer néanmoins que cette glande est fréquemment volumineuse et augmentée de poids, du moins dans le diabète d'origine nerveuse, ce qui m'avait conduit, il y a quelques années, à faire de cette hypertrophie un signe pouvant servir à différencier le diabète nerveux du diabète pancréatique; mais, comme il m'est arrivé, depuis lors, de rencontrer une tuméfaction assez semblable, dans plusieurs cas de ce dernier diabète, j'en arrive à hésiter sur la valeur sémiologique de l'hypertrophie hépatique que je me contente de signaler et qui tient sans doute à une exagération fonctionnelle.

La rate conserve généralement son intégrité dans le cours des diabètes, et si, parfois, elle augmente de volume, ce changement, sans aucun rapport avec la glycosurie, se rattache à l'infection tuberculeuse ou septicémique qui vient les compliquer. Ajoutons que l'hypertrophie du corps thyroïde, exceptionnelle dans les mêmes conditions, est de même sans relation avec la glycosurie, bien qu'il ne soit pas rare de constater la coexistence de ce symptôme et du goître exophtalmique.

### III. — APPAREIL PULMONAIRE

A l'encontre de la rareté des lésions des voies respiratoires dans le diabète, celles des poumons sont relativement communes. Si nous exceptons certaines bronchites sèches et l'emphysème pulmonaire qui se voient à peu près uniquement dans le diabète constitutionnel, en tant que troubles trophiques, les désordres des poumons, survenant dans le cours de la glycosurie, ont pour la plupart une origine infectieuse. Ces désordres, qui comprennent avant tout la tuberculose, certaines pneumonies et pleurésies suppurées ou gangreneuses, offrent un rapport manifeste avec l'état diabétique, en ce sens qu'ils sont d'autant plus fréquents et plus graves que la quantité de sucre émise dans les vingt-quatre heures est plus abondante.

Il pourrait sembler, au premier abord, que l'altération pulmonaire soit l'effet direct du diabète et puisse être envisagée comme une affection diabétique; mais, il n'en est rien. Ces affections diverses ayant toutes une origine microbienne ne sont, en aucune façon, des effets du diabète; ce syndrome, toutefois, en modifiant le milieu sanguin et en mettant l'organisme dans un état d'infériorité, favorise son envahissement par les microphytes.

Le diabète pancréatique, dans lequel la glycosurie est plus abondante et la dénutrition plus considérable que dans les autres formes, est aussi celui où la phtisie sévit le plus fréquemment, à tel point que les individus qui résistent à l'intoxication diabétique y succombent fatalement. Ainsi, notre statistique donne : sur 87 diabétiques gras, 15 tuberculeux seulement, tandis que sur 42 diabétiques maigres, pancréatiques ou nerveux, il en existe 33. La pneumonie, la pleurésie, pour être moins communes, ne se rencontrent pas moins souvent et revêtent des formes spéciales, suppuratives ou gangreneuses, liées à la prédisposition que détermine la glycémie en faveur de la pullulation des micro-organismes. Ces affections s'établissent, en général, dans des poumons sains; mais, parfois aussi, elles viennent compliquer d'autres affections. On a vu, en effet, s'ajouter à des foyers tuberculeux des foyers septiques ou pyémiques, produits par le pneumo-bacille de Friedländer ou par tout autre microbe, ou encore des lésions sous forme d'infarctus et d'eschares, comme le montrent la fig. 4 de la planche 28 de notre *Atlas d'anatomie pathologique*, et la fig. 25, p. 205 du même ouvrage.

## IV. — APPAREIL CIRCULATOIRE

Ainsi que nous l'avons constaté pour les affections cutanées, les diabètes aigus, pancréatique et nerveux, sont précisément ceux où l'appareil circulatoire est atteint d'une façon exceptionnelle tandis que le diabète constitutionnel est celui où il est généralement lésé. Sur 87 cas de diabète gras, les vaisseaux et le cœur étaient pris 60 fois, et seulement 3 fois sur 42 cas de diabète maigre. Ce fait brutal, qui ressort de l'étude comparée de nos observations, est facile à interpréter, car dès l'instant où les glycosuries les plus abondantes ne modifient pas les organes circulatoires, il est évident que les lésions présentées par ces organes, au cours de certains diabètes, ne sont que des coïncidences, et comme ces lésions se rencontrent surtout dans le diabète constitutionnel, elles dépendent forcément de la maladie générale qui engendre ce dernier; c'est la conclusion à laquelle nous sommes déjà arrivés pour les affections pulmonaires et cutanées. L'endocardite ulcéreuse, pourtant, a été rencontrée une fois par nous, dans un diabète pancréatique; mais cette affection étant d'origine microbienne tout s'explique. Quant à l'endocardite chronique que Lecorché[1] a voulu

1. Lecorché, De l'athérome artériel (*Thèse d'agrégation*. Paris, 1889). — Le même, De l'endocardite diabétique (*Archiv. génér. de médecine*. Paris, 1882, t. I., 385).

rattacher au diabète sucré, en s'appuyant sur l'existence d'un simple souffle cardiaque, il est bien évident qu'elle n'a rien à faire avec la glycosurie et qu'il s'agit simplement, dans les observations rapportées par cet auteur, d'une distrophie cardiaque d'origine artérielle.

Les varices veineuses, communément observées dans le diabète gras, sont, ainsi que nous avons cherché à l'établir ailleurs, des manifestations de l'herpétisme. L'artério-sclérose, ou endartérite généralisée, non moins fréquente dans le cours de ce même diabète est elle-même une manifestation de cette maladie générale et ne peut être attribuée à la glycosurie, comme l'ont fait quelques auteurs, puisque sur 87 cas de diabète constitutionnel, cette affection se rencontre 35 fois, tandis que, sur 42 cas de diabète pancréatique, elle n'existe que 2 fois, ce qui est une simple coïncidence. Ajoutons que les distrophies cardiaque, rénale, cérébro-spinale ou autres, pas plus que la gangrène sèche, simple mortification des tissus privés de sang que l'on a qualifiée du nom de gangrène diabétique[1]. ne sont des effets de la glycosurie. Toujours subordonnée à une lésion artérielle ou à une trophonévrose, cette gangrène est sans rapport direct avec le diabète, puisqu'elle ne se rencontre jamais dans les cas de glycosurie abondante liée à la destruction du pancréas. Il n'en est pas de même, toutefois, de la gangrène humide ou microbienne qui vient compliquer la gangrène sèche; celle-ci est en effet préparée par la glycémie qui prédispose, comme nous le savons, à la pullulation des microbes. En somme, la gangrène sèche ou nécrose est absolument indépendante du diabète; mais ce syndrome favorise le développement de la gangrène humide, comme il favorise celui des agents de la tuberculose et des inflammations phlegmoneuses ou gangreneuses des organes.

### V. — APPAREIL GÉNITO-URINAIRE

Les organes génitaux, à part les éruptions le plus souvent eczémateuses des lèvres et de la partie supérieure des cuisses chez la femme, celles du pourtour du gland et du prépuce chez l'homme, sont rarement lésés dans le cours du diabète, même lorsqu'il est rendu plus de 300 grammes de sucre par vingt-quatre heures. Plusieurs examens histologiques des testicules, pratiqués dans notre service, ont montré au docteur Paulesco, notre savant interne, que ces organes conservaient une intégrité au moins apparente,

1. Marchal de Calvi, *Recherches sur les accidents du diabète*. Paris, 1864.

attendu que leurs éléments ne présentaient aucune altération appréciable. Or, la perte des facultés génitales étant l'un des premiers symptômes observés dans ces conditions, nous devons forcément reconnaître que le trouble fonctionnel n'est pas dans un rapport toujours constant avec l'état histologique des organes, et que les testicules, comme d'ailleurs le pancréas, peuvent avoir leurs fonctions sérieusement troublées, malgré l'intégrité apparente de leurs parties élémentaires.

Les reins, dans quelques cas, se comportent comme les testicules, car il n'est pas rare de constater le trouble ou la suspension de leur fonction, sans qu'ils présentent aucun désordre matériel. C'est de la sorte que la quantité des urines diminue parfois d'une façon considérable, dans le cours et surtout à la période finale de la plupart des diabètes; mais le phénomène qui traduit particulièrement la modification des reins chez les diabétiques est l'albuminurie. Ce symptôme se rencontre trop fréquemment avec la glycosurie pour qu'il n'y ait entre eux qu'une simple coïncidence, et pour ce fait, on n'a pas manqué d'attribuer au diabète le passage de l'albumine dans les urines; mais c'est là une erreur qui doit être réfutée. A cet effet, il suffit de procéder comme nous l'avons fait jusqu'ici, c'est-à-dire de rechercher la fréquence de l'albuminurie dans les différentes formes diabétiques. Le rapprochement de nos observations, à ce point de vue, est des plus remarquables, car, dans le diabète pancréatique et dans le diabète nerveux où il est rendu par vingt-quatre heures de 300 à 1 000 grammes de sucre, l'albuminurie est exceptionnelle, à moins d'une complication tuberculeuse, tandis que dans le diabète constitutionnel dont la quantité de sucre oscille entre quelques grammes et 100 grammes, elle est fréquente, d'où la conclusion que l'albuminurie n'est pas la conséquence de la glycosurie. Sur 87 cas de diabète gras, nous avons noté l'albuminurie 35 fois, et sur 42 cas de diabète maigre 4 fois seulement, encore s'agissait-il de malades atteints d'artério-sclérose et surtout de tuberculose pulmonaire.

Ce premier fait une fois établi il est facile de reconnaître que l'albuminurie dans le diabète est l'effet de circonstances pathologiques diverses. Subordonnée parfois à une néphrite artérielle, elle se rencontre d'autres fois sans aucun désordre matériel des reins, comme dans certains cas de diabète par lésion nerveuse et de diabète constitutionnel. Associée à la tuberculose des organes et surtout des poumons, elle dépend, enfin, d'une lésion des épithéliums ayant tous les caractères de la néphrite épithéliale des tuberculeux, ainsi que l'on peut en juger par la figure 125. Cette forme, rencontrée uniquement dans les cas de tuberculose a donc été attribuée à tort au diabète.

Manifestation commune dans l'herpétisme, la néphrite artérielle coexiste fréquemment avec le diabète constitutionnel, et se traduit par de la polyurie nocturne, la décoloration, la faible densité des urines, un précipité albumineux peu abondant et

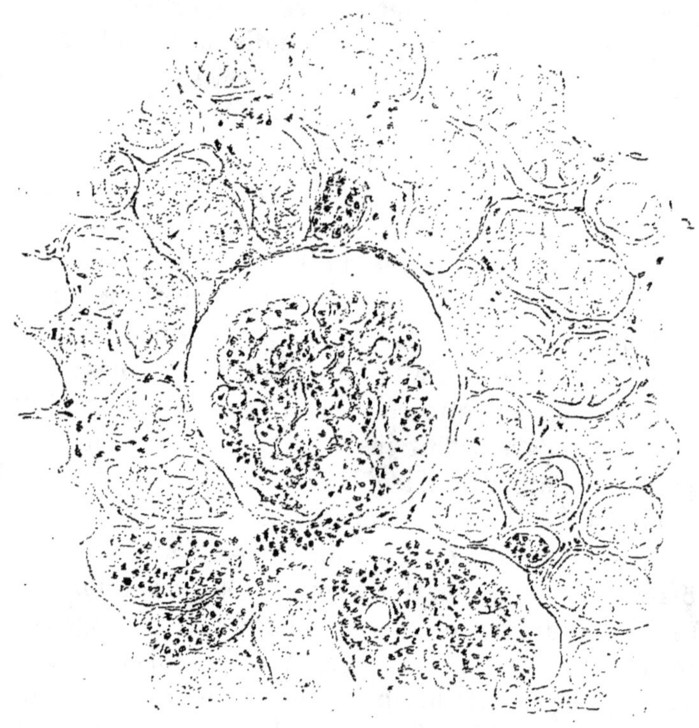

Fig. 125. — Tuméfaction trouble des épithéliums du rein dans un cas de diabète avec tuberculose.

rarement floconneux. La néphrite, qui se lie à la tuberculose, se révèle, au contraire, par des urines colorées, relativement rares, sans diminution de densité, avec précipité floconneux des plus abondants, et s'observe de préférence, comme la tuberculose, dans le diabète pancréatique.

L'albuminurie sans désordre matériel des reins se voit uniquement dans le diabète constitutionnel ou encore dans le diabète par lésion nerveuse, et partant, elle se lie très vraisemblablement à un désordre fonctionnel ou matériel du bulbe. Elle se reconnaît à l'abondance du précipité floconneux, à l'absence d'une polyurie marquée et de la diminution de la densité des urines. Les malades, d'ailleurs, conservent leurs forces, et, sans l'inquiétude parfois excessive que leur cause l'albuminurie surajoutée à la glycosurie, ils se croiraient bien portants. Ils sont, en réalité, assez peu malades, car, à part quelques crises d'urémie, ils ne s'arrêtent guère, ce qui m'a conduit à dire que l'albuminurie, survenant au cours d'un diabète gras, est moins grave que celle qui en est indépendante.

J'étais appelé, il y a quelques années, par le Dr Leclerc pour un homme d'une quarantaine d'années à la fois glycosurique et albuminurique qui présentait avec des phénomènes d'intoxication urémique et d'intoxication diabétique, une prostration excessive, des vomissements verdâtres, un pouls fréquent, une fièvre intense et une grande gêne respiratoire. Cette situation nous paraissant désespérée, un traitement énergique fut institué, et sous l'influence de la caféine, de l'éther, de purgatifs et de frictions cutanées, etc., un rétablissement eut non seulement lieu, mais le sucre et l'albumine disparurent momentanément des urines. En tout cas, le malade continue de vivre et se porte bien à la condition d'éviter la fatigue et les refroidissements. Un fait, non moins curieux, est celui de notre ancienne surveillante dont voici l'histoire :

J. de P..., actuellement âgée de 50 ans, perdit son mari en 1881 ; à cette occasion elle éprouva un immense chagrin et une fatigue physique très grande. Jusque-là bien portante, elle remarqua à partir de ce moment qu'elle n'avait plus son entrain habituel et qu'elle éprouvait des malaises inacoutumés.

Deux ans plus tard (1883), à la suite de fatigues et d'un léger refroidissement. elle se trouva atteinte assez brusquement d'une céphalée intense, de vomissements verdâtres et d'une fièvre avec prostration, accélération du pouls, tous accidents qui conduisirent mon interne à diagnostiquer une fièvre typhoïde. L'intensité de la céphalée et les vomissements m'ayant fait soupçonner une crise d'urémie, l'examen des urines démontra, pour la première fois, la présence non seulement d'une quantité considérable d'albumine, mais encore du sucre en proportion notable.

Cette crise dura environ trois semaines, et finit par céder à l'emploi de diurétiques et de purgatifs énergiques. — Pendant trois ans consécutifs, j'eus à soigner six crises urémiques semblables, toutes accompagnées d'élévation de la température, 39 et 40°, et d'accélération du pouls. En 1888, survint une dernière crise, et depuis lors, cette malade s'est bien portée à part une poussée articulaire des deux genoux qui dura près de six semaines. Au moment des crises, les urines devenaient rares, contenaient beaucoup d'albumine et une certaine quantité de sucre; dans leurs intervalles, l'albumine et le sucre diminuaient considérablement. Depuis 1888, l'albumine et le sucre ont complètement disparu des urines; faisons remarquer que, malgré la glycosurie dont elle était atteinte, cette malade n'a jamais présenté ni polydipsie, ni polyphagie, ni polyurie notable.

Nous l'avons revue tout récemment, et il nous a été agréable de constater qu'elle jouit aujourd'hui d'une excellente santé; elle a un embonpoint qui frise l'obésité, sa face est colorée, sa physionomie excellente et ses forces persistent. D'ailleurs, cette dame, aujourd'hui l'une des meilleurs surveillantes de nos hôpitaux, n'est pas artério-scléreuse et ses urines, normales, ne contiennent ni sucre ni albumine; de telle sorte qu'il y a lieu de croire que son albuminurie tenait à un trouble fonctionnel plutôt qu'à une lésion matérielle.

Sa mère, morte à l'âge de 63 ans, était tellement obèse qu'elle pouvait à peine marcher; sa sœur que j'ai connue était également obèse et il lui reste un frère âgé de 58 ans, obèse et rhumatisant. Après avoir eu des épistaxis dans sa jeunesse, elle a été atteinte d'hémorrhoïdes et de douleurs articulaires suivies de craquements au niveau des deux genoux. Elle a commencé à prendre de l'embonpoint vers 30 à 35 ans. A 41 ans, elle pesait 200 livres, poids qu'elle a conservé depuis lors.

## VI. — APPAREILS NERVEUX ET SENSORIELS

Les lésions des organes des sens et des centres nerveux, envisagés dans leurs rapports avec le diabète sucré, offrent d'autant plus d'intérêt que les auteurs sont loin de s'entendre sur leur valeur relative. Effectivement, tandis que, pour les uns, elles sont des causes, pour les autres, elles sont des effets de la glycosurie, ce qui tient, sans doute, à l'absence d'une connaissance suffisante du diabète, et à la tendance toujours trop répandue de trancher les questions médicales, d'après l'adage : *post hoc, ergo propter hoc.*

La coexistence de désordres nerveux avec le diabète est en réalité chose commune, et il n'y a pas lieu d'être surpris que les médecins, à la suite des intéressantes expériences de Cl. Bernard, aient attribué à ces désordres certains cas de glycosurie. Un grand nombre d'entre eux ont, avec raison comme nous l'avons signalé plus haut, cherché à montrer que les lésions, situées au niveau ou dans le voisinage du bulbe, pouvaient réellement donner naissance à ce symptôme. Mais, ainsi qu'il arrive souvent, on a voulu aller trop loin, et, comme si lésion nerveuse et diabète ne pouvaient être l'effet d'une simple coïncidence, on vit plusieurs auteurs français ou étrangers : Marchal de Calvi, Ogle, Lecorché, etc. rattacher à tort au diabète la plupart des troubles nerveux qui lui font habituellement cortège [1]. En réalité, les relations existant

1. Consultez : **Pavy**. *On the nature and treatment of the diabetes*, London, 1863. — **Marchal de Calvi**. *Lésions cérébro-spinales du diabète.* (*Union méd. Paris*, 1864, n. sér., t. XX, p. 129.) — Le même. *Recherches sur les accidents diabétiques*, Paris. 1863. — **Ogle**. *On diseases of the brain as a result of diabetes mellitus.* (*St-Georges hospital Reports*, London. 1866, t. I, p. 157.) — **Seegen**. *Des diabètes mellitus*, Berlin, 1875. — **D. Bernard** et **Féré**. *Des troubles nerveux observés chez les diabétiques.* (*Archiv. de neurologie*. Paris, 1882.) — **Barth**. *Des accidents nerveux du diabète sucré.* (*Union méd.* Paris, 1883, t. XXXVI, p. 221.) — **Lecorché**. *Traité du diabète*, Paris, 1877. — **F. Drey-**

entre certains accidents nerveux et le diabète ne pouvaient être bien saisies tant que l'on faisait de ce dernier une maladie univoque ; il devait en être autrement le jour où fut reconnu le diabète pancréatique.

Ce diabète, en effet, à part le délire, le coma et la syncope, phénomènes ultimes d'une intoxication sans désordres matériels appréciables, ne s'accompagne, pour ainsi dire jamais, de lésions ni des centres ni des cordons nerveux, et, comme il est celui où la glycosurie est à son maximum d'intensité, il en résulte que ces lésions ne sauraient être rattachées à la présence du sucre dans le sang. Le diabète par lésion nerveuse n'entraîne, à sa suite, pas plus que le diabète pancréatique, de lésions des centres ou des cordons nerveux, et les cas dans lesquels des névrites (Déjerine) ou d'autres accidents nerveux ont été rattachés à la glycosurie, sont la plupart du temps des cas de diabète constitutionnel où la proportion de sucre est minime. C'est chose commune, en effet, de voir apparaître, dans cette dernière affection, des troubles nerveux qui se rencontrent aussi bien au cours de la maladie générale dont elle dépend, et en l'absence de toute glycosurie.

En réalité, les accidents nerveux offrent au cours du diabète deux divisions nettement distinctes, selon qu'ils sont subordonnés à des lésions matérielles ou à un trouble purement fonctionnel. Ces derniers s'observent dans toutes les formes diabétiques et particulièrement dans la forme pancréatique où la glycosurie est des plus abondantes ; ils se manifestent par une faiblesse musculaire excessive qui va jusqu'à l'impossibilité de se mouvoir, par une profonde prostration, avec angoisse et douleur sternale, souvent aussi par une dyspnée violente qui consiste dans une inspiration profonde, comme si le malade avait soif d'air, et par une expiration énergique, sans orthopnée et sans intermittences semblables à celles de l'urémie. A ces phénomènes, quelquefois précédés de vomissements bilieux ou d'une diarrhée cholériforme, s'ajoutent, assez souvent, une aphasie passagère, de l'excitation cérébrale, un délire d'action ou un profond coma, exceptionnellement des convulsions ou des paralysies transitoires. En même temps, il existe de la fréquence du pouls, de la sécheresse de la peau et de la membrane muqueuse buccale, de la diminution des urines et de la glycosurie, tous phénomènes dont

fous. *Pathogénie et accidents nerveux du diabète sucré.* (*Thèse d'agrégation.* Paris, 1883.) — **Escudié (Armand).** *Des hémiplégies dans le diabète,* Paris, 1883. — **P. Ferraro.** *Nouvelles recherches sur les altérations des organes dans le diabète sucré.* (*Archiv ital. de Biologie*, 15 décembre 1883 et 1884, p. 293.)

la réunion caractérise ce que l'on a désigné sous le nom d'*acétonémie* ou *intoxication diabétique*.

Bien différents sont les troubles nerveux liés à des désordres matériels : fixes et circonscrits, ils se révèlent non plus par une faiblesse musculaire générale, mais par des hémiplégies qui ont tous les caractères de celles qu'engendrent le ramollissement et l'hémorrhagie du cerveau, exceptionnellement, par de la paraplégie. Ces paralysies sont-elles sous la dépendance immédiate du diabète, comme l'ont pensé quelques auteurs (Escudié)? Il m'est impossible de l'admettre, parce qu'elles se rencontrent peu ou pas chez les individus qui rendent de 300 à 1 000 grammes de sucre par 24 heures, tandis qu'elles se voient chez des personnes peu glycosuriques ou atteintes d'artério-sclérose, ce qui logiquement nous amène à les rattacher à la maladie générale dont l'artério-sclérose et le diabète constitutionnel ne sont que des expressions symptomatiques. Ainsi, je m'explique aujourd'hui ce qu'il m'avait été difficile de comprendre autrefois, à savoir l'existence de paralysies subites chez deux de mes maîtres atteints de diabète.

Les névralgies que certains auteurs et en particulier Worms[1] et Berger (de Breslau) ont attribuées au diabète, ne sont, comme l'artério-sclérose, que des manifestations concomitantes et subordonnées à une même maladie générale. L'intensité et la ténacité de la douleur, pas plus que la fréquente symétrie de ces affections, ne constituent des caractères suffisants pour en faire des manifestations diabétiques, puisque, d'ailleurs, ces caractères sont précisément ceux des névralgies rhumatismales ou herpétiques. En conséquence, les paralysies permanentes, les névrites et les névralgies rattachées au diabète n'en sont pas des effets, mais bien des accidents concomitants. Il en est de même des plaques d'anesthésie tactile, des tiraillements et des fourmillements; ce sont là, en effet, de simples désordres liés au rhumatisme chronique, aussi bien que les névralgies du pneumo-gastrique et les fausses crises d'angine de poitrine, conséquences ordinaires des troubles dyspeptiques, si communs dans ces conditions.

Ce que nous venons de dire des rapports du diabète avec les désordres de l'encéphale et des cordons nerveux s'applique également bien aux troubles rétiniens qui se rencontrent dans le cours du diabète avec ou sans lésion du fond de l'œil. Les troubles

1. J. **Worms**. *Des névralgies symétriques dans le diabète.* (*Gaz. hebd. de méd. et de chirurg.*, Paris, n° 50, 29 sept. 1880.) — **Berger**. *Neurol. Centralblatt.*, n° 6, 1882. — **Cornillon**. *Des névralgies diabétiques.* (*Rev. de méd.*, Paris, mars 1884.)

simplement fonctionnels affectent les deux yeux et se révèlent par la sensation d'un brouillard avec ou sans lacunes du champ visuel, par de la gêne de l'accommodation, par de la dyschromatopsie ou même de l'hémiopie (De Graefe); ils sont sous la dépendance d'une intoxication diabétique. Les désordres matériels se manifestent, à l'ophthalmoscope, sous forme de petites hémorrhagies disséminées, de taches blanches dites graisseuses, peu distinctes de celles du mal de Bright[1]. Or si on compare ces apparences à celles que déterminent les lésions artérielles de l'œil, il est facile de reconnaître qu'elles ont la plus grande ressemblance et qu'ainsi la rétinite dite glycosurique n'est qu'une rétinite artérielle ou hémorrhagique.

En serait-il de même de la cataracte ou bien cette affection se lierait-elle réellement à la glycosurie et proviendrait-elle, comme le pensait Cl. Bernard, de la faible proportion d'eau du sang chargé d'un excès de sucre, selon ce qui se passe chez des grenouilles placées dans une solution concentrée d'eau sucrée? En présence des recherches de Deutschmann[2] qui ne put arriver à engendrer ce désordre par l'injection de solutions sucrées dans les cavités splanchniques des animaux, même en liant les vaisseaux du rein, il nous paraît difficile de croire à cette hypothèse; et, si nous remarquons que la cataracte est commune chez les artério-scléreux, et que, dans certains cas, elle peut être rattachée à une lésion artérielle, il n'est pas impossible que la prétendue cataracte diabétique à laquelle il n'a été assigné aucun caractère spécial, ne soit absolument étrangère à la glycémie. Quelques oculistes, à la vérité, prétendent que cette lésion se rencontre dans le diabète à tous les âges de la vie; mais, il arrive aussi de voir, en dehors de ce syndrome, des cataractes chez des personnes peu âgées.

Les altérations de l'oreille, attribuées au diabète[3], n'ont pas plus

1. Voyez : **Pflüger.** *Des affections oculaires et des symptômes auriculaires dans le diabète.* (*Soc. méd.* de la Suisse Centrale, 18 septembre 1876, et *Rev. des sc. méd.* t. II, p. 256.) — **W. Kwiatkowski.** *Étude générale sur les affections oculaires diabétiques.* (*Thèse* de Paris, 1879.) — **Samelsohn.** *Des affections oculaires du diabète.* (*Deutsche, med. Wochenschr.*, 1885, n° 50 et *Rev. des sc. méd.*, t. XXVII, p. 732.) — **Hirschberg (J.).** *Sur les affections diabétiques de l'organe de la vision* (*Deutsch. méd. Wochenschr.*, 1891, n° 13, p. 467 et *Gaz. méd.*, Paris, 1891, p. 378.) — **Mauthner.** *Des affections des yeux dans le diabète.* (*Bull. méd.*, Paris, 1893, p. 152.)

2. Deutschmann, Untersuchung. zur Pathogenie des Cataract (*Arch. f. Ophthalmol*, XX, 111, 113, *et Rev. des sc. méd.*, Paris, 1878, t. II, p. 259.)

3. **Raynaud (M.).** *De l'otite diabétique.* (*Annales des maladies de l'oreille et du larynx*, mai 1881, t. VII, p. 63.) — **Schwabach.** *Ueber Ohrenkrankh. bei Diabetes mellitus.* (*Deutsche med. Wochenschr.*, 1885, n° 52.) — **Kirchner.** *Ueber Ohrenkrankh. bei. Diabetes mellitus.* (*Monatschr. fur Ohrenkrankh.*, 1884, n° 72).

de raison d'être; elles consistent en suppuration des os ou de l'oreille moyenne, et tout ce qu'on peut en dire, c'est que la glycosurie qui prédispose l'organisme aux lésions suppuratives a pu agir, dans l'espèce, non comme cause efficiente, mais comme cause prédisposante.

En conséquence, les nombreux désordres nerveux et sensoriels attribués au diabète ne reposent sur aucune preuve certaine, et ne sont la plupart du temps que des manifestations concomitantes. Il suffit, d'ailleurs, de comparer entre elles ces modalités diverses pour s'apercevoir qu'il ne peut en être autrement. Qu'y a-t-il de plus disparate, en effet, et de moins scientifique que la réunion de désordres comprenant tout à la fois des nécroses, des gangrènes, des suppurations, des paralysies, des névralgies, des cataractes, etc., en présence de ce que nous voyons dans les maladies nettement définies dont les lésions sont toujours semblables? Cette circonstance pourrait suffire à elle seule pour éviter d'admettre l'existence de la relation que certains auteurs ont cherché à établir entre le diabète et un trop grand nombre d'affections concomitantes.

### VII. — APPAREIL LOCOMOTEUR

Selon plusieurs auteurs, un certain nombre de lésions matérielles de l'appareil locomoteur seraient dues au diabète, car on lui a attribué non seulement des arthrites, mais encore la rétraction de l'aponévrose palmaire, et plusieurs autres désordres trophiques. Or, tous ces désordres, de même que ceux qui viennent de nous occuper, font exception dans le diabète pancréatique, et se rencontrent à peu près exclusivement dans le diabète gras; conséquemment, ils ne peuvent être le fait de la glycémie. D'ailleurs, ils se voient dans la goutte ou l'herpétisme, chez des individus non glycosuriques, et, pour ce motif, ils doivent être envisagés comme des affections concomitantes du diabète.

En somme, le diabète, en modifiant la constitution du sang, prépare un terrain propre à la pullulation des micro-organismes et favorise ainsi le développement des furoncles, des anthrax, des suppurations, des gangrènes de la peau et des viscères. Cette même condition, jointe à la dénutrition générale de l'organisme, prédispose les malheureux diabétiques à une tuberculose pour ainsi dire fatale; mais, ces désordres mis de côté, il faut reconnaître que tous les autres ne sont, par rapport au diabète, autre chose que des affections concomitantes ou accidentelles.

## Art. II. — Névropathies vaso-motrices du pancréas : anémies, hypérémie, hémorrhagies.

Peu ou pas étudiées jusqu'ici, ces névropathies, d'une existence indiscutable, se manifestent sous des formes diverses qui ne sont que l'exagération de l'état physiologique; généralement pâle dans l'état de jeûne, le pancréas se congestionne à la suite des repas, comme nous l'ont appris les expériences pratiquées sur les animaux par plusieurs physiologistes et notamment par Cl. Bernard[1]. A l'état pathologique, cette glande est tantôt affectée d'une anémie plus ou moins intense, tantôt d'hypérémie ou même d'hémorrhagie.

L'anémie, non décrite jusqu'à ce jour, tant à cause de la négligence apportée à l'examen du pancréas que de la difficulté de la diagnostiquer, mériterait d'être mieux connue; presque toujours liée à un acte réflexe d'origine stomacale ou intestinale, elle est générale ou partielle, selon l'étendue des désordres nerveux qui l'ont engendrée. Elle a pour caractères la décoloration du parenchyme pancréatique et un très léger retrait de la glande, sans altération appréciable de ses éléments.

L'hypérémie névropathique du pancréas, si on en juge par ce qu'apprend la physiologie, est l'effet ordinaire de désordres intéressant l'estomac, l'intestin ou les nerfs qui s'y distribuent. Dans les hypérémies du foie survenant à la suite d'anciennes pleurésies et attribuées par nous[2] à l'altération des nerfs splanchniques, l'état du pancréas, a échappé; mais, si nous partons du fait que cet organe est souvent tuméfié et congestionné, sans autre désordre appréciable, il y a lieu de croire qu'il peut bien, dans certaines circonstances, reconnaître la même influence pathologique. En l'absence de faits certains sur la matière, nous devons au moins indiquer les recherches qui sont à faire. En effet, si on généralise à toutes les glandes, et il y a des raisons pour agir de la sorte, ce que Cl. Bernard et Ludwig nous ont appris de la glande sous-maxillaire, il faut admettre que le pancréas possède, lui aussi, des nerfs vaso-constricteurs, des nerfs vaso-dilatateurs et enfin des nerfs sécréteurs. Ces derniers commencent à être connus; malheureusement, nous n'avons que des données insuffisantes

1. Claude Bernard. — Mém. sur le pancréas, Paris, 1856, et Supplém. aux *Comptes rendus de l'Académie des sciences*, t. I, p. 379.
2. Voyez notre *Atlas d'anatomie pathologique*, Paris, 1871, texte, p. 95.

sur les premiers; mais, il est facile de comprendre qu'une lésion destructive, de même qu'une excitation, peut déterminer, suivant la fonction spéciale des nerfs affectés, de l'anémie ou de l'hypérémie du pancréas. Les conséquences de ces désordres n'ont pas, la plupart du temps, il est vrai, une grande importance, en ce sens que l'anémie vaso-motrice ne va pas jusqu'à engendrer la nécrose et la perte fonctionnelle de la glande, et que l'hypérémie névropathique, dont le trouble est le plus souvent momentané, ne produit guère d'autre lésion anatomique qu'une légère hypertrophie de ses éléments.

Des hémorrhagies s'ajoutent quelquefois aux hypérémies, et se montrent sous la forme de petites taches sanguines, purpuriques pour ainsi dire, disséminées à la surface plutôt que dans la profondeur du parenchyme pancréatique. Ces taches, en vertu des transformations subies par les globules rouges extravasés, changent de coloration et finissent par amener une pigmentation plus ou moins étendue de l'organe. Pas plus que les hypérémies, ces accidents, à l'encontre de ce qui se passe dans les hémorrhagies angiopathiques, donnent rarement naissance à des phénomènes appréciables, aussi sont-ils difficiles à diagnostiquer.

La marche de ces différentes manifestations est sujette à des poussées plus ou moins intenses; leur terminaison est en général heureuse, attendu que l'on ne connaît aucun cas qui se soit terminé par la mort. Avouons, cependant, qu'une étude plus approfondie est nécessaire pour les bien connaître, et que l'ébauche qui vient d'être esquissée a uniquement pour but d'appeler l'attention des observateurs sur ces désordres dont le traitement doit viser avant tout le système nerveux.

# CHAPITRE V

## ANOMALIES ACCIDENTELLES
## PARASITISME ET TRAUMATISME

### Article I. — Parasitisme du pancréas.

Ne recevant pas, comme le foie, les produits de la digestion, le pancréas est moins que la glande hépatique exposé aux affections parasitaires. Effectivement, si un parasite à l'état d'embryon, perçant les tuniques de l'estomac ou de l'intestin, arrive dans une veine, il est amené au foie, et, s'il traverse la paroi tout entière, il tombe dans le péritoine où il se greffe sur un point quelconque. Qu'il vienne à perforer la paroi postérieure de l'estomac, il n'atteint pas encore le pancréas dont le sépare l'arrière-cavité des épiploons, et par conséquent, la rareté du parasitisme du pancréas s'explique sans difficultés; cette glande pourtant n'est pas tout à fait à l'abri de ce genre d'altération.

#### § I. — ÉCHINOCOQUE ET CYSTICERQUE DU PANCRÉAS

Un très petit nombre de faits mentionnent la présence de kystes hydatiques ou de vésicules de cysticerque dans le pancréas. Les kystes hydatiques y sont aussi rares qu'ils sont communs dans le foie. Chambon, d'après Bécourt, aurait rencontré un kyste hydatique dans le pancréas et Portal en aurait trouvé un autre sous une fausse membrane tapissant cet organe. Davaine, si précis dans ses recherches, n'en cite aucun exemple, et Masseron[1] dans une excellente thèse sur les kystes hydatiques multiples de l'ab-

1. MASSERON, Kystes hydatiques multiples de l'abdomen (*thèse de Paris*, 1882).

domen, rapporte simplement que Turner et Hunter ont observé chacun un kyste hydatique adhérent au pancréas et que Meissner en aurait vu un autre; enfin, dans un cas de kystes hydatiques multiples, plusieurs tumeurs du volume d'une pomme d'api à une petite orange furent trouvées dans le pancréas.

La présence du cysticerque dans le pancréas est plus rare encore que celle de l'échinocoque; toutefois Bergé[1], dans un cas présenté à la Société anatomique, a trouvé plusieurs cysticerques dans l'épaisseur de cette glande, dans le cerveau, les poumons, le cœur et le foie; l'intestin contenait un tænia qui, selon lui, pouvait en avoir été le point de départ.

## II. — ASCARIDES LOMBRICOÏDES

Lieutaud publia des cas d'ascarides lombricoïdes introduits dans le canal pancréatique et dans le canal cholédoque. Davaine rapporte en abrégé quatre observations de Bartholin, Gmelin, Heyner et Brera, dans lesquelles un ou plusieurs lombrics furent trouvés dans le canal de Wirsung. Ces faits, comme, d'ailleurs, un autre de Klebs, peuvent être contestés à cause de l'absence de toute lésion indiquant la pénétration de ces parasites dans les voies pancréatiques avant la mort. Il ne saurait en être de même dans le cas, rapporté par John Shea, d'une femme qui, s'étant bien portée jusqu'en mai 1881, fut prise, à cette époque, dans l'hypochondre droit, d'une douleur de plus en plus vive, bientôt suivie d'ictère. Ces symptômes cessèrent rapidement et reparurent en juin avec des nausées et des vomissements bilieux qui allèrent en augmentant et amenèrent la mort quelques jours plus tard. Indépendamment d'une légère congestion de la base des poumons et d'une diminution de consistance du foie, le pancréas était augmenté de volume et contenait dans son épaisseur un abcès volumineux, tandis que son canal se trouvait obstrué par un ver qui pendait dans le duodénum. Cette observation, tout en mettant en évidence la possibilité de l'envahissement des voies pancréatiques par des lombrics, et en montrant que la suppuration du pancréas peut en résulter, ainsi qu'il arrive pour les voies biliaires, laisse toutefois à désirer au point de vue des détails et n'entraîne pas une conviction absolue.

D'autres parasites peuvent vraisemblablement envahir le pancréas, mais ils sont peu ou pas connus. Du Cazal et Vaillard ont

1. A. Bergé, Un cas de ladrerie chez l'homme (*Bull. Soc. anatom.*, Paris, 1891, p. 306)

rapporté le fait d'un médecin de la marine qui succomba à 33 ans, six jours après le début d'une maladie caractérisée par de la fièvre, de la diarrhée, du ballonnement de l'abdomen, et assez peu différente du choléra. A l'autopsie, ces auteurs trouvèrent une éruption confluente de nodules caséiformes sur presque toute l'étendue du péritoine, du mésentère et de l'épiploon; le pancréas, infiltré de tumeurs de même nature, mais plus volumineuses, semblait avoir été le siège primitif de l'affection. Un foyer unique de la même lésion existait dans le foie et une péritonite, d'origine récente, avait amené des adhérences de quelques anses intestinales. L'examen bactériologique démontra que ces lésions, qu'il fut possible de transmettre au lapin, avaient pour cause un bacille très court, deux fois plus long que large, à bouts arrondis, isolé ou articulé, se laissant facilement colorer et dont les cultures dégageaient une odeur spéciale, rappelant celle de l'urine putréfiée.

**Davaine** (**Ch.**). *Traité des entozoaires*, 2e éd., Paris, 1877, p. 156. — **Shea** (**J.**). *Abcès du pancréas avec obstruct. du canal pancréatique par un lombric.* (*The Lancet*, 6 nov. 1881, p. 791 et *Un. méd.*, Paris, 1882, t. II, p. 342.) — **Nash** (**J.-P.**). *Lumbricus in pancreas.* (*Brit. med. Journal.* London, 1883, t. II, p. 770.) — **Du Cazal** et **Vaillard**. *Sur une maladie parasitaire de l'homme, transmissible au lapin.* (*Annales de l'Institut Pasteur*, juin 1891.)

## Art. II. — Traumatisme du pancréas.

La situation profonde du pancréas et son petit volume expliquent la rareté du traumatisme de cette glande; l'importance et la multiplicité des organes de voisinage rendent compte de sa gravité et de la difficulté de son diagnostic, quelles que soient les circonstances dans lesquelles il est produit. Les lésions provenant du traumatisme du pancréas se divisent, d'après le mode d'action des agents vulnérants, en deux groupes : les *contusions* et *les plaies*.

### § I. — CONTUSIONS ET RUPTURES DU PANCRÉAS.

Les contusions du pancréas sont l'effet de chutes, de coups portés sur la région supérieure de l'abdomen, d'écrasement par des roues de voiture ou par la chute d'un objet quelconque; quelques auteurs mentionnent enfin des cas de rupture du pancréas, consécutifs à de violents efforts de vomissements.

*Anatomie pathologique.* — Le pancréas contusionné offre des lésions diverses, et qui, suivant l'intensité du choc, se manifestent sous forme de simples ecchymoses dues à la rupture de quelques vaisseaux, ou se révèlent par des déchirures ou des ruptures de la glande qui peut être divisée en deux moitiés. Dans ce dernier cas, le diaphragme est quelquefois rompu, et le pancréas, pour peu qu'il soit décollé, passe en partie ou en totalité dans la cavité thoracique. Le péritoine et les organes situés dans le voisinage du pancréas, y compris les vaisseaux, participent souvent aux désordres de ce dernier, d'où résultent des épanchements sanguins abondants et, s'il y a déchirure du canal de Wirsung, l'extravasation d'une certaine quantité de suc pancréatique avec destruction des tissus envahis par ce suc. Dans tous les cas, le sang, après la rupture du feuillet péritonéal qui recouvre le pancréas, a de la tendance à fuser dans l'arrière-cavité des épiploons et à s'y enkyster, de telle sorte que si le malade continue à vivre, il présente, entre l'ombilic et le rebord costal, une tumeur fluctuante, plus ou moins volumineuse, ordinairement arrondie et située tant à l'épigastre que dans l'hypochondre gauche. Cette tumeur, dont les dimensions peuvent acquérir celles d'une tête d'enfant, se distingue de l'adénome kystique du pancréas, tant par son origine que par ses caractères anatomiques et son évolution. Effet du traumatisme et de l'épanchement sanguin qui en a été la conséquence, elle forme une masse dont les parois, relativement minces, sont constituées par un tissu fibreux ou fibroïde, plus ou moins adhérent aux organes voisins, et qui renferme un liquide tantôt épais et coloré, tantôt séro-albumineux ou légèrement sanguinolent.

*Symptomatologie.* — Les phénomènes qui se rapportent à ces différents désordres sont forcément très variables; ils se manifestent, à leur début, par une douleur épigastrique et fréquemment paroxystique qui se continue pendant plusieurs jours, après quoi, elle diminue sans toujours cesser entièrement. Puis, lorsque survient une hémorrhagie abondante, il s'y ajoute la sensation d'une tumeur molle qui, en général, devient plus ferme au bout d'un certain temps et acquiert, s'il s'établit une transformation kystique, un accroissement rapide et parfois considérable. La tumeur, à ce moment, ferme, élastique ou même fluctuante, suit quelque peu les mouvements respiratoires, transmet les battements de l'aorte et remonte jusque dans le thorax de manière à simuler un épanchement pleurétique. Des vomissements faciles, abondants et bilieux se montrent simultanément, comme aussi de l'inappétence, des troubles digestifs, du météorisme ou même des phénomènes de péritonite avec enfoncement des yeux, altération des traits du visage, fréquence du pouls, etc. Rarement, ou jamais, il n'a été constaté de glycosurie dans ces conditions; mais il est vrai que, la plupart du temps, l'examen des urines, a été négligé. Toutefois, si nous nous en rapportons à ce qu'apprennent les expériences pratiquées sur les animaux, il ne serait pas impossible de voir apparaître ce symptôme ou du moins une émaciation rapide dans les cas de grand traumatisme du pancréas.

La marche des contusions pancréatiques varie avec l'intensité du choc et l'importance du désordre anatomique de la glande; elle peut être des plus rapides et amener une terminaison fatale, dans un court espace de temps ou seulement au bout de quelques jours; plus tard, les chances d'une issue favorable deviennent possibles. Lorsqu'il se produit des tumeurs sanguines, la guérison peut avoir lieu, sinon d'une façon spontanée, au moins à la suite d'une intervention chirurgicale.

*Sémiologie.* — Le diagnostic des contusions et des ruptures du pancréas offre de réelles difficultés en l'absence de toute tumeur sanguine ou kystique, car la douleur, signe important, est aussi bien l'effet de la contusion de l'estomac ou des organes voisins que du pancréas lui-même. Les vomissements sont loin d'être caractéristiques, et l'écoulement du suc pancréatique est un phénomène des plus rares, qui ne peut guère servir au diagnostic. Cependant, il y a lieu, en présence d'une plaie de l'abdomen, de recueillir le liquide qui s'en échappe et d'en faire une analyse sérieuse au point de vue surtout des ferments qui s'y trouveraient contenus. Dupuytren considérait comme impossible l'écoulement au dehors du suc pancréatique, en raison de la situation profonde de cette glande, et ajoutait qu'une simple augmentation dans l'exhalation de la sérosité péritonéale pourrait y faire croire; c'était aller trop loin, car la composition de ces liquides est par trop différente, et la présence des ferments pancréatiques constitue un signe pathognomonique. L'apparition d'une tumeur à l'épigastre, succédant à la douleur provoquée par un coup ou par une chute, est une circonstance qui doit forcément conduire à soupçonner une contusion ou une rupture du pancréas, si surtout cette tumeur, recouverte par l'estomac, s'accroît rapidement et acquiert en quelques semaines les dimensions d'une tête d'enfant ou d'adulte. Une ponction exploratrice et à la rigueur une laparotomie finiraient par éclairer le diagnostic.

Le pronostic varie forcément avec le degré de l'altération pancréatique; très grave lorsque cet organe vient à se déchirer et à s'infiltrer de sang, il l'est moins quand apparaît, au bout de quelque temps, un kyste séro-sanguinolent, et très peu dans les contusions légères.

*Thérapeutique.* — Les indications les plus urgentes à la suite d'une contusion pancréatique sont de calmer la souffrance par les opiacés, de relever le pouls par l'emploi de la caféine, de faire des applications de compresses froides à l'épigastre et, si l'état du patient conduisait à soupçonner une hémorrhagie interne, de pratiquer une ou plusieurs injections sous-cutanées de gélatine (100 grammes de sérum artificiel pour 2 grammes de gélatine). Lorsqu'il existe une tumeur à l'épigastre, la simple ponction étant toujours inefficace, il y a indication de recourir à la laparotomie dont Nimier[1] résume comme il suit la technique opératoire : incision médiane sus-ombilicale, suivie du refoulement de l'estomac en haut; incision du grand épiploon; incision du kyste sanguin au-dessus du côlon transverse abaissé; suture des parois du kyste aux lèvres de la plaie cutanée et introduction d'un ou plusieurs drains laissés en place jusqu'à guérison.

## § II. — PLAIES DU PANCRÉAS

Produites, comme celles de tous les organes, par des instruments piquants, tranchants ou contondants, les plaies du pancréas ont été peu étudiées, à cause sans doute de leur rareté, mais aussi parce que la blessure simultanée des viscères du voisinage attire souvent toute l'attention.

*Étiologie.* — Nous connaissons le fait curieux, observé par Lambron[2], de la blessure du pancréas par une arête de poisson; ajoutons que cette glande peut être lésée dans les opérations pratiquées sur l'abdomen, et surtout dans la gastrectomie, quand elle présente des adhérences avec l'estomac; aussi voit-on des chirurgiens hésiter à opérer dans ces conditions.

Trois cas de plaie du pancréas par armes à feu avec séjour d'une balle dans la glande, se trouvent relatés dans le rapport médico-chirurgical de la guerre de Sécession d'Amérique ; la mort qui en a été la conséquence n'était pas due à la blessure du parenchyme glandulaire, car il était à peine enflammé, mais à l'ulcération de l'artère splénique, à une péritonite généralisée ou encore

1. Nimier, De l'intervention opératoire dans les affections du pancréas (*Archiv. gén. de médecine*, Paris, 1887, t. II, p. 309).

2. Citation de Fauconneau-Dufresne (*Précis des maladies du foie et du pancréas*. Paris, 1856, p. 444).

aux ravages opérés dans d'autres organes par l'agent vulnérant.

*Symptomatologie.* — Dans ces cas, le tronc, ou de préférence l'abdomen, est le siège d'une plaie se dirigeant vers la région du pancréas. Les accidents immédiats, provenant de l'altération de cette glande, diffèrent peu de ceux qui accompagnent les contusions et les ruptures, et varient en raison de l'étendue de la plaie, de l'abondance de l'hémorrhagie et surtout des organes simultanément atteints : estomac, nerfs et vaisseaux. Ils se manifestent par une douleur intense, quelquefois suivie de vomissements, par la pâleur du visage, l'accélération du pouls, et, dans quelques cas, par l'écoulement d'un liquide qu'il importe de recueillir afin de s'assurer s'il a la composition chimique et les propriétés physiologiques du suc pancréatique.

La marche de ces accidents, purement accidentelle, est très variable, et s'ils se terminent quelquefois par une mort rapide, d'autres fois, ils peuvent être suivis d'une péritonite aiguë et, comme les ruptures pancréatiques, d'une tumeur kystique ou d'une fistule.

*Sémiologie.* — Le diagnostic de ces lésions est difficile à moins de l'écoulement d'un suc ayant la composition et les propriétés du suc pancréatique. Le siège de la plaie abdominale peut mettre sur la voie du diagnostic, mais il est bon de savoir qu'une ouverture éloignée de la région du pancréas ne doit pas absolument faire rejeter l'idée d'une plaie de cette glande. Le pronostic est ici presque toujours sérieux.

*Thérapeutique.* — Le traitement des plaies du pancréas diffère peu de celui des contusions et des ruptures; toutefois, s'il existait une hémorrhagie abondante, il n'y aurait pas à hésiter à pratiquer une laparotomie immédiate, et s'il y avait lieu une très faible extravasation sanguine, des injections de gélatine trouveraient encore ici leur indication. Un repos absolu sera imposé au malade aussi bien qu'une alimentation légère, peu abondante et de préférence le régime du lait. Les états fonctionnels du cœur et des reins devront attirer l'attention, car ils sont toujours pour le médecin des sources d'indications précieuses, comme celles de stimuler la peau par des frictions ou des ablutions froides, de réveiller les contractions du cœur par des injections d'éther ou de caféine, et de favoriser l'excrétion urinaire par l'emploi des diurétiques.

**Odevaine (F.).** *Case of penetrating wound of the abdomen with protrusion of a large portion of the pancreas; its removal by ligature; recovery.* (*Indian M. Gaz.* Calcutta, 1866, t. I, p. 183, 329.) — **Kleberg (B. G.).** *Penetrirende Bauchwunde; Vorfall des Pancreas; Abtragung desselben; Heilung.* (*Arch. f. klin. Chir.* Berl.,

1868, t. IX, p. 523-527.) — **Allen** (**B. B.**). *Exsection of the pancreas.* (*Am. M. Weekly.* Louisville, 1876, t. V, p. 305.) — Le même. *Pancreatomy.* (*Ibid.*, 1877, t. VI, 56.)

**Zukowsky** (**A.**). *Grosse Cyste des Pankreas; Laparotomie; Todt.* (*Wien. med. Presse*, 1881, t. XXII, p. 1414-1417.) — **Bozeman** (**N.**). *Removal of a cyst of the pancreas weighing twenty and one-half pounds.* (*Bull. N. York, path. Soc.*, 1881, 2e s., t. I, p. 338-341.) — **Gussenbauer** (**C.**). *Zur operativen Behandlung der Pankreas-Cysten.* (*Arch. f. klin. Chir.* Berl., 1883, t. XXIX, p. 355-364, 1 pl.) — Le même. *Operation einer Pankreascyste.* (*Wien. med. Presse*, 1883, t. XXIV, p. 414.) — **Senn** (**N.**). *The surgical treatment of cysts of the pancreas.* (*J. Am. M. Ass.* Chicago, 1885, t. V, p. 337, 365, et *Rev. des sc. méd.*, t. XXVII, p. 678.) — Le même. *The surgery of the pancreas, as based upon experiments and clinical researches.* (*Tr. Am. Surg. Ass.* Phila., 1886, t. IV, p. 99-232.) — **Küster** (**E.**). *Zur Diagnose und Therapie d. Pancreascysten.* (*Berlin. klin. Wochenschr.*, 28 février 1887, et *Rev. d. sc. méd.* Paris, 1887, t. XXXI, p. 237.) — **Chew** et **Cathcart**. *Kyste traumat. du pancréas; rupture après ponct. capill.; laparotomie, guérison.* (*Edinb. med. Journ.*, 1890, t. II, p. 17, et *Rev. d. sc. méd.* Paris, 1891, t. XXXVII, p. 249.) — **Lloyd** (**Jordan**). *Injury of the pancreas, a cause of effusion into the lesser peritoneal cavity.* (*British med. Journ.*, 1892, p. 1051, et *Rev. sc. méd.*, t. XLII, p. 278.) — **Swain** (**P.**). *Pancreatic cyst or effusion into lesser peritoneal cavity.* (*Brit. med. J.*, p. 456, 4 mars 1893.) — **Thomas**. *Effusion sang. dans l'arrière-cavité des épiploons consécutive à un traumatisme du pancréas.* (*Lancet*, 31 mars 1894, et *Bull. méd.* Paris, 1894, p. 347.) — **Fisher** (**Th.**). *Peritoneal sanguineous cysts and their relations to the cyst of the pancreas.* (*Guy's hosp. Reports*, 1893, t. XLIX, p. 275, et *Rev. sc. méd.*, t. XLIV, p. 656.) — **Brown** (**W. H.**). *A case of traumatic cyst of the pancreas, etc.* (*The Lancet.* London, 6 janv. 1894, p. 21, et *Rev. sc. méd.*, t. XLII, p. 301.) — **Ashhurst** (**W.**). *Large supp. cyst of the pancreas.* (*Med. News*, 7 avril 1894.) — **Lynn** (**Th.**). *Traumatic pancreat. effusion into the lesser peritoneal cavity, etc.* (*The Lancet.* London, 31 mars 1894, p. 799, et *Rev. d. sc. méd.*, t. XLIV, p. 307.)

**Wandesleben**. *Verletzung des Pancreas, etc.* (*Wochenschr. f. d. ges. Heilkunde.* Berlin, 1845, p. 720.) — **Jaun** (**S. M.**). *Case of laceration of the pancreas caused by a blow on the abdomen, with some remarks.* (*Indian. Ann. med. sc.* Calcutta, 1855-56, t. III, p. 721.) — **Edler** (**L.**). *Die traumat. Verletzung. d. parenchym. Unterleibsorgarn (Leber, Milz, Pancreas, Nieren).* (*Arch. f. klin. Chirurg.* Berlin, 1886, 87, t. XXX, p. 173, 343, 573, 738.)

# LIVRE III

## LES AFFECTIONS DES VOIES PANCRÉATIQUES

### SECTION I. — ÉTUDE GÉNÉRALE

De même que les voies biliaires, les voies pancréatiques sont sujettes à de nombreux désordres qui, par l'obstacle qu'ils apportent à l'écoulement du produit de sécrétion, deviennent le point de départ de modifications diverses, tant de ce produit que des canaux qui le renferment et du parenchyme qui le sécrète. Si les modifications du suc pancréatique, étant donné la difficulté de l'obtenir, n'ont pas été étudiées et ne peuvent nous arrêter, il n'en est pas de même de celles des canaux et du parenchyme du pancréas qui méritent d'autant plus notre attention qu'on s'en est moins occupé. Deux circonstances se présentent alors : ou bien la rétention du suc pancréatique est incomplète, et ce liquide, continuant d'être sécrété, s'accumule en partie derrière l'obstacle, distend les canaux dont les parois s'épaississent, tandis que le tissu glandulaire se sclérose; ou bien la rétention est complète, la sécrétion se tarit, la dilatation des canaux n'a pas lieu ou n'est que faible, le tissu glandulaire s'atrophie et la fonction fait défaut.

Moins sérieuse, au point de vue de ses effets, l'obstruction incomplète expose le pancréas à une complication des plus graves, l'*infection*. Produit aseptique, ainsi qu'il résulte des recherches de Duclaux, le suc pancréatique se déverse dans l'intestin, milieu essentiellement microbien, qui manque rarement de l'infecter pour peu que sa composition chimique, son cours régulier ou le calibre de ses canaux aient été modifiés. Ces divers changements constituent, en effet, un terrain favorable à l'implantation et à la pullulation des bactéries pathogènes, ainsi qu'il arrive pour les voies urinaires, et pour les voies biliaires, dans le cours d'un obstacle à l'écoulement des urines ou de la bile. En conséquence, les désordres généraux liés à la rétention du suc pancréatique, de même que ceux des voies urinaires et biliaires, se groupent naturellement sous deux chefs :

1° Désordres ou altérations mécaniques ;

2° Désordres ou altérations septiques.

## § I. — DÉSORDRES D'ORIGINE MÉCANIQUE DILATATION SECONDAIRE DES CANAUX PANCRÉATIQUES

*Étiologie et pathogénie.* — L'étude de ces désordres repose à la fois sur l'observation clinique et sur l'expérimentation. L'observation clinique nous apprend que leurs causes sont intrinsèques ou extrinsèques : intrinsèques, lorsqu'elles naissent sur place, comme les calculs biliaires et pancréatiques, les épithéliomes de l'ampoule de Vater, de la fin du canal cholédoque et du canal de Wirsung, le rétrécissement fibreux de ce canal, ou encore l'introduction dans sa cavité de vésicules hydatiques ou de vers lombrics; extrinsèques, quand elles existent en dehors des voies pancréatiques, comme les tumeurs de la tête du pancréas, celles du foie et des voies biliaires, du duodénum ou des ganglions lymphatiques. L'expérimentation de son côté démontre que la ligature du canal de Wirsung, son obstruction par de la graisse, ou par des poudres insolubles : paraffine, charbon, bitume de Judée, etc., est suivie de désordres semblables à ceux que déterminent les obstructions pathologiques. Quelle que soit leur origine, ces désordres doivent être considérés comme des effets de l'exagération de la tension dans les canaux excréteurs, quoique certains auteurs n'aient pas manqué de les attribuer, sans preuves suffisantes, à l'action de microbes divers.

*Anatomie et physiologie pathologiques.* — Tout obstacle à l'écoulement du suc pancréatique est suivi de la rétention de ce produit, de son accumulation dans le canal de Wirsung, et de la distension de ce canal qui peut acquérir des dimensions considérables, comme l'ont vu Cruveilhier[1], Rokitansky[2] et Virchow[3]. Cette dilatation consécutive se présente sous deux formes différentes : l'une où le conduit se dilate dans toute son étendue et donne lieu à une ectasie irrégulière et bosselée, en forme de cha-

1. J. Cruveilhier, *Traité d'anat. path. générale*, Paris, 1856, t. III, p. 365.
2. C. Rokitansky, *Lehrb. d. path. Anatomie*, Wien, 1861, t. III, p. 314.
3. R. Virchow, *Pathologie des tumeurs*, Paris, 1867, t. I, p. 273.

pelet; l'autre où il se distend partiellement et engendre une sorte de tumeur kystique. Cette dernière forme, relativement rare, entraîne peu de désordres; la première, beaucoup plus commune, se traduit, en général, par une dilatation modérée à cause, sans doute, de la diminution de la sécrétion, inséparable de tout obstacle mécanique. Le liquide, retenu, dans ces conditions, se modifie et diffère du produit normal; essentiellement composé de mucus, il renferme, en outre, du sang altéré, du sable, des productions pierreuses. Les parois des canaux pancréatiques, épaissies, dures et résistantes, se continuent avec un tissu conjonctif sclérosé, qui s'étend entre les lobules, tandis que les éléments épithéliaux de ces derniers subissent une altération granulo-graisseuse et s'atrophient. La glande pancréatique, qui commence par se tuméfier et par s'injecter, finit, au bout d'un certain temps, par s'indurer et revenir sur elle-même, de telle sorte qu'il devient impossible de la sentir au palper. Chez l'animal, à la suite de ligatures ou d'injections de poudres inertes, elle durcit et s'atrophie, mais finit, ordinairement, par reprendre sa fonction au bout d'un temps plus ou moins long.

*Symptomatologie.* — Les phénomènes qui résultent de la stase du suc pancréatique et des altérations consécutives de la glande intéressent tout à la fois les fonctions digestives et la nutrition générale. Les troubles digestifs apparaissent tout d'abord; ils varient avec la lésion initiale et son degré d'intensité, de telle sorte qu'il est difficile d'en parler d'une façon précise. Peu différents de ceux que présentent la plupart des désordres sérieux du pancréas, ces troubles se traduisent par des nausées, des vomissements et, dans quelques cas, par des selles diarrhéiques, argileuses ou graisseuses. La soif et l'appétit, peu modifiés dans le principe, finissent par revêtir, au bout d'un certain temps, une intensité excessive, du moins chez l'homme où l'on voit apparaître simultanément une polyurie des plus abondantes, de l'azoturie et de la glycosurie; en dernier lieu, une maigreur excessive et une faiblesse de plus en plus grande.

Il n'en est pas toujours ainsi chez les animaux en expérience, et si quelques auteurs ont constaté qu'ils succombaient presque toujours à une cachexie mortelle, il en est d'autres qui, peut-être uniquement à cause d'une asepsie plus complète, les ont vus s'améliorer après un certain temps. A la suite de la ligature du canal de Wirsung, les matières fécales, décolorées et graisseuses, reviennent, comme l'a vu Cl. Bernard, à leur aspect ordinaire, puis, les animaux reprennent progressivement leur poids et le dépassent, perdant peu à peu leur voracité. « Tous nos animaux (40 au moins), écrit Thiroloix [1], qui ont subi la ligature des canaux pancréatiques, simple ou combinée à la résection glandulaire partielle, ont commencé par maigrir, ont eu parfois des selles graisseuses, ont présenté de la polyphagie, de la polydipsie; mais tous, au bout de quelques semaines, étaient revenus à l'état normal. Cette symptomatologie, uniforme, banale, ajoute le même auteur, se complique et offre des variétés symptomatiques extrêmement intéressantes (glycosurie, dénutrition profonde, cachexie mortelle), lorsque la ligature est accompagnée de sections, de résections plus ou moins notables de la glande... En somme, la ligature simple des canaux pancréatiques provoque seulement des troubles nutritifs passagers, et, grâce à une suralimentation, les animaux regagnent assez rapidement le poids qu'ils ont perdu. »

L'assimilation, d'abord troublée, se rétablit en peu de temps, la polyphagie, due en partie à la suppression de la fonction digestive du pancréas puisque les aliments albuminoïdes ne sont résorbés que dans la proportion moyenne de 54 p. 100 [2], est le plus souvent exagérée; il en est de même de la polyurie, toujours abondante, et de l'azoturie, en rapport avec la masse de viande absorbée; la glycosurie est rare, à moins d'une extirpation partielle du pancréas sclérosé. Les choses se passent de la même façon chez l'homme dans les cas de lésion passagère, comme dans la lithiase pancréatique, car après l'issue du calcul, la santé ne tarde pas à s'améliorer et les accidents cessent. Il en est autrement lorsque l'obstacle persiste et que la glande se sclérose et s'atrophie. La glycosurie oscille alors entre trois, cinq et sept cents grammes, les forces diminuent ou cessent entièrement, l'amaigrissement est rapide, progressif et souvent excessif. En dernier lieu, il survient un délire ou un coma diabétique, sinon, des accidents dyspnéiques et syncopaux, ou encore une complication tuberculeuse ou pneumonique.

La rétention du suc pancréatique serait ainsi plus redoutable chez l'homme que chez l'animal, ce qui tient vraisemblablement à la différence de la cause qui la produit, puisque le pancréas, dans les deux cas, tend à reprendre son état normal, comme il est facile de s'en rendre compte dans les cas de lithiase, où le retour à cet état est en quelque sorte la règle. La guérison, par contre, est exceptionnelle dans les autres circonstances, et la mort sur-

1. J. Thiroloix, Le Diabète pancréatique, Paris, 1892, p. 38.

2. Abelmann, *Uber die Ausnutz. der Nahrungsl. nach Pankreasextirpation*, Dorpat, 1890.

vient, en général, à la suite d'une complication ou d'une intoxication diabétique.

*Sémiologie.* — Le diagnostic de la rétention du suc pancréatique repose sur deux ordres de signes fournis, les uns par le tube digestif, les autres par la nutrition. Les troubles digestifs sont les seuls appréciables, tant que le tissu du pancréas n'est que peu altéré, ils se manifestent par du dégoût des aliments, des selles argileuses ou graisseuses et quelquefois par des vomissements ou de la diarrhée. Ces phénomènes, par leur ensemble, mettent sur la voie du diagnostic, sans permettre de l'affirmer, car ils peuvent traduire une simple affection du foie ou de l'estomac. Pourtant, lorsqu'il vient s'y ajouter de la polydipsie, de la polyphagie et de la polyurie, simultanément avec un état de maigreur excessive, le pancréas est sûrement touché, et il reste à rechercher la nature de la lésion dont il peut être le siège. L'existence de crises douloureuses répétées porte à diagnostiquer une lithiase pancréatique, ou de préférence une lithiase biliaire avec obstruction du canal cholédoque, s'il existe un ictère concomitant. En l'absence de ces signes et en présence de matières argileuses ou graisseuses, l'obstruction des canaux pancréatiques par des tumeurs ou par des brides fibreuses est très vraisemblable, et l'existence d'une abondante glycosurie vient confirmer ce diagnostic; aussi, ne doit-on pas désespérer d'arriver un jour à reconnaître sûrement les différents cas de rétention pancréatique.

Le pronostic de cette rétention est des plus sérieux, lorsqu'elle vient à se continuer, parce qu'alors le pancréas ne manque pas de s'altérer. Les cas d'obstruction passagère du canal pancréatique, ceux, par exemple, qui peuvent faire cortège à la lithiase sont quelquefois peu sérieux, du moins lorsque, l'obstacle une fois levé, la glande reprend sa fonction, comme on peut le voir chez l'animal auquel on a lié le canal pancréatique. Il en est autrement dans les cas où une obstruction persistante finit par amener la sclérose et la destruction de l'organe, car elle a pour conséquence un diabète maigre, avec toutes ses suites. Aussi, le pronostic de la rétention pancréatique est-il tout entier dans le degré d'altération de la glande.

*Thérapeutique.* — L'indication principale, dans la rétention du suc pancréatique, étant de ramener la fonction disparue, les moyens à employer sont ceux qui peuvent exciter la sécrétion de la glande, et en particulier les purgatifs. La médication purgative, dont l'utilité est incontestable dans la lithiase pancréatique, n'est pas à dédaigner lorsqu'il y a lieu de croire à une obstruction quelconque.

Toutefois, c'est en cherchant à remonter au phénomène initial que l'on parviendra à formuler un traitement rationnel des accidents liés à cette rétention et que l'on parviendra, dans quelques cas seulement, à une guérison définitive.

**Harley.** *Complete obstruction to the bile and pancreatic ducts.* (*Transact. of the pathol. Soc. London*, 1862, t. XIII, p. 118.) — **Recklinghausen** (F. V.). *Drei Fälle von Diabetes mellitus* (obs. 1 et 2). (*Archiv f. path. Anat. und Physiol.*, Berlin, 1864, t. XXX. p. 360.) — **Morgan** (W. H.). *Jaundice; distension of gall-bladder; obstruction of the cystic and pancreatic ducts; disease of the pancreas.* (*Madras Quart. Journ. med. sc.*, 1867, t. XI, p. 161-165.) — **Déjerine** (J.). *Sclerose du pancréas, obl. du canal cholédoque, ictère.* (*Bull. Soc. anat.*, Paris, 1876, t. LI, p. 165.) — **Tibaldi** (A.). *Itterizia da atresia del condotto coledoco per cirrosi della testa del pancreas.* (*Ann. Univ. di med. e chir.* Milano, 1876, t. CCXXXV, p. 545-556.) — **Ellis.** *Obstruction of the common duct depending upon hardening of the end the pancreas.* (*Boston med. Journ.* 1877, t. XCVII, p. 531.) — **Tison** (J.). *Sclerosis of the head of the pancreas.* (*Philad. med. Times*, 1881-82, t. XII, p. 786.) — **Kulenkampff** (D.). *Ein Fall von Pancreas-fistel.* (*Berlin. klin. Wochenschrift*, 1882, t. XIX, p. 102-105.)

**Bouchardat et Sandras.** (Chien.) *Des fonctions du pancréas et de son influence dans la digestion des féculents.* (*Comp. rendus Acad. des Sc.*, 1845, t. XX, p. 1484, 1891.) — **Cl. Bernard.** *Mémoire sur le pancréas et le rôle du suc pancréatique dans les phénomènes digestifs.* Paris, 1855. — **Schiff.** *Compt. rendus des expér. faites au lab. de Florence.* (*Giornas la Nazione et Rev. des sc. méd.*, Paris, 1873, t. I, p. 496.) — **Afanassiew et Pawlow.** (Lapin.) *Beitrage zur Physiologie des pancreas.* (*Arch. für die gesammte Physiologie, Bonn*, 1878, p. 172-179.) — **Langendorff.** (Pigeons.) (*Arch. für Physiologie*, 1879, t. I.) — **Rémy et Miss Showe.** (Chien et lapin.) (*Soc. de biologie*, 1882, p. 598-603.) — **Arnozan et Vaillard.** *Sclérose du pancréas déterminée chez le lapin par la ligature du canal de Wirsung.* (*Soc. de biologie*, 15 oct. 1881.) — **Martinotti.** *Su'fenom. consec. all'estirpazione totale e parz. del pancreas.* Torino, 1888. — **Boccardi** (G.). *Ric. Anatomo-path. su gli animali privati del pancreas* (avec bibliographie). Napoli, 1891. — **Hédon.** (*Arch. de méd. expér.*, Paris, 1891, p. 341-360.) — **Gley.** (*Comp. rendus de la Soc. de biologie*, Paris, 17 avril 1891.) — **Pawlow.** *Suite de la ligature du conduit pancréatique chez le lapin.* (*Pflüger's Arch.*, t. XVI, p. 123-178.) — **Orths.** (*Ueber diabetes pancreat. Inaug. Diss., Bonn.*, 1883.) (Ligatures, pas de résultats). — **Minkowski et Von Mering.** *Ueber die Beziehungen des Pancreas zum Diabetes mellitus.* (*Berlin. klin. Woch.*, n° 41, p. 904, 1889.) — **Thiroloix** (J.). *Le diabète pancréatique*, Thèse Paris, 1892.

## § II. — DÉSORDRES OU ALTÉRATIONS D'ORIGINE SEPTIQUE ABCÈS ET GANGRÈNES PANCRÉATIQUES

Le pancréas, comme le foie (voy. p. 632), peut être infecté par le sang ou par les canaux excréteurs qui le mettent en rapport avec le tube digestif. A l'état normal, le canal de Wirsung, comme le canal cholédoque, est à l'abri de l'invasion des microbes intestinaux, et s'ils y pénètrent quelquefois, c'est uniquement pendant l'agonie et dans les derniers instants de la vie. Duclaux a cherché des micro-organismes dans le suc pancréatique des animaux sans pouvoir les y rencontrer; mais, on comprend qu'il puisse en être autrement lorsque les canaux excréteurs viennent à s'altérer.

*Étiologie et pathogénie.* — Les circonstances pathologiques qui favorisent la pénétration des microbes au sein du pancréas sont toutes celles qui ont pour effet la stase du suc de cette glande, et la modification de sa composition chimique. Le cancer de l'ampoule de Vater, un calcul arrêté à son niveau ou à la fin du canal cholédoque, le cancer de ce canal, celui du canal pancréatique ou de la tête du pancréas, tels sont les principaux désordres qui viennent aider à l'envahissement du pancréas par les agents infectieux de l'intestin.

Ces agents ne diffèrent pas de ceux qui s'introduisent dans les voies biliaires; ils sont comme eux anaérobies ou aérobies (voy. p. 634) et engendrent de préférence : les uns, des gangrènes, les autres des suppurations. Un processus un peu différent, sorte de nécrose du pancréas, a été constaté dans un cas présenté par Langerhans à la Société médicale de Berlin (séance du 4 décembre 1889), mais il n'est pas prouvé qu'il ait une origine infectieuse; il y a lieu de penser qu'il se rattache à un épanchement de suc gastrique, car ce même désordre a été constaté dans d'autres cas d'ulcères perforés de l'estomac.

Un homme de cinquante ans est pris subitement de vertiges, céphalée, vomissements incoercibles et douleurs dans l'hypochondre gauche; quelques heures plus tard, il existe du météorisme, de l'anxiété et de la dyspnée. Les jours suivants, il survient de la fièvre avec faiblesse du pouls et des taches rosées lenticulaires qui font diagnostiquer une fièvre typhoïde. Pendant six semaines, à part quelques vomissements, cet état n'offre pas de modifications bien sensibles.

La mort, survenue deux mois après le début du mal, permet de reconnaître que le pancréas se trouve situé dans une cavité formée en avant par l'estomac, le ligament gastro-colique et une partie du côlon transverse, en bas par des anses de l'intestin grêle adhérentes entre elles, à droite par le ligament hépato-duodénal, une partie de la vésicule biliaire, le rein droit; à gauche par le hile de la rate, une partie du rein gauche et du côlon. Cette cavité, traversée par des brides vasculaires nombreuses et résistantes, contient, avec des débris de graisse, la tête du pancréas fortement colorée par la bile, le corps brunâtre et semé de points grisâtres, et enfin la queue d'un gris sale. L'organe, complètement détaché des tissus environnants, constitue un véritable séquestre; cette cavité communique par des fistules multiples avec l'estomac et l'intestin, ce qui porte à croire que le suc gastrique a pu s'épancher autour du pancréas, le décoller et le nécroser.

*Anatomie et physiologie pathologiques.* — La plus grande partie du pancréas participe aux désordres d'infection intestinale. Les canaux pancréatiques sont injectés et parfois recouverts d'une couche purulente; la glande, tuméfiée, congestionnée, friable, infiltrée de pus sur une plus ou moins grande étendue, est le siège assez habituel d'un ou plusieurs abcès. Les organes de voisinage sont rarement atteints, à part les voies biliaires et le foie, lorsque l'obstacle mécanique siège au niveau de l'ampoule de Vater. Ce genre d'altération repose sur plusieurs faits nettement constatés : Harley signale la présence d'un abcès de la tête du pancréas dans un cas d'obstruction totale des canaux cholédoque et pancréatique, avec ictère par rétention et diabète. Commaille fait mention d'une pancréatite suppurée associée à un ictère par rétention et à un diabète.

Frison rapporte le fait intéressant d'une suppuration de la même glande, chez un mulâtre de vingt-huit ans, atteint aussi d'ictère par rétention et de diabète. Ce garçon, commis de première classe dans la marine, tombe malade à la suite de grandes fatigues et, peu après le début d'une jaunisse, il commence à éprouver à l'hypochondre droit une douleur qui irradie jusqu'à l'épaule du même côté, puis du météorisme, de l'enflure des jambes et du scrotum. A partir de ce moment, l'appétit, considérablement diminué depuis l'invasion de l'ictère, augmente presque subitement et prend bientôt le caractère d'une véritable boulimie. La soif s'accroît dans les mêmes proportions, les urines deviennent très abondantes et l'on y constate la présence du glycose. L'ictère continuant à progresser, le retour en France a lieu dans les premiers jours de mars 1874. La jaunisse est des plus intenses, la peau, brunâtre, bronzée; les sclérotiques sont d'un jaune gomme-gutte; l'abdomen est saillant, le foie lisse descend à l'ombilic; la maigreur est considérable et la faiblesse excessive, sans le moindre état fébrile. Quelques jours plus tard, le malade rend dans les vingt-quatre heures 4 litres environ d'une urine, colorée en vert et mousseuse, qui contient 82 grammes de glycose pour 1 000, et d'abondants pigments biliaires. Les selles, non diarrhéiques, sont abondantes, grisâtres et argileuses; la faim est excessive et le malade demande à manger, même dans la nuit (régime spécial, eau de Vichy et vin). Au bout de quinze jours la quantité de sucre diminue (69 p. 1000) les forces augmentent et le malade semble mieux, quand, le 5 avril, il est pris de fièvre, sans lésion organique appréciable. A partir de ce jour, diminution de la soif et de la quantité des urines, anorexie complète; le 10 avril adynamie extrême, persistance de la fièvre, faiblesse du pouls, le malade tombe dans la prostration, sa voix s'éteint, les évacuations deviennent involontaires et il succombe le 12 avril.

L'abdomen ne contient aucun liquide et les intestins sont distendus par des gaz. En détachant le duodénum, on ponctionne par mégarde un abcès renfermant un pus jaunâtre, épais, situé dans la queue du pancréas. Cette glande offre un volume triple au moins de son volume normal; la tête et le corps, hypertrophiés et indurés, sont en même temps infiltrés de pus. Du bord supérieur du pancréas part pour se rendre dans la vésicule biliaire un gros tube d'un pouce de diamètre, qui est le canal cholédoque dilaté. La vésicule remplie de bile est encore plus amplifiée; elle a 15 centimètres de long sur 7 de diamètre et ressemble à un boudin. Le foie, mou et non déformé, est agrandi dans toutes ses dimensions et pèse 2 500 grammes; son tissu est vert foncé, piqueté de points noirs, et comme abreuvé de bile et de sérosité. Les canaux biliaires, vraisemblablement traversés par des calculs, sont dilatés et dans l'épaisseur du petit lobe on rencontre trois abcès ayant chacun le volume d'une noisette. Il existe de la matière glycogène dans le parenchyme hépatique, sans la moindre trace de sucre. La rate a ses dimensions normales, les reins sont congestionnés et les autres organes n'offrent aucun désordre appréciable.

*Symptomatologie.* — Les phénomènes liés à la suppuration secondaire du pancréas débutent par une douleur à l'épigastre, sourde et exaspérée par les mouvements du tronc. En même temps l'appétit diminue, il survient de l'anorexie, des nausées, des vomissements ou de la diarrhée, et, parfois, un ictère annonçant que le canal cholédoque, obstrué, comprime le canal pancréatique ou inversement. Un état fébrile fait cortège à ces accidents et indique le début de l'affection; il est d'ordinaire modéré, rarement accompagné de frissons, à moins que les voies biliaires ne participent à la suppuration. La température s'élève peu, excepté, dans quelques cas, à une période avancée du mal où elle monte jusqu'à 39° et 40°. Ces phénomènes, qui se rencontrent aussi bien dans une affection de l'estomac ou du foie que du pancréas, caractérisent assez mal la première phase de cette affection; mais ceux qui suivent ont une tout autre valeur. La polydipsie qui s'est manifestée, dans tous les cas cités, simultanément avec une polyurie et une glycosurie abondantes, met en évidence l'existence d'une localisation pancréatique, comme aussi la polyphagie qui contraste avec un amaigrissement rapide et la déperdition des forces. Le malade, en dernier lieu, tombe dans une sorte de marasme, il perd sa voix, est pris d'une dyspnée toute particulière, d'un délire calme et meurt dans le coma.

La marche de ces accidents est généralement aiguë et leur durée, quoique variable, dépasse au plus quelques mois. La mort en est la terminaison habituelle, mais non fatale, à moins de destruction du pancréas. Effectivement, tant que cette glande continue sa fonction sécrétoire interne, l'existence n'est pas compromise, et si parfois, la suppuration pancréatique ne parvient pas à se faire jour au dehors, il est possible de l'aider par une opération; c'est pourquoi, il ne faut pas désespérer de la guérison.

*Sémiologie.* — Le diagnostic de la suppuration pancréatique d'origine intestinale, plus facile que celui de la suppuration par voie sanguine, offre cependant de grandes difficultés, du moins dans la première phase d'évolution, avant l'apparition des phénomènes d'insuffisance pancréatique. Les troubles digestifs, avec ou sans état fébrile, n'ont pas, à cet égard, de signification précise, et, s'ils s'accompagnent d'ictère, ils donnent toute probabilité à une lésion des voies biliaires. Toutefois, en s'appuyant sur le siège de la douleur et sur la présence de selles argileuses ou graisseuses, on parvient à soupçonner une altération du pancréas que l'état fébrile conduit à attribuer à une infection d'origine intestinale. Plus tard les différents phénomènes de l'insuffisance pancréatique : polydipsie, polyurie, polyphagie, et amaigrissement, mettent hors de doute la localisation de l'affection au pancréas.

Le pronostic de cette suppuration, étant donnée l'extension que prend le processus inflammatoire, est sérieux, plus grave, en tout cas, que celui de la suppuration d'origine sanguine, toujours mieux circonscrite. Les abcès, formés dans ces conditions, peuvent, à la rigueur, déverser leur contenu dans l'estomac ou dans l'intestin, ou être évacués par voie chirurgicale, néanmoins, le pancréas revient rarement à une intégrité compatible avec le rétablissement de ses fonctions.

*Prophylaxie et thérapeutique.* — Purgatifs doux et lavages de l'intestin, tels sont les moyens prophylactiques qui, avec les antiseptiques intestinaux, charbon naphtolé, calomel, etc., permettent de diminuer les chances d'infection du pancréas, lorsque ses canaux viennent à s'obstruer. Un moyen plus radical consisterait à lever l'obstacle si la chose était possible.

Le traitement de l'infection consiste à user des mêmes moyens et à combattre, en outre, la douleur par l'emploi d'émissions sanguines locales, par l'usage des opiacés, et la fièvre, par celui de la quinine et de l'aconit à l'intérieur. En dernier lieu, s'il y a des doutes sérieux sur l'existence d'un abcès, il restera la laparotomie qui, d'ailleurs, pourra permettre l'évacuation du pus.

**Harley.** *Comvlete obstruction to the bile and pancreatic ducts.* (*Tr. path. Soc. London*, 1862, t. XIII, p. 118.) — **Commaille (A.).** *Pancréatite suppurée; ictère par rétention de la bile; diabète sucré.* (*Moniteur scientifique*, Paris, 1876, sér. 3, t. III, p. 375-383.) — **Frison.** *Pancréatite suppurée; ictère par rétention de bile; diabète sucré.* (*Rec. de mém. de méd., de chirurg. et de pharmacie militaires.* Paris, 1875, t. XXXI, p. 262-269.) — **Simon** et **Douglas Stanley.** *Pancréatite aiguë. The Lancet*, mai 1897, p. 1325, et *Arch. gén. de méd.* Paris, 1897, t. II, p. 187.) — **Klippel (M.).** *Le pancréas infectieux.* (*Archiv. gén. de médecine*, Paris, 1897, t, II, p. 536.)

## SECTION II. — ÉTUDE SPÉCIALE

Les affections des voies pancréatiques, dont les analogies avec celles des voies biliaires sont des plus manifestes, présentent, comme ces dernières, des *anomalies de formation* et des *anomalies de nutrition.*

Les anomalies de formation, fort peu étudiées jusqu'ici, sont à peu près entièrement méconnues[1]; cependant, il se peut que les canaux pancréatiques fassent défaut ou qu'à l'instar des canaux biliaires, ils soient oblitérés au moment de la naissance. Certains cas de mort presque subite et de diabète rapidement mortel, rencontrés chez l'enfant nouveau-né, semblent venir à l'appui de cette hypothèse, car il est difficile de les expliquer autrement. Aucune recherche n'ayant été faite jusqu'ici dans ce sens, nous ne pouvons trop engager les accoucheurs et les médecins d'enfants à se pénétrer de la possibilité de ces lésions et à les rechercher à l'occasion. L'étude que nous allons faire des inflammations et des oblitérations des canaux pancréatiques, chez l'adulte, leur permettra de reconnaître plus facilement celles de l'enfance.

### Art. I. — Phlegmasies des canaux pancréatiques ou solénites.

De même que les conduits biliaires, les canaux excréteurs du pancréas peuvent être le siège de phlegmasies suppuratives et de

1. Voy. Tiedemann (F.), Sur les différences que le canal excréteur du pancréas présente dans l'homme et dans les mammifères (*Journal complém. du Dict. des sc. méd.*, Paris, 1879, IV, 330-335).

lésions prolifératives ou scléreuses, que nous désignons sous le nom de *solénites*, de σωλήν, canal.

## § I. — SOLÉNITES SUPPURATIVES DU PANCRÉAS

Si à l'état normal, l'écoulement libre du suc pancréatique, et, sans doute aussi, la présence d'un sphincter s'opposent à la pénétration dans les voies pancréatiques des microbes pathogènes de l'intestin; il n'en est pas de même, nous le savons, lorsque cet écoulement rencontre un obstacle, car, alors, la suppuration devient possible, ainsi qu'on le voit dans le cours d'un calcul des voies pancréatiques, d'un rétrécissement, ou d'une lésion quelconque de ces mêmes parties. A côté de ces causes, purement locales, des solénites suppuratives (voy. p. 974), il en est d'autres plus rares et plus générales, qui méritent au moins une mention, ce sont les septicémies, la fièvre typhoïde, la variole, et les fièvres éruptives.

*Anatomie pathologique.* — Les lésions qui résultent de ces causes se manifestent par l'injection, la tuméfaction de la membrane muqueuse des canaux pancréatiques, laquelle se couvre de globules de pus qui s'échappent parfois, avec le suc pancréatique, plus ou moins altéré. En même temps, le derme muqueux s'œdématise, s'infiltre de leucocytes qui peuvent s'abcéder et même envahir le tissu glandulaire. Les abcès, ordinairement multiples, peu volumineux et disséminés sur le trajet des canaux excréteurs, avec lesquels ils communiquent, se distinguent par leur siège de ceux, moins nombreux et plus volumineux, qui proviennent d'une autre source.

*Symptomatologie.* — Deux ordres de phénomènes, les uns digestifs et nutritifs, les autres infectieux, sont le propre de cette suppuration. Les troubles digestife se révèlent par de l'inappétence, des nausées, de la difficulté des digestions et, quelquefois, par des vomissements et de la diarrhée; les troubles nutritifs se manifestent sous la forme d'une glycosurie qui est loin d'être constante et d'une émaciation progressive.

Les phénomènes infectieux se traduisent par des frissons, de la fièvre et de l'adynamie; puis, à ces symptômes s'ajoutent, principalement au début du mal, des sensations douloureuses spontanées ou provoquées, qui ont leur siège plus spécial entre l'ombilic et l'appendice xyphoïde.

La marche de ces désordres est aiguë et progressive. Souvent aidés des phénomènes de l'insuffisance pancréatique, ils ont la mort pour terminaison habituelle. La guérison n'est pas absolument impossible, mais elle est, pour le moins, rare.

*Sémiologie.* — Le diagnostic de la solénite suppurative repose tout à la fois sur l'existence d'une douleur épigastrique, spontanée ou provoquée, de troubles digestifs et de phénomènes infectieux. Sans doute, il est facile de confondre cette affection avec l'angiocholite biliaire; mais le siège de la douleur dans l'hypochondre droit, et l'ictère qui fait d'ordinaire cortège à cette dernière affection, permettront d'éviter l'erreur. La péritonite, par sa généralisation habituelle, ne sera pas davantage confondue avec la solénite suppurée du pancréas, excepté si elle vient à se localiser dans la région épigastrique.

Le pronostic de cette affection est pour ainsi dire fatal, à moins d'une localisation de la suppuration et de la formation d'un abcès dont le contenu serait susceptible d'être évacué.

*Thérapeutique.* — Le traitement consiste à combattre la douleur et à donner jour à la suppuration. Les opiacés, les applications émollientes à l'épigastre répondent à la première indication; purgatifs doux, lavements et intervention chirurgicale, s'il y a lieu, sont les moyens qui s'adressent à la seconde. Il reste, enfin, à combattre la fièvre par des bains tièdes et par la quinine ou l'antipyrine.

## § II. — SOLÉNITES PROLIFÉRATIVES DU PANCRÉAS

*Étiologie et pathogénie.* — Ces lésions, liées parfois à la présence de corps étrangers (calculs) ou consécutives à des phlegmasies de voisinage, surviennent le plus souvent sans cause connue, c'est-à-dire sous l'influence de conditions étiologiques obscures et mal déterminées. Les rattacher à la lithiase est une pure hypothèse, puisque, dans aucun cas, il n'a été rencontré de calculs; leur attribuer une cause spécifique est une autre hypothèse que ne suffit pas à légitimer une sclérose circonscrite, bien que cette dernière soit la lésion habituelle de la syphilis tertiaire. Dire qu'elles sont les effets d'une maladie infectieuse est une simple assertion, sans preuves suffisantes pour amener la conviction; aussi, vaut-il mieux avouer notre ignorance et continuer à chercher.

Ces solénites, dont la fréquence est à peu près égale chez l'homme et chez la femme, sont plus rares chez l'enfant que chez l'adulte. Beaucoup plus communes qu'on ne le croit généralement, elles comptent parmi les causes les plus fréquentes de l'atrophie du pancréas et du diabète maigre, comme en rendent compte les faits suivants qui vont servir de base à notre description.

*Solénite scléreuse avec oblitération du tiers moyen du canal de Wirsung. Sclérose du pancréas. Diabète maigre. Tuberculose pulmonaire et mort.*

A. P. B... est une femme de 61 ans, de force et de constitution moyennes, qui a perdu son père, à 50 ans, d'une fracture de jambe, et sa mère à 78 ans sans maladie connue; ni l'un ni l'autre n'avaient été chargés d'embonpoint, ils n'étaient ni goutteux, ni rhumatisants. Mère de sept enfants, elle en a perdu cinq en bas âge, une fille a succombé à 23 ans à la suite d'un accouchement, une autre est bien portante et mère de 5 enfants.

A Paris depuis l'âge de 4 ans, cette femme s'est mariée dans sa 25e année et pendant 31 ans, elle a exercé la profession de concierge et habité des loges presque toujours humides et donnant sur des cours dont les murs étaient couverts de champignons. Néanmoins, ses couches avaient été heureuses; sa santé était restée bonne, et elle avait acquis, vers la ménopause, un très léger degré d'embonpoint; en somme, elle s'est bien portée jusqu'en septembre 1875, époque où elle a éprouvé quelques vertiges, a eu des coliques et des vomissements alimentaires, accidents qui durèrent avec des intermittences pendant environ trente-six heures. Elle maigrit alors et, le 18 novembre 1875, elle entra à l'hôpital Lariboisière où la présence d'une certaine quantité de sucre fut constatée dans ses urines. C'est pendant son séjour dans cet hôpital qu'elle a ressenti pour la première fois un appétit exagéré. Elle en sort le 5 décembre avec le diagnostic : tumeur épigastrique. Rentrée chez elle, elle boit, chaque jour, trois ou quatre litres d'eau pure ou d'infusion de houblon et une certaine quantité de lait. Son appétit est difficilement satisfait; elle mange, à chaque instant, et abondamment, sans être jamais rassasiée; elle a surtout de l'appétence pour la mie de pain et les pommes de terre. Dans certains moments l'appétit diminue, comme, par exemple, à l'occasion d'une diarrhée avec matières poisseuses et extraordinairement fétides. Les forces s'en vont peu à peu, l'amaigrissement progresse, le travail est de plus en plus difficile; c'est alors que la malade se décide à venir consulter à l'hôpital Saint-Antoine, où elle est admise le 10 mars 1877 par notre collègue le Dr Anger, qui la fait passer au bout de quelques jours dans notre service.

Cette femme pâle, amaigrie, n'a plus de tissu cellulo-adipeux; elle perd ses cheveux, et la plupart de ses dents par suite de gingivite expulsive.

Sa peau est fine, amincie, sèche; ses yeux sont creux, sa langue fendillée, couverte d'un enduit blanchâtre; son appétit est exagéré, et sa soif vive. Le foie dépasse d'un travers de doigt le rebord costal; il est douloureux à la percussion; la rate et les reins n'ont rien. La respiration n'est pas troublée, les bruits du cœur sont normaux, le pouls est régulier. La vue s'est affaiblie depuis quelque temps; la malade se plaint de voir des mouches volantes, des filaments qu'elle est tentée de saisir avec la main; l'ouïe est plus faible à droite qu'à gauche. Les facultés intellectuelles sont intactes, la sensibilité générale est normale; mais les mouvements sont peu énergiques, et les jambes surtout particulièrement faibles. (Lait, viande crue, opium.)

12 *mars*. — Les urines rendues dans les vingt-quatre heures (4 litres 1/2), sont acides, pâles, décolorées, un peu troubles, et d'une densité de 1,035; elles contiennent 373 grammes environ de glycose et 2gr,50 d'albumine.

Vers la fin de mars, il survient de la fièvre en même temps qu'une otite externe du côté droit. La malade tousse, et l'examen attentif des poumons nous permet de reconnaître que la fièvre se lie surtout à la présence de points disséminés de tuberculose.

Après une absence de quelques semaines, cette malade rentre dans notre salle, le 16 juillet. Elle urine moins et ne rend pas plus de 3 à 4 litres dans les 24 heures. Examinées le 9 août, les urines contenaient 72 grammes de sucre par litre. A partir de ce moment, atteintes passagères de diarrhée, matières fétides et poisseuses, affaiblissement progressif et tuberculose de plus en plus prononcée, puis marasme, anthrax sacré, muguet de la bouche et de la vulve. Le 18 octobre, les urines (4 litres environ) contiennent seulement 35 grammes de sucre par litre; leur densité est de 1,029. Les jours suivants, agrandissement de l'anthrax, faiblesse de plus en plus grande; la température s'élève, à 38° ou 39° le matin, 40° et quelques dixièmes le soir; puis, assoupissement, coma irrésistible et mort le 25 octobre.

*Autopsie.* — Léger œdème des jambes, absence de thrombose veineuse. L'anthrax offre une étendue de 4 centimètres; il présente à sa partie centrale une eschare noirâtre.

Le crâne est sclérosé, mais non épaissi; les méninges molles présentent quelques taches opalines à leur convexité et se séparent parfaitement bien des circonvolutions. La substance cérébrale est partout très ferme et saine, le cervelet normal, comme aussi le 4e ventricule et le bulbe. Les artères cérébrales sont peu altérées, et la moelle épinière est partout intacte.

Les poumons sont le siège d'une infiltration tuberculeuse, à des degrés divers; le cœur est normal, et les vaisseaux peu ou pas altérés. L'estomac, élargi, a sa face interne recouverte d'un mucus épais et visqueux, difficile à détacher. Toute la région cardiaque est le siège de plaques étendues de vascularisation, semblables à celles de la gastrite alcoolique; la portion pylorique est légèrement ardoisée. La première portion du duodénum présente une saillie comme cicatricielle et, dans son voisinage, un diverticulum qui rappelle l'ampoule de Vater; en ce point la face externe de cet intestin adhère aux parties voisines. L'intestin grêle est normal; le gros intestin n'est pas altéré, il contient des matières durcies et du mucus en abondance.

Le pancréas est formé de trois parties fort distinctes. Une première partie, constituée par la queue, est ferme, dure, résistante, manifestement atrophiée; elle a une étendue de 6 centimètres. Dans une seconde partie, qui comprend un peu plus du tiers moyen de l'organe, le tissu pancréatique a totalement disparu (fig. 126), et c'est à peine si on arrive à trouver la trace du canal oblitéré. Une troisième partie, enfin, constituée par la tête de l'organe, petite et atrophiée, a néanmoins conservé sa forme et présente des grains glanduleux très reconnaissables. Le canal de Wirsung s'abouche avec le canal cholédoque au niveau de l'ampoule de Vater, mais un stylet fin poussé à son intérieur se trouve arrêté au niveau du point où cesse la substance pancréatique; et, si on vient à l'introduire dans la portion de la queue du pancréas, il se trouve également arrêté vers la partie moyenne, de telle sorte que le canal est d'abord rétréci, puis complètement fermé dans un peu plus de son tiers moyen, et par suite de cette altération, le parenchyme du pancréas s'est atrophié et a totalement disparu en ce point. La queue du pancréas offre, a l'examen microscopique, un épaississement des cloisons avec atrophie graisseuse des épithéliums des lobules. La tête présente un épaississement fibreux des cloisons interlobulaires, une atrophie granuleuse des épithéliums d'un grand nombre d'acini; c'est à peine si quelques lobules conservent des épithéliums intacts. Les ganglions du plexus solaire ne sont pas tuméfiés; leurs cellules sont normales.

Le canal cholédoque est large, coloré par la bile. Le foie, volumineux, pèse 1 950 grammes; d'une consistance ferme, normale, il est légèrement marbré de jaune et de brun, et congestionné. La vésicule biliaire, normale, contient une bile épaisse et noirâtre. La rate, volumineuse, pèse 254 grammes; résis-

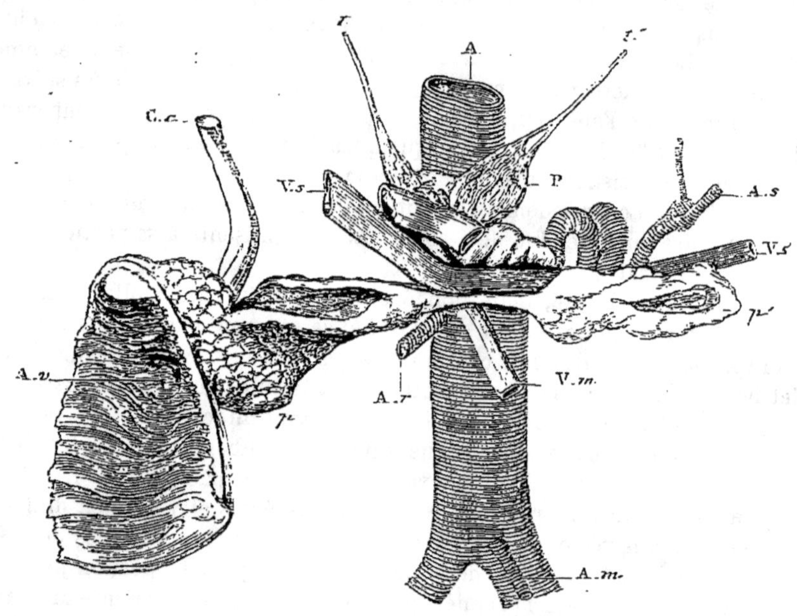


Fig. 126. — Solénite scléreuse avec atrophie du pancréas.

A, aorte; Ar, artère rénale; Am, artère mésentérique inférieure; t't, nerfs splanchniques; P, ganglions semi-lunaires; As, artère splénique; Vs, veine splénique; vm, veine mésentérique; pp', le pancréas dont le canal, réuni au canal cholédoque Cc, débouche dans l'ampoule de Vater Av (1/2 gr. nat.).

tante, ferme, elle crépite sous la pression des doigts. Les ganglions lymphatiques iliaques et lombaires ont un volume triple et quadruple, une teinte jaunâtre et une apparence lardacée à la coupe; ceux de la partie supérieure du pancréas offrent la même altération. Les deux reins pèsent 360 grammes, ils ont une coloration normale, une consistance ferme. Les bassinets, et surtout les calices, sont dilatés; les pyramides de Malpighi sont atrophiées à leur sommet. Les uretères et la vessie sont normaux; cette dernière est un peu agrandie, l'utérus est normal, les ovaires sont atrophiés. Le tissu adipeux fait défaut et les muscles sont amincis. La moelle osseuse est abondante, gélatiniforme. La substance compacte des os est amincie.

*Solénite pancréatique. — Diabète maigre à début brusque et cessation de la glycosurie avant la mort; oblitération du canal de Wirsung; sclérose du pancréas; tuberculose pulmonaire et mort.*

M..., Émile, jardinier, âgé de 45 ans, est un homme robuste, bien constitué, qui a pour tout antécédent pathologique une fièvre intermittente contractée en Afrique; à l'âge de 21 ans, sa santé était excellente quand, au commencement d'avril 1887, à 41 ans, il fut pris brusquement d'une soif intense et d'une polyphagie excessive. Ces accidents survinrent sans causes appréciables, sans symptômes prémonitoires et atteignirent leur apogée au bout de quelques jours. Le malade buvait 12 à 15 litres de liquide par 24 heures, mangeait 3 à 4 livres de pain et beaucoup d'aliments; au point que, travaillant la nuit dans les serres de la Ville de Paris, il emportait chaque soir une grande quantité de nourriture et de boisson. En même temps ses forces déclinaient, le moindre effort suffisait à le fatiguer, et il ne tarda pas à devenir complètement impuissant. Ces symptômes, développés en un mois de temps, demeurent stationnaires, mais il s'y ajoute bientôt des troubles visuels : diplopie, amblyopie passagère, et 15 mois plus tard ce patient se trouve dans l'impossibilité absolue de continuer son service ; c'est alors qu'un pharmacien, consulté, reconnaît que ses urines renferment 70 grammes de sucre par litre et qu'il rend de 8 à 9 litres par 24 heures. Puis la mémoire continue à faiblir, l'intelligence à décroître et la vue à baisser : des douleurs se font sentir dans les jambes et dans les genoux et il se décide à entrer à l'hôpital (Hôtel-Dieu) le 25 juin 1891.

A ce moment la maigreur est considérable, et le poids du malade est tombé de 80 à 68 kilos. Les articulations craquent, les artères sont dures, le cœur est légèrement hypertrophié et la tension artérielle donne 25 au sphygmomanomètre de Potain. Les sommets des poumons sont mats et les réflexes rotuliens abolis. L'appétit, diminué dans une forte proportion, ne dépasse pas celui d'un homme sain. Les urines, dont la quantité est d'environ 6 litres par 24 heures, contiennent 60 grammes de sucre et 10 grammes d'urée par litre. — Au commencement de juillet, le malade se met à tousser, à expectorer et à transpirer la nuit, il se produit des craquements aux deux sommets, une légère hémoptysie survient; puis, les signes stéthoscopiques de la fonte tuberculeuse s'accentuent rapidement et l'expectoration devient nummulaire. Les urines rendues dans les 24 heures, dont la quantité est de 5 à 6 litres, renferment de 60 à 70 grammes de sucre et de 6 à 7 grammes d'urée par litre, ce qui fait 300 à 400 grammes de sucre et 30 à 40 grammes d'urée avec des phosphates abondants.

Le 10 septembre, le malade nous quitte pour nous revenir le 6 octobre dans un état de faiblesse extrême : son poids est tombé à 48 kilos, ses forces l'ont complètement abandonné, aussi ne peut-il marcher sans être soutenu et couvert de sueur au bout de quelques pas. Ses urines, peu abondantes (2 litres), ont une densité de 1,025, sans traces de sucre ou d'albumine. Le 29 : poids 42 kilogr., voix éteinte, torpeur continuelle, yeux excavés, cerclés de noir, teint terreux, pommettes saillantes, peau terne, squameuse, sèche, rude au toucher, absence d'œdème des extrémités. Les urines tombent à 1 litre avec une densité de 1,025, sans sucre ni albumine; $20^{gr},125$ d'urée et $3^{gr},10$ d'acide phosphorique. Le 2 novembre, après une agitation de toute la nuit, pouls intermittent (150 pulsations), langue sèche, recouverte d'un enduit brunâtre, température 35°; urines, 400 grammes, 1,022 de densité, ni albumine, ni sucre; urée 35 grammes; acide phosphorique 3 grammes. Le lendemain, quelques gémissements; râles trachéaux vers 2 heures et mort à 7 heures du matin.

*Autopsie.* — La pie-mère se détache facilement, les plexus choroïdes, les ventricules latéraux, la toile choroïdienne du 3e ventricule et la substance cérébrale sont intacts. Les coupes de la protubérance du bulbe, du cervelet, ne présentent aucune altération. La moelle, examinée dans toute son étendue, n'offre pas de lésion méningée ou nerveuse appréciable à l'œil nu.

Les plèvres sont libres, les poumons farcis de gros tubercules ramollis aux deux sommets. Les ganglions lymphatiques de la racine des poumons sont tuméfiés, noirâtres, caséeux. Le cœur offre une légère hypertrophie à gauche, sans graisse à sa surface ; il pèse 360 grammes. L'aorte thoracique, dilatée à son origine, mesure 10 centimètres 1/2 de circonférence ; ailleurs, elle ne présente aucune plaque athéromateuse ou graisseuse. L'aorte abdominale contraste, par les inégalités de sa face interne, avec l'aspect brillant de l'aorte thoracique ; elle est pavée dans toute son étendue de plaques athéromateuses à bords irréguliers et saillants. Le calibre du tronc cœliaque et de la mésentérique supérieure sont notablement dilatés.

La cavité abdominale renferme 4 litres d'un liquide citrin. Le foie, du poids de 1 200 grammes, offre une apparence normale ; la vésicule, dilatée, contient

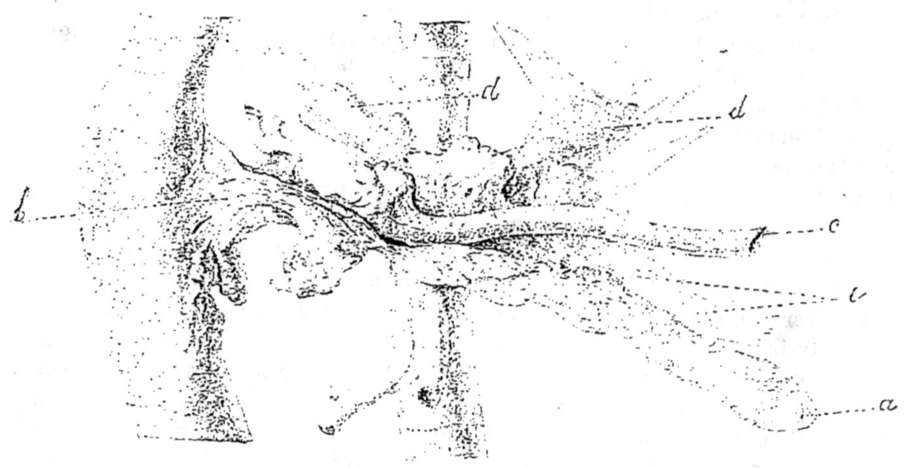


Fig. 127.

*a*, extrémité du pancréas atrophié ; *b*, petit kyste ; *c*, artère splénique ; *dd*, ganglions semi-lunaire augmentés de volume, *ee*, ganglions lymphatiques.

une bile transparente jaunâtre, limpide, sans calculs. La rate, du poids de 180 grammes, a sa capsule épaissie. Le rein gauche, atrophié (100 grammes), présente, dans sa partie moyenne, une cicatrice fibreuse qui le sectionne en deux parties égales et, de ce côté, le diamètre de l'uretère est plus considérable que normalement, malgré l'absence de tout obstacle. Le rein droit (320 grammes) est simplement hypertrophié. Les capsules surrénales droite et gauche sont atrophiées et pèsent chacune environ 4 grammes 1/2. Incisées, elles se montrent formées d'une coque avec une cavité centrale qui occupe toute leur étendue, les nerfs qui les avoisinent présentent une multitude de petits ganglions nerveux du volume d'un petit pois. L'estomac est intact aussi bien que l'intestin grêle et le gros intestin. Les veines fémorales ne sont pas thrombosées.

Le pancréas, réduit à l'état d'une bande fibreuse, longue de 21 centimètres, a un diamètre transversal de 2 centimètres, dans sa portion splénique, d'un centimètre au plus vers sa partie moyenne, tandis qu'il mesure 5 centimètres au niveau de sa tête (fig. 127). Le canal cholédoque qui traverse celle-ci conserve sa lumière et la bile s'écoule avec la plus grande facilité dans l'ampoule de Vater. A l'incision de la tête pancréatique, on constate l'existence d'une poche grosse comme une petite noix, remplie d'un liquide citrin et développée aux dépens du canal pancréatique accessoire, car elle siège au-dessus d'un tractus fibreux très dense, dont la lumière centrale punctiforme représente le canal principal. La section du parenchyme pancréatique en plusieurs endroits permet de mettre en évidence le canal de Wirsung et de constater que, réduit dans ses diamètres, il permet au plus l'introduction d'un crin, et qu'il se trouve obstrué par des brides cicatricielles. Les lobules pancréatiques apparaissent, sous le champ du microscope, atrophiés par suite d'un épaississement considérable du tissu interacineux; les cellules, cependant, conservent sur quelques points des contours nets, un protoplasma assez clair et des noyaux qu'il est possible de colorer par le picro-carmin; les canaux excréteurs sont le siège d'oblitérations multiples.

Les ganglions semi-lunaires et particulièrement celui de droite sont manifestement plus volumineux que normalement. Tous les troncs nerveux qui émanent du plexus solaire pour irradier vers les plexus hépatique, splénique, mésentérique supérieur et surrénaux sont semés d'une multitude de ganglions, les uns gros comme des fèves, les autres comme des pois. Les premiers sont nettement des ganglions lymphatiques pigmentés ou même caséeux, les autres, disposés sur le trajet des ramifications nerveuses anastomosées, paraissent bien faire partie de ces ramifications.

*Solénite pancréatique avec obstruction du canal de Wirsung. Sclérose du pancréas et diabète maigre. Tuberculose pulmonaire et mort.*

Marl..., Alexandre, âgé de 40 ans, peintre en bâtiments, jouit d'une bonne santé jusqu'au mois de janvier de l'année 1886, lorsque, sans autre cause que des chagrins de famille, il s'aperçoit qu'il perd ses forces et son embonpoint. En même temps, il éprouve une soif intense, un grand besoin de manger et se met à uriner plus que de coutume.

Sa soif ne tarde pas à devenir excessive, et l'appétit impérieux; l'amaigrissement s'accroît peu à peu; mais ce qui frappe surtout l'attention du malade, c'est la perte de ses forces, qui l'oblige à quitter son travail pour se faire admettre à l'hôpital de la Pitié le 6 septembre 1887. C'est un homme bien constitué, de taille élevée, très amaigri, et dont les muscles, amincis, présentent un myœdème considérable. Il a, depuis le début de sa maladie, perdu la plupart de ses dents; il conserve les réflexes des genoux et des coudes mais se fait remarquer par la sécheresse de la peau. Il tousse depuis peu de temps et présente des signes de tuberculose aux deux sommets. Les organes digestifs, le foie et la rate sont intacts. L'appareil de la circulation paraît normal, les urines sont pâles, abondantes (4 litres); leur densité est de 1,035, leur réaction acide; elles ne renferment pas d'albumine, mais elles contiennent plus de 50 grammes de sucre par litre. Les facultés cérébrales sont saines; la vue, toutefois, a quelque peu baissé depuis un mois.

Le diagnostic porté par nous, est : *diabète d'origine pancréatique* (régime azoté, lait, bromure de potassium, liqueur de Fowler et quinquina). Le 20 octobre, hémoptysie peu abondante (0,50 d'ergot de seigle); le 25 octobre, nouvelle hémoptysie; le malade remplit tout un crachoir d'un sang rouge, rutilant, spumeux; ses crachats renferment des bacilles tuberculeux. Dans les premiers jours de novembre, il ne pèse plus que 50 kilos et parle de suicide. Le 9 novembre, persistance des accidents diabétiques, la langue se sèche, les extrémités sont froides, les yeux éteints, la face est pâle et le nez pincé;

pouls filiforme, 100 pulsations; température axillaire, 32°,5; urines alcalines, 3 500 grammes (sinapismes, thé au rhum). La mort a lieu vers le soir, dans un état de somnolence et de torpeur qui existait depuis le matin.

*Autopsie.* — Le crâne, l'encéphale et ses enveloppes sont normaux; le plancher du quatrième ventricule est pâle, légèrement décoloré; la substance du bulbe n'offre aucune altération. Les poumons adhèrent à la paroi thoracique, principalement au sommet droit et présentent, dans l'épaisseur des lobes supérieurs, un grand nombre de tubercules et de cavernes. Le cœur est sain, le système artériel intact.

Le foie a une coloration et une consistance normales; il pèse 1 450 grammes. La rate est petite, diffluente. Un papier de tournesol, plongé dans le sang qui s'écoule d'une section du foie, donne une réaction très acide. Le sang contenu dans le ventricule droit présente la même réaction. L'estomac, un peu large, se trouve recouvert, à l'intérieur de sa cavité, d'un mucus épais et visqueux; les glandes de la région pylorique sont saillantes; celles du duodénum, manifestement hypertrophiées. Les intestins ne présentent aucun désordre maté-

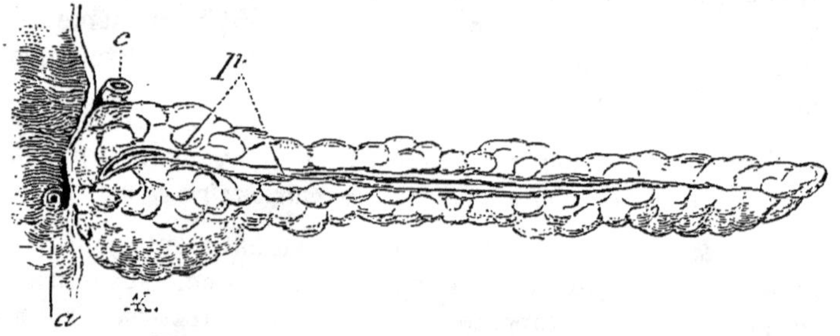


Fig. 128. — Pancréas et duodénum ouvert.
*a*, ampoule de Vater; *c*, canal cholédoque; *p*, portion oblitérée du canal pancréatique.

riel. Les reins, d'un poids qui dépasse 200 grammes, se décortiquent facilement, sans entraîner le parenchyme, et n'offrent aucun kyste à leur surface. La substance corticale semble augmentée de volume; par contre, les pyramides de Malpighi sont plutôt atrophiées.

Le pancréas, dont l'altération nous avait paru certaine, est tout d'abord difficile à reconnaître au milieu du tissu cellulo-graisseux qui l'environne. Cependant, on parvient à le disséquer, puis à l'extraire, et on constate qu'il est petit, atrophié, lobulé et qu'il a au plus 14 centimètres de longueur. Sa tête, de teinte gris rougeâtre, est assez ferme, et moins atrophiée que le corps et la queue, dont la coloration est jaune et le parenchyme à peine distinct du tissu cellulo-adipeux voisin. En présence d'une pareille lésion, il était indiqué d'examiner le canal de Wirsung, et, en effet, contrairement au canal cholédoque dont les dimensions sont normales, ce canal se trouve rétréci à partir de l'ampoule de Vater, et permet au plus le passage d'un fin stylet, dans une longueur de 2 cent. 1/2. L'ayant incisé, il est facile de s'assurer qu'à partir de ce point, il est complètement oblitéré dans l'étendue de près de 2 centimètres, après quoi il redevient perméable, mais très réduit (fig. 128). Toute la portion de parenchyme située derrière le point d'oblitération est entièrement graisseuse; celle qui se trouve en avant, moins altérée, ne présente aucun lobule glandulaire bien net; de telle sorte que l'organe peut être considéré comme à peu près entièrement détruit. Son poids total, d'ailleurs, n'est que de 35 grammes; il n'y avait pas trace de calculs.

*Solénite scléreuse pancréatique. — Diabète maigre. — Tuberculose pulmonaire. — Mort subite.*

F..., Jules, cordonnier, âgé de 38 ans, a perdu son père, asthmatique et rhumatisant, à l'âge de 67 ans; sa mère, morte à 71 ans, avait été glycosurique. Atteint d'une arthrite tuberculeuse du genou gauche à l'âge de six ans, il a conservé une légère atrophie du membre. Néanmoins, il s'est bien porté et n'a à se plaindre que de migraines et d'hémorrhoïdes.

Le 1er juin 1893, il est pris, sans cause appréciable, sans coliques abdominales, et sans aucun traumatisme préalable, de polydipsie et de polyurie; il rend de 8 à 10 litres d'urines par vingt-quatre heures, boit beaucoup, mange de même, et malgré cela il maigrit et s'affaiblit rapidement. Vers la fin de septembre, il survient un temps d'arrêt dans la marche progressive de ces accidents, puis ceux-ci s'accentuent et s'accompagnent d'œdème des jambes.

Le 18 novembre, ce malade, admis dans notre service de clinique à l'Hôtel-

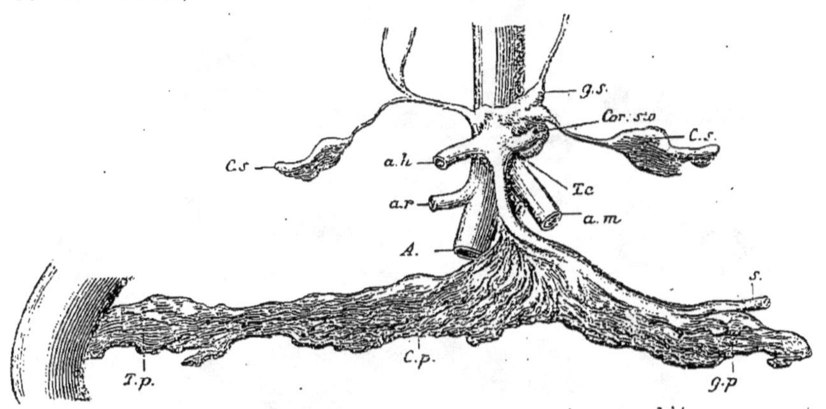


FIG. 129. — Portion du duodénum et pancréas atrophié.

*T.p*, tête du pancréas; *C.p*, partie moyenne; *g.p*, queue; *A*, aorte; *a.r*, artère rénale; *T.c*, tronc cœliaque; *a.m*, artère mésentérique supérieure; *s*, artère splénique; *a.h*, artère hépatique; *c.s*, capsules surrénales; *g.s*, ganglion semi-lunaire.

Dieu, tousse et rend par vingt-quatre heures 12 litres d'une urine contenant près de 700 grammes de sucre et 70 grammes d'urée. Il est soumis au régime et on lui fait prendre chaque jour un grand lavement de suc frais de pancréas. Les urines tombent à 6 et 7 litres, avec 300 à 400 grammes de sucre et 30 à 40 grammes d'urée par vingt-quatre heures. L'état, sensiblement amélioré, se maintient à peu près stationnaire pendant plusieurs mois, mais le 19 juin, au moment de son repas, notre malade s'affaisse tout à coup et meurt.

*Autopsie.* — Il existe de la tuberculose aux deux sommets des poumons et des granulations miliaires dans l'épiploon et sur le péritoine diaphragmatique. Le cœur et le système artériel sont normaux. Le tube digestif est intact, le foie, ferme et volumineux, pèse 2 350 grammes, la rate 250 grammes. Les reins atteignent le poids de 220 et 210 grammes et leur substance corticale est épaissie, pâle, manifestement altérée; les capsules surrénales sont intactes; le corps thyroïde est augmenté de volume. Les centres nerveux ne présentent aucune altération. Il en est de même du plexus solaire.

Le pancréas est très altéré, la tête, considérablement diminuée de volume et atrophiée, est remplacée par une bandelette fibreuse aplatie au sein de laquelle on trouve à peine des traces de tissu glandulaire. La portion atrophiée mesure

8 centimètres de longueur; au delà, l'aspect lobulé du parenchyme reparaît, mais les lobules sont ratatinés et circonscrits par du tissu conjonctif épaissi (fig. 129). Le canal de Wirsung est très petit, ses parois, épaissies, adhèrent entre elles au niveau de la tête pancréatique.

*Solénite scléreuse pancréatique; diabète maigre; coma et mort.*

M..., Louise, cuisinière, âgé de 33 ans, n'offre aucun antécédent héréditaire fâcheux, atteinte de fièvres intermittentes à l'âge de 20 ans et de fièvre typhoïde à 26 ans, elle jouit depuis lors d'une bonne santé, quand, en avril 1892, elle est prise de polydipsie, de polyurie et de polyphagie, phénomènes qui s'accentuent peu à peu, tandis qu'elle maigrit et perd ses forces.

Admise dans notre service à l'Hôtel-Dieu le 30 septembre 1892, cette malade, amaigrie et dénourrie, rend dans les vingt-quatre heures de 5 à

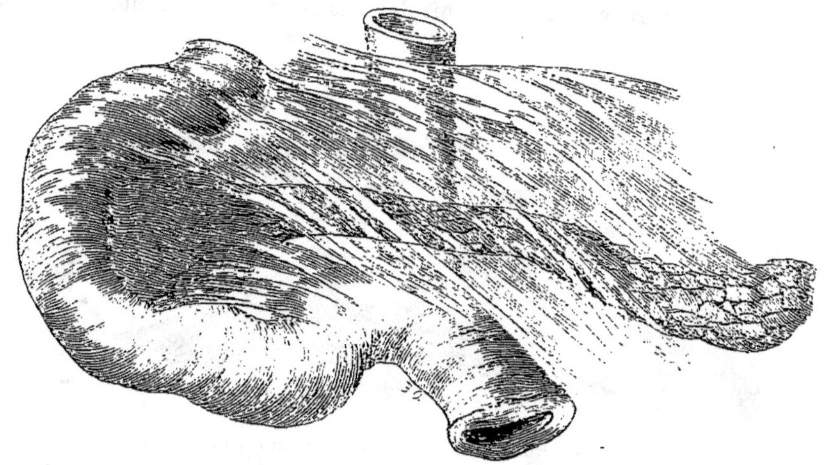

Fig. 130. — Pancréas sclérosé et atrophié par suite de l'oblitération partielle du canal de Wirsung.

6 litres d'urines ayant de 1,030 à 1,035 de densité et contenant de 300 à 350 grammes de sucre et de 20 à 25 grammes d'urée. Nous diagnostiquons un diabète pancréatique, et nous la soumettons à un régime et au repos.

La santé générale s'est sensiblement améliorée quand, dans les premiers jours de novembre, la quantité des urines se met à diminuer (3 litres), tandis que leur densité tombe à 1,025. Le 15 novembre, cette malade se sent mal à l'aise et s'inquiète, sa langue et son voile palatin sont couverts de plaques de muguet; le soir, elle pâlit et se plaint d'étouffements (lavements des peintres); puis, après avoir passé une nuit agitée dans un délire d'action, cherchant à quitter son lit, elle tombe dans le coma, exhale une odeur qui rappelle celle du chloroforme, laisse aller sous elle les urines et les matières; puis sa température descend à 34°,4 et elle meurt dans la soirée.

*Autopsie.* — Le lobe moyen du poumon droit renferme un noyau de pneumonie, gros comme un œuf; les deux poumons sont congestionnés, sans traces de tubercules. Le cœur et les vaisseaux sont normaux, les reins pèsent chacun 160 grammes et ne présentent rien à noter; il en est de même de la rate, qui pèse 100 grammes, et du foie, qui a des dimensions et une apparence normales. L'examen microscopique, du reste, ne révèle aucune altération ni dans la glande hépatique, ni dans les reins. Le pancréas, ferme, sclérosé, rétracté et de faibles dimensions (fig. 130), a son canal excréteur rétréci et obstrué sur plusieurs points.

L'encéphale, le bulbe, les nerfs pneumogastriques et le plexus solaire n'offrent pas d'altérations appréciables.

Les observations qui précèdent témoignent de l'existence d'une solénite scléreuse avec rétrécissement ou oblitération des canaux pancréatiques; aucune d'elles ne fait mention d'une simple dilatation de ces canaux, et, cependant, l'existence de celle-ci n'est pas impossible, du moins si nous nous en rapportons au fait suivant observé par nous, en 1873, à l'Hôtel-Dieu.

Un homme de 45 ans succombe, peu après son admission, aux progrès d'une tuberculose avancée et dans un état de maigreur considérable, avec une polydipsie suffisante pour nous amener à soupçonner l'existence d'une glycosurie. L'autopsie, indépendamment de lésions tuberculeuses des poumons et du larynx, permet de constater l'induration avec transformation fibreuse du pancréas, au centre duquel le canal de Wirsung est notablement dilaté, sans rétrécissement ou oblitération appréciable.

Les auteurs n'ont pas manqué de rencontrer des faits du genre de ceux que nous relatons ici; mais, n'ayant pas toujours pris la peine d'examiner, avec un soin suffisant, les canaux pancréatiques, ils les ont considérés comme des cas de *simple atrophie pancréatique*, ne comprenant pas que ce mot ne devrait signifier autre chose qu'une diminution de volume sans altération des parties élémentaires d'un organe.

*Anatomie pathologique*. — Les lésions, constatées à l'autopsie des faits observés par nous, ont une ressemblance pour ainsi dire parfaite. La plupart des organes, à part les poumons, trois fois tuberculeux, sont intacts, en sorte que le pancréas est le seul viscère affecté. L'altération porte sur les conduits excréteurs et sur le parenchyme; mais, il est facile de reconnaître que le canal de Wirsung est le siège initial du désordre et que l'atrophie du pancréas n'est que l'effet d'une sclérose secondaire. Induré et de teinte blanchâtre, cet organe, le plus souvent aminci, résiste sous le doigt et se présente sous la forme d'un cordon fibreux d'une longueur variable. Pour se rendre compte de son altération, il est nécessaire d'introduire un fin stylet dans la partie libre du canal de Wirsung, de façon à pouvoir mesurer l'étendue de la soudure des parois. Située tantôt au niveau de la tête du pancréas, tantôt vers sa partie moyenne, celle-ci est constituée par un tissu fibreux des plus résistants. C'est là, en somme, un processus identique à celui qui produit l'oblitération des voies biliaires; aussi, ses effets sur le pancréas ne diffèrent-ils pas sensiblement de ceux que nous avons observés dans le foie,

Le canal pancréatique, parfois dilaté derrière l'obstacle, comme l'ont vu quelques auteurs, conserve plus loin son calibre ordinaire et se trouve à peine modifié. Toutefois, de fines cloisons fibreuses s'en détachent pour s'étendre au loin, et comme tout tissu de nouvelle formation, elles se rétractent peu à peu en diminuant le volume de la glande qui n'est plus représentée que par une sorte de trame fibreuse, dans les mailles de laquelle les acini sont plus ou moins comprimés. La glande, régulièrement atrophiée dans quelques cas, se trouve d'autres fois comme sectionnée en deux moitiés, réunies entre elles par un tractus fibreux (fig. 126), en tout cas, elle est diminuée de volume et de poids. Limité tout d'abord au niveau du point où siège l'oblitération canaliculaire, le processus morbide s'étend par le fait de l'épaississement et de la rétraction des cloisons interlobulaires, dont l'effet est de comprimer les éléments sécréteurs et de les atrophier. Étouffés par le tissu conjonctif proliféré, les épithéliums acineux deviennent granulo-graisseux, se déforment et finissent par être entièrement détruits; ainsi, l'expérience de l'extirpation du pancréas se trouve réalisée et la fréquence du diabète maigre expliquée.

*Symptomatologie.* — Les phénomènes liés à la sclérose oblitérante des canaux pancréatiques proviennent tout d'abord de la suppression de la sécrétion externe et se traduisent par des troubles digestifs : météorisme, nausées, éructations, lenteur des digestions, et quelquefois aussi par de la diarrhée et des vomissements. Plus tard, s'ajoutent à ces phénomènes d'autres désordres plus sérieux, à savoir de la polydipsie, de la polyurie, de l'azoturie, un amaigrissement rapide et progressif. Ces derniers symptômes, le plus souvent accompagnés de glycosurie et de polyphagie, forment un complexus symptomatique qui se manifeste presque tout à coup et se rattache, selon toute vraisemblance, à la cessation de la sécrétion interne. Ce début rapide et qui peut sembler extraordinaire dans le cours d'une lésion progressive, ne l'est cependant pas, si on remarque qu'il est possible de le reproduire expérimentalement par l'ablation de parties successives du pancréas.

L'expérimentation, dans la circonstance, vient éclairer l'observation clinique; mais, un point sur lequel il y a désaccord, c'est celui qui concerne la ligature des canaux pancréatiques. Tous les expérimentateurs reconnaissent que cette opération est suivie de troubles digestifs et parfois de selles graisseuses, d'amaigrissement, de polydipsie et de polyphagie; ils sont divisés quant à la glycosurie : les uns, par exemple, font mention d'un diabète passager à la suite de cette opération, tandis que les autres signalent l'existence d'un diabète plus grave ou du moins d'un état de dénutrition et de marasme qui conduit à la mort. Il en est, enfin (Thiroloix), pour qui la ligature des canaux pancréatiques provoque simplement des troubles nutritifs qui cessent rapidement sous l'influence d'une suralimentation. Ces différences d'opinion peuvent s'expliquer facilement : le diabète transitoire ou passager est l'effet, sans aucun doute, d'un acte réflexe qui a pour point de départ le traumatisme et pour conséquence la suspension momentanée de la sécrétion interne, ainsi que cela se voit au cours d'une colique pancréatique un peu intense, tandis que le diabète permanent est, en réalité, le résultat de la persistance de l'obstacle à l'écoulement du suc pancréatique et de la sclérose avec atrophie consécutive du parenchyme glandulaire. En somme, ces divers modes symptomatiques ne font que confirmer ce qu'enseigne la clinique, à savoir que, dans une première phase, la sclérose canaliculaire du pancréas se manifeste par de simples troubles digestifs, au lieu que, caractérisée par la destruction de l'élément sécréteur, dans une phase plus avancée, elle se traduit par le complexus symptomatique du diabète maigre.

Nos malades présentaient une polydipsie excessive, et ne buvaient pas moins de 8 à 10 litres de liquide dans les vingt-quatre heures; la polyurie et la glycosurie se faisaient remarquer par leur abondance, et la quantité de sucre que renfermaient les urines oscillait entre 300 et 900 grammes. La polyphagie et l'azoturie contrastaient avec la maigreur et la déperdition progressive des forces. De plus en plus affaiblis et dénourris, ces malheureux s'acheminaient peu à peu vers la tuberculose qui ne tardait pas à les faire périr, s'ils n'étaient tout d'abord emportés par des phénomènes toxémiques, tels que : anéantissement subit, dyspnée intense, diminution des sécrétions, délire et coma.

*Évolution et modes de terminaison.* — La marche de la solénite scléreuse du pancréas, lentement progressive, s'accomplit en deux temps. Le premier temps est caractérisé par la prédominance des troubles digestifs, le second, par l'ensemble symptomatique que nous avons désigné du nom de diabète maigre.

La durée de cette affection, généralement courte, ne dépasse pas quatre ou cinq ans à compter du moment où elle se manifeste par des symptômes appréciables. Sa terminaison, presque toujours fatale, est le résultat de l'intoxication diabétique ou d'une complication, avant tout d'une tuberculose, avec ou sans gangrène pulmonaire. La guérison est le mode de terminaison le plus rare, et il est facile de s'en rendre compte, quand on sait les difficultés de la résorption d'un tissu de cicatrice qui fait adhérer entre elles les parois d'un canal excréteur.

*Sémiologie.* — Le diagnostic des solénites scléreuses du pancréas repose sur deux ordres de signes, à savoir : troubles digestifs, et syndrome *diabète maigre.* Les troubles digestifs, qui commencent la scène, n'offrent de spécial que les selles graisseuses, argileuses et fétides; aussi n'ont-ils une valeur sémiologique réelle qu'à partir du moment ou apparaissent les phénomènes d'un diabète associé à une maigreur excessive et à une déperdition progressive des forces. Ce sont là, en effet, des signes certains d'une lésion grave du pancréas, et cette lésion mise hors de doute, il reste à en rechercher le point de départ, le siège initial dans les éléments épithéliaux, le tissu conjonctif, les vaisseaux ou les canaux pancréatiques. Cette seconde partie du diagnostic offre certes de grandes difficultés; mais, si on sait tenir compte de l'évolution de l'affection, de l'absence de crises douloureuses et d'ictère, phénomènes presque constants dans la lithiase et le cancer de la tête du pancréas, de l'état des selles enfin, il sera possible d'arriver, par exclusion, au diagnostic très probable d'un rétrécissement ou de l'oblitération des canaux pancréatiques.

Le pronostic de ces affections est des plus graves, du moins lorsque le canal de Wirsung est oblitéré, puisque la sclérose avec atrophie de la presque totalité de la glande et les accidents du diabète pancréatique en sont la conséquence forcée. L'abondance de la polyurie et de la glycosurie est un signe fâcheux; mais, la diminution des urines et de la proportion de sucre a une valeur pronostique plus grave encore, en ce sens qu'elle est presque toujours suivie de délire et de coma, indices d'une fin prochaine. La tuberculose, comme d'ailleurs toute autre complication pulmonaire, constitue un accident qui, en raison de sa marche progressive et rapide, ne pardonne pas.

*Thérapeutique.* — Aux difficultés thérapeutiques inhérentes à sa nature, la solénite scléreuse ajoute encore celle de la quasi-impossibilité d'un diagnostic certain. L'iodure de potassium et les préparations mercurielles sont les meilleurs agents à lui opposer, quand il est possible de la reconnaître avant l'adhérence des parois canaliculaires. Plus tard, lorsque la symphyse est réalisée, ces substances deviennent inefficaces et il ne reste plus qu'à s'opposer à l'atrophie de la glande, à stimuler la sécrétion des organes supplémentaires et à pratiquer des injections de suc pancréatique ou à faire ingérer des pancréas frais. Le régime azoté devra être préféré; on y joindra le lait, s'il est bien supporté, en raison de ses propriétés alimentaires et de ses vertus diurétiques.

### Art. II. — Néoplasies des canaux pancréatiques.

Ces néoplasies sont de deux ordres : les unes *épithéliales* ont pour point de départ les cellules de revêtement de ces canaux; les autres *conjonctives* proviennent des éléments qui composent les parois fibreuses de ces mêmes conduits.

Les épithéliomes des canaux pancréatiques ont été jusqu'ici confondus avec ceux du parenchyme glandulaire, et en réalité leur séparation est moins facile que celle des épithéliomes de la glande hépatique et du canal cholédoque. Toutefois, il est vraisemblable que ces lésions se manifestent sous forme de tumeurs de petit volume, comme on en trouve parfois au niveau de la tête du pancréas, et qu'elles ont pour effet spécial la dilatation du canal de Wirsung. Par le fait de cette dilatation, ces épithéliomes arrivent plus facilement que ceux des acini à atrophier et à détruire le tissu pancréatique, et l'on est ainsi conduit à se demander si les cas de cancers pancréatiques, suivis de diabète, ne sont pas pour la plupart des épithéliomes du canal de Wirsung.

Les néoplasies conjonctives des voies pancréatiques, peu ou pas étudiées, sont d'ailleurs très rares. Nous ne connaissons sur ce sujet aucun fait certain; mais il est possible que l'on ait confondu parfois ces lésions avec celles du pancréas.

### Art. III. — Lithiase pancréatique.

Pour être beaucoup plus rare que la lithiase des voies biliaires, celle du pancréas n'est pas moins une des affections les plus communes de cette glande, quand on sait la diagnostiquer. Cependant, ce désordre est peu connu : en 1856, Fauconneau-Dufresne rassemblait seulement sept observations de lithiase pancréatique, dues à Baillie, Graef, Portal, Ellioston, Bright, etc.; en 1866, Ancelet n'en réunissait que seize. Depuis lors, d'autres faits, peu nombreux, ont été publiés dans différents recueils; si nous les rapprochons de ceux qui nous sont personnels, nous arrivons à un chiffre d'environ 40 cas de lithiase pancréatique dont 12 avec diabète persistant.

*Étiologie et pathogénie.* — Les causes de la lithiase pancréatique ont peu ou pas préoccupé les observateurs qui n'en font aucune mention ; aussi les lésions faisant cortège à cette affection sont-elles le seul guide que nous puissions avoir sur ce point spécial. Un fait frappe tout d'abord, c'est que l'athérome artériel, la lithiase hépatique et urinaire, le rhumatisme chronique, sont fréquemment associés à la lithiase pancréatique, et partant il y a lieu de croire qu'une même condition générale puisse agir en tant que cause prédisposante de ces différentes manifestations. L'âge de 30 à 60 ans où s'observe la lithiase pancréatique est d'ailleurs favorable à cette manière de voir, et, si les hommes paraissent en être plus souvent atteints que les femmes, on ne peut, vu le petit nombre de faits connus, en tirer aucune conclusion. En somme, l'encombrement, l'herpétisme, le sédentarisme et sans doute aussi une alimentation excessive paraissent jouer le rôle de causes prédisposantes dans la formation des calculs pancréatiques.

La cause efficiente de ces calculs ne diffère pas de celle des concrétions hépatiques : les voies pancréatiques, plus ou moins altérées, contribuent, sans aucun doute, à la précipitation des sels contenus dans le suc pancréatique et deviennent le point de départ de ces corps étrangers. Les modifications diverses qu'elles peuvent subir sont tantôt extérieures : exemple, les tumeurs qui les compriment, tantôt intérieures, tel le rétrécissement ou toute autre lésion, y compris le calcul biliaire, obstruant à son embouchure le canal de Wirsung. Ces différents états favorisent la précipitation des sels contenus dans les canaux pancréatiques, et de cette façon, parviennent à produire des concrétions, de nombre et de volume variables, qui n'ont pas forcément, comme celles des voies biliaires ou rénales, un noyau central. Il serait sans doute possible d'invoquer encore ici, comme on l'a fait pour la lithiase hépatique, l'influence des maladies infectieuses ; quelques faits et en particulier celui que nous rapportons plus loin (voy. p. 1004) semblent favorables à cette manière de voir ; mais il faudrait pour admettre cette influence des preuves certaines, et celles-ci font défaut.

*Anatomie et physiologie pathologiques.* — Les calculs pancréatiques s'observent dans toute l'étendue des canaux de cette glande, vers la queue du pancréas, à sa partie moyenne, mais surtout au niveau de la tête, qui est leur siège habituel. Le nombre de ces corps étrangers est variable, et si, tantôt, il n'en existe qu'un seul, comme le montre notre figure 132, tantôt, aussi, on en trouve plusieurs (fig. 131) ou même un grand nombre, puisqu'on a pu en compter jusqu'à 300. Ordinairement libres dans les canaux pancréatiques, ces calculs sont quelquefois enchâssés dans la substance même du pancréas, ou mieux dans les dernières ramifications de son canal excréteur. Peu nombreux et mobiles, ils se voient de préférence à l'embouchure du canal de Wirsung (fig. 132), dont ils tendent à sortir; leur coloration, souvent blanche ou noirâtre, offre parfois des teintes variées. Leur forme est sphérique, ovoïde ou cylindrique, moulée sur celle du canal qui les renferme; plus rarement ils présentent des granulations, des aspérités ou des arborescences qui viennent s'opposer à leur issue dans l'intestin. Leur volume, très variable, oscille depuis celui d'une tête d'épingle, d'un pois ou d'une lentille, jusqu'à celui d'une noisette. Rarement homogènes à la coupe, ils offrent, moins souvent que les calculs hépatiques, un noyau central et se laissent difficilement écraser sous les doigts.

Le carbonate de chaux est la substance qui compose en général les calculs pancréatiques; il s'y ajoute quelquefois d'autres sels, en particulier des phosphates, du sulfate ou de l'oxalate de chaux, et encore des matières organiques en plus ou moins grande abondance.

La présence de calculs est pour le pancréas une source de lésions qui portent tout à la fois sur les canaux et sur le parenchyme de cette glande. Les canaux se distendent peu à peu et parviennent, dans quelques cas seulement, ainsi qu'il arrive à la suite de tout obstacle à l'écoulement du suc pancréatique, à former des dilatations plus ou moins étendues, différentes à tous les points de vue des kystes adénomateux du pancréas. A ces dilatations s'ajoutent l'épaississement des parois et la sclérose de la glande; mais, dans certains cas, à la suite sans doute de l'introduction de microbes pathogènes venus de l'intestin, il se produit de la suppuration ou de la gangrène (voy. p. 974). Ces deux derniers états sont habituellement suivis de la destruction de la glande, de frissons, de fièvre et de tous les symptômes, en un mot, d'une infection septique. Le premier, au contraire, aboutit à l'atrophie granulo-graisseuse des éléments sécréteurs, ainsi qu'il arrive toutes les fois que l'on vient à injecter des poussières insolubles dans le canal pancréatique. Cette atrophie qui n'a lieu, en réalité, qu'autant que l'obstacle persiste pendant un long temps, est tellement prononcée dans certains cas que, le tissu glandulaire disparaissant en grande partie, sinon en totalité, la fonction devient absolument insuffisante; c'est à ce moment que le sucre fait son apparition dans l'urine, comme le démontrent les faits suivants :

*Lithiase pancréatique; obstruction des canaux de Wirsung et de Santorini par des calculs de carbonate de chaux; sclérose consécutive et diabète maigre.*

I. B..., ébéniste, âgé de 42 ans, né en Belgique, domicilié à Paris, père de quatorze enfants, a perdu sa mère d'aliénation mentale, son père est bien portant. Quant à lui, à part une syphilis contractée à vingt ans et la perforation du voile du palais survenue un an plus tard, il s'est fort bien porté et sans le moindre embonpoint jusqu'au printemps de l'année 1874, époque à laquelle il fut atteint d'un anthrax au dos. C'est vers ce même moment que son appétit augmenta pour devenir peu à peu insatiable, qu'il fut pris d'une soif vive et d'une abondante polyurie. Bientôt après, il remarqua qu'il perdait ses forces et s'amaigrissait, ce qui ne l'empêcha pas de continuer son travail.

Dans le courant de l'année 1876, il eut à plusieurs reprises une céphalée intense, des éblouissements, et vit une partie de ses dents, autrefois très bonnes, se carier. Sa soif et son appétit étaient très vifs, pendant l'été surtout; il prétend qu'il rendait jusqu'à 14 litres d'urine dans les 24 heures. En août, il fut pris d'un œdème des membres qui persista durant 8 à 15 jours, et le 28 novembre, il venait réclamer nos soins. C'est un homme grand, mince, pâle, très maigre, qui boit, urine abondamment, et chaque jour perd ses forces malgré un appétit insatiable. Aucun organe ne parait lésé : le cerveau, le cœur, les poumons sont sains; le foie déborde très légèrement; il n'y a ni vomissement, ni diarrhée (4 à 5 portions; de 500 à 600 grammes de viande crue; 2 litres de lait et bière).

| DATE. | DENSITÉ. | VOLUME. | SUCRE. | URÉE. | OBSERVATIONS. |
|---|---|---|---|---|---|
| | | | gr. | | |
| 30 novembre. . . . | 1 037 | 6 750 | 560 | 16,75 | |
| 1er décembre. . . . | 1 038 | 5 900 | » | 20,65 | |
| 2 — . . . . | 1 037 | 6 000 | » | 22,20 | |
| 3 — . . . . | 1 037 | 6 000 | » | 23,70 | |
| 4 — . . . . | 1 034 | 7 000 | » | 20,13 | 1 bouteille de bière. |
| 5 — . . . . | 1 035 | 6 000 | 500 | 17,79 | |
| 6 — . . . . | 1 035 | 6 000 | » | 20,85 | 2 bouteilles de bière. |
| 7 — . . . . | 1 037 | 6 500 | » | 16,85 | |
| 8 — . . . . | 1 035 | 6 000 | » | 31,50 | |
| 9 — . . . . | 1 035 | 3 500 | » | 16,00 | |
| 10 — . . . . | 1 033 | 7 000 | » | 17,50 | |
| 11 — . . . . | 1 032 | 8 000 | » | 31,68 | |
| 12 — . . . . | 1 035 | 7 000 | » | » | |
| 13 — . . . . | 1 036 | 7 000 | » | 32,00 | viande crue. |
| 14 — . . . . | 1 034 | 7 000 | » | 29,85 | |
| 15 — . . . . | 1 033 | 8 000 | » | 28,00 | |
| 16 — . . . . | 1 035 | 7 000 | » | 16,51 | |
| 17 — . . . . | 1 035 | 7 000 | » | » | |
| 18 — . . . . | 1 031 | 8 000 | » | 22,60 | |
| 19 — . . . . | 1 033 | 7 800 | » | 10,76 | |
| 20 — . . . . | 1 034 | 6 000 | » | 20,80 | |
| 21 — . . . . | 1 033 | 7 600 | » | 16,69 | |
| 22 — . . . . | 1 030 | 8 000 | » | 17,79 | |

Pendant tout le cours de décembre, ce malade rend chaque jour de 6 à 7 et même 8 litres d'une urine acide, claire, très pâle. Ce liquide a une densité qui varie entre 1,030 et 1,039; il renferme une quantité de sucre qui oscille entre 500 et 560 grammes, et une quantité d'urée très variable comme le montre le tableau ci-dessus.

Vers le 8 décembre, il commence à tousser et, au bout de quelques jours, il expectore des crachats colorés, jaunâtres ou verdâtres, peu aérés, visqueux et intimement adhérents au vase. Ces crachats ayant tous les caractères de l'expectoration dans la pneumonie franche, nous constatons, au niveau de la région axillaire et en arrière, l'existence d'un souffle doux, et de nombreux râles crépitants; néanmoins, pas de réaction fébrile, la température ne dépasse pas 37° centigrades, du moins le matin, de telle sorte que ce nouvel accident est à peine remarqué par le malade. Dans les premiers jours de janvier, expectoration sanguinolente pendant 3 jours; à partir de ce moment les crachats deviennent opaques, peu aérés et beaucoup moins visqueux, en sorte que l'existence d'une phthisie pulmonaire est manifeste.

A partir du mois de janvier, l'appétit se perd, l'amaigrissement progresse à vue d'œil, la quantité des urines diminue, des gargouillements sont entendus dans la fosse sus-épineuse du côté droit; le poumon de ce côté respire mal; à gauche il existe d'abondants râles muqueux, et sur quelques points un souffle léger ou du moins une diminution notable du murmure vésiculaire. Les gencives sont molles, fongueuses et légèrement saillantes; les dents tendent à se déchausser et, quoique très belles autrefois, elles sont aujourd'hui pour la plupart altérées. La vue est normale, le malade ne s'en plaint pas. Les urines, moins abondantes, dépassent rarement 6 litres; leur densité qui était au commencement de décembre de 1,038, vers le 15, de 1,035, puis de 1,030, descend à 1, 024 et à 1,018 dans le courant de février. La quantité de sucre est également moindre, car de 560 grammes elle tombe à 460. L'urée est aussi moins abondante, tandis que les chlorures et les phosphates sont en augmentation. Les selles n'ont aucun caractère spécial; elles sont rares.

A partir du 15 février, la température s'élève de 37°,5, le matin, à 38° et quelques dixièmes, le soir. Le dépérissement est de plus en plus prononcé; à la constipation opiniâtre succède une diarrhée poisseuse et fétide, puis, il survient de l'œdème, l'appétit diminue et les digestions sont mauvaises. Le malade, épuisé, tombe dans un marasme profond; il ne peut retenir ni les matières fécales ni les urines; il devient somnolent, cesse de manger et succombe le 8 mars avec du muguet.

*Autopsie.* — Les os du crâne sont amincis, les méninges intactes, les artères cérébrales saines, le cerveau et le cervelet normaux. Le plancher du quatrième ventricule n'a rien de spécial, mais le bulbe incisé est le siège d'une vascularisation marquée. La moelle épinière est un peu molle, légèrement injectée.

Les poumons présentent les lésions d'une tuberculose massive, avancée; le cœur est à peu près normal. Le foie, hypérémié, pèse 1 430 grammes; sa consistance et sa coloration sont peu ou pas modifiées, et à sa surface apparaît un riche réseau lymphatique; la bile est peu colorée. La rate, augmentée de poids, un peu molle, présente une légère dépression transversale. Les reins sont plutôt augmentés que diminués de volume. Le rein droit pèse 140 grammes; son parenchyme normal adhère, sur quelques points, à la capsule. Le rein gauche est occupé par un kyste qui a le volume d'un marron; il est d'ailleurs normal. La vessie est large, légèrement hypertrophiée ; la prostate est normale.

Les dents restantes sont déchaussées et, pour la plupart, cariées. L'estomac est dilaté; ses tuniques, et surtout la membrane muqueuse, sont hypertrophiées; ses glandes font saillie à la surface de cette dernière membrane, que recouvre un mucus épais, visqueux, très adhérent. Les glandes duodénales sont saillantes et manifestement hypertrophiées. L'intestin grêle, injecté, contient des matières d'un jaune verdâtre, ayant la consistance de matières grasses, et composées surtout de mucus coloré par la bile.

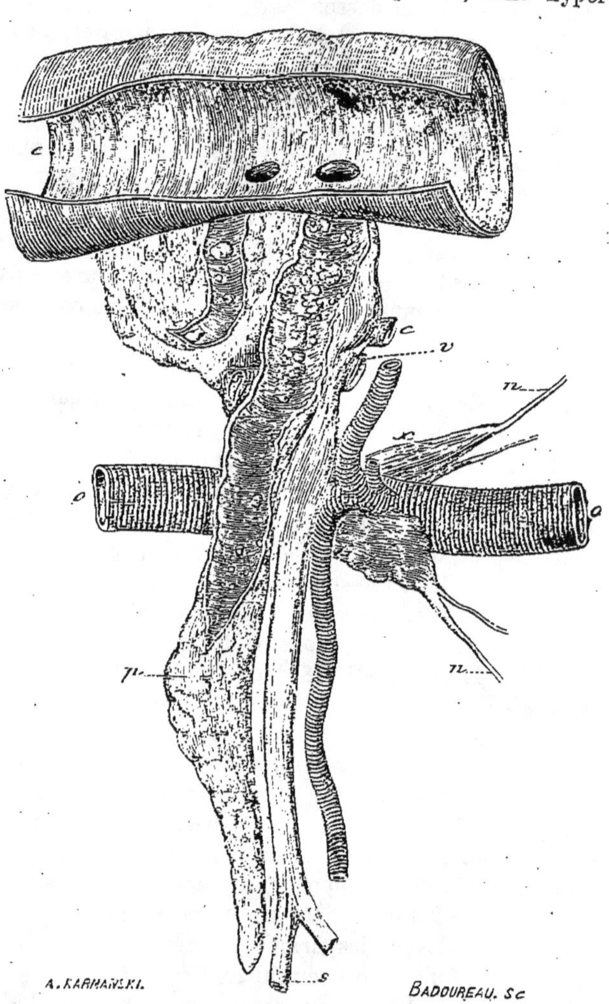


FIG. 131. — Lithiase pancréatique.

*o*, aorte; *nn*, nerfs splanchniques et ganglions semi-lunaires; *x*, tronc cœliaque; *vs*, veine splénique; *p*, pancréas dont les canaux s'ouvrent dans le duodénum *e*; *c*, canal cholédoque débouchant avec le canal accessoire dans l'ampoule de Vater (1/2 gr. nat.).

Le pancréas est difficile à trouver, à tel point que si je n'avais eu à l'avance l'intention d'examiner cet organe, il m'eût certainement échappé. Il est, en effet, considérablement diminué de volume, jaunâtre, mince, aplati et d'aspect rubané (fig. 131). La substance parenchymateuse a, en partie, disparu, et ce qui en reste se trouve transformé en granulations moléculaires, grisâtres ou graisseuses. Le canal accessoire, qui va se jeter dans le duodénum un peu au-dessus de l'ampoule de Vater, est élargi au point que son calibre n'est pas moindre que celui de l'uretère; le canal principal, un peu moins large, aboutit à cette ampoule avec le canal cholédoque. A l'intérieur de ces canaux, on constate la présence de nombreux calculs d'un blanc brillant et d'un volume variable. Ces calculs ont des arêtes nombreuses; ils sont légers, entièrement composés de carbonate de chaux; l'un d'eux, cylindrique, et dont le volume dépasse celui d'un gros pois, a une longueur de près de 2 centimètres; les autres sont volumineux et très nombreux, et les canaux excréteurs en sont comme bourrés. Les canaux qui viennent s'y aboucher ont, pour la plupart, leurs orifices obstrués par des calculs plus petits, de telle sorte que la glande tout entière se trouve dans l'impossibilité absolue de sécréter, au moins depuis un certain temps.

Les ganglions semi-lunaires se font remarquer par leur fermeté et leur volume relativement considérable; ils sont en apparence hypertrophiés. Les cellules uni- et bipolaires, très nombreuses, ont leurs noyaux et leurs prolongements tout à fait intacts. Les muscles sont partout décolorés, amincis et réduits à de simples bandelettes. Les os sont manifestement raréfiés; les côtes et les corps vertébraux se tranchent facilement au couteau. Le tissu cellulaire adipeux a totalement disparu.

*Lithiase pancréatique; calcul situé à l'embouchure du canal de Wirsung; sclérose du pancréas et diabète maigre.*

C..., C., fleuriste, est une femme bien constituée, mère de deux enfants, dont la santé a été bonne jusque dans ces derniers temps. Elle prétend qu'en 1880, à la suite de son premier accouchement, elle a éprouvé, à plusieurs reprises, des crises de colique assez fortes dans le ventre, et se serait aperçue alors de l'existence de déjections graisseuses; elle n'accuse pas d'autre accident et fait remonter sa maladie au mois d'octobre 1886.

C'est vers cette époque, en effet, qu'elle a commencé à éprouver une polydipsie intense avec polyurie, bientôt suivie de polyphagie; dans le même moment, cette malade perdit ses forces et maigrit rapidement. Peu de temps après, elle éprouva, à la région des fesses et à la partie supérieure des cuisses, un prurit insupportable avec insomnie. Les cheveux se mirent à tomber et aussi les dents, qui se déchaussèrent successivement, en commençant par les grosses molaires de la mâchoire supérieure, pour se continuer par les molaires de la mâchoire inférieure; aujourd'hui, il ne reste plus que les incisives de cette mâchoire. Toutes les dents disparues sont tombées sans être cariées, expulsées en quelque sorte par l'épaississement du périoste alvéolo-dentaire auquel s'ajoutait de la rougeur avec ramollissement et saignement des gencives.

Lors de son entrée dans notre service d'hôpital, le 9 mars 1888, cette femme, âgée seulement de quarante-cinq ans, offre toutes les apparences de la sénilité, sa peau est sèche, profondément ridée, sa maigreur excessive, et sa faiblesse musculaire telle qu'elle peut à peine sortir de son lit. Elle se plaint d'une soif inextinguible, et s'étonne de ce que, malgré la grande quantité d'aliments dont elle fait usage, le retour de ses forces ne soit pas plus rapide. Les quelques dents restantes sont mobiles dans leurs alvéoles, leur collet est le siège d'un liséré noirâtre très prononcé, les gencives saignent facilement. L'haleine est fétide et la langue recouverte d'un enduit jaunâtre. Régime : 5 litres de lait, 4 litres de tisane, 200 grammes de viande, quelques légumes et une faible quantité de pain.

Les urines abondantes (9 litres dans les 24 heures), de couleur jaune paille, légèrement troubles, d'une densité de 1,026, réduisent énergiquement la liqueur de Fehling, et renferment environ 50 grammes de glycose par litre.

Les désirs sexuels sont depuis longtemps nuls. Les organes sont intacts, et c'est à peine s'il existe un peu moins d'élasticité au sommet des poumons; la température axillaire ne dépasse pas 36°,8; il existe de la faiblesse des facultés intellectuelles. Nous portons le diagnostic de *diabète maigre*, et, tenant compte des coliques abdominales éprouvées par la malade, nous soupçonnons l'existence d'une *lithiase pancréatique*.

Le 13 mars, affaiblissement à vue d'œil, perte de l'appétit, dysphagie et vive sensation de brûlure dans l'œsophage, au moment du passage des aliments; urines moindres, 6 litres dans les 24 heures. Le 14 mars, la malade tombe dans une sorte de coma, alternant avec de l'agitation, car elle essaie par moments de sortir de son lit. Les extrémités se refroidissent, deviennent

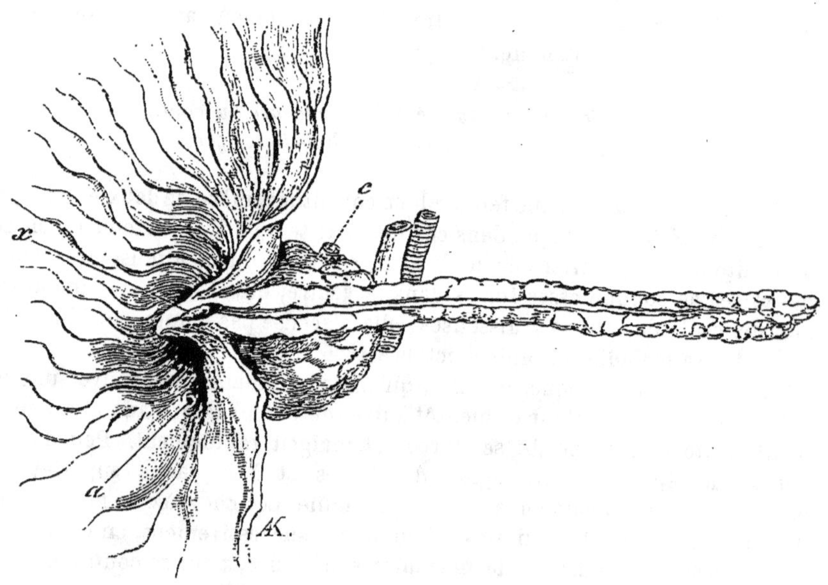


Fig. 132. — Le pancréas dont le conduit principal offre à son embouchure un calcul $x$ qui l'obstrue.
*a*, ampoule de Vater; *c*, canal cholédoque.

violacées; les paupières s'abaissent, les yeux perdent leur vivacité, le pouls est petit, filiforme, ralenti; la respiration, lente, profonde, avec des intermittences parfois considérables; la malade pousse de temps à autre des gémissements en portant les mains à la gorge; son haleine exhale une odeur qoi rappelle vaguement celle du chloroforme. Les urines, encore diminuées de quantité, réduisent toujours la liqueur de Fehling; néanmoins la mort survient dans le coma le 15 mars.

*Autopsie.* — Les méninges et l'encéphale n'offrent aucune lésion appréciable, le bulbe est intact. Les poumons, quelque peu œdématiés, à leur base et surtout à gauche, adhèrent à la cage thoracique, principalement à leur sommet. Le cœur et le système artériel n'offrent pas trace de lésion; le cœur est petit, du poids de 200 grammes. Le foie congestionné pèse 1 650 grammes. La vésicule biliaire, petite et légèrement rétractée, contient une cuillerée à café environ d'une bile filante, de couleur jaune verdâtre. La rate est peu développée. Les reins présentent une légère augmentation de volume, leur parenchyme est en apparence sain ; ils pèsent 150 et 152 grammes, et se décortiquent facilement. Les organes génitaux n'ont rien. La membrane muqueuse de l'œsophage est rouge, celle de l'estomac recouverte de mucus. Les glandes duodénales sont hypertrophiées, le reste de l'intestin est normal.

Le viscère réellement lésé est le pancréas. Perdue au milieu des vaisseaux et du tissu cellulo-adipeux qui l'entoure, cette glande est difficile à trouver ; sa longueur est au plus de 14 centimètres, sa largeur variable. La queue, un peu plus large que le corps, est mince et lamelliforme ; celui-ci, réduit à un simple cordon fibreux, est occupé presque tout entier par le canal pancréatique. La tête, mieux conservée, a la forme d'un cône dont la base, de 5 centimètres en largeur sur 1 centimètre en épaisseur, est en rapport avec le duodénum. Le canal de Wirsung, au lieu de s'ouvrir directement avec le canal cholédoque au niveau de l'ampoule de Vater, présente son embouchure à 2 centimètres au-dessus de cette ampoule, au sommet d'une valvule connivente. Son orifice est manifestement oblitéré par un calcul dur, résistant, du volume d'un petit pois et qui n'a pu le franchir (fig. 132). Au delà, ce canal est large, dilaté dans tout son trajet, jusqu'à l'extrémité de l'organe. Les parois en sont épaissies ; le canal principal, devenu canal accessoire, est lui-même élargi et s'abouche dans l'intestin, au niveau de l'ampoule de Vater ; il renferme une fine poussière composée surtout d'éléments cellulaires, amassés en grumeaux. Les vaisseaux pancréatiques ont un volume normal. Le tissu du pancréas est en voie de transformation fibro-graisseuse ; le tissu fibreux y est abondant avec des fibres élastiques, tandis que les acini jaunâtres, atrophiés et graisseux ont presque totalement disparu.

*Lithiase du pancréas et sclérose consécutive de cette glande avec diabète ; tuberculose pulmonaire.*

B..., Louise, couturière, âgée de 48 ans, n'offre rien de particulier dans ses antécédents héréditaires. Ses antécédents personnels traduisent un passé herpétique, car, après avoir eu des migraines, elle est aujourd'hui atteinte d'hémorrhoïdes, de varices, de blépharite ciliaire, de désordres trophiques des articulations, d'ostéophytes, d'acné de la face, d'un vitiligo symétrique des mains et des pieds, etc. A 18 ans, cette femme a eu une fièvre typhoïde, et depuis 2 ans, elle s'est mise à boire et à manger d'une façon excessive, tandis qu'elle dépérissait à vue d'œil. Sa soif, très vive, n'est pas satisfaite à moins de 4 litres de liquide dans les 24 heures ; elle urine abondamment, se lève 3 ou 4 fois chaque nuit et rend de 4 à 5 litres d'urine dans cet espace de temps.

Quatre mois avant son entrée à l'hôpital, elle commence à tousser, à cracher du sang, à maigrir encore plus, et à avoir de la fièvre chaque soir. Lors de son admission dans notre service à l'Hôtel-Dieu, en mai 1894, l'analyse des urines permet de constater l'existence d'une glycosurie abondante, environ 200 grammes de sucre et 25 grammes d'urée par 24 heures. Pendant son séjour dans notre service, cette malade rend de 5 à 6 litres d'urine, par 24 heures, contenant pour le moins 200 grammes de sucre. Cette quantité diminue dans les derniers jours et tombe à 26 grammes. La mort a lieu au bout de quatre mois à la suite de la marche progressive de la tuberculose et d'un dépérissement général excessif.

A l'autopsie, il existe de la tuberculose des deux poumons, plus prononcée à droite. Le cœur, le système artériel, l'estomac et l'intestin sont normaux.

Le foie, 1 550 grammes, de consistance un peu ferme, est congestionné. La vésicule ne contient pas de calculs. La rate, un peu diffluente, pèse 350 grammes. Les reins, volumineux, pâles, pèsent 220 et 250 grammes; à la coupe, la substance corticale paraît épaissie. Les centres nerveux sont intacts. Le pancréas atrophié, fortement sclérosé, se trouve à peu près totalement détruit. Le canal de Wirsung, très dilaté, renferme plusieurs gros calculs; le canal accessoire contient six calculs plus petits et de couleur jaunâtre qui remplissent complètement sa lumière.

Semblables faits ont été rapportés par différents auteurs, entre autres par Cowley, Chopart, etc., et, comme les nôtres, ils mettent en évidence la relation de cause à effet entre la lithiase pancréatique, la sclérose de cette glande et le diabète. Ces désordres du pancréas, le plus souvent isolés, coexistent parfois avec de la lithiase biliaire ou urinaire, de l'artério-sclérose généralisée ou encore avec des lésions cardiaques ou rénales.

*Symptomatologie.* — Les phénomènes résultant de la présence de calculs au sein des voies pancréatiques sont rarement accessibles aux sens, car il n'est fait mention qu'une seule fois d'une tumeur située à l'épigastre, laquelle n'était sans doute qu'un kyste consécutif à l'obstruction du canal de Wirsung. En dehors de ce fait, le seul symptôme objectif qu'ait fourni la lithiase pancréatique est le rejet, par les selles, d'un ou plusieurs calculs, qu'un tamisage, bien fait, parvient quelquefois à retrouver; ces calculs de petit volume, sont ordinairement blanchâtres et presque exclusivement composés de carbonate et de phosphate de chaux. A l'exception de ces rares symptômes, la lithiase pancréatique se manifeste par de simples troubles fonctionnels.

Susceptibles de se déplacer, les calculs pancréatiques, moins souvent que les calculs biliaires, en raison sans doute de la faible contractilité du canal de Wirsung, provoquent des crises douloureuses ou *coliques pancréatiques* difficiles à reconnaître et tout à fait dignes de notre attention. Ces douleurs, qui ont leur siège habituel entre l'ombilic et l'épigastre, souvent au niveau du rebord costal gauche, irradient le long des arcs costaux jusqu'à la colonne vertébrale et l'omoplate, ou encore dans la région du dos et des reins. D'une intensité moindre que les coliques hépatiques, ces crises se manifestent sous forme d'accès plus ou moins rapprochés qui s'accompagnent de malaises, de frissons, de sueurs froides et surtout de nausées pénibles, de vomissements alimentaires ou bilieux, et sont fréquemment suivies de stéarrhée et du syndrome diabète. Il est commun, en effet, de voir apparaître, au cours de ces crises, des selles graisseuses, de la polydipsie, de la polyurie, de la glycosurie et de la polyphagie, autant de désordres liés, selon toute probabilité, à une inhibition des sécrétions externe et interne du pancréas, inhibition analogue à celle que l'on observe parfois du côté des deux reins, lorsqu'un calcul vient à obstruer l'un des uretères.

Ces crises douloureuses se manifestent d'ailleurs, ainsi que celles du foie, peu de temps après le repas, ou encore avant le repas, au moment où le malade se met à table, comme nous avons pu le constater dans le fait suivant, très bien observé par notre savant interne le Dr Paulesco.

*Crises de colique pancréatique; stéarrhée et glycosurie.*

D..., Marie, parfumeuse, âgée de 30 ans, est une jeune femme bien constituée, dont les parents sont en bonne santé, à part sa mère atteinte de migraines et de névralgies. Étant enfant, cette femme a eu la rougeole et la variole, vers l'âge de 10 ans elle a été atteinte d'abcès tuberculeux de l'os malaire gauche, du tibia gauche et de l'humérus droit. Réglée à 9 ans, et depuis lors toujours régulièrement menstruée, elle a un enfant qui se porte bien. Depuis l'âge de 14 ans, elle souffre dans le bas-ventre à chaque époque menstruelle, éprouve des migraines et quelques douleurs vagues au niveau des jointures, et depuis plusieurs années, des digestions laborieuses : après le repas, son ventre gonfle, elle a des renvois, de la somnolence, des bâillements et surtout des crampes à l'épigastre avec irradiation dans le dos et entre les deux épaules.

En 1892, cette malade est atteinte d'un choléra, ou du moins d'une diarrhée très forte, qui l'oblige à garder le lit pendant un mois. Elle se levait depuis environ 15 jours, lorsqu'un matin, en préparant son déjeuner, elle est prise tout à coup de *coliques très intenses*, accompagnées de vomissements bilieux, de frissons, de bouffées de chaleur avec sueurs froides; elle se couche et, néanmoins, ses douleurs persistent jusqu'au soir. Le lendemain, peu de temps après le repas de midi, elle est reprise de coliques analogues à celles de la veille et vomit son manger; la crise ne dure, cette fois, qu'une demi-heure. A la suite tout rentre dans l'ordre, la malade ne remarque rien d'anormal du côté des urines ou des matières.

Deux ans plus tard (mai 1894), un quart d'heure après avoir déjeuné, cette femme se rendant à son atelier est prise de coliques très intenses, semblables à celles qu'elle avait déjà eues et accompagnées de nausées, frissons et sueurs, qui l'obligent à rentrer chez elle et à se coucher. Sa crise dure presque toute la journée; elle ne vomit pas, mais vers le soir, en allant, sur le vase, elle remarque, pour la première fois, que ses matières sont entourées d'une graisse qui surnage à l'urine et qui, d'abord liquide et jaune comme de l'huile, se solidifie ensuite. En même temps, elle se trouve atteinte d'une soif vive et elle éprouve un besoin insolite de manger, quoique ayant des envies fréquentes de vomir. La stéarrhée persiste pendant près de deux mois, et pendant tout ce laps de temps, cette malade mange, boit beaucoup, et urine de même. Puis, ces symptômes s'amendent, sauf la polyurie qui dure encore quelque temps et finit par disparaître en septembre 1894. Pendant l'hiver, il survient sur le cou, les avant-bras et les mains une éruption « comme des cloques de brûlure », dit la malade, qui s'accompagne d'un violent prurit et disparaît au bout de 15 jours.

Le 6 avril 1895, vers 10 heures du matin, faisant son ménage, elle est prise à nouveau et tout à coup de coliques violentes, analogues à celles qu'elle avait ressenties et, comme elles, accompagnées de frissons, de sueurs froides et de nausées, mais sans vomissements. En allant aux cabinets elle s'aperçoit que le papier qu'elle avait employé était gras comme si on avait versé de l'huile dessus. Cette crise cesse au bout d'une heure; mais le lendemain soir (à 6 heures), au moment du repas, elle reparaît avec les caractères et la durée de celle de la veille. Depuis longtemps, d'ailleurs, cette femme éprouve deux heures après les repas des crampes d'estomac localisées à l'épigastre avec des irradiations dans le dos, entre les deux épaules. Presque toujours accompagnées d'éructations, ces douleurs sont bien différentes des accès de colique qui surviennent tout à coup, avant ou après le repas, et se localisent, sous forme de douleurs très aiguës, un peu au-dessus de l'ombilic, et bien au-dessous du creux épigastrique, siège des crampes d'estomac; elle reconnaît, au reste, que les caractères de ces douleurs ne sont pas identiques. La crise de colique, accompagnée de nausées et de vomissements, de frissons et de sueurs froides, l'oblige parfois à se coucher, dure une demi-heure à une heure, et même davantage; puis revient souvent le lendemain à la même heure et principalement au début d'un repas.

La malade à qui on demande de préciser davantage et de montrer avec la main le siège de la douleur, trace au doigt, un peu au-dessus de l'ombilic, une ligne transversale, étendue entre les deux rebords costaux, et qui représente assez bien la position du pancréas. Elle prétend, en outre, que la souffrance est bien plus vive à gauche qu'à droite et se prolonge plus loin de ce côté-là. Depuis la dernière crise (avril 1895), il n'y a pas eu de nouvelles coliques, mais la stéarrhée a persisté sans diarrhée; la malade se présente souvent au cabinet, 5 à 6 fois le jour et 7 à 8 fois la nuit, rend peu de matières chaque fois, malgré des besoins impérieux. Elle mange beaucoup, boit et urine abondamment; néanmoins elle maigrit et perd journellement ses forces; son caractère a changé, et elle a toujours envie de pleurer.

Admise dans notre service le 25 octobre 1895, cette femme, maigre et pâle, ne présente pas de myœdème. Le cœur et les poumons sont normaux; le pouls bat 92 fois à la minute, il est régulier et d'intensité moyenne. Le foie déborde le rebord costal de deux travers de doigt et la rate mesure 10 × 15 centimètres. Le ventre est normal et ne présente ni ascite ni météorisme. La malade rend par 24 heures 2 litres d'urine, d'une densité de 1, 025, contenant des traces d'albumine, 20 grammes de sucre par litre (40 grammes par 24 heures) et environ 10 grammes d'urée pour le même espace de temps. Les matières sont solides, mais molles et pâteuses, de couleur grisâtre. Au moment de la défécation, elles sont entourées d'une couche de graisse liquide qui vient surnager à la surface de l'urine et finit par se solidifier peu de temps après, en formant à la surface du liquide des gouttelettes figées, semblables à ce que l'on observe à la surface d'un bouillon gras refroidi.

Peu à peu cet état s'améliore, la stéarrhée disparaît; le 2 novembre l'urine ne pèse plus que 1,012, et contient à peine quelques grammes de sucre; le 10 du même mois, il n'y en a plus trace, les urines, dont la densité est tombée à 1,010, ne contiennent pas d'albumine. La malade éprouve pendant quelque temps encore, au moment de la défécation, de vives douleurs au pourtour de l'ombilic, puis elle perd l'appétit, sa langue devient blanche, et nous la soumettons au régime lacté. Cet état gastrique dure une quinzaine de jours et disparaît; la malade nous quitte le 24 décembre 1895. Depuis lors nous l'avons revue à plusieurs reprises; elle a engraissé, n'a plus eu ni coliques ni stéarrhée et se porte bien. Pendant l'hiver 1897, elle se plaint d'un spasme du col de la vessie que le passage d'une sonde métallique suffit à faire cesser.

Un cas de colique pancréatique, observé par Polyakoff[1], est à rapprocher de ce fait : c'est celui d'un homme, âgé de 28 ans, lequel, sans aucun antécédent pathologique antérieur, fut pris, en mars, de douleurs violentes à l'épigastre, irradiant à gauche le long de l'arc costal, jusqu'à la colonne vertébrale et l'omoplate. Les accès se répétèrent avec des vomissements, quatre ou cinq fois en trois semaines et cessèrent ensuite, à part la persistance d'un état de souffrance dans la région supérieure de l'abdomen. En même temps, le malade, tourmenté par la soif et par la faim, maigrit et s'affaiblit, tandis que l'urine non albumineuse renfermait beaucoup de sucre. L'examen des organes ne révélant aucun désordre appréciable, le diagnostic porté fut diabète suite de coliques pancréatiques (caféine, antipyrine et régime). Un mois plus tard, le malade se trouva très amélioré et, en automne, il n'avait plus de sucre dans les urines.

Ces faits, auxquels il est possible de reprocher l'absence d'une preuve matérielle de la lithiase, ne sont pas moins des cas de colique pancréatique. Ce qui nous permet de l'affirmer, c'est, avec le retour de chaque crise douloureuse, l'apparition du sucre dans les urines et de la graisse dans les selles, phénomènes qui ne se voient pas plus avec les crises de colique hépatique qu'avec les simples crampes d'estomac. La lithiase du pancréas se traduit, en conséquence, comme celle du foie, par des crises douloureuses paroxystiques, par de l'inappétence, des nausées, par des vomissements et des selles graisseuses, décolorées ou argileuses. Les matières fécales, solides ou liquides, sont entourées au moment de la défécation d'une couche de graisse liquide, qui bientôt se solidifie et forme, à leur surface ou à la surface de l'urine du vase, des yeux, comme ceux du bouillon gras. Il est à remarquer que la stéarrhée, faisant l'effet d'un lavement de glycérine, irrite la sensibilité du rectum et provoque des besoins fréquents de défécation (voy. nos observations). La lipurie[2] a été également observée,

1. Polyakoff. — Un cas de colique pancréatique accompagné de diabète temporaire (Berlin, *Klin. Wochenschrift*, 14 mars 1898).

2. Ce symptôme s'explique par la propriété que possède le pancréas de décomposer

mais très rarement. Des hémorrhagies intestinales ont été notées dans trois des faits réunis par Ancelet, et un ictère passager est mentionné dans trois autres cas. A ces symptômes s'ajoutent enfin, lorsque les calculs finissent par amener une profonde altération du pancréas, des troubles d'un tout autre ordre et dont l'importance sémiologique n'a pas toujours été bien comprise, c'est le syndrome désigné par nous sous le nom de *diabète maigre*.

Les faits venant à l'appui de cette manière de voir sont déjà nombreux, puisque nous avons pu en compter une douzaine, nettement établis par l'autopsie. De temporaire qu'il était au moment des crises de colique pancréatique, le diabète devient définitif un ou deux ans plus tard, et quelquefois beaucoup plus tôt, selon le temps nécessaire à l'atrophie de la glande. Il apparaît d'une façon brusque, et la polydipsie qui en marque le début habituel offre une telle intensité que les malades arrivent à prendre jusqu'à dix litres de liquide dans les 24 heures; la polyurie qui suit est excessive, car il est rendu de 5 à 8 litres d'urine dans le même espace de temps; la proportion de sucre renfermée dans ce liquide oscille entre 400, 700 ou 800 grammes. La polyphagie est d'ailleurs des plus considérables et, malgré tout, le malade perd rapidement ses forces et maigrit à vue d'œil. Ce diabète, moins accentué sans doute que celui de l'aplasie pancréatique, est cependant des plus sérieux, aussi la dénutrition qu'il détermine ne tarde pas à favoriser le développement d'une tuberculose. Celle-ci finit par emporter le malade, s'il ne succombe au préalable à la suite d'une complication inflammatoire ou dans le coma.

*Évolution et modes de terminaison.* — De ce que nous venons de dire, il résulte que la lithiase pancréatique évolue, sinon d'une façon continue et progressive, du moins par étapes successives; les crises de colique pancréatique représentant la première, et le diabète maigre la dernière de ces étapes. Entre elles, se place une phase intermédiaire caractérisée à peu près uniquement par des troubles digestifs et une maigreur croissante.

La durée de cette affection est des plus variables, de quelques jours, de quelques semaines, comme dans notre cas; d'un an, ou enfin de plusieurs années. La guérison est possible toutes les fois que le calcul est évacué directement dans l'intestin, ou encore par l'intermédiaire d'un ulcère avec ou sans trajet fistuleux, sans

les graisses en acides gras et en glycérine. Or quand la sécrétion externe devient insuffisante, une partie des graisses non décomposées s'élimine avec les garde-robes, l'autre partie résorbée à la faveur de l'exagération de la sécrétion intestinale et biliaire est éliminée par les urines.

altération glandulaire appréciable, ou lorsque, peu volumineux, il n'apporte pas un obstacle sérieux à l'écoulement du suc pancréatique. Dans le cas contraire, c'est-à-dire lorsqu'il aboutit à l'obstruction du canal de Wirsung, la glande s'atrophie et il survient un diabète maigre dont l'issue est à peu près fatale. D'autres fois, il produit des adhérences entre le pancréas et l'estomac, avec commencement de fistule (GALLIARD). On a constaté enfin le passage d'un calcul dans la cavité abdominale avec hémorrhagie mortelle consécutive (CLAYTON), et dans quelques cas, une péritonite presque toujours fatale.

*Sémiologie.* — Le diagnostic de la lithiase pancréatique n'offre pas de sérieuses difficultés toutes les fois qu'il existe des crises de coliques un peu violentes, car, malgré leur grande analogie avec la colique hépatique et la névralgie du plexus solaire, ces crises, qu'accompagnent ou que suivent de la stéarrhée et de la glycosurie, sont faciles à distinguer de chacune de ces affections. En effet, contrairement à la lithiase du foie, celle du pancréas est exceptionnellement suivie d'ictère, et la névralgie du plexus solaire ne s'accompagne ni de stéarrhée, ni de glycosurie, non plus que de jaunisse. Les calculs, qu'il faut chercher dans les selles, sont difficiles à trouver; mais un gravier, peu volumineux, et composé à peu près uniquement de carbonate de chaux, serait sûrement un calcul pancréatique. A une phase plus avancée, lorsqu'il existe un véritable diabète, de la maigreur et une déperdition progressive des forces, il ne peut y avoir de doute sur l'existence d'une altération du pancréas, dont il reste à déterminer la nature. S'il est possible de savoir qu'il y a eu antérieurement des crises de colique pancréatique, le diagnostic de la lithiase devient très vraisemblable; dans le cas contraire, il est beaucoup plus difficile. Toutefois, en tenant compte des commémoratifs et de l'évolution du mal il sera possible d'y arriver, car, quelle que soit son origine, la destruction du pancréas se montre avec des caractères identiques.

Le pronostic de la lithiase pancréatique est bénin toutes les fois que le calcul parvient à passer dans l'intestin, il est des plus sérieux, au contraire, lorsque ce corps étranger arrive à obstruer le canal de Wirsung et à produire de la suppuration ou de la sclérose avec atrophie de la glande. Dans ces conditions, en effet, il survient un diabète permanent qui, presque toujours, finit par la mort.

*Prophylaxie et thérapeutique.* — La prophylaxie de la lithiase pancréatique, fort peu différente de celle de la lithiase biliaire, exige les mêmes moyens. Le traitement se rapproche de celui de cette dernière affection, et consiste à combattre, à l'aide des opiacés, la crise de colique pancréatique, et à user, dans la suite, des substances les plus propres à faire sécréter le pancréas, de façon à favoriser l'évacuation du calcul.

Sachant les dangers de la rétention du suc pancréatique, nous n'hésitons pas à pratiquer des piqûres de morphine à une dose suffisante pour éteindre la souffrance et permettre l'issue du corps étranger. Les purgatifs salins et surtout les purgatifs huileux sont indiqués, quand on en arrive à soupçonner la rétention d'un calcul. Il en est de même du bicarbonate, du salicylate de soude et de la pilocarpine. Ce dernier médicament, préconisé dans l'espoir d'exercer, sur la sécrétion pancréatique, une action semblable à celle qu'il produit sur la sécrétion salivaire, n'a pas, jusqu'ici, donné des preuves suffisantes de son efficacité. Le régime lacté, s'il est bien supporté, doit être préféré à tout autre tant que persiste l'inappétence.

Le traitement change lorsque le pancréas est atrophié et le diabète constitué. Il convient, alors, de prescrire un régime azoté afin de diminuer la forte proportion de sucre éliminé dans les vingt-quatre heures, de suppléer à l'insuffisance de l'organe à l'aide de l'ingestion de suc pancréatique, et de prévenir, autant que possible, l'intoxication diabétique par l'action de purgatifs et de diurétiques, de stimulants sur la peau, enfin, par le repos du corps et de l'esprit. Aucune opération chirurgicale n'a été pratiquée jusqu'ici dans le but de remédier à la lithiase du pancréas; mais il faut reconnaître que le siège profond de cette glande, ses rapports et la petitesse du canal de Wirsung rendent à peu près impossible toute intervention manuelle.

**Panarolus (D.).** *Pancreas lapidosum.* In his, *Iatrologismorum*, in-4, Romae, 1652, p. 51. — **Cowley (Th.).** *Observat. singulière sur un cas de diabète.* (*Journ. de méd. chirurgie, pharmacie, etc.*, 1789, t. LXXIX, p. 211.) — **Chopart.** *Traité des maladies des voies urinaires*, trad. fr. de Segalas. Paris, 1855, p. 27.) — **Moret.** *Note sur un cas de pancréas graisseux avec calculs pancréatiques.* (*Bull. Soc. anat.* Paris, 1835, t. X, p. 30-32.) — **Bright (R.).** *Cases and observat. connected with diseases of the pancreas and duodenum.* (*Med. Chir. Transact.*, 1833, t. XVIII, p. 1.) — **Elliotson.** *On the discharge of fatty matter from the bowels.* (*Ibid.*, 1833, t. XVIII, p. 67.) — **Wilson (J. A.).** *An account of a case of extensive disease of the pancreas.* (*Ibid.*, 1842, t. XXV, p. 42, et *Gaz. méd.* Paris, 1842, p. 131.) — **Clayton (O. P. M.).** *Calculi of the pancreas, one of which escaped into the cavity of the abdomen causing death by internal hæmorrhage.* (*Med. Times.* Lond., 1849, t. XX, p. 37.) — **Fauconneau du Fresne.** *Traité de l'affection calculeuse du foie et du pancréas.* Paris, 1852. — **Guignard (P. E.).** *Rapport sur ce traité.* (*Bull. Soc. de méd. de*

*Poitiers*, 1852, 54-73.) — **Henry** (O.) fils. *Sur les concrétions que présente le pancréas.* (*France méd.* Par., 1856, t. III, p. 42.) — **Mc Cready.** *Concretions from the pancreas.* (*N. York J. M.*, 1856, n. s., t. XVI, p. 78.) — **Recklinghausen** (F. v.). *Drei Fälle von Diabetes mellitus.* (*Archiv f. path. Anat. und Physiol.* Berlin, 1864, t. XXX, p. 360.) — **Curnow** (J.). *Pancreas with numerous calculi in its ducts.* (*Tr. path. Soc. London*, 1872-3, t. XIV, p. 136.) — **Janeway** (E. G.). *Specimen of pancreatic calculi.* (*Med. Rec.* N. York, 1872, t. VII, p. 356.) — **Lancereaux** (E.). *Des lésions du pancréas dans ses rapports avec le diabète sucré.* (*Bull. de l'Acad. de médecine.* Paris, 1877, sér. 2, t. IV, p. 1215. — *Ibid.*, 1888, p. 588.) — **Brechemin** (Gille.). *Diabète, phthisie pulmonaire, gangrène sèche du gros orteil; calculs du pancréas.* (*Bull. de la Soc. anat.*, Paris, 1879, p. 271.) — **Baumel.** *Calculs pancréatiques observés dans un cas de diabète maigre.* (*Montpellier médical*, février, mars et avril 1881, et *Gaz. méd.* Paris, 1881, p. 525.) — **Galliard** (L.). *Calcul du pancréas se déversant dans l'estomac* (*fistule pancréatico-gastrique.* (*Bull. Soc. anat. de Par.*, 1880, t. LV, p. 191, et *Progrès méd.* Paris, 1880, t. VIII, p. 796.) — **Moore** (N.). *Case of calculus of the pancreas.* (*Tr. path. Soc. London*, 1883-1884, t. XXXV, p. 232, et *Brit. M. J.* Lond., 1884, t. I, p. 61.) — **Chicoli** (N.). *Calcoli pancreatici.* (*Ingrassia.* Palermo, 1885, t. I, p. 321-340, et *Un. méd.*, Paris, 1885, t. II, p. 343.) — **Crowden.** *Concretions in the pancreas.* (*British med. Journ.* London, 1884, t. II, p. 966.) — **Johnston** (G. W.). *On calculous and other affections of the pancreatic ducts.* (*Amer. J. of med. science.* Philadelphia, octobre 1883, n. s., t. LXXXLI, p. 404-429.) — **Bouisson.** (*Bull. de la Soc. anat.* Paris, 1890, p. 1.) — **Sottas.** *Polyurie; lithiase pancréatique.* (*Ibid.*, 1891, p. 635.) — **Girode** (J.). *Infection biliaire pancréatique et péritonéale par le bacterium coli, comme mécanisme spécial de ces accidents dans le cours d'une cholélithiase.* (*Soc. de biologie*, 11 mars 1892, p. 189.) — **Rendu.** *Diabète pancréatique.* (*Sem. méd.* Paris, 1892.) — **Pleiner** (W.). *Zur Pathologie der calculösen und arterio-sclerotischen Pankreascirrhose und der entssprechenden Diabetesformen.* (*Berlin. klin. Wochenschrift*, janvier 1894, p. 38, et *Rev. des sc. méd.*, t. XLL, p. 149.) — **Lichtheim.** *Zur Diagnose der Pankreasatrophie durch Steinbildung.* (*Berlin. kl. Wochenschrift*, 19 février 1894, p. 185.) — **Minnich** (W.). *Ein Fall von Pankreaskolik.* (*Ibid.*, p.187; *Bull. méd.*, 1894, p. 743, et *Un. méd.*, 1894, t. I, p. 783.) — **Holzmann.** *Zur Diagnose der Pankreasteinkolik.* (*Münch. med. Wochenschrift*, nº 20, 804, p. 389, et *Rev. de sc. méd.*, 1895, t. XLV, p. 151.) — Le même. *La pilocarpine dans le traitement de la lithiase pancréatique.* (*Sem. méd.*, 1894, p. 122.) — **Nicolas** (J.). *Lithiase pancréatique.* (*Bull. méd.*, 1897, p. 97, et *Gaz. hebd. de méd. et de chirurgie*, 11 février 1897.) — **Polyakoff.** *Colique pancréatique avec diabète temporaire.* (*Bull. méd.* Paris, 1898, p. 305.)

# TABLE DES MATIÈRES

## PREMIÈRE PARTIE

## DEUXIÈME PARTIE

## LES AFFECTIONS DU FOIE

### LIVRE PREMIER

### ÉTUDE GÉNÉRALE

## LIVRE II

### ÉTUDE SPÉCIALE

## LIVRE III

### LES AFFECTIONS DES VOIES BILIAIRES

## LIVRE IV

### PARASITISME ET TRAUMATISME

# TROISIÈME PARTIE

## LES AFFECTIONS DU PANCRÉAS

## LIVRE PREMIER

### ÉTUDE GÉNÉRALE



## LIVRE II

### ÉTUDE SPÉCIALE

## LIVRE III

### LES AFFECTIONS DES VOIES PANCRÉATIQUES



---

Paris. — Typ. Chamerot et Renouard, 19, rue des Saints-Pères. — 34332.